SV

Viktor von Weizsäcker
Gesammelte Schriften

Herausgegeben von
Peter Achilles
Dieter Janz
Martin Schrenk (†)
Carl Friedrich von Weizsäcker

Viktor von Weizsäcker

4

Der Gestaltkreis
Theorie der Einheit von Wahrnehmen und Bewegen

Bearbeitet von
Dieter Janz
Wilhelm Rimpau
Walter Schindler

unter Mitwirkung von
Peter Achilles
Mechthilde Kütemeyer

Suhrkamp Verlag

Foto: Viktor von Weizsäcker, 1937

Erste Auflage 1997

Druck: Wagner GmbH, Nördlingen
Printed in Germany

Die Deutsche Bibliothek – CIP-Einheitsaufnahme
Weizsäcker, Viktor von:
Gesammelte Schriften / Viktor von Weizsäcker.
Hrsg. von Peter Achilles ...
Frankfurt am Main : Suhrkamp
4. Der Gestaltkreis:
Theorie der Einheit von Wahrnehmen und Bewegen /
bearb. von Dieter Janz ...
Unter Mitw. von Peter Achilles ...
– 1. Aufl. – 1997
ISBN 3-518-57781-6 Gewebe
ISBN 3-518-57779-4 kart.

Anhang

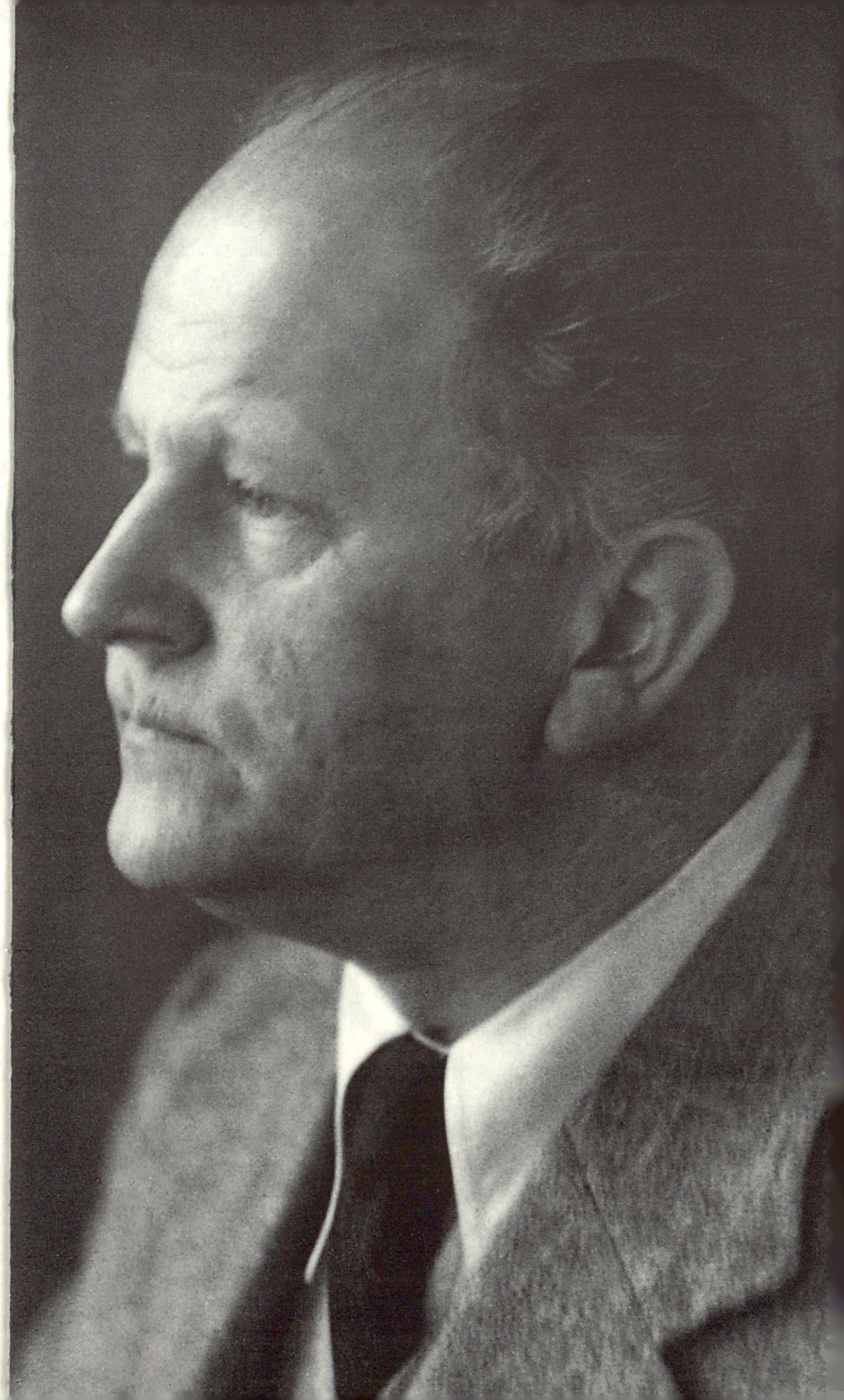

Inhalt

Biologischer Akt, Symptom und Krankheit

Die allgemeine Lehre von den Lebensäußerungen des Zentralnervensystems macht gern gewisse Unterscheidungen, die dann erlauben, den Stoff zu gliedern. So unterscheidet sie die *Wahrnehmungen* von den *Handlungen,* das Sensorische vom Motorischen, und findet in dem *anatomischen* Begriff der Sinnesorgane und Bewegungsorgane, dem *physiologischen* der afferenten und der efferenten Nervenleitung, scheinbar gute Gründe für diese Gliederung. Ebenso mag eine gewisse Selbstbeobachtung zu Hilfe kommen, in der man etwa zu finden glaubt, wir verhalten uns beim sinnlichen Wahrnehmen passiv, beim motorischen Handeln aktiv. Trotzdem ist vieles anzuführen, was die scheinbare Klarheit dieser Gegenüberstellungen trübt und uns schließlich einmal zu anderen Begriffen zwingen wird. Schon die anatomische Betrachtung der Sinnesorgane nötigt uns einzusehen, daß viele von ihnen mit einem ausschließlich in ihren Dienst gestellten Bewegungsapparat ausgerüstet sind, wie etwa die Muskeln, welche die Linse entspannen, die Augen bewegen, das Trommelfell anspannen; auch die Beweger der Hände und Finger dürfen ruhig als zugleich mit solchem Dienste der Tastfunktion betraute Sinnesmuskeln genannt werden. Und auf der anderen Seite wissen wir heute, daß die ganze Muskulatur durchsetzt ist von Sinnesorganen, die zum größten Teil ganz in den Dienst der Ordnung der Bewegungen, der Motorik, des Gleichgewichtes gestellt sind. Man hätte ebensoviel Grund, den Vestibularapparat und die Myorezeptoren als der Motorik mehr als der Wahrnehmung dienende Organe zu bezeichnen, wie man sich versucht fühlt, die Skelettmuskulatur als ein in großartiger Weise der Erweiterung der Nah- und Fernwahrnehmung dienstbares Organ aufzufassen. Im Grunde scheint es mehr auf die Betrachtungsform als auf den anatomisch-physiologischen Tatbestand anzukommen, wenn wir Aufgabe oder Leistung eines Organs definieren.

Aber gehen wir statt vom »Organ« einmal von der aufmerksamen Beobachtung des strömenden *Daseins selbst* aus. Solange es naiv, d. h. ohne solcherweise wissenschaftlich belauscht zu sein, dahinfließt, würden wir nicht sagen können, daß ein Mensch, der morgens aus seiner Haustür tritt, »jetzt« ein wahrnehmender, »jetzt« ein handelnder sei. Beides ist er wohl zugleich oder ineinander; aber was dies »zugleich und ineinander« bedeute, bleibt unfaßbar, zumal für einen fremden Beobachter. (Man verwechsle dabei aber nicht Handlung mit Bewegung. Auch wer still steht und einen Wegweiser betrachtet, ist motorisch tätig [Haltung, Gleichgewicht] und ein motorisch Handelnder.) Aber auch die Selbstbeobachtung bringt hier nicht viel weiter. Denn wenn ich aus dem naiven in den Zustand der Selbstbeobachtung übertrete, so erfolgt dies nur mit Hilfe einer neuen Handlung und einer neuen Wahrnehmung, deren Objekt nunmehr »ich« bin – z. B. meine Hand, meine Körperempfindung, mein seelischer Zustand. Auch in diesem Falle der Selbstbeobachtung bin ich wahrnehmend und handelnd – genau wie sonst, und ich habe nur andere und nur solche Akte vollzogen mit neuen Inhalten und neuem Gegenstand. Nun weiß ich nicht einmal, ob ich jetzt – in der wissenschaftlichen Beobachtung – überhaupt derselbe bin oder wenigstens vergleichbar bin mit mir, als ich noch »naiv« war; nicht einmal weiß ich, ob meine Zustände damals und jetzt ähnlich genug sind, um vergleichbar zu sein. Das unbelauschte Dasein und das belauschte als Objekt – sind sie dasselbe, wenn dieses Objekt ein Mensch, wenn dieser Mensch ich, wenn ich der Beobachter bin? – Aus diesem Zirkel gibt es kein Entrinnen, immer läuft mir der Gegenstand, der ich selbst sein soll, gleichsam davon, oder: immer muß ich mir davonlaufen, um mich zu fassen. Man kann sich auch nicht helfen, wenn man einen anderen Menschen beobachtet, denn ein Mensch, dessen »ich« man wegließe, wäre kein Mensch mehr.

Eine Lehre von menschlichen Funktionen, gesunden oder krankhaften, sollte diese Eigenart ihrer Situation keinen Augenblick vergessen. Aus ihr folgt, daß eine solche Lehre nicht systematisch-konstruktiv, nicht naturgesetzlich aufgebaut werden darf, sondern daß sie eine Kette von Erfahrungen, eigentlich eine Erzählung von Erfahrenem sein muß. Das gilt auch dann, wenn dieses Erfahrene oft wiederholbar ist und *scheinbar* Gesetzesform annimmt, wie z. B. bei den Reflexen. Es folgt nun daraus nicht, daß echte Wissenschaft hier unmöglich sei. Wir fahren also fort, uns zu beobachten, gleichsam zu belauschen, und merken, daß wir die Freiheit zu haben scheinen, aus dem Strom des eigenen Daseins bestimmte Stellen gleichsam herauszufischen und ins Auge zu fassen, unsere Aufmerksamkeit also z. B. auf das motorische Handeln oder auf das sinnliche Wahrnehmen zu richten, oder uns im Wahrnehmen auf bestimmte Objekte, z. B. Farben, Formen, Worte, Sinnbezüge, einzurichten. Indem wir diese Vermögen ausnutzen – das der

Selbstbeobachtung sowohl wie das der Lenkung auf vorbestimmte Wahrnehmungen oder Handlungen –, erst indem wir *diese* Vermögen ausnutzen, kommt es zu jenen Einteilungen oder Unterschieden, welche dem naiven Dasein fremd waren. Diese Einteilungen kann man sehr weit treiben, und dabei tauchen immer neue Erfahrungen auf, die man vorher kaum kannte. So bemerken wir, daß wir uns hingebend oder strebend, ruhend oder drängend verhalten können. Daraus scheinen Abstraktionen, wie *Passivität* und *Aktivität*, herleitbar. Solche Gegensätze decken sich dann aber keineswegs etwa mit denen der Rezeptivität und Spontaneität, welche sich mehr auf das Verhältnis zu vorhergegangenen Ereignissen beziehen; auch nicht mit denen des *Willkürlichen* und *Unwillkürlichen*, welche sich auf eine spezifische Art der Einleitung kommender Ereignisse durch das Ich beziehen mögen. Alle diese Begriffe kreuzen untereinander und mit denen der Wahrnehmung und Handlung; es gibt ebensowohl unwillkürliche oder passive Handlungen, wie es willkürliche oder aktive Wahrnehmungen gibt usw. Wir kommen unter solchen unsicheren Verhältnissen bald in die Versuchung, alle derartig unanschaulichen und schwierigen Definitionen preiszugeben und bei jeder durch (überlegte oder zufällige) Beobachtung herausgegriffenen Lebensäußerung von einem *Akt* zu sprechen, darunter dann ebensowohl Wahrnehmungen wie Handlungen zu begreifen, ebensowohl willkürliche wie unwillkürliche und so die nähere Gruppierung nicht so sehr von der Funktionsweise oder dem Organ, sondern von dem *Inhalt* abhängig zu machen: wir dürfen dann etwa Akte des nutritiven, sexuellen Lebens unterscheiden; oder Akte des Kampfes, Spiels; Akte der Orientierung, Erkennung, Wiederholung; Akte des Erlernens, Vergessens usw. – dies alles läuft dann auf die *biologisch-psychologischen* Wissenschaftsformen hinaus.

Auch wo wir dies einige Zeit durchführen, rächt sich mit der Zeit die Einseitigkeit des Standpunktes. Bald macht sich fühlbar, daß eine tiefere Einsicht in diese Akte nicht zu gewinnen ist, wenn wir uns um die anatomisch-physiologische Organisation zu wenig kümmern. Die Analysen der Psychologie kommen an den Punkt, wo eine Deutung so anwendbar wird, daß sie (gleich wie eine unkontrollierte politische Macht) immer recht behält, so daß der Verdacht aufsteigt, diese Wissenschaft bestehe in einem Zirkelschluß. So kommt man zu dem Wunsche, es mögen die anatomisch-physiologischen Beobachtungen mit den biologisch-psychologi-

schen konfrontiert werden, und erst an dieser Stelle beginnt die Aufgabe, die wir uns nun setzen.
Man hat sich hier eine Zeitlang mit gewissen äußerst vorläufigen und primitiven Versuchen begnügen dürfen, weil sowohl Anatomie wie Psychologie in den Anfängen steckten. Ein solcher ganz unbegründeter Versuch war etwa die Annahme, daß die Gehirnrinde den bewußten, alles übrige am Nervensystem aber den unbewußten Vorgängen diene. Einen festeren Unterbau von Begründungen hat dann die Annahme der Psychoanalyse Freuds, daß man auch das Seelenleben in ein System des Bewußten und ein System des Unbewußten einteilen könne. Diese beiden Annahmen – die der Bewußtseinsfunktion der Rinde und die des unbewußten Seelenlebens – sind aber nicht direkt vergleichbar, ja sie widersprechen einander, weil das Unbewußte der Psychoanalyse Vorstellungen und Regungen enthält, die dem Bewußtsein kaum nachstehen, während die Differenzierung und die Struktur der Rinde von der aller subkortikalen Gebilde völlig abweicht.
Wollen wir also nicht nur zur äußerlichen Vereinigung dieser verschiedenen Wissenschaften, sondern zur Einheit einer wissenschaftlichen Methode kommen, so liegt ein weiter Weg vor uns. Wir müssen uns unvorsichtiger, ja gänzlich unbegründeter Thesen wie der von der Bewußtseinsleistung der Hirnrinde oder der neuerdings verfochtenen von der Lokalisation der Triebe, Affekte oder Gefühle im Zentralhirn völlig enthalten und vielmehr sorgsam denjenigen Verhältnissen nachspüren, die wir unter gleichzeitiger Benutzung anatomisch-physiologischer und psychologisch-biologischer Beobachtung zu Gesicht bekommen. Dabei wird es weniger darauf ankommen, vollständig zu sein, als Typisches und Wichtiges zu erkennen und nicht zu unterdrücken. Und schließlich wird es einmal zu einer selbständigen und neuen Art des Beobachtens und der Methode selbst kommen müssen. Immer aber werden wir streng festhalten müssen, daß wir den Schritt zu einer bestimmten Beobachtung oder Erkenntnis eines Aktes nicht tun können, ohne selbst einen neuen Akt zu vollziehen; daß wir, indem wir dies tun, selbst uns vielleicht ändern und jedenfalls der Kontrolle verlustig sind, ob der Gegenstand »derselbe« ist, der er war, als er selbst Akt war. Es gibt z. B. *kein* Mittel, festzustellen, ob und inwiefern der Akt (jemand geht vor seine Haustür) und der Akt (Gehen) als Gegenstände einer physiologischen Untersuchung irgend etwas Identisches enthalten. Ein ganz irreparabler Irrtum schleicht sich ein,

wenn nun stillschweigend vorausgesetzt wird, das »Gehen« des vor die Haustür Gehenden und das »Gehen« der physiologischen Analyse hätten einen wissenschaftlich objektiv erfaßbaren Bezug. Der Zusammenhang der Beobachtungen verschiedener Wissenschaften ist, wie sich noch zeigen wird, ein völlig andersartiger. Er beruht auf der Gemeinsamkeit unseres Zusammenlebens, nicht auf der Identität der Objekte. Nie darf ich in der Beobachtung meiner menschlichen Akte vergessen, daß ich, um sie in einem neuen Akt zu erfassen, ihnen davonlaufen mußte. Wissenschaft ist demnach gar nichts anderes als selbst eine spezifische Reihe von Akten, die eben in diesem »Davonlaufen« bestehen, und die systematische Ordnung, die dabei entsteht, nennen wir den Intellekt. Angesichts der großen Unbestimmtheit, in der der *Aktbegriff* bis jetzt noch schwebt, können wir vor der Fülle der Möglichkeiten verwirrt stehen; wo soll man anfangen?

Wenn es richtig ist, daß Wissenschaft in dem Augenblick, wo sie vom Menschen sprechen soll, nur in einem Bericht über eine Erfahrungskette bestehen kann, so ist es nicht unerlaubt, vom Anfang der ärztlichen Situation auszugehen. In einer gleichsam biographischen Ordnung der Erfahrung haben wir dann gerade die notwendige und auch allein zulässige Methode, das Wißbare zu entwikkeln. Der gesuchte Anfang ist danach das Ereignis, welches die erste Beunruhigung des Kranken, das Interesse seines Arztes erzwingt: das *Auffallen des krankhaften Symptoms.*

Die meisten sogenannten gesunden Menschen leben in der unausgesprochenen Gewißheit, daß ihre Organisation das, was sie brauchen, entweder von selbst liefert, so etwa Herzschlag, Verdauung, Stoffwechsel, Sekretion, oder daß es zu ihrer freien Willensverfügung steht, so etwa Aufmerksamkeit, Gehen, Schreiben, Essen. Wiewohl sie also gut zu unterscheiden vermögen, daß einiges »von selbst« vor sich geht, anderes auf den Wink des Willens erfolgt, so sind sie diesen beiden Gruppen gegenüber doch darin ganz gleichgestellt, daß bei ihnen zur rechten Zeit und in der rechten Weise das geschieht, was geschehen soll, das ausbleibt, was es verhindert. Nichts also charakterisiert diesen gesunden Zustand besser als diese Störungsfreiheit, nichts das krankhafte Ereignis besser als die Wahrnehmung der Störung. Wir müssen daraus entnehmen, daß das unwillkürliche und das willkürliche Ereignis nicht so radikal verschieden sind, wie uns eine Metaphysik glauben machen möchte, die behauptet, im willkürlichen Akt breche ein Wesen oder ein

Ding von so ungeheurer Transzendenz wie der freie Wille in den Naturlauf des Organgeschehens ein und zerreiße so gewissermaßen die materielle Ordnung. Jene Krankheitserfahrung lehrt vielmehr etwas völlig anderes; sie lehrt, daß beides, das Willkürliche wie das Unwillkürliche, einer gemeinsamen Schwäche unterworfen ist: eben der *Störbarkeit.* Und aus der Störbarkeit ragt schon ein nächstes Ereignis hervor: die *Zerstörbarkeit.*
Die nähere Betrachtung des willkürlichen und des unwillkürlichen Geschehens zeigt sogleich, daß die Störung in einer *Grenzverschiebung* zwischen den Reichen der Willkür und der Unwillkürlichkeit bestehen kann. Was man vorher konnte, z. B. den Arm auf Wunsch erheben, kann man nicht mehr; was vorher von selbst ging, z. B. der Blasenverschluß, geht nicht mehr von selbst. Aber nicht nur die Störung des Gewohnten ist Störung, sondern auch das Auftauchen von Neuartigem über das Gewohnte hinaus: Hyperkinesen, Anfälle, Schmerzen, Halluzinationen. Im ganzen müssen wir, um Näheres zu erfahren, aber solche Fälle aufsuchen, wo wir die Grenzverschiebung der Willkürlichkeit selbst zu fassen bekommen, also den Augenblick, wo sie eintritt, oder gar den Fall, wo wir sie einigermaßen beherrschen können. Dieser labile Zustand muß uns mehr lehren als ein schon stabilisierter. Ein solcher bevorzugter Fall ist der des *neurotischen Symptoms.* Sein Studium schien nun zu lehren, und es ist dies die Auffassung von JANET (1893) und FREUD (1892/3), daß man hier nicht von einer Veränderung der physiologischen Einrichtungen sprechen dürfe, als ob diese sich gewissermaßen ihrerseits der Reichweite des Willens entzögen, sondern daß man die Willensbildung selbst als eine gestörte bezeichnen müsse. Eine »Spaltung des Bewußtseins« scheine stattzufinden, als ob ein Teil von einem anderen nichts mehr wisse; eine »Verdrängung« entrücke auch eine Vorstellung, eine Strebung der Reichweite des Bewußtseins und seiner Willkür. Die Spaltung oder Verdrängung wurde nun im allgemeinen als ein rein psychologischer Vorgang beschrieben, und er vermochte eine große Anzahl von auffallenden Erscheinungen bei Neurosen zu erklären.
Wie aber steht es, wenn ein sogenannter organischer Prozeß physiologischer oder anatomischer Art auftritt und primär gewisse andere Erregungsabläufe verhindert? Hier ist offenbar anstatt der Störung die Zerstörung am Werke, die wir beim Willen oder der Seele instinktiv viel weniger gern zugeben. Der Fall eines Nervenschusses scheint überaus einfach zu lehren, daß eine materielle

Kontinuitätstrennung ein bestimmtes Muskelgebiet abschaltet. Von einer Erkrankung des Willens, so scheint es, kann hier keine Rede sein. Ganz anders freilich stehen die Dinge, sobald wir zu spinalen oder zerebralen Läsionen übergehen. Bei ihnen sehen wir, daß die Abschaltung keine vollständige ist. Vielmehr verändert sich nur der Zugangs*weg* zu einem Muskelbezirk. Die Muskeln bleiben innervierbar, aber es müssen andere Modi der Innervation gewählt werden, oder es müssen besondere Situationen gegeben sein. Zum Beispiel kann es vorkommen, daß ein hemiplegisch Gelähmter die Muskeln der kranken Seite nur innervieren kann, indem er die gesunde Seite anspannt oder wenn er gähnt. Offenbar haben wir aber gar kein Recht, eine solche »Mitbewegung« weniger als Willkürbewegung zu bezeichnen; wissen wir doch, daß auch auf der gesunden Seite wir nicht imstande sind, »den Muskel« willkürlich zu innervieren, sondern nur bestimmte Handlungen, etwa einen Faustschluß, zu wollen. Niemand darf uns hindern, die Mitbewegung der kranken Seite ebenso willkürlich zu nennen. Es war eine Denkgewohnheit, aber keine Erfahrungstatsache, daß die Willkür sich gerade auf einen bestimmten Muskel (oder Muskelgruppe) beschränken muß, die wir uns doch nur ganz ungefähr und vermutungsweise in Aktion dachten. Eine solche Umwegsleistung können wir uns rasch angewöhnen, und dann ist sie ebenso willkürlich wie jede andere.

Offenbar nützt uns also für die Analyse der Begriff des Willkürlichen und Unwillkürlichen nichts, wenn Spaltung, Grenzverschiebung, Verdrängung und Umwegsleistung an der Tagesordnung sind und wir gar keine anderen Kriterien der Unterscheidung als gewisse Denkgewohnheiten haben. Dafür ließen sich noch zahlreiche Beispiele anführen. Wir wenden uns lieber sogleich zu dem »Auffallenden« der pathologischen Akte. Denn daß sie auffallen, liegt ja nicht nur darin, daß etwas Gewohntes *fehlt,* sondern daß etwas Ungewohntes neu *hervortritt.* Was wir Störung nannten, das nimmt der Kranke mit einer mehr oder weniger deutlichen Färbung der Verwunderung, Unlust, Minderung, Ablehnung oder Not wahr. Indem er es wahrnimmt, ist auch etwas Neues entstanden, das zugleich *er selbst* ist. Diese Behauptung muß zunächst Befremden erregen, und doch ist sie in dem Sprachgebrauch *»ich bin krank«* jedem geläufig. Die Neurosen nun sind Krankheiten, bei denen der Widerspruch klar zutage tritt, daß die Störung einmal als eine des »Ich« und einmal als eine des »Es« wahrgenommen wird. Ein solcher Kranker spricht fortwährend von seinen Nerven, seinem Herzen, seinem gelähmten Bein, und doch ist sein Selbstvertrauen, seine Selbsteinschätzung unverkennbar in einem Maße verändert, daß wir die Ichbeteiligung auch dann bei ihm deutlich merken, wenn er nicht bis zur Selbstanklage und Selbstabwertung schreitet; wo dergleichen fehlt, bleibt doch die Tatsache, daß er zum Arzte geht, also der wenigstens »tatsächliche« Bestand, daß er sich selbst als hilfsbedürftig anerkennt. Die zweifache Haltung nun, daß *er selbst* krank ist und doch zugleich auch »etwas« pathologisch ist, die wir als eine Verdoppelung der Krankheitswahrnehmung bezeichnen müssen, tritt in der Willensbildung, z. B. bei gewissen Gehirnkrankheiten, besonders deutlich in Erscheinung. Dort nämlich, wo die Kranken merken, daß sie etwas tun oder lassen müssen, was sie gar nicht tun oder lassen wollen. Dieses neue Verhältnis von Müssen und Wollen tritt sehr eindrucksvoll auch in der Zwangsneurose hervor. Aber in ähnlicher Weise ist es jedem Menschen bekannt, in der gemeinen Faulheit (z. B. nach dem Erwachen: »ich will jetzt aufstehen«, man bleibt aber liegen), in der gehemmten sexuellen Erregung (man möchte den Genuß, aber man meidet ihn; und umgekehrt), in allen Verhältnissen des Gebotes oder Verbotes natürlicher Regungen. Wiederum auf der pathologischen Seite ist dieser Zwang bei den striären (extrapyramidalen) Motilitätsstörungen gegeben, wenn die Kranken, die an Akinese leiden, zwar essen wollen, aber den Löffel nicht zum Munde bringen, oder die an Hyperkinese leidenden den Arm still halten wollen, aber doch sagen: »*ich* muß den Arm so herumwerfen« (v. ECONOMO, 1929).

Natürlich ist nun damit, daß wir von einer Spaltung des Willens sprechen, gar nichts hinreichend Verständliches oder Zutreffendes gewonnen. Indem wir von Spaltung des Willens sprechen, spalten *wir* den *Begriff* des Willens; für die Erscheinungen gilt dann nur: was einheitlich schien, ist es gar nicht.

Ob wir die beiden neuen Arten von Willen nun neu benennen oder nicht – in jedem Falle müssen wir eine neue Zweiheit einführen. Dies ist nun auch mehr oder weniger ausdrücklich geschehen, und am besten ist eine solche Scheidung von FREUD durchgeführt worden, an dessen metapsychologische Theorie wir anknüpfen. Wir müssen ihr aber, da sie aus dem Studium der Neurosen erwachsen ist, doch sogleich hinzufügen, daß die auffälligen Erscheinungen, die in der Beobachtung des Psychischen dazu führten, von der Willensspaltung zur Annahme eines Unbewußt-Psychischen (und eines »Es«) weiterzugehen, auch bei Kranken hervortreten, welche nicht an Neurose, sondern an grobmateriellen Hirnherden leiden. Für den, der sich mit der Annahme des Es vertraut gemacht hat, liegt darin nichts Auffälliges; kann er doch auch den Gesunden nicht anders beurteilen. Wer aber nicht so leicht geneigt ist, bestimmte Erfahrungen zu verallgemeinern, wird es gerade sehr auffallend finden, daß ein so »dummes« Ereignis wie eine striäre Entzündung dasselbe bewirken soll wie eine aus sinnvollen psychischen Konflikten erwachsene Neurose. Wollen wir das einheitlich verstehen, so muß uns viel daran liegen, den *organischen Prozeß* und den *neurotischen Prozeß gegeneinanderzuhalten*, zu vergleichen.

Dazu bieten sich nun *zwei Wege* an. Der erste wäre der, daß man den in der Psychologie der Neurosen beschrittenen auch bei den organisch Kranken verfolgt und an ihnen den verschlungenen Pfaden der Bildung des auffallenden Symptoms nachgeht. Der andere würde aber der sein, daß man, eingedenk unserer Warnung, sich erinnert, die Bildung eines solchen Begriffes wie des Ich oder des Es sei ja selbst nur ein Akt, mit dem der Beobachter sich des Gegenstandes nur bemächtigt, indem er sich von ihm zugleich distanziert; auf diesem zweiten Wege erfahren wir dann erst, wieviel unsere Erfahrungen auf dem ersten wiegen.

Wie es damit steht, das zeigen die Versuche, den *Krankheitsbegriff* wissenschaftlich zu definieren, besonders deutlich. Man kann diese Krankheitsbegriffe als eine besondere, nämlich die *intellektuelle* Art, die Krankheit wahrzunehmen, betrachten. Dies gilt z. B. auch von dem Versuche, den FREUD im Anschluß an JANET in seiner frühen Zeit gemacht hat und der bereits erwähnt wurde: die hysterische Symptombildung wurde als das Werk eines »Gegenwillens« betrachtet. Diesen Gegenwillen bezeichnete FREUD als die moderne Formulierung der mittelalterlichen Vorstellung von Dämonen, welche den Menschen befallen. Das Entscheidende wäre die Unwillkürlichkeit des Krankhaften; aber gerade indem es in der modernen Lehre in den Menschen hineingenommen wird und als Stück von ihm anerkannt wird, bricht ja die scharfe Scheidung des Willkürlichen und Unwillkürlichen zusammen und wird untauglich zur Lokalisation der Krankheit. Das Kriterium der Unwillkürlichkeit eignet sich nicht mehr zur Definition der Krankheit. Die anatomisch-physiologische Definition bemüht sich dann um eine objektive statistische oder normative Definition, und von COHNHEIM, KREHL, ASCHOFF, RIEGER bis auf JASPERS hat man der objektiven Abgrenzung ihr Recht zu erhalten versucht, ohne doch die Bedeutung des individuellen und subjektiven Momentes ganz abzustreiten. Denn dies zeigte sich dabei: die objektive Definition kann nicht aus der Welt schaffen, daß der Kranke sagt »ich bin krank« und nicht »es ist krank«. Die Es-Betroffenheit kann das Ich-Betroffensein nicht auslöschen, und einige, wie z. B. GROTE (1921) und HONIGMANN (1922), gehen dann so weit, die persönliche oder individuelle Formel bis zum Ausschluß jeder objektiven als die einzig mögliche hinzustellen. Leider ist auch dieser Weg nicht gangbar. Denn in der Psychose wissen sich viele Menschen nicht krank oder nur auf einem schmalen Bereich dessen, was der andere, der Beobachter, als krank bezeichnet: die persönliche und individuelle Formel versagt, und manche körperliche Krankheiten verlaufen, ohne von ihrem Träger wahrgenommen zu werden: Diabetes, Steinleiden, Sklerosen. Die Wahrnehmung der Krankheit kann also an die »objektive« Feststellung durch einen anderen Menschen gebunden sein.

So ist weder die Unwillkürlichkeit noch die Es-Betroffenheit, noch das Ich-Betroffensein ein zulängliches Kriterium dafür, was man allgemein als krankhaft zu bezeichnen habe. Die einen erkranken in ihrem Willen selbst, die anderen nehmen ihr Ich als das Kranke wahr, und wieder andere nehmen die Krankheit überhaupt nicht wahr. Man kann sie also zunächst überhaupt nicht lokalisieren und muß sich bemühen, das Zustandekommen ihrer Wahrnehmung zu studieren, ehe man an ihre Lokalisation denken darf.

Der einzige Weg ist offenbar, hier nicht von einer *Definition*, sondern von einer *Situation* auszugehen, nämlich der ärztlichen. Der Kranke will, daß ich ihm helfe. Ich will, daß er gesund wird. Auf diesem Wege des Wünschens, Hoffens und Wollens begegnet uns die Störung, und wir haben vielleicht am meisten Aussicht auf eine Klärung, wenn wir nicht nach der Erscheinung der Störung blikken, sondern nach der Kraft, die sie uns entgegensetzt. Für das *Ding* Krankheit soll uns diese *Kraft* stehen. Diese Wahrnehmung des Widerstandes ist in der Therapie zuerst bemerkbar, und von ihr aus ist die ganze Neurosenlehre der Psychoanalyse gefunden worden. Übertragen wir dieses Verfahren vom Gebiete der Neurose auf den Krankheitsfall schlechthin, so erschließt sich bald ein ganz neues Gebiet von Erfahrungen. Der therapeutische Wille findet nicht nur an einem »Gegenwillen« des Kranken einen Widerstand, sondern auch auf anderen Gebieten als dem eines Willens.

Während meine Aufforderung in der Sprechstunde, tief zu atmen, ohne weiteres zum Erfolg führen kann, wenn der Kranke gesunde Atmungsorgane hat, stößt er an eine Grenze, wenn er dabei Schmerzen bekommt und ebenso wenn er eine Starre des Brustkorbes hat. Der organische Prozeß kann daher zunächst als Grenze des Willens bezeichnet werden. Eine vermehrte Willensanstrengung kann den Schmerz eventuell überwinden. Durch eine Morphiuminjektion ist im Falle der Schmerzhemmung der Widerstand sicher zu beseitigen, im Falle der Thoraxstarre dagegen nicht. Eine vielleicht unvorstellbar schwierige Operation könnte auch diesen brechen. Der Widerstand liegt also im ersten Falle auf psychologisch-physiologischem, im zweiten auf mechanisch-anatomischem Gebiet.

Wir finden also den Widerstand gegen den Willen von einer Verschiedenheit sowohl des *Grades* als des *Ortes*, wir finden ihn bald nur relativ, bald aber absolut – für unser menschliches Ermessen – vor. Der Widerstand kann auf dem Gebiete des Willens gefunden werden wie bei einer Neurose oder einer Schmerzhemmung, er kann aber auch auf dem des physiologisch-anatomischen Aufbaues eines Menschen gefunden werden. Die extremen Grade des Widerstandes finden wir bei der Gewebszerstörung und bei den Psychosen. Hier erscheint er uns als ein absoluter. Er nähert sich hier in der Erscheinung dem Toten, sowohl dem Grade wie der Art nach.

Wenn nun derart der im therapeutischen Willen erfahrene Widerstand den eigentlichen Grundbegriff der Krankheit fundieren soll, dann wird diesem Grundbegriff auch ein Reales entsprechen müssen. Gelingt es nun, Beobachtungen und Erfahrungen dafür beizubringen? Wenn in allen Krankheiten etwas da ist wie ein solcher Widerstand, dann muß er sich auch als solch Einheitliches bewähren lassen. Dies ist auf zwei Arten der Fall.

1. Es gibt eine Gruppe von Erscheinungen, welche den anatomisch-physiologisch definierten Krankheiten gemeinsam sind mit den psychologisch definierten. Wir (1926) pflegten dies als die *Ausdrucksgemeinschaft organischer und neurotischer (psychotischer) Syndrome* zu bezeichnen. Wir und der Kranke vermögen an diesen Symptomen nicht abzulesen, welches von beiden, eine organische oder eine psychische Diagnose, »hinter ihnen steckt«. Es ist viel-

mehr so, als ob das Kranksein *als solches* sich in ihnen darstellte und als ob es danach auch so etwas wie eine allgemeine Krankheitslehre gäbe. Erscheinungen der gemeinten Art sind z. B. *Schmerzen, Schwindel, Schwäche, Angst, Herzklopfen, Zittern, Schweiß, Elendigkeit.* Es kann uns nun eigentlich nichts hindern, in diesen Syndromen, statt sie, wie man bisher tat, als bloße Sekundärwirkungen eines physiologischen, anatomischen oder psychologischen Vorganges anzusprechen, umgekehrt gerade den Primärvorgang angedeutet zu sehen, von dem aus betrachtet die Ablaufänderungen in psychischer wie physischer Hinsicht sekundär bloß eingebettet sind. Wir nennen den Primärvorgang Urkrankheit.

2. Haben wir in den soeben besprochenen Phänomenen gleichsam direkte und qualitative Zeichen der im Widerstand erfahrenen Störung zu vermuten versucht, so würde es einer indirekten Bestätigung gleichkommen, wenn wir zeigen können, daß auch in quantitativer Hinsicht die krankhafte Störung etwas Einheitliches insofern ist, als sie sich auf verschiedenen Gebieten nicht einfach ausstreut, sondern gesetzmäßig verarbeitet wird. Geschieht dies nämlich so, daß dieselbe Kraft, die auf einem Gebiete verschwindet, auf einem anderen wiederkehrt, dann liegt in dieser »Summenkonstanz« ein Moment der Einheit.

Die energetischen Ansichten FREUDS werden mit dieser Annahme dahin korrigiert, daß nicht das Individuum als Totum energetisch betrachtet werden darf, sondern nur die Störung bzw. ihre Verarbeitung. Anderseits kann dem Energiebegriff der Psychoanalyse dadurch eine schärfere Fassung verliehen werden, daß wir die quantitativ meßbare physische Erscheinung benutzen, um durch Extrapolation auch die psychische Größe (Empfindung, Wille) einzubeziehen, also FREUD mit FECHNER verbinden. Indes kann die Unklarheit der psychophysischen Formel wohl nur durch ein ganz neues metamathematisches Instrument überwunden werden.

Diese beiden Annahmen nun, die einer, in gewissen Phänomenen sich andeutenden Urkrankheit und die einer Summenkonstanz der Störungskräfte, gehören insofern zusammen, als ganz ebenso wie in der Physik Wärme eigentlich Energie *»bedeutet«* und mechanische in elektrische Kräfte überführbar sind, so auch hier die qualitative Mannigfaltigkeit der quantitativen nur zugeordnet werden kann, wenn das Qualitative etwas *bedeutet*, auf etwas hindeutet, was hinter ihm steckt. Die quantitative Einheit wiederum kann sich ja nur in der Einheit des Qualitativen bewähren.

Die Schwierigkeiten, eine solche Auffassung durchzuführen, sind nicht geringe, aber sie stammen aus erkennbaren Quellen, so daß wir sie verstehen können. Hauptsächlich ist es die Tatsache, daß wir das Kranksein nicht nur beobachten, sondern an uns selbst erfahren haben. Dies kann dazu führen, daß wir eine Gewohnheit erwerben, auf fremdes Leiden so zu reagieren, wie wir selbst davon betroffen waren, und so, statt die Vorgänge zu zergliedern, eine ältere eigene Vorstellung intellektuell von außen an sie anheften.
Zum Beispiel erklären wir dem Kranken, daß das ihn beunruhigende Herzklopfen nur nervös sei und der Muskel normal. Wenn es also uns selbst gelungen ist, die Beunruhigung, die das Symptom schafft, durch diese Deutung zu beseitigen, dann glauben wir diesen Erfolg der Beseitigung auch in einer objektiven Erklärung aussprechen und verallgemeinern zu dürfen. Dabei aber verlieren wir aus dem Auge, daß diese Diagnose ex juvantibus vieldeutig ist, da doch nicht feststeht, auf was sich das juvare nun eigentlich beziehen soll. Das »nur« nervös setzt einen Maßstab für Krankheiten voraus, über den unter den Kranken keine Einigkeit herrscht. Die Gesunden ihrerseits pflegen zu vergessen, daß das Leben »der Güter höchstes« für einen unbekannt großen Teil der Menschen *nicht* ist und daß der kranke *Herzmuskel* für diesen Teil keineswegs das größere Übel ist.
Die Schwierigkeit, die Quantität einer pathologischen Störung richtig zu erfassen, beruht also zunächst auf der ganz verschiedenen Wahrnehmungsrichtung Gesunder und Kranker, Leben suchender und Tod suchender Menschen. Sie kommt aber in der Einzelwahrnehmung selbst zustande. Nehmen wir etwa das Elendigkeitsgefühl des Neurasthenischen. Die Wahrnehmung der *Schwäche* projiziert sich für ihn bald auf seinen Körper, bald auf seinen Willen. In jedem Falle verhindert diese Wahrnehmungsrichtung eine Wahrnehmung *der* Kraft, die dieses Phänomen *selbst* darstellt: auch das Schwächegefühl ist Wahrnehmung einer vitalen Kraft, aber eine invertierte; eine Kraft wird als »Schwäche« wahrgenommen, ohne darum weniger eine Kraft zu sein. Der qualitative Umschlag kann die Quantität dieser Kraft nicht vermindern, und auch die Sprache vermag dieser Unterscheidung zu folgen, wenn sie der Schwäche nicht die Kraft, sondern die »Stärke« entgegensetzt und damit ausdrückt, daß Schwäche- und Stärkegefühle nur inverse Darstellungen von Kräften sind.
Es leuchtet ein, daß sich hieraus sehr einschneidende theoretische

und praktische Winke ergeben. Praktisch wird es bedeuten, daß der Neurasthenische nicht zur Steigerung seiner Kräfte, sondern zum Umschlag der inversen Wahrnehmung gebracht werden müßte. Theoretisch wird zu fordern sein, daß eine solche Hypothese aus vielen Erfahrungen gestützt werde, welche naheliegende Einwände aufheben können. Dabei wird aber weder die psychologische Analyse für sich allein noch die physiologische allein zur Darstellung bringen können, was hier gemeint ist: eine Analyse der »Urkrankheit«.

Wir wenden uns also zunächst deren qualitativen Erscheinungen zu, und wir wollen hören, wie und was der Kranke *klagt*. Es genügt, um ihn zum Arzte hin in Bewegung zu setzen, nicht, daß ihm schwach ist; es gehört dazu, daß er in diesem Schwächegefühl die Hilfsbedürftigkeit und die Möglichkeit der fremden Hilfe einschließt: daß er seine Schwäche so doch auch als *Etwas* wahrnimmt. Greifen wir diesen Augenblick heraus, so werden wir das so betrachtete Individuum in einem seltsamen Zustande gewahr. Es verläßt, indem es seine Schwäche objektiviert, das, was sie war, und sucht etwas *hinter* ihr. Statt in der Schwäche zu sein, tritt es von ihr zurück und macht sie zugleich zur Erscheinung von etwas, was hinter ihr steht. Im gleichen Augenblick aber entsteht auch schon die *Bewegung* zum »Arzte« hin, der zunächst eine Erklärung oder auch ein Spazierstock sein kann.

Was ist geschehen? Eine stationäre Ordnung geht über eine Störung in eine andere stationäre Ordnung über. Dieser Übergang ist charakterisierbar 1. durch eine »Krise«, 2. durch eine neue Ich-Bildung, 3. durch eine neue Es-Bildung, 4. durch eine Bewegung (Unbewußtes), 5. durch eine Wahrnehmung (Bewußtsein).

Wir dürfen aber diese 5 Momente nicht einzeln für sich nehmen, sie sind nur eben Momente ein und derselben Lebensbewegung, die wir *Akt* nannten. In ihrem Mittelpunkt steht die Störung, die wir wegen ihrer Stelle zwischen zwei relativ stationären Ordnungen jetzt *Krise* genannt haben. Merkmal der Krise ist, daß sie zwischen zwei relativ stabilen Organisationen des Ich-Es-Verhältnisses als *instabiler* Zustand steht.

Wir können als Beispiel auch den Zustand *schweren Schwindels* nehmen. In seinen höchsten Graden sind die räumlichen Bestimmungen des eigenen Körpers ebenso auf ein Minimum reduziert, wie das Erlebnis der Not auf ein Maximum angeschwollen ist. Gleichzeitig tritt eine völlige Verweigerung jedweder Handlung,

Wahrnehmung, intellektueller Zuwendung ein. Der natürliche zeitliche Fluß der aufeinanderfolgenden Akte scheint unterbrochen wie die Einordnung in den Raum aufgehoben. Man kann aber diese Negation zeitlicher und räumlicher *Einordnung* auch ausdrücken, indem man sagt: in den höchsten Graden des Schwindels ist eine *Bildung* von Raum und Zeit als Form nicht möglich. Schmerzen, Schwäche, Wollust, extreme Affekte stehen hinsichtlich dieser Verweigerung an jede Ordnung oder Gestalt in ihren höchsten Graden solchem Schwindel gleich. Es gibt nun nur einen einzigen Weg, den imaginären Ort dieser Existenzkrisen, wo nicht zu bestimmen, so doch gleichsam zu umkreisen, nämlich durch Übergehen vom Vorher zum Nachher. Wir können z. B. die räumlichen Bestimmungen in Wahrnehmung und Körperverhalten aufstellen, welche vor dem Eintritt des Schwindels bestanden, und sie vergleichen mit denen, welche nachher bestehen. Man findet dann in wiederholter Beobachtung, welche Verschiebungen dieser Ordnungen zum Schwindelerlebnis hinführen, welche aus ihm hervorgehen. Sieht man sich um, wo wir günstige Verhältnisse, den Kriseneintritt wahrzunehmen, angetroffen haben, so stößt man unvermeidlich auf die Fälle, die, weil sie nicht eben alltäglich sind, unsere Aufmerksamkeit fesseln, weil sie eben »auffallen«, d. h. man stößt auf das *Symptom.*

Auf solche Weise also erhalten wir ein Grundschema des *biologischen Aktes,* den wir in der Krankheit, sei sie eine Neurose, eine Infektion oder eine Sklerose, erfahren. Jede wissenschaftliche Erfassung besteht in einer Zuordnung eines kritischen Symptoms zu einem Ordnungswandel, und jede solche Zuordnung enthält eine Deutung. Sollte es so gelingen, die psychologische und die anatomisch-physiologische Deutung als zwei Seiten ein und desselben Erfahrungsaktes wiederzuerkennen, so wäre für die Einheit und Klarheit der Medizin gewiß etwas gewonnen. Aber dieser Vorteil wird sich nur dann festhalten lassen, wenn alle diejenigen Deutungen, welche durch eine künstliche Eliminierung des Ich – sei es des Kranken, sei es des Arztes, sei es des Beobachteten, sei es des Beobachters – zustande kamen, aus unseren Lehren und Handlungen ausgemerzt werden. In dieser Beziehung sollte die Medizin sich von dem Fortschritt der Physik nicht in Schatten stellen lassen.

Der Gestaltkreis, dargestellt als psychophysiologische Analyse des optischen Drehversuches

Beschreibung des Gestaltkreises

Wenn uns ein Kranker klagt, seine Hand sei »wie gelähmt«, so können wir nicht selten bemerken, daß er einen Unterschied zwischen *sensibler* und *motorischer* Störung gar nicht macht; erst unsere Untersuchung deckt für ihn wie für uns auf, ob es sich um das eine, das andere oder beides handelt. Wir dürfen daraus folgern, daß die beiden Arten der Störung in ihrer Erscheinungsweise für die Kranken etwas Gemeinsames haben, und dies wiederum legt uns nahe zu fragen, was diesem Gemeinsamen zugrunde liege und ob wir nicht Anlaß bekommen, unsere scharfe Trennung zwischen sensibler und motorischer Funktion einer Korrektur zu unterziehen. Offenbar hat die Sprache des Kranken (welche die seiner gültigen Erfahrung ist) hier eine Mission in der Wissenschaft zu vollbringen. Diese freilich hat immer schon klarzustellen versucht, wie Bewegungen in den Gebrauch der Sinneswerkzeuge, wie Empfindungen in den der Bewegungsorgane »eingreifen«. Aber schon eine solche Ausdrucksweise zeigt, daß man auch hier wieder mehr an eine Zusammensetzung als an etwas Gemeinsames in den sensiblen und motorischen Funktionen gedacht hat. So kommt es, daß in der Wahrnehmungslehre von motorischen, in der Bewegungslehre von sensiblen Bedingungen oder Regulationen gesprochen wird. Aber der Zusammenhang beider ist immer als Einfluß des einen Bereichs auf den anderen, also von außen betrachtet worden, er schließt sich nicht zu einem in sich notwendigen einheitlichen Geschehen. Und so entspricht jenem Unvermögen des Kranken, sich über seine Störung wissenschaftsgerecht auszusprechen, eine Unfähigkeit der Wissenschaft, den Grund jenes Unvermögens aufzudecken und für das sensomotorische Einheitliche einen klaren Ausdruck, eine anerkennbare Theorie zu finden. Deutlich, unbestreitbar und in jedem Augenblick feststellbar ist nur, daß das, was der Kranke nicht gleich unterscheiden konnte, auch für den Gesunden in unaufhebbarer Verwicklung und Durchdringung besteht: wir können nichts tun, ohne auch irgend etwas zu empfinden, wir können nichts empfinden, ohne uns auch irgendwie motorisch zu verhalten: jede Trennung ist selbst schon eine »Abstraktion«. Das Leben ist darin also nie ein Entweder-Oder. Sollte sich das nicht wissenschaftlich erfassen lassen? – Betrachtet man diese Durchdringung noch etwas näher, so zeigt sich, daß wir zwar nach einer Frucht erst greifen, nachdem wir sie zuvor erblickt haben, aber diese zeitliche Folge hilft uns wenig oder nichts für ein Verständnis, wie es denn die Wahrnehmung fertig bekäme, das Greifen zustande zu bringen. Das Selbstverständliche bleibt hier für Physiologie und Psychologie eigentlich ein Wunder. Denn auch in der seelischen Regung, welche der Wahrnehmung folgt und die Greifbewegung einzuleiten scheint (nennen wir sie einmal Willensregung), findet sich nicht der geringste Hinweis auf die komplizierten Innervationen der Muskulatur. Das immer wieder von den Forschern bemerkte Rätsel in den psychomotorischen Tatsachen ist, daß sie einerseits vom Wahrnehmungsbewußtsein nicht völlig ablösbar sind, daß aber andererseits das einer Bewegung zugeordnete Stück Wahrnehmungsbewußtsein (und Bewußtseinsphänomen überhaupt) in den meisten Fällen in keinem irgendwie einleuchtenden Verhältnis zu der objektiven motorischen Innervation steht, es sei denn dem einer bloßen zeitlichen Aufeinanderfolge, die sich aber teils als entbehrlich (z. B. bei Gewohnheitsgriffen), teils als ganz ungesetzmäßig erweist, da wir ja nach demselben Ding die verschiedensten Greifbewegungen ausführen. Zwischen der Verknüpfung der Motorik mit Wahrnehmungen einerseits und der Uneinsehbarkeit irgendeiner logischen Verknüpfung beider andererseits besteht also ein Mißverhältnis, wie es größer nicht zu denken ist.

Wir müssen aber noch einen Schritt weitergehen. Wir nehmen nicht nur die Anlässe unserer motorischen Akte wahr, wir können diese auch selbst wahrnehmen. Es ist unbestritten, daß wir »kinästhetische« Empfindungen und, auch ohne Augenbenutzung, etwas wie Bewegungswahrnehmungen unserer Glieder haben können. Und hier haben wir eine Reihe von weiteren Möglichkeiten. Wir können die Augen öffnen und unsere Bewegung sehen, wir können sie aber auch messen, photographieren, auf ihre Kraft, ihre Aktionsströme hin »objektiv« untersuchen. Dem Versuch einer Psychomotorik stehen also viele Bezugssysteme oder -bereiche zu freier Wahl, und sie stehen untereinander in neuer, komplizierter Beziehung. Halten wir von alledem nur so viel fest: es scheine unerlaubt, die Erscheinungsweisen des motorischen Aktes als »subjektives« Erlebnis und als »objektive« Veränderung im Raume streng und einsinnig zu trennen, denn eine ganze Stufenfolge von Erscheinungsweisen kann aneinandergereiht und analytisch verbunden werden. Die Gleichberechtigung dieser Stufen muß in einer Biologie mindestens vorläufig anerkannt werden. Der Erscheinungsweise des wahrgenommenen Dinges, nach welchem ich greife, reihen sich so die Erscheinungsweisen des Aktes, mit welchem ich greife, an, und nachdem ich das Ding ergriffen habe, erlange ich auch wieder eine neue taktile Wahrnehmung des Dinges. Es scheint so, als ob das, was sich in der Zeit aneinanderreiht, sich doch in irgendeiner Weise zum »Kreise« schließe: Dingwahrnehmung, Regung, Bewegung, Greifen des Dinges, Dingwahrnehmung.

Wenn wir hier in der Zeitfolge etwas Kreisartiges vom Objekt her aufzeigen können, so ist dies jedenfalls ein fürs erste gelungener Versuch, aus der unübersehbaren und verwirrenden Menge von *möglichen* Beziehungen *eine* abzugrenzen, welche der Forschung eine gewisse Ordnung und Geschlossenheit verspricht. Die Frucht, die man zuerst sah, und die, welche man tasten kann, gilt uns ja als *dieselbe*, und wir brauchen uns zunächst nicht daran zu stoßen, daß zwischen der optischen und der taktilen Wahrnehmung vielleicht keine allzu festgefügte Identität zu finden ist. Immerhin gibt es wohl noch einen besseren Weg, sich solcher Identität des Wahrnehmungsgegenstandes zu versichern und dabei gleichfallls dem gesuchten Ineinander von Empfindung und Bewegung, von Wahrnehmung und Handlung völlig gerecht zu werden. Wir denken dabei an einen *ohne* Mitwirkung des Auges vollzogenen Akt des Abtastens eines Gegenstandes, der eine Birne oder ein Apfel sein möge. Vorläufig vereinfachend können wir annehmen, es handle sich bei dieser Gnosis im wesentlichen um Betasten und Wahrnehmen einer räumlichen Form. Nicht blitzähnlich, sondern allmählich entpuppt sich dabei in einem Wechselspiel von Bewegung und Wahrnehmung am gleichen Gegenstand dessen Besonderheit, und der »Kreis«, den wir vorhin in die Zeit uns projiziert vorstellen durften, nähert sich hier in Etappen immer mehr einem schließlichen Simultanvorgang. Denn die Wahrnehmung eines kleinen Stücks regt hier zu einer Bewegung an, diese Bewegung wieder weckt im Vorstoßen eine neue Wahrnehmung eines anderen Stückes und nachdem in solchem Hin und Her von Bewegung und Wahrnehmung sich Stück an Stück gereiht hat, springt mit einer gewissen plötzlichen Einmaligkeit das Tastbild als Gesamtvorstellung ins

Bewußtsein; doch wissen wir von sehr vertrauten Gegenständen wie unserem Hausschlüssel oder Kragenknopf, daß dies alles aufs äußerste abgekürzt in einem fast simultanen Ineinander von Bewegung und Wahrnehmung der Hand erfolgen kann. Ein Unterschied dieses Beispiels von dem früheren (welches mit dem Sehen begann) besteht in folgendem. Wenn ich ein Ding »dort« sehe und dann greife, dann ist die *Wahrnehmung*, so scheint es, Ursache der Bewegung dorthin. Wenn ich aber ein Ding abtaste, so entscheidet zuerst meine *Bewegung* darüber, welche Widerstandsreize des Dinges und damit welche Wahrnehmungen mich treffen. Die Bewegung ist mindestens eine der Ursachen des Wo und Wie der Wahrnehmung, die aber ebenso auch wieder Ursache der Bewegung wird, ähnlich wie im ersten Beispiel. Hier jedenfalls geht die Wirkung dauernd sowohl vom Gegenstand, zum Organ wie auch vom Organ zum Gegenstand und dieses Hin und Her ist es, welches den geschlossenen Akt des Tastens entstehen läßt. Die Abhängigkeit der Vorgänge läuft in sich selbst zurück wie in einer Kreisbewegung, bei der man auch nicht feststellen kann, wo der Anfang und wo das Ende ist. Gestaltungsvorgänge solcher Art habe ich als *Gestaltkreis* zu benennen vorgeschlagen[1], wobei nicht die anschauliche geometrische Figur des Kreises als vielmehr das Symbol der Geschlossenheit dieser Kurve maßgebend war. Die Gegenseitigkeit von Ursache und Wirkung, die man auch Wechselwirkung nennen kann, stellt dabei das besondere Problem einer Relativität zweier aufeinander wirkender Systeme, dem wir noch näher nachzugehen haben werden.

Es wäre nun sehr erwünscht, dieses Beispiel einmal von Grund aus zu analysieren. Die Meinungsverschiedenheit in der Lehre von der Tastagnosie zeigt, wie wenig vollständig wir die Funktionen kennen, welche die Tastleistung bedingen. Vielleicht liegt das an dem außerordentlichen Hochstand dieser Leistung beim Menschen, dessen Hand so reich begabt zur Erfassung der unübersehbaren Mannigfaltigkeit der Dinge ist. Räumlichkeit, Konsistenz, Temperatur der Dinge sind ihm zugänglich. Innig ist die Verbindung mit dem Gesichtssinn, mit der Begriffswelt, der Merkwelt und der Dingwelt. So kann eine einigermaßen durchsichtige Analyse des Gestaltkreises hier kaum erwartet werden. Wir haben deshalb eine sehr viel einfachere Leistung herangezogen: die des *Körpergleich-*

1 v. Weizsäcker, V. (1927[a]), (1927[b], S. 55), (1931[a]).

gewichtes. Sie bezieht sich auf das homogene Kraftfeld der Erdschwere im Raume und erscheint nach der Wahrnehmungsseite in dem Eindruck von Ruhe und Bewegung, nach der Bewegungsseite in der Leistung von Stand, Schritt, Neigung usw., also von Innervationen der Skelettmuskeln. Bei dieser verhältnismäßig viel einfacheren Leistung dürfen wir hoffen, auch einer strengeren Anforderung an die Genauigkeit und Klarheit der Analyse des Gestaltkreises genügen zu können. Gelingt es in diesem Falle, seine wichtigsten Eigenschaften zu ermitteln, so wird auch der Versuch erlaubt sein, von hier aus kompliziertere Fälle zu behandeln.

Wesen der Versuchsanordnung

Nach den einleitenden Darlegungen können wir als Untersuchung eines Gestaltkreises eine solche bezeichnen, welche Wahrnehmung und Bewegung eines Menschen in einem einheitlichen Akt erfaßt. Dabei ist es zunächst selbstverständlich, daß wir am Menschen untersuchen müssen, weil nur er Aussagen über Wahrnehmungen macht, die auch der Untersucher prüfen kann. Es ist weiter vorauszusehen, daß die wahrnehmende Versuchsperson im allgemeinen nicht immer selbst die Feststellungen über die an ihr vorkommenden Bewegungen machen kann. Und endlich werden wir die Wahrnehmungen nicht als das einzige Zeugnis über das Wahrgenommene annehmen, sondern, ebenfalls durch den Untersucher, die sog. objektive Beschaffenheit der »Reize« oder der Dinge, die wahrgenommen werden, feststellen lassen müssen. Ein solcher Versuch setzt also, anders wie sonst geübte Experimente, immer zwei Personen, einen Untersuchten und einen Untersucher voraus, und er bedient sich, wiederum abweichend von anderen Versuchen, im allgemeinen der Beobachtung *dreier* Gegebenheiten, 1. einer Wahrnehmung, 2. einer Körperbewegung, 3. eines Reizes oder allgemeiner einer objektiven Situation, in der Wahrnehmung und Bewegung stattfinden. Gleich hier sei aber die ganz ausschlaggebende Wichtigkeit dieses Ansatzes hervorgehoben. Die Versuchsanordnung umfaßt wesenhaft zwei Personen und sie erfaßt wesenhaft drei Arten der Gegebenheit.
Statt Physisches mit Physischem in einer Physiologie oder Psychisches mit Psychischem in einer Psychologie parallel zu verknüpfen, haben Psychophysik und Psychophysiologie den Sprung über die

Kluft gewagt. Wir übergehen aber vorerst die Versuche, der Aufgabe dadurch Herr zu werden, daß man ein physisches Datum (einen »Reiz«) auf eine Empfindung bezieht oder eine psychische Regung auf eine Bewegung. Vielmehr werden hier nur solche Ansätze gesammelt und fortgebildet, in denen Wahrnehmung *und* Bewegung als einheitlicher Vorgang umschlossen werden. Statt der dualen Beziehungen Reiz – Empfindung oder Reiz – Bewegung wird es sich, elementar gesprochen, immer um drei aufeinander bezogene Stücke: Reiz – Empfindung – Bewegung handeln. Dabei muß es zunächst offen bleiben, ob wir mit diesem Ansatz irgendwo bessere Ergebnisse haben werden als in den bisher gebrauchten. Nur so viel sollte schon hier klar werden: wenn wir Sinnesphysiologie als Wahrnehmungslehre treiben, so entgeht uns die begleitende motorische Funktion, und wenn wir psychomotorische Funktionen studieren, entgeht uns die begleitende Sinneswahrnehmung. Für das Gesamtgeschehen konnten daher diese Lösungsversuche solcher künstlicher Weglassungen ebensowenig entraten wie »reine« Physiologie oder »reine« Psychologie.

Drehversuche und Gleichgewichtsleistungen

Es wurde schon ausgeführt, daß der Erfolg einer solchen Untersuchung vor allem von der größten Einfachheit der Leistung abhängen wird und daß darum zunächst die *Gleichgewichtsleistung* gewählt werden soll. Man kann nun die Bedingung, welche das Kraftfeld der Erde dieser Leistung auferlegt, noch dadurch weiter vereinfachen, daß man zunächst nur solche Fälle untersucht, in denen der Ort des Körperschwerpunktes nicht oder nur sehr wenig verschoben wird. Solche Fälle von Gleichgewichtsstörung bzw. -erhaltung sind *Drehungen* um die senkrechte Körperachse. In ihnen darf die Bedingung des Gravitationsfeldes mit Annäherung als indifferent vorausgesetzt werden. Wir haben dann nur noch eine Voraussetzung für die Untersuchung der Gleichgewichtsleistung zu erfüllen: daß das Gleichgewicht auf irgendeine Weise gestört werden muß. Diese Störung kann von außen durch Versuchsbedingungen oder von innen, etwa durch einen pathologischen Prozeß, erfolgen. Wir erinnern uns gleich hier, daß in beiden Fällen als besonders eindrucksvolles Merkmal der Störung *der Schwindel* die Aufmerksamkeit der Forschung angezogen hat.

Versuche, in denen die Eigenschaften des Gestaltkreises in der skizzierten Weise studiert werden können, hat in jüngster Zeit P. Vogel (1931[a, b], 1932[a, b]) unternommen. Er hat dabei also optische oder mechanische Drehreize von bekannter Quantität erzeugt und die auftretenden Wahrnehmungen und Bewegungen der Versuchsperson im gleichen Versuch und gleichzeitig ermittelt. Obwohl nun Wahrnehmung sowohl wie Bewegung, aber jedes für sich, in solchen Versuchen vielfach schon untersucht worden sind, so hatte die besagte Vereinigung in einem Versuch doch sogleich einige bemerkenswerte Ergebnisse, welche zusammen mit der besonderen Betrachtungsform, die wir wählten, hier diskutiert werden sollen. Dabei soll sich zeigen, ob die Erklärung der Beobachtungen als Leistungen der Wahrnehmungsfunktion und der Bewegungsfunktion oder die Erklärung als Gestaltkreis die bessere ist. Die für diese Entscheidung wichtigste Erscheinung ist der Eintritt einer bekannten Wahrnehmungstäuschung unter dem optischen Drehrad: bei bestimmter Geschwindigkeit bekommt die Versuchsperson, gibt man ihr eine feste Fixiermarke zu sehen, den Eindruck, das gedrehte Rad stehe still und die Marke, evtl. auch sie selbst drehe sich im Gegensinn. Der Eintritt dieser Scheinwahrnehmung ist verknüpft mit einem Aufhören oder Richtungsumschlag der unbewußten Gliedbewegungen, die vorher im Sinne der Raddrehung erfolgt waren. Wie ist dieser Umschlag auf beiden Gebieten zu verstehen?

M. H. Fischer (1930) hat den Versuch einer physiologischen Deutung am gründlichsten durchgeführt. Sie besteht in der Annahme, daß der von ihm nach dem Umschlag beobachtete besonders feine und rasche *Nystagmus* mit zentralnervösen Vorgängen verbunden sei, welche für die Scheinbewegungswahrnehmungen verantwortlich seien. Er stützt sich mit einer solchen Annahme auf die so zahlreichen Beobachtungen, nach denen die Stellung, Bewegung oder Innervation der Augenmuskeln in evidenter Weise mit optisch-räumlichen Bewegungswahrnehmungen, aber auch mit Schwindel, verknüpft ist. Allerdings ist dieser Zusammenhang nach Richtung und Ausmaß der betreffenden Scheinwahrnehmungen etwa im Falle von Lähmungen oder unwillkürlichen künstlichen Bewegungen der Augenmuskeln doch meist viel eindeutiger als in unserem Falle, und M. H. Fischer erklärt sich selbst nicht ganz zufrieden mit seiner Deutung. Da sie aber als Anwendung einer sonst sehr gut begründeten Theorie des Bewegungssehens gelten darf, kann ihre Schwierigkeit in unserem Falle vorerst zurückgestellt, doch damit freilich nicht vernachlässigt werden. Das Wichtige dieser Auffassung ist, daß ein motorisches Moment am Zustandekommen einer Bewegungswahrnehmung ursächlich beteiligt sei. Damit befinden wir uns ja inmitten der wichtigsten Frage der Sinneslehre, und es ist zunächst gleich, ob dieses motorische Moment in der Erzeugung einer realen Muskelbewegung oder in der dabei propriozeptiv entstehenden zentripetalen Erregung oder in einer auf das nervöse Zentrum beschränkten »motorischen« Erregung gesucht wird. Da diese letzte in keinem Falle entbehrlich ist, mag sie genügen, und dies entspricht auch den Ergebnissen der Forschung[2] am besten.

Wahrnehmungstheorien

Wird somit von niemand eigentlich bestritten, daß eine Bewegungswahrnehmung »etwas zu tun hat« oder haben kann mit einer physiologischen Bewegung (spiele sich diese nur zentral oder auch peripher ab), so ist über das Wie doch damit zu wenig gesagt. Wie verschieden die Auffassungen sind, bemerken wir, wenn wir etwa die von v. Kries aufgestellte Annahme der physiologischen »Parallelfundierung« des Raumsinnes vergleichen mit der von Wertheimer (1912) vertretenen Theorie des Bewegungssehens. v. Kries hält daran fest, eine direkte Fundierung räumlicher Eindrücke beruhe darauf, »daß mit der objektiven Anordnung gewisser physiologischer Vorgänge unmittelbar auch eine übereinstimmende räumliche Anordnung des Gesehenen gegeben wäre«[3]. Hier also wird zugestanden, daß es so etwas wie eine Ähnlichkeit zwischen der Wahrnehmung und einem ihr »zugrunde liegenden« räumlich-physiologischen Prozeß gebe, und diese Ähnlichkeit wird als »übereinstimmende räumliche Anordnung« gefaßt. Für Bewegungen würde selbstverständlich dieselbe Aussage wie für ruhende Anordnungen gelten. Wiewohl v. Kries darüber hinaus noch andere Arten der physiologischen Fundierung gelten läßt, ist es ein grundsätzlicher Fortschritt zu nennen, daß Wertheimer in seinem ersten Ansatz der Wahrnehmung einer Bewegung nicht ein bloßes Orts- oder Anordnungsmerkmal der nervösen Struktur zuordnet, sondern eine

2 v. Kries: 1923, S. 211 f.
3 v. Kries: 1923, S. 220.

Funktion – ein spezifisches Geschehen. Das Wichtige hieran ist nicht, daß *wahrgenommene Bewegung* durch *physiologische Bewegung als solche* erklärt wird; es liegt darin, daß der *Eindruck* »Bewegung« nicht als etwas was selbst räumlich wäre, sondern mit einem vielleicht nicht ganz glücklichen Wort als Qualität (Gestaltqualität) genommen und einer spezifischen physiologischen Funktion zugeordnet wird. Hier scheint zum ersten Male eindeutig das Räumliche der Wahrnehmung nicht mehr mit dem Räumlichen der materiellen nervösen Funktionen unter einem gemeinsamen Raumbegriff zusammengefaßt zu sein. Dieser, durch KÖHLERS Naturphilosophie (1920) leider rückgängig gemachte Schritt WERTHEIMERS kommt in reinerer Form fortgebildet in STEINS Lehre der »sensorischen Bewegung« (1928) zu Wort, die in kühner Weise die physiologische Funktion und die Eindrücke in der Wahrnehmung als zwei in einer raumzeitlichen Anschauungsform gar nicht vereinbare Bereiche begreift. Wir müssen hier davon ausgehen, »daß Sinnlichkeit nur da vorliegt, wo das materielle Geschehen in seiner Gesamtheit für ein Lebewesen ein *Eindruck*, eine Gegenwart wird. Hier handelt es sich also um etwas, was mit dem Verhältnis zweier Objekte untereinander nicht zu verwechseln ist (obwohl dies fälschlich recht oft geschieht). Das sinnliche Erlebnis ist wesensmäßig ein Realitätserlebnis und besitzt als solches stets den Gehalt einer Transzendenz«.[4] Man kann also den erlebten *Eindruck* einer Bewegung mit der materiellen Bewegung einer physiologischen Erregung zunächst in keiner gemeinsamen Raumanschauung (etwa als figurale Ähnlichkeit geometrischer Art) vergleichen. Dies Ergebnis lag aber nicht nur im transzendenten Wesen der Wahrnehmung, es lag auch darin begründet, daß wir, wie auch im besprochenen Drehversuch, gezwungen sind, nach den Gründen der Nichtübereinstimmung zwischen Objekt und Wahrnehmung zu fahnden. Denn jene Scheinwahrnehmungen stellen eine so flagrante Abweichung dieser Relation dar, daß man ja dadurch gerade veranlaßt wurde, ein physiologisches Moment zur Erklärung dieser *Un*ähnlichkeit zu suchen. Wie bei allen sog. Inversionen ist bei gleichem Reiz die Wahrnehmung ganz verschieden. Hier erscheint objektiv Bewegtes in der Wahrnehmung einmal bewegt und einmal ruhend, und dieser Umschlag soll und muß als ein im Organ bedingter verstanden werden.

4 v. WEIZSÄCKER: 1926, S. 5 f. (Bd. 3, S. 331 f.).

Um diese Aufgabe zu lösen, kann man zunächst den Weg beschreiten, den offenbar alle Sinnesphysiologen gingen: Man kann versuchen, die Wahrnehmung als eine abgrenzbare Funktion oder Leistung zu verstehen. Wir möchten aber gleich hier (schon Gesagtes näher präzisierend) einen Vorbehalt einschalten: Es ist als möglich zuzugestehen, daß »Wahrnehmung« aus dem Gesamt der biologischen Leistungen als etwa Isolierbares nur ausgeschnitten werden kann um den Preis einer entscheidenden Störung des Verständnisses dieser Leistungen. Wir haben schon angedeutet, daß die Erklärung von Wahrnehmungsphänomenen wie »Bewegung«, »Ruhe«, »Verzerrung«, »Täuschung« durch ein aktives nervöses Geschehen zwar den Vorteil bringt, die primitiven Abbildungstheorien endgültig zu überwinden, daß aber in der kausalen Erklärung dieser Phänomene durch einen nervösen Vorgang grundsätzlich ein bestimmtes Mißverständnis steckt. Vom Erfahrungsinhalt aus läßt sich überhaupt nicht zwingend beweisen, daß das »Eine-Bewegung-Machen« des nervösen Organes und das »Eine-Bewegung-Wahrnehmen« der Psyche *ursächlich* verknüpft sind. Wenn ich z. B. meine Gliedbewegungen beobachte, so ist es ja nicht so, daß der physiologische Vorgang und das Sehen in einer erfahrbaren regelmäßigen Sukzession oder Koinzidenz beobachtet werden. Richtiger ist es daher, sich so auszudrücken, daß wahrscheinlich jede Bewegungswahrnehmung ein eigener (physiologischer) Vorgang *ist* und daß dies nicht erklärt werden kann, sondern daß man allein dadurch alles andere erklären kann. Der Ausdruck »Bewegung« wird sich aber für den physiologischen Vorgang eben darum wenig eignen und wir werden in den folgenden Analysen vom Gebrauche der »φ-Bewegung« WERTHEIMERS oder der »sensorischen Bewegung« H. STEINS im allgemeinen absehen. Das Richtige daran ist, daß Wahrnehmung *und* Bewegung einem biologischen Akte angehören, daß sie aber nicht als Teile, die nebeneinander liegen oder wie Ursache und Wirkung einander folgen, betrachtet werden dürfen, sondern daß es offenbar von der Betrachtungsweise und Haltung des Untersuchers herkommt und nicht vom Vorgange selbst, ob die Wahrnehmungsseite oder die Bewegungsseite betrachtet wird. Wir können dies auch so ausdrücken, daß, wenn die Bewegungswahrnehmung ein eigener Vorgang *ist,* dann gewiß die Wahrnehmung weder Selbst-Wahrnehmung (also Wahrnehmung der eigenen nervösen Prozesse) noch Objekt-Wahrnehmung (also Wahrnehmung eines unabhängig von ihr bestehenden Gegenstandes) genannt werden darf. Bevor diese schwierige Feststellung genauer entwickelt wird, muß aber nun der Versuch einer Analyse unserer Drehversuche weitergeführt werden.

Die Schemata der Physiologie und des Gestaltkreises

In dem, was soeben ausgeführt wurde, standen zwei Wege zur Diskussion: entweder man suchte für die Eindrücke von Bewegung und Ruhe eine physiologische Wurzel im Sinne der physiologischen Optik, oder wir bemühen uns, den biologischen Akt nach zwei Seiten zu zerlegen (nach Wahrnehmung und Motorik), um seine Einheit zu verstehen. Für den ersten Weg nehmen wir als Beispiel M. H. Fischers Darstellung und kommen dann etwas schematisiert zu folgenden Annahmen: Auf die Retina und das optische Organ wirkt die Bewegung des Drehrades als Reiz. Die so entstandene nervöse Erregung bewirkt zwei weitere Vorgänge: 1. gewisse motorische Reaktionen oder Reflexe (langsame Nystagmusphase, Kopf-, Arm- und Rumpfdrehungen, sämtlich in der Drehrichtung); 2. die Wahrnehmung z. B. der Drehung oder Ruhe des Rades; 3. gewisse, in den zentralnervösen (motorischen) Apparaten ablaufende Vorgänge, welche die Art und Richtung von 1. und 2. beeinflussen. Mit der Änderung dieser zentral-nervösen Vorgänge ändern sich sowohl jene Reflexe wie jene Wahrnehmungen in sekundärer Weise. Man kann diese Vorstellung in folgendem Schema darstellen:

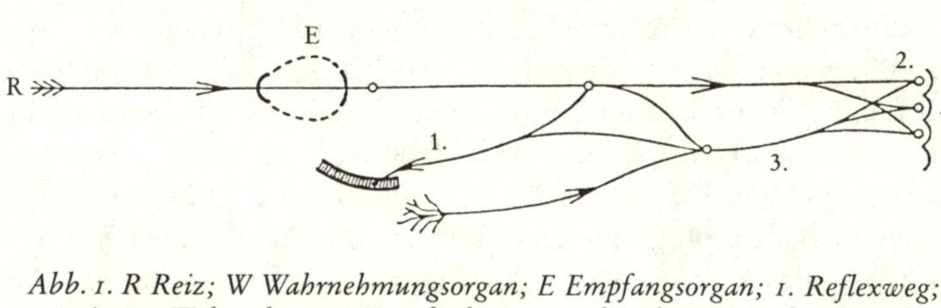

Abb. 1. R Reiz; W Wahrnehmungsorgan; E Empfangsorgan; 1. Reflexweg; 2. primäre Wahrnehmung (Empfindung); 3. sekundäre zentrale Vorgänge.

Dieses Schema, welches etwa der Einteilung von J. v. Kries (1923) in »Empfänger, Übermittler und Empfinder«, sowie seinen »veränderlichen Zwischenmechanismen« entspricht, gestattet, wie man sieht, eine gewisse Anknüpfung an dasjenige anatomische Bild, welches die Neuronenlehre vertreten hat. Ohne die Schwierigkeiten, welche mit diesem Schema verknüpft sind, weiter aufzuführen, setzen wir sogleich ein nach der Idee des Gestaltkreises ausgeführtes zweites daneben:

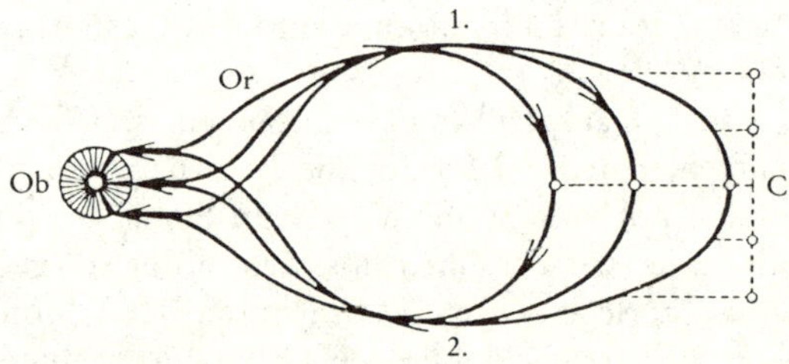

Abb. 2. Ob Objekt; Or Organ, peripheres; C Zentralorgan; 1. zentripetale Erregung; 2. zentrifugale Erregung.

Das periphere Organ, unter dem wir uns anschaulich am bequemsten hier 3 Finger des Tastorgans vorstellen dürfen, ist diesmal als sensorische Einheit dem Objekt (z. B. ein Gummiball) einerseits, dem Zentralorgan andererseits gegenübergestellt.[5] Der Unterschied, der zunächst am meisten in die Augen fällt, ist der, daß hier nicht ein Anfang und ein Ende des Vorganges dargestellt sind, der etwa mit dem Reiz anfängt und entweder mit der Wahrnehmung *oder* mit der Bewegung aufhört, sondern daß man sich den Vorgang beliebig lange Zeit im Kreise herumlaufend vorstellen kann, wobei das Objekt in diesen Kreis einbezogen ist. Eine Unterteilung des peripheren Organs, die ja bei allen Sinnen vorkommt, veranschaulicht im Schema das relative Recht der makroskopischen Anatomie gegenüber der nur physiologisch (und histologisch) begründeten Aufteilung in sensible und motorische Organe. Wir haben zu sehr vergessen, daß es nicht nur zentripetale und zentrifugale Nerven, sondern Hände, Finger, Augen und Ohren gibt. Diese Einheiten sollen auch als biologische hier zu ihrem Rechte kommen. Im übrigen ist dieses Schema offenkundig polar gebaut, während das Schema in Abb. 1 ein lineares zu nennen wäre. Es bringt zum Ausdruck, daß wir den zentrifugalen Bewegungsvorgang ebensowenig weglassen können wie den zentripetalen Wahrnehmungsvorgang, wenn nicht die Leistung sofort zerbrechen soll. Es bringt ferner

5 Es wird später gezeigt werden, daß ein taktiler Gestaltkreis von einem optischen nicht grundsätzlich verschieden ist.

zum Ausdruck, daß eine Lokalisation der Wahrnehmung als psychischer Gegebenheit nicht stattfinden darf, womit eine Begriffsverwirrung aller psychophysiologischen Schemata beseitigt wird. Denn Seelisches ist nicht im Raume.

Die Kohärenz

Machen wir uns die Kreisnatur des 2. Schemas, der zufolge ein bestimmter Anfang oder ein bestimmtes Ende des Vorgangs nicht gefordert ist, zunutze, so bekommen wir eine Freiheit zu gewissen *Grundannahmen*, die jetzt entwickelt werden und auf ihre Stichhaltigkeit an der Erfahrung geprüft werden sollen. Als erste solche Grundannahme machen wir die, daß jede Veränderung im Gestaltkreis auf einen Widerstand stoße, also mit dem Auftreten einer Kraft verbunden sei, welche wir als die *Kohärenz* im Gestaltkreise bezeichnen. Wenn wir diese Kohärenz an einer Stelle stören, so dürfen wir vermuten, daß diese Störung, die im allgemeinen also einer Zerreißung gleicht, sich durch den gesamten Gestaltkreis bemerkbar macht. Diese Vorstellungsweise ist, wie gesagt, gleichbedeutend damit, daß es für unsere Grundauffassung keinen *Unterschied* macht, ob die Störung vom zentripetalen (1.) oder vom zentrifugalen (2.) Abschnitt ausgeht, oder ob sie sich z. B. an der Berührungsstelle zwischen Objekt und Organ – sei es durch eine Veränderung des einen oder des anderen – abspielt. Diese *Freiheit in der Lokalisation der Ursache* ist eben mit der Konzeption des Gestaltkreises schon gegeben.

Beispiele der Kohärenz und ihrer Zerreißung sind nun gerade dort so leicht zu studieren, wo Umgebung und Organismus zusammenstoßen, und die Physiologie der experimentellen Reizgebung empfahl sich ja vor allem durch die Beherrschbarkeit der Störungsgröße, die man Reiz nannte. Der Unterschied ist hier nur, daß wir im Gestaltkreis den Vorgang zunächst nicht positiv als gesetzten Reiz, sondern negativ als Aufhebung einer bestehenden Bindung (der Kohärenz) betrachten wollen. Dieser Unterschied scheint zuerst beinahe terminologisch; er erweist sich als erheblicher, wenn wir das Erklärungsbedürfnis für bestimmte Erscheinungen nunmehr immer zuerst dort einsetzen lassen, wo eine solche Bindung ans Objekt gestört – nicht, wo sie gestiftet wurde. In diesem Sinne betrachten wir z. B. die Bewegung, mit der das Auge einem bewegten Objekt folgt, die Hände und Schenkel des Reiters, welche den Bewegungen des Pferdes folgen, vorläufig als das nicht Erklärungsbedürftige, weil es nichts ist als Ausdruck einer Kohärenz im Gestaltkreise. Es darf aber erwartet werden, daß wir ein Maß dieser Kohärenz in dem Umfang der bei ihrer Zerreißung im Gestaltkreis auftretenden Veränderungen finden können.

M. H. Fischer diskutiert das hierher gehörige Beobachtungsmaterial für den optokinetischen Nystagmus. Die langsame Phase desselben, das »pursuit movement« (Dodge), welche dem Objekt folgt, und die rasche, welche das Auge in eine Ausgangsstellung zurückführt, werden als teils visuell-reflektorische, teils als willkürliche betrachtet. Es ergeben sich wichtige weitere Momente: so die relative Bedeutung von zentralen und peripheren Partien der Netzhaut, die Geschwindigkeit, Zahl, Größe und Art der bewegten Objekte. Die beiden Hauptgruppen der beiden zum Verständnis herangezogenen Momente waren danach einmal die nur psychologisch ausdrückbaren der Aufmerksamkeit und des Willens und dann die nur objektiven Merkmale der Objektbeschaffenheit. Im Sinne unseres 1. Schemas kann man sich die erste Gruppe als bei 1. und 3., die 2. Gruppe als bei R, E und 2. wirksam denken. Wie sich dabei die Erklärung des Umschlags von Bewegungssehen in Scheinruhe in der Wahrnehmung darstellt, ist bereits erwähnt worden. Allgemein ist die Theorie als eine psychophysische erkennbar. Im Sprachgebrauch des Gestaltkreises würden wir uns dagegen folgendermaßen ausdrücken: Die (optische) Kohärenz zwischen dem Auge und dem Objekt spricht sich aus in den Blickbewegungen der langsamen Phase, wodurch das Objekt und das Auge im Sehakt aneinander haften bleiben. Diese Kohärenz kann zerreißen, indem z. B. das Bild aus dem Gesichtsfeld verschwindet, bzw. die Augenbewegung ihr Ende erreicht. Der Zustand der Störung ist eingetreten. In ihm eilt das Auge in einem Zustande herabgesetzter oder aufgehobener Perzeption (funktioneller Blindheit) an einen früheren Ort zurück, bis hier eine neue Kohärenz gestiftet ist. Nunmehr ist aber der besonderen Forderung des Gestaltkreises zu genügen, wonach hier Wahrnehmung und Bewegung in *einem* Akte zu erfassen sind. Zu diesem Zwecke sollen zunächst einige sehr einfache Beobachtungen gesammelt werden, aus denen der schwankende und vielfältige Charakter der mehr oder weniger stillschweigend anerkannten psychophysischen Relationen anschaulich hervorgeht.

Man kann dabei vom Objekt, von der eigenen Motorik und von der Wahrnehmung des eigenen Motus ausgehen. So ergeben sich 3 Gruppen.

A. Setzen wir voraus, es werde in einer Reihe von Versuchen nur die Geschwindigkeit eines Objektes von 0 an sehr allmählich gesteigert, so zeigt die optische Wahrnehmung nicht nur ein entsprechendes quantitatives Kontinuum, sondern auch eine qualitative Folge von *Eindrucksarten:* 1. Ruheeindruck; 2. indirektes Bewegungssehen im Sinne Exners (1875), d.h. man bemerkt nach einiger Zeit statt der Bewegung, daß eine Ortsveränderung eingetreten ist; 3. eigentliches Bewegt-Sehen, in dem eine Richtung mitgegeben ist; 4. Bewegt-Sehen ohne deutliche Richtung (Huschen oder Flimmern); 5. Ruheeindruck (Talbotsche Verschmelzung). Es kommt nicht auf die Vollständigkeit dieser Aufzählung an; sie genügt, um die nichtquantitative Mannigfaltigkeit dieser Reihe festzustellen, welche nahelegt, es handle sich bei diesen 5 Arten der Wahrnehmung um verschiedene, nicht ohne weiteres vergleichbare Leistungen. Jeder von ihnen kommt daher auch eine eigene psychophysische Zeit zu.

B. Variieren wir jetzt beim Sehakt das motorische Verhalten des Auges, Kopfes, Körpers oder mehrerer davon und lassen die Objekte der Umwelt experimentell unbeeinflußt, so ergibt sich, wiewohl auch hier die relative räumliche Beziehung zwischen Augen und Objekt variiert wird, doch eine andersartige Reihe von Phänomenen, wenn wir den Wahrnehmungsinhalt genau beachten.

1. Ich folge einem bewegten Objekt mit dem Blick und gewinne dabei den Eindruck einer bestimmten Geschwindigkeit des Objektes. Wenn ich mir alsdann Blickruhe auferlege, so erfährt dasselbe Objekt eine scheinbare Beschleunigung: Unter dem Drehrade kann man die beiden Eindrücke beliebig abwechselnd herstellen.

2. Ich bewege mich gehend mit einer gewissen Geschwindigkeit an ruhenden Objekten, z. B. einem Lattenzaun, vorbei. Trotz besseren Wissens macht dieser den Eindruck der Gegenbewegung, wenn ich diesen Eindruck nicht unterdrücke, was bis zu einem gewissen Grade möglich ist.

3. Eigentliche Bewegungstäuschungen der physiologischen Optik. Vergleiche z.B. Scheinbewegung der Umgebung in anfahrender Eisenbahn.

Die Übersicht ergibt, daß der eigene Motus und der Eindruck des Bewegt-Sehens in Beziehung stehen, und zwar sowohl wenn die eigene Bewegung mit dem Sehorgan, wie wenn sie mit der übrigen Körpermuskulatur (den Beinen), wie endlich, wenn sie »passiv« (durch ein Fahrzeug, in dem man sich befindet) herbeigeführt wurde.

C. Beachtet man endlich bei Bewegungen, die man mit den eigenen Körperteilen ausführt, diese selbst, so findet man eine solche Fülle von verschiedenartigen Empfindungen oder Wahrnehmungen am eigenen Körper, daß von einer logischen Ordnung kaum mehr die Rede sein kann. Es können nur einige Beispiele genannt werden, unter denen wir hier auch Pathologisches einreihen: 1. bei passiver (»geführter«, v. FREY, 1918) Bewegung: kinästhetische Empfindung; 2. bei aktiver Bewegung: Spannungs- oder Anstrengungsgefühl; 3. bei unwillkürlicher Zuckung (Patellarreflex, pathologische Chorea und dergleichen): »komisches« Gefühl von »es zuckt«; 4. nur bei passiver Einstellung eintretende unwillkürliche Bewegung wie z. B. im sog. KOHNSTAMMschen Versuch: »es bewegt sich«; 5. Bewegtheitseindruck des Körpers, wenn dieser als ganzer durch äußere Kräfte bewegt wird, ohne »sich selbst« zu bewegen; 6. Bewegungswahrnehmung ohne reale Bewegung bei Willkür zur Bewegung: beim Amputations-Phantom; 7. Bewegungseindrücke, die beim Manipulieren eines Werkzeugs an einem außerhalb des eigenen Körpers liegenden Ort wahrgenommen (projiziert) werden, z. B. an der Spitze der Schreibfeder, der Grabschaufel und dergleichen mehr. Schon diese kleine, übrigens mit Mängeln der sprachlichen Ausdrucksmöglichkeit behaftete Übersicht zeigt, daß auch die Beziehung zwischen eigener Motorik und Wahrnehmung derselben ganz besonders uneinheitlich und artverschieden sich darstellt. Gerade diese Liste ist nicht nur sehr umfangreich, sondern auch nach Einteilung und Abgrenzung besonders problematisch.

Diese Zusammenstellungen sollen zeigen, daß auf diesem Gebiete der exakten psychophysischen Betrachtungsform enge Grenzen gezogen sind. Geht man vom Objekt (Reiz) aus, so findet man, daß der quantitativen Änderung des Reizes vor allem auch qualitative Änderungen des Erlebnisses (der Wahrnehmung) entsprechen, die als qualitative besonders zu erklären wären. Was man gewöhnlich für die Empfindung nur gelten läßt, das gilt, wie eine schärfere Analyse zeigt, auch für die raumzeitliche Bestimmtheit der Wahrnehmung. Geht man im Sinne einer Art von Psychomotorik von Bewegungen des Sinnesorganes oder des übrigen Körpers aus, so stößt man ebensowenig auf eine einfach übersehbare Zuordnung der Wahrnehmungen zu diesen Bewegungen. Wenn man sich nicht auf eine sehr spezielle Versuchsanordnung einschränkt, sind konstante psychophysische Relationen nicht erreichbar, und dies hat bekanntlich KÖHLER[6] veranlaßt, die Idee der »strengen Reizbestimmtheit unserer Empfindungen« in Bausch und Bogen als eine zwar unwiderlegbare, aber auch unbeweisbare zu verwerfen (Kritik der »Konstanzannahme«). Statt dessen hat KÖHLER die Eigentümlichkeit der Wahrnehmungen als »Gestaltprozesse« zu verstehen versucht, indem er sie analogen Gestalten der physischen Umwelt zuordnet. Die gestaltete Wahrnehmungsgegebenheit ist danach einfach eine reproduzierte physische Gegebenheit. Wir wenden uns sogleich einer anderen Möglichkeit zu: Wir wollen prüfen, ob statt des dualen Umwelt-Wahrnehmungs-Systems das kreisartige triale Objekt-Wahrnehmung-Bewegungs-System eine befriedigendere Darstellung biologischer Akte gestattet.

Forderung einer dynamischen Betrachtungsform

Greifen wir damit auf die Freiheit zurück, in dem kreisartig geschlossenen Vorgang den Anfang an jeder beliebigen Stelle setzen zu dürfen, so bekommen wir die Möglichkeit, nicht nur Umwelt und Wahrnehmung, sondern Wahrnehmung und Körper-Bewegung, biologischer gesprochen: Sensus und Motus in funktionelle Beziehung zu bringen. Ebenso wie eine Bewegung der Umweltobjekte nach KÖHLER zur Wahrnehmung in Gestaltrelation stehen soll, ebenso zulässig soll es jetzt sein, eine Wahrnehmung oder Vorstellung zu einer motorischen Handlung und diese zu einem Objekt der Umwelt in solcher oder anderer Relation zu denken, wobei allerdings mit einer wesentlichen Auflösung des Gestaltbegriffes jener psychologischen Schule zu rechnen ist. Knüpfen wir dabei an den Kohärenzbegriff an, so ist es offenbar die *dynamische* Idee, welche hier wie sonst die Führung haben muß: in der »Störung der Kohärenz« ist ein *Kräfte*paar vorzustellen; und mit dem Kraftbegriff ist der weitere Begriff gegeben, daß hier ebenso wie in der

6 KÖHLER (1913). – Vgl. B. PETERMANN (1929).

älteren Mechanik in so *verschiedenen* Erscheinungen, wie Bewegung, Ruhe, Stoß, Massenträgheit, Fall etwas *Gemeinsames* – eben *»Kraft«* – enthalten sei. Wendet man diese Idee sogleich auf den Gestaltkreis biologischer Akte an, so kommt man zu dem Postulat, daß auch in so verschiedenen Gegebenheiten wie »Wahrnehmung«, »Motorik«, »Umwelt« etwas derartig Gemeinsames enthalten sein könnte. Ohne Furcht vor tiefgreifenden Wandlungen des traditionellen Sinnes dieser Worte und vor allem des Kraftbegriffes muß nun diese Frage des dynamisch Gemeinsamen weiter geprüft werden. Wir fragen also, ob *eine dynamische Relation zwischen der Wahrnehmungsfunktion und der Bewegungsfunktion des Organismus auffindbar ist.*
Hier bietet sich nun die Gleichgewichtsstörung als günstiger Beobachtungsfall in der Tat an. Wie P. Vogel (l. c.) bei optischer, bei mechanischer und bei galvanischer Störung der Gleichgewichtsfunktion im einzelnen zeigen konnte, besteht zwischen motorischen und sensorischen Erscheinungen eine scharf erfaßbare dynamische Relation der geforderten Art, deren Kenntnisnahme wir hier voraussetzen müssen. Wir haben zwar bereits erwähnt, daß zahllose Beispiele irgendeiner solchen Zuordnung in der sinnesphysiologischen Forschung ermittelt wurden. Es käme aber nun darauf an, daß diese Zuordnung nicht einen sozusagen blinden und vielfach zu Wahrnehmungstäuschungen und Fehlleistungen führenden Charakter hat, sondern eine echte biologische Leistung, ja wohl eine Grundleistung in sich schließt. Um dies zu begründen, müßte zweierlei gezeigt werden: 1. welche Leistung durch diese dynamische Verknüpfung ermöglicht wird; 2. ob dieser Typus von Leistungen so verbreitet und regelmäßig vorkommt, daß er sich einen Platz in der Biologie erwerben kann.

Introversion, Extraversion und Version

Zuerst betrachten wir die in solcher Absicht lehrreichen Tatsachen selbst. Der Umschlag der Wahrnehmung eines bewegten Drehrades in eine Scheinruhe dieses Rades bei Scheinbewegung einer festen Fixationsmarke und der gleichzeitige Umschlag der objektiven, aber unbewußten Körperbewegungen in Körper-Ruhe ist bereits kurz geschildert worden. Vergleicht man den Gesamtvorgang vor und nach diesem Umschlag, so läßt sich sagen, »daß im ersten Versuch dem störenden Reiz Bewegungen zugeordnet sind, während die Versuchsperson im ruhenden Raum die Drehung des Rades wahrnimmt. Im zweiten Versuch hören dagegen die der Drehung zugeordneten Bewegungen auf, und es wird von der Versuchsperson eine Scheinbewegung[7] und ein Stillstand des Rades wahrgenommen. Die beiden Versuche verhalten sich also in bezug auf die in ihnen auftretende psychophysische Relation wie Spiegelbilder zueinander, obwohl der Reiz der gleiche ist« (P. VOGEL, l. c.). Betrachtet man in dieser Weise die zwei Modi psychophysischer Zuordnung als Modi einer Transformation von Kräften, so gelangen wir zu der Anschauung, daß dieselbe Kraft sich das eine Mal als unbewußte motorische Bewegung, das zweite Mal als sinnliche Scheinbewegung äußere, daß man diese also als Ersatz, Vertreter oder Äquivalent für jene auffassen kann und umgekehrt. Hier haben wir also eine solche dynamische Relation zwischen einer Wahrnehmungsfunktion und einer Bewegungsfunktion. Wir können auch sogleich die 2 Fälle unterscheiden und sagen: im zweiten Versuche ist eine mögliche Körperbewegung umgewandelt in eine Scheinbewegungswahrnehmung, und wir nennen dies eine *Introversion.* Und daher: im ersten Versuch ist eine mögliche Wahrnehmung (die der Scheindrehung) geformt in das äußere Geschehen der unbewußten Körperbewegungen, und wir nennen dies eine *Extraversion.* Es handelt sich also nur um zwei verschiedene Arten der Verarbeitung eines und desselben Reizes; und eben, daß es derselbe Reiz ist, der verarbeitet wird, soll uns zur dynamischen Gleichsetzung der beiden so verschiedenen sensomotorischen Lösungen einer und derselben Aufgabe berechtigen. Statt des Wortes »Reiz« ziehen wir aber nun das Wort *Störung,* oder genauer Kohärenz-Störung im Gestaltkreis vor, um auszudrücken, daß hier nicht nur ein isoliertes Geschehen von Ursache und Wirkung betrachtet werden soll, sondern die Umformung oder Umwendung eines in sich geschlossenen Zustandes in einen anderen in sich geschlossenen Zustand. Jener gleichsam spiegelbildliche Umschlag soll daher als *Version* bezeichnet werden, und wir stellen an unserem Beispiel fest, daß die Version je nach der Betrachtungsweise sich darstellt als eine Extraversion oder eine Introversion; sie sind nur zwei Seiten desselben Vorganges, eben der Version, und wo die eine bemerkt wird, ist auch die andere zu vermuten. Die Gesamtleistung in un-

7 Der objektiv festen Fixiermarke und evtl. des eigenen Körpers.

serem Versuch kann danach als eine Gleichgewichtsleistung im *biologischen Raum* bezeichnet werden, ein Begriff, der eben durch die geschilderte Leistung bereits eine erste, aber vorläufige Definition erhält.

Kompromiß

Wir haben bisher den Umstand vernachlässigt, daß der Vorgang, den man wirklich zu sehen bekommt, reicher an Erscheinungen ist, als die knappe Darstellung merken ließ. Weil nun gerade diese Besonderheiten die älteren Theorien zu immer neuen Sonderannahmen physiologischer oder psychologischer Spezial-Mechanismen gedrängt haben, soll jetzt versucht werden, sie von dem neu gewonnenen Standpunkt einheitlich zu verstehen.

M. H. Fischer (1930) hat die motorischen Erscheinungen im optokinetischen Versuch sorgfältig beschrieben und als Duktionen bezeichnet. Nicht nur das Auge folgt in der langsamen Nystagmus-Phase dem bewegten Objekt. Auch Kopf, Rumpf und evtl. die ausgestreckten Arme führen Bewegungen in der Richtung des Objektes und der langsamen Phase aus, freilich langsamer, unausgiebiger und nur bis zu einer gewissen Endstellung. Diese motorischen Erscheinungen werden als Reflexe oder Reaktionen von ihm bezeichnet. Darin drückt sich eine Bindung an eine bestimmte Theorie der Physiologie aus, von der wir uns versuchsweise freimachen müssen. Dann können wir, entsprechend der Kohärenzannahme, sagen: die mit der Drehung des Umweltobjektes, woran das Auge gebunden ist, gegebene Augenbewegung ist nicht die einzige Bewegung, sondern es ist eine Bewegung des ganzen Körpers, nicht nur des Auges, durch diese Kohärenz gefordert, aber – sie bleibt unvollständig. Eben darum kommt es zur Zerreißung der Kohärenz. Die als Duktionen bezeichneten Bewegungen sind also nicht ein Plus, das zum pursuit-movement der Augen hinzukäme, sondern sie sind ein Restbestand der Kohärenz und so zugleich Ausdruck eines Minus: die Verbundenheit mit dem Objekt wäre bei unversehrter Kohärenz in einer Gesamtdrehung des Körpers zum Ausdruck gekommen, und dann hätte, eben weil die Kohärenz nicht gestört worden wäre, überhaupt keine Veränderung von Wahrnehmung und Bewegung (genauer: Körpergestalt) einzutreten brauchen. Daß ein solches Bild keine Fiktion ad hoc ist, beweisen Versuche in der Drehstuhlkabine: hier tritt unter gewissen Bedingungen der Zustand ein, daß die gedrehte Person sich und ihre Umgebung (die mitgedrehte Kabine) ruhend erfährt und selbst bewegungslos bleibt (wie etwa auch im Eisenbahnabteil bei verhängten Fenstern). Wir erfahren hier das Neue, daß das, was man sonst als motorischen Reflex oder Reaktion bezeichnet (die Duktionen), im Gestaltkreis ein *Kompromiß* zwischen den Kräften der Kohärenz und der Störungskraft ist; er ist also eine Resultante dieser beiden Kräfte. Die Duktionen sind ein nach Geschwindigkeit sowohl wie Ausmaß verstümmelter Rest einer Kohärenz zwischen dem Organismus als Gesamtmotorium und der optisch mit ihm verbundenen Umwelt. Dies letztere führt sogleich zu der zweiten Feststellung, daß auch diese Umwelt im Versuch nicht als »die« Umwelt durchweg erfahren wird, sondern ebenso gebrochen als ein *Stück* Umwelt. Dem Kompromiß der Motorik, die nur teilweise mitgeht, entspricht offenbar ein Kompromiß in der Wahrnehmung, die nur den Schirm als ruhend (oder bewegt), nicht die Gesamt-Umwelt als ruhend (oder bewegt) wahrnimmt. Daß nun auch hier nicht eine zufällige Beziehung zwischen Wahrnehmung und Motorik besteht, die wir hier nur fingieren, beweisen die von ROELOFS, KESTENBAUM, M. H. FISCHER u. a. sowie P. VOGEL gemachten Feststellungen, wonach Ort und Umfang der die Netzhaut treffenden Reize von unbewegten und bewegten Objekten von großer Bedeutung für die motorischen Erscheinungen sind, und P. VOGEL (1931[a]) zeigt, wie allgemein die optokinetischen Erscheinungen eine Funktion der relativen Größe und Intensität der Erregung verschiedener Sinnesfelder durch ruhende oder bewegte Objekte sind. Wir können in diesen Feststellungen also eine Methode zur Größenbestimmung der Kohärenz durch den Betrag einer zu ihrer Zerstörung notwendigen sinnesphysiologischen Erregungssumme erblikken.

Zwei weitere Gesichtspunkte lassen sich dieser Deutung nunmehr abgewinnen. Offenbar ist es eine gewisse Zumutung an ein durch die Reflex-, Leitungs- und Zentrentheorie gewöhntes Denken, daß eine »einfache« motorische Reaktion auf einen Reiz hier als eine Resultante aus der Kraft einer Gesamtinnervation und einer sie störenden Kraft verständlich sein soll, wobei diese Gesamtinnervation nicht analytisch zerlegt, sondern als durch »Kohärenz« bestimmt, und die störende Kraft wiederum als sinnesphysiologische Erregungssumme bezeichnet wird, der kein unmittelbar physikalisch definierter Maßwert zugrunde liegt. Wir dürfen aber damit rechnen, daß sich hier neue Begriffe durchzusetzen beginnen, denen ein allgemeingültiger wissenschaftlicher Rang, wie wir glauben, zukommt. Und zwar ist es die Idee, daß die Funktionen des Nervensystems in der Tat *nicht* als Reflexfunktionen, sondern als Funktionsstrukturen erklärt werden müssen, wie dies v. KRIES, KÖHLER und immer zahlreicher werdende andere Forscher gefordert haben (v. WEIZSÄCKER, 1931[a, b]). Der eine Gesichtspunkt ist demnach, daß die Theorie der nervösen Funktionen die hier entwickelten Begriffe schon ein Stück weit vorbereitet hat. Der andere ist, daß wir auf diese Weise ein besseres theoretisches Recht bekommen zu jenen Denkweisen, welche die naturwissenschaftlich orientierte Wissenschaft bisher gerne in den Bereich der dichterischen oder geisteswissenschaftlichen »Deutung« verweisen möchte. Gemeint ist hier die Auffassung BUYTENDIJKS, daß Einzelphänomene als *Ausdruck* oder als *Symbol* für biologische Leistungen einer umfassenderen Ordnung angesehen werden sollen. Denn wie wir hier die Duktionen nicht als Reaktionen, sondern als ein *pars pro toto der Bindung an einen Gegenstand verstanden*[8] haben, so könnte auch in weniger durchsichtigen Fällen eine Fehlhandlung oder ein Symptom als lokales Zeichen eines integralen biologischen Aktes verstanden werden.

Kompensation

Fassen wir sonach das Ausmaß der mit der Kohärenzstörung gegebenen motorischen und sensorischen Erscheinungen als einen Kompromiß auf, so haben sie doch als *vorhandene,* sofern aus der Störung ein neuer Modus vivendi und ein neues biologisches Gleichgewicht hervorgeht, auch den Wert einer *Kompensation,* eines *Ersatzes.* Ja, dies erweist sich sogar als die wichtigere Seite des Vorganges, wenn wir uns an die Paradoxie allmählich gewöhnt haben, daß eine Qualität der Wahrnehmung ein dynamisches Äquivalent einer Bewegung ist und daß wir es also mit einem geschlossenen System oder Komplex von Intro- und Extraversionen zu tun haben. Kompromiß und Kompensation hängen zusammen wie Mittel und Erfolg. Die langsame Augenbewegung und die Duktionen sind ein Kompromiß zwischen völligem Mitgehen des Körpers und völliger Kohärenz-Zerreißung der zwischen Organismus und

8 Vgl. BUYTENDIJK, F.J.J. (1931).

optischer Umwelt vorhandenen Bindung; aber dieser Kompromiß dient dem Erfolg, daß wir das gesehene Objekt nicht ganz verlieren und doch auch unseren Stand auf der Erde nicht ganz verlieren. Und im zweiten Versuch: die Scheinbewegung der festen Fixiermarke bei Scheinruhe des gedrehten Rades ist ein Kompromiß zwischen der Kohärenz mit dem großen bewegten Gegenstand und der Kohärenz mit dem kleinen ruhenden Objekt[9], also ein Resultat eines intraoptischen Konfliktes, der durch eine Verteilung der Opfer gelöst werden kann. Diese Verteilung wiederum kann verschieden ausfallen. Denn die Erfahrung lehrt, daß in allen Übergängen der Eindruck der *Bewegtheit* entweder ganz auf den Drehschirm oder teils auf ihn und teils auf die Fixiermarke oder ganz auf diese letztere entfallen kann. Immer aber ist der Erfolg des Kompromisses, daß keine völlige Zerreißung der optischen Umwelt eintritt, sondern die Beziehung des Organismus zu *einer* Sehordnung erhalten bleibt.

Wir haben hier also zwei Arten der Kompensation kennengelernt: die, welche zur Erhaltung des motorischen Gleichgewichtes (im Sinne der Mechanik) führt, die wir also als motorische Kompensation bezeichnen können, und die, welche zur Erhaltung des raumsensorischen Gleichgewichtes führt und die, zunächst intraoptisch sich abspielend, eine sensorische Kompensation zu nennen ist. Man kann aber in den Versuchen leicht sehen, daß beide Kompensationen bedroht sind, weil sie eine bestimmte Grenze haben. Es kommt vor, daß die Duktionen so stark werden, daß die Versuchsperson taumelt und fällt. Es kommt aber auch vor, daß der Eindruck der Scheinbewegung einen so starken Irrealitätscharakter bekommt, daß eine optische Verwirrung und ein schwerer Schwindel entstehen. Jene Kompromisse verleugnen also ihre Herkunft aus einer Störung nicht – jederzeit kann das Moment der Aufhebung des Gleichgewichtes wieder zu großer Stärke anschwellen. Eben dies muß uns nun veranlassen, auf das Wesen der Störung noch genauer einzugehen.

Das Besondere der hier betrachteten Störungen ist ja, daß im Organismus der Störungsfaktor auf dem Wege eines Sinnesvorganges an die Motorik herangebracht wird. Wir wissen auch, daß die Wahrnehmung dabei unentbehrlich ist: beim Rindenblinden, beim Bewußtlosen sind die Phänomene nicht vorhanden. Der Vorgang

9 Der Fixiermarke.

wäre also unrichtig beschrieben, wollte man ihn als ein Nebeneinander von einerseits intramotorisch kompensierter motorischer Störung und andererseits intraoptisch kompensierter optischer Störung darstellen. Ebensowenig aber haben wir ein aus den Tatsachen ableitbares Recht, den Gesamtvorgang willkürlich als mit Wahrnehmung beginnend und motorisch sich auswirkend darzustellen, denn der Wahrnehmung geht die Erregung der Retina, dieser wieder eine Lichtwelle, eine Bewegung des äußeren Objektes, des Auges vorher usw. Eben die Willkür, daß man den Vorgang bald rein motorisch als Reflex, bald rein sensorisch als Wahrnehmung, bald rein physiologisch als nervösen, bald rein psychologisch als Bewußtseinsinhalt beschreibt, eben diese Willkür bringt ja die Erklärungen in fortwährende Schwierigkeiten, wenn sie sich dem biologischen Gesamtgeschehen zuwenden will. Wir leiten daraus ein überwiegendes Recht ab, das Tatsächliche in seiner Gesamtheit dynamisch und logisch zu verbinden. Dies geschah hier bisher nach einem Prinzip der Kohärenzstörung im früher angenommenen Sinn. Wir sind jetzt imstande, einen weiteren Schritt zu tun, indem wir jene allgemein angenommene Kohärenz zwischen Organismus und Umwelt in mehrere besondere Sektoren zerlegen. Denn es zeigte sich, und dies konnte bisher als Unklarheit empfunden werden, daß diese allgemeine Kohärenz, spezifizierte man sie als eine wesentlich optische in einer Seh-Welt, nicht nur in sich störbar und kompensierbar ist, sondern daß ihre Störung ja gerade wesenhaft verbunden war mit einer motorischen. Wollte ich im Drehrad dem rotierenden Objekt unbegrenzt optisch anhängen, so müßte ich sofort stürzen. Wollte ich meine Motorik keinen Augenblick stören lassen, so verlöre ich das gesamte Geschehen meiner Sehwelt »aus den Augen«. Es zeigt sich also, daß Störung, Kompromiß und Kompensation sich nicht nur zwischen motorisch und motorisch, zwischen optisch und optisch, sondern auch und vor allem zwischen motorisch und optisch und voraussichtlich noch vielen, ja vielleicht allen anderen Organgebieten abspielen; das eben ist das Wesen eines *Organismus* in einer Umwelt. Einen Ausgleich zwischen motorischem und optischem Sektor unserer Existenz kann man nun offenbar von zwei Seiten her betrachten, und dies ist in gewisser vorläufiger Weise auch bereits geschehen. Man kann entweder der Beobachtung Rechnung tragen, daß in der spiegelbildlichen Betrachtungsweise der beiden Grundversuche z. B. die Scheinbewegungswahrnehmung dynamisch dort steht, wo vorher die unbewußten Körperbewegungen standen. Wir nannten diesen Umschlag eine Introversion. Man kann aber auch die in jedem einzelnen der zwei Grundversuche *gleichzeitig* zu beobachtende *Zuordnung* der Körperbewegung zu einer Bewegungswahrnehmung in Rechnung stellen und sie, von der spiegelbildlichen Betrachtungsweise ausgehend, als in sich geschlossene Kompensation analysieren. Indem wir diese *beiden* Betrachtungsweisen zulassen, haben wir den Vorteil, der Analyse der Beobachtungen weder den Zwang des Schemas der nur kausalen noch den der nur parallelistischen Psychophysik auferlegen zu müssen: beide Schemata sind gleich zulässig und daher auch gleich vorläufig. Denn der Begriff der Introversion (und Extraversion) ist kausal, der Begriff der Zuordnung ist parallelistisch formuliert. Als eigentlicher Kern dieses Unterschiedes wird sich aber hier noch etwas anderes: die Bestimmung der Ungleichzeitigkeit und die der Gleichzeitigkeit später herausstellen. Introversion und Zuordnung sind dasselbe Prinzip nach den Modi der Zeit entfaltet.

Eine völlige Klarheit ist in diese Bestimmung nun erst zu bringen, wenn wir die verschiedenen Sektoren der Kohärenz biologisch gegliedert haben und damit dem Begriff der Kohärenz seinen eigentlichen Inhalt verschaffen.

Versuch einer dynamischen Gleichung

Wir haben gesehen, daß die Bindung an die Umwelt, ist die Situation einer objektiven machtvollen Bewegung im optischen Sektor gegeben, zu einem Konflikt der optischen mit der statischen Einordnung des eigenen Körpers führt, der wieder zu einer Zerreißung in *beiden* Sektoren führt: das Sehding erscheint bewegt, aber bewegt in einem ruhenden Sehraum: Ding und Raum sind voneinander emanzipiert; und der Körper beginnt sich teilweise zu bewegen, teilweise zu ruhen, statt eines Körpers haben wir die Glieder desselben in veränderlicher Relation zueinander. So ergibt sich, daß der Konflikt zwischen den beiden Sektoren weiter aufgelöst wird in eine Spaltung jedes Sektors für sich. Betrachtet man dies zunächst im ganzen, so wäre also der erste Modus, daß die Kohärenz zwischen mir und meiner Umwelt, wird sie auch zunächst nur optisch zerrissen, eben dadurch den Dualismus von optischer und statischer Kohärenz aufreißt. Geschieht dies, so entsteht eine weitere

Kohärenzbedrohung im optischen und im statischen Sektor selbst. Da überall zunächst keine Totalzerreißungen, sondern Kompromißlösungen eintreten, wird auch die Kohärenz zwischen mir und meiner Umwelt nirgends völlig zerrissen. Wählen wir für »mich« als die organisch-individuelle Totalität das Symbol I und »meine Umwelt«, als den Inbegriff der mir verbundenen Welt außer I, das Symbol U, so läßt sich für eine völlige und ungestörte Kohärenz beider das Symbol (IU) einführen. Die soeben beschriebenen Spaltungserscheinungen würden, genetisch dargestellt, sich beschreiben lassen, wenn wir den optischen Sektor durch den Index o, den statischen durch s anzeigen.

Genetisches Schema

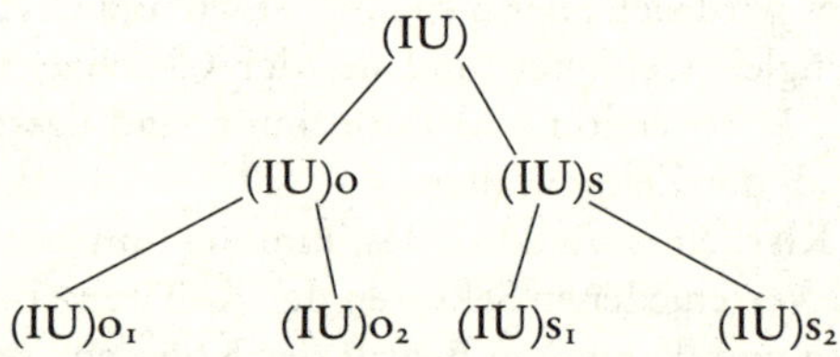

Wählen wir aber statt der genetischen die dynamische Betrachtungsform, dann treten die Einzelerscheinungen nicht nur als Abkömmlinge, sondern als dynamische Äquivalente in einer als Konstante zu betrachtenden Leistung auf, und wir dürfen schreiben:

Dynamisches Schema

$$(IU) = (IU)o \times (IU)s = (IU)o_1 \times (IU)o_2 \times (IU)s_1 \times (IU)s_2$$

wobei der mathematischen Form der Zwischenzeichen keine präzise algebraische Bedeutung zukommt.

Diese Formulierung soll zunächst dazu dienen, ein bisher unbeachtetes begriffliches Moment in der Idee eines Gestaltkreises in den Vordergrund zu schieben, nämlich die Bedeutung des Verhältnisses von I und U. Wir müssen hier nun um der begrifflichen Präzision willen bei diesen beiden *Symbolen* bleiben, wie sich sogleich zeigen wird. Indem nämlich die Kohärenz (IU) bei der Störung nicht nur gelockert, sondern vielmehr nach verschiedenen Sektoren anders verteilt wird, ergibt sich ja in dieser dynamischen Betrachtung ein etwas anderes Bild als in der genetischen: Die Störung resultiert in einer Umgruppierung der Bindung in den verschiedenen Sektoren, da man ja die Hypothese einführt, ihr Gesamtwert bleibe unverändert und nur ihre Verteilung auf die Sektoren und wieder innerhalb der Sektoren ändere sich. Es ist so, als ob wir die Summe unserer Bindung an die Umwelt in diesen Versuchen nicht oder nur vorübergehend verändern könnten; aber indem wir uns bald mehr optisch, bald mehr statisch verhalten, indem wir bald uns dem Sehraum als Ganzem, bald einem ganz begrenzten Sehding hingeben, oder uns jetzt als ganzer Körper bewegen und dann wieder nur mit einigen Gliedteilen manipulieren – indem wir solche Veränderungen durchlaufen, wird die Gestaltung wie im Kaleidoskop trotz gleicher Elemente in gleichem Rahmen nach jedem Schlag auf dieses Spielzeug wechseln. Unter den vereinfachten Bedingungen des Drehversuches aber lassen sich diese Varianten charakteristisch bestimmen.

Untersuchen wir demnach, ob sich Merkmale finden lassen, an denen man ein bestimmtes Prinzip solcher Umordnungen ablesen kann, so ist anzuknüpfen an jene Eigentümlichkeit der »spiegelbildlichen« Vergleichbarkeit der beiden Grundversuche: entweder dreht sich für uns die Umgebung, und der (scheinbar ruhende) Körper macht unbewußte Bewegungen, *oder* diese Umgebung steht für uns still, und der (in Wirklichkeit ruhende) Körper erscheint gedreht. Dieses Entweder-Oder in bezug auf Bewegungen war ja der Ausgangspunkt der Analyse, und es enthält ein Prinzip des Relativismus: entweder *erscheint* U bewegt, und I *erscheint* ruhend, oder umgekehrt: U *erscheint* ruhend, und I *erscheint* bewegt. Indes ist dieser Relativismus lediglich eine formale Abstraktion. Die Tatsachen der Wahrnehmung und Bewegung selbst enthalten einen Charakter, der ihm *widerspricht,* insofern nämlich die Versuchsperson im Versuch keineswegs dieselbe Freiheit hat, welche die logische Analyse sich nimmt. Im Versuch haben wir entweder den Zustand des ersten oder den Zustand des zweiten Grundversuches; sowohl der Wahrnehmungsinhalt wie der Bewegungszustand sind dabei objektiv ganz verschieden. Man kann nur sagen, daß eine bestimmte und später näher zu definierende Vergleichbarkeit oder *Ähnlichkeit* zwischen ihnen besteht. Wir dürfen daher sagen, daß den gemachten wie den wahrgenommenen Bewegungen ein Absolutheitscharakter oder besser »Bestimmtheitscharakter«[10] zu-

10 v. Weizsäcker, V. (1926), S. 36 (Bd. 3, S. 386).

kommt – relativ ist die Bewegung nur in einer denkenden Analyse ihrer Ähnlichkeit zu nennen. Und versuchen wir nun genauer zu bestimmen, in welchem Merkmal dieser Bestimmtheitscharakter und damit auch eine Unähnlichkeit zum Ausdruck kommt, so ist er unzweifelhaft in zweifacher Weise anzutreffen. Einmal nämlich, insofern wir beim Sehen eines bewegten Objektes dieses Objekt »in dem Raum« vor uns oder um uns bewegt wahrnehmen. Die Bewegung ist bezogen auf einen ruhenden Raum, in dem sie verläuft, und diese Bezogenheit ist es, welche den Namen »egozentrische Lokalisation« in der Sinnesphysiologie führt. Die andere Wahrnehmungsweise ist dann die, daß wir unseren eigenen Körper, besser vielleicht »uns selbst« als ruhend oder als bewegt wahrnehmen können. Hier wäre nachzutragen, daß auch dieser Eindruck als Scheinwahrnehmung im zweiten Versuch ganz beherrschend auftreten kann und dann als Phänomen eine ganz eindeutige Gegebenheit ist. Dies ist die in der Sinnesphysiologie sogenannte »absolute« Bewegungswahrnehmung. Auch in diesen Fällen hat nun die Sinnesphysiologie das Bestreben gehabt, spezielle nervenphysiologische Mechanismen zur Erklärung aufzufinden. Diesen, wie wir sie hier nannten, »Bestimmtheitscharakteren in der Wahrnehmung« sollen eigentümliche nervöse Funktionen zugrunde liegen und ein Beispiel aus der Theorie von M. H. Fischer ist früher angeführt worden. Wir dürfen aber auch hier wieder daran erinnern, daß, unbeschadet der Forderung, ein nervöses Geschehen hier anzunehmen, doch die Charakterisierung dieses Geschehens einen ganz anderen Ausgangspunkt nehmen kann, wenn wir die hier inzwischen entwickelte Theorie einer Dynamik im Gestaltkreis anwenden. Das bedeutet, daß es sich nicht um eine Zuordnung einer psychischen Qualität der Bewegungswahrnehmung zu einer Erregung bestimmter nervöser Strukturen handelt, sondern daß die betreffenden Bestimmtheitscharaktere durch eine bestimmte Dynamik des biologischen Gleichgewichtes im System (IU) determiniert sind: je nach der augenblicklichen Gestaltung dieses Gleichgewichtes im Gestaltkreis muß ein bestimmter Abschnitt von U ruhend oder bewegt *erscheinen*, muß aber auch ein bestimmter Abschnitt von I ruhend oder bewegt *sein*. Dies war auch der eigentliche Sinn jener spezielleren Feststellung, daß dynamisch an Stelle der Augen- oder Gliedbewegung eine optische Scheinbewegung (Intraversion) oder an Stelle einer Bewegungswahrnehmung der Umgebung eine Eigenbewegung (Extraversion) stattfinde. Nur eine jeweils den Gestaltkreis durchlaufende Gesamtanalyse wäre danach imstande, die Determination *einzelner* Phänomene vollständig und auch mit einer gewissen zuverlässigen Regelmäßigkeit zu bestimmen und sogar vorherzusagen. Wieweit dies in der Tat gelingt, muß sich von Fall zu Fall entscheiden.

Eine solche Methode dynamischer Ableitung der einzelnen Phänomene aus dem Prinzip einer Art von biologischem System-Gleichgewicht verhält sich aber wesentlich anders zu ihrem Gegenstande, wie dies etwa in einem mechanischen oder chemischen, allgemein einem physikalischen System der Fall wäre. Wir dürfen nie aus dem Auge verlieren, daß die Formel (IU) Leben bekommt durch eine Störung ihrer Kohärenz und daß diese Störung erst offenbart, was es mit dieser Formel eigentlich auf sich hat. Es ist in den vorläufigen symbolischen Darstellungsversuchen nicht zum Ausdruck gekommen, daß die Spaltung in Sektoren, etwa des optischen und des statischen Vorganges, ihren Ursprung in einer Zerreißung von I und U hatte. Wir müssen daher zu diesem Primärvorgang zurückkehren und versuchen, ihm seine Bedeutung abzugewinnen. Versuchen wir ihn zunächst im symbolischen Formalismus auszudrükken, so kann es dadurch geschehen, daß wir die sekundären und tertiären Abkömmlinge von I sowohl wie von U durch Indizes als bloße Abkömmlinge kennzeichnen, etwa in der Form einer Gleichung

$$I = I_1 \times I_2 \times I_3 \ldots\ldots.$$
$$U = U_1 \times U_2 \times U_3 \ldots\ldots.$$

Versuchen wir dann konkret zu erfahren, was davon tatsächlich festzustellen ist, so kann es zunächst nur das ganz Gewohnte sein: »ich« bin »mir« zeitlich, räumlich und qualitativ jeweils gegliedert und stückhaft gegeben, und: »meine Umwelt« ist jeweils in gleicher Weise gegliedert und stückhaft gegeben. Ich folge dem bewegten Sehding gar nicht oder mit den Augen (I_1) oder auch mit dem Kopf (I_2) oder auch mit dem Rumpf (I_3) usw. Meine Umwelt ist gegeben als dieser Drehschirm (U_1) oder als dies Zimmer (U_2) oder als terrestrische, solare, kosmische Umwelt (U_3 ...) usw. In dieser Gegenüberstellung ist aber noch vernachlässigt, daß ich ja auch mich wahrnehmen kann. Wenn ich meinen Arm beobachte, wird aus einem Stück I ein Stück U; und ebenso kann umgekehrt ein Stück U ein Stück I werden, wenn ich statt der objektiven Drehung meiner

Umgebung mich selbst als gedreht wahrnehme wie z. B. im 2. Grundversuch. Wir stellen also eine *Grenzverschieblichkeit zwischen I und U* fest, was wieder bedeutet, daß I und U selbst als spaltbar in Faktoren, als dynamisch-labile Gebilde aufgefaßt werden müssen.

Damit ist nun freilich wohl der einschneidendste Schritt für eine bisher nur entweder physikalisch oder physiologisch oder psychologisch orientierte Betrachtungsform getan, möge sich diese auf nur einen oder die Verbindung mehrerer dieser drei Bereiche eingestellt haben. Denn die Betrachtung im Gestaltkreis, so zeigt sich jetzt immer deutlicher, hält diese drei Bereiche nicht durch feste Grenzen auseinander, und es ist so, als ob nicht die Überschreitung dieser Grenzen, sondern die Verschiebung der Grenzen selbst das Eigentümliche dieser biologischen Darstellungsweise sei. Wir werden daher von vorneherein auf den Versuch zu verzichten haben, das Symbol I gleichzusetzen mit dem Wahrnehmungs- oder Ich-Bewußtsein, oder dem Leib oder dem Beobachter; wir müssen auch verzichten, das Symbol U gleichzusetzen mit dem Objektiven, oder der Natur der Physik, oder der Physiologie. Da die eigentliche Bedeutung dieser Symbole sich nicht mit einem der konventionellen Wissenschaftsbereiche oder -gegenstände deckt, bleibt kein anderer Weg zu ihrer weiteren Klärung übrig, als mit hypothetischem Zutrauen die Analyse von Gestaltkreisen weiter zu üben. Die Verschieblichkeit der I-U-Grenze ist offenbar nicht ohne weiteres vergleichbar mit der durch Abstraktion herausgehobenen Relativität der Gegebenheiten von Wahrnehmung und Motorik. Wenn ich z. B. in einem Augenblick das gedrehte Rad als bewegtes wahrnehme und statt dessen im nächsten Augenblick als ruhendes (ohne daß die objektive Drehung aufhörte) und mich als bewegt (wobei meine objektiven Körperbewegungen sich gerade umgekehrt verhalten), dann ist diese als »Umschlag« früher bezeichnete Relativität keineswegs die Tatsache, in welcher die Verschiebung der I-U-Grenze deutlich wird. Das Phänomen des Umschlags besagt nur ein formales Verhältnis. Darüber hinaus erfolgt noch mehr – es war schon angedeutet durch die Besinnung auf jene Bestimmtheitscharaktere in der Wahrnehmung. Meine Erfahrungen in den Versuchen, so kann man weitergehend jetzt feststellen, bestehen nicht nur darin, daß bald etwas Ruhendes, bald etwas Bewegtes wahrgenommen wird. Das Kaleidoskop erschöpft sich nicht in Zerreißung und Wiederherstellung von Bildern. Durch diese

Wandlungen hindurch zieht sich eine Einheitlichkeit, derzufolge nicht das Ganze vollkommen in eine ungeordnete Summe, in ein Chaos von punktuellen Gegebenheiten zerfällt. Der erste Ausdruck dieser Erfahrung war ja eben der Begriff der Kohärenz. Die ausführliche Betrachtung dieses kleinen aber mannigfaltigen Erfahrungsbereiches lehrte inzwischen aber noch deutlicher, daß diese durchgehende Einheitlichkeit eigentlich um zwei Pole kreist, derzufolge wir absichtslos die Vielheit bald um den einen, bald um den anderen Mittelpunkt zu ordnen scheinen. Wenn z. B. der Schirm bewegt erscheint und durch den Umschlag plötzlich ruhend, so erfahren wir dies mit unmittelbarer Evidenz nicht als Stillstand des Schirmes *selbst*, sondern als sonderbare Erscheinungsweise desselben. Ebenso könnten wir aber dem Versuchsleiter die Feststellung überlassen, der Schirm habe seine Drehung fortgesetzt, und würden auch ihm mehr trauen als dem bloßen Sinnenschein – wie wir ihn jetzt nennen. Dieses »selbst« des Wahrgenommenen nennen wir den *U-Kern*. Wenn dann ferner ich nach dem Umschlag den Eindruck bekomme, ich *selbst* würde gedreht, so ist auch hier mit völliger Evidenz ein starkes Gefühl am eigenen Körper verbunden mit dem Eindruck, daß ich selbst dies zwar wahrnehme, daß aber mein Körper nicht wirklich gedreht wird. Dieses »selbst« des Wahrnehmenden nennen wir den *I-Kern*. Man wird nun die so mannigfaltigen Existenzarten des I und U ordnen können als Modi ihres Kerns. Dabei macht man aber die Erfahrung, daß dieses Ordnen nicht in einer einfachen Aufzählung oder Deskription gelingt. Vielmehr müssen wir auch hier uns streng an die Erfahrung im Versuch binden, der allein lehren kann, in welchen Zusammenhängen ein solcher Modus überhaupt nur auftreten kann.
Das erste, was wir bei solchem Vorgehen feststellen können, ist nun, daß es überhaupt nicht gelingt, eine beträchtliche Reihe von solchen Modi des I oder des U in einem Kontinuum zu erfahren.

Grenzverschiebung und Unterbrechung der Kohärenz (IU)

Der Versuch einer dynamischen Gleichung lehrt zwei Neuigkeiten für die Erfassung des Gestaltkreises. Die eine ist, daß die Kräfte der Kohärenz auf zwei Mittelpunkte hin geordnet werden müssen, die wir als I-Kern und U-Kern bezeichnen. Die andere ist, daß die Erscheinungsweisen oder Modi von I und U nicht fest an diese

Kerne gebunden sind, so daß man die Grenze zwischen ihnen – an der ja auch die Kohärenzzerreißung erfolgen kann – verschieblich zu denken hat. Man könnte auch von Überläufern sprechen. Drückt man sich konkret aus, so heißt das: die Frage, wo mein leiblicher und seelischer Besitz beginne und meine Umwelt aufhöre, ist nicht an Gegebenheiten der Erscheinung abzulesen[11], sondern sie ist nach der Dynamik der Vorgänge im Gestaltkreis zu beurteilen.[12] Betrachten wir diese als biologische Gleichgewichtsleistungen, so können wir leicht einsehen, diese Leistungen geben bald mehr, bald weniger vom Organismus-Besitz an die Umwelt preis, wenn dadurch nur ein bestimmtes Gleichgewicht erzielt wird. In der bloß formalen Reflexion steht es uns frei, ob man auch ein Salzmolekül oder nur ein »Eiweißmolekül« im Blute als zum »lebenden Organismus« gehörig bezeichnet; ob die auszuscheidenden Substanzen im Blut, in der Niere, in der Blase oder erst außerhalb des Körpers als nicht mehr zu ihm gehörig gelten sollen. Dagegen ist der Grenzübergang scharf bezeichnet, wenn man weiß, ob es sich im gegebenen Falle um die Leistung des Ionengleichgewichtes oder der Sekretion oder der Harnentleerung handelt. Für Seelisches gilt das gleiche. Diese Beispiele machen anschaulich, daß die Grenzverschieblichkeit ein Ausdruck der Leistungsmannigfaltigkeit des Organismus ist. Da nun die verschiedenen Leistungen in einer Konkurrenz untereinander stehen, so wird bald deutlich werden, daß wir in den Grenzverschiebungen zwischen I und U gar nichts anderes vor uns haben als eine gewisse, uns bisher ungewohnte Darstellungsweise für die bunte Abfolge der vitalen Tätigkeiten selbst. Dies würde nämlich besagen, daß ein »Individuum« zwar nacheinander ißt, schläft, läuft, spielt, zeugt, kämpft, daß es in dieser Reihe aber keineswegs sich als »Unteilbares« beweist, sondern jedesmal die Grenze zwischen ihm und seiner Umwelt anders gelegt ist. Es ist nicht immer dasselbe, und seine Umwelt ist nicht immer dieselbe, wenn es seine Tätigkeit auf so eindrucksvolle Weise verändert.

Solange wir uns bei der Erörterung dieser Verhältnisse lediglich zuschauend und beschreibend verhalten, scheint keine besondere Schwierigkeit dabei zu sein, den Ort der Erregung gleichsam im

11 Dies ist kürzlich auch von Niels Bohr (1931) als Charakteristikum der organischen Substanzen hervorgehoben worden.

12 Vgl. zu diesen Fragen besonders Buytendijk und Plessner (1925).

Organismus herum zu führen und zu beobachten, wie die verfügbare Energie bald in dieser, bald in jener Weise umgesetzt wird. Setzen wir uns aber, wie das gleich zu Beginn vorgeschlagen wurde, *selbst* als »Versuchsperson« dem Experimente aus, so zeigt sich, daß für diese Vorstellung einer energetischen Kontinuität sich nicht die geringste Erfahrungsgrundlage auffinden läßt.
Die Vorstellung der Kontinuität konnte ja auf mehrfache Weise in den Wissenschaften zur Anwendung kommen. Auch wir sind ihr hier ein Stück weit gefolgt. In einer objektiven Betrachtung pflegen wir, um uns diese Kontinuität zu erhalten, alles, was sie unterbricht, wegzulassen in der Befürchtung, sonst völliger Unordnung ausgeliefert zu werden. Unterwerfen wir uns aber der Bedingung, selbst ins Experiment einzugehen, so ist die Kontinuität verloren. Denn wir haben uns damit zunächst verpflichtet, nicht nur das Wahrgenommene, sondern das Wahrnehmen selbst in den Umkreis des Gültigen aufzunehmen. Es soll der bekannte Satz PURKINJES, daß »Sinnestäuschungen Gesichtswahrheiten« sind (1818), volle Geltung bekommen. Wenn aber dies geschieht, so können wir eine Kontinuität des eigenen Verhaltens nicht mehr aufrecht erhalten, sobald wir neben der »Gesichtswahrheit« die andere, die sog. objektive erhalten wollen: meine Wahrnehmung kann nicht recht behalten, wenn eine objektive Messung oder mein Versuchsleiter Entgegengesetztes aussagt. Wir haben nun übernommen, einen solchen logischen Widerspruch methodisch geringer zu bewerten als einen Verstoß gegen die methodische Regel des Gestaltkreises. Beobachten wir seine Forderung in der experimentellen Erfahrung ohne Einschränkung, so bekommen wir noch etwas ganz anderes zu sehen als Kontinuitäten: wir erfahren ebenso oft das Phänomen der Diskontinuität oder der *Unterbrechung.* Unsere Beispiele haben mehrfach Anlaß gegeben darauf hinzuweisen. Im »Umschlag« aus dem ersten in den zweiten Grundversuch ist eine solche Unterbrechung gegeben. Aber schon die Erscheinungen beim Nystagmus lehrten, daß in dessen kurzer Phase das Auge sich für kurze Zeit funktionell blind verhält. Bei der Entwicklung des Kompensationsbegriffes war auf die unter Umständen ganz radikalen Katastrophen des Hinstürzens oder des subjektiven Schwindelgefühls hinzuweisen. In diesen wenigen Beispielen läßt sich bereits eine ganze Skala von Graden der Unterbrechung erkennen, welche darauf hindeutet, die Unterbrechungen haben eine verschiedene Ausdehnung und ergreifen bald kleinere, bald größere Bezirke. Und es

stellt sich heraus, daß der Begriff der *Störung* der Kohärenzen nunmehr in dem der Unterbrechung aufgeht und damit einen positiven Rang in der Darstellung des Gestaltkreises erhalten wird. Auch hier wird aber die dynamische Betrachtungsform nicht zur Formalisierung führen. Wenn die Unterbrechung sich durch eine so greifbare Erscheinung wie die des Schwindels oder des Sturzes dokumentiert, so haben wir gute Gründe, in ihr nicht eine Abstraktion, sondern einen Modus des biologischen Aktes und eine Erscheinungsweise der in ihm wirkenden Kräfte zu erblicken. Dieser Modus kann aber nun hier nicht mehr als ein bloßer Sektor der (IU-)Kohärenz – deren Aufhebung er gerade ausdrückt – sein, er kann nur der allgemeine Betrag dieser Aufhebung selbst sein. Anders ausgedrückt: der *Unterbrechungswert* einer Störung bemißt sich nach dem Betrag der Kohärenz-Aufhebung selbst. Würden wir sie vollkommen aufheben, so erhielten wir auch eine Aufhebung des Lebensvorganges selbst, den Tod.

Diese Ergebnisse gestatten nun auch zu bestimmen, welches der dynamische Sinn der Kohärenzgleichung voraussichtlich sein wird. Stellen wir die volle Kohärenz durch das Symbol (I, U) dar, so können wir für ihre völlige Aufhebung das Symbol I, U wählen. Ein Lebensvorgang wird danach im allgemeinen ein Verhältnis zwischen teilweiser Erhaltung und teilweiser Aufhebung der Kohärenz darstellen, also mit $\frac{(I, U)}{I, U}$ zu bezeichnen sein. Aber nur eine umfassende Untersuchung kann darüber belehren, ob in der Dynamik des Gestaltkreises ein allgemeines Maß der Unterbrechungswerte aufgefunden werden kann. Denn die früheren Ausführungen konnten uns zeigen, daß einer sehr starken Zerreißung z. B. im optischen Sektor auch eine weitgreifende Umordnung in ihm selbst sowie etwa im statischen Sektor entspricht. Aber was wir hier »stark« und »weitgreifend« nennen, das messen wir nur eben an einer bestimmten Vorstellung dieser Sektoren selbst, etwa an der Größe des Gesichtsfeldes oder der Stabilität des aufrechten Stehens. Aber diese physiologisch oder physikalisch ziemlich präzisen Größen enthalten keine gegebene Relation auf die Gesamtgröße (IU); wir wissen nicht, ob sie überhaupt vergleichbar mit dieser sind. Der Übergang vom »genetischen« zum »dynamischen« Schema bedeutete nicht, daß der genetische Zusammenhang auch zugleich ein dynamischer sei. Dies wäre weit mehr, als wir wissen. Wir wissen nur, daß die Beobachtungen jedem für sich ein Recht geben.

Unter diesen Umständen ist hier vorläufig eine Grenze unserer Analyse des Gestaltkreises erreicht. Wir dürfen dies so ausdrücken, daß wir sagen: wir wissen noch nicht (und müssen also später zu erfahren suchen), ob die Tatsache, daß wir im biologischen Aktversuch das Phänomen der Unterbrechung erleiden, indem wir gewissen Zuständen wie Schwindel, Fallen und deren gemäßigteren Vorstufen anheimfallen – ob diese Tatsache einer in irgendeinem Sinne dynamischen Bearbeitung und einer damit schließlich auch wieder verstandesmäßigen Analyse zugänglich sein wird oder nicht. Davon wird aber sehr vieles abhängen, vor allem ob die Unterbrechung letzten Endes eine Grenze der Wissenschaft bezeichnet oder, anders ausgedrückt, ob Wissenschaft den Forscher auf ein homogenes Kontinuum beschränkt und damit von dem ausschließt, was uns immer als Leben erscheint – von der Wandlung in der Art zu *sein.* Es könnte aber auch sich ergeben, daß eben diese Alternative es ist, in der wir uns bewegen müssen, wenn wir Wissende und Lebende zugleich sein möchten.

Wendigkeit und Zeitlichkeit im Gestaltkreise

Ehe aber diese Analyse der Eigentümlichkeiten des Gestaltkreises zu einem vorläufigen Abschluß gebracht wird, muß noch einmal versucht werden, das methodisch Unterscheidende gegenüber anderen Verfahrungsweisen schärfer hervorzuheben. Was hat es mit der Einführung der eigenen Person in den Versuch für eine Bewandtnis? Einmal kann man hier hervorheben, daß die von der Analyse einbezogenen Gegebenheiten eine Art von Mannigfaltigkeit aufweisen, die denn doch weit über das hinausgeht, was wir gewohnt sind, wenn wir in der Mechanik etwa Fall und Stoß verbinden oder in der Optik grün und blau vergleichen. Die Muskelbewegung, die die Versuchsperson unbewußt ausführt, und der Eindruck einer Schirmdrehung, den sie hat, sind hier dynamisch aufeinander bezogen worden. Hier läuft eine Verschiedenheit unter, welche man als die von objektiv und subjektiv zu fassen sucht, wenn man erkenntnistheoretisch, also von der konkreten Erfahrung abstrahierend, eingestellt ist. Ohne diese Einstellung grundsätzlich zu meiden, haben wir uns hier doch ein Recht genommen, sie zu übergehen; wir halten uns daran, daß in unserem Experiment zwei Gründe zu finden sind, es bestehe ein realer Zusammenhang zwischen den Bewegungen und den Eindrücken. Der eine war die regelmäßige *Gleichzeitigkeit* der beiden Gegebenheiten, der andere war die »spiegelbildliche« Vertretbarkeit beider in einander *zeitlich folgenden*, aber ähnlichen Zuständen. Beides ist so gut begründet, wie wir es auch sonst bei naturwissenschaftlichen Erfahrungen fordern dürfen, und nur die große und nicht so leicht zu definierende Ungleichartigkeit der Gegebenheiten ist hier das Besondere. Beobachten wir genauer, so mag im Falle der Gleichzeitigkeit hervorzuheben sein, daß die Versuchsperson z. B. die optische Wahrnehmung der Bewegungen unmittelbar, die unbewußte ihrer Arme aber nur mittelbar über den Versuchsleiter oder eine instrumentelle Messung erfährt. Hier zeigt sich das Problem einer dieser Mittelbarkeiten. Im sukzessiven Vergleich sind diese Ungleichartigkeiten ebenfalls unvermeidlich, aber es kommt hinzu, daß die eigentümliche Mischung aus Ähnlichkeit und Unähnlichkeit, welche den spiegelbildlichen Vergleich erlaubt, so etwas wie eine spezifische Anschauung in einer Vorstellung, einem geistigen Bilde voraussetzt. Man erkennt ein Bild des Zusammenhanges, und dann dasselbe Bild, aber wie verkehrt. – Versuchen wir das in diesen Eigentümlichkeiten Gemeinsame herauszuheben, so ist es als eine *Wendigkeit* im wissenschaftlichen Verfahren zu bezeichnen, die sich sowohl auf die Gegebenheiten selbst wie auf das Verhalten des Beobachters bezieht, was nicht überrascht, da ja der Beobachter sich selbst in das Experiment aufnimmt. Da er offenbar nicht gleichzeitig für sich selbst Beobachter und Beobachtetes sein kann, so muß er in Wendungen bald das eine – bald das andere sein. In diesem »bald – bald« liegt die Einführung eines *Ungleichzeitigkeits*-Faktors in die Analyse, welches, solange wir diese Grundregeln des Gestaltkreises innehalten, niemals experimental-methodisch zu überwinden sein wird.

Es sind also ein Pluralismus der Gegebenheitsarten und ein Pluralismus des Beobachterverhaltens hier unlöslich verknüpft. Das eine ist nur die eine Seite des anderen: bin ich Beobachter, dann kann ich mich nicht beobachten; bin ich Beobachtetes, so bin ich nicht der Beobachter. Wir finden hier eine abstraktere Formulierung für den früheren Befund, daß in der Abfolge der verschiedenen biologischen Tätigkeiten die Unteilbarkeit (und damit die Identität) des Lebewesens so wenig wie die seiner Umwelt erweisbar und erfahrbar ist. Dieser Pluralismus erfährt hier eine viel schärfere Zuspitzung: im Begriff der Wendigkeit.

Wir vermögen dies nun nicht zu formulieren, ohne die Zeit zu Hilfe zu nehmen; oder anders ausgedrückt: ich muß, um mich der Mannigfaltigkeit des Gestaltkreises zu bemächtigen, *in der Zeit verhalten* – nicht nur wegen der sog. Enge des Bewußtseins, die (was fraglich sein könnte) eine größere Mannigfaltigkeit gleichzeitig aufzunehmen verbiete, sondern wegen der zur Wendung notwendigen Unterbrechung eines Zusammenhanges oder einer Ordnung, wegen der einander ausschließenden Artungen des Gegebenen wie des Verhaltens zu ihm. Damit ist als abschließendes Problem die Frage aufgegeben, was diese Auseinanderlegung der Gegebenheiten in der Zeit, sofern sie Folge der Wendigkeit im Gestaltkreis ist, bedeute und was es danach wiederum bedeute, wenn wir trotz dieser zeitlichen Auseinanderlegung diese Gegebenheiten in Simultan- und Sukzessivverbände ordnen.
Mit diesen schon sehr wissenstheoretischen Endfragen läßt sich aber wieder ein sehr beobachtungsnahes Phänomen aufzeigen, auf welches sich hier alles zuzuspitzen scheint: was geschieht, wenn wir als Lebende etwas erleben? Denn mit der formalen Umklammerung der psychischen Gegebenheiten mit den physischen in einem analytischen Akt ist ja nur gleichsam das befruchtete Ei, doch nicht das gestaltete Dasein selbst gegeben. Es kann nur dauern, wenn es sich in der Entfaltung zerstört. Diese Entfaltung heißt eben nicht nur Teilung, sondern sie heißt Verwandlung im strengsten Sinne: Wendung des Tätigen ins Bewußte, des Bewußten ins Tätige.

Zusammenfassung

Obwohl eine Theorie, deren Wert sich darin bewähren muß, daß sie scheinbar Unzusammenhängendes vereint, nicht noch einmal »zusammengefaßt« werden kann, mag es doch der Erleichterung des Überblickes dienen, wenn hier in weniger strenger Form einiges über den Zweck, die Mittel und den Erfolg des Vorgetragenen nachgeschickt wird.
1. Der erste Punkt wäre dann eben der, daß unter dem Namen »Gestaltkreis« hier der Versuch einer Theorie mit dem Anspruch auftritt, gewisse Schwierigkeiten der Reflexlehre einerseits, der Physiologie der Sinneswahrnehmungen andererseits dadurch zu überwinden, daß an Stelle dieser beiden getrennten eine sie vereinende Anschauung eingeführt wird: die eines biologischen Aktes

und, als Beispiel eines solchen, die Analyse der sensomotorischen Gleichgewichtsleistung im optischen Drehversuch.

2. Dieser Absicht entspricht dann eine Versuchsanordnung, in der stets eine Umweltsituation mit der zugehörigen Wahrnehmung und der zugehörigen Körperbewegung, also diese drei Stücke, als Einheit zusammengefaßt, der Untersuchung unterzogen werden. Die bereits veröffentlichen Ergebnisse dieses Verfahrens liegen der weiteren Analyse zugrunde.

3. Der Vorteil dieses Ansatzes, der von dem der Reflexphysiologie ebenso wie dem der Sinnesphysiologie abweicht, ist darin zu erblicken, daß gewisse, in der Reflex- und Sinnesphysiologie vorkommende Umstimmungen, Regulationen, Sinnestäuschungen usw. nicht durch neue Hilfsannahmen (»akzessorische Bedingungen«, v. Kries, 1923, S. 64 und 254 ff.) erklärt zu werden brauchen, sondern sich als Folgen einer Art Gleichgewichtsbedingung des betreffenden sensomotorischen Gesamtaktes verstehen lassen. – Dieses Verfahren knüpft also an den Begriff einer biologischen Leistung (hier: sensorische und motorische Einordnung in den Raum) an und erzielt dabei einen wissensökonomischen Vorteil; aber seine kritische Analyse führt darüber hinaus, indem

4. die psychophysische Relation der klassischen Sinnesphysiologie oder Psychophysik auf neuer Grundlage zu erfassen versucht wird. Die wichtigsten Merkmale dieser neuen Grundlage ergeben sich, wenn man die besagte Einheit der sensomotorischen Beziehung zur Umwelt in einer Leistung *dynamisch* zu formulieren sucht. Dabei bedeutet dynamisch ungefähr soviel wie eine *Vertretbarkeit* der »psychisch«, »motorisch« oder in der »Umwelt« festgestellten Phänomene in verschiedenen aufeinanderfolgenden Leistungsgleichgewichten.

5. Wird somit einerseits eine Theorie gebildet, die nicht mehr beansprucht, als einen gegebenen Beobachtungsstoff möglichst einfach zu verstehen (was mit Philosophie also nichts zu tun hat), so zwingt die Eigenart dieses Stoffes doch andererseits zu einer Begriffsbildung, welche über die auf diesem Gebiet gewohnte hinausgeht. Die Fragen erkenntnistheoretischer oder naturphilosophischer Art, welche sich daraus ergeben können, bleiben jedoch ausgeschlossen.

Es darf dagegen hier noch allgemein bemerkt werden, daß die *Theorie* des Gestaltkreises nur beschränkte Bedeutung hätte, wenn ihre allgemeinste Anschauung nur für den Fall des Körpergleichgewichtes oder auch einiger anderer Leistungen der »Sensomobilität« Geltung hätte. Daß dies nicht unsere Meinung ist, kann hier nur durch einen Hinweis auf Arbeiten aus dem Gebiete der klinischen Pathologie, eine allgemein-theoretische und eine klinisch-kasuistische zum Ausdruck gebracht werden (v. WEIZSÄCKER 1931[c], 1933).[13]

13 Vgl. auch P. VOGEL (1932).

Zum Begriffswandel der Biologie

Nachdem J. v. Uexküll, zusammen mit Bethe und Beer, 1899 »Vorschläge zu einer objektivierenden Nomenklatur« in der Biologie gemacht hatte, ist er in dem kürzlich erschienenen Aufsatze »Vorschläge zu einer subjektbezogenen Nomenklatur in der Biologie« (v. Uexküll u. Brock, 1935) zum Ausdruck dessen gelangt, was er wohl immer in den Mittelpunkt gestellt hatte: daß im Plane der Lebewesen selbst der Grund für das zu suchen ist, was Umwelt und Gegenstand für sie wird.
Welchen Sinn hatte es also seinerzeit, das Subjektive aus der Biologie auszuschließen? Offenbar die Annahme, daß man darüber, was ein Tier, ja was ein Nebenmensch sieht und hört, nichts wissen könne. Unter »subjektiv« war also damals verstanden: das, was immer *nur einem* Wesen gegeben sein kann. (Es gab übrigens Philosophen, die auch das Psychische ungefähr so definierten: die Begriffe subjektiv, individuell und psychisch decken sich dann nahezu – sicher keine gute Vereinfachung der Terminologie.) Mit dem Ausschluß des »Subjektiven« kam auch eine Wissenschaft, für die wir uns immer sehr interessiert haben, in ein zweifelhaftes Licht: die Sinnesphysiologie. Denn sie steht und fällt mit der Begründbarkeit durch Sinnesempfindungen. So hat z. B. Bethe (1926), ohne freilich wie Loeb (1909) in einen bekenntnismäßigen Tropismenmaterialismus abzugleiten, Wert darauf gelegt, den sinnesphysiologischen Band seines Handbuches als Lehre von den »Rezeptionsorganen« aufzubauen, um das Subjektive auszuschließen. Allerdings hat ein Mitarbeiter wie K. v. Frisch (1926) sich dadurch nicht stören lassen. Er spricht auch weiterhin unbefangen von dem, was Tiere hören und sehen. Es scheint, daß auch so eine gute Analyse des Sinneslebens der Tiere möglich ist. Jedenfalls beweist es eine Klärung und eine Übereinstimmung auch mit unserer Meinung, wenn J. v. Uexküll (1931) diesmal die *»Einführung des Subjektes«* fordert. – Wenn er dann ihren Sinn als die Gliederung des Umfeldes durch das Tiersubjekt bestimmt, die Aufspaltung dieses Umfeldes in physikalische Kräfte und chemische Stoffe ablehnt, so ist das ein zweiter Punkt. Wie man sich nämlich das Subjektive dieses Subjektes zu denken hat und auf welche Weise man es erkennen kann, darüber bleibt noch manche Frage offen, da doch mindestens die menschliche Sinnesphysiologie nicht existierte, wenn nicht den

Empfindungen und Wahrnehmungen der Untersucher eine weitläufige objektive Bedeutung zukäme. So unangenehm das sein mag – wir können die aufdringliche Frage nach dem Begriff des Subjektes in der Biologie nicht vermeiden, nachdem ein Forscher wie v. Uexküll der Analyse der Empfindungen (Ausdruck Ernst Machs, 1886) den Rücken kehrt und doch das Subjekt einführt, nachdem andere Forscher, darunter auch wir, gerade umgekehrt diesen Ansatz der Sinnesphysiologie nicht nur festgehalten haben, sondern auf Bewegungslehre, Pathologie und Klinik sogar auszudehnen uns (^{2}1935) bemüht haben und diesen Schritt ebenfalls als »Einführung des Subjektes« betitelt haben. Eine solche Gegensätzlichkeit des Ausgangspunktes und scheinbare Einstimmung des Resultates muß Fragen herausfordern und zum Versuch ihrer Klärung anregen.

Bei einem solchen Versuche sollten »Nomenklaturen« und überhaupt das Wörtliche nicht überschätzt werden. Man sagte früher oft, man könne in eine Diskussion erst eintreten, wenn Begriffe zunächst einmal klar definiert seien. Dies der Mathematik entnommene axiomatische Verfahren erwies sich als trügerisch, wenn sich herausstellte, daß die Aufgabe der Wissenschaften mannigfach im Fluß und Wandel sind. Lassen wir darum lieber die Begriffe Subjekt und Objekt vorerst beiseite. Dann können wir ohne Befangenheit darstellen, wie der Ansatz der Sinnesphysiologie: Reiz → Empfindung, oder die Gliederung des Sinnesorganes: Empfänger → Übermittler → Empfinder (nach J. v. Kries [S. 2 ff. in 1923]) in der wissenschaftlichen Entwicklung seinen Sinn ändert – und damit auch die Worte allmählich einen Bedeutungswandel durchmachen.
Welche Bedeutung nun dem Organ selbst bei den Sinnesleistungen zukomme, das war ja seit Joh. Müller (1840) überhaupt *das* Thema der Sinnesphysiologie; seine Lösung war: das Organ *mache* die Empfindungsqualität in gewissem Sinne, vielleicht die Wahrnehmung überhaupt. Die Umwelt liefert nur den »Reiz« dazu, die Empfindung und Wahrnehmung bleibt fast so viel wie eine Täuschung. Zwischen Umwelt und Innenwelt besteht keine unmittelbar gegebene und gewisse Übereinstimmung; eigentlich kann ihren Zusammenhang nur die wissenschaftliche Analyse ein wenig erhellen – daher auch ein ungeheures Pathos der Verantwortung in der »reinen« Wissenschaft lebt.
Der Unterschied der Biologie im Sinne v. Uexkülls (1920) von der

physiologischen Sinneslehre war dann wohl der, daß v. Uexküll den Organvorgang nur als Hilfsmittel zum Verständnis des Lebensgeschehens in Merkwelt und Umwelt der Tiere heranzog, während die Physiologie nach der Natur der materiellen Prozesse im Organ fragte. Was dort nur Hilfsmittel war, das war hier der Gegenstand selbst.

Es wird aber allmählich deutlich, daß auf beiden Seiten eine bestimmte Art von stillschweigender Voraussetzung gemacht worden war und daß diese mehr und mehr sich selbst ins Bewußtsein schiebt und selbst so zum Thema der Untersuchung wird. Für die biologische Umweltforschung v. Uexkülls (1920) ist diese Voraussetzung einfach der *Lebenssinn* in seiner Gliederung nach Aufgaben. Man muß diesen Sinn kennen, will man die »Funktionskreise« der Tiere untersuchen und will man ihre Umwelt als System von »Bedeutungsträgern« gliedern. Für ihn ordnet sich der Lebenssinn in Nahrung, Medium, Geschlecht, Feind; gliedert sich die Umwelt in Gegenstände wie Heim, Weg, Warte, Beute, Feind, Kumpan, oder auch Sitzgelegenheit, Unterschlupf usw. Es ist ein Beweis für das theoretische Feingefühl dieses Forschers, daß er sich nicht einreden ließ, diese Begriffe könnten »rein objektiv« aufgestellt werden, daß sie vielmehr eine Subjektivität enthalten. Wir fragen nur: 1. Warum anerkennt er dies nicht auch für den Forscher selbst und seine Beobachtungstätigkeit? 2. Warum erkennt er nicht, daß man die Innenseite der Tierhandlung nicht nur postulieren muß, sondern auch unmittelbar wahrnehmen kann, ja *muß*? Warum verschließt er sich der wichtigsten Einsicht, daß *ich* mit meinem Erlebnis das *du* mit seinem Erlebnis ebenso unmittelbar wahrnehme, wie *man* »die Rose«, »die Maus«, »die Anatomie«, »die Harnausscheidung« erkennt? Ja, daß jede Wahrnehmung ursprünglich in einer solchen Begegnung meines Erlebens mit einem Erlebbaren und ihm ähnlichen Erlebnisartigen besteht! Eine Rose, eine Maus wird ja erst durch analytische Bearbeitungen etwas scheinbar anderes, nämlich ein nicht erlebbares Objektives, ein Zusammengesetztes aus Molekülen, Kräften usw.

Warum J. v. Uexküll sich um die Gründe der Einführung der anorganischen Naturwissenschaften und ihrer Elementaranalyse keine Sorgen macht, ist hier nicht zu erörtern. Jedenfalls liegt ihm vor allem daran zu betonen, sein Axiom sei, »daß die Organismen autonome Subjekte und prinzipiell keine planmäßig gebauten Maschinen sind«.

Ein solches Diktat, was Organismen sind und was sie nicht sind, wird immer vom Gefühl geleitete Anhänger finden; aber schon die Geschichte der letzten beiden Jahrhunderte, besonders die des Vitalismus von Blumenbach (1786) bis Driesch (1922), lehrte, daß auf dem naturphilosophischen Verordnungsweg eigentlich nur Gegensätze festzunageln, doch nicht Umwälzungen herbeizuführen sind. Wir vermuten, es sei unter anderem dieser vitalistische Lösungsversuch etwas gewesen, was bereits Kant (1781) zur Anwendung des Begriffes »ignava ratio« bestimmt hat. Wenn die Organismen autonome Subjekte sind, dann brauchen wir sie ja eigentlich nicht mehr zu Experimenten zu mißbrauchen; wenn sie aber nichts als Maschinen sind, dann gibt es ja einen kürzeren Weg zur Entdeckung der anorganischen Natur als den über den Menschen und seine mitlebenden Leidensgenossen in Erde, Wasser und Luft.

Es ist eine ganz andere Seite der »biologischen Umweltforschung« v. Uexkülls, welche uns entscheidend vorkommt und auf deren Kern auch unsere eigene, an die Sinnesphysiologie anknüpfende Arbeit uns geführt hat. Es ist das, daß wir im Zuge der Entwicklung der Wissenschaft an den Punkt gekommen sind, von dem ab wir diese Natur nicht mehr erkennen können, wie sie unabhängig von uns *ist,* sondern nur mit ihr lebend erkennen können, wie sie *wird.* Unsere eigene Bewegung und die der Natur um uns sind nicht mehr trennbar, sondern in einem Werden verschlungen. Wir behaupten nicht, daß diese Situation und Aufgabe der Wissenschaft die einzig wahre und endgültige sei, aber wir behaupten, daß sie nicht weniger notwendig, nicht weniger exakt und nicht weniger objektiv lösbar sei als irgendeine andere.

Um dies in – eigentlich unerlaubter – Kürze und nur andeutend darzustellen, wären einige Beispiele anzuführen. Es wäre an die stillschweigende Voraussetzung der Sinnesphysiologie zu erinnern, die darin bestand: es gelte eine konstante und gesetzmäßige Entsprechung zwischen dem Umwelt-Reiz und jenen Organprozessen, deren regelmäßiges Ergebnis dann wieder bestimmte Empfindungen seien. Nun ist zwar an solchen konstanten Entsprechungen auch jetzt nicht zu zweifeln. Irrtümlich war nur die Vorstellung, man habe in dieser Gesetzmäßigkeit auch ein zutreffendes Bild mitbekommen für das, was geschieht, wenn ein Organismus etwas leistet, was für sein Leben charakteristisch, sinnvoll und wesentlich ist. Man konnte freilich die Meinung vertreten, diese sinnvollen

Leistungen seien unerforschlich, und dann war die Ratio in anderem Sinne »ignava«; machte sich's der Vitalismus zu bequem, indem er einen Begriff für eine Erklärung ausgab, so machte dieser Ignorabismus-Mechanist jetzt schon gar keinen Versuch dazu.

Die Unbrauchbarkeit der »Konstanzannahme« (d. h. der konstanten Relation von Reiz und Empfindung über eine Erregung) gezeigt zu haben, war das große Verdienst der Gestaltpsychologie. Doch beharrte diese in ihrem Ansatz auf der Basis der Sinnesphysiologie und konnte sie nicht völlig überwinden, was in dem parallelistischen Prinzip besonders der KÖHLERschen Naturphilosophie (1920) klar hervortritt. Die angemessene Darstellung organismischer Leistungen bedarf eines weiteren Schrittes. Die Aktivität des Organes darf nicht nur im kausalmechanischen Sinne (also letzten Endes doch wieder sensualistisch) eingeführt werden, sondern sie muß als *zugleich bedingt und bedingend* begriffen werden. Wir müssen ein Geschehens-Schema finden, in welchem *sowohl* die kausalmechanische wie *auch* die spontane Seite des Aktes *in strenger Zuordnung* erscheinen. Die Lösung dieser Aufgabe ist es, von deren Gelingen das weitere Schicksal dieser Forschung abhängen wird. Wir können den Anlauf dazu von verschiedenen Punkten aus nehmen. Jedesmal wird man zunächst den Ausgang von dem zu überwindenden Schema der Physiologie eine Strecke weit spüren, um dann doch zu einer ganz anderen Form zu gelangen.

Für den sinnesphysiologischen Ansatz lag es zuerst nahe, seine biologische Unzulänglichkeit durch gewisse Ergänzungen auszugleichen. Dies konnte auf zwei Arten geschehen. Einmal ließ sich nachweisen, daß der in der künstlich-experimentellen Situation isolierte Reiz im »natürlichen« Leben durch viele andere Mitbedingungen ergänzt wird und daß man eigentlich das »Ganze« der äußeren und inneren Bedingungen heranzuziehen hat, um das Ergebnis in Wahrnehmung oder Handlung – das immer noch als Reiz-Erfolg gilt – zu verstehen. Aber die Gestaltpsychologie tat den weiteren Schritt, hier eine übersummative Art der Zusammenwirkung, eben eine Gestaltung zu demonstrieren. Indes blieb das Wesen dieses neuen Vermögens der organischen Substanz unklar, und es ergab sich der schon erwähnte Rückfall in eine parallelistische, synthetische Theorie.

Auf der anderen Seite konnte man zeigen, daß eine konstante Relation zwischen Reiz und Reizerfolg eigentlich gar nicht nachweisbar war, wenn man das Organ und seine Arbeitsbedingungen nicht so lange herrichtete, bis daß man von Organ und von Leistung eigentlich nicht mehr sprechen konnte.

Zu viele Widersprüche brachte die Elementarvorstellung der Reizphysiologie besonders in der Pathologie mit sich, zu viele Hilfshypothesen waren nötig, als daß man, folgte man dem wissenschaftlichen Takt, dies elementare Bild (Empfänger-Übermittler-Empfinder) hätte festhalten können.[1] Dies negative Ergebnis mündete dann in eine Resignation, die etwa lautete: Wir können nicht Lebensvorgänge erkennen, sondern nur zeigen, wie Leben erkrankt, entartet oder abstirbt. Biologie war dann soviel wie Pathologie oder Thanotologie.

Einmal aufmerksam geworden auf die im Subjekt zentrierten Faktoren, die allem Reagieren auf die Umwelt einwohnen, lag dann ein anderer Ergänzungsversuch nahe, der darin bestand, daß man dem Begriff der Reaktion den der Aktion zugesellte. Man drang darauf, daß jeder Vorgang, sei er sinnlicher oder motorischer Art, sowohl ein aktives wie ein reaktives Element enthalte. Dies in der Sinneslehre durchzuführen, war ein dankbares und übrigens keineswegs noch unbeackertes Unternehmen. Wir versuchten ihm in der Weise gerecht zu werden, daß wir den Experimentalansatz neu aufbauten, nämlich so, daß jedes sinnesphysiologische Experiment zugleich als bewegungsphysiologisches angestellt wurde: die auf einen Reiz folgende Bewegung und gleichzeitige Empfindung wurden beobachtet und als einheitlicher Vorgang herausgearbeitet. Der psychophysische Ansatz Fechners (1860) und der reflexphysiologische wurden gleichsam verschmolzen und das »Dreieck«

Reiz
↙ ↘
Bewegung → Empfindung

dem Begriffe des biologischen *Aktes* zugrunde gelegt (v. Weizsäcker, 1931, 1933a).

Untersuchungen über den Drehschwindel und über das Bewegungsehen haben die Brauchbarkeit eines solchen Ansatzes zur Herausschälung einheitlich organischer Leistungen, wie wir glauben, bewiesen. Es läge nahe, eine viel breitere und mannigfaltigere Durcharbeitung dieser Versuchsart zu fördern. Indes blieb es bei

1 v. Weizsäcker (1933b) (Literatur).

einer mehr intensiven als extensiven Durcharbeitung der Problemlage nicht aus, daß uns gewisse prinzipielle Fragen noch mehr fesselten und weiterdrängten. Denn es wurde jetzt deutlicher, daß die Hauptfrage: wie muß das Verhältnis zwischen Lebewesen und ihrer Umwelt angemessen ausgedrückt werden – daß diese Hauptfrage nicht dadurch besser gelöst wurde (nämlich weder mechanistisch noch vitalistisch), daß man sowohl einen Reflex wie eine Empfindung an den gleichen Reiz als dessen zwei Kausalerfolge anknüpfte und jetzt so auch untereinander verkoppelte. Das zu diesem Schema Auffordernde war ja doch die Einsicht gewesen: Die Umwelt der Lebewesen sei ja gar nicht nur diese Reizwelt nach physikalisch-chemischer Definition, und ihre Aktionen seien daher auch gar nicht nur Erfolge derselben, sondern die Lebewesen selbst seien an der Erschaffung der »wirkenden« Umwelt beteiligt. Das Herüber und Hinüber zwischen Innenwelt und Umwelt, zwischen Organfunktion und Milieu kann gar nicht in solchen linearen Kausalreihen geordnet werden, solange man noch gar nicht weiß, ob ein bestimmter Vorgang letztlich durch einen zentripetalen oder einen zentrifugalen Anstoß zustande kam. Wir gehen lediglich von der Feststellung aus, daß die Umwelt und das organisch-innerliche Geschehen einander *gegenseitig* bestimmen. *Wie,* das bleibt zu erforschen. Wenn das gemeinte Verhältnis linear ausgedrückt werden soll, dann nicht im Bilde der kausalen Geradlinigkeit, sondern des in sich zurücklaufenden Kreises.

Blicken wir jetzt auf unseren Weg zurück, so erkennen wir die Bedeutungsverschiebungen im Laufe dieser Entwicklung schon deutlicher. Es ist offenbar gar nicht mehr wesentlich, daß man, um die Erscheinungen zu ordnen, eine psychische und eine physische Welthälfte unterscheidet. Denn empfinden muß auch ein messender Physiker etwas, bevor er die sinnliche Beobachtung verwertet. Und den Eindruck, daß dieser Hund »spürt«, muß auch der Biologe haben, der einen Handlungstypus des Tieres herausheben will. Umgekehrt: die Sinnesdaten bedeuten dem Physiker nur dort etwas, wo sie seine *»Theorie«* bestätigen oder widerlegen können, und die Wahrnehmung, daß der Hund etwas riecht, dem Biologen nur dort etwas, wo die Experimentalsituation zu entscheiden erlaubt, was dieses Riechen *bedeutet.* Die Theorie des Physikers und die Sinndeutung des Biologen stützen sich in streng analoger Weise auf subjektive Eindrücke und dienen in gleichfalls analoger Weise einer Deutung des objektiven Gegenstandes. Es gibt also gar keine

Möglichkeit, die psychisch erlebte Gegebenheit zu eliminieren, und auch keine, die objektive Deutung auf etwas anderes als auf sie zu begründen. Der Traum der unabhängig vom erlebnisfähigen menschlichen Subjekt darstellbaren Erkenntnis ist ausgeträumt.
Unter diesen Umständen ist, so meinen wir, das Festhalten am ursprünglichen Ansatze der Sinnesphysiologie insofern von Wert geblieben, als hier die Unentbehrlichkeit des Subjektes als desjenigen, welches erlebnisfähig ist, nicht so leicht verschleiert werden konnte. Aber auch ein anderer Punkt ist hier zu nennen. Die Bedeutung des messenden Verfahrens und der mechanischen Vorstellungen für die Biologie ist hier weniger leicht zu vernachlässigen. Nur wo die quantitative Methode festgehalten und so dem Problem der Biologie in voller Schärfe gegenübergestellt wird, kann der Sinn beider sich allmählich entwickeln. Hier ergab sich nun mehr und mehr, daß ein Zuordnungsverfahren von Erlebnisdaten zu logischen Ordnungen, wie es in messenden Methoden vorliegt, in der Biologie nicht die Bedeutung einer Quantifizierung und Mechanisierung besitzt, sondern zur Aufstellung von Geschehensordnungen qualitativ-vitaler Art führt. Die vorher nur willkürliche, d. h. die nicht wirklichkeitsgemäße Aufstellung von Trieben, Instinkten, Funktionskreisen (v. Uexküll, 1920) bekommt erst dort wissenschaftlichen Wert, wo durch experimentelle Schwellen- und Grenzmethoden (also Messungen) die strenge qualitative Geschlossenheit und Abgesetztheit gegen andere derartige Ordnungen bewiesen ist.
Dabei sei zum Schluß noch ein formales Ergebnis hervorgehoben. Die Kategorien der Biologie sind andere als die der Physik. Die raum-zeitlich-kausale Darstellungsform erfährt in der biologischen Analyse eine neue Anwendungsart, denn sie gilt nicht als Darstellung des Geschehens selbst, sondern seiner Grenzen. Wir müssen uns daher bei der Darstellung selbst auf eine Ungültigkeit dieser *Formen* der klassischen Naturwissenschaften gefaßt machen – nicht aber dieser selbst (v. Weizsäcker, 1934). Es handelt sich demnach hier nicht um verschiedene Geltungsbereiche von Physik und Biologie, sondern um einen Unterschied des Verhaltens zum gleichen Gegenstand. Die Biologie stellt das Werden eines Lebensgeschehens so dar, wie es dem Menschen erlebbar wird, während die Physik das Geschehen so darstellt, wie es ohne ihn geschehen könnte.

Geleitwort
zu einer Abhandlung von Ernst Marx*

Das Erscheinen einer historischen Untersuchung unter den Abhandlungen der mathematisch-naturwissenschaftlichen Klasse der Akademie kann eine Rechtfertigung erwünscht machen, die dem von seinem Gegenstand ganz erfüllten Autor selbst vielleicht unnötig scheint, ihm aber auch gar nicht liegen würde. Ich übernehme diese Aufgabe, indem ich die Frage aufwerfe, ob die Geschichte der Naturwissenschaft eine Aufgabe der Geschichtsforschung oder der Naturforschung sei. Es handelt sich nicht darum, ob der Autor besser ein Historiker oder ein Naturforscher sein würde, sondern ob diese Betrachtung und Forschung, ihrem Wesen nach, aus den Voraussetzungen des historischen oder des naturwissenschaftlichen Standpunktes erfolgen müsse.

Der Aufbau einer Geschichte der Naturwissenschaften aus geisteswissenschaftlichen Denkweisen heraus ist oft versucht worden. Der Neukantianismus schuf die Erkenntnistheorie dafür; alle großen Historiker und Denker der Geistesgeschichte pflegen die Naturforschung als Teil der Geschichte des Denkens und Erkennens zu behandeln. – Aber die Naturwissenschaften selbst sind kein Teil der Geisteswissenschaften. Und wenn Geschichte eine Geisteswissenschaft ist, so bleibt fragwürdig, ob sie die Naturwissenschaft überhaupt erfassen kann.

Das Dilemma würde sich lösen, wenn wir uns darüber verständigen, daß die *geschichtliche Besinnung der Wissenschaften auf sich selbst* im Grunde gar nicht zur Geschichtsforschung gehört. Das ist der Fall, wenn sie etwas Besonderes, Drittes ist, was sowohl der Historiker wie der Naturforscher in Sonderstellung vollzieht – dann nämlich, wenn er nicht seinen Gegenstand, sondern seine Tätigkeit, damit sogar sich selbst in dieser Tätigkeit zu erkennen sucht. Dann nämlich wäre dies eine Art der *Selbsterkenntnis* und so eine Aufgabe für sich.

Eine Selbsterkenntnis der Wissenschaft rückt dann in den Bereich der Selbsterkenntnis des Menschen überhaupt; und die ist nach Form und Inhalt, das ist nun freilich unsere Meinung, auch eine *phi-*

* »Die Entwicklung der Reflexlehre seit Albrecht von Haller bis zur 2. Hälfte des 19. Jahrhunderts«

losophische Tätigkeit. Mindestens ist sie eine Vorstufe zu Philosophie und, wo noch nicht Philosophie, so doch nur vollziehbar aus einer philosophischen Haltung – eben der der Selbsterkenntnis.

Ich glaube, daß die Untersuchung von Herrn Ernst Marx derartige Ansichten bestätigt. Man liest sie nur richtig, wenn man ihr kritisches Verfahren als aus einer philosophischen Haltung stammend begreift. Die Methode der Untersuchung wird daraus nicht direkt ableitbar, aber doch erst so ermöglicht. Die Methode zeigt dann drei Stufen: 1. eine Lektüre der alten Autoren nach der Art eines Quellenstudiums; 2. eine darstellende Berichterstattung über die Abfolge der Lehren der Forscher über die zentralnervöse Funktion; und 3. eine beziehende Aufzeigung des Weges der Forschung von Forscher zu Forscher.

Es gibt keinen Weg ohne Richtung, keine Richtung ohne Ziel. Es ist nicht Absicht, sondern unentrinnbare Notwendigkeit, daß das Ziel dieser historischen Forschung nicht in der Geschichte selbst, sondern in der Gegenwart liegt. Man kann nur von sich aus etwas anblicken, wenn man es nicht nur sehen, sondern als Etwas sehen, also erkennen will. Wir sehen also in Folgendem nicht etwas, bei dem wir nur von »Entwicklungsgang« sprechen können. Diese Darstellung der Entwicklung des Reflexbegriffs hat vielmehr das Verdienst, uns zu der Frage zu nötigen: »Entwicklung auf was hin?« Der Reflex ist zwar ein gewordener Begriff, aber auch einer, den wir jetzt noch anwenden. So greift die historische Studie in die unmittelbare Erforschung der Natur ein.

Daß nun die einzelnen Wissenschaften ihre Geschichtsschreibung selbst in die Hand nehmen, ist nicht nur sachlich zu rechtfertigen, es ist auch dadurch unvermeidlich geworden, daß eine Führung der Wissenschaften durch eine Philosophie heute nicht mehr existiert. Sie müssen als Einzelne die Philosophie in sich hineinnehmen oder aus sich heraus entstehen lassen. Auch so entsteht das historische Bedürfnis der Naturwissenschaften. Nicht *nur* so: das Bedürfnis, den Werdegang zu begreifen, erwacht auch im unphilosophischen Forscher, wenn er den Ruhm, die Ehre, die Zusammenarbeit, den Nutzen der Entdeckungen überschauen möchte. So entstand ein so bedeutendes Phänomen des Historismus wie das Deutsche Museum in München. Aber es gibt genug Gegenstände der Forschung, welche in einer Apparatenschau nicht zu zeigen sind. So ist auch Physiologie in der Münchener Ausstellung nicht gut genug weggekommen.

Was nun die Wahl des Reflexbegriffes zum Thema einer historischen Studie betrifft, so knüpft sie an den Mißerfolg dieses Begriffes noch mehr an als an seinen Erfolg. Der Versuch, die natürlichen Bewegungen von Tier und Mensch derart zu begreifen, daß man der Analyse der Reflexe eine Synthese derselben folgen läßt (nach Analogie der Chemie), ist nicht bis zu dem Erfolg geglückt, daß nun auch der Stand, Gang, Sprung des unversehrten Lebewesens dabei als gesetzmäßig konstruierbar erklärt werden könnte. Die Physiologie SHERRINGTON's hat diesen Versuch nicht durchführen können. Die Biologie fühlt sich zu der Frage gedrängt, ob hier ein Fehler im Plan des Unternehmens liege. So stößt man wieder auf die Frage nach der Herkunft und dem Geltungswerte des Reflexbegriffes selbst. Die Studie von MARX bringt Licht in dieses neue Problem.

Man sieht, wie auf dem Hintergrund der *Naturphilosophie* des 17. und 18. Jahrhunderts die Experimentalphysiologie entsteht. Nur langsam lösen sich von dem philosophischen Begriff des *Lebens* die den *materiellen Vorgang* treffenden Vorstellungen ab. Alsdann entsteht in der anatomisch-physiologischen Betrachtungsweise eine neue Problematik: der Versuch, mit den neugewonnenen materiellen Vorstellungen den Lebenserscheinungen gerecht zu werden. Das, was lebend *erscheint*, soll aus dem materiellen Vorgang *stammen*.

Nicht befriedigend gelingt der Physiologie dieser Versuch. Nicht befriedigend ist die mechanische Erklärung der Leistungen des nervösen Organs. Zusätzliche, inkonsequente, verwirrende und genial überfliegende Ideen treten alsbald auf, nachdem der mechanische Gedanke scharf eingeführt war. So führt die Studie bis an den Höhepunkt dieses Unternehmens, der auch schon am Anfang des Abstieges liegt, welcher bis an den Rand der Gegenwart reicht. Man wird erstaunt sein zu erfahren, wann die reine Reflexlehre ihren Höhepunkt hatte. Denn viele sind gewohnt, das 19. Jahrhundert in Bausch und Bogen als das materialistisch-mechanistische zu sehen. MARX zeigt aber, daß es die Spanne zwischen 1830 und 1840 allein ist, welche solche reine Reflexphysiologie hervorbringt. Dann ist es, halten wir uns nicht an den Schulbetrieb, sondern an die wahrhaften Forscher, damit zu Ende.

Das spielt sich nun so ab: das Bedürfnis, den Erscheinungen des Lebens ein materielles Geschehen zu unterlegen, wird zunächst befriedigt durch die Vorstellung von einem Erregungsvorgang, der sich in der nervösen Substanz fortbewegt. Der Weg dieser Ausbreitung auf bestimmten Bahnen liefert das einfachste und klarste Bild; die Erregung läuft zentripetal und von dort reflektiert wieder zentrifugal zum Muskel. Aber die Mannigfaltigkeit der Tatsachen und ihrer Bedingungen zwingt bald, dieses allzu einfache Bild zu ergänzen. Der Vorgang im Zentrum selbst muß doch komplizierter angenommen werden und wird so bald zur Hauptsache.

Aber der Erfolg der reinen Reflexlehre bleibt auch bei dieser Komplizierung unentrinnbar: Das Individuum, die Einheit des Organismus, war zerschlagen in dem Augenblick, als FLOURENS (1842) die periphere Exzitabilität, als man den Rückenmarksreflex als selbständiges Element eingeführt hatte. Der Bruch mit dem (naturphilosophischen) Lebensbegriff war vollzogen, aber nicht verschmerzt; man suchte die Einheit zu retten, wiederherzustellen. Es ist die Subjektivität, die helfen soll, und so bekommt die Empfindung, das Sensorische, eine hohe Wichtigkeit, zunächst eine selbständige Stellung. Zur Reflexphysiologie tritt die Sinnesphysiologie.

Durch die merkwürdigste Problemverschlingung kommt es dann so, daß allmählich an die Stelle der Gegenüberstellung von zentripetal und zentrifugal wieder die von Empfindung und Bewegung, von Subjektivem und Objektivem tritt. In diesem Augenblick ist der Mechanismus de facto überwunden, auch wenn dies nicht bemerkt, nicht zugegeben wird. In diesem Augenblick ist auch das Lebewesen, der Mensch wieder herstellbar, und das heißt dann, daß auch der Organismus nicht nur als ein Teil der materiellen Natur, sondern als ein ihr als seiner Umwelt gegenübergestelltes Wesen begriffen wird. In dieser Entwicklung kann es nur eine Übergangsstufe bedeuten, daß man nach der Wiederzulassung der Subjektivität die Empfindung in den objektiven Vorgang einzubeziehen sucht und von dem physiologischen Empfindungsvorgang spricht. Doch ist dies ein Zwitterbegriff. Ihm entspricht auf der materiellen Seite, daß man von der lebendigen Bewegung als von einer Willkürbewegung spricht. Diese beiden hybriden Begriffe *entstehen* aus der Materialisierung der Lebenserscheinung, aber sie *führen* zu der Wiederherstellung des inneren Gegensatzes des Lebendigen: sowohl Subjekt als Objekt, sowohl an ein Ich wie an eine Umwelt gebunden zu sein. Ein Schema kann dies nochmals zusammenfassen:

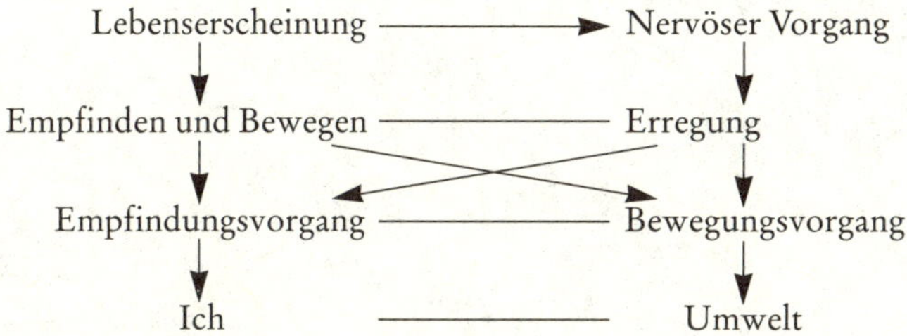

Abschließend müssen wir aber noch einer ganz andersartigen Erwägung Raum geben. Wer die nachfolgende Studie liest, wird sich mit einem Entwicklungsschema wie dem soeben gegebenen nicht befriedigt finden. Es hat seine Berechtigung, aber längst nicht alles hat darin Platz. Ich meine: der einzelne Forscher steht doch auch weithin allein. In seiner Persönlichkeit kristallisiert eine kleine Welt, in der es oft keinen Übergang zum Früheren und Späteren gibt. Es gibt keine durchgehende »Logik der Entwicklung«. Es gibt eben auch keine durchgehende Logik der Tatsachen. Und wir werden daran gemahnt, daß alle jene Forscher Experimentatoren, Entdecker von Tatsachen waren. An diesen nun ist etwas, was, einmal gefunden, nicht verloren geht, was also weder »wird« noch »vergeht« und seiner Natur nach gar keine Geschichte hat. Wir stoßen hier auf das entschieden ahistorische Element der Natur. Wir denken an das Beispiel der motorischen und sensorischen Funktion der vorderen bzw. hinteren Rückenmarkswurzeln oder an das Beispiel der einzelnen Reflexgesetze (Beugereflex, Streckreflex). Auch dieser Sachverhalt wird in dieser Untersuchung über den Reflexbegriff hervortreten, obwohl sie keine Geschichte der Experimental-Befunde, sondern der Lehren sein sollte. Macht man sich klar, daß die Funde ahistorisch, nur die Theorien historisch sind, dann erhält man noch einen Beitrag zu der eingangs gestellten Frage nach der Wissenschaftsgeschichte als solcher. Dort wurde ausgeführt, daß sie einer philosophischen Selbstbesinnung mehr als einer Absicht der Geschichtsschreibung entspringe. Hier läßt sich hinzufügen, daß auch die »Geschichte« der naturwissenschaftlichen Entdeckungen keine echte Geschichte ergeben würde. Denn die Erkenntnisse der Naturforscher ordnen sich schließlich zu einem Naturbilde, in dem es gleich ist, wann und wo der einzelne Baustein zuerst gefunden wurde.

Der Gestaltkreis

Theorie der Einheit von Wahrnehmen und Bewegen

Robert von Weizsäcker
gewidmet

Inhalt

Um Lebendes zu erforschen, muß man sich am Leben beteiligen. Man kann zwar den Versuch machen, Lebendes aus Nichtlebendem abzuleiten, aber dieses Unternehmen ist bisher mißlungen. Man kann auch anstreben, das eigene Leben in der Wissenschaft zu verleugnen, aber dabei läuft eine Selbsttäuschung unter. Leben finden wir als Lebende vor; es entsteht nicht, sondern es ist schon da, es fängt nicht an, denn es hat schon angefangen. Am Anfang jeder Lebenswissenschaft steht nicht der Anfang des Lebens selbst; sondern die Wissenschaft hat mit dem Erwachen des Fragens mitten im Leben angefangen.

Der Absprung der Wissenschaft vom Leben ähnelt also dem Erwachen aus dem Schlaf. Man sollte daher nicht, wie oft geschehen ist, mit dem unbelebten Stoff oder dem Toten anfangen, etwa durch Aufzählen der in den Organismen vorkommenden chemischen Elemente. Das Lebende entsteht nicht aus dem Toten. Auch ist die Gleichsetzung des Nichtlebenden oder Anorganischen mit dem Toten eine Unklarheit. Denn sie erweckt den Anschein, als entstehe das Tote aus dem Lebenden. Aber das Leben selbst stirbt nicht; nur die einzelnen Lebewesen sterben. Der Tod der Individuen aber begrenzt, besondert und erneut das Leben. Sterben bedeutet Wandlung ermöglichen. Der Tod ist nicht der Gegensatz zum Leben, sondern der Gegenspieler der Zeugung und Geburt; Geburt und Tod verhalten sich wie Rückseite und Vorderseite des Lebens, nicht wie logisch einander ausschließende Gegensätze. Leben ist: Geburt *und Tod.* Das ist eigentlich unser Thema.

Die Teilhabe des Todes am Leben kann auch anders als wissenschaftlich erkannt werden; aber sie sollte auch wissenschaftlich erforscht werden, weil wir heute in so besonders weitgehendem Maße die Ordnungen unseres Lebens durch wissenschaftliche Methoden und Überlegungen bestimmen lassen. Freilich scheint gerade das Stückchen Lebenswissenschaft, welches in diesem Buche versucht wird, von ausnehmend geringer praktischer Anwendbarkeit zu sein. Machen wir uns diesen Nachteil zunutze, indem wir eine ganze Anstrengung auf einen einzigen Punkt sammeln: die Einführung des Subjektes in die Biologie. Das ist meine Absicht.

Was die Ausführung betrifft, so ist sie nur scheinbar mein eigen. Für

die hier erreichte Form bin ich freilich verantwortlich. Aber durch zwei Jahrzehnte stellten sich von Stufe zu Stufe mitarbeitende, weiterdenkende und eigenwillige Weggenossen ein, deren ich im Texte zu wenig Erwähnung tun konnte. Es war Johannes Stein in der Erforschung des Funktionswandels, Paul Vogel bei der Dynamik im Gestaltkreis; es ist Alfred Prinz Auersperg und dann Albert Derwort und Paul Christian bei den weiter in Fluß gekommenen Untersuchungen, deren Gedanken mit meinen eigenen ganz verwachsen sind. Prinz Auersperg hat schon in den gemeinsamen Heidelberger Jahren für mich entscheidende Ideen gehabt; für sie ist der maßgebende Interpret nur er selbst, aber ich habe davon aufgenommen, was in meiner Reichweite lag. Was dann jenseits meiner Grenze kommt, wird hier einen Ausgangspunkt für Bewährung oder Widerlegung vorfinden. Das ist meine Hoffnung.
Im übrigen hält sich dieses Buch an Beispiele, die aus einem Sondergebiete, der Physiologie und Pathologie des Nervensystems, genommen sind, und verarbeitet somit mehr zufällig das, was ich in Klinik und Laboratorium der neurologischen Abteilung studieren und lernen konnte. Aber der Nachdruck liegt auf einem Grundsatz, dem Geltung verschafft werden soll. Die Terminologie dieses Grundsatzes ist, wie man spüren wird, noch nicht so eindeutig und von Übergangserscheinungen gereinigt, wie man wünschen müßte. Das liegt im Wesen eines Entwurfes. Aber man darf auch befürchten, daß in der Sorgfalt weiterer Überarbeitungen mit der Sauberkeit sich auch die Pedanterie eingeschlichen hätte. Schon jetzt muß ich urteilen, daß es eine »lederne Epistel« geworden ist, indem die breite Fülle der Naturerscheinungen an den meisten Stellen der begrifflichen Strenge geopfert wurde. Für den Arzt ist der Begriff eine unglückliche Liebe, aber kein Unglück.

Heidelberg, im November 1939.

Diese *zweite Auflage* ist in der Hauptsache ein Neudruck der ersten, vermehrt nur um einige Zusätze im Anmerkungsteile. Diese enthalten auch Hinweise auf die an neuer Forschungsstätte der Zeit abgetrotzten Experimentalarbeiten. Sie widerlegen den alten Spruch: inter arma silent musae.

Breslau, im März 1943.

Daß auch die *dritte Auflage* fast unverändert erscheint, will nicht besagen, daß seit 1939 in Kenntnissen und Erkenntnissen sich nichts geändert habe. Was einmal wie Vorblick aussah, ist inzwischen Stufe und Station geworden. Manche der in diesem Buche gesuchten Entscheidungen fand ich jetzt von JEAN-PAUL SARTRE in seinem Werke *L'être et le néant* (Paris 1943) mit Glanz und jener radikalen Durchschlagskraft entfaltet, welche dem Philosophen vorbehalten bleibt, der sich vom Gestrüpp empirischer Verpflichtungen freier halten darf. Er konnte, von HEGEL zu FREUD und HEIDEGGER weitergehend, ein entscheidendes Wort zur Teilhabe des Todes am Leben sagen, welche eigentlich mein Anliegen war und ist. Die Einführung des Subjektes in die Biologie ist nur ein Stück davon.

Heidelberg, im Dezember 1946. WEIZSÄCKER.

Zur 4. Auflage

Die Bezeichnung »Gestaltkreis« hatte einen Vorteil, der eigentlich nicht beabsichtigt war. Das Wort erweckt nämlich kein so anschauliches Bild, wie es etwa das Wort Kreisgestalt tut. Es bleibt ein Unbehagen, indem Gestalten nichts Kreisendes an sich haben und das Kreisen, welches hier schließlich gemeint ist, nicht bildhaft wird. Eben diese unbehagliche Spannung zwischen einer sinnlichen Anschauung (die sowohl mit »Gestalt« wie mit »Kreis« angeregt wird) und dem unsinnlichen Begriff (der mit der Vereinigung beider entsteht) – eben diese spannende Unangemessenheit verhindert dann ein volles Mißverständnis. Und das ist der Vorteil.

Das Mißverständnis würde dann zustande kommen, wenn man folgerte, hier sei nun eine Theorie erreicht, durch welche Wahrnehmen und Bewegen zu einer solchen Einheit gebracht sind, daß eine Ruhe, ein Gleichgewicht, eine widerspruchsfreie Psychophysik entsteht. Das ist aber nicht der Fall, und es ist auch nicht das Ziel gewesen, das nur nicht ganz erreicht wurde.

Wie die Dinge in Wirklichkeit liegen, läßt sich am leichtesten aus dem Verhältnisse dieses Buches zur Pathologie entnehmen. Dieser Vergleich liegt mir auch nahe, weil ich mich unterdessen mit neuer Kraft der ärztlichen Tätigkeit und der Medizin zuwenden konnte. Ist das Krankhafte auch ein Gestaltkreis, oder ist es die Störung eines Gestaltkreises? Nur wenn der Gestaltkreis das Bild eines Gleichgewichtes wäre, das im Krankheitsfalle gestört wird, könnte man sagen: krank ist ein Lebewesen, dessen Gestaltkreis nicht mehr zustande kommt. Und das ist nun nicht so; der Gestaltkreis ist kein solches Bild, er ist vielmehr der Inbegriff eines Wandels und Werdens. Und im V. Abschnitt wurde die Entstehung dieses Begriffes selbst in seinem historischen Werden vorgeführt und bis an einen Punkt geführt, der kein Schlußpunkt ist, sondern weiteres Werden und weiteren Wandel voraussehen läßt. Der Weg von der substantiellen über die dynamische zur pathischen Form ist dort beschrieben und bereits über die Stabilität hinaus verfolgt worden. – Was aber das Pathologische betrifft, das so viel Stoffliches beigesteuert hat, so hat ja auch dieses jene Selbstverborgenheit an sich, die so bezeichnend für den Gestaltkreis ist. Andererseits könnte man nicht behaupten, daß sie dem Gesunden nicht anhaftet: auch der Gesunde hat Selbstverborgenheit. Man könnte also nicht sagen,

entweder nur das gesunde oder nur das kranke Leben verhalte sich im Gestaltkreise; der Begriff kommt beiden zu. Das ist auch nicht überraschend, nachdem gleich auf Seite 2 die »Störung« zur Ableitung des biologischen Aktes einleitend verwendet wird.
Es schadet nichts, wenn das Buch für Laien von einer gewissen Unnahbarkeit umgeben ist; aber eine Unklarheit wäre für den gelehrten Leser ein großer Einwand. Was von solcher Seite aber als Unklarheit oder wenigstens als Schwierigkeit bezeichnet wurde, das ist in Wahrheit etwas anderes: es ist die Auseinandersetzung mit einer ungewohnten Einsicht; »unklar« oder »schwierig« heißt hier nur die Halbherzigkeit in der Abwehr eines Angriffes. Daß der Autor in sich selbst das vorfand, was er dann angreifen mußte, ist selbstverständlich, da auch er einmal Schüler gewesen ist.
Es ist nun nicht unmöglich, die Kämpfe auf verschiedenen Gebieten gemeinsam und in *einem* Begriffe gesammelt darzustellen. Aber dies setzt eine Abstraktionskraft voraus, die wir nur ausnahmsweise vorfinden, und das Abstrakte ist auch nicht das in jedem Betracht Wertvollste. Leichter, und hier voranzustellen, sind die Verhältnisse auf einigen konkreten Gebieten einsehbar, von denen hier drei berücksichtigt werden sollen: das biologische, das pathologisch-medizinische und das begriffstheoretische oder philosophische. Auch diese Trennungen bringen bereits eine gewisse Abstraktion mit sich, und hier wird auch kein neues Buch geschrieben; es sollen nur einige Randfragen geordnet werden, die sich in den letzten zehn Jahren ergaben. Denn wie andere, so haben auch wir inzwischen manches neu untersucht und verschiedenes neu begonnen. Darum folgt hier ein Blick darauf mit einigen Literaturhinweisen. Eben diese neuen fortgesetzten Tätigkeiten bedingen auch, daß meine Literaturkenntnis auf den früher beackerten Gebieten eher noch mehr geschrumpft oder zurückgeblieben ist; es kann sein, daß ich sogar sehr wesentliche Parallelen zur eigenen Forschung übersehen habe, zumal uns das Ausland ja immer noch sehr unzugänglich ist. Andererseits sind wir nicht unsicher geworden, ob der eingeschlagene Weg überhaupt der richtige ist. Die Sinneswahrnehmung war schon vorher sehr reichlich, die Willkürbewegung dagegen kaum in die Wissenschaften eingeführt, als wir begannen, und beides ist immer notwendiger geworden. Diese Themen berühren die Biologen und Physiologen oft wenig, müßten aber zentral für sie werden, wenn sie mit der »Einführung des Subjektes« ernst machten, was sie meistens nicht tun. An den allgemeinen Begriffs-

bestimmungen »der« Biologie sind wir daher uninteressiert, solange jemand »die Biologie« als eine selbständige und so unanfechtbare Disziplin zu nehmen den Mut aufbringt; einen Biologismus als Betrachtungsform fechte ich gerade an, was aber aus dem nachstehenden Buch noch nicht ausdrücklich erhellt, da im einleitenden Abschnitt »der biologische Akt« als geschlossene Einheit vorkommt – freilich in einer Weise, die ihn zugleich setzt und auch aufhebt. Die weiteren Darlegungen bekommen überhaupt eine zuweilen dialektische Struktur, welche den naturwissenschaftlichen Forscher stört oder abstößt; er will die Darstellung von Etwas sehen, nicht die Darlegung einer Meinung darüber hören.

Daß es sich für uns selbst aber nicht darum handelt, eine bloße Meinung zu äußern oder einen »Standpunkt« einzunehmen, den man teilen oder ablehnen könnte, dessen mußten wir uns wie jeder andere Naturforscher durch das *Experiment* versichern. Ein Experiment hat nicht nur die Bedeutung, daß jeder andere es wiederholen kann. Es muß auch so angelegt sein, daß die Natur antworten kann, wie *sie* will, mindestens mit Ja oder Nein.

Außer den teilweise im Anmerkungsteile nachgetragenen Arbeiten nenne ich hier eine Anzahl von dort nicht erwähnten, die überdies gedanklich Neues bringen.[1]

Es war wohl oben eine Übertreibung zu sagen, daß »Gestaltkreis« ein Begriff ist, der nur den Vorteil habe, ein Mißverständnis abzuhalten. Aber das darin, was präzise ist, kommt in dem Worte Selbstverborgenheit und dem Gleichnis der Drehtür besser zum Ausdruck. Ein Vorteil wäre auch zu nennen, daß eine Entwicklung der Medizin vom gleichen Gedanken ausgeht; sogar hat die Beobachtung des Kranken vielleicht den Anspruch auf das Primat bei seiner Entstehung. Jedenfalls ist die einheitliche Untersuchung von Motorik und Sensorik noch nicht so methodisch vorgeschritten, daß wir in jedem Falle die technische Verbindung der Wahrnehmungen mit den Bewegungen in jedem Akte vorgenommen hätten. Die Probleme der Sinneswahrnehmungen und der Willkürbewegungen sind praktisch auch seitdem öfter getrennt behandelt worden, freilich immer im Bewußtsein ihrer beständigen Verschränkung.

Das Studium der sogenannten willkürlichen Bewegungen hat sich allmählich eine gewisse Bevorzugung erworben, erstens weil es, wie

1 Eine kurze Übersicht der Literatur auch bei P. Christian (1948[a]).

gesagt, in der vom Reflex- und Leitungsbegriff beherrschten Physiologie vernachlässigt war, zweitens weil die Einführung des Subjektes, die in der Sinnesphysiologie (freilich scheinbar) bereits geschehen aussah, bei den Bewegungen das dringendste Anliegen wurde. Schon der Funktionswandel ist fast ganz im Bereiche der Sinnesleistungen entwickelt worden. Um so mehr hat diese Einseitigkeit verhindert, daß man erkannte, *was* sich dabei eigentlich wandelt. Es wandelt sich nämlich nicht nur die Funktionsweise der nervösen Substanz, sondern die Beziehung zur Umwelt. Und daß die Ich-Umwelt-Beziehung das eigentlich zu Untersuchende sei, das trat erst beim motorischen Umgang mit der Umwelt voll hervor. Auch bedeutet die Einführung des Subjekts etwas anderes als die Einführung von psychischen Erlebnissen wie Empfindungen und Wahrnehmungen. Der Schritt von der Sinnesphysiologie und Psychophysik zu der mit dem Gestaltkreis eigentlich gemeinten Einheit von Wahrnehmen und Bewegen geschah ganz klar, wenn, wie bei der Motorik so oft, ein psychisches Erlebnis gar nicht vorhanden ist oder wenigstens ungreifbar bleibt.

Wir beachteten also jetzt die eigentümliche Verklammerung der physiologischen Motorik mit der Dynamik der Außenwelt. Diese Verklammerung ist eine solche, daß man keine Grenzpunkte oder Grenzflächen feststellen kann, an denen das Organische aufhört und das äußere Physikalische anfängt. Im Umgang eines Menschen (oder Tieres) mit Pendel, Reibung, Hammer entstehen trotzdem regelmäßig bestimmte Formen der Bewegungsdynamik, die wir großenteils ununtersucht vorfanden, die aber durch Registrierung zu beschreiben und mechanisch zu analysieren sind. Anfänge sind im Texte des vorstehenden Buches erwähnt. Weitere unserer Arbeiten sind folgende:

A. Derwort (1943), Über die Formen unserer Bewegungen gegen verschiedenartige Widerstände und ihre Bedeutung für die Wahrnehmung von Kräften.

P. Christian und R. Pax (1943), Wahrnehmung und Gestaltung von Schwingungsvorgängen.

P. Christian (1948[b]), Die Willkürbewegung im Umgang mit beweglichen Mechanismen.

A. Derwort (1948), Zur Psychophysik der handwerklichen Bewegungen bei Gesunden und Hirngeschädigten.

P. Christian (1948[c]), Vom Wertbewußtsein im Tun. Ein Beitrag zur Psychophysik der Willkürbewegung.

In der letztgenannten Abhandlung ist das, was man als das statische Mißverständnis des Gestaltkreises bezeichnen kann, vollständig überwunden. Denn hier wird die Beziehungsfähigkeit der Sphäre der Werte mit der Sphäre der Mechanik am Beispiel der Willkürbewegung gezeigt und beschrieben. Damit scheidet die Relation von Psyche und Physis als eine zwischen zwei Substanzen aus der Beschreibung der Wirklichkeit völlig aus. Es ist derselbe Schritt, der mit der Hinwendung zu den pathischen Kategorien begonnen war. Ein neues Blatt der Forschung ist aufgeschlagen.

Das zweite Thema, das erst in der experimentellen Untersuchung der Motorik gleichsam unvermeidlich wurde, ist dann das, daß wir ja nicht nur mit Werkzeugen und Maschinen umgehen, sondern auch mit unseresgleichen. Das ist zwar in der Wahrnehmung auch so; aber die gemeinsame Handarbeit ist ein im technischen Zeitalter so aufdringliches Problem, da auch Industrie, Soziologie, Ökonomie an ihm interessiert sind. Unsere erste Experimentaluntersuchung findet man in

P. Christian und R. Haas (1949), Motorische Leistungen im Verband zweier Partner in »Wesen und Formen der Bipersonalität«.

Hier wird nicht zum ersten Male mit der Einführung des Subjektes in die Physiologie bemerklich, daß nicht nur die Absonderung der Materialität des Organismus unhaltbar wird, sondern die Beschränkung der Physiologie aufs Allgemeine und Allgemeingültige ins Wanken gerät. Denn nun hat doch jeder Organismus sein eigenes Subjekt. Und während man bei der Sinneswahrnehmung die Hypothese machen kann, daß bei gleicher Organbeschaffenheit auch alle wahrnehmenden Wesen die Dinge gleich empfinden und wahrnehmen (obwohl dies streng genommen unbeweisbar bleibt), ist beim motorischen Umgang zweier Lebewesen direkt zu beweisen, daß ihre Subjekte entweder zu einem einzigen (sozusagen neuen dritten) verschmelzen oder aber (bei Krankheit) getrennt und verschieden bleiben.

Auf eine Kombinatorik mehrerer Subjekte waren wir nun schon früher gestoßen. Das Studium des Drehschwindels führt dazu, daß zum Beispiel bei Drehungen der Versuchsperson in einer ebenfalls drehbaren Kabine die Gesamtheit aller Erscheinungen nur einheitlich aussprechbar ist, wenn eine völlige Relativität *aller* im System vorhandenen Vorgänge gilt. Dies bezieht sich zunächst auf die Prädikate »ruhend« und »bewegt« (vgl. Anm. III, 8a, S. 330). Aber dieser Relativismus ergreift auch den Begriff des Subjektes selbst, sobald dieses im Raum lokalisiert wird. Sobald nämlich der Ort (oder Ruhe, Bewegung) des Subjektes nur relativ zu anderen bestimmbar, also auch auswechselbar ist, benehmen diese andern Orte (oder Ruhe, Bewegung) sich ebenfalls wie Subjekte. Die Bestimmung als Subjekt ist jetzt ebenfalls nur vollziehbar relativ zu einem (oder mehreren) anderen Subjekten. Der Relativismus der Objekte hat den Relativismus der Subjekte zur Folge, wenn die Objekte (oder auch nur ein einziges unter ihnen) als subjekthaltig anerkannt sind. Auch die Analyse bei Kranken und Verletzten führt allein unter diesen Voraussetzungen zu einem Verständnis aller Erscheinungen:

K. Hebel (1944), Experimentelle Untersuchungen zum Verständnis des zentralen Schwindels nach Schädeltrauma.

K. Hebel und E. Luther (1947), Über Nachbilduntersuchungen an Hirnverletzten unter Zugrundelegung normalphysiologischer Experimente.

Die Orientierung im Raume ist in diesem wie anderen Fällen ein vorzügliches Beispiel sensomotorischer Verschränkung in der Leistung. Orientierung ist durch Bewegen bedingtes Wahrnehmen und umgekehrt. Aber bei näherer Betrachtung liegen einige andere Fälle der optischen Wahrnehmung genau so, besonders wenn sie sich auf die Gestaltung des Raumbildes beziehen. So hat P. Christian besonders dem binokularen und dem stereoskopischen Sehen Untersuchungen gewidmet, die als Dissertationen erschienen (vgl. seinen Bericht, 1948[1]).

H. Hielscher (1944), Versuche über die binokulare Wahrnehmung.

F. Buethe (1946), Untersuchungen über Phänomenale Identität.

J. Wiesner (1946), Zur Stereoskopie bewegter Objekte.

In diesen Versuchen handelt es sich aber nicht um die Gestaltung räumlicher Eindrücke durch die Fusionsmotorik der äußeren Augenmuskeln, sondern um jene Aktivität, welche als kompositioneller Akt des Sehens jenseits der noch feststellbaren Motorik der Muskulatur die Wahrnehmung von Gegenständen zustande bringt.

Dabei zeigt sich ein Prinzip als wirksam, welches uns schon länger beschäftigt hatte und zuerst bei einem Versuche Christians sich aufdrängte: im Dunkelraum bewegte Lichtpunkte werden vom sehenden Auge abweichend von der objektiven Bahn so bewegt

gesehen, wie sie sich einzeln und zueinander bewegen müßten, wenn sie von irgendeinem mechanischen oder astronomischen Gesetz beherrscht wären. Das sehende Auge benimmt sich also, als ob es dieses Gesetz kennte, man kann in allegorischer Weise formulieren: als ob es ein Mathematiker oder Physiker wäre. Beispiele:
P. Christian (1940), Wirklichkeit und Erscheinung in der Wahrnehmung von Bewegung.
P. Christian und V. v. Weizsäcker (1943), Über das Sehen figurierter Bewegungen von Lichtpunkten.
P. Christian und R. Pax (1943), Wahrnehmung und Gestaltung von Schwingungsvorgängen.
Dieses als Nomophilie oder Nomotropie von uns bezeichnete Verhalten ist der klassischen sinnesphysiologischen Wahrnehmungstheorie ebenfalls nicht einzuordnen und weist (ähnlich wie die Befunde beim Verbande zweier Partner) in eine Richtung, die aus der Gestaltkreislehre als solcher zunächst gar nicht ableitbar ist. Denn die Bevorzugung der physikalischen Gesetzmäßigkeit ist an besondere Bedingungen geknüpft (hier die Dunkelheit, d.h. wohl die »Leere« des Gesichtsfeldes) und wird vielleicht zu ganz neuen Erkenntnissen führen.
Ein genaues Gegenteil des soeben im biologischen Akt gezeigten natürlichen Hanges zur Rationalität sind jene Ereignisse, in denen ein Lebensgeschehen durch den unsinnigsten Eingriff gestört wurde: die Hirnverletzung im Kriege. Von ihrer Beobachtung aus wird man weniger auf die Frage verwiesen, wie das Rationale sich im Biologischen Bahn schafft, als wie es in ihm vernichtet wird. Im einzelnen wird hier offenbar, wie in der Hirnpathologie die Erscheinungen sich immer weniger auf die klassischen Prinzipien der Lokalisation, Leitung und Spezifität reduzieren ließen und an ihre Stelle neue, zunächst gestaltpsychologische und gegenstandstheoretische Ideen gesetzt werden mußten. Nicht Ausfälle, sondern Umbildungen sieht man und müßte man erklären. Die von v. Monakow zu Gelb und Goldstein führende Linie hat sich, wo nicht durchgesetzt, so doch behauptet. Die Beschwerden und Leistungsbeschränkungen der Hirnverletzten lassen sich nun einmal nicht aus dem Wegfall elementarer Funktionen erklären. Insofern kommt hier ein kräftiger Zustrom zu den Argumenten, von der klassischen Lehre zu einer andern überzugehen, wie sie auch in diesem Buche vertreten wird. Aber der Gestaltkreis ist keine Theorie neben der anatomisch-physiologischen, sondern er schließt diese in sich ein,

um sie zu übertreffen. Nur insofern trägt die neuere Hirnpathologie vorbereitend etwas bei, als sie auch aussagt: die Tätigkeit der organischen Substanz ist auch im Falle der materiellen Teilzerstörung nicht das, was sie innerhalb des Lokalisations- und Leitungsprinzips schien. Aber die biologische Auffassung ist nach Einführung des Subjektes keine rein physikalische mehr, und man kann die neueren Ergebnisse also ohnehin nicht als Beitrag zur bisherigen Auffassung der Gehirnsubstanz und ihrer Funktionen nehmen. Dagegen zeigt das Verhalten der Dunkeladaptation, der Verschmelzung von Sukzessivreizen, der Sehschärfe (das sind lauter Definitionen der klassischen Physiologie), daß die Beschwerden der Verletzten bei der Arbeit und im Alltag verständlich werden, wenn man den Funktionswandel und nicht die Ausfälle beachtet. Beispiele aus dem Breslauer Institut enthalten u. a.:

P. CHRISTIAN und W. SCHMITZ (1942), Untersuchungen von Sehhirnverletzten mit Periodenreizen.

N. ULLRICH (1943), Adaptationsstörungen bei Sehhirnverletzten.

VON SYDOW (1944), Med. Diss. Breslau (vgl. A. DERWORT (1948), Zur Psychophysik etc., l. c. S. 89).

P. CHRISTIAN und W. UMBACH (1947), Sehschärfe, Beleuchtungshelligkeit und Riccòscher Satz bei Sehhirnverletzten.

V. v. WEIZSÄCKER (1948), Über die Hirnverletzten. K. Goldstein-Festschrift.

CHRISTIANS Beobachtung, daß der Hirnverletzte eine erhöhte Fähigkeit hat, bei Schwarz-Weiß-Flimmerung Farben zu sehen, führte dann nicht nur zu eingehender Untersuchung der FECHNERschen Flimmerfarben beim Gesunden, sondern auch zu einer erneuten Erwägung über die Objektivität der Farbempfindungen überhaupt. Die Verschränkung von Wahrnehmen und Bewegen besagt nicht nur, daß ein afferent-sensorischer Apparat mit einem efferent-motorischen irgendwo räumlich und zeitlich verbunden sein muß, und überhaupt nicht, daß jener dem subjektiv-psychischen und dieser dem objektiv-physischen zugewandt sei. Sondern das Wesentliche des Gestaltkreises ist, daß das Wahrnehmen und das Bewegen einander vertretbare Zustände in jedem biologischen Akte sind, daß sie jeweils gegeneinander verborgen bleiben und daß an dieser Verschränkung, Vertretung und Verborgenheit auch das Subjekt und Objekt teilnehmen: das »Wirkliche« erscheint bald im einen, bald im andern. Nun hat eine historische Entwicklung dazu geführt, daß man die Empfindungsqualitäten ganz und gar ins psychische Subjekt hereinnahm, während die raum-zeitlichen Ordnungen allein die Gegenständlichkeit formen sollten, also sowohl ein subjektives wie ein objektives Dasein führen sollten. Diese unterschiedliche Behandlung des Qualitativen und des Quantitativen läßt sich nun aber nicht mehr aufrecht erhalten. Auch die Empfindungsqualitäten nehmen am Gestaltkreis teil und müssen bald als subjektiv, bald als objektiv genommen werden. Ein großes Hindernis dabei ist aber die Alleinherrschaft der sogenannten Komponententheorien, deren vorzüglichstes Beispiel die HELMHOLTZsche der Farben ist. Nach ihr wird erklärt, wie bei den merkwürdigen Mischungseffekten verschiedener Lichter von verschiedener Wellenlänge die bestimmten Farben des Spektrums empfunden werden. Das reine Farbensehen wird als ein Transformationsvorgang unter Zwischenschaltung gewisser ganz weniger materieller Einheitsprozesse erklärt. Man kann leicht entnehmen, wie dem eine bestimmte Theorie der Sinnlichkeit zugrunde liegt. Die neuere Analyse des Sehens von Flimmerfarben zeigt den Sehakt aber als einen, der hier nicht so erklärbar ist. Die Diskussion der Ergebnisse führt zunächst nur dazu, daß der Sehakt nur mit Hilfe zweier Theorien, genauer: zweier Experimentalverfahren erschöpfender zu beschreiben ist. Das Wesentliche aber ist auch diesmal, daß jene Duplizität, die dem Gestaltkreis anhaftet, auch hier auftaucht. Daß man ein gleiches Recht hat, die Farben objektiv und subjektiv zu nennen, sagt dasselbe, was in allen früheren Beispielen schon gezeigt wurde, und darum sollen zwei Hinweise auf unsere Untersuchung genügen:

P. CHRISTIAN und R. HAAS (1948), Über ein Farbenphänomen.

P. CHRISTIAN, R. HAAS und V. v. WEIZSÄCKER (1948), Über ein Farbenphänomen. (Polyphäne Farben).

Ich wende mich jetzt der Eingangsfrage nach dem wissenschaftlichen Charakter des als Gestaltkreis Bezeichneten und Ausgesagten zu. Handelt es sich um Biologie, Psychophysik, Naturphilosophie? Wenn nicht um alle, dann um keines von diesen! Die Frage, ob die Anfänge im Laboratorium, in der Klinik oder in der theoretischen Spekulation lagen, könnte ich selbst nicht beantworten. Daß SCHOPENHAUER mit seiner zweifachen metaphysischen Interpretation der Welt als Wille und Vorstellung sich in einer ähnlichen spekulativen Situation vorgefunden haben muß, ist mir erst spät bewußt geworden. Dagegen hat FREUD seit etwa 1908 mich zunehmend beeinflußt, und davon wird sogleich die Rede sein. Denn neben der

experimentellen Forschung ist es die klinische und ärztliche, welche beiden ich durchaus nur als Ausdruck der gleichen Geistes- und Seelenhaltung betrachte; alle zusammen machen etwas Menschliches aus. Wendet sich der Blick dann von dem bisher Geleisteten auf die künftige Aufgabe, so schwebt mir eine wechselseitige Begründung der Experimentalforschung und der klinischen Pathologie vor, die zwar an die Begründung der Medizin durch die Naturwissenschaft erinnert, sich aber von dieser auch wieder so sehr unterscheidet, daß von einer Analogie nicht die Rede sein kann. Am ehesten wird das Verhältnis dieser Wissenschaften klar, wenn zunächst ihr Verhältnis zueinander, dann die Stellung der Wissenschaft überhaupt besprochen wird.
Ein experimentierender Naturforscher oder Biologe zeigt sich meistens mißtrauisch, wenn er in einer ihm halb oder ganz unwissenschaftlich vorkommenden Darlegung die Methoden nicht wiederfindet, welche ihm selbst als die verläßlichsten vertraut sind. Dabei kann der dilettantisch Scheinende etwas sehr Wichtiges und Richtiges entdeckt haben; ein berühmtes Beispiel ist ROBERT MAYERS Auffindung des Prinzips der Erhaltung der Kraft und das Verhalten der zeitgenössischen Gelehrten dazu. Auch kann sich eine beachtliche Starrheit gegenüber fremder Beobachtungsweise und Denkmethode hervortun; so zum Beispiel in der Einschätzung der Psychoanalyse durch viele Psychiater und Mediziner. Endlich kann die ungenügende Fähigkeit zur Abstraktion bewirken, daß der sinnlichen Beobachtung zugewandte Forscher in einer mathematischen oder philosophischen Denkart nur Willkür, »Spekulation« oder »Phantasie« sehen; so erklärt sich die (heute fast verschwundene) Feindseligkeit gegen Metaphysik in den Naturwissenschaften des 19. Jahrhunderts. All dieses erschwert den Forschern die Scheidung von Spreu und Weizen unter den Produktionen ungewohnter Herkunft ungemein. Eine bisher wohl nicht genau bekannte Verknüpfung von Momenten hat auch bewirkt, daß zwar die Physik und später die Chemie von einer theoretischen Physik hohen Ranges stets begleitet wurden, während der Biologie ein solcher Wächter versagt war, so daß ihre Ergebnisse weder erkenntnistheoretisch noch metabiologisch in zwingendem Zusammenhang mit einer theoretischen Biologie verarbeitet wurden – wenigstens nicht in einer solchen, die von jedem Fachmanne berücksichtigt und anerkannt wurde. Ob es den in diesem Buche ausgearbeiteten Untersuchungen vergönnt sein wird, diese Lücke zu füllen, vermag ich

nicht zu beurteilen; daß seine Stellung der einer Theoretischen Physik entspräche, ist nicht zu behaupten, auch sachlich wohl nicht möglich und dann nicht einmal erwünscht.

Es kann das im folgenden Vorgebrachte also weder als Biologie noch als Psychophysik noch als Naturphilosophie bezeichnet werden, sondern es führt Ansätze aus jedem dieser Gebiete weiter, lehrt eine bestimmte Art von Experimentalforschung und versucht damit auch eine pathologische und medizinische Forschung anders zu stützen oder zu begründen. Auf letztere kommen wir alsbald zurück. Welcher allgemeinere Begriff der Wissenschaft soll hier gelten, und welche Stellung kann diese Wissenschaft einnehmen? Da es sich um eine theoretisch genannte Wissenschaft handelt, ist zunächst der Verdacht abzuweisen, daß die praktische Erfahrung und sinnliche Beobachtung hier nicht ins Gewicht fielen. Vielmehr hat der Begriff der Experimentalforschung einen größeren Einfluß gehabt als der der theoretischen Bearbeitung derselben. Sodann hat die Einführung des Subjektes nicht etwa die Bedeutung, daß die Objektivität damit eingeschränkt würde. Es handelt sich weder um Subjektivität allein noch um Objektivität allein, sondern um die Verbindung beider. Eben darum ist nun hier doch eine Veränderung des Wissenschaftsbegriffes zu bemerken. Wissenschaft gilt nämlich hier nicht als »objektive Erkenntnis« schlechthin, sondern Wissenschaft gilt als eine *redliche Art des Umganges von Subjekten mit Objekten.* Die Begegnung, der Umgang ist also zum Kernbegriff der Wissenschaft erhoben. Da es nun noch andere Arten solchen Umganges als die wissenschaftliche gibt, wäre die nächste Aufgabe, deren Unterscheidung festzustellen. Jedenfalls ist der wissenschaftliche Umgang vorwiegend ein denkender, aber nicht nur; und gedacht wird auch sonst.

Nimmt man dies an, dann wird man nicht weiter kommen, ohne die Stellung der Wissenschaft in Gesellschaft, Politik, Wirtschaft, auch in Bildung, Recht und Sitte zu erwägen. Wohl die meisten spüren, daß die Stellung der Wissenschaft in diesen Bezügen nicht immer die gleiche war und gerade heute und jetzt sich verändert. Mag man es mißbilligen oder begrüßen – beides geschieht – man kann Tatsachen wie Wehrwissenschaft, technische Wissenschaft, Berufsausbildung nicht leugnen. Wir begnügen uns mit dieser Feststellung, bringen ihr aber auch einen Tribut: einen kurzen Blick auf die Bedeutung unserer experimentell gestützten Theorie in der Medizin.

In der Medizin bekommt die Arbeitsweise und Denkweise, die in diesem Buche vornehmlich an den Stoffen der Physiologie und der Neuropathologie geübt wird, einen eigenen Namen: Medizinische Anthropologie. Auch diese Benennung hat ihre Mängel, aber sie verhindert wenigstens die Benutzung eines Wortes, das zu anspruchsvoll wäre: des Wortes Mensch. Gemeint ist dieser; aber eine »Lehre vom Menschen« oder vom »kranken Menschen« wäre wirklich etwas Anmaßendes. Wenn statt dessen ein Fremdwort erscheint, so bekommt man die Verpflichtung auf Wissenschaftlichkeit, und dies besagt in diesem Falle eine Beschränkung. Allerdings ist auch diesmal ein Umgang mit dem kranken Menschen gemeint, zu dem die Wissenschaft sich aber dienend und nicht herrschend stellen soll.

Was läßt sich nun über die Rolle der Gestaltkreistheorie in der klinischen Pathologie und der ärztlichen Handlung sowie Berufsübung in Kürze sagen? Es wurde schon gestreift, daß die Psychoanalyse FREUDS hier ein Bindeglied war. Die Libido, deren »Klebrigkeit«, Übertragbarkeit, Grenzstellung zwischen Psyche und Soma kehrt in der Kohärenz von Subjekt und Objekt beim Wahrnehmen und Bewegen wieder. Die Scheidung der Seele in einen bewußten und einen unbewußten Teil, später der Gegensatz von Ich und Es sind verwandt mit dem Dualismus und der gegenseitigen Verborgenheit im biologischen Akt. Das alles ist wie eine Ausdehnung psychologischer Prinzipien auf das somatopsychische Ganze des Menschen. Zwar kann von einer Erfassung des ganzen Menschen gar keine Rede sein; aber in der Medizin bedeutet schon die grundsätzliche Hinzunahme der psychischen Hälfte etwas wie eine Integration – eine Integration wenigstens desjenigen Teiles eines Menschen, der in der Medizin relevant ist.

Wenn aber in der naturwissenschaftlichen Medizin die Aufnahme auch des Psychischen eine Ergänzung bedeutet, so besagt für die (psychoanalytische) Psychologie die Hinzunahme des Körperlichen eine Ergänzung. Beide Ergänzungen können nicht durch einfache Addition erfolgen, beide werden zu einer einheitlichen Medizin und hoffentlich auch einer Versöhnung der bisher getrennten Lager führen, bei der aber etwas neues Drittes entsteht. Dabei wird also sowohl aus der Psychoanalyse etwas anderes hervorgehen, wie auch das anatomisch-physiologische Bild, dessen die Pathologie sich bedient, sich verändern müssen. Zu dieser zweiten Aufgabe wollen eben die erwähnten Experimental-Forschungen ihr Teil beitragen. Es zeigt sich: der »Körper« ist nicht das, als was er im anatomisch-physiologischen Bilde erscheint, sondern etwas anderes.

Wie weit nun diese Vorsätze bereits auf Erfolge hinweisen können, wie Forschung und Unterricht in Medizinischer Anthropologie heute aussehen – dies hier auch nur anzudeuten ist nicht der Ort. Um aber dem, der daran Anteil nimmt, einen Hinweis zu geben, sollen noch einige Veröffentlichungen genannt sein, die aber auch diesmal ganz auf das aus unserem eigenen Arbeitskreise Hervorgegangene beschränkt werden.

V. v. Weizsäcker (1933, 1947), Körpergeschehen und Neurose.
V. v. Weizsäcker (1935, ^{2}1946), Studien zur Pathogenese.
V. v. Weizsäcker (1933, ^{2}1935), Ärztliche Fragen.
V. v. Weizsäcker (1941, ^{4}1955), Klinische Vorstellungen.
V. v. Weizsäcker (1947, ^{2}1951), Fälle und Probleme.
W. Kütemeyer (1947), E. Hantel (1947), P. Christian (1948^{c}), A. Derwort (1948), E. von Gadow (1949), K. Schilling (1949), W. Hollmann und E. Hantel (1948) und V. v. Weizsäcker (1947) in: Beiträge zur Allgemeinen Medizin 1-6 bei Enke, Stuttgart.
V. v. Weizsäcker (1948), Grundfragen medizinischer Anthropologie.
V. v. Weizsäcker (1941, ^{3}1949), Arzt und Kranker, I. u. II.

So wenig Heil also von einer säuberlichen Trennung von Biologie, Medizin und Philosophie zu erwarten ist – so als ob etwas im Unterricht Unvermeidliches und auch Nützliches in der Sache selbst schon vorgebildet wäre –, so sollen in diesen Randbemerkungen schließlich auch der philosophierenden Form des Umganges einige wenige Worte gewidmet sein. Von der Spaltung des menschlichen Wesens stammen Teilungen wie die in Theorie und Praxis, Wissenschaft und Alltag ab; die Spaltung der Intelligenz hat auch Teilungen wie die in Natur-, Geistes-, Geschichts- und Kulturwissenschaften oder die in Fakultäten auf der Universität im Gefolge. Die ernste Beschäftigung mit einem Gegenstande führt dann gewöhnlich dazu, diese Teilungen rückgängig zu machen, und erzeugt das Bedürfnis, nicht nur die »Nachbarwissenschaften«, sondern auch entfernter oder zentraler liegende Erkenntnisse heranzuziehen. Eine Königsstellung wie die, welche Theologie, später Philosophie und eine Zeitlang Physik eingenommen haben, ist dann nur eine historische Epoche lang zu haben und läßt sich wohl heute nirgends bemerken. Die Diagonalen und das Zusammenwirken sind jetzt am auffallendsten. Interesse oder Begabung führt die Spezialforscher nicht selten dazu, auch auf einem anderen Gebiete sich zu versuchen oder wenigstens zu bemerken, daß Ergebnisse des eigenen Fachgebietes mit denen eines anderen konvergieren und sich im Allgemeinen immer mehr annähern. So kann inmitten des hoffnungslosen Spezialismus und gerade ermöglicht durch diesen Zustand eine neue Vereinigung, ja Vereinfachung und sogar Einheitlichkeit erwachsen. Beispiele scheinen die Verbindung von Logik und Mathematik, von Physik und Chemie zu sein. In diese Reihe würde dann auch die Verbindung von Physiologie und Psychologie, von Psychosomatik und Philosophie in einer medizinischen Anthropologie gehören. Ich bin dem Leser noch Andeutungen über den philosophischen Charakter dieser medizinischen Anthropologie schuldig, weil er durch den Gestaltkreis vorbereitet wird.

Die philosophische Formulierung stammt wohl auch aus einem philosophischen Bedürfnis, aber sie ist auch in bestimmten Punkten notwendig vom Wesen des Gegenstandes, genauer der Begegnung des Subjektes mit seinen Objekten erzwungen. Es sind also nicht erkenntnistheoretische Fragen nach einer Rechtfertigung oder methodische Fragen nach der Zuverlässigkeit; sondern die Vertiefung in einen Gegenstand selbst nötigt zu jenen Wesensbestimmungen, für welche sich in der Geschichte der Philosophie entdeckte Begriffe zunächst anbieten, dann aber neu probiert, korrigiert, verlassen oder wiederhergestellt werden müssen. So wird man schon im Inhaltsverzeichnis dieses Buches eine ganze Reihe von Worten finden, welche eine lange philosophische Vorgeschichte haben, wie z. B. Form, Bewegung, Gegenstand. Andere und die meisten von ihnen treten in das ein, was man als Naturphilosophie herausheben kann; Beispiele sind Raum, Zeit, Funktion. – Die nähere Betrachtung des Gedankenganges zeigt dann das Bild einer Krise, die darin besteht, daß eine Stufe der klassischen Naturwissenschaften unter Kritik gestellt werden muß und so die Denkweise im Gestaltkreis entsteht. Diese neue Stufe wird also nur erreicht, indem die klassischen Begriffe sich teils ändern, teils in andere Beleuchtung rücken, teils verlassen werden. An die Stelle jenes naturwissenschaftlichen Weltbildes tritt eben das, was wir Gestaltkreis nennen, und die Realität in ihm kann daher eine »cyklomorphe« genannt werden (ein Terminus, der noch nicht benützt wird).

So ließe sich als weitere Aufgabe die einer Grundlagenforschung oder eines Grundbegriff-Wandels abheben. Von deren Ausarbeitung liegen nur Bruchstücke da und dort in Abhandlungen zerstreut vor. Und hier begegnen wir der Tatsache, daß solche Grundlagenforschung auch an vielen Orten außerhalb unseres Arbeitskreises im Gange ist. Von diesen sei hier nur eine einzige entschieden philosophische erwähnt. Seit der letzten Auflage hat sich mein Eindruck (vgl. Vorwort von 1946) noch verstärkt, daß die Form, welche Jean-Paul Sartre, über Heidegger weitergehend, der sogenannten Existenzphilosophie gab, in vielen Ergebnissen (nicht in der Methode) mit dem übereinkommt, was ich 1939 im Gestaltkreis gesucht und darzustellen versucht habe. Eine solche Ermutigung, eine solche Konvergenz verdiente natürlich eine eigene Behandlung; auch sollte sie nicht publiziert werden, ehe meine Medizinische Anthropologie im Umriß vorliegt, wozu sie noch nicht reif ist. Ein mehr rhapsodisches Gebilde ist unter dem Titel »Anonyma« 1946 bei Francke, Bern erschienen.

Der Gestaltkreis grenzt also an Biologie, Medizin und Philosophie; wohin er weiter führe, ist eine offene Frage, aber die Neigungen des Autors weisen ihn zur Zeit auf eine Tätigkeit, deren Mitte die Medizinische Klinik ist und deren Frucht eine Medizinische Anthropologie sein würde. Mit dem Kranken ist für sie der Mensch das Hauptthema, aber es ist nicht notwendig, im biologischen Gestaltkreis nur Vorbereitung und Absprung zur pathologischen Anthropologie zu sehen.

Der Text der 4. Auflage ist derselbe wie in den vorangehenden.

Heidelberg, im Dezember 1948.

Viktor von Weizsäcker.

I. Einführung

1. Bewegung

Wir betrachten hier die Bewegung lebender Wesen, nicht die Bewegung beliebiger oder nur gedachter Körper im raumzeitlichen Systeme. Dies macht einen Unterschied. Wenn wir nämlich feststellen, ob ein Ding lebt, so beachten wir, besonders bei Tieren, die Bewegung; aber die Sprache mit ihrer einfachen und dichten Prägung wählt dabei den Ausdruck: es bewegt sich, also lebt es. Es ist die Spontaneität, die Selbstbewegung, die wir damit feststellen. Das bedeutet, daß wir ein Subjekt, ein durch sich selbst und in Beziehung auf sich selbst tätiges Wesen annehmen.

Man kann auch sagen, es sei eigentlich ein Widerspruch gegen die Gesetze der Mechanik mit der Feststellung dieser Selbstbewegung verbunden. Denn die Bewegung eines Wurfgeschosses wird nicht mit dem gleichen Sinne erfahren wie das plötzliche Fortfliegen eines Vogels. Ich behaupte, daß sogar der Widerspruch gegen die mechanische Erwartung einer Bewegungsursache, also gerade das Fehlen einer äußeren Ursache, kennzeichnend für das Erlebnis ist.[1] ARISTOTELES unterscheidet die dem Schiffer vom Schiff mitgeteilte Bewegung von seiner, des Schiffers, Selbstbewegung.[2] Wir meinen oft unmittelbar sehen zu können, ob ein Glied von außen durch fremde oder vom Subjekt durch eigene Kraft bewegt worden ist. Selbst der wegen seiner mechanistischen Idee verklagte Reflexbegriff weist die Spuren dieser Unterscheidung auf: der Frosch wird von dem Reize nicht bewegt, sondern nur gereizt, und »er« bewegt »sich« daraufhin. Wir werden diesen ursprünglichen Sinn der Irritabilitätslehre HALLERS nicht aufgeben, solange wir nicht eine neue Erkenntnis an seine Stelle setzen können und uns mit keiner Hilfshypothese ⟨*zufrieden geben*⟩, nur um die Selbstbewegung der mechanischen Bewegung gleich zu machen.

Ebensowenig aber werden wir die Einwirkung äußerer mechanischer Kräfte auf das Lebewesen leugnen. Der Selbstbewegung steht dann die von außen verursachte Bewegung eines Organs oder Organismus gegenüber. In diesem doppelten Bestimmtsein liegt jetzt das Interessante. Wir fragen, wie diese Konkurrenz verläuft. Wäre die Selbstbewegung allein maßgebend, so verliefe sie vermutlich anders als in der Wirklichkeit, welche ihr äußere Kräfte hinzufügt.

Es ist eine Umwelt da, welche die Selbstbewegung offenbar ändert und sie (ein wenig psychologischer ausgedrückt) »stört«, worin etwas vielleicht nicht immer Willkommenes liegt. Jedenfalls sind wir gespannt auf das Ergebnis solcher Entgegensetzung von Umwelt und Eigenwelt und studieren daher solche Störungen.
Als einfaches Beispiel erscheint da die Störung der Ruhe eines ruhig stehenden Menschen. Wir haben ihm über den rechtwinklig gebeugten Unterarm einen kleinen Korb gehängt und werfen in diesen der Reihe nach steigende Gewichte. Dann lehrt die Beobachtung, daß z. B. 1 kg eine deutliche Reflexzuckung in den Beugern des Unterarmes auslöst – sonst nichts. Es ist der sogenannte Eigenreflex, den wir feststellen und der nichts oder wenig mehr in Tätigkeit setzt als eben die Muskeln, welche durch den plötzlichen Stoß vorzugsweise gezerrt wurden.[3] – Werfen wir jetzt 10 kg in den Korb, so folgt ein neues Bild der Störung. Der ganze Mensch nimmt eine neue Haltung ein, freilich noch ohne die Stellung der beiden Füße auf dem Erdboden zu verändern. Diese charakteristische Haltung kennen wir von schweren Lasten tragenden Kofferträgern oder Marktfrauen. Hier muß als gewiß gelten, daß ein ansehnlicher Teil der Körpermuskulatur in einen veränderten Kontraktionszustand übergeführt wurde. Überschreiten wir dann auch noch diese Last über eine gewisse Grenze, dann erscheint ein drittes Bild; der bisher stehende Mensch wirft ein Bein, ähnlich als wollte er schreiten, in der Richtung vor, in welche ihn die Last zu ziehen sucht. Offenbar gewinnt er damit einen neuen Unterstützungspunkt, dessen Lage ihm gestattet, den neuen Schwerpunkt des um die Zusatzlast vermehrten Körpers zu unterstützen. Denn der Schwerpunkt des gesamten Systems ist durch die zusätzliche Last über die alte Unterstützung hinaus verlegt worden, und ohne das Vorsetzen eines Beines hätte der Tragende stürzen müssen.
Während im ersten und zweiten Fall als »Reiz« die plötzliche Anspannung von Muskeln durch dehnende Kräfte gelten kann, ist im dritten Fall dieses Prinzip des Eigenreflexes nicht gut anwendbar. In dem Augenblicke beginnenden Fallens (d. h. dann, wenn die Vertikale des Schwerpunkts jenseits der Unterstützung der Füße gerät) tritt in den tragenden Muskeln eine plötzliche Entspannung ein, da potentielle in kinetische Energie übergeführt wird. Wie P. Hoffmann zeigte, kann in solchen Fällen eine reflektorische Erschlaffung in dem entlasteten Muskel auftreten, die jedenfalls als

Vorbereitung der neuen, zum Vorwerfen des Beines führenden Innervation günstig sein muß.
Während wir also auf der Reizseite des Vorganges nur quantitative Änderungen vornehmen, erscheinen auf der Seite der organischen Bewegung verschiedene Bilder. Im ersten Falle bleibt die Haltung unverändert, im zweiten bleibt nur der Stand erhalten, die Haltung wird eine wesentlich andere; im dritten wird der Stand nur dadurch erhalten, daß er durch einen Schritt, also gleichsam ein Stück Gang, unterbrochen und erst dann neu hergestellt wird. Bei noch mehr übermächtiger Gewalt kann es dann zum Sturz kommen. Eine quantitative Änderung der Störung braucht innerhalb gewisser Grenzen keine wesentlich andere als quantitative Änderungen der Reaktion zu bewirken; jenseits dieser Grenze kommt es zur Änderung von Haltung und Stand, und das heißt zu neuartigen Bewegungen.
Der Versuch, diese Bewegungen als Reflexe und, bei größerer Kompliziertheit, als koordinierte Reflexe aufzufassen, gelingt also nur innerhalb gewisser Grenzen der quantitativen Reizvariation; der Übergang zu dem andersartigen Bewegungserfolg könnte nicht durch ein und dasselbe Reflexgesetz, sondern nur durch Anwendung eines anderen Reflexgesetzes erklärt werden. Dieser Übergang bedeutet insofern eine Unterbrechung der Geltung des Reflexgesetzes. Diese Unterbrechung ist aber nicht die einzige und nicht einmal die wesentlichste Seite der Sache; sie ermöglicht, aber sie erklärt nicht den Übergang von einer Form der Innervation zu einer anderen. Wesentlich ist der Erfolg, daß die Störung unter Erhaltung des Körpergleichgewichts überwunden wird, und dies geschieht auf dreimal verschiedene Weise.
Nun ist die Überwindung einer Störung keineswegs ein Sonderfall, sondern nur ein Beispiel jenes Zusammentreffens von äußeren Kräften und Selbstbewegung bei lebenden Wesen überhaupt. Betrachten wir nämlich eine so allgemeine organische Bewegung wie den Gang, so ergeben sich dieselben Verhältnisse. Erfolgt etwa der aufrechte Gang auf einer nicht nur horizontalen, sondern an- und absteigenden Fläche, so beobachten wir einen ganz ähnlichen Formenwechsel der Innervationen bei kontinuierlicher Änderung des Neigungswinkels der Gehbahn. Zwar besteht der Gang in jedem Falle in abwechselnden Beugungen und Streckungen der großen Gelenke der Beine. Während aber bei ansteigendem Gelände die Strecker es sind, welche die *Streckung* der Gelenke bewirken, sind

es beim Abstieg die Strecker, welche die *Beugung* bremsen und durch ihre Verlängerung ermöglichen. Im Anstieg betätigen sich die Strecker bei der Streckung, im Abstieg aber bei der Beugung – dort als Beweger, hier als Bremser; dort durch aktive Verkürzung, hier durch aktive Verlängerung; dort durch zunehmende, hier durch abnehmende Spannung.
Es war ein verlockendes Unternehmen, den Gang als eine Zusammensetzung zweier koordinierter Reflexe, des Beugereflexes und des Streckreflexes, aufzufassen, deren gesetzmäßigen physiologischen und morphologischen Aufbau besonders die Analysen SHERRINGTONS ergeben haben.[4] Ich glaube aber nicht, daß dieser Forscher damit den natürlichen Gang erklärt zu haben glaubte und dabei übersah, daß zur Zusammensetzung des Ganges noch mehr als diese Reflexe erforderlich wäre. Aber er unterließ es zu betonen, daß wir nur dann im wechselnden Gelände gehen können, wenn z. B. die Koordination des Beugereflexes unabhängig von dem realen *Erfolg* der Beugung ausgelöst und durchgeführt wird und ebenso die Streckung usw. Dieser Umstand ist aber nicht gleichgültig, da die realisierten Bewegungen selbst wieder Ursprung von neuen, sogenannten propriozeptiven Reflexreizen werden können; so ist der Aufbau der Bewegungen nicht nur von den Innervationen, sondern auch von den Bewegungserfolgen der Innervationen abhängig.
Zum Teil erklärt sich diese Verwirrung aus der Namengebung der Muskeln, die durch die alte Anatomie am Toten, statt am Lebenden entstand. So konnte vernachlässigt werden, daß in der Beugephase ebenso oft die Strecker wie die Beuger die tätigen Muskeln sind. Erst seit DUCHENNE (1885) ist diese Irreführung aber mehr und mehr erkannt worden. In neuerer Zeit hat besonders H. v. BAEYER[5] auf viele Beispiele von je nach der Umweltbedingung mehrsinniger Verwendung ein und desselben Muskels aufmerksam gemacht. Daher müssen wir jetzt sagen, daß den klassischen und aus Tierexperiment und Pathologie stammenden Reflexkoordinationen für die Bewegungen in der natürlichen Umwelt nur noch geringe Bedeutung zukommt.
So ergibt eine Analyse einiger praktisch wichtiger Bewegungen, daß die Leistungen des Stehens, Gehens, des handwerklichen oder maschinellen Bewegens zustande kommen, wenn derselbe Erfolg, nämlich das Gleichgewicht oder die Erreichung eines Ziels oder die Erfüllung einer Aufgabe, auf dem Wege verschiedener Innervatio-

nen bzw. Koordinationen geschieht. Also nicht durch die gesetzmäßige Gleichartigkeit, wie sie dem Reflex eignet, sondern durch die mögliche Verschiedenartigkeit der Innervationen und Koordinationen ist die Leistung garantiert. So hat die Entwicklung dazu geführt, daß das Studium der Reflexe nicht für das Verständnis der Leistungen, sondern nur für die Erkenntnis der Funktionen der nervösen Substanz als solcher, besonders des zentralen Nervensystems, von Bedeutung wurde. Diese aber müssen unser Interesse am meisten auf sich ziehen, wenn sie von pathologischen Veränderungen heimgesucht sind. Hier hat der Reflex eine große Bedeutung erlangt, weil er dem Faserbau und den Verbindungen der Organe durch Leitungsbahnen Rechnung trägt und ein zutreffendes oder mindestens anschauliches Bild der Vorgänge im Organismus bietet. Es ist zusammenfassend zu sagen, daß wir für die *Leistungen* am besten ein *Prinzip der Erreichung des gleichen Erfolges auf verschiedenen Wegen* verwenden, für die nervösen *Funktionen* aber am besten ein *Prinzip der Leitungen auf dem gleichen Wege* verwenden. Wir stellen, in abgekürztem Ausdruck, ein *Leistungsprinzip* und ein *Leitungsprinzip* einander gegenüber. Gang, Stand, Gleichgewicht sind also durch nicht gleiche Vorgänge gewährte Bewegungserfolge; sie sind eigentlich – motorisch betrachtet – Bildheinheiten, d. h. die Bildähnlichkeit verschiedener Einzelfälle. Der Einzelfall *repräsentiert* diese Bildeinheit nur; denn sie, diese Einheit selbst, kann gar nicht verwirklicht werden. Ist doch der Organismus selbst nur eine solche Bildeinheit.

Die damit uns auferlegte Aufgabe lautet jetzt nicht mehr wie in der klassischen Lehre: durch welche Organe und Funktionen wird eine Leistung bewirkt; sondern sie lautet: durch welche Organe und Funktionen wird ein Leistungserfolg ermöglicht oder verhindert? Wir haben auf die Ableitung der Leistung aus den organischen Vorgängen zu verzichten, aber wir haben *Erwerb* und *Verlust, Spielbreite* und *Wandel* von gegebenen Leistungen zu erklären. Nicht daß eine Leistung verwirklicht wird, ist Gegenstand der Forschung, sondern wie es zugeht, wenn sie ermöglicht oder verhindert wird, ist zu verstehen.

2. Wahrnehmung

Bisher wurden von uns Bewegungen an Organismen nach äußerer Störung beobachtet. Jetzt werden wir (der Forscher) *selbst* Bewegungen ausführen und dann die Erscheinung der Bewegung beobachten. Es soll dabei keinen Unterschied machen, ob die erscheinende Bewegung an einem Gegenstand der Umwelt oder dem Organismus zu beobachten ist – ebenso wie es uns früher keine Bedenken machte, daß die Bewegung sowohl durch eine äußere Kraft wie durch eine organische muskuläre Kraft entsteht. Denn das Zusammenwirken beider ist das Interessante.
Beobachtet man also das bei einer Selbstbewegung Erscheinende, so kann man auch hier, abkürzend, von einer Störung sprechen. Nur: diesmal wird nicht der Organismus, z. B. seine Ruhe, gestört, sondern mein (des Forschers) Organismus »stört« selbst. Ich mache demgemäß einige Schritte durch das Zimmer. Sofort erscheinen mir, am aufdringlichsten wohl durch das Auge, gewisse Bewegungen. Versucht man sie zu beschreiben, so fällt auf, daß die von mir wahrgenommenen Bewegungen nicht gleichartig sind. Da ist mein eigener Körper in Bewegung, sowohl als ganzer wie im Verhältnis der Glieder zueinander. Aber auch die Umgebung erscheint nicht in Ruhe, sondern in Verschiebungen, mithin Bewegungen gegeneinander; zwischen mir und den Wänden lagern sich die Möbel in neue Positionen; der Rahmen des Fensters verschiebt sich gegen die Landschaft; am auffallendsten sind solche Bewegungen im Spiegel zu sehen. Wir nehmen diese Umweltbewegungen zwar nicht ernst, können ihre Wahrnehmung aber nicht hindern. Bewege ich mich rasch, z. B. entlang einem Lattenzaun, so wird dieses Phänomen der Bewegung eines in Wirklichkeit nicht bewegten Objektes noch zwingender – es ist also einer Abstufung seiner sinnlichen Stärke fähig. Man kann es bis zu einem gewissen Grade unterdrücken, indem man ihm die Beachtung entzieht oder indem man *einen* Gegenstand »fest ins Auge faßt«. Tut man aber dies, so ist um so unausweichlicher das Phänomen, daß andere, ebenfalls objektiv ruhende Gegenstände an ihm vorbeibewegt erscheinen. – Diese Erscheinung hat nun ihre objektive Grundlage; sie ist eine geometrische Selbstverständlichkeit der Perspektive. Bewege ich mich an einem linker Hand liegenden Hause, vor dem ein Baum steht, vorbei, so erscheint mir der Baum nacheinander rechts, vor und links von dem Hause, und ich sehe die Verschiebung sich Schritt um

Schritt vollziehen. Man kann sich streiten, ob man diese Wahrnehmung einer nicht ernst genommenen Bewegung als Bewegungswahrnehmung bezeichnen will oder nicht. Aber es gibt Fälle, in denen eine solche nicht objektive Bewegung ernst genommen wird, und wir sprechen daher von Täuschung. Wie zu erwarten, kommt dies besonders dann vor, wenn die Selbstbewegung nicht selbst in meiner Wahrnehmung ist oder war. Aber auch das Wissen um die objektiven Verhältnisse spielt hier seine Rolle. So nenne ich die Wahrnehmung nur dann eine Täuschung, wenn ich weiß, daß ihr kein objektiver Zustand entspricht; weiß ich es nicht, dann gilt mir die Bewegung als wirklich, ich nehme sie ernst und nenne sie nicht Täuschung.

Weniger pflegt man sich nun klar zu machen, daß die durch Selbstbewegung entstandenen Scheinbewegungen nicht nur geometrisch notwendig sind, sondern daß es auch biologisch notwendig ist, daß wir sie nicht ernst nehmen. Nähmen wir sie ernst, so entstünde die Folgerung, daß jede Selbstbewegung mit einer Bewegung der Umweltobjekte im gedachten Sinne real verbunden sei. Die Gegenstände der Umwelt würden ihre Anordnung ununterbrochen dabei ändern, und irgendeine Orientierung, die Erreichung eines festen Zieles, z. B. einer Wohnstätte, wäre unmöglich. Die Nichtanerkennung eines Teils der geschehenen Bewegungen (und Ortsveränderungen) ist also die Bedingung einer festen Umwelt. Es ist eine biologische Notwendigkeit, daß wir eine Unterscheidung der wahrgenommenen Bewegungen in reale und in scheinbare treffen können. Versuchen wir also ihren Grundlagen nachzugehen.

Ähnlich wie bei der mechanischen Störung durch eine äußere Kraft soll auch hier zunächst eine lediglich quantitative Variation, diesmal der Selbstbewegung, vorgenommen werden. Wir ersetzen das unhandliche System unseres ersten Beispiels durch ein sonst ähnliches: vor mir eine Tischlampe, zwischen ihr und mir ein kleiner Gegenstand, etwa der in Augenhöhe ruhig gehaltene Finger, und als Selbstbewegung Drehungen meines Kopfes nach links oder rechts, die ich, wie beim Kopfschütteln, in beliebig wachsender Geschwindigkeit ausführen kann. Die einzige Variation des Versuchs soll eben mit dieser Geschwindigkeit vorgenommen werden. Bei sehr langsamer Kopfdrehung erscheinen Lampe und Finger in dauernder Ruhe. Beschleunigt man die Drehung etwas, so gerät der objektiv ruhende Finger in eine scheinbare und der Kopfdrehung entgegengerichtete Bewegung; bei Wiederholung scheint er also vor der Lampe hin und her zu schwanken. Steigert man die Kopfdrehung zu raschem Schütteln, so erscheint als drittes Phänomen eine gemeinsame gleichsinnige Gegenbewegung von Finger *und* Lampe, die also diesmal wieder ihr objektives Verhältnis zueinander bewahren, aber vom Beobachter in Scheinbewegung wahrgenommen werden.[6]

Auch diesmal gibt es bei stetiger und nur quantitativer Variation einen in Sprüngen sich vollziehenden Wandel der Leistung des Sehens. Die ruhenden Gegenstände der Umgebung erscheinen einmal ruhend, dann teilweise bewegt, dann gemeinsam bewegt. Nehmen wir vorerst noch das Organ der Wahrnehmung als einheitliches Ganzes, so kann man diese Leistungen als schrittweisen Abbau der Erhaltung der Umweltruhe auffassen. Obwohl in jedem Falle das Ruheverhältnis zwischen Kopf und Umwelt gestört ist, *erscheint* die Umwelt im ersten Falle als ungestört, im zweiten als teilweise, im dritten als vollständig gestört. Diese Stufen können mit den früher beschriebenen des Körpergleichgewichtes verglichen werden. Der Unterschied ist, daß dort das Körpergleichgewicht, hier aber die Erscheinung der ruhenden Umwelt mehr oder weniger erhalten wird. Aber gleichartig ist, daß mit bestimmten Graden der Störung gleichsam eine veränderte Methode, das Problem der Erhaltung zu lösen, erzwungen wird. Der Organismus opfert ein Stück der bisherigen Haltung bzw. Erscheinung und gewinnt dadurch eine Konservierung des Gleichgewichtes bzw. der erscheinenden Umweltkonstanz. Es gibt einen Grenzfall, wo auch dies nicht mehr gelingt, aber ehe er erreicht wird, sind taugliche Zwischenlösungen bereit. Von ihnen aber leben wir von Fall zu Fall.

Zunächst ist damit der Selbstbewegung ein biologisches Merkmal abgewonnen, welches lautet: wenn ich mich bewege, so lasse ich mir Bewegungen erscheinen. Insofern die Selbstbewegung und die erscheinende Bewegung in einer festen Beziehung stehen, kann man daher diese Wahrnehmungen auch als Selbstwahrnehmung bezeichnen. Doch nimmt der Sprachgebrauch für »Selbstwahrnehmung« die Bedeutung vorweg: dies Wort meint Wahrnehmung des eigenen Körpers oder der eigenen Seele. Dagegen ist im Worte Wahrnehmung ursprünglich doch das Moment aktiven Handelns schon enthalten, nämlich das »Nehmen«. *Wahrnehmen* ist eben auch in unserer Auffassung eine *Selbst*-Tätigkeit. Aber die mir erscheinenden Bewegungen nehme ich teilweise ernst, teilweise nicht. Noch ist die Bedingung, unter der das eine oder das andere geschieht, nicht ermittelt. Nur so viel zeigt der Vergleich mit der Störung der Motorik durch äußere Kräfte: der Erfolg besteht in einer dem Störungsbetrag regelmäßig zugeordneten besonderen Art der Erhaltung meiner Umwelterscheinung. Befindet sie sich in Ruhe und wird deren Erscheinung durch meine Bewegung gestört, nehme ich die so wahrgenommenen Bewegungen nicht ernst.

Es kann der Ausdruck des »Nichternstnehmens« als Psychologismus ein Bedenken erwecken; dem ist jedoch zu begegnen durch ein Studium der Leistungen der Organe im Störungsfalle. Zwar wurde bereits darauf hingewiesen, daß ohne dieses Nichternstnehmen die Umwelt in eine chaotische Beweglichkeit geriete, in der wir jede Orientierung verlieren müßten. Man könnte dies aber als bloße Hypothese betrachten wollen. Daher ist der Hinweis notwendig, daß die Erscheinungsweise der Umwelt eine Realbedingung bereits sehr einfacher und unentbehrlicher Leistungen ist.

Geeignet für diesen Nachweis sind z. B. auch die Vorgänge beim Drehschwindel.[7] Wenn man sich stehend durch eigene Bewegungen in rasche Drehungen auf der Stelle versetzt, so erscheint bei einem gewissen Tempo ebenfalls die scheinbare Gegenbewegung der Umwelt (Drehung), die wir bereits kennen. Neues erfahren wir aber, wenn wir für diesmal die Eigenbewegung durch eine künstliche Drehung der Umgebung ersetzen. Ein den Körper umgebender, innen erleuchteter großer drehbarer Pappzylinder ist dazu geeignet. Bei allmählicher Beschleunigung seiner Umdrehung erfahren wir, daß schließlich auch hier die Wahrnehmung der objektiven Bewegungen unterbrochen und durch Wahrnehmungen ersetzt werden kann, die wir nicht ernst nehmen. Hält sich die ruhig stehende Versuchsperson einen ruhenden Gegenstand vor Augen und fixiert diesen (statt auf den Pappzylinder zu blicken), so erscheint ihr bei einer bestimmten Geschwindigkeit des Zylinders dieser plötzlich in Ruhe, der eigene Körper aber im Gegensinne gedreht. Auch diese Bewegung wird als unwirklich erlebt, sie wird nicht ernst genommen, und die Versuchsperson macht auch keine Bewegung, wie wir sie zu machen pflegen, wenn wir auf der Drehscheibe wirklich gedreht werden. Wohl aber erscheinen solche Bewegungen, wenn die Täuschung nicht eintritt, solange also der Zylinder in rascher Drehung wahrgenommen wird. Dann können die Sensationen, die man als Schwindelgefühl bezeichnet, auftreten und der Körper in eine Bewegungsunruhe geraten, die bis zur Bedrohung des Körpergleichgewichts und Gefahr des Stürzens geht. Wir erfahren daraus, daß die bestimmt geartete Wahrnehmung der Umwelt eine Bedingung unseres Gleichgewichtes ist. Der optische Drehschwindel ist nur ein Beispiel für viele, daß eine bestimmt geartete Veränderung dieser Wahrnehmung zu einer Störung der Gleichgewichtsleistung führt, auch wenn die objektiven Vorgänge der Umwelt das Gleichgewicht im mechanischen Sinne gar nicht gestört haben.

3. Der biologische Akt

Diese Untersuchung deckt auf, daß wir mit der Umwelt und ihren Gegenständen in ganz bestimmten Beziehungen verbunden, gleichsam verklebt sind. Es bestehen bestimmte Einrichtungen, deren Funktion derart arbeitet, daß der Körper bzw. seine Organe mit bestimmten Stücken der Umwelt in Kontakt bleiben, bis sie durch eine übermächtige Störung zerrissen werden. Wir nennen diese Art der Verbundenheit *Kohärenz.*[8] Auf dem Gebiete des Sehens besteht sie in folgender Weise. Wir betrachten einen Menschen, der einen Schmetterling beobachtet, welcher in seinem Gesichtsfeld erscheint. Man darf annehmen, daß zunächst sein Bild über ein Stückchen Netzhaut gleitet. Es folgt eine Blickbewegung in der Flugrichtung des Tieres, der bei dessen eigentümlicher Flugweise bald Kopfbewegungen, Rumpfbewegungen und Gangbewegungen folgen. Der Erfolg dieses vielseitigen Einsatzes der Muskulatur ist immer derselbe: er ermöglicht eine möglichst kontinuierliche Abbildung des Tieres auf der zentralen Netzhautpartie. Auf diese Weise bleibt trotz mannigfacher Störung der Beobachter mit dem Tiere optisch vereint. Auch hier also läßt die Bewegung den Gegenstand erscheinen, insofern durch die Erhaltung der Kohärenz sowohl er selbst wie auch seine Bewegungen erscheinen. Die Kohärenz bleibt also nur unter der Bedingung jener Bewegungsfolgen erhalten, und wir nehmen uns davon ein Recht, das ganze Geschehen – Sehen + Bewegen – *einen* Akt zu nennen.
Es gibt genug Fälle, in denen die Verhältnisse es erlauben, die Kontinuität dieser Kohärenz noch genauer zu studieren, z. B. beim sogenannten Eisenbahn-Nystagmus. Hier entzieht sich das Objekt, das der Blick auf der Retina festhält, nach kurzer Frist auf Nimmerwiedersehen. Die Kohärenz zerreißt, aber sogleich wird sie von neuem mit einem anderen Gegenstande gestiftet, bis auch

dieser entschwindet usw. Dies ist nun überhaupt das Schicksal der optischen Kohärenz. Und wenn wir etwa die Tätigkeit des Lesens betrachten, so kommt es hier gerade umgekehrt auf einen möglichst rapiden Wechsel der Sehdinge an: das Motorium benimmt sich als auf ein Maximum von Kohärenzzerreißungen gerichtetes. Bewegte man beim Lesen das Buch statt den Blick, so müßte das Auge eine Art von Eisenbahn-Nystagmus ausführen. Diese Überlegungen zeigen, daß im optischen Verhalten es immer einen Teil der Sehwelt gibt, dessen Kohärenz erhalten, einen anderen, dessen Kohärenz geopfert wird; und eben in dieser Aufteilung besteht nun eigentlich der Akt des Sehens jederzeit. Die Motorik aber ermöglicht und bestimmt solcherweise sein Zustandekommen: wenn wir sagen, daß wir durch Selbstbewegung die Gegenstände erscheinen lassen, so schließt dieser Akt eine Teilung der Umwelt in eine kohärente und eine geopferte ein.

Wir erblicken hier eine Anwendung des bei der ersten Untersuchung der Bewegung gefundenen Leistungsprinzips. Man hat auch bei den mit Sinnesleistungen verbundenen Bewegungen zuweilen das Gelten von Reflexgesetzen angenommen, so beim »Eisenbahn-Nystagmus«, bei den motorischen Zuwendungen zur Reizquelle auf optischem und akustischem Gebiet. Die Kratzreflexe, Kitzelreflexe und andere taktile Reizerfolge konnten diese Deutung stützen, wenn die Bewegungen die dem Reflex eigene Regelmäßigkeit und Zwangsläufigkeit aufwiesen. Aber auf dem Gebiete der den Wahrnehmungen zugesellten Bewegungen drängt sich von vornherein auf, daß diese Reflexmäßigkeit immer nur solange gilt, als die Leistung mit ihr zustande kommt. Wenn die Leistung in der Verfolgung des Schmetterlings besteht, so werden fast jeden Augenblick *andere* Koordinationen eingesetzt, der Erfolg also auf immer wieder anderem Wege erreicht – eben im Sinne des Leistungsprinzips. In der Anwendung auf Wahrnehmungen ergibt sich aber eine wesentliche Erweiterung. Die Leistung des Wahrnehmungsaktes zeigt eine *Verschränkung* des motorischen Geschehens mit dem durch sie ermöglichten Erscheinen von Gegenständen. Wir haben dabei erfahren, daß dieses Erscheinen von Gegenständen ermöglicht wird durch eine Aufteilung in kohärente und geopferte Gegenstände. Dieses »Opfer« tritt der Analyse zunächst in der Form der nicht ernst genommenen Bewegung entgegen, aber diese Form ist nicht die einzige, wie sich zeigen wird. Die Bedingung, wonach eine wahrgenommene Bewegung ernst oder nicht ernst genommen wird, ist bisher nach einer Richtung hin aufgedeckt: die Entscheidung richtet sich nach dem Gegenstande des Aktes. Solange mich der Schmetterling interessiert, vernachlässige, opfere ich die anderen Bewegungen, die durch meine eigenen Bewegungen entstehen. Solange ich in der fahrenden Eisenbahn der Fernlandschaft zugewandt bin, opfere ich die vorbeirasenden Telegraphenstangen. Bin ich aber der Bewegung des Zuges zugewandt, so konstituiere ich deren Einschätzung aus eben diesem Vorbeirasen. Täusche ich mich beim Anfahren eines auf dem Nachbargleise stehenden Zuges und nehme ein Anfahren des eigenen wahr (wie oft geschieht), so opfere ich die wahrgenommene Bewegung, obwohl sie diesmal objektiv geschah.

Die entscheidende Frage ist jedesmal nicht, welche relativen Bewegungen die Körper zueinander ausführen, auch nicht, welcher dieser Körper absolut als der objektiv ruhende im Raum bestimmt gilt. Entscheidend in der Wahrnehmung ist, in Beziehung auf welchen Körper ich mich gegenwärtig eingeordnet wahrnehme. Das Eisenbahnabteil kann jetzt mein Leistungsraum sein, der auch in bezug auf meine Bewegungen als ruhende Umwelt wahrgenommen wird. Blicke ich aus dem Fenster, so ist es die Erdscheibe, in die ich mich einordne. Blicke ich durch ein astronomisches Fernrohr, so kann ich mir auch die unmittelbare Wahrnehmung der Erddrehung verschaffen – bin also jetzt in den Weltraum als den ruhenden eingeordnet.

Es ist danach unvermeidlich die *physikalisch-mathematische* von der *biologischen Integration* des Raumes zu sondern. Die physikalisch-mathematische Integration hat ein in der Zeit konstantes Bezugssystem. Seine Koordinaten müssen in absoluter Ruhe sein, und alle auf sie bezogenen Körper sind daher widerspruchslos auch untereinander. Die biologische Integration hat immer nur Augenblicksgeltung; ihr »Bezugssystem« kann zwar eine gewisse Dauer besitzen, aber doch jederzeit zugunsten eines anderen geopfert werden. Es ist also eigentlich kein System, sondern eine Einordnung von biologischen Leistungen in einer Gegenwart. Da aber eine Gegenwart fortwährend von einer anderen abgelöst wird, entsteht der Widerspruch, daß sie eigentlich immer nur gegolten hat und nie gilt. Dieser Widerspruch ist nun nichts anderes als jenes Nichternstnehmen einer Bewegung; da Bewegung in der Zeit erfolgt, so kann sie in einer Realität der Gegenwart nie real sein. Während sich die mathematische Integration widerspruchslos voll-

ziehen läßt, kann sich die biologische Integration, die eine Vergegenwärtigung ist, nur in Widersprüchen vollziehen.
Was hier biologische Integration genannt wird, besteht also (unter anderem) in jener Unterscheidung von Ernst-Nehmen und Nichternst-Nehmen von Bewegungen in der Wahrnehmung. Aus dieser unterscheidenden Ordnung erscheint der Gegenstand der Wahrnehmung konstituiert. Was wir als Akt bezeichnen, ist dann irgendeine abgerundete, einheitlich gedachte biologische Leistung dieser Art. Ein solcher Akt der Unterscheidung von »wirklich« und »scheinbar« oder auch »wesentlich« und »unwesentlich« erinnert in manchem an die »Gestalt« der gestaltpsychologischen Schule. Die Figur, dic sich vom Hintergrund abhebt, ist phänomenal dasselbe, was wir hier meinen. Dagegen können wir hier in den methodischen Fragen der *Gestaltpsychologie* ebensowenig folgen wie gewissen naturphilosophischen Lehren ihrer Begründer. Während diese nämlich, aus geschichtlicher Notwendigkeit heraus, wie wir überzeugt sind, in einem »nicht-summativen« Faktor natürlicher Art das zur Gestaltung führende Moment suchen zu müssen glaubten, halten wir die Einführung eines solchen übersummativen Momentes in irgendeine analytische Forschung nicht für möglich und letzten Endes für eine Variante des Vitalismus. Analysierbar und mit der Sache angemessenen Methoden feststellbar ist nach meiner Meinung niemals die Gestalt selbst, sondern immer nur die Grenzen ihres Erscheinens oder Verschwindens, also die Bedingungen ihres formalen, nicht ihres inhaltlichen Prinzips. Die Frage, wo wir diese formalen Bedingungen zu suchen haben, ist damit noch offengelassen. Aber eine greifbare und bewährte Untersuchung bleibt ganz gewiß die anatomisch-physiologische. Wenn wir eine Gestalt verschwinden sehen, sobald die Geschwindigkeit eines bewegten Bildes die Funktionsschwelle der retinalen Erregbarkeit unterschreitet (z. B. bei der TALBOTschen Verschmelzung), so wird der Gestaltpsychologe entweder sagen, daß dies mit Gestalt nichts zu tun hat, oder er wird sagen, daß diese Schwelle gar keine feste Größe ist, sondern von den Gestaltverhältnissen abhängt – nicht umgekehrt. Darauf aber ist zu erwidern, daß weder die Gestalt die Schwelle noch die Schwelle die Gestalt macht. In einem ursächlichen Verhältnis sind beide niemals zu denken. Wenn die Schwelle bei prägnanter Gestalt niedriger gefunden wird wie bei schwacher Gestalt, so beweist dies nicht den Einfluß der Gestalt auf die Schwelle, sondern die Bedeutungslosigkeit der Schwelle für die

physiologische Theorie: die Inkonstanz der Schwelle ist ein Anzeichen, daß eine variable Funktion, keine Naturkonstante, vorliegt, mehr nicht. Was wir nun untersuchen können, ist überhaupt nicht das Zustandekommen der Gestalten (in unserer Terminologie Akte, Leistungen, Bildeinheiten), sondern, wie schon betont, der Formalismus ihres Erwerbs und Verlustes, ihrer Spielbreite und ihres Wandels. Dieser Formalismus nun bietet sich im Organismus eben in den Verhältnissen von Organbau und Funktion als greifbar an – nicht nur im Sinne der Messung als mathematischer Operation, sondern in der ganzen Fülle seiner strukturellen und funktionellen Mannigfaltigkeit. Ich sehe die Lösung dieser Frage daher in der Methode der organischen Wissenschaften, freilich mit dem entscheidenden Vorbehalt, daß wir die Lebensvorgänge nicht erklären, sondern nur nach den Notwendigkeiten ihrer Grenzbedingungen charakterisieren können. Das bedeutet, daß wir sie nicht positiv, sondern nur negativ umschreiben, eigentlich also auch nicht einmal beschreiben können. In diesem Sinne entfernt sich unser Standpunkt freilich ebenso weit, ja noch weiter von der mechanistischen Biologie wie die Gestaltpsychologie und geht in dieser Ablehnung mit ihr einig. Aber ich glaube, daß sie die Erklärung als Forschungsprinzip der Biologie nicht entschieden genug geopfert hat, nachdem sie einmal den »übersummativen« Charakter der Gestalt begriffen hatte, und mir scheint, daß dies in W. Köhlers Naturphilosophie[9] mit einem Rückfall in einen psychophysischen Parallelismus bezahlt wurde.

Kehren wir jetzt zu den Aussagen über die Vorgänge im Nervensystem zurück, so ist es ganz besonders der als Verschränkung bezeichnete Zusammenhang von Bewegen und Wahrnehmen, der verspricht, ein deutlicheres Bild des Zusammenhangs der Teile zu ergeben. Und hier stoßen wir auf eine Reihe wichtiger Entdeckungen, welche beweisen, daß die Neurophysiologie seit langem um dieses Problem kreist. Es sind die Namen von Bell (1830), Flourens (1825), Exner (1891), Leyden (1874) u. v. a., an die sich die Erkenntnis des sensomotorischen Zusammenhanges knüpft. Die *»Sensomobilität«* wurde schließlich als eigentümliche Funktionsweise herausgestellt, um zu betonen, daß die Bewegung in der richtigen Weise nur unter Mitwirkung der Sinne zustande kommen kann. Aber auch das Umgekehrte, die Abhängigkeit der Sinneswahrnehmung von Bewegungen, ist immer wieder nachgewiesen und als bedeutsam beurteilt worden. Welche Allgemeinheit freilich diesen sensomotorischen Beziehungen zukomme, blieb offen und wurde schließlich von Fall zu Fall beurteilt. Bis zur Aufstellung eines Grundsatzes kam es hier meist nicht. Insbesondere beschränkt sich seine Anwendung in der Hauptsache auf die räumlichen Bestimmungen der nervösen Leistungen.

Wenn aber einmal anerkannt ist, daß die räumlichen Bestimmungen nur dann verstanden werden, wenn man bei der Motorik die Sinnestätigkeit, bei der Wahrnehmung die Motorik beachtet, dann liegt noch eine andere Folgerung sehr nahe. Wenn schon das afferente und das efferente System in einer so innigen Beziehung stehen, dann kann man hoffen, daß auch die Beziehungen der verschiedenen Sinnesgebiete untereinander, die der motorischen Leistungen untereinander verständlicher werden. Denn die Tatsache, daß der Hund den Herrn durch Nase, Ohr, Auge als den gleichen erkennt und jedenfalls mit derselben motorischen Zielbestimmtheit auch findet – diese und viele andere Tatsachen fordern eine intermodale Gleichordnung der räumlichen Bestimmungen nicht weniger, als die Mannigfaltigkeit der Ortsbestimmungen innerhalb derselben Sinnesmodalität. Wiederum zeigten unsere Beispiele des Sehens von Orten und Bewegungen eines Gegenstandes die Beteiligung so ziemlich der gesamten Körpermuskulatur (durchaus nicht etwa nur der Augenmuskeln) an dieser Leistung. Es ist aber dieselbe Muskulatur gleicherweise der Raumbestimmung beim Hören, Tasten usw. zugeordnet. Soll uns also ein Gegenstand durch mehrere Sinne als derselbe erscheinen, so ist auch hier ein über die Sensomobilität weit hinausgehender Konsensus und eine Koordination, sozusagen eine Konsensomobilität, zu fordern.

Diese Forderung ist indessen keine Selbstverständlichkeit. Psychologische und erkenntnistheoretische, besonders an KANTS Raumlehre anknüpfende Auffassungen haben vielmehr vorausgesetzt, daß wir im Besitze einer mathematischen *Raumvorstellung* seien. Wenn nun ein Gegenstand der Wahrnehmung an einem bestimmten Ort dieses Raumes auftaucht, so sei er damit in absoluter Weise raumbestimmt; kommen also ein optischer und ein akustischer Eindruck von dem gleichen Ort meiner Raumvorstellung, so ist ihre Zugehörigkeit zum gleichen Gegenstande damit eo ipso gegeben.[10]

Eine solche Auffassung ist aber mit der Verschränkung des Wahrnehmens und Bewegens in einem Akt nicht vereinbar. Denn in ihr bildet sich die sinnliche Gegenwart jedesmal neu. Ihre Eintragung in den identischen Vorstellungsraum ist ebenfalls eine besondere

Leistung, die der Wahrnehmung und Bewegung nicht vorausgeht, sondern nachfolgen kann, obwohl nicht muß. Eine Gleichordnung der verschiedenen Organe besteht nach unserer Auffassung also nicht darin, daß sie in einem identischen (mathematischen) Raum durch Ortswerte eingeordnet sind oder werden, sondern darin, daß von Gegenstand zu Gegenstand, von Akt zu Akt eine Geschehenseinheit sich bildet, deren allgemeiner Zusammenschluß zu einem Ganzen nicht gegeben ist, sondern aus bestimmten Gesichtspunkten aufgegeben wird. Was also hier Verschränkung genannt wird, ist doch etwas anderes als die alte Zusammenwirkung der Motilität mit der Sensibilität, welche ja schließlich wohl immer in einer materiellen Substanz und nach dem Leitungsprinzip vorgestellt wurde. Obwohl ein solcher Funktionszusammenhang unzweifelhaft besteht und zu den wichtigsten Bedingungen der Leistungen gehört, sowohl derer, die herkömmlich als Sinnesleistungen, wie derer, die als Bewegungen bezeichnet werden, so ist doch ein zutreffendes Bild dieser Leistungen selbst damit noch nicht gegeben und auf diesem Wege auch nicht zu erreichen. Zusammenfassend kann man sagen: Das Zusammenwirken der Organe und ihrer Teile beruht nicht darauf, daß diesen Teilen spezifische Raumwerte oder Lokalzeichen (Lotze) zukommen; es gibt keine spezifische Sinnesenergie in bezug auf die Räumlichkeit. Auch die Zusammenhänge der Sinneseindrücke beruhen nicht auf ihrer Einordnung in eine allgemeine und absolute Raumvorstellung. Die Zusammenwirkung erfährt ihre einheitliche Gestaltung überhaupt nicht aus den Struktur- und Funktionsverhältnissen, vielmehr sind diese es, welche diese einheitliche Gestaltung immer wieder unterbrechen, begrenzen, auch vernichten können, und zwar nach den ihnen zukommenden Notwendigkeiten des Baues und der Funktion.

Nachdem einmal der Gedanke einer Hervorbringung der Wahrnehmungen durch die Funktionen der Organe Fuß gefaßt hatte, war unausbleiblich, daß man ihn nicht nur für deren Räumlichkeit, sondern auch für ihren qualitativen Inhalt zu Ende dachte. So entstand die Vorstellung, daß die Empfindungen Produkte dieser Organfunktion seien; und da den Nervenfasern der hauptsächlichsten Sinnesnerven keine besonders auffallenden Unterschiede anzumerken sind, so konnte nur entweder in ihrer nicht direkt sichtbaren Funktion oder aber in ihrer topographischen Sonderung als solcher das Spezifische und der Qualität jedesmal Entsprechende gesucht werden. Trotz aller Anstrengung und noch in jüngster Zeit erfolgreicher Forschung in dieser Richtung[11] ist aber die physiologische Ausbeute für diese Theorien nicht sehr groß zu nennen. Daher bleibt es bisher ein Geheimnis, eben darum aber auch eine so anziehende und eindrucksvolle Frage, wie wir uns diese *spezifischen Funktionen* oder Ortsbedeutungen eigentlich denken sollen. Es ist daher die vor 100 Jahren von Joh. Müller (1840) aufgestellte Lehre von den spezifischen Sinnesenergien noch heute eine einflußreiche Ausgangsstellung vieler Untersuchungen, und es hat vielleicht zu wenig Eindruck gemacht, daß einer der sorgfältigsten Kritiker der Lehre, Joh. v. Kries (1923), von dem eigentlichen Beweismaterial nur so wenig übrig gefunden hat, daß man in ihr zwar eine interessante, aber mehr als zweifelhafte Hypothese erblicken muß.

Diese oft sogar als »Gesetz« bezeichnete Lehre behauptet, daß ein Sinnesnerv, gleichgültig auf welche Weise er erregt werde, doch immer dieselbe ihm eigentümliche Empfindung produziere: der Hörnerv Hörempfindung, der Gesichtsnerv Gesichtsempfindung und nichts anderes. Wenn es nun so ist, daß an jedem dieser Nerven Licht, Schall, Elektrizität, Schlag immer nur ein und dieselbe fortleitbare Erregungsweise hervorrufen kann, so sagt die Beobachtung nur, daß diese Erregung zwar durch verschiedene Arten von Erschütterung auslösbar ist (was mit der Empfindung nichts zu tun hat), im übrigen aber gleiche Ursachen gleiche Wirkungen haben, und daß der Hörnerv eben der Hörnerv ist usw. Besagt die Lehre aber, daß es so etwas wie eine spezifische Zuordnung oder Transformation von Sinnesnerven zu Empfindungsqualitäten gibt, dann müßte ein solches Gesetz auch für die verschiedenen Qualitäten desselben Sinnesorganes gelten, z. B. Blau und Rot. Hier nun hat aber die Beobachtung etwas ergeben, was sich so allgemein als zutreffend erweist, daß wir hier schon eher von einem Gesetz zu sprechen Neigung verspüren. Es ist die Tatsache, daß mit einer streng quantitativen Variation des Reizes immer und überall in gewissen Abständen und jedesmal sprungweise oder schrittweise Änderungen der Qualität der Wahrnehmung eintreten. Es erscheint also gerade umgekehrt wie bei der »spezifischen Sinnesenergie« nicht an Stelle der qualitativen Mannigfaltigkeit der Reize eine immer gleichartige Empfindung, sondern an Stelle der bloß quantitativen Unterschiede der Reize erscheint die bunteste qualitative Mannigfaltigkeit der Empfindungen. Diese Regel gilt, ob wir Länge der Lichtwellen und Farbe, Länge der Schallwellen und Ton,

Druckstärke und Druck-, Stich-, Berührungs-, Kitzel- und Schmerzempfindung vergleichen.[12] Überall ist der »eben merkliche Unterschied« der Empfindungsqualität in fester Zuordnung zu einer nur quantitativen Veränderung des Reizes, deren Betrag quantitativ betrachtet durch nichts ausgezeichnet, sondern »zufällig« erscheint. Dasselbe gilt aber von den größeren Sprüngen, etwa von Rot zu Blau, von a' zu gis'' u. dgl. Man muß, will man schon so etwas wie einen Grundsatz formulieren, von der sinnesphysiologischen *Spezifität der Quantitäten* sprechen.

Dieses, dem Sinne des »Gesetzes der spezifischen Sinnesenergie« geradezu entgegengesetzte Prinzip kann aber nicht nur für die Empfindungen, sondern auch für die Wahrnehmung von Bewegungen festgestellt werden. Wenn man einen gut sichtbaren Gegenstand mit sehr langsamer Geschwindigkeit bewegt, so sieht das Auge überhaupt keine Bewegung. Bei einer gewissen höheren Geschwindigkeit (z. B. sehr ferner Eisenbahnzug, Dampfer) fällt in kurzen Intervallen die Ortsveränderung auf, noch ehe der Eindruck der Bewegung entsteht: sogenanntes indirektes Bewegungssehen (Exner, 1875). Bei weiterer Steigerung sind wir im Bereiche des eigentlichen Sehens der Bewegung; die Geschwindigkeit kann hier ähnlich wie bei den Qualitäten nur sprungweise unterschieden werden. Es gibt dafür also Unterschiedsschwellen des Augenmaßes. Steigert man die Geschwindigkeit weiter, so kommt ein Bereich, in dem der Eindruck eines Huschens oder Aufblitzens entsteht, wobei aber die bisher mitgesehene Richtung der Bewegung nicht mehr wahrnehmbar ist. Die letzte Stufe ist erreicht, wenn überhaupt keine Bewegung mehr zu sehen ist, wie z. B. beim Schraubenflügel der Flugzeuge.

Es ist eine Frage der Terminologie, ob man diese Unterschiede beim Sehen bewegter Gegenstände als Qualitäten bezeichnet oder nicht. Wesentlich bleibt, daß diese Stufen, die auf der Reizseite nicht vorkommen, auf der Wahrnehmungsseite ziemlich feste und scharfe Unterschiede darstellen, die man sicher nicht nur als quantitative bezeichnen kann.

Man ist berechtigt zu sagen, daß die Sinne etwas anderes zeigen als das, was die Physik, durch die wir den Reiz darstellen, aussagt. Wenn das, was uns die Sinne in Empfindung und Wahrnehmung über die Umwelt sagen, als Täuschung bezeichnet wird, dann sind diese Täuschungen jedenfalls konstitutiv für unser sinnliches Bild von der Umwelt. Es hat aber eigentlich keinen greifbaren Sinn, zu sagen, daß die Sinnesfunktionen dieses Bild hervorbringen oder aus dem durch die Reize herangebrachten Material produzieren. Dieser Gedanke der Erzeugung oder der Umformung setzt auch irgendeine Vergleichbarkeit der physikalischen und physiologischen Vorgänge mit dem Erlebnis der Wahrnehmung voraus. Aber der Befund einer sprunghaften und heterogenen Entsprechung zwischen Reiz und Wahrnehmungsinhalt scheint eine solche Vergleichbarkeit eher auszuschließen als nahezulegen, und wir müssen diese Überlegung zu der ganz grundsätzlichen Erkenntnis zurückführen, daß wir in der Wahrnehmung und Empfindung nicht eine Wirkung der Sinnesfunktion bzw. der Umweltreize besitzen, sondern daß Wahrnehmung und Empfindung gerade umgekehrt das sind, wodurch wir uns der materiellen Vorgänge zu allererst bemächtigen. Der weitere Gang der Untersuchung muß sich daher vor allem der Frage zuwenden, was wir unter einer Konstitution des sinnlichen Bildes zu verstehen haben, wenn es *nicht als ein Fabrikat* der Organfunktion bezeichnet werden darf. Denn die Erkenntnis, daß die Organfunktion Bedingungen der Sinnesleistung enthält, ist damit um nichts geschmälert. Die Zuspitzung dieses Problems auf die Unvergleichbarkeit des Quantitativen und Qualitativen hat zugleich gezeigt, daß es im Sinne eines Wirkungszusammenhanges unlösbar ist. Zugleich aber trat deutlich hervor, daß wir zunächst überhaupt nicht Quantitäten oder Qualitäten oder deren Relationen wahrnehmen, sondern Gegenstände. Gehen wir nun diesem Punkte nach, so erweist sich nicht eine formale Beschaffenheit des Gegenstandes als der Kernpunkt, sondern zunächst einmal seine Derselbigkeit, seine Identität. Daß ich einen Gegenstand als einen und denselben, etwa als ein Ding, wahrnehme, hängt nun, wie sich bald zeigen wird, in der bestimmtesten Weise von den organischen Verhältnissen ab.

Nehmen wir diesmal die Erregung der Retina als Beispiel, so ergibt die Analyse folgendes: Werden zwei nicht zu nahe und nicht zu entfernte Orte der ruhenden Netzhaut a und b von je einem Lichtreiz, der etwa von zwei Leuchtpunkten ausgeht, getroffen, so lautet die Wahrnehmung: »zwei Lichtpunkte« (1), sowohl bei gleichzeitiger wie im allgemeinen bei durch ein Zeitintervall getrennter Darbietung. Wie aber die stroboskopischen Versuche zeigten, können die Distanz und das Intervall so gewählt werden, daß innerhalb gewisser Grenzen die Wahrnehmung lautet: »ein Lichtpunkt bewegt sich von der Stelle a nach b hinüber« (2). Das gleiche ist der Fall bei realer Bewegung eines Lichtpunktes von a nach b (3). In diesem Versuch gleitet der Lichtreiz über die Retina in einer bestimmten Bahn hinweg. Wir können in einem weiteren Versuch dieses Hinweggleiten auch dadurch hervorbringen, daß wir das Auge eine entsprechende Bewegung machen lassen. In diesem Falle lautet die Wahrnehmung aber: »ein Lichtpunkt, der auf der Stelle bleibt« (4). In allen 4 Fällen erfolgt eine Erregung an den Netzhautstellen a und b. Im Falle 2 und 4 auch eine der zwischen ihnen liegenden Stellen. Nur im 2. Falle entspricht die Wahrnehmung nicht den objektiven Verhältnissen des Gegenstandes. Aber den objektiven Verhältnissen auf der Netzhaut entspricht die Wahrnehmung nur im 1. und im 3. Falle, während im 2. und 4. Falle besondere Funktionen angenommen werden, welche erklären sollen, daß, wie bei der stroboskopischen Bewegung (2), eine objektiv nicht geschehene Bewegung wahrgenommen wird, also eine Täuschung entsteht, oder daß bei Bewegung nicht des Gegenstandes, sondern des Auges (4) nicht die Täuschung entsteht, als habe der Gegenstand sich bewegt, während sich doch bloß das Auge bewegt hat.[13]

Die klassische Lehre geht, wie bemerkt, offenbar von der Vorstellung aus, daß es Empfindungen und Raumvorstellungen gibt und daß eine Empfindung auf irgendeine Weise in den Wahrnehmungsraum eingesetzt, lokalisiert wird. Dies »irgendeine Weise« fällt also der Arbeit des physiologischen Apparates, einer besonderen Funktion zu. Es wird also nicht als selbstverständliche, aber doch relative einfache Funktion betrachtet, wenn jedes Netzhautelement sein Lokalzeichen besitzt, welches der von ihm ausgelösten Empfindung ihren Ortswert erteilt. So entsteht das System oder Mosaik der Sehfläche. Entspricht die Wahrnehmung diesem Grundschema nicht, wie im Falle 2 und 4, so werden andere Funktionen postuliert. Dabei ist zunächst nicht einzusehen, warum diese Funktion in einem Fall zu einer Täuschung führt, im zweiten aber eine Täuschung verhindert. Man findet das zweite zwar biologisch oder teleologisch wertvoll, zieht aber auch aus dem ersten Vorteil wie bei der Kinematographie.

Wenn nun Bewegung gesehen wird, so reicht die Grundlehre vom Lokalzeichen nicht aus. Stellt man sich die Erregung der Netzhaut im Anschluß an ihre Anatomie als ein Mosaik getrennter Elemente vor, dann muß erklärt werden, warum der über sie hinweggleitende Lichtreiz nicht jedesmal einen neuen ortsverändernden Eindruck macht: man postuliert als eine neue besondere Funktion die »Verschmelzung«. Auch beim Sehen einer homogenen Fläche oder Linie muß Verschmelzung gefordert werden. Die Entscheidung, wann Verschmelzung eintritt, wann nicht, wird dann in bestimmten anatomischen und funktionellen Eigenschaften des Organs gesucht. Dabei mußte bei der eingehenden Erforschung die Tatsache festgestellt werden, daß die räumliche Distanz und das zeitliche Intervall der Verschmelzung keineswegs festliegen, sondern erheblich von den Gegenständen, die wir sehen, abhängen. Wenn zwei benachbarte Erregungen zwei verschiedenen Gegenständen zugehören, so neigen sie viel weniger zur Verschmelzung, als wenn sie Teile eines Gegenstandes sind.

Eine wesentlich andere Darstellung dieser Dinge ergibt sich aber, wenn man von der Vorstellung keinen Gebrauch macht, derzufolge gewisse Empfindungen lokalisiert werden und dadurch ein figuriertes Gebilde entstehe. Gehen wir nämlich davon aus, daß die fundamentale Tatsache der Wahrnehmung die ist: ich sehe einen Gegenstand, so ist der eigentlich zu erklärende und allein erklärbare Fall der, daß ich z. B. dies Ding nicht mehr und statt dessen ein anderes Ding sehe. Ist mir das Ding gegenwärtig, so besteht auch weder im Erlebnis noch im Denken eine solche Trennung von mir und dem Gegenstand, welche das Bedürfnis eines vermittelnden Organs einschließt.

Wir haben diesen in der Vergegenwärtigung der Wahrnehmung bestehenden Zustand als *Kohärenz* bezeichnet und meinen damit eigentlich nur die Abwesenheit von Kräften oder Ereignissen, welche ihn aufheben. Wenn das Ding sich also ändert oder das Ding seinen Ort ändert (jetzt ist der Ort der Gegenstand der Wahrnehmung), dann nehmen wir ex definitione an, daß die Kohärenz zerrissen wurde. Bleibt andererseits die Kohärenz erhalten, so ist dies bei Veränderung der Relation zwischen Organismus und Umwelt nur möglich, wenn diese Veränderung nicht entsprechend zur Wahrnehmung kommt. Man hat diesen Widerspruch zwischen der physikalischen Objektivität und der Gegenständlichkeit der Dinge in der Wahrnehmung schon längst bemerkt. Insbesondere HERING hat die »Sehdinge« und ihre »Konstanz« mit vollem Recht betont. Aber man hat die entscheidenden Unterschiede der Fragestellung so lange nicht vollständig erkannt, als man die radikale Unvergleichbarkeit des Sehdings und des physikalischen Objektes nicht zugeben wollte, woraus jener Widerspruch entsteht. Es kommt im Gegenstand der Wahrnehmung, und dies hat neuerdings vor allem

Prinz Auersperg klargemacht, darauf hinaus, daß er als *gegenwärtiger* erscheine. Und wir können hinzufügen, daß er als ein *derselbiger* gegenwärtig sei. Wenn also dieser Gegenstand hier bewegt erscheint, so ist die Bedingung zu untersuchen, unter der er, obwohl z. B. eine Ortsveränderung unter den Eindrücken stattfindet, doch als derselbe, nämlich in Bewegung derselbe, erscheint. Die Aufgabe ist nicht, zu erklären, warum die Erregung benachbarter Elemente verschmilzt; nicht, warum die Erregungen an dem Orte a und b im einen Fall auf das gleiche, im anderen auf zwei verschiedene Dinge bezogen werden; nicht, warum ihre Erregungen das eine Mal durch ein »Hinüber« verknüpft, das andere Mal nicht verknüpft werden; nicht, warum beim Gleiten über die Netzhaut einmal Bewegung des Dinges, einmal Ruhe des Dinges in der Wahrnehmung erscheint. Sondern die Frage lautet immer: Welche Kohärenz wurde zerrissen, und unter welcher Bedingung mußte dies geschehen? Wenn also der Leuchtpunkt von a und von b aus als derselbe erscheint, so ist das Problem gar nicht, daß er als derselbe erscheint, sondern ob und wie er diese Bestimmung »derselbe« verliert oder nicht, ob und wie er die Bestimmung »bewegt« bekommt oder nicht. Die Bedingungen hierfür festzustellen, ist Aufgabe der Physiologie immer gewesen. Trotzdem erscheinen ihre Ergebnisse jetzt in anderer Beleuchtung und sind die Folgerungen, die man zu ziehen hat, andere als vorher, wie wir jetzt zeigen müssen. Wir haben gesehen, daß die Wahrnehmung eines Gegenstandes als »derselbe« nicht an seine Eintragung in eine Raumvorstellung mit Hilfe eines Ortswertes oder an eine Verschmelzung des Mosaiks der Einzelerregungen im Organ geknüpft ist. Man kann diese Derselbigkeit also nicht fabrizieren. Wohl aber wird sie in der Wahrnehmung unterbrochen, wenn die Kohärenz zerreißt, also etwas anderes gegenwärtig wird. Ein solcher Fall tritt ein, wenn z. B. eine quantitative Grenze in den physikalisch meßbaren Bestimmungen des Gegenstandes überschritten wird. Wir sehen dann eine Veränderung der Qualität. Es sind dann zwei Fälle möglich: entweder die Wahrnehmung lautet: »das Ding hat sich verändert« (das Chamäleon wechselt die Farbe, der Apfel wird rot), oder: »es ist ein anderer Gegenstand aufgetaucht« (wo vorher der Mond war, ist jetzt eine Wolke). Im ersten Falle bleibt die Selbigkeit bei der Substanz, eine Eigenschaft wird geopfert. Im zweiten Falle bleibt sie bei dem Ort, das am Ort befindliche Ding wird geopfert. Bei der Bewegungswahrnehmung ist es dasselbe. Entweder wird die Selbigkeit des Ortes geopfert oder die Selbigkeit des Dinges. Wir haben aus der Sinnesphysiologie gelernt, daß es in Grenzen festliegende Bedingungen der Funktion sind, innerhalb deren diese Konservierungen möglich sind. Man muß aber sogleich hinzufügen, daß die Konservierung einer Selbigkeit eben daran gebunden ist, daß eine Bestimmung geopfert wird. Meine Kohärenz wird also in bezug auf diese Bestimmung jedesmal zerrissen, aber in bezug auf eine andere Bestimmung jedesmal wieder aufgebaut. Man kann deshalb sagen, die Sinnestäuschung oder das Nichternstnehmen eines Erlebnisses sei die Bedingung der Erhaltung der Selbigkeit des Gegenstandes und nicht nur etwa eine Unvollkommenheit. Dinge kann ich überhaupt nur in der Wahrnehmung vergegenwärtigen, wenn das Organ diese konstitutiven »Täuschungen«, diesen Irrealismus der Erlebnisinhalte, zuläßt.

Diese ganze Auffassung läßt sich im Grunde sehr einfach aussprechen, wenn man die Rolle des Organs dabei einen Augenblick außer acht läßt. Man kann nämlich sagen, daß wir von einem Geschehen in der Welt durch Wahrnehmung überhaupt nichts erfahren würden, wenn die Gegenwart ohne irgendeine Beziehung zu Vergangenheit oder Zukunft wäre. Hat sie aber eine solche Beziehung, dann muß ein Gegenstand durch die Zeit hindurch verändert und doch derselbe sein. Wenn die Erlebnisse in der Wahrnehmung diesen Widerspruch nicht enthielten, so wäre auch kein Geschehen wahrnehmbar. Ich kann also diese Gegenstände nur wahrnehmen, wenn sie mir als in verschiedener Erscheinung erlebte doch dieselben bleiben. Um einen kurzen Ausdruck dafür zu besitzen, bezeichne ich diesen Sachverhalt als meine *Monogamie* mit dem Gegenstand. Bedingung der Monogamie ist also sowohl Kohärenz wie Zerreißung und Neubildung von Kohärenz. Die mit jedem dieser Schritte verbundene Zerreißung und Wiederherstellung konstituiert das Ding und bezeichnet das, was die Sinnesphysiologie seit Hering als die Konstanz der Sehdinge bezeichnet hat.

Man kann alle diese Beobachtungen zusammen als Beispiele für die konstitutive Täuschung betrachten, aus welcher die Wahrnehmung besteht und bestehen muß, wenn im Akte der Wahrnehmung Gegenstände mir als gegenwärtig in der Zeit und als in Veränderung dieselben gegeben sein sollen. Indes stammt der Ausdruck Täuschung von einer zu speziellen Sachlage, nämlich der, wo wir etwas in ungewohnter Weise und im Widerspruch mit sonstiger Wahrnehmung desselben Objektes wahrnehmen. Die Bewegung der Sonne am Himmel als Täuschung zu bezeichnen, würden wir bereits zögern. Und die Abweichung der Wahrnehmung von den Vorstellungen moderner Physik über Wellen, Atome, Quanten usw. als Täuschung zu bezeichnen, ist sinnlos. Jenes Nichternstnehmen einer perspektivischen Verschiebung als Bewegung, alles Nichtbeachten, Vernachlässigen, Nichtbemerken, wie auch das in der sogenannten Peripherie der Aufmerksamkeit Gegebene – alle diese Erlebnis- bzw. Nichterlebnisformen können wir zusammenfassen als die Konstitution jenes Gesamtaktes, in dem der monogam gegebene Gegenstand mir gegenwärtig wird. Wir haben an anderer Stelle auszuführen, daß es sich in formaler Hinsicht hier um dasselbe handelt, was die Psychologie nach den Erfahrungen der Psychoanalyse als Verdrängung bezeichnet. Ebenso nahe Beziehungen bestehen zur Hintergrundbeziehung der Gestaltpsychologie. Um einen gemeinsamen Ausdruck zu haben, bezeichnen wir diese konstitutiven Leistungen als *negative Leistung*. Dieser etwas abstrakt klingende Terminus hat aber einen greifbaren Sinn. Er besagt nicht nur, daß ich, wenn ich bergan gehe, nicht gleichzeitig bergab gehe, oder daß ich, wenn ich hier die blaue Blume sehe, nicht gleichzeitig am gleichen Ort den grauen Kater sehe. Erinnern wir uns der Analysen von Bewegung und Wahrnehmung, so entstand der Begriff einer Verschränkung der beiden doch so, daß, indem ich mich bewege, ich eine Wahrnehmung erscheinen lasse. Und daß, indem ich etwas wahrnehme, eine Bewegung mir gegenwärtig wird. Die Verschränkung enthält in sich die notwendige Bedingung, daß die Tätigkeit, wodurch mir etwas erscheint, selbst nicht erscheint und daß, indem mir etwas erscheint, ich auch tätig bin. Hier sehen wir also den Begriff der Selbstbewegung, der das Leben so stark kennzeichnet, zunächst aber durch seinen Widerspruch zur mechanischen Bewegung anstößig bleibt, sich mit einem erfahrungswissenschaftlichen Inhalt erfüllen. Die Wahrnehmung enthält nicht die Selbstbewegung als Faktor, der sie bedingt: sie *ist* Selbstbewegung. Es ist so, daß wenn ich durch eine Drehtür gehe, ich das Innere des Hauses nur sehe, wenn ich hereingehe, und daß nur, wenn ich herausgehe, es nicht mehr sehe. Dieses Gleichnis soll erläutern, wie das Prinzip der Verschränkung ein Realprinzip der Biologie ist. Die negative Leistung ist also nicht eine Leistung besonderer Art, sondern der Ausdruck soll andeuten, daß wir in der Erkenntnis biologischer Leistungen es mit dem Verhältnis des gegenseitigen Ausschlusses von Wahrnehmen und Bewegen zu tun haben. Man kann dieses Ausschlußverhältnis mit einem Schlagwort als das *Prinzip der Drehtür* bezeichnen.[13a]

Eine solche *gegenseitige Verborgenheit* von Wahrnehmen und Bewegen mußte nun auf die Entwicklung des methodischen Denkens in der Biologie einen überaus störenden Einfluß haben, solange sie nicht deutlich begriffen und von den Prinzipien der klassischen physikalischen Naturwissenschaften unterschieden war.[14] Diese selbständige Art des Biologischen kann erst im Verlauf mannigfacher Erprobung allmählich herausgearbeitet werden. Ehe wir aber von der allgemeinen Entwicklung des Prinzips zu den einzelnen Tatsachengebieten weitergehen, ist es angebracht, noch einige wissenschaftstheoretische Anmerkungen einzuschieben.

Nimmt man die Selbstbewegung der Lebewesen zum Ausgangspunkt, so hat man die ganze Schwierigkeit der Biologie nicht beiseite gelegt, sondern eingeführt und übernommen. Denn darin liegt ja die *Subjektivität* ihres Gegenstandes: ihr Objekt hat ein Subjekt bekommen. Das hat die Physik und jede nach ihrem Ideal aufgebaute Wissenschaft nicht. Es ändert sich daran wenig, ob wir nun diese Einführung des Subjektes in den Gegenstand unter dem Namen der willkürlichen Bewegung oder in der Gestalt unverhüllter naturphilosophischer Begriffe wie Lebenskraft, Psychoid, Entelechie usw. vollziehen. Wer Sinnesphysiologie und Sinnesphysik trieb, hatte gar nicht die Wahl, ob er die subjektive Gegebenheit in Methode und Theorie einführen wollte oder nicht: Empfindung und Wahrnehmung können nun einmal nicht anders denn als Erlebnis eines Subjektes festgestellt werden. Es bleibt dabei eine Frage zweiten Ranges, ob man nun in der Theorie, welche den organischen Vorgang beschreibt oder erklärt, wie G. Th. Fechner der Empfindung die Führung gibt oder wie Hermann v. Helmholtz der Wahrnehmung und damit dem Urteilsakt, wie er meint. In beiden Fällen sind bedenkliche und später allgemein verlassene Mischbildungen aus physiologisch-mechanischen und psychologischlogischen Begriffen entstanden. Immer sah die Sache dabei so aus: die Einführung des Subjektiven soll irgendwie rückgängig gemacht und objektiviert werden, und dies geschieht durch eine dem physischen Vorgang zusätzlich auferlegte, nicht oder nicht eigentlich physische Kraft oder Substanz. Man darf behaupten, daß dabei der Versuch, jede Spur von Vitalismus zu vertilgen, niemals gelang. Und es ist dann eine zwar ebenfalls unbefriedigende, aber wenigstens unverhüllte Sprechweise, wenn man wie J. v. Uexküll (1934) kurzerhand erklärt: Im Organismus müsse es einen Maschinenmeister geben, der die Maschine steuert. Damit sind wir dann freilich zu dem theologischen oder theistischen Ausgangspunkt des 17. Jahrhunderts zurückgeführt. Es ist das Wunder der Schöpfung, welches nicht nur im kosmogonischen Mythos, sondern im Hier und Jetzt der Biologie eingreifen muß, um das, was die naturwissenschaftliche Erklärung angeblich nicht erklären kann, auszuführen.

Setzen wir einmal voraus, diese Klarstellung sei anzunehmen. Es sei endgültig dabei zu bleiben: wo die Organismen sich produktiv, neuschaffend verhalten, sei dieser Charakter indelebilis der Schöpfung anwesend, heiße der Schöpfer, wie er wolle. Stellen wir uns so zu dem Problem, so zeigt sich bald, wie wenig damit gewonnen ist, sobald wir fragen, wann und wo, wie und warum der Schöpfer eingreife. Eben in diesem Verfahren aber liegt der innere Widerspruch dieses angeblich zu einem Gläubigen gewordenen ehemaligen Vitalisten. Wenn die Schöpfung allgegenwärtig ist, dann gibt es kein Verfahren, ihre Grenze festzustellen, denn dann wäre sie nicht mehr die Schöpfung und ihr Wunder kein rechtes Wunder mehr. Jede Begrenzung erweist sich als ein Sicherungsversuch gegen die Unbegrenztheit der Schöpfung, die Allmacht des Schöpfers.

Im übrigen ist von einem solchen Eingreifen der Schöpfung an der Grenze des natürlich Erklärten auch rein gar nichts zu erkennen. Niemals hat jemand beobachtet, daß der biologische Akt: Sprung oder Lauf, Sehen oder Hören, durch den Eingriff des Wunders *in die Maschine* erfolgte und dadurch verständlich wurde. Es ist gerade umgekehrt. Alles, was wir von gegenwärtiger Leistung verstehen, verstehen wir nur durch die Organe, ihren Bau, ihre Funktion, ihre Regeln und ihre Bedingungen. Wenn wir also gläubig werden, müssen wir uns schon entschließen, es nicht teilweise, sondern ganz werden zu wollen (vom Können wäre anders zu sprechen), und müssen dann sagen: jedes Ding und Geschehen ist und geschieht nur durch das Schöpfungswunder, und es gibt auch keine Grenze, von der ab es natürlich zugeht und ohne den Schöpfer geschieht. Dies ist aber die einzige Voraussetzung, unter der auch ein Stück davon durch Beobachtung und Analyse verständlich wird, denn sonst würde überhaupt nichts verständlich.[15]

Damit aber entsteht eine von dem systematischen Verfahren der Naturwissenschaften abweichende Einstellung. Denn das *systematische Verfahren* zielt darauf ab, das Schöpferische, oder sagen wir

aufrichtiger, den Schöpfer aus der Natur fernzuhalten. Man versucht einen möglichst umfassenden logischen Zusammenhang alles Wissens, der ohne den Schöpfer Bestand hat, herzustellen. Dies ist der Begriff eines natürlichen Systems. Der Schöpfer entspricht dann dem außerhalb des Systems liegenden Punkte, auf den man aus dem System schließen kann oder muß. Der entgegengesetzte und an Stelle des Systems zu entwickelnde Weg besteht aber darin, der Gegenwart des Schöpfers die naturwissenschaftlichen Bestimmungen, wie Gesetze, Ordnungen, Bedingungen, Einschränkungen, abzugewinnen und diese Einschränkungen zu beherrschen. Dieser Zusammenhang ist es jetzt, der durch die Wissenschaft entsteht und außerhalb der Schöpfung steht. Da die Biologie mit Lebewesen zu tun hat, kennt sie kein System widerspruchsloser Aussagen, sondern sie muß einen Weg der Bemächtigung eigentümlicher, ja einmaliger Ereignisse und Wesen gehen. Die Gegenwart enthält ihre eigentliche Verwirklichung, aber doch nur als Gegenwart von aus Vergangenheit in Zukunft durchgehenden Wesen. Diese Wirklichkeit spielt sich also nicht im Raum und in der Zeit ab, sondern sie läuft durch Raum und Zeit *hindurch* und besteht in diesem Durchgang und nicht im Darin-enthalten-Sein. Während ein physikalischer Vorgang mit jedem beliebigen materiellen Teile und zu jeder beliebigen Zeit und zu jedem beliebigen Orte identisch abläuft und also alles an ihm ersetzbar ist, gibt es im Biologischen keine solche beliebige Ersetzbarkeit. Jede Leistung ist Original, im Ganzen und in den Teilen nicht ersetzbar.
Wenn wir uns also diesem so Beschaffenen forschend zuwenden, so kann auch diese Zuwendung nur eine angemessene sein, wenn sie jedesmal original ist. Das Wiederholbare, das regel- und gesetzmäßige Gleiche daran ist nicht das Wesen, sondern die Grenze, deren unablässige Berührung den Lebensablauf begleitet und formt. Die Behauptung unseres Selbst in diesem Spiel ist auch der Gegenstand der Forschung, und in der Selbstbehauptung setzt sich auch jene Subjektivität durch. Im Sterben erfährt die Selbstbehauptung ihre entscheidende Probe, und alles, was auf dem Wege zu ihr liegt und dazu gehört. Die Krankheit erzwingt und ermöglicht zugleich die Grenzbestimmung des Lebendigen mit jener Strenge, die der Wissenschaft nur willkommen sein kann. Daher kommt es, daß man aus der Pathologie, der wir uns jetzt zuwenden, auch diejenige methodische Klarheit schöpfen kann, die aus der bisherigen Analyse der »normalen« Störung noch nicht zu gewinnen war.

II. Die krankhaften Störungen im Nervensystem

Wir unterscheiden in der Pathologie gewöhnlich zuerst organische und nichtorganische oder funktionelle Störungen. Unter den organischen trennen wir die, welche sich am peripheren Nervensystem, von jenen, welche sich am zentralen Organ, also Gehirn und Rükkenmark, abspielen. So erhalten wir drei Gruppen: die peripheren, die zentralen und die funktionellen Erkrankungen. Eine weitergehende Einteilung soll dagegen nicht versucht werden. Es ist nach den vorhergehenden Ausführungen verständlich, daß z. B. eine Einteilung in motorische und sensorische Störungszustände unterbleibt, da wir die Leistungen nur als Verschränkung dieser beiden Funktionsarten auffassen können. Auch kann die Trennung der organischen und der psychogenen und psychischen Erkrankungen nicht grundsätzlich und womöglich auch nicht praktisch vorgenommen werden, nachdem die Subjektivität als eine allen Leistungen einwohnende aufgefaßt werden muß. Die sogenannten funktionellen sind hier die, denen keine bekannte Strukturänderung zukommt. Sie sind also ebenfalls eigentlich materieller Natur. Auf der anderen Seite fehlt, wie gesagt, auch den sogenannten organischen Störungen nicht die Bestimmung der Subjektivität. Die Ausdrücke peripher, zentral und funktionell erhalten hier den Vorzug, weil sie vielleicht am wenigsten zu Mißverständnissen beitragen. Eine befriedigende Terminologie stellen sie nicht dar, und es kommt uns hier vor allem auf den Versuch einer durchgehend einheitlichen Anschauung und Theorie an, in der jene Unterscheidungen schließlich überwunden werden.

Man kann mit einigem Rechte die Frage aufwerfen, wodurch wir bei der funktionellen Störung überhaupt autorisiert sind, eine, wo nicht anatomische, so doch irgendwie materiell geartete Veränderung im Nervensystem anzunehmen. Der Zweifel ist noch verstärkt, wenn die im strengen Sinn physiologischen Methoden, wie z. B. die Untersuchung der Aktionsströme oder der elektrischen Erregbarkeit, ebenfalls keine greifbare Abnormität ergeben. Man muß auch ohne weiteres zugeben, daß bei den Krankheitsbildern der Hysterie oder Neurose erhebliche Funktionsabweichungen auch auf anderem als auf nervösem Gebiet vorkommen, so z. B. bei den sekretorischen und inkretorischen Funktionen. Abgesehen davon zeigt aber eine Lähmung und eine Analgesie hysterischer Art

ihrem körperlichen Ausdruck nach doch auch eine hinreichende Ähnlichkeit mit Symptomen, die bei den organischen Nervenkrankheiten vorkommen, daß daraus wohl ein Recht der Zuordnung zur *Neurologie* abgeleitet werden darf.[1] Wir schließen uns diesem geschichtlichen Gewohnheitsrecht um so lieber an, als wir auch in der Klinik einen Ausgang von der Erscheinungsweise fordern. Eben darum sind wir nicht damit einverstanden, wenn einige Ärzte Neigung zeigen, die Klinik der Neurosen als einen Teil der Psychiatrie zu betrachten. Die Neurologie zeigt besonders gut, wie wenig solche Trennungen mit der Natur selbst zu tun haben.
Es kann heute kein Zweifel mehr bestehen, daß das periphere Nervensystem ein Organ von reicher Mannigfaltigkeit und großer Selbständigkeit ist. Wie man dem Blute diesen Rang eines Organs zuerkennen muß, so auch dem nervösen Geflechte jenseits des Zentralnervensystems. Weder ist das Blut ein bloßes Transportmittel noch das periphere Nervensystem eine bloße Leitungsbahn. Die Entdeckungen, welche dies begründen, sind vor allem die folgenden. Die sensiblen Endorgane sind ein wesentlicher Teil der Sinnesorgane. Die Rezeptoren der Retina, des vestibulokochlearen, des Geruchs- und Geschmacksorganes sind neuroektodermalen Ursprungs. Die Entdeckung der Sinnespunkte der Haut (Blix und Goldscheider 1880) beweist die weitgehende Differenzierung auch des Hautsinnes. Die Selbständigkeit der Axonreflexe (Langley) und die vasomotorische, motorische, sensorische und sekretorische Autonomie der Haut (Lewis) sowie der inneren Organe geht außerordentlich weit. Neben dem zerebrospinalen sensiblen und sympathischen System hält Lewis[2] auch ein drittes, rein peripheres System mit kapillären und schmerzvermittelnden Funktionen für erwiesen. Die trophische Bedeutung dieser Gebilde geht aus der Klinik der Trophoneurosen, der neurogenen Ulzerationen und aus den Erfolgen der Neurochirurgie gleichmäßig hervor. Die Anatomie der aufsteigenden und absteigenden Degenerationen und der neurogenen Muskelatrophien hat gültige Beweise für den von jeder peripheren Zerstörungsstelle sich nach dem Zentrum und nach der Peripherie hin ausbreitenden aggressiven Gewebsprozeß geliefert. Die antidrome Leitung, überhaupt die Erregungsausbreitung in beiden Richtungen einer Nervenbahn ist mehrfach erwiesen. Die Annahme einer durchgehenden Isolierung der Leitungsbahnen vom Zentrum bis zur Peripherie und umgekehrt mußte immer mehr eingeschränkt werden, indem Anastomosen, Gabelungen des

Axons, Netzbildungen besonders in der äußersten Peripherie bekannt wurden. Die Entdeckung der im sogenannten motorischen Nerv reichlich enthaltenen sensiblen Bahnen (Sherrington, 1906) und die Sensibilität der Vorderwurzeln (Foerster, 1927), die Vasodilatatoren in den hinteren Wurzeln (Bayliss) haben manche Lehre von der strengen Teilung in motorische und sensible Nerven eingeschränkt. Die Annahme, daß die Fortleitung einer motorischen Erregung zum Muskel vom Dehnungszustande des Muskels abhänge, ist, seit v. Uexküll (1929) diese Hypothese aufgestellt hat, zwar nicht entschieden, aber auch nicht abzulehnen. Richtet man den Blick dann auf das vegetative Nervensystem, so ist die große Leistungsfähigkeit hier so auffallend, daß niemand hier von einer bloßen Leitungsfunktion eines peripheren Systems sprechen wird.

Auf der anderen Seite hat sich in der Hauptsache nichts an der Tatsache geändert, daß bei der künstlichen Erregung eines motorischen Nerven vor allem diejenigen Muskeln sich zusammenziehen, welche dieser Nerv im Sinne der makroskopischen Anatomie versorgt; daß bei seiner Durchschneidung dieselben Muskeln gelähmt sind und keine anderen; daß bei analoger Behandlung eines Hautnerven ein der anatomischen Ausbreitung entsprechendes Areal empfindungslos wird und kein anderes; daß die Schmerzparästhesien eben dort lokalisiert werden. Was die klassische Forschung seit Duchenne gefunden hat, bleibt im großen gesehen bestehen.[3] Aber man sollte gewisse Probleme doch nicht zu leicht nehmen. So etwa, wenn bei Unterbrechung des Nervus medianus auch im Ulnarisgebiet Störungen bzw. andere Innervationen auftreten oder wenn bei Zerstörung eines sensiblen Nerven, etwa des Trigeminus, in den angrenzenden und erhaltenen Nerven die Sensibilität sich verändert, indem dort Schmerzen und Hyperpathie auftreten.

Man kann die Problemlage daher so aussprechen: das periphere Nervensystem im Sinne der makroskopischen Anatomie gibt ein zutreffendes Bild der funktionellen Abhängigkeit dieser Muskeln und der Sinnesapparate von ihren peripheren Nerven. Eine Fülle der pathologischen Erscheinungen ist daher ohne weiteres erklärbar aus dem Ort der Läsion im anatomischen Bilde. Die zweite damit noch nicht entschiedene Frage lautet: Welche Erscheinungen sind zu beobachten, die nicht nach diesem Prinzip der Topographie erklärbar sind und denen demnach andere Funktionen zugrunde liegen müssen als die der Leitung? Denn offenbar ist das topographische Schema der peripheren Nervenfunktion die vollkommenste Anwendung des Leitungsprinzips, die wir überhaupt besitzen. Die einfachste Wirkung ist hier der Ausfall. Wir können ihn als die negative Leistungsstörung bezeichnen und jenen anderen, zunächst nicht als Ausfall einer Leitung zu verstehenden, den positiven Leistungsstörungen gegenüberstellen.

Allgemein können dann zwei Gruppen dieser positiven Veränderung unterschieden werden:

1. wo ein bestimmter Nerv seine Funktion nicht völlig unterbrochen, sondern nur verändert hat, finden wir Funktionswandel im Ausbreitungs- oder Versorgungsgebiet dieses Nerven;
2. im überhaupt nicht betroffenen Nachbargebiete des lädierten Nerven sehen wir im Gefolge seines Ausfalls ebenfalls andere Leistungen erscheinen als bei völliger Integrität.

Beispiele für die erste Gruppe finden wir überwiegend beim Studium der sensiblen, Beispiele für die zweite Gruppe mehr bei den motorischen Leistungen. Es ist schon hier der Hinweis angebracht, daß die Umgestaltung der Funktion im Läsionsbereich dort am meisten eintritt, wo die periphere Bahn erste gemeinsame Strecke ist,[4] während die Umgestaltung der Funktionen im Umfelde dort am meisten eintritt, wo die periphere Bahn letzte gemeinsame Strecke ist. Bei der sensiblen Leistung ist nämlich die Analyse auf den lokalen Anfang in der gereizten Stelle der Peripherie angewiesen. Erst durch die Wahrnehmung erfährt man dann, was das Organ dabei leistet. Das sieht dann aus wie eine lokale Funktionsstörung, ein Funktionswandel. Bei der motorischen Leistung dagegen halten wir uns an das Ende der Erregung in der Peripherie, und was man hier zu Gesichte bekommt, ist die fertige Leistungsänderung im ganzen Motorium; was hier am einzelnen Muskel geschieht, ist daher immer nur ein Teil. Das sieht dann aus wie eine Irradiation ins Umfeld, eine Verallgemeinerung. Der Unterschied der beiden Fälle liegt also mehr an der Unzugänglichkeit der zentralen Organe und an dem Ansatz der analytischen Methode.

1. Der Funktionswandel

J. M. Charcot hat in seiner Dienstags-Vorlesung an der Salpêtrière den Befund eines in seiner Sensibilität gestörten Kranken so beschrieben:[5] »Ich möchte von dem Phänomen der Dysästhesie, wie ich es nenne, sprechen, welches hauptsächlich darin besteht, daß der Kranke, wenn man ihn kneift, zuweilen mit beträchtlicher Verzögerung fühlt, aber ohne den Ort genau angeben zu können, welchen man gereizt hat; überdies verbreitet sich die Empfindung in gewisser Weise über und unter dem Punkte, den man gestochen oder gekniffen hat. Endlich werden die Kälte, die Wärme oder der Stich nicht als solche erkannt, sondern erzeugen ganz gleichartig jenes schmerzhafte oder wenigstens mehr oder weniger peinliche Schwirren, von dem wir soeben gelegentlich des Kneifens gesprochen haben.« Diese Beschreibung des Meisters zeigt noch nichts von der strengeren anatomischen und physiologischen Analyse, welche die Befundaufnahme der Klinik später gefördert oder auch oft verdunkelt und der Wirklichkeitsnähe beraubt hat. Aber sie enthält ein klares Bild der beiden wichtigsten Tatsachen: die Erlebnisse des Kranken sind an sich anders geartet als beim Gesunden; und ihre Zuordnung zu den Reizen ist verändert. Sowohl die subjektive wie die objektive Sensibilitätsstörung ist hier charakterisiert. Die weitere Entwicklung besteht dann in einem Versuch, die physiologische Erklärung und die anatomische Lokalisation der Störungen der normalen Sensibilität zu geben. Dieses Unternehmen setzte, als ein theoretisches, voraus, daß man die normale Funktion und Struktur kenne und daß ferner die pathologische Funktion sich als eine Veränderung der normalen verstehen lasse. Genau genommen sind aber beide Voraussetzungen unsicher, einmal weil ein großer Teil der sogenannten normalen Verhältnisse gerade aus pathologischen erschlossen werden mußte statt umgekehrt, und dann, weil mit einer Neuschöpfung von Phänomenen in der Krankheit zu rechnen ist. Man hat also begriffen, daß eine pathologische Sensibilität nicht unbedingt als eine Störung der normalen verstanden werden muß; insofern sie etwas Neues sein kann und überdies besser bekannt sein kann als die normale, ist eine ganz selbständige Auffassung von der Pathologie aus möglich und wünschenswert. Daher ist es kein zweifelloser Vorteil für die Neurologie, wenn ihre gewohnheitsmäßige Darstellung jedesmal mit normaler Anatomie und Physiologie beginnt. Es werden so unwillkürlich Bindungen der Vorstellung erzeugt, die sich falsch auswirken können.

Der bedeutende Schritt, den dann Henry Head vorwärts tat,[6] ist von solchen Nachteilen nicht ganz frei gewesen. Seine berühmten Selbstversuche mit Durchschneidung und Regeneration seines Nervus antibrachii lateralis haben ihm gezeigt, daß die Sensibilität in der ersten Phase ihrer Wiederherstellung recht ähnlich jenem Bilde der Dysästhesie ist; er bezeichnete sie als protopathisch. Er fand trotz erhöhter Schwellen ein peinliches Übermaß an Empfindungen, eine ungenaue Begrenzung und Lokalisation, einen Verlust der quantitativen und qualitativen Differenzierung im gestörten Felde. Nach Monaten erst kommt es dann zur Wiederherstellung jener hohen Fähigkeit zur örtlichen und zeitlichen Unterscheidung und Begrenzung sowie zu den feinen Gradunterschieden der Empfindungsstärke. All dies nannte er die epikritische Sensibilität. Ich habe es immer für fraglich gehalten, ob Head berechtigt war, hieraus auf das Vorhandensein zweier sensibler Systeme zu schließen, da ja noch zwei andere Erklärungen möglich waren. Einmal kann das unreife Gewebe im Regenerat andere, gleichsam jugendlich-primitive funktionelle Eigenschaften besitzen. Und zweitens kann es sein, daß die von der Operation unberührten zentralen Organe eine andere Funktion annehmen, wenn sie von einem so völlig veränderten und reduzierten peripheren Organ her zur Tätigkeit veranlaßt werden. Es ist gewiß, daß die folgenden Forschungen diese beiden Erklärungen als die wahrscheinlich vorzuziehenden erwiesen haben. Auch Boeke hat in seiner neuesten Darstellung[7] ausgeführt, daß keine histologischen Anzeichen für eine Doppelinnervation der sensiblen Peripherie auffindbar sind. Er zieht offenbar die Annahme vor, daß die eigentümliche Funktionsweise der protopathischen Sensibilität eben die des jugendlichen Regenerates ist. Seine Spärlichkeit sowohl wie seine morphogenetische Unreife legen dies nahe. Trotzdem ist es wahrscheinlich, daß auch die letzte Deutung, also die zentrale, heranzuziehen ist. Denn die Dysästhesie bzw. der protopathische Typus findet sich auch bei zentralen Erkrankungen. Dies erklärte sich für Head mit der Annahme, daß der Dualismus eines protopathischen und epikritischen Systems auch in den zentralen Leitungsbahnen und Zentren sich fortsetze. Dort war ein Dualismus allerdings in wesentlich anderer Weise schon von Schiff und von Brown-Séquard erkannt. Die Hinterstränge und die Vorderseitenstränge repräsentieren einen solchen. Aber auch wenn man solche mehr oder minder annehmbare Systemlehren aufbaute,[8] mußte man auf die Dauer immer wieder an das auch auf anderen Gebieten aufkommende Problem stoßen: wie verhält sich ein anatomisch ungeschädigtes System, wenn seine Verbindungen und Funktionsbeziehungen zerrissen oder alteriert sind? Sicher nicht in jeder Beziehung gleich wie zuvor.

So schält sich als bleibender Kern der von HEAD eingeleiteten Forschungsepoche heraus, daß eine krankhaft veränderte Sensibilität nicht nur in einem mehr oder minder großen Ausfall oder Wegfall von normalen Leistungen besteht, sondern daß die intensiven, räumlichen, zeitlichen und qualitativen Entsprechungen zwischen Reiz und Empfindung in einer recht charakteristischen Weise verändert sind. Hinfällig wird zunächst sein Schluß auf zwei verschiedene sensible Systeme. Starke Anregung dagegen entstand aus der Methode HEADS, die Analyse mit physikalisch schärfer definierten Reizen vorzunehmen, also an die Gedanken der Sinnesphysiologie mehr oder weniger bewußt anzuknüpfen. Man konnte in dieser Richtung, besonders v. FREY folgend, noch sehr viel weitergehen; als ich mich mit J. STEIN dem Gebiete zuwandte, war der Gedanke maßgebend, daß man eine messende Funktionsanalyse vorzunehmen habe, welche dann eine Art von Koordinationslehre der Sensibilität ergeben müsse – entsprechend der am weitesten von SHERRINGTON in der Reflexmotorik vorwärts gebrachten. Fand man dabei, daß die klinisch bemerkbaren Phänomene als sinnesphysiologische Funktionsänderungen verständlich wurden, so war man berechtigt, von einem Funktionswandel zu sprechen.[9] Selbstverständlich war der Versuch einer Funktionsanalyse nicht neu. So hat z. B. die von CHARCOT bemerkte Verzögerung der Schmerzempfindung in NAUNYNS Klinik eingehende Würdigung gefunden, und dieser Fall erlaubte die Anlehnung an die von den Physiologen studierten Summationsphänomene. Man bediente sich der in der allgemeinen Nervenphysiologie entwickelten Erregungstheorie des Nerven.

Jahrelang habe ich angenommen, daß eine wissenschaftlich befriedigende Auffassung vieler klinischer Symptome aus einer solchen Anwendung und Verfeinerung physiologischer Funktionsanalysen hervorgehe, bis sich herausstellte, daß diese Analysen zwar viele neue Tatsachen zeigten, in ihren letzten Konsequenzen aber doch eine abermalige Veränderung der Fragestellungen erzwangen.

Solange man sich etwa in der Weise CHARCOTS auf eine Beschreibung der Aussagen der Kranken und der unmittelbaren Beobachtung der Untersuchung beschränkt, brauchen die Schwierigkeiten nicht aufzutauchen, die dann entstehen, wenn man sich ein Bild des Geschehens in der organischen Substanz selbst machen will. Erst die geistige Verbindung zwischen jenen Beobachtungen und dem Befunde des Anatomen sowie der Analyse der Funktionen erweckt eine Problematik. Ich wiederhole ihre Darstellung in einer Reihe von Arbeiten hier nicht. Der dort aufgezeigte Problemkreis kristallisiert sich etwa um folgendes. Wenn man die Neuronenlehre mit dem Prinzip der Erregungsleitung verbindet, so stellt sich das organische Geschehen als ein Zusammensein und Zusammenwirken von Bausteinen, von Elementen, dar. Diese Vorstellung fordert also eine Analyse dieser Elemente im morphologischen wie im physiologischen Sinne, und diese mußte sich bewähren, wenn aus den Elementen sich die organischen Leistungen aufbauen ließen. Die Bestätigung der Analyse liegt in der Synthese, nicht anders wie in Mechanik oder Chemie. Die Diskussion aber dreht sich nun um die Frage, ob die Synthese gelingt.[10] Gelingt sie nicht, dann bieten sich wieder vitalistische, naturphilosophische, vielleicht gestaltpsychologische Lösungen an. Man nimmt sie an oder lehnt sie ab; so verschieden sie untereinander sind, so stimmen sie in dem Verzicht auf die Synthese aus den Elementen der Analyse doch überein. Diese Sachlage findet sich nun in vielen Teilgebieten der Biologie wieder. Hier folgen wir nur den in der Neurologie gegebenen Verhältnissen. Da hat sich nun gezeigt, daß man genötigt ist, die bis dahin für real gehaltenen Elemente selbst als untauglich für die Synthese aufzugeben. Die Synthese mißlingt, weil die Elemente, aus denen man sie vollziehen sollte, gar nicht in dem angenommenen Sinne existieren. Hatte man sich also bis dahin damit getröstet, das Leben sei zu kompliziert oder die Untersuchungen seien zu unvollständig, so betraf nunmehr der Zweifel den Ausgangspunkt und die bisherige Methode selbst. Diese Entwicklung begann bereits mit jenen Angriffen auf die Neuronenlehre, also in der Morphologie. Sie griff über auf die Reflexlehre und das Leitungsprinzip, also auf die Physiologie. Es ist selbstverständlich, daß dieser Wandel nicht die Wissensfülle der Forschung und Beobachtung in Frage stellt. Was sich ändert, ist die Deutung, die Verwertung, die Theorie. Was nötig wird, ist ein neuer Einbau der Beobachtungen in eine allgemeine Theorie durch eine veränderte Methode.

Es wird sich später zeigen, daß bei diesem wissenschaftlichen Umbau die anschaulichen Erkenntnisformen, vor allem die Raum-, Zeit- und Empfindungsqualität, in den Brennpunkt einer Kritik und einer Krise geraten. Indem wir Raum und Zeit vorläufig aus dem Spiele lassen, untersuchen wir hier zuerst eine Seite der Funktion, die zur Not noch ohne Diskussion des Anschaulichkeitsproblems behandelt werden kann, nämlich die Bestimmung der

Intensität, vom Reize aus gesehen, der Kraft. Es ist dies der Begriff, der auch in der klassischen Physik wohl am meisten als unanschaulich, aber als im Zahlbegriff ausdrückbar angesehen worden ist. Kehren wir danach zu Beispielen der Funktionsanalyse der pathologischen Sensibilität zurück, so treffen wir hier zuerst auf die Entsprechung eines Druckreizes zu einer mit ihm auftretenden Empfindung.

Sinnesphysiologische Analyse der Druckempfindung

Wenn ein Druckreiz die Haut trifft, so muß er eine gewisse Intensität überschreiten, sonst empfinden wir nichts. Man nennt diese Stärke seine Schwelle. Wenn man den Druck weiter wachsen läßt, so empfinden wir auch, irgendwie entsprechend, ihn stärker. Nun besitzt die Körperoberfläche, also die Haut, als Empfindungsorgan nicht nur Ausgedehntheit, sondern auch Einheit. Es ist derselbe Mensch, der an allen Stellen empfindet.[10a] Setzte man nun, wie seit Weber und Fechner geschah, die Reizgröße in ein Verhältnis zur Empfindung, so hatte man die Wahl, entweder auch die Hautfläche als Einheit oder das Subjekt als Mannigfaltigkeit aufzufassen. Betrachtete man die Haut als Einheit, so mußte man untersuchen, wie die gleichzeitige Belastung verschiedener Stellen sich auswirkt. Diese Methode fand erst ziemlich spät Eingang. Zuerst scheint man an die extensive Mannigfaltigkeit gar nicht gedacht zu haben, denn man verglich immer Belastungen ein und derselben Stelle und setzte also eine Mannigfaltigkeit des Subjekts in der Zeit voraus. Wir werden sogleich sehen, welch erstaunliche Wirkung diese Einseitigkeit ausgeübt hat.
Belastet man eine Stelle der Hautoberfläche nacheinander mit steigenden Gewichten, so nimmt die Stärke der Druckempfindung zu. Man bildet also den Satz: Mit der Größe des Reizes wächst die Stärke der Empfindung. Wir machen jetzt den Versuch, dieses Ergebnis für die Analyse der nervösen Funktion zu verwerten. Dann lautet der Schluß: mit der Größe der nervösen Erregung wächst die Stärke der Empfindung. Fragt man weiter, was unter der Größe der nervösen Erregung zu verstehen sei, so ergibt sich entweder, daß man in einer Sinneszelle oder einem Faserelemente Abstufungen der Erregungsgröße annehmen muß oder daß diese Elementarerregung nach dem Alles-oder-Nichts-Gesetz konstant ist, die Stufung

also durch eine verschiedene Anzahl erregter Elemente erfolgt. Im ganzen hat diese letzte Auffassung immer größeren Eingang gefunden, und man verband sie dann mit der Annahme, daß jedes Element seine feste Schwelle hat, daß diese Schwellen untereinander aber ungleich sind. In jedem Falle sehen wir hier ein gutes Beispiel einer Analyse und Synthese von Elementarvorgängen der nervösen Substanz vor uns.

Man hat dabei aber die gereizte Stelle gedanklich isoliert und ihre Einheit mit der übrigen Körperoberfläche verleugnet. Was aber ergab sich, wenn man das Zusammenwirken mehrerer Stellen, größerer Flächen untersuchte? Reizt man außer o auch die benachbarten Stellen l m n, p q r zugleich, so nimmt auch jetzt mit der Größe des Gesamtreizes die Stärke der Empfindung zu; aber bei gleicher, sogar bei stärkerer Empfindung ist die Größe des auf o entfallenden Reizanteils geringer.[11] Stellt man auch jetzt wieder eine Betrachtung über die nervöse Erregungsgröße an, so ergibt sich für die nervöse Funktion des einzelnen nervösen Elementes bei o: die Erregungsgröße des Elementes o nimmt mit der Verstärkung der Empfindung ab. Man kann also den Widerspruch der früheren Schlußfolgerung mit der jetzt notwendig gewordenen nur durch neue Annahmen überwinden und indem man die Vorstellung opfert, daß jedes nervöse Element eine feste Schwelle besitze, die zur Empfindung eine konstante Beziehung hat. Denn man hat inzwischen erkannt, daß diese Zuordnung von Reiz, Erregung und Empfindung für das Element jeweils nur einen Beitrag darstellt und daß dieser Beitrag verschieden ist, je nach der Erregung der anderen Elemente des Gesamtorganes. Genau betrachtet ist also dieses Zusammenwirken im Gesamtorgan das Entscheidende bei der Funktion. Da wir die Nachbarelemente niemals wirklich ausschalten können, so ist auch die Isolierung eines »Elementes« überhaupt Illusion gewesen und kann nicht mehr grundsätzlich gelten.

Da im Weber-Fechnerschen Ansatz die Umgebung, also das Organ in seiner Einheit ignoriert und ein sogenanntes Element verselbständigt wurde, nahm auch die Deutung des Zusammenwirkens der Elemente unvermeidlich bestimmte Formen an, die wir jetzt zu betrachten haben. Reizt man zwei nahe beisammenliegende Stellen gleichzeitig, so empfindet man nur einen Druck. Es finde, so sagt man, eine »Verschmelzung« statt. Das ist die neue, bisher nicht eingeführte Funktion. Die Schwelle eines Druckreizes kann

zum Sinken gebracht werden, wenn in einem gewissen Abstande ein zweiter angebracht wird. Die hier geforderte Funktion heißt »gegenseitige Verstärkung«. Wählt man den Abstand der zwei Reize größer, so werden zwei Drucke in Abstand empfunden. Die hier zu fordernde Funktion heißt »Diskrimination«. Schätzt man diesen Abstand nach dem taktilen Eindruck, so kann er oft kleiner erscheinen, als man nach der optischen Wahrnehmung erwartet hatte: man nannte dies »Anziehung«. Liegen viele Drucke nahe beisammen oder wirkt eine Fläche, so wird auch die Empfindung flächenhaft, breit oder unbestimmt, oberflächlich oder tief. Jetzt also treten räumliche und qualitative »Merkmale« in die Empfindung ein. Liegen die Reize erheblicher auseinander, z. B. an verschiedenen Extremitäten, so entsteht eine Unmöglichkeit, beide zugleich wahrzunehmen, aber eine Möglichkeit, den einen oder den anderen mit »Aufmerksamkeit« zu empfinden. Wir lernen hier, daß die Untersuchung des Drucksinnes nach seiner feldmäßigen extensiven Einheit die reine Beziehung zwischen Druckgröße und Empfindungsstärke durchkreuzt und schließlich auflöst. Ehe wir den damit neu auftauchenden Fragen folgen, muß jedoch das Problem der Intensität zu Ende gedacht werden.
Bisher ergab sich, daß die Zuordnung von Reiz, Erregung und Empfindung nach dem Gesichtspunkte der Intensität ein ganz verschiedenes Bild der nervösen Funktion zeigt, je nachdem man die extensive Mannigfaltigkeit des Organs berücksichtigt oder nicht. Geht man von der Annahme eines Elementes mit konstanter Reizbarkeit und Erregbarkeit aus, so fordern hernach die Tatsachen einen Überbau neuer Funktionen, wie Verschmelzung, Verstärkung, Lokalisierung, Aufmerksamkeit. Für alle diese letzteren Funktionen gibt der Erregungsbegriff der allgemeinen Nervenphysiologie wenig oder nichts her. Sie sind durch diesen Begriff gar nicht darstellbar, und überdies wird die experimentelle Faßbarkeit der Schwelle dadurch vernichtet. Ehe wir hieraus bestimmtere Folgerungen ableiten, befragen wir die Pathologie der Druckempfindlichkeit.

Zur Pathologie der Druckempfindung

Jeder Kliniker kennt den ungemeinen Wert der Sensibilitätsuntersuchung zur Lokalisation aller Erkrankungen des Nervensystems, und es kann daher keinen Kliniker geben, und es gibt keinen, den der leichtfertige Vorwurf trifft, er leugne die Lokalisierbarkeit von Störungen und lehre eine funktionelle Gleichwertigkeit der Substanz in irgendeinem größeren Gebiet des Zentralorgans. Der Nutzen einer Sensibilitätsprüfung im pathologischen Zustande erstreckt sich aber viel weiter als auf die Lokalisation von Prozessen, die wir dann behandeln können. Wir wollen und können auch etwas über das Wesen solchen Geschehens erfahren. Die abnormen Verhaltungsweisen brauchen dabei, wie schon gesagt wurde, keineswegs als Veränderungen des Normalen definiert zu werden. Geschehen ist geschehen und braucht zunächst nicht an einer vielleicht gar nicht existenten Norm gemessen zu werden.

Wenn man bei den Kranken einen Druckreiz setzt, so findet man solche, die nichts empfinden, solche, die auffallend wenig empfinden, und solche, die statt eines Druckes jenes peinliche Vibrieren empfinden. Man unterscheidet danach Anästhesie, Hypästhesie und Hyperpathie, und das sind dem Wortbegriff nach Intensitätsunterscheidungen. Wir stehen also bei der primitivsten Methode einer Funktionsanalyse und haben damit gegenüber dem Reichtum etwa jener CHARCOTschen Beschreibung der Dysästhesie eine Verarmung, vielleicht einen Rückschritt getan? Dem wäre auch so, wenn man die messende Analyse nur, um zu messen, benutzte und übersähe, daß, indem man mißt, neue Tatsachen auftauchen. So kann man nämlich bei der Anwendung der quantitativ fein abgestuften Schwellenmethode[12] z. B. feststellen, daß in einem pathologischen Felde der Schwellenwert überhaupt nicht konstant ist, sondern schwankt. Als eine der wichtigsten Bedingungen solchen Schwankens erkannte J. STEIN (1924) die Beanspruchung des Organs selbst. Der als Schwellenlabilität bezeichnete Zustand besteht darin, daß bei wiederholter Reizung einer Stelle die Schwelle an dieser Stelle erheblich ansteigt und für einige Zeit unerregbar wird. Der die veränderte Betrachtungsform eigentlich erschließende Gedanke war aber, daß diese Schwellenlabilität die Folge des Fehlens einer sonst vorhandenen Funktion sei: einer auf Konstanterhaltung der Schwelle ausgerichteten Tätigkeit des Organs. Nahm man diese Deutung an, so ist Schwellenkonstanz nicht eine der Elementarfunktion fest zugeordnete Bestimmung (wie dem Atom das Atomgewicht zugeordnet ist), sondern sie ist ein Resultat aus anderen, vielleicht komplizierten Funktionen (etwa nach Art eines Massengleichgewichtes).

Man sieht sogleich, wie nahe diese Auffassung der vorhin schon aus der sinnesphysiologischen Analyse abgeleiteten kommt. Und man muß zugeben, daß die dort nur erschlossene Unselbständigkeit der Schwelle hier durch direkte Beobachtung bestätigt wird. So gewinnt die Auffassung an Boden, daß die durch einen konstanten Schwellenwert bisher charakterisiert geglaubte Elementarfunktion gar nicht existiert. Es ist auch einleuchtend, daß wenn durch nervösen Substanzverlust ein Verlust der Schwellenkonstanz eintritt, die verlorene Substanz es war, welche die Schwelle bisher durch ihre Funktion konstant erhalten hatte. Man konnte dies mit Recht so formulieren: Die Erregbarkeit ist selbst eine *Funktion,* keine Eigenschaft. Diese Feststellung hat lebhaften Widerspruch hervorrufen müssen, da sie die elementaristische Auffassung in der Tat bedroht.[13] Man hat dann nach weiteren Anhaltspunkten geforscht, die entscheiden, ob die sensiblen Organe im Abbau einen Zerfall in Elemente, eine Reduktion auf eine geringere Zahl von Elementen zeigen oder nicht. Während die Histologie ohne Zweifel solches zeigt, findet man bei der Funktionsanalyse eine Reihe gerade entgegengesetzter Tatsachen. Die oben elementaristisch geforderte »Verstärkung« erweist sich z. B. im pathologischen Abbau als verstärkt;[14] die Diskrimination dagegen meist verschlechtert (Größerwerden der Raumschwellen oder »Tastkreise«). Die Lokalisation wird ebenfalls ungenauer oder durch Mißweisungen gestört. Die sonst räumlich gut begrenzten Empfindungen werden diffus, unbestimmt, vage. Die »Verschmelzung«, die eine besondere Funktion sein sollte, wird im Abbau also nicht geschädigt, sondern sie wird weitreichender und vollständiger. Wäre jedes Element, z. B. jeder Sinnespunkt, mit seinem Merkzeichen ausgestattet und beruhte darauf die Zusammensetzbarkeit zu höheren Leistungen, wie sich der Elementarismus vorstellt, dann hätte man beim Verlust von Elementen eben nur um so mehr reine Elementarempfindungen mit ihren spezifischen Eigenschaften von Erregbarkeit, Ortszeichen und Qualität zu erwarten. Das Umgekehrte ist im Funktionswandel der Fall: die Eindrücke werden gerade aller dieser Spezifitäten beraubt, und man ist berechtigt zu sagen: Im Abbau nimmt die Solidarität des Organs zu, die Spezifität ab. Was geschädigt wird, muß also eine *Spezifikation* sein, was übrigbleibt, ist ein *Kollektivismus.* Wir haben dies mehrfach ausführlich belegt und dargestellt.[15]

Dabei darf nicht vergessen werden, daß der so skizzierte Funktionswandel der Sensibilität keineswegs die einzige pathologische

Form ist. Wir finden ihn am ausgesprochensten bei zentralen Herden, z. B. bei Tabes, funikulärer Myelose, FRIEDREICHscher Ataxie und anderen Hinterstrangerkrankungen; aber er besteht in mehr oder minder ausgeprägter Weise auch bei anderen zentralen, in Andeutungen sogar bei peripheren Störungen. Eine durchgearbeitete klinische Pathologie des Funktionswandels gab jüngst J. v. HATTINGBERG.[16] Wir haben erfahren, daß Ermüdung, Schlaf, Vergiftungen (Meskalin, Alkohol) Zeichen von Funktionswandel hervorrufen, und es sind bei ganz gesunden Menschen prinzipiell vergleichbare Labilitäten geringen Betrages wohl immer nachweisbar. Dies alles hindert nicht, daß der Grad und die besondere Ausprägung dieser Erscheinungen bei verschiedenen Krankheiten verschieden und typisch genug sind, um wertvolle lokalisatorische Schlüsse zu erlauben.[17]

Der sogenannte Kraftsinn und die Propriozeptivität

Die Betrachtung des Hautorgans hat mit einer einigermaßen homogen gebauten Sinnesfläche zu tun. Wendet man sich aber z. B. dem Arm als Organ zu, so erscheint diese Sinnesfläche beweglich und die Bewegung selbst als ein Mittel der Empfindung von Kräften. Seit E. H. WEBER weiß man, daß die Muskeln und die Haut, also der »Kraftsinn« und der »Drucksinn«, bei der Wahrnehmung und Einschätzung von Gewichten zusammenwirken in einer synästhetischen Funktion. Die Analyse normaler und pathologischer Verhältnisse hat nun für die Frage, ob man eine Leistung wie das Schätzen von Gewichten mit der frei bewegten Hand aus Elementarfunktionen aufbauen kann, grundsätzlich das gleiche ergeben wie bei der vorgängigen Analyse der Druckempfindung. Alle Einzelschwellen werden in jener synästhetischen Leistung umgestimmt, eine quantitative Synthese des Resultats aus Elementen nach Art einer mechanischen Konstruktion ist praktisch niemals möglich gewesen. Sicher begründet ist nur die Aussage: »Die ursprünglichen Lebens- und Arbeitsbedingungen der sensiblen Elemente des Muskels sind unserer Erkenntnis nicht unmittelbar zugänglich; die Vermutungen, die wir über ihre Leistungen besitzen, ergeben sich aus rückläufiger theoretischer Betrachtung ihrer Funktion im Rahmen einer Wahrnehmung; die derart gewonnenen Ergebnisse sind darum niemals absolute, sondern durch den jeweiligen Charakter einer *Gesamtsituation* gegeben ...«[18] Das ist natürlich keine Synthese, höchstens eine synthetische Betrachtungsweise. Es würde ein völliger Zirkelschluß sein, wollte man glauben, man habe mit der Entdeckung der vielen zusammenkommenden Teilorgane, Umstände und Faktoren diese Gesamtsituation nun konstruiert. Vielmehr ist es doch so, daß wir aus der Unmöglichkeit, eine Elementarfunktion wirklich zu isolieren, auf jene Gesamtsituation geschlossen haben, nicht aber aus gegebenen Elementen sie zusammensetzen konnten.

Unvermeidlich ergibt sich auch hier eine Resignation. Man kann sich mit einer gewissen Verzweiflung fragen, ob hier jemals noch ein Fortschritt zu hoffen ist; und es entsteht auch die Frage: wie kann ein Organ wie der Drucksinn zum Schätzen und Verwerten von Druckgrößen überhaupt tauglich sein, wenn die Analyse zeigt, daß weder die Zahl der erregten Elemente, noch die Intensität der Einzelerregungen, noch die Flächengröße in eindeutiger Weise in den Intensitätseindruck eingeht? Und ganz ebenso, nur viel komplizierter noch beim Schätzen von Gewichten. Und doch sehen wir beim Postbeamten und der Marktfrau jene – nun eben wunderbare – Präzision des Schätzens der Gewichte.

Es stellt sich aber gerade bei diesem Beispiel heraus, daß die Inkonstanz der Schwelle, die Unselbständigkeit der »Elementarfunktion«, die Menge der »Täuschungen«, die in der Wahrnehmung unterlaufen können, nicht nur keine Beeinträchtigung der Leistung bedeuten, sondern eine notwendige Bedingung der Leistungen sind. Und eben dies erweist sich dann auch als das eigentliche Ergebnis der Forschungen und als Grundstein der Theorie des Organs. Geht man nämlich nicht von dem physiologisch postulierten Element, sondern vom Organ selbst aus, so ist die in den sinnesphysiologischen Methoden so oft unbewußt vorausgesetzte besondere Aufgabe eines Organs überhaupt hinfällig. Es ist z.B. eine willkürliche Annahme, daß die Funktion der Hand und des Armes das Schätzen und Vergleichen von Gewichten im Sinne der Physik sei. Man kann zwar feststellen, daß dies ein möglicher Erfolg ihrer Funktion ist, aber man kann mit der gleich großen oder geringen Berechtigung sagen, die Funktion dieses Organs sei das Fühlen von Aggregatzuständen, Materialbeschaffenheit, spezifischen Gewichten, Elastizitäten, Reibungswiderständen – im Sinne der Physik. Darüber hinaus ließe sich aber diese Funktion auch als Wahrnehmungsfunktion für Proportionen, Gestalten, Bedeutungen im

Sinne der Physiologie oder des logischen Erkennens auffassen. Keiner dieser Gesichtspunkte bringt einen Vorrang in die Untersuchung mit. Die Verhaltensweise des Organs kann in jeder dieser Anwendungen unser Interesse fordern.
Mit diesem Vorbehalt müssen die Untersuchungsergebnisse geprüft werden. Sie zeigen eine Menge von Fällen, in denen die erwartete konstante Beziehung von Reiz und Empfindung nicht gefunden wird; die physiologische Denkweise fordert dann jedesmal eine Erregungsfunktion anderer Art zur Erklärung. Schon E. H. Weber erkannte, wie gesagt, daß die Funktion seines Kraftsinnes, den er auf Muskelgefühle (später: Propriozeptivität Sherringtons) zurückführte, durch synästhetische Mitwirkung des Drucksinnes der Haut ergänzt oder auch ersetzt werden kann. Stellt man sich nun den Kraftsinn als eine funktionale Entsprechung der in einem Muskel herrschenden Spannung mit dem Gewichtseindruck vor, so ergibt sich sehr bald die Notwendigkeit, diese Relation als modifiziert durch den Drucksinn zu erkennen. Legt man ein Gewicht am horizontal gestreckten Arm nacheinander auf Handgelenk, Ellenbogengelenk, Oberarmmitte, so wird kein allzu großer Unterschied des Gewichtseindruckes bemerkt. Als aber v. Frey[19] den Arm in eine starre Hülse legte, erschien das distal aufgelegte Gewicht viel schwerer als das proximal aufgelegte. Jetzt schätzt die Person nicht das Gewicht, sondern das Drehmoment (Gewicht mal Hebelarm), da sich der Druck gleichmäßig auf den ganzen Arm verteilt und sein Ort unbekannt bleibt. – Es scheint ferner an sich theoretisch belanglos, ob man die Spannung im Muskel oder das Gewicht, welches diese Spannung durch Zug am Muskel erzeugt, als Reiz betrachtet, da ja das Gewicht in einer rein mechanischen Proportion zu der von ihm bewirkten Spannung stehe. Aber die Beobachtung lehrte uns, daß dies physiologisch doch nicht gleich ist.[20] Wenn nämlich z. B. der horizontal und rechtwinklig zum hängenden Oberarm vorgestreckte Unterarm an der Hand mit 2 kg belastet und nun mit einem Zug von 2 kg verglichen wird, den man über eine Rolle horizontal an derselben Stelle wirken läßt, während der gebeugte Ellbogen auf einer Unterstützung in Schulterhöhe liegt, so entsteht beide Male nicht die gleiche Spannung in den Unterarmbeugern. Im ersten Falle müssen Unterarm und Hand mit 2-3 kg mitgetragen werden, gleichsam als eine Tara, im zweiten Falle nur die 2 kg des Gewichtes. Trotzdem erscheint das Gewicht beide Male gleich schwer. Auch hier steht der Spannungsreiz in

keiner konstanten Beziehung zum Gewichtseindruck: die Annahme einer neuen Hilfsfunktion wird erforderlich, durch welche die Tara des Gliedergewichtes aus dem Bruttoeindruck eliminiert wird. Sowohl bei der Korrektur der Spannungswirkung im Muskel durch Hauteindrücke wie im ersten Falle, als auch bei der Korrektur durch Eindrücke der Gliedstellung im Gravitationsfelde ist also die Nichtkonstanz der Beziehung von Spannungsreiz zu Kraftempfindung die Voraussetzung, unter der allein so etwas wie richtiges Schätzen eines Gewichtes möglich wird. Zum ersten Male wird hier deutlich, daß jene Nichtkonstanz notwendig ist, wenn ein »Gegenstand«, hier also ein Gewicht, als »derselbe«, nämlich in bezug auf seine Schwere, wahrgenommen werden soll. Es handelt sich aber nicht um eine regellose, sondern um eine präzise Nichtkonstanz. Es war wohl zuerst E. HERING, der in seiner Konstanz der Sehdinge diesem Prinzip auf die Spur gekommen war.

Die Schwere der eigenen Glieder ist nicht die einzige Größe, welche solcherweise beim Schätzen äußerer Kräfte vom Wahrnehmungsorgan in Rechnung gestellt, d.h. hier eliminiert wird. Es kann dasselbe mit dem Gewicht einer Tragschale, eines Korbes geschehen. Wir können vorgreifend hier auch schon daran erinnern, daß bei der Erzeugung einer Kraft, also beim Gebrauch des Hammers, des Tennisschlägers, all solche Handwerkszeuge als Tara eliminiert werden, wenn durch ihre Vermittlung bestimmte und gezielte Kräfte jenseits der Grenze des Werkzeugs auf andere Objekte ausgeübt werden sollen.

Zum Abschluß dieses Themas muß nun auch noch des Umstandes gedacht werden, daß beim Schätzen von Gewichten bekanntlich unwillkürlich schwingende oder schleudernde Bewegungen ausgeführt werden. Eine rechnerische Überlegung, die v. FREY angestellt hat, zeigt, daß hier aus mechanischen Gründen eine Verfeinerung der Unterschiedsschwellen erwartet werden kann und auch tatsächlich gefunden wird. Doch führt diese Technik noch auf ein anderes, bisher nicht berührtes Problem: die Bedeutung der Zeit und der Geschwindigkeit der Vorgänge. G. E. MÜLLER und SCHUMANN sowie WALTER[20] haben Täuschungen beschrieben, denen das Gewichtschätzen unterliegt, wenn die Geschwindigkeit, mit der ein Gewicht bewegt bzw. beschleunigt wird, sich verändert. Ein solcher Befund zeigt zunächst, daß eine Leistung wie das Gewichtschätzen nicht vollkommen, jedenfalls unvollkommener ist als bestimmte technische Maschinen des Kulturmenschen. Außerdem aber kann an solchen Täuschungen zuweilen abgelesen werden, daß diese »Unvollkommenheit«[21] in einer anderen Gebrauchsart desselben Organs ein Vorteil sein wird. Jene Autoren haben sich etwa so ausgedrückt: wir benutzen die Geschwindigkeit des Gewichtsanstiegs, um auf das Gewicht zu schließen: ein leichtes Gewicht steigt schneller. Das kann, muß aber nicht so sein, und das hängt von der Anpassung der Innervation an die geforderte Muskelarbeit ab. Stellen wir uns jetzt vor die Aufgabe, nicht Gewichte (Kraft = mg), sondern Arbeiten, Effekte oder Bewegungsgrößen zu schätzen $\left(\frac{m}{2} v^2, \frac{m}{2} v^2, m v\right)$, so muß, um richtig zu schätzen, die Zeit, müssen die Geschwindigkeit und die Beschleunigungen in Rechnung gestellt werden. Wir besitzen neuerdings eine Analyse dieses Gebietes von Derwort.[22] Dabei zeigt sich, daß der Kreis reiner Intensitätsentsprechung durchweg überschritten wird. Die Widerstandseindrücke gehen keineswegs den Muskelspannungen parallel. Wenn etwa ein der Bewegung entgegengesetzter zähflüssiger Widerstand abnimmt, so nimmt die Bewegungsgeschwindigkeit durch Anpassung zu, so daß die Muskelspannung gleich bleibt; aber die Sinneswahrnehmung sagt nicht dieses aus, sondern die Versuchsperson empfindet die Abnahme des Widerstandes. Das Resultat ist, daß sie ein Verhalten des äußeren Objektes und nicht ein Verhalten des intramuskulären Zustandes wahrnimmt. Eine Täuschung über diesen letzteren konstituiert also eine richtige Aussage über den äußeren Gegenstand. Es wird klar, daß räumliche und zeitliche Verhältnisse am Zustandekommen dieser Krafteindrücke beteiligt sind, und zwar so, daß das Organ sich etwa ebenso benimmt wie der Physiker, welcher eine Kraft in Dimensionen von Länge, Zeit und Masse definiert.

Pathologische Verhältnisse

des Kraftsinnes sind oft untersucht worden. Es ist nach den letzten Darlegungen verständlich, daß auch Störungen der Motorik für das Zustandekommen des Gewichtschätzens usw. von besonderem Interesse werden können, doch fehlen Untersuchungen nach den hier entwickelten Prinzipien fast ganz. Sie hätten nämlich davon auszugehen, daß der Arm als Organ des Greifens, Tragens, Schlagens, Stoßens, Ziehens, Schiebens, Zielens ja ebenfalls Wahrnehmungsorgan ist und daß die in jeder dieser Leistungen an den sogenannten Kraftsinn gestellten Ansprüche sehr verschiedene sind. Dieser an sich selbstverständliche, aber meist übergangene Sachverhalt ist nun in der Pathologie so aufdringlich, weil hier rein motorische oder rein sensible Störungen überhaupt nicht die Regel sind und wir daher die veränderten motorischen Funktionsbedingungen mitberücksichtigen müssen. Auch zeigte das Studium der sogenannten rein motorischen Störungen wie Hypertonie, Hypotonie, zerebellare Ataxie, Parese bei Poliomyelitis anterior, daß die abnorme Innervation oder der abnorme Kontraktionserfolg (z. B. bei der reinen Muskelerkrankung, Myopathie) beim Gewichtschätzen zu Fehlleistungen führt.[23] Wenn wir finden, daß bei geschwächtem Muskel die geschätzte Last meist überschätzt wird, so stellt sich damit doch ein neues Problem. Wir sind nämlich durch die Analyse der optischen Wahrnehmung von Bewegungen bereits daran gewöhnt, daß wir durch die Selbstbewegung eine äußere Bewegung sinnlich erscheinen lassen. Ebenso steht hier der Fall vor uns, daß wir durch die Selbstbewegung unseres Armes ein Gewicht sinnlich erscheinen lassen. Dagegen sind wir nicht darauf vorbereitet, daß durch diese Verschränkung von Bewegung und Wahrnehmung nicht eine Kohärenz und damit auch eine Konstanz des Wahrnehmungsdinges (hier Gewicht) gefördert wird, sondern im Gegenteil eine Konstanz: dasselbe Gewicht erscheint z. B. dem paretischen linken Arm schwerer als dem gesunden rechten, und daher im unwissentlichen Versuch als ein anderes Ding. Wir haben deshalb Aussicht, hier über die Organfunktion etwas Neues zu erfahren, nämlich eine Auskunft, wie die Funktion eigentlich im Dienste jener Verschränkung steht. Bisher haben wir die Tatsache der Verschränkung festgestellt, jetzt soll vielleicht eine nähere Vorstellung ihres Funktionierens möglich werden.

Wenn ein Gewicht beim Anheben überschätzt wird, so kann man daran denken, daß dieses Überschätzen einen solchen Grad annimmt, daß man Gewichte wahrnimmt, welche gar nicht vorhanden sind. Ferner: bei gleich intensiver Innervation ist der Bewegungserfolg um so geringer, je schwerer das Gewicht ist. Wenn nun diese Beziehung von Selbstbewegung und Gewichtseindruck völlig zerstört ist, dann ist denkbar, daß trotz verändertem Bewegungserfolg bei Zusatz von Gewicht dies nicht wahrgenommen wird. Kurz gesagt: Der Gewichtseindruck und die Selbstbewegung könnten so völlig unabhängig voneinander werden, daß das eine ohne das andere vorkommt. Tatsächlich lehrt die Erfahrung solche Vorkommnisse kennen. Es gibt Kranke, welche über ein Schweregefühl in den Gliedern klagen, es gibt andere, die Bewegungen ihrer Glieder halluzinieren, es gibt solche, die Bewegungen ausführen, ohne es wahrzunehmen, und solche, die es tun, ohne es zu wollen, und dann ein Gefühl fremder Einwirkung haben. Die meisten dieser Fälle beruhen aber nachweislich nicht auf einer Anästhesie der Muskeln oder der Haut, und ihre Fähigkeit, Gliedbewegungen und Belastungen wahrzunehmen, ist an sich nicht gestört. Gestört ist die Verschränkung von Bewegung und Wahrnehmung, derzufolge beim Gesunden beide einander so zugeordnet sind, daß wir Gegenstände bewegen und wahrnehmen.

Daß die Störung dieser Verschränkung hier entscheidet und nicht gewisse Leitungsstörungen oder abnorme Erregungszustände im lädierten Organ, die man nur nicht nachweisen kann, beweist ein Versuch, den Kohnstamm am Gesunden angegeben und Matthäi analysiert hat.[24] Hier entsteht das Gefühl, als werde der Arm von unsichtbarer Gewalt gehoben, und sein Gewicht erscheint deutlich vermindert. Die Täuschung ist von jedem Gesunden leicht hervorzurufen.

Worauf beruht also die Verschränkung, und worauf kommt es bei ihr an? Es konnte nicht ausbleiben, daß immer wieder versucht wurde, diesen Phänomenen eine rein psychologische Deutung zu geben. Eine Überleitung dazu ist die Lehre von den sogenannten Innervationsempfindungen gewesen, derzufolge das Zentralorgan dann oder dort, wo es die Innervation der Muskeln zuerst entstehen läßt, z. B. in der Rinde, auch eine Empfindung erzeuge und so schon hier einen Beitrag zum Eindruck des Kraftsinnes liefere, dessen Größe, dessen Anteil an den Wahrnehmungen des äußeren Gegenstandes dann diskutiert wurde. Ähnlich sollte nach anderen das Gefühl der Anstrengung oder ein Wunschbild des Effektes der Leistung in die psychische Synthese der Wahrnehmung eingehen. Da wir einen wissenschaftlichen Nutzen dieser Lehre nicht einsehen, wird sie hier nicht diskutiert, aber wir entnehmen ihr, was sie an phänomenologischen Beobachtungen beisteuert; es ist von großer Bedeutung. Versucht man nämlich in derartigen Kraftsinnversuchen nicht nur wahrzunehmen, welchen Gewichtseindruck man bekommt, sondern auch, welche Empfindungen des eigenen Körpers dabei entstehen, so stößt man auf interessante Dinge. Wir empfinden, abgesehen vom Gegenstand, wenn wir wollen, einen

Druck auf die belastete Hautregion, ferner diese selbst als berührt durch das Tragband oder den Griff; auch dessen Material, ob von Holz oder Eisen, die Kühle oder Wärme desselben, Spannungen in den angestrengten Muskeln im Oberarm oder der Schulter; wir können beim Gewichtschätzen die rhythmische Schwingung, den wellenförmigen Wechsel des Druckes und der Spannungen, die gleichzeitigen Bewegungen durch den Raum wahrnehmen. Ein wesentlicher Teil davon scheint uns ohne Zweifel einzugehen in den Gewichtseindruck, ohne daß irgendeine klare Sonderung dieses Eingehens oder Teilnehmens gelingt. Unsere Einstellung kann bald das eine, bald das andere herausheben, doch niemals alle diese Momente zugleich wahrnehmen. Vergleicht man sie untereinander, dann unterscheiden sie sich nach Art und Ort. Der Unterschied nach der Art ist mit dem des Ortes irgendwie verknüpft, und wir nehmen zunächst alles an einer bestimmten Stelle wahr, sei es innerhalb, sei es außerhalb unseres Leibes. Wir stoßen hier auf die Tatsache der sogenannten Projektion der Empfindung. Stellt man die Frage, wo wir die Gewichtseindrücke empfinden, so läßt sich darauf nur mit einem Hinweis auf ganze Komplexe antworten, die eine Mannigfaltigkeit und überdies einen wechselvollen Zusammenhang zeigen. Ein kurzer Blick zeigt zunächst, daß keinesfalls die Empfindung immer an die Stelle projiziert wird, welche gereizt wird und an welcher sich der Rezeptor des Sinnesorgans befindet. Dies kann, muß aber nicht mit Annäherung der Fall sein. Das taktile Empfinden wird in die Haut, das Spannungsgefühl in die ungefähre Gegend der Muskeln und Gelenke verlegt. Aber den Gegenstand empfinden wir außerhalb des Leibes und unter Einbau der Empfindungen. So kann die Empfindung offenbar den Ort wechseln? Der Ausdruck Projektion kommt nun offenbar von der Vorstellung, daß die Empfindung im Gehirn überhaupt erst entstehe, von dort aber in eine entfernte Gegend geworfen werde. Es ist ein fragwürdiges Verfahren, die psychische Gegebenheit überhaupt im Raume zu lokalisieren. Einen greifbaren Inhalt hat nur die Tatsache, daß die Reizung der Sinnesbahnen und der Zentren ebenfalls projizierte Empfindungen auslöst oder daß beim völligen Wegfall des Gliedes durch Verlust seine Wahrnehmung fortbesteht, dann also rein zentrogen entsteht. Dieses sogenannte Phantomglied ist ein durchaus regelmäßiges Phänomen. Versteht man also unter Projektion die Tatsache, daß Empfindungen an Orten lokalisiert werden, die von dem sie bedingenden Organe entfernt sind, so ist der Ausdruck nicht zu beanstanden. Aber die Bedingungen, welche bestimmen, an welchen Ort sie projiziert werden, sind das einzige, was man studieren kann. Hier ist zu sagen, daß dies allgemein nicht von Verhältnissen der nervösen Erregung als solcher abhängt, sondern davon, welcher Gegenstand wahrgenommen wird. Es ist deshalb in der von SHERRINGTON für die Muskelrezeptivität gewählten Bezeichnung der Propriozeptivität ein Mißverständnis enthalten. Die Spannung der Muskeln und die dadurch bedingte Reizung der Muskelspindeln können durch die aktive Innervation von innen oder durch eine Umweltkraft von außen erfolgen, und ganz dasselbe gilt für die Wahrnehmung: wir können mit diesem Organ ebensogut einen Zustand des eigenen Gliedes wie einen äußeren Gegenstand wahrnehmen.

Wir können also praktisch und theoretisch beim Kraftsinn keine Scheidung zwischen propriozeptiven und exterozeptiven Leistungen durchführen. Immer ist die Innervation des Muskels mit den Kräften, denen er begegnet, *ein* mechanisches System; immer sind in den Wahrnehmungen, die vom Kraftsinn Gebrauch machen, alle Teilkräfte dieses proprio-exterozeptiven Systems beteiligt. Und immer sind die Wahrnehmungen und die Bewegungen bei diesem Gebrauche verschränkt.

Ein interessantes Beispiel dafür, daß nicht die Reizung der Muskelrezeptoren und nicht die Intensität dieser Reizung über den Eindruck von der Größe einer Kraft gültig entscheidet, scheint folgendes zu sein.[25] Als wir durch ein messendes Instrument den sogenannten Rigor der Armmuskeln von Kranken, die an Parkinsonismus leiden, maßen, fanden wir zu unserer Überraschung, daß zuweilen der zur Bewegung eines von Rigor befallenen Armes nötige Kraftaufwand des Untersuchers kleiner war als der am gesunden Arm betätigte. Es lag also eine Wahrnehmungstäuschung vor. Der Untersuchende glaubt, am Rigorarm mehr Kraft für die Bewegung aufgewandt zu haben als am gesunden; die Messung beweist, daß es sich umgekehrt verhält. Die Deutung ist wahrscheinlich die, daß wir durch »Projektion«, besser: durch Einfühlung in den Gegenstand wahrnehmen können, welche Muskelspannungen in *ihm* vorhanden sind und dort durch die Selbsttätigkeit des Kranken überwunden werden. Wir empfinden als Untersucher in diesem Falle nicht die Kräfte, die wir im eigenen Arm erzeugen, sondern die, welche der Untersuchte zur Überwindung seiner Widerstände mit Erfolg erzeugt hat. Es ist nichts anderes, als wenn ich einem

Kranken am Gesichte ablese, ob er Schmerzen fühlt, verlegen ist usw.

Wenn hiernach schon über die funktionalen Bedingungen der Verschränkung etwas gesagt werden soll, so ist es dies, daß die Tatsache der Projektion, genauer und besser: die Dislozierbarkeit der Empfindungen eine Fähigkeit schafft, mit den gleichen Rezeptoren ganz verschiedene Gegenstände wahrzunehmen mit Einschluß des eigenen Körpers. Wenn wir beim Operieren mit einer Sonde den Widerstand eines Gewebes, die Form eines Knochens abtasten, eliminieren wir Arm, Hand und Sonde. Wenn wir das Gewicht zweier Metallstäbe vergleichen, eliminieren wir nur das Eigengewicht des Armes und der Hand. Wenn wir den Tastsinn der eigenen Haut prüfen, eliminieren wir die Beschaffenheit des zur Reizung benutzten Gegenstandes, und wenn wir große Gewichte schleudern, vernachlässigen wir die Druckempfindung usw. Die Dislokation ist also verbunden mit Eliminierung. Beides zusammen macht die Inkonstanz der Reiz-, Erregungs-, Empfindungsrelation aus und ist dadurch die Bedingung des Wahrnehmens verschiedener Dinge mit demselben Organ. In jedem Falle aber handelt es sich um eine andere Art der Verschränkung. Die Selbstbewegung geht bei jeder dieser Handlungen andere Wege, und eben dies bedingt, daß wir verschiedene Gegenstände überhaupt wahrnehmen können.[25a]

Zur Wahrnehmung der Materialbeschaffenheit

Es wurde früher berichtet, daß bei der Erregung der Rezeptoren des Drucksinnes die in der Haut nebeneinanderliegenden Elemente der Fläche weder unabhängig voneinander, also jedes für sich, zum Eindruck beitragen, noch auch in strenger Abhängigkeit, etwa nach einem Prinzip einfacher Addition, zu einem Gesamteindruck werden. Sondern die benachbarten Erregungen verschmelzen zu einem Eindruck, dessen Intensität sowohl von der Größe der gesamten gereizten Fläche bzw. der Zahl der erregten Sinnespunkte als auch von dem auf jedes Element entfallenden Druckanteil abhängt. Trotzdem vermögen wir Drucke ganz gut zu schätzen. Aber wir nutzen jetzt die Unfähigkeit, Intensität und Extensität des Reizes genau zu sondern, aus, um den Wahrnehmenden über den geschätzten Gegenstand zu täuschen. Wir legen auf seine flach ausgestreckte Hand eine Holzkugel und dann eine Bleikugel, die gleiches

Gewicht, aber ein zwölffach kleineres Volumen hat. Im unwissentlichen Versuch bemerkt man, unter den richtigen Kautelen, keinen Unterschied. Die Druckdeformation des tastenden Hautstückes ist dieselbe. Läßt man dann die beiden Kugeln umgreifen, so wird das Deformationsbild äußerst verschieden. Der Vergleich der Gewichte wird unsicher, ergibt meistens eine Unterschätzung der Holzkugel, und es kommt zu einer ganz anderen Wahrnehmung. Die Versuchsperson nimmt also hier nicht Gewichte, sondern spezifische Gewichte wahr. Richtiger wohl: sie nimmt zwei verschiedene Stoffe wahr. Läßt man dann im wissentlichen Versuch die Holzkugel einmal auf der flachgestreckten Hand, einmal in der Hohlhand wahrnehmen, dann erscheint sie mühelos als dieselbe. Wir erkennen jetzt, daß diese Leistung des Materialerkennens unmöglich wäre, wenn der »Drucksinn« nur Druck, d. h. Kraft pro Flächeneinheit, vermittelte. Dies ist so wenig der Fall, daß bei größerer Ausdehnung des gedrückten Feldes der Eindruck des Druckes erheblich zunimmt. Ebensowenig aber ist es die Kraft, d. h. Druck × Fläche, welche der Sinn wahrnimmt. Denn wir sahen, daß der Eindruck, den man bei der Verteilung der Kraft auf eine größere Fläche hat, abnimmt. Dieser Hautsinn ist weder ein Drucksinn noch ein Kraftsinn! Er scheint unbestimmt zwischen beiden zu schweben. Wir verstehen diese Unbestimmtheit sofort in ihrem Nutzen, wenn wir die Leistung als Gegenstandswahrnehmung betrachten. Die Holzkugel kann nur als dieselbe erscheinen, wenn sie mir sowohl bei breitflächigem wie bei kleinflächigem Aufliegen als dieselbe erscheinen *kann.* Und sie kann dies nur, wenn der Drucksinn nicht nur den Druck (Kraft : Fläche) oder nur die Kraft (Druck × Fläche) zur Wahrnehmung bringt. Vielmehr können mir die beiden so verschiedenen Eindrücke als »derselbe Gegenstand« nur dann erscheinen, wenn die so verschiedene Raumverteilung der Kraft in die Wahrnehmung eingeht. Dies aber setzt voraus, daß nicht *ein* Druck und *eine* Kraft, sondern zwei Raumbilder desselben Gegenstandes mit verschiedener Verteilung der Kraft wahrnehmbar sind.

Wir stoßen hier also auf das gleiche Prinzip wie bei der Wahrnehmung bewegter Gegenstände. Es begegnet uns wieder, wenn wir die Wahrnehmung der Materialbeschaffenheit studieren. Wir haben jetzt die Bedeutung des spezifischen Gewichtes als durch das Raumbild der Kraft vermittelt untersucht. Die Entscheidung aber, ob Holz oder Metall, erwächst, wie KATZ gezeigt hat,[26] auch aus der Temperaturempfindung. Metalle erscheinen kälter, weil sie der

Haut rascher Wärme entziehen. Beklopft man sie, so ist es die Eigenart ihrer elastischen Schwingungen, welche beiträgt. Hier ist es die Unvollkommenheit des Temperatursinnes, welche die spezifische Unterscheidung der Stoffe ermöglicht. Denn ein Thermometer, welches so viel Wärme abgäbe oder aufnähme, daß die zu messende Substanz dadurch erwärmt oder abgekühlt würde, wäre sehr unvollkommen. Aber der Temperatursinn dient eben nicht nur als Thermometer, sondern neben vielem anderen der Wahrnehmung und Unterscheidung spezifischer Materialien. Übrigens könnte mit diesem Zusammenhang von Drucksinn und Temperatursinn eine eigentümliche Täuschung zusammenhängen; ein Gewicht erscheint der Hand schwerer, wenn es kalt ist, leichter, wenn es warm ist.

Bei dem herkömmlich sogenannten Kraftsinne nun, also bei der Wahrnehmung der Muskelspannung, dürften die Verhältnisse ähnlich liegen, nämlich so, daß wenn eine gegebene Kraft sich einmal auf einen kleinen und ein andermal auf einen großen Querschnitt von Muskeln verteilt, weder unbedingt der gleiche, noch unbedingt ein ungleicher Eindruck entsteht. Auch hier dürfte es vielmehr nicht auf jene Quantitätsbegriffe, sondern darauf ankommen, was für eine Leistung nun gerade zu leisten ist: Gewichtschätzung, Materialprüfung, Erkennung mechanischer oder struktureller Verhältnisse oder was immer.

2. Der Abbau motorischer Leistungen

In der klassischen Gegenüberstellung von belebter und unbelebter Natur liegt noch nicht begründet, daß in der wissenschaftlichen Erforschung der Organismen das ihnen von außen Begegnende immer das Unbelebte, das ihnen Einwohnende immer das Lebende sei. Wir begegnen doch auch dem Lebewesen. Aber die Physiologie ist dann zu einer Gleichsetzung der Umgebung mit Unbelebt gekommen, und erst spät hat der Ausdruck Umwelt besonders durch J. v. Uexküll eine besondere Bedeutung bekommen. Jene physikalisch tote Umgebung erscheint dann dem Forscher als das methodisch sicherste und faßbarste Gebiet. Dies hat wieder zur Folge, daß man bei der Sensibilität vom Reiz, bei der Motorik vom Effekt ausging. Bei der Sensibilität fragte man: Was wird aus dem Reiz im Organ? bei der Motorik: Aus welchem Organvorgang ist die Bewegung entstanden? Da aber der Fortgang von der Ursache zur Wirkung im Denken eindeutig, der Rückschluß von der Wirkung auf die Ursache dagegen vieldeutig ist, so muß auch bei der Bewegung der Organismen der erste Weg der aussichtsreichere sein. Gilt dann das physikalisch Greifbare als das Sichere, so ist es auch der äußere Anfang und nicht der innere; man geht vom Reiz aus. So entsteht die Reflexphysiologie, die Reizlehre der Bewegung. Wir haben aber schon in der Einleitung diesen Weg verlassen und gefordert, daß man von der Selbstbewegung ausgeht. Hier nun, wo das pathologische Geschehen die Forschung zum inneren, dem organischen Vorgang zurückzwingt und wo die Bildung von Vorstellungen über das Geschehen verlangt ist, rückt die Frage nach dem Wo und Wie wieder in den Vordergrund. Wir sind ihr auch bei den sensiblen Funktionen nicht ganz ausgewichen. Aber im motorischen Gebiet sind unsere Kenntnisse über Lokalisation, Leitung und Leistung bedeutend reichhaltiger und scheinbar auch klarer. Allerdings zeigt sich auch hier in der Pathologie sogleich der unüberbrückte Gegensatz zwischen Leitungsfunktion und Leistungsprinzip. Wir können nicht erwarten, Leistungen nach dem Leitungsprinzip zu erklären, sondern müssen uns zufrieden geben, die begrenzenden Bedingungen aufzudecken.

Wenden wir uns dabei zuerst den vielfach gleichlautenden Beobachtungen der Pathologie und der Experimentalphysiologie zu, so wird sich ganz von selbst die Grenze des Leitungsprinzips herausstellen. Genommen von der Physiologie des Nervmuskelpräparates, immer wieder nahegelegt durch die Faserstrukturen auch des zentralen Nervensystems, ist das Leitungsprinzip die führende und schon allzu selbstverständliche Grundvorstellung der neueren Wissenschaft geworden, obwohl es nicht an Bedenken gegen solche Überschätzung gefehlt hat. v. Kries hat das für die Physiologie, v. Monakow für die Pathologie formuliert.

Nachdem die Ungleichartigkeit von Bau und Funktion der verschiedenen Gehirnregionen sichergestellt war, mußte auch das Problem des Zusammenwirkens der Regionen die Aufmerksamkeit fesseln. Will man sich dieses aber vorstellen, so muß man auch über die besondere Bedeutung jeder Region eine Vorstellung haben. In dem so oft von Zufälligkeiten abhängigen Wachstum unserer Kenntnisse sind aber die Bedeutung der Region und die Art des Zusammenwirkens nicht genügend unterschieden worden. Daher ist das, was dann als die sogenannte Lokalisationslehre herausgestellt wurde, eine ungleichartige Sammlung von Beobachtungen und oft allzu unsicheren Deutungen. Immerhin hat diese Lehre durch ihre feste Beziehung auf die anatomische Substanz einen Vorsprung namentlich vor dem rein physiologischen Verfahren behalten. Doch muß man sagen, daß auch heute vielleicht der Hauptmangel der Lokalisationslehre der ist, daß die Frage, wo eine Funktion zu lokalisieren sei, gestellt wird, noch ehe man weiß, was das eigentlich ist, was man lokalisieren will, und ob etwas Derartiges überhaupt jemals lokalisiert werden kann.

Tritt man mit dem Vorsatz der Kritik an die Beobachtungen heran, so erweist sich die Aufgabe als ungeheuer schwierig. Während nämlich auf der einen Seite sich ziemlich präzise Entsprechungen zwischen neuromuskulärer Peripherie und hochzentraler, besonders kortikaler Region ergaben, kann auf der anderen Seite von einem völligen Versagen des Leitungsprinzips gesprochen werden. Obwohl, wie Hitzig (1874) und Ferrier (1885) gefunden haben und Krause (1931/32), Foerster (1936), Penfield (1937) u. a. am Menschen bestätigten, von der Regio praerolandica viele einzelne Muskeln und Muskelgruppen durch elektrische Reize zur Kontraktion gebracht werden können und obwohl beim Menschen mit dem Verluste der von jener Region entspringenden Pyramidenbahnen die Fähigkeit zur willkürlichen Einzelbewegung von Gliedmaßen und ihren Teilen vernichtet wird, ist es doch nicht angängig, diesen Rindenbezirk als den Funktionsträger für die Innervation dieser Muskeln nach dem Leitungsprinzip zu betrachten. Nach allem, was wir wissen, ist es ausgeschlossen, daß die Erregung eines Fokus der vorderen Zentralwindung als solche die entscheidende Bedingung der Erregung eines bestimmten Muskels ist. Vielmehr scheint die isolierte Innervation gerade eines einzelnen Muskels allgemein die Integrität einer weit größeren Substanzmenge vorauszusetzen, während die gemeinsame Innervation großer Muskelgruppen auch durch eine verhältnismäßig kleine übriggebliebene Substanzmenge noch ins Werk gesetzt werden kann.[27]

Das wird vor allem dadurch nahegelegt, daß Lähmungen einzelner Muskeln durch Läsion der vorderen Zentralwindung so gut wie unbekannt sind. Die Regel ist vielmehr, daß wir einen Gliedabschnitt, häufiger noch eine Extremität oder eine Halbseite betroffen sehen. Aber auch die Analyse der durch Rindenreizung ausgelösten Bewegungen ergibt meistens komplexe Bewegungen, Synergien. Ihr Aufbau ähnelt den Komplexen natürlicher Bewegungen. Mehrere Muskelgruppen sind beteiligt, und die einen im Sinne der Kontraktion, die anderen im Sinne der Erschlaffung. Auch der Ort der Rinde, von dem eine bestimmte Bewegung ausgelöst wird, liegt nicht völlig fest. Er kann innerhalb kurzer Zeit sich so verändern, daß jetzt keine oder eine andere Bewegung von ihm aus entsteht. Auch das Bild der von Jackson studierten Rindenkrämpfe zeigt die gruppenmäßige Entstehung und Ausbreitung eindrucksvoll genug. Auf der anderen Seite hat die prärolandische Windung für viele Erregungen keineswegs das Monopol. Viele von ihr aus erreichbare Muskeln können auch, wie wir wissen, von parietalen, jedenfalls aber von frontaler gelegenen Stellen aus in andersartigen Komplexen erregt werden. Besonders gilt dies von den Augenmuskeln.

Denken wir dann etwa an die Abhängigkeit der Sprache und der Fertigkeitsbewegungen von den großen Gebieten der Schläfen- und des Scheitellappens, so sind wir bereits von einer eindeutigen Zuordnung von Muskel und Rindenfokus entfernt. Die an die präzentralen Regionen anschließenden Frontalteile sind allerdings in viel ausgeprägterem Maße mit komplizierten Synergien verknüpft. Die Tätigkeit des Kauens, Schmatzens, die Adversivbewegungen, welche einheitlich gerichtete Zuwendungen darstellen, können als Stücke oder als Primitivformen von Handlungen angesprochen werden. Sie wieder leiten über zu jenen als Apraxie bezeichneten Störungen, die wir bei Defekten der Stirn- und Scheitelregion sowie des Balkens entstehen sehen. Endlich sind jene Veränderungen der Bewegung zu nennen, welche bei diffuser Erkrankung der Gesamtrinde auftreten, so etwa bei der Paralyse, der Arteriosklerose und den Vergiftungen und Degenerationen. Sie pflegen vor allem die im menschlichen Kulturleben wertvollen Leistungen einzuschränken oder umzubilden. Für ihre Beschreibung müssen wir dann psychologische oder geistige Begriffe verwenden. Auch sie sind doch unvermeidlich Störungen in der richtigen Bewegungsbildung; die Handschrift, die Bogenführung des Geigers, der Strich des Zeichners, Satzbau und Melodie der Sprache, Handfertigkeit und Tüchtigkeit auf allen Leistungsgebieten werden tiefgreifend und charakteristisch verändert. Denn überhaupt muß jede Veränderung des Inhaltes und Sinnes mit einer Veränderung ihres motorischen Ausdruckes verbunden sein.

Überblickt man dies alles, so ist der kortikale Anteil des Pyramidensystems nur aus seiner Einbettung in die umfassende Bedeutung des Rindenorgans zu verstehen. Man kann der vorderen Zentralwindung des Menschen weniger eine muskelinnervatorische als vielmehr eine koordinative Funktion zusprechen. Die Innervation bleibt den motorischen Nerven vorbehalten. Was aber für die Rinde und ihre Zellen gilt, das muß wohl auch für die aus ihnen entspringenden Pyramidenbahnen gelten. Bei ihrer Zerstörung erst recht sehen wir niemals einzelne Muskeln gelähmt, sondern stets komplexe oder globale Ausfälle. Noch wichtiger als die Ausfälle aber ist der eigenartige Kollektivismus des Pyramidensyndroms.

Diese berühmte Bewegungsstörung zeigt mannigfache Symptome, deren innere Einheit noch nicht völlig begriffen ist. Hitzig (1904) und Wernicke (1889) erkannten die zwei wichtigen Punkte: erstens wird die Mannigfaltigkeit der von einem Glied ausführbaren Bewegungsfiguren eingeschränkt, und zweitens betrifft die Lähmung eine gewisse Muskelgruppe fast immer stärker als eine andere; am Bein sind die Beuger, am Arm die Strecker stärker gelähmt. Es ist also eine Entdifferenzierung der Bewegungen und eine Prädilektion der Lähmung typisch für die Pyramidenbahnläsion, sei diese nun mehr oder weniger ausgedehnt, betreffe sie einen cerebralen oder einen spinalen Abschnitt dieser Bahn. Doch wird man die Regel aufstellen dürfen: je vollständiger die Läsion ist, um so kollektiver ist die Innervation, die noch möglich ist. Die Umkehr dieses Satzes ergibt, daß um so mehr Substanz erhalten sein muß, je differenzierter die Bewegungen sein sollen. Es ist daher nicht wahrscheinlich, daß die einzelne Pyramidenzelle durch ihre leitende Verbindung mit einem Einzelmuskel die Bedingung einer Einzelinnervation enthält.[28] Es ist viel wahrscheinlicher, daß es einer ausgedehnten Funktion großer zentraler Gebiete bedarf, um das kollektive Zusammenfließen vieler Erregungen zu hindern, und die isolierte Innervation etwa eines Extensor indicis zu ermöglichen. Nicht die Ausbreitung, sondern die Einschränkung dieser Funktion ist das eigentliche Problem der Koordination.

Wenn nun bei dieser Bewegungsstörung eine eigentümlich steife, monotone und an Varianten verarmte Bewegungstypik erscheint, bei der der Wille nur noch die Intensität und auch diese nur wenig, doch gar nicht mehr die Form beeinflussen kann und bei der die verschiedenen Muskeln unter einer Regel des »alle oder keiner« zusammengebunden erscheinen, so müssen wir die Frage aufwerfen, ob diese so charakteristische Bewegung als solche überhaupt mit den Pyramidenbahnen etwas Positives zu tun hat. Es ist wahr-

scheinlicher, daß dies nicht der Fall ist und daß wir hier den Ausdruck der nicht pyramidalen Funktion des Zentralnervensystems vor uns haben.
Eine Lokalisierung dieses Bewegungstypus wäre damit freilich nicht erreicht. Denn die dafür verfügbare Masse ist nach Abzug des Pyramidensystems noch so ziemlich das gesamte Nervensystem. Richtet man aber die Aufmerksamkeit auf alle jene Regionen, deren Erkrankung in besonderem Maße die Bewegungen beeinträchtigen, so sind es die sogenannten extrapyramidalen Systeme, das Corpus striatum und pallidum, Nucleus ruber, Substantia nigra und Cerebellum. Ein Überblick über die Bewegungsstörungen, welche bei Erkrankung dieser Gebiete auftreten, zeigt ein viel mannigfaltigeres Bild: Haltungsanomalie, Verlangsamung der Mimik und Geste und der Abwehr, Ataxie, Tremor, Rigor, choreatische und athetotische Zuckungen und Krümmungen der Glieder und des Rumpfes, kurz eine Mannigfaltigkeit amorpher und vor allem zusätzlicher Erscheinungen. Denn dabei ist zunächst die Mannigfaltigkeit der natürlichen Bewegungen noch nicht notwendig vermindert, ja sogar um pathologische Formen vermehrt. Dies gilt freilich für die schwersten und die Endstadien extrapyramidaler Erkrankung nicht, bei denen völlige Versteifungen eintreten. Dann kann die Entdifferenzierung das Ausmaß der pyramidalen Kontraktur erreichen. Stellt man aber die Grundtypen der kapsulären Hemiplegie auf die eine Seite, den Parkinsonismus und die cerebellare Ataxie auf die andere, so ist man berechtigt zu erkennen: die kortikalen und pyramidalen Läsionen bedingen einen Verlust an der *Mannigfaltigkeit* der *Leistungstypen,* die subkortikalen extrapyramidalen schädigen die *formale Ausführung* der im übrigen erhaltenen mannigfaltigen Leistungen. Letztere können allerdings bis zur Unausführbarkeit deformiert werden.
Es ist erwünscht, den in dieser Gegenüberstellung liegenden Bedeutungsunterschied auf klare Begriffe zu bringen. Es ist wichtig, daß die kortiko-pyramidale Region als Bedingung der *Spezifikation,* die extrapyramidal-cerebellare Region als Bedingung des *Formalismus* der Bewegung zwar auch eine Lokalisation bedeutet, doch eigentlich nicht eine solche verschiedener konkreter Leistungen oder Funktionen, sondern eine solche von verschiedenen Stufen der Verwirklichung einer Idee in materieller Substanz. Denn die Spezifikation, die mit Substanzverlusten des kortiko-pyramidalen Gebietes eingeschränkt wird, bezieht sich ja nicht auf die Teile oder

Elemente der Bewegungen, sondern auf die Arten von Handlungen, wie Stehen, Gehen, Springen, Greifen, Handarbeit, Schreiben usw. Ebenso wie der materielle Formalismus sich nicht auf die Arten, sondern auf die räumlichen, zeitlichen und intensiven Elemente jeder Art von Bewegung bezieht, so Tempo, Weg, Ausmaß der zu jenen Handlungen nötigen Bewegungen. Es ist im Sinne dieser Auffassung, daß erfahrungsgemäß diese beiden Hauptgebiete einander im Falle der Zerstörung wenig aushelfen können. Es ist undenkbar, daß der Inhalt die Form ersetze oder umgekehrt. Dem entspricht auch die Tatsache, daß es direkte anatomische Verbindungen zwischen dem motorischen Kortex und motorischen Subkortex offenbar nicht gibt. Nach den faseranatomischen Befunden ist ein vollständiges Zusammenwirken erst im Rückenmark zu vermuten, also dort, wo die Peripherie mit ihrer entschiedenen Teilung in die Gebiete der ausführenden Organe, der Muskeln beginnt.

Der Begriff der Projektion, d. h. der topographisch ähnlichen Anordnung und Vertretung der Peripherie im Zentrum, ist demnach nur mit Einschränkung anzunehmen. Weder kann von einer direkten und funktionell wirklich gesonderten Leitungsverbindung zwischen einem Muskel und einer hochzentralen Stelle die Rede sein, noch ist diese somatotope Gliederung im Zentralorgan in ihrer Bedeutung der peripheren Gliederung vergleichbar. Denn die Anatomie der neuromuskulären Peripherie ist nach den mechanischen Beziehungen zur Umwelt gegliedert. Sie erfüllt die Bedingung des Stehens, Gehens, Greifens usw. Die zentralen Gliederungen aber sind der Möglichkeit einheitlicher Innervation, also der Zusammenordnung des Muskelsystems als Funktionseinheit dienstbar. Die Projektionen sind übrigens im Kleinhirn und in den Zentralganglien offenbar noch weniger differenziert als im Cortex cerebri und nur von summarischer Art.

Streng und übergangslos ist dagegen der Gegensatz von Spezifikation und Formalismus. Der Unterschied einer Kreisbewegung von einer geradlinigen kann niemals in einen reinen Unterschied der Quantität verwandelt werden. Es ist eine Tatsache von der allergrößten Bedeutung, daß es eine regionäre Arbeitsteilung für Inhalt und Form im Zentralorgan gibt.[29] Gewiß spricht manches gegen eine völlig strenge topographische Gliederung. Wir müssen daran erinnern, daß phylogenetisch wie ontogenetisch Hirnrinde und Pyramidenbahn späte Formationen sind. Wo sie noch fehlen, muß

also ihre Funktion – soweit sie vorhanden – den später subkortikalen Gebieten zukommen. Es ist eine begründete Annahme, daß sie auch später diesen niemals ganz abhanden kommt. Auch erweist sich im Krankheitsfalle und bei Verlust der kortiko-pyramidalen Gebiete das extrapyramidale zu einer gewissen Spezifikation der Bewegungsmannigfaltigkeit fähig. Wir wissen, daß beim Frosch schon die vorderen Teile der Oblongata zur Fortbewegung genügen; beim Kaninchen muß der Vorderteil der Brücke, bei Hund und Katze der hintere Teil des Zwischenhirns, beim Affen ein noch größerer Teil des Hirnstammes erhalten sein. Nur der Mensch bedarf des Kortex, um zu seiner Art, dem aufrechten Gang, befähigt ⟨zu⟩ sein. Dies besagt aber doch nicht, wie man wohl meinte, daß die Funktion nach oben wandere; was sich ändert, ist das Hinzukommen immer wachsender Mannigfaltigkeiten der Bewegungsart und die abnehmende Fähigkeit, mit wenigen Bewegungstypen auszukommen.
Fragen wir dann, welche Bedeutung es überhaupt habe, daß Spezifikation und Formalismus der Bewegung einer relativen Ortstrennung im Organ unterworfen sind, so kann die Antwort nur von der Beobachtung der Phänomene erwartet werden. Die Anatomie macht bisher nur eine, freilich gewichtige Aussage. Dasjenige Organ, dessen Schädigung, wenn sie akut erfolgt, am auffallendsten den raumzeitlich-intensiven Formalismus der Bewegung stört, ist das Kleinhirn. Die cerebellare Hypotonie, Ataxie, Dysmetrie und die Deviationen stellen durchweg keinen Ausfall irgendeiner Bewegungsart her, sondern lediglich eine Deformierung der an sich erhaltenen Leistungen. Der histologische Bau des Kleinhirns zeigt nun die größte Monotonie der Zellen und Fasern, die völligste Gleichartigkeit jeden Rindenteils mit jedem anderen, die wir im Nervensystem überhaupt kennen. Dieser Einförmigkeit steht dann die Großhirnrinde mit dem unerreichten Reichtum ihrer Strukturen gegenüber, während die Zentralganglien, zwischen diesen Extremen, doch verhältnismäßig einförmig gebaut sind. Diese Entsprechung von qualitativer Mannigfaltigkeit und Einförmigkeit des Quantitativen paßt zu unserer Auffassung.
Viel bestimmter sind aber die Aussagen, die man über Wirkungsweise und Bedeutung der Nervenbahnen machen zu können geglaubt hat. Bei ihnen erscheint als selbstverständlich, daß die Muskulatur in leitender Verbindung mit jeder Stelle des Zentralorgans stehen müsse, von der sie beeinflußbar ist. Dasselbe gilt in

umgekehrter Richtung von den Sinnesorganen. Nicht ebenso selbstverständlich ist es, daß Zusammenhänge, die wir nur aus psychologischen Tatsachen kennen, ebenfalls durch nervöse Verbindungen garantiert sein sollen. Wenn wir einen Gegenstand (Mensch, Tier, Wohnung) sowohl mit Auge wie Ohr wie Nase wie Tastsinn als denselben erkennen, so ist, da für Seele und Ich kein bestimmter Ort anzugeben ⟨ist⟩, auch nicht einzusehen, warum jene Sinnesnerven sich irgendwo begegnen müssen. Und dasselbe gälte für die motorischen Handlungen, die sich auf den vorgestellten Gegenstand richten. Es ist also bereits ein stark spekulativer Gedanke, daß der psychologischen Assoziation oder der logischen Einheit eine materielle Berührung zugrunde liegen müsse. Andererseits ist verständlich, daß die besonders durch Meynert und Flechsig geförderte Feststellung reichlicher intrazentraler Verbindungsbahnen als eine wichtige Unterlage für das einheitliche Zusammenwirken der Teile betrachtet wurde. Daß dafür mit einem Rückgriff auf eine sonst etwas verlassene Psychologie der Name der Assoziationsbahnen gewählt wurde, braucht uns nicht zu verpflichten. Denn die Frage, wie überhaupt mehrere Teile einander beeinflussen, ist durch die strukturellen Tatsachen allein nicht zu beantworten. Der Schlüssel ist doch die Funktion.

Dies gilt nun auch für die lange Zeit wichtigste anatomische Lehre: die Neuronenlehre. Sie und das Leitungsprinzip der Physiologie bilden zusammen die beiden Eckpfeiler dessen, was wir überhaupt als die klassische Neurologie bezeichnen wollen. Bei allen Kämpfen und Wandlungen um das Neuron hat sich die Denkgewohnheit eines nervösen Elementargebildes erhalten. Denn die Konstruktion eines Ganzen aus elementaren Teilen entspricht vor allem einem Bedürfnis, fast einem Zwang des wissenschaftlichen Geistes. Aber eine kritische Prüfung des klassischen Schemas läßt sich doch nicht vermeiden.

Dieses klassische Schema nun ist an die räumliche Vorstellung gebunden, derzufolge einem bestimmten Ort auch vermöge dieser Örtlichkeit eine Individualität zukomme. Und zwar empfängt er diese Eigenart durch die besonderen materiellen Verbindungen, in der Hauptsache durch die in der Anatomie erkannten Leitungsbahnen. Diese müssen notwendig isoliert oder durch Funktion isolierbar gedacht werden, da ohne dem jede Erregung sich überall hinbegäbe, also keine individuelle Leistung möglich wäre. Umgekehrt ist die klassische Leitung nur insofern anwendbar, als einem

Orte eine andere als die ihm durch seine leitenden Verbindungen zukommende Bedeutung nicht innewohnt. Denn wenn z. B. ein Ort auch durch die Qualität seines Zustandes als solche und ohne leitende Vermittlung auf andere Orte wirksam wäre und so zu einer Leistung beitrüge, so wäre insoweit das klassische Schema außer Kraft gesetzt und seiner Widerspruchslosigkeit beraubt. Man kann daher sagen, daß in der klassischen Vorstellung Leitungsprinzip und Lokalisationsprinzip nur zwei Seiten derselben Sache sind. Dies besagt, daß die Orte der Substanz ihre bestimmte Bedeutung nur vermöge ihrer wirksamen Leitverbindung mit anderen bestimmten Orten besitzen.

Die Wichtigkeit dieser Begriffsbestimmung erhellt, wenn wir sie anwenden. Betrachten wir zunächst die Ortsbeziehung zwischen Zentrum und Peripherie, wie sie in den Begriffen efferente und afferente, motorische und sensible Funktion gewöhnlich dargestellt wird, so ist dieses Hin und Her gebunden an eine einfache Entsprechung zweier entfernter Orte durch ihre leitende Verbindung. Besteht dann eine größere Anzahl solcher Ortspaare, so befriedigt eine gleiche Anzahl von Neuronen oder Neuronenketten die Forderung solcher Mannigfaltigkeit der Funktion. Dann aber haben neben den Leitungsbahnen als solchen auch deren zahlenmäßige Verhältnisse ein Interesse. Ihre Mindestzahl, so könnte erwartet werden, entspräche dann der Anzahl gesonderter efferenter oder afferenter Einzelfunktionen. Die Prüfung der Tatsachen entspricht dieser Erwartung jedoch nicht.

Betrachtet man nämlich die Funktionen des Nervensystems unter den Gesichtspunkten der Leitung, hin und her zwischen Zentrum und Peripherie, so kommt nur ein Schema in Frage: die Verknüpfung zweier sehr großer Gruppen von Mannigfaltigkeiten oder Mengen von Struktur durch eine verhältnismäßig sehr geringe Anzahl sie verknüpfender Leitungsbahnen. Diese Einschnürung wird jede Theorie genau ebenso zu berücksichtigen haben wie die durch sie hindurch vermittelten Differenzierungen. Daran ändert sich auch dann nichts, wenn man statt der Nervenfaser die Neurofibrille als Element betrachtet. Wollte man nun jeder von einer anderen unterscheidbaren Funktion auch eine andere Leitungsbahn zuweisen, so kam man in unüberwindliche Schwierigkeit. Da z. B. für die über 4 Millionen durch ihre Empfindungsqualität und ihr Ortszeichen unterscheidbaren Sinnespunkte der Haut (mit Ausschluß des Kopfes) allerhöchstens eine halbe Million das oberste Halsmark passierender sensibler Bahnen verfügbar sind, ist diese Einschnürung nur dann wettzumachen, wenn eine Bahn mehrere Arten von Erregung leiten kann, so wie auf einem Draht verschiedene Zeichen telegraphiert werden. Das ursprüngliche Leitungsprinzip ist gegen eine solche Erweiterung nicht aufrechtzuerhalten, und die quantitativen Verhältnisse zwingen zu Hilfsannahmen wie etwa der, daß z. B. das Lokalzeichen der Empfindung durch verschiedenartige Erregungen des gleichen Leiters funktionell übermittelt werde. Doch ist diese ganze Betrachtungsweise nicht die einzig mögliche, und noch andere Hilfskonstruktionen sind daher ersonnen worden.[30]

Abgesehen davon, daß der Neuronenlehre immer mehr die von den Nervennetzen beigesellt werden mußte, bei der wir mit dem Leitungsprinzip nicht viel anfangen können, ist nun auch der Begriff der Einzelfunktion einer Umwandlung unterworfen worden. Jene Betrachtungsweise, welche von der Mannigfaltigkeit der Empfindungen, ihren Qualitäten, Ortszeichen u. dgl. ausging und somit jeder Spezifität eine spezifische Funktion, jeder Funktion auch ein spezifisches Substrat zuerkannte, überging einen entscheidenden Punkt. Man übersah, daß diese Differenzierungen niemals gleichzeitig erfolgen und daß wir *gleichzeitig* – im Beispiel der Sinnespunkte der Haut – höchstens 3, 4 oder 5 Eindrücke zu unterscheiden vermögen.[31] Um jene 4 Millionen Sinnespunkte differenziert zu empfinden, müssen wir sie in zeitlicher Sukzession reizen, wozu Wochen erforderlich wären. Die an die Neurophysiologie gestellte Forderung lautet aber nicht nur, daß die Theorie die Fähigkeit, 3-5 Stellen gleichzeitig wahrzunehmen, befriedige, sie soll auch verständlich machen, daß wir eine größere Anzahl gleichzeitig nicht, wohl aber sukzessiv in der Zeit unterscheiden können. Die Tatsache des Unvermögens im Simultanversuch ist genau so wesentlich wie die des Vermögens im Sukzessivversuch. Diese Überlegung ist aber ohne weiteres übertragbar auf das Beispiel der Motorik und anderer Fälle. Denn in den Bewegungen ist die gleichzeitige Benutzung unserer einzelnen Muskeln für je einzelne Leistungen ganz ebenso beschränkt, wie wir sukzessiv in der Art ihrer Verwendung schier unbeschränkt scheinen. Der Mensch hat vielerlei Fertigkeiten im Alltag; Werk, Spiel, Sport und Kunst, aber die gleichzeitige Verrichtung verschiedener Dinge, z. B. des Schreibens mit einer, des Klavierspielens mit der anderen Hand, gelingt nicht. Die Bedingungen des Simultan- und die des Sukzessivgebrauchs können, wie sich jetzt vermuten läßt, durch die räumlichen Betrachtungen allein und ohne die Einführung zeitlicher Verhältnisse überhaupt nicht untersucht werden. Damit wird unsere Betrachtung auf die Frage der Entstehung der organischen Bewegung zurückgeführt. Erinnern wir uns an das einleitend über Selbstbewegung Gesagte, dann wird deutlich, daß das stationär gedachte Leitungsschema, wie es jede Abbildung nervöser Strukturen in unseren Handbüchern zeigt, um seiner zeitlichen Erstarrung willen unfähig sein muß, die zutreffenden Vorstellungen vom Hergang der Vorgänge zu begründen. Bereits der Eindruck einer Selbstbewegung ist ja an einem solchen Schema nicht zu erzeugen.

3. Der Funktionswandel als zeitliche Störung

Wenn sich bisher für eine erklärende Anwendung des Leitungsprinzips eine Reihe von recht erheblichen Schwierigkeiten ergab, so liegt für seinen Verteidiger der Einwand nahe, es sei in dieser Darstellung nicht entfernt nach allen seinen Möglichkeiten ausgenutzt worden. Denn Leitung bedeute ja nicht nur Herstellung einer Fernberührung, es bedeute vor allem Transport der Erregung. Wenn eine persönliche Bemerkung erlaubt ist, so kann ich von mir bezeugen, daß ich viele Jahre überzeugt war, daß einige Hauptschwierigkeiten der Neuropathologie durch eine Vertiefung und Verfeinerung der physiologischen Untersuchung zu lösen seien. Und das hieß: durch ein Studium des Erregungsablaufs in der nervösen Bahn. Aber obwohl hierbei Wichtiges gefunden wird, bin ich doch überzeugt, daß dabei einige Grundprobleme nur beiseite geschoben und vertagt wurden und daß das eigentliche Ergebnis der Funktionsanalyse gerade diese Feststellung ihrer negativen Bedeutung ist. Der Umstand aber, welcher eine scheinbare Lösung gewisser Grundfragen vortäuschen konnte, war die große Fruchtbarkeit einer bevorzugten Anwendung des *zeitlichen* Gesichtspunktes. Dies ist der vielleicht mehr zufällige oder historische Grund, warum seine Darstellung bisher hier zurückgehalten wurde, so daß nunmehr eine Übersicht der Zeitverhältnisse der Funktionen folgen kann. Tatsächlich erschien uns früher die Variation der nervösen Erregung in der Zeit als der Kernpunkt des Funktionswandels. Von dieser Auffassung habe ich mich gelöst.

Es ist mehrfach von berufenen Forschern dargestellt worden, wie die allgemeine Nervenphysiologie des Erregungsvorganges um die Bedeutung seines zeitlichen Ablaufs gleichsam kreist. Seit du Bois-Reymond blieb anerkannt, daß die physiologische Wirksamkeit der Reize entscheidend von ihrer Änderung in der Zeit abhängt. Immer wird wieder bestätigt, daß auch die Wirksamkeit der Reize noch mehr auf ihrem zeitlichen Gefälle als auf ihrer absoluten Intensität beruht; immer auch, daß, soweit wir es direkt durch Aktionsströme, Kontraktionskurven oder Reflexanalyse erschließen können, der Erregungsvorgang selbst nicht so sehr in seiner Intensität als in der Zeitgestalt differenziert wird.[32] Von dieser spezifischen Differenzierung aber wird wohl ein Hauptteil auch des spezifischen Wirkungswertes abhängen, mit dem ein nervöses Element auf ein anderes, ein nervöser Organteil auf einen anderen, mit dem schließlich auch das nervöse Gewebe auf andere Gewebe einwirkt. Auch dafür sind gute Gründe vorhanden. So erscheint es aussichtsreich, auch im pathologischen Geschehen gerade dieser zeitlichen Struktur der Abläufe nachzugehen. Freilich kann sich das hier Geleistete mit dem ungewöhnlich hochentwickelten Gebäude der Erregungsphysiologie nicht messen. Aber wir dürfen nicht vergessen, daß diese selbst ganz überwiegend an isolierten Organpräparaten oder operierten Tieren entwickelt wurde, also zweifellos unter Bedingungen, welche denen der Pathologie oft recht ähnlich sind.

Daß wir in der Ermüdung oder Krankheit oft längere Zeit zu einer bestimmten Aufgabe brauchen, ist bekannt, aber doch nicht selbstverständlich. Und man hat z. B. bei Metenzephalitis auch krankhafte Überstürzung des Gehens, Sprechens, Verkürzung der Reaktionszeit und anderes kennengelernt. Die sogenannte Enthemmung bei Giften wie Alkohol oder bei Psychosen wie Manie oder Paralyse ist anscheinend auch mit Leistungsbeschleunigung verbunden und kann uns warnen, Funktionsstörung und Verlangsamung der Funktion in allzu nahe Verbindung zu bringen. In keinem Falle ist es erlaubt, z. B. aus Verlangsamung irgendeiner Handlung auf eine Trägheit des nervösen Erregungsvorganges im Sinne der Physiologie zu schließen.

Es gibt indes Fälle, wo diese Trägheit zutage liegt, so z. B. bei der sogenannten »trägen Zuckung« des Muskels, der seit einigen Tagen von seinem motorischen Neuron abgeschnitten ist. Bekanntlich ist diese sehr bedeutende Verlangsamung nur bei den neurogen ent-

standenen Lähmungen und hier nur bei der Störung im peripheren Neuron, nicht etwa bei pyramidalen und extrapyramidalen Lähmungen zu beobachten. Atrophie und Degeneration des Muskels hat an und für sich nichts zu schaffen mit dem als »Entartungsreaktion« bezeichneten Zustande. Der Fall der trägen Zuckung ist uns so wertvoll, weil wir hier sehen, daß die Veränderung des Erregungsablaufs im Gewebe und die Veränderung der Erregbarkeit durch elektrische Reize beide im Sinne der zeitlichen Verzögerung, also parallel sich ändern. Die beste Methode, um diese Zeitgestalt des wirksamsten Reizes zu bestimmen, ist gegenwärtig die der Chronaximetrie. Wenn wir die »Nutzzeit« bei der Reizung nervöser Gebilde (einschließlich Sinneszellen) verlängert finden, so sind wir geneigt, nach Analogie der Verhältnisse bei der kontraktilen Substanz des Muskels auch eine Trägheit des nervösen Erregungsvorganges selbst anzunehmen. Wir vermuten eben den Parallelismus von Reizbarkeitsform und Erregungsablauf: gedehntere Reize sind wirksamer, wenn die Erregung gedehnter abläuft.
Eine solche Annahme gewinnt natürlich an Boden, wenn noch andere Reizmethoden als elektrische und noch andere Phänomene als die Reizbarkeit, z. B. der funktionelle Reizerfolg, in die gleiche Richtung weisen. Es war schon lange beobachtet, daß die Empfindung der Vibration bei aufgesetzter Stimmgabel in Krankheitsfällen frühzeitig und selbständig verlorengehen kann. Wie in so vielen Fällen schloß man auch hier auf besondere Nervenbahnen und ein besonderes Sinnesvermögen, die »Pallästhesie«, deren Rezeptoren man überdies fälschlich in die Knochenhaut verlegte. Es hat sich dann nach den Versuchen von v. Frey (1915[b]) erwiesen, daß es wohl nur oder überwiegend der Drucksinn ist, der diese Empfindungsart vermittelt. Auch hier hat in exakter Weise besonders J. Stein gezeigt,[33] daß die Fähigkeit des Drucksinnes, sukzessive Stöße getrennt wahrzunehmen, einer besonderen Störung ausgesetzt ist. Wenn das sensible Organ leidet, so wird in solchen Fällen das Intervall immer länger, das zwischen zwei Reizen liegen muß, damit sie getrennt wahrgenommen werden; ist es zu kurz, so »verschmelzen« die beiden Eindrücke, es wird nur einer wahrgenommen.
Eine ebenfalls ältere Beobachtung ist dann die sogenannte Summation. Man hat darunter den Effekt verstanden, daß erst bei Wiederholung von Reizen eine motorische (oder sensible) Reaktion eintritt. Aber man hat auch die »verzögerte Schmerzleitung« der Tabiker, der Hyperpathien, Effekte des Kitzels u. a. diesem Begriff

untergeordnet. Es ist besonders nach SHERRINGTON und seiner Schule gewiß, daß eine Speicherung und schließliche Gesamtentladung von Erregungen ganz besonders dem Zentralnervensystem eigentümlich ist und beim peripheren Nerven relativ gering entwickelt ist. Man kann sagen: die zentrale Substanz kann Zeit in Intensität verwandeln, wenn man unter dieser zugespitzten Formulierung zusammenfaßt, daß die Wirkung von eine Zeitlang wiederholten Energiestößen schließlich *erscheint* in einem intensiven Effekt – als Empfindung oder Bewegung. Da auch dieses Verhalten im pathologischen Zustand erheblich gesteigert sein kann, sind wir veranlaßt, dem Wesen und den Folgen der zeitlichen Anomalien nachzugehen.

Der Funktionswandel in der Pathologie bekommt jetzt den charakteristischen Zug: Zeitstörung. Dabei war der leitende Gedanke der, daß die biologischen Vorgänge, die bei krankhafter Störung in so eigenartiger Weise abgewandelt oder auch völlig aufgehoben werden, sich doch als ein charakteristisches *Ordnungsgefüge* darstellen. Es ist oft eine recht komplizierte Abfolge von ineinandergreifenden, aber regelmäßigen Teilvorgängen gegeben, die offenbar in große Unordnung kommen muß, wenn an einer wesentlichen Stelle etwas nicht ganz so abläuft wie sonst. Es ist, nicht anders als bei einem Uhrwerk, ein an sich ganz geringfügiger Schaden imstande, den Gang des Ganzen zu verhindern. Besteht z. B. der Schaden in einer merklichen Verlangsamung des Erregungsablaufs an einer bestimmten Stelle, so kann dadurch allein eine weitreichende Umordnung oder Unordnung eines ganzen Organs entstehen, ohne daß dieses Organ in seinem überwiegenden Gebiet anatomisch oder physiologisch an sich gestört wäre. Das bedeutet also, daß sich die Abnormität nicht darin erschöpft, daß der Zeitablauf an jener umschriebenen Stelle verändert, etwa verlangsamt ist, sondern es ist dies nur ätiologisch von Interesse, und der eigentlich biologische und wesentliche Tatbestand ist eben in jenen weitreichenden Folgen, in jener konsequenten Umbildung eines ganzen Zusammenhanges gegeben; und die Art, wie diese Umbildung aussieht, wirft dann ein bezeichnendes Licht auf diesen im einzelnen vielleicht noch gar nicht erkannten Zusammenhang. Zwei Beispiele für diese Erklärungsweise werden wir, weil sie etwas näher studiert sind, in der Ataxie und der Agnosie geben. Diese Beispiele zeigen, daß diese Erklärungsweise auf motorische ebenso wie auf sensorische Leistungen anwendbar ist; es kommen also auch hier wieder objektive und subjektive Gegebenheiten zur Sprache. Schon aus diesem Grunde muß der Darstellung einiges über die Anwendung des Zeitbegriffes selbst vorausgeschickt werden.

Über Zeitbegriffe

Zwei Dinge sind bei der Anwendung des Zeitbegriffes zunächst auseinanderzuhalten: eine gewisse Anschaulichkeit, vermöge der wir die Ereignisse in der Zeit ordnen und in einer Zeitform wahrnehmen können; und dann die Meßbarkeit der Zeitgrößen, welche alle logischen Vorteile des quantitativen Verfahrens, also Zählen, Vergleichen, Messen, Reproduzieren u. v. a., mit sich bringt. Die Anschaulichkeit und die Meßbarkeit der Zeit nun sind zwar aufeinander angewiesen, aber nicht völlig unzertrennlich. Nicht alles Anschauliche ist meßbar, nicht alles Gemessene (mathematisch Erfaßte) ist anschaulich. Wie wenig diese beiden Bestimmungen der Zeit streng zugeordnet sind, zeigt das Messen selbst am deutlichsten. Es geht in der Regel und jedenfalls ursprünglich nur unter Verwendung des räumlich Angeschauten vor sich.

Wenn nun hier die Ordnung von Vorgängen in der Zeit zur Sprache kommt und wenn diese Vorgänge teils äußere und physikalische, teils organische und physiologische, teils innere und psychologische sein sollen, dann stehen wir offenbar vor einem komplizierten Komplex, der leicht in Verwirrung geraten kann. Die Zeitanschauung und die Zeitmessung sind entweder überhaupt nicht deutlich unterschieden und dann ungefähr gleichgesetzt worden, oder man war sich, was auch weit schwerer ist, über die Beziehung zwischen anschaulicher und mathematischer Ordnung nicht klar genug. Dieser zweite Punkt hat ja auch in der theoretischen Physik nur sehr allmählich entwickelt werden können, und das Problem der Anschaulichkeit ist dort noch heute im Fluß. In der Sinnesphysiologie neigte man schon nach der Art, wie die Fragestellung hier aufgebaut wurde, zu der Meinung, die anschauliche Wahrnehmung und die objektiv meßbare Form der Gegenstände befänden sich normalerweise in Übereinstimmung. Man hat hier also eine Beziehung zwischen Wahrnehmung und Gegenstand auch in zeitlicher Hinsicht angenommen; aber nicht nur so, daß die Wahrnehmung dem Gegenstand folge, sondern so, daß beide, die Wahrnehmung und der Gegenstand, in sich zeitlich geordnet seien und daß diese beiden Ordnungen sehr weitgehend miteinander übereinstimmen. Wo sie nicht übereinstimmen, da besteht also ein Fehler oder eine Unvollkommenheit, die der Organfunktion zur Last fallen. Man sieht, welches Interesse diese Vorstellungen gerade für die Pathologie haben müssen. Wir nehmen die äußeren Vorgänge in der Hauptsache in der Zeitordnung wahr, in der sie vor sich gehen, aber die Genauigkeit ist eine durch das Organ selbst beschränkte, und außerdem gibt es auch Täuschungen dabei. Eine solche Darstellung des Zeitproblems steht und fällt nun mit der Einheitlichkeit des Zeitbegriffes. Sie kann nur bestehen, wenn die Zeit der Anschauung und die mathematische Zeit sowohl vergleichbar als auch letzten Endes dieselben sind. Dabei hat die mathematische Zeit den Vorrang, sie ist der richtige und reine Zeitbegriff, und in diesem Sinne folgt diese Lehre auch KANT, dem sie in anderen Beziehungen auch untreu wird. Denn es ist unkantisch, wenn die Vorstellung sich einschleicht, daß die Sinne in zeitlicher Hinsicht die objektiven Gegenstände mehr oder weniger richtig abbilden. KANT lehrt nur, daß die Zeit die Bedingung jeder möglichen Erfahrung ist, daß diese Form aber gerade darum über das Ding an sich selbst nichts aussagt. Jene empiristische oder abbildtheoretische Umdeutung der Lehre KANTS durchzieht seit JOHANNES MÜLLER die Sinnesphysiologie. Kantisch wäre es vielmehr zu sagen, daß Wahrnehmungen nicht als Fabrikate der Sinnesorgane betrachtet werden dürfen, sofern sie die Bedingungen jeder möglichen Erfahrung enthalten.

Die in der Wahrnehmung angeschaute und die in der Messung bestimmte Zeit müssen, wenn überhaupt, dann durch besondere Veranstaltungen und Denkarbeiten zusammengebracht werden, denn sie sind nicht ursprünglich in Übereinstimmung. Dies lehrt jedenfalls das praktische Verfahren im Alltag so gut wie die wissenschaftliche Methodik. Ich sehe auf die Uhr, um zu erfahren, wieviel Uhr es *»ist«*; ich überzeuge mich also durch Befragen des Meßapparates über den Wert meiner anschaulich gewonnenen Eindrücke. Und ich benutze mein Gehör oder mein Gesicht, um den Glockenschlag, den Zeigerstand festzustellen, was allein die Benutzung des Meßapparates ermöglicht. Im übrigen aber besteht zwischen den beiden hier unterschiedenen Zeitarten die größte Verschiedenheit. Die anschauliche Ordnung einer Formung kann eigentlich nur beschrieben, die mathematische Zeit eigentlich nur definiert oder gedacht werden. Auch ist dieser Dualismus vielleicht durchaus nicht erschöpfend. Man kann versucht sein, eine noch größere Zahl von Zeitbegriffen zu unterscheiden, und man kann sich sogar im Interesse der begrifflichen Vollständigkeit bestreben, möglichst viele Zeitarten zu unterscheiden. Man kann endlich versuchen, die erlebten Zeiten als Erlebnisse zu studieren, und wird in dieser psychologisch oder phänomenologisch gerichteten Forschung überhaupt eine prinzipiell unbegrenzte Mannigfaltigkeit erwarten. Als besonders wichtig für unsere Aufgabe erscheint nun noch folgendes. Es ist nicht dasselbe, ob ich feststelle, daß ich in der Wahrnehmung alles in der Zeit erlebe, oder aber feststelle, daß ich in der Wahrnehmung die Zeit erlebe. Die Zeit kann selbst der Gegenstand der Wahrnehmung sein, wenn ich auf Intervall, Takt, Geschwindigkeit usw. achte. Ist sie aber nicht selbst Gegenstand, dann kann immer noch behauptet werden, alles werde in der Zeit vorhanden oder verlaufend wahrgenommen. Dies letztere ist die Ansicht von J. v. Kries. Aber die Gültigkeit dieses Satzes ist nicht erweisbar, und sein Sinn wird schon dadurch unbestimmt und irreführend, daß die erlebte Zeit, wie Prinz Auersperg (1936, 1937) hervorhebt, kein homogenes Kontinuum, sondern stets Vergangenes an Zukünftiges bindende Gegenwart ist. Die Unterscheidung von Wahrnehmung in der Zeit und Wahrnehmung der Zeit führt also überhaupt dahin, die Struktur des Erlebnisses in zeitlicher Hinsicht schärfer von der Struktur des Zeitbegriffes abzuheben. Wir stoßen auf eine fundamentale Verschiedenartigkeit dieser Struktur: Zeitüberbrückende Gegenwart auf der einen, homogenes Kontinuum auf der anderen Seite; Gegenstände bestehen durch die Zeit hindurch auf der Erlebnisseite; und Gegenstände verhalten sich in der Zeit auf der Begriffsseite.

Die Schwierigkeit besteht jetzt darin, daß wir in der Frage der Zeit keinen einheitlichen und sicheren Ausgangsbegriff vorfinden. Es liegt das daran, daß die Zeitbegriffe sich nach Maßgabe der verschiedenen Gegenstände des Wahrnehmens und Erkennens überhaupt erst einstellen. Von diesen müssen wir daher ausgehen. Ist der Gegenstand ein Ding der Wahrnehmung, dann erfahren wir ihn als durch die Zeit hindurch bestehend, also ein aus der Vergangenheit in die Zukunft hinein Gegenwärtiges. Ist der Gegenstand einer objektiven Erkenntnis gemeint, dann ist er ein Verhalten in der Zeit als einem homogenen Kontinuum. Ein Ding der Wahrnehmung ist dasselbe, das es vorhin war und nachher sein wird. Auch wenn es sich verändert, bleibt es doch dasselbe Ding. Ein Gegenstand der

Erkenntnis ist entweder identisch oder nicht identisch, konstant oder inkonstant, gleich oder verschieden. Diese wichtigen und jetzt nicht am Zeitbegriff, sondern vom Gegenstande her angetroffenen Bestimmungen werden die mannigfachsten Folgen haben.

Wir betrachten noch ein Beispiel. Die erlebte und die objektive Zeit haben eine Gemeinsamkeit: die Beziehung auf den Gegenstand. Wie, wenn dieser Gegenstand sich also mit der Zeit verändert? Woran erkennt man seine Derselbigkeit, und woran liegt es, daß er, obwohl derselbe, doch auch verändert sein kann? Ein wachsender Organismus entwickelt sich durch die Zeit hindurch mit allmählicher Umformung seiner Erscheinungsform und allmählichem Austausch seiner Bestandteile, aber er bleibt derselbe. Zeitlich benachbarte Zustände haben dabei gleiche und ähnliche Erscheinungsform. Seine Selbigkeit ist also ein genetisches Problem, sie ist historischer Art und beruht nicht auf der Identität der materiellen Teile oder der formalen Erscheinungsweise. Die Ähnlichkeit seiner Erscheinungsform ist nicht das, was ihre Zusammengehörigkeit bestimmt, denn die Selbigkeit beruht ja gerade darauf, daß die Erscheinung und das, was erscheint, nicht zusammenfallen. Das, was erscheint, erscheint nur so, es ist nicht so. Es kann dieses Ding, z. B. dieser Organismus, nur derselbe sein, weil er nicht in derselben Zeit ist, sondern durch die Zeit hindurch verschieden erscheint. Das Ding ist also seiner Erscheinung transzendent.

Ein nach den Gesetzen der Physik sich verhaltendes materielles System kann objektiv erkannt werden, wenn die Identität seiner Teile und die formalen raumzeitlichen Verhältnisse eindeutig oder identisch bestimmt sind. Dann ist die Summe dieser Bestimmungen auch in Übereinstimmung mit der Erscheinung: sie sind objektiv zutreffend, sie sind richtig. Ähnlichkeiten sind hier also einfach teilweise Gleichheiten. Hier wird keine Unterscheidung des Erscheinenden von seiner Erscheinung nötig. Wo ein Unterschied bestehen bleibt, ist eben die volle Objektivität noch nicht erreicht, und das ist nur eine Unvollständigkeit oder ein Fehler der Erkenntnis. Diese objektiven Gegenstände sind der Zeit immanent.[34]

Zwar sind damit diese Betrachtungen über die Zeit keineswegs zum Abschluß gebracht, aber sie reichen aus, um zu anderen Auffassungen Stellung nehmen zu können. Der folgenreichste Fehler war die Gleichsetzung von erlebter Zeit und physikalischer Zeit oder, wie wir jetzt auch sagen können, transzendenter und immanenter Zeitlichkeit. Aber aus dieser Gleichsetzung ergab sich eine zweite. Man setzte ohne weiteres voraus, daß so und so zeitlich Erlebtes schon darum so und so in der Zeit Befindliches sei und daß überhaupt die Ordnung im Subjekt und die im Objekt dieselbe, wo nicht, eben gestörte Ordnung sei. Wir werden sehen, daß die Wahrheit beinahe umgekehrt lautet.[35]

Zeitlicher Funktionswandel beim Tastsinn

In der Klinik treffen wir mannigfache Abweichungen in der zeitlichen Perzeption des Tastorgans an. Sowohl Übermaß wie Verarmung der zeitlichen Gliederung des Eindrucks kommen vor. Das erste sieht man bei sogenannten Parästhesien oder Hyperpathien. Spontan oder bei einfachem Berühren und Streichen entsteht eine schwirrende, prickelnde oder elektrische Empfindung von diskontinuierlichem Charakter. Wir wissen nichts über deren eigentliche Ursache, aber sie erinnert an die Ergebnisse der nervenphysiologischen Analyse, wonach alle fortgeleitete Erregung diskontinuierlicher Natur ist. Auch die Aktionsströme zeigen es. Man hätte also an einen pathologischen Verlust der Fähigkeit zu denken, bei diskontinuierlicher Erregung eine kontinuierliche Empfindung zu haben. Von der Seite des Reizes her besser untersucht ist dann der Verlust der Fähigkeit, die Diskontinuität sukzessiver Einzelreize wahrzunehmen. Wir haben die Frage der Pallästhesie und der Verschmelzung schon kurz berührt. Eingehendere Studien zeigen, daß die Verhältnisse nicht zu sehr vereinfacht werden dürfen. Die Empfindung der Vibration, welche von Stimmgabeln mit über 50-100 Schwingungen erzeugt wird, ist offenbar an andere Bedingungen geknüpft, wie die zeitliche Diskrimination von Reizstößen, welche durch Intervalle von 0,1 bis einigen Sekunden getrennt sind. Man darf auch sagen, das »Vibrieren« sei eine andere Qualität der Empfindung als die in der Wahrnehmung einzelner sukzessiver Stöße enthaltene. Leider nicht abgeschlossene Versuche zeigten uns, daß das Zustandekommen einer Vibrationsempfindung auch an eine gewisse nicht zu kleine Feldgröße der erschütterten Haut geknüpft ist. Es kommt hier neben zeitlichen und intensiven Faktoren auch ein extensiver ins Spiel.

Wenn der auf einen ersten Reiz folgende zweite Reiz nicht bemerkt wird, so nannten wir dies eine abnorm starke Adaptation. So wird ja herkömmlich die Erscheinung bezeichnet, daß bei dauerndem Druckreiz die Empfindung allmählich abklingt und dann ganz verschwindet. Aber wir sehen auch hier ein entgegengesetztes Phänomen. Die Kranken geben bei Anwendung einer Sukzession von stoßförmigen Druckreizen an, daß sie schließlich einen gleichmäßig anhaltenden Druck spüren, der auch nach Aufhören der Reize einige Zeit anhält. Man hört die Äußerung: »Es bleibt liegen.« Dies kann man dann als abnorme Herabsetzung der Adaptation auffassen. Es ist bedeutsam, daß im Funktionswandel sich Verstärkung und Abschwächung, Verlängerung und Verkürzung der zugrunde gelegten Funktion finden. Ja, daß diese gegensätzlichen Abnormitäten sich in eigenartiger Weise übereinanderlegen oder vermischen können.

Im übrigen zeigen diese Beispiele bereits, daß eine isolierte Betrachtung der rein zeitlichen Verhältnisse nicht durchführbar ist, da sie sich mit räumlichen und intensiven Bedingungen wechselseitig beeinflussen. Ein glatter Strich kann wie ein Prickeln, eine Reihe in einer Geraden liegender sukzessiv angebrachter Berührungen kann wie ein glatter Strich empfunden werden. Es ist nicht festzulegen, ob man die aufgelöste oder die kontinuierliche Empfindung als das betrachten soll, was durch eine besondere Funktion bedingt ist. Hier gelten ähnliche Betrachtungen, wie sie schon beim Drucksinn anzustellen waren. Allgemein läßt sich sagen, daß bei zentralen und vor allem bei Hinterstrangstörungen das pathologische Bild zur Verschmelzung sowohl der räumlichen wie der zeitlichen Distanzen hinneigt. Entdifferenzierung ist also auch hier das Leitmotiv des Funktionswandels. Die Raumschwelle, das heißt die Entfernung zweier eben noch gesondert wahrgenommener Punkte ist vergrößert, die Lokalisierbarkeit verschlechtert oder ganz unbestimmt. Vereinzelte Druckreize werden in schweren Fällen überhaupt nicht empfunden, wohl aber Striche, und zwar als eine oder mehrere Einzelberührungen. Später erst folgt im Falle der Restitution die Wahrnehmung von Strich, Strichrichtung und einfacher Figur.[36]

Bei solchen Untersuchungen zeigt sich immer wieder, daß die Ergebnisse in räumlicher, zeitlicher und figürlicher Hinsicht von der Geschwindigkeit der Sukzessionen oder Bewegungen des Reizes abhängen, daß es eine optimale Geschwindigkeit für einen bestimmten Effekt gibt und daß bei wiederholter Beanspruchung desselben Feldes die Leistung absinkt. Danach ist zweierlei nicht zu verwundern, nämlich die Schwierigkeit einer noch spezielleren Analyse von Funktionen und die Unmöglichkeit, räumliches und zeitliches Verhalten streng zu sondern. Diese Zusammenhänge müssen dann auch später gemeinsam dargestellt werden, nachdem das Raumproblem im Funktionswandel behandelt und auch hier die sinnesphysiologische Relativität aufgezeigt sein wird.

Wie beim taktilen Sinne, so ist beim Sehen die zeitliche Gliederung der Eindrücke ein vorzügliches Beispiel, um die Frage der funktionalen Zeitbedingungen zu prüfen. Ein gewisser Unterschied zwische taktiler und optischer Wahrnehmung ist dabei, daß die Tastorgane in einer Zeitfolge von Tastungen im Abtasten zur Wahrnehmung kommen, während das Auge Gegenstände auch in simultaner Mannigfaltigkeit sieht.[37] Es gibt zwar Übergänge, doch bleibt bestehen, daß wir die Dinge in einem »Augenblick« sehen, aber Stück für Stück abtasten (vgl. Druckschrift und Blindenschrift). Umgekehrt fällt es uns schwer, eine Reihe nacheinander aufblitzender Lichter zu einer Figur zusammenzuschauen, während die Tastfläche ohne Bewegung außerstande ist, auch nur einfache Druckbilder simultan zu erkennen. Auch bei der optischen Funktion findet man im pathologischen Abbau eine Verlängerung der Chronaxie.[38] Eine Verzögerung des Erregungsablaufs ist daher sehr wahrscheinlich. Der nächstfolgende Reiz trifft ein noch erregtes, also zur Differenzierung unfähiges Organ. Dieser auch praktisch wichtige Befund ist dann meistens so, daß bei wiederholter Beanspruchung eines Netzhautgebietes die Wahrnehmungsfähigkeit rasch absinkt, so daß eine Art von lokaler funktioneller Blindheit entsteht. Diese kann sich auch auf nicht gereizte Nachbargebiete ausbreiten. Verfährt man in der üblichen Weise der Perimetrie, so bekommt man die sogenannte spiralige Gesichtsfeldeinengung. Bei der Wichtigkeit simultaner Zusammenfassung und Überschau im Gesichtsfeld für das Erkennen der Objekte ist diese Einengung überaus störend. Doch meist sind damit noch andere Störungen verbunden, und ich habe den Eindruck, daß ein rein zeitlicher Funktionswandel auch hier oft nicht von anderen Funktionsstörungen abgegrenzt werden kann.

Überhaupt ist zu sagen, daß eine zu einseitige Zurückführung der Leistungsstörungen auf den nur zeitlichen Funktionswandel und damit auf die Verzögerung des Erregungsablaufs ein Fehler wäre und mehr, als wir wirklich wissen. Die entscheidenden Probleme ergeben sich aus der Gestaltung oder Entstaltung der Leistungen.

Und wir werden sehen, daß es ein Rückschritt wäre, sie lediglich auf die zeitliche Variation der Erregung zurückführen zu wollen. Die zunächst nur negative Einsicht war, daß die Voraussetzung einer elementaren und normalerweise konstanten Funktion, aus der sich die komplizierteren Effekte zusammensetzen lassen müssen, nicht haltbar und nicht brauchbar war. Eine andere Frage war, welche Folgerungen man daraus zog. Hier ging die Lehre vom Funktionswandel einen anderen Weg als die Gestaltpsychologie. Es ist nämlich nach unserer Meinung keineswegs so, daß die Gestaltung oder Umstaltung nur durch die Veränderung der Erregungsgeschwindigkeit, der Refraktärphase, Umstimmung der Schwelle usw. erklärt wird. Sondern die Nichtkonstanz der Funktionen macht nur verständlich, daß überhaupt verschiedene Gestaltungen auftreten können. Insofern gibt die Lehre vom Funktionswandel eine von den elementarischen Theorien abweichende Betrachtungsweise frei – mehr nicht.

Dies vorausgesetzt, wird man mit der nötigen Vorsicht auch an die Deutung der so mannigfachen optischen Störungen herantreten. Der Befund der lokalen Ermüdbarkeit im Gesichtsfeld warnt uns, psychologische oder allgemeinbiologische Begriffe wie Aufmerksamkeitsschwäche, Geistesschwäche, Hysterie heranzuziehen. Er lehrt uns, die Klagen der Kranken anders aufzufassen und uns richtiger zu ihnen zu stellen. Wenn die Chronaxie des Lichtsinnes steigt, dann verstehen wir das Ansteigen der tachistoskopischen Minimalzeiten physiologisch. Wenn die Gesichtsfeldeinengung durch Schwellenlabilität eintritt, dann verstehen wir die Abnahme der Überschaubarkeit physiologisch. Wenn die Adaptationsfähigkeit an dunkles Licht (Steigerung der Erregbarkeit) verlangsamt ist, dann verstehen wir die Schwierigkeiten der Kranken bei schwacher Beleuchtung physiologisch. Eben diese im Sinnesfeld ungleichmäßig eintretenden Veränderungen lassen aber erwarten, daß bei differenzierteren Bildern erhebliche Deformationen eintreten können, aber gerade dann muß damit gerechnet werden, daß das klinische Bild der Agnosie auf verschiedene Weise zustande kommen kann, so daß die Tatsache des Leistungsausfalles nervenphysiologisch zunächst mehrdeutig ist.

Die Frage, ob der zeitliche Ablauf der Erregung bei motorischen Störungen eine entsprechende Rolle spielt, ist nicht ganz geklärt. Die von Altenburger gegebene Übersicht[39] zeigt, daß die Einzelschwankung des Aktionsstromes bei pathologischen Zuständen im ganzen wenig verändert ist. Auch bestehen keine eindeutigen Beziehungen zwischen Chronaxie und Zeitlänge des Aktionsstroms. Bei der großen Zahl der teils synchron, teils ungleichzeitig erregten Elemente ist aber diese Analyse schwierig. Auch kann schon eine sehr geringe Abweichung des Erregungsablaufs und der Refraktärphase bedeutende Wirkungen haben. Im ganzen ist die Neigung zur Verlangsamung auch hier mehrfach festgestellt. Wir kommen bei der Ataxie darauf zurück. Es liegt nahe, die Unordnung und die Geschwindigkeitsänderung der Bewegung unmittelbar aus den Zeitänderungen der Nervenprozesse abzuleiten, und hier ist dann besonders deutlich, daß auch der räumliche und intensive Erfolg unmittelbar von den zeitlichen Bedingungen abhängt.

4. Zur Pathologie der Sinnesqualitäten und der Spezialsinne

Die Begriffe der Verschmelzung und Verstärkung waren zu bilden, sobald man sich eine Vorstellung von der extensiven Bedeutung der nervösen Struktur und gegebenenfalls der Neuronen machen wollte. Legte man ein solches Strukturbild oder -schema zugrunde, so folgte die Forderung, es auch für die ganze sinnliche Mannigfaltigkeit zu interpretieren, von selbst nach. Das Vermögen des Hautsinnes betrifft ja nicht allein die Merkmale des Ortes und der Intensität, sondern es wurde schon gestreift, die der »Qualität« der Empfindung. Es lag z. B. nahe genug, je besondere Bahnen für Kalt, Warm, Schmerz und Berührung zu vermuten; aber selbst für die Unterschiede des Ortes, für raumsinnliche und zeitsinnliche Bestimmungen als solche begann man gewisse besondere Bahnen in Anspruch zu nehmen. Anknüpfend an die berühmten Arbeiten von Brown-Séquard durfte man für die Qualitäten besonders die Vorderseitenstränge, für die Druck- und Raumwahrnehmungen besonders die Hinterstränge beanspruchen. Der Unterschied von Oberflächen- und Tiefensensibilität wies in ähnliche Richtung: jene sollte mehr der Empfindung der Qualitäten, diese mehr der quantitativen Analyse nach Ort, Lage, Bewegung und Intensität (Kraftsinn) dienstbar sein. Es mußte nach den Funden Brown-Séquards und der Entdeckung der spezifischen Sinnespunkte von neuem interessieren, wie weit hier eine Elementaranalyse der Funktionen zu treiben war. Hatte doch z. B. Joh. Müller das Hautsinnesorgan

noch durchaus als Einheit, wie etwa das Auge, betrachtet, während man jetzt eine Summe von mehreren Organen anzunehmen bereit war. War diese zweite von M. v. Frey vertretene Auffassung richtig, dann hätte ihr aus den Erscheinungen des pathologischen Abbaues eine starke Stütze erwachsen können. – Was nun die vier Hauptqualitäten der Haut betrifft, so gab es manche Erscheinung, die eine Selbständigkeit jeder derselben zu zeigen schien. Am Rande der Ausfallzone bei peripheren und spinalen Läsionen sieht man eine Dissoziation der Qualitäten, ebenso in Feldern, deren Sensibilität etwa durch die Syringomyelie abgebaut ist. Untersucht man mit Methoden, welche einzelne Sinnespunkte nachzuweisen gestatten, so kann man sehen, daß Druckpunkte, Warmpunkte, Kaltpunkte, Schmerzpunkte einzeln und die Hauptarten in prozentual ganz verschiedener Zahl ausfallen. Aber es gibt auf der anderen Seite zahlreiche Beobachtungen, welche sich der Selbständigkeitslehre nicht einordnen lassen. Wir nennen z. B. die (besonders bei Syringomyelie) höchst verbreiteten sogenannten paradoxen Temperaturempfindungen: Warm wird wie Kalt, Kalt wie Warm empfunden. Große Verbreitung zeigen auch die sogenannten Hyperpathien. Hier werden schon mäßige Berührungen, Drucke, Kaltreize als äußerst peinlich oder schmerzhaft empfunden. Dies ruft die Erinnerung an jene Meinungsverschiedenheit über die Sonderstellung des Schmerzorgans gegenüber dem Drucksinne wach, die von Goldscheider überhaupt bestritten, von v. Frey behauptet worden ist. Wer sich viel mit den Hautsinnesqualitäten bei Kranken befaßt, wird einen starken Eindruck der Häufigkeit empfangen, mit der auf Reize inadäquate Empfindungen folgen, sowie von der bei wiederholter Beanspruchung höchst wechselvollen Empfindungsweise, von dem Auftreten neuer und dem Gesunden überhaupt unbekannter Empfindungsarten.[40]
Es ist zuzugeben, daß solche einer elementenartigen Selbständigkeit der vier Qualitäten ungünstige Beobachtungen bei zentralen, besonders spinalen und zerebralen Läsionen viel häufiger gefunden werden, aber sie sind doch auch bei peripheren Läsionen nicht selten. Überhaupt ging es doch nicht an, einer einfachen und bequemeren Theorie zuliebe sich auf die Beobachtungen am peripheren Organteil zu beschränken und so Entgegenstehendes einfach auf sich beruhen oder durch Hilfshypothesen sich gleichsam verflüchtigen zu lassen. Es ist auch durchaus unzulässig, den peripheren »Apparat« als einfach, den zentralen als »kompliziert« zu bezeich-

nen, da wir über den peripheren doch niemals anders Auskunft als durch die Wirksamkeit des zentralen bekommen.

Eine gleichsam doppelte Sprache führen nun aber auch die Erscheinungen im Gebiete der *nichtqualitativen* Bestimmungen der Eindrücke. Ihre Zusammenfassung als »quantitative« ist freilich nicht möglich, da dieser Begriff auf die Zurückführung auf ein gemeinsames Maß, also auf eine Meßbarkeit, hinwiese. Indes handelt es sich hier um recht verschiedenartige Leistungen des Sinnesorgans, die teils mit den Bewegungen und Handlungen, teils mit eigentümlich intellektuellen Erkenntnissen in nächster Beziehung stehen. Wir meinen die Schwere-, Druck- und Kraftempfindungen, die Lage-, Bewegungs-, Ortsempfindungen, welche alle Bewegungen, vor allem die handwerklichen Tätigkeiten und die Fortbewegungen, bedeutungsvoll zu begleiten scheinen, und wir denken an die Urteile von der Art der räumlichen Lokalisation, Diskrimination, Größenschätzung, Gewichtschätzung, das Form-, Figur-, Ding- und Beschaffenheitserkennen usw. Doch gehen wir zunächst auf diese Leistungen nur insoweit ein, als wir vor die Frage nach der physiologischen Arbeitsweise des Organs als einer materiellen Struktur gestellt sind.

Es ist daher eher zum Hindernis der Entwicklung geworden, daß klinische Beobachter und Ärzte in festem Vertrauen auf die Zuverlässigkeit der Physiologie in die theoretische Diskussion von Befunden sich einließen, deren technische und praktische Bedeutung für die Diagnostik und Lokalisation bestimmter Prozesse über allem Zweifel stand, deren naturwissenschaftliche und biologische Bewertung aber sogleich in die allergrößten und schwierigsten Fragen führen mußten. Man ging mit der Selbstverständlichkeit der gesicherten Grundlagen in ein Gebiet, an dem gerade die vollständige Revision dieser Grundlage immer dringlicher offenbar wurde.

Denn auch hier ließ sich die aus der Sinnesphysiologie übernommene elementaristische Denkweise, der zufolge bestimmte spezifische Sinnesempfindungen oder Wahrnehmungen je einem bestimmten Organ zuzuordnen, von ihm gleichsam geliefert seien, sicherlich ein Stück weit anwenden und im pathologischen Abbau bestätigen. So etwa, wenn man eine isolierte Störung des Kraftsinnes fand, wie sie bei Kleinhirnkranken vorkommt, welche Gewichte konstant unter- oder überschätzen, oder wenn man ein lokales Unvermögen fand, zwei berührte Hautpunkte zu unterscheiden, selbst wenn ihre Entfernung ein Vielfaches der normalen Unterscheidungsschwelle beträgt. Solche Bestätigungen der Annahme eines »Kraftsinnes«, »Bewegungssinnes«, »Lagesinnes« oder eines allgemeinen »Raumsinnes« fanden aber sogleich ein Gegenargument, wenn man den Versuch machte, aus der elementaren Funktionsstörung, die man gefunden zu haben glaubte, andere Störungen zu erklären. Denn ein Unvermögen, zu gehen oder Klavier zu spielen, zu lesen oder zu zählen, ließ sich eben sehr oft aus den elementaren Störungen all dieser Sinnesorgane nicht ableiten. Die denkbar größten Mängel hafteten solchen elementaristischen Erklärungen an. Es konnte bei Ataxie, Apraxie, Agnosie beobachtet werden, daß bei wohlerhaltener »Elementarfunktion« eine sogenannte höhere oder kompliziertere nicht mehr gelingt, wie das Umgekehrte: erhebliche Ausfälle der »Elementarfunktion« brauchen nicht zu hindern, daß jemand der Mannigfaltigkeit der Lebenslagen noch gerecht wird, so bei peripheren Nervenverletzungen, bei Syringomyelie, wo bedeutende Vertaubung mit immerhin ganz guter Handfertigkeit vereinbar ist. Die Verhältnisse liegen also folgendermaßen. Es gibt eine Gruppe von Beobachtungen, welche für eine funktionelle Selbständigkeit der Empfindungsqualitäten und auch der nichtqualitativen Bestimmtheiten (Spezialsinne) sprechen. Es gibt aber auch eine zweite Reihe von Beobachtungen, welche gegen diese Spezifitäten sprechen und auf fließende Übergänge, auf eine Wandelbarkeit sowie eine untrennbare Verflochtenheit hinzuweisen scheinen. Die erste Gruppe überwiegt bei peripheren Läsionen, die zweite Gruppe überwiegt bei spinalen und zerebralen Störungen. Man konnte daher sich so ausdrücken, daß die elementaristische Theorie nur für die peripheren, nicht aber für die zentralen Abschnitte des Gesamtorgans zutreffend sei; für die letzteren mußten andere Anschauungen gelten. Mit einer solchen Zweiteilung wäre dann wenigstens eine vorläufige Ordnung der Tatsachen erreicht.

Bekanntlich ist diese Art von vorläufiger Lösung der Widersprüche auch auf dem Gebiete gesucht worden, welches weitaus am besten erforscht und durchdacht ist: in der physiologischen Optik und besonders in der Theorie des Farbensehens. Auch hier besteht ein solcher Dualismus, und es ist besonders J. v. KRIES, der in seiner Zonentheorie den Ausgleich zwischen der von HELMHOLTZ und der von HERING ausgehenden Schule gesucht hat.[41] Danach wären die drei Komponenten der YOUNG-HELMHOLTZschen Theorie –

Rot, Grün, Violett – einfache Funktionen der Organperipherie (Retina), die Gegenfarbenpaare der HERINGschen Theorie – Rot-Grün, Gelb-Blau, Weiß-Schwarz – als Funktionen der zentralen und damit der Empfindung unmittelbar zugrunde liegenden Organteile anzusehen. Man stellt so also das Organgeschehen einerseits der Reizseite, andererseits der psychischen Seite gegenüber. Diese Komplikation entspricht auch der eigentümlichen Zweiseitigkeit der Methode, nämlich das Geschehen einerseits durch physikalische Reize angeregt zu denken und andererseits in einem psychischen Erfolg mündend zu denken. Die weitere Entwicklung hat nun diesen Ansatz immer mehr gesprengt und schließlich seine Unhaltbarkeit erwiesen. Wir gehen nicht auf die einzelnen Stufen dieser hochinteressanten geschichtlichen Entwicklung ein, in der immer wieder behelfsmäßige, aber streng genommen eigentlich unzulässige Gleichsetzungen erfolgten, so die Gleichsetzung von Gegenstand und Reiz, von peripher und physiologisch, von zentral und psychisch, von Empfindung und Element, von Phänomen und Sehding usw. Besonders wirkte dabei noch der Umstand, daß die Sinnesphysiologie zwar ihrer eigentlichen Richtung nach auf eine Erschließung des Organgeschehens, genauer auf die Vorgänge im materiellen Substrat ausgeht, daß aber dessen direkte Erforschung fast durchweg ausgeschlossen ist und statt dessen durch einen mittelbaren Rückschluß aus den sinnlichen Erlebnissen erfolgt. Sehsubstanzen, Fasern, Schichten, Funktionen wurden zwar immer postuliert, aber man hatte sie nur zum kleinsten Teil in Händen, und die großen Gegner konnten einander nur dann gerecht werden, wenn sie einander zugestanden, daß die eigentlich physiologisch sein sollenden Vorstellungen heuristische Prinzipien waren.

Es muß genügen, auf die Analogie dieser Sachlage in der Farbenoptik und der Sensibilitätslehre hinzuweisen. Nur ein Spezialist der Farbenlehre vermöchte sie zuverlässig darzustellen. Auch die Pathologie des Farbensinnes zeigt auf der einen Seite, daß die Störungen im Groben wie Ausfälle einfacher Funktionen, Komponenten genannt, aussehen. So gibt es Rot-Grün-Blindheit, Gelb-Blau-Blindheit, totale Farbenblindheit. Dann aber finden sich weitere Verschiedenheiten der Fälle, welche sich mit einer so einfachen Spezifität der Funktion nicht decken: Protanope (Rotblinde), Deuteranope (Grünblinde), anormale Trichomate usw. Die angeborene und die erworbene Farbenblindheit verhalten sich ebenfalls verschieden. Legte man die Zonentheorie oder verwandte Annahmen zugrunde, so ließen sich die angeborenen als periphere (retinale), die erworbenen als zentrale Funktionsstörungen auffassen (KÖLLNER).[42]

Es kam dabei also weder zu einer Einigung der einander bekämpfenden Lehren noch zu einer allmählichen Vereinfachung und Klärung der physiologischen Erkenntnisse. Man kann sagen, die Physiologie des Sinnesorganes blieb unentschieden, die Einsicht in die Bedingungen des Sehens war der Gewinn. Denn je vollständiger und genauer die Kenntnisse über die von der Reizseite her bestehenden Bedingungen des Eindrucks und die Entsprechung zwischen Reiz und Empfindung wurden, um so unhaltbarer wurde die Vorstellung, daß diese Entsprechungen als Darstellung der physiologischen Funktionen und als brauchbar für einen Einblick ins nervöse Geschehen selbst gelten dürfen. Gerade die Schwierigkeiten, die sich bei solcher Verwertung des Beobachtungsmaterials türmten, waren es, welche dazu geführt haben, daß das Sehen überhaupt nicht als ein Produkt der Nerventätigkeit, sondern als eine Ordnung der Vergegenwärtigung von Dingen und Vorgängen der Umwelt durch ein Subjekt zu verstehen ist und daß nun diese Ordnung als unter gewissen Bedingungen des Organs stehend betrachtet werden kann. Man darf also nicht das Organgeschehen in seiner vollständigen Bestimmtheit aus den Erfolgen auf den subjektiven Eindruck ableiten. Sondern man kann die Ordnungen und Unordnungen des Eindrucks nur als abhängig von organischen Bedingungen verstehen. Man sage nicht, daß dies dasselbe sei und die Kenntnis des Organgeschehens voraussetze. Denn es handelt sich um eine Ordnung durch ein Subjekt. Das heißt aber, die organische Bedingtheit ist zugleich Bedingtheit eines Selbstbedingenden.

5. Die Ataxien

Wenn die Klinik die Bewegungsstörung eines Kranken beschreibt, so pflegt sie zunächst nur dem optischen Eindruck zu folgen. Es scheint vielleicht, als ob das ungebildete und unbefangene Auge eines Laien dafür hinreiche und der Voreingenommenheit des Fachmannes sogar vorzuziehen sei. Doch die nähere Bekanntschaft mit dieser Sache belehrt uns, daß sie anders liegt. Die Lehrtätigkeit zeigt dem Neurologen, daß der Anfänger die pathologischen Bilder gar nicht oder fehlerhaft wahrnimmt oder auch einfach nicht die Worte findet, um sie leidlich zu beschreiben. Wir erfahren dadurch, daß das Sehen vieler Dinge beim Menschen das Ergebnis eines Lernens ist und daß dann das, was nicht zu sehen gelernt wurde, auch nicht gesehen wird. Wie weit mag dies in das gewöhnliche Leben hineinreichen? Betrifft es auch die einfachsten und gewohntesten Dinge? Die Maler und Plastiker wissen über diese Bedingung des Lernens mehr als die Physiologen. Aber was sollen wir dazu sagen, daß das Auge des Arztes pathologische Formen vom Künstler fast niemals in seinem Sinne wirklich naturgetreu dargestellt sieht, auch dort, wo der Künstler sich offenbar um treue Beobachtungen bemühte? Was heißt es, daß der Epileptiker auf Raffaels Transfiguration fehlerhaft dargestellt ist? Was sollen wir über das Sehen des Schauspielers denken, wenn wir merken, daß er den Ausdruck des Schmerzes fast immer anders darstellt als die Natur selbst? Danach ist nicht mehr zu bezweifeln, daß man besondere Untersuchungen machen muß, will man wissen, wie die Bewegungen eines Menschen im physikalischen oder im pathologischen Sinne objektiv erfolgen. Denn das bloße Sehen zeigt dem Künstler, dem Schneider, dem Gymnasten, dem Arzt Körper und Bewegung verschieden. Wie wir nun die Veranstaltung dazu auch treffen mögen, wir wissen jetzt, daß, was die Bewegung heißt, höchst abhängig ist von der Art dieser Veranstaltung und des Veranstalters.

Diese ausholende Betrachtung war also wirklich nötig, um zu wissen, was man eigentlich tut, wenn man in der Klinik abnorme Bewegungen studiert. Man hat sich dort bisher wenig darum gekümmert, daß jede Feststellung schon eine Fragestellung enthält. Verläßt man sich in der Klinik allein auf das Auge, so unterliegt man jedenfalls all den besonderen Bedingungen des Bewegungsehens und entbehrt der physikalischen Objektivität.

Das Auge des Menschen scheint nun noch mehr für die ruhenden Figuren als für Bewegungen eingerichtet zu sein. Ein Beispiel dieser Beschränkung ist, daß wir bei den Ataxien kaum sehen können, ob die Abweichung von der Norm sich in jedesmal gleichen Bewegungsformen vollzieht oder die Regelwidrigkeit eine immer neue Regellosigkeit ist. Das erste würde mehr den Namen Allotaxie verdienen, und nur die immer neue Unordnung sollten wir Ataxie nennen. Denn Umordnung ist nicht Unordnung. Die Frage ist wenig untersucht. Sie verlangt photographische Registrierung. Stichproben zeigten uns, daß die fast unsichtbare Unruhe des Kopfes beim gesunden Ruhigstehenden eine völlig regellose Kurve gibt. Ferner, daß die Zielbewegungen bei Sklerosis multiplex dasselbe, nämlich immer neue Ausfahrungen der Bewegung zeigen. Solche Bilder sehen wir bezeichnenderweise gerade nicht, wenn wir rechnen dürfen, daß *nur* die eigentlich motorischen Systeme, d. h. die Pyramidenbahn und das extrapyramidale System, betroffen sind. Es sind vielmehr die sogenannte sensorische, die zerebellare und die frontale Ataxie, welche so unregelmäßig erscheinen. Ein Anteil der nichtmotorischen Regionen an der Ataxie und damit der Bewegung überhaupt ist damit schon lange bewiesen und auch ihre Deutung in eine bestimmte Richtung gewiesen.

Es entspricht nun mehr der rationalistischen Denkweise einer Epoche als einem natürlichen Grunde, ohne weiteres anzunehmen, die Unregelmäßigkeit sei krankhaft und die Regelmäßigkeit gesund. Da man sich den Organismus allen gegenteiligen Versicherungen zum Trotz als Maschine vorstellte, konnte man übersehen, daß geradezu umgekehrt der Gesunde seine Bewegungen viel stärker variiert, während der Kranke bewegungsmonoton ist. Die Bewegung der spastisch-pyramidalen Syndrome ist eine Allotaxie oder, wie man diese Variationslosigkeit auch nennen könnte, eine Orthotaxie und Oligotaxie. Eine unschematische Wechselhaftigkeit bei sensorischer Ataxie steht *darin* dem gesunden Verhalten näher als die Stereotypie des Hemiplegikers oder Parkinsonisten. Nicht die regelhafte Ordnung der Bewegung ist das dem Ataktischen Fehlende, sondern die Zuordnung zur Umwelt, zur Aufgabe. Das ist etwas ganz anderes als die objektive Bewegungsform im geometrischen Sinne.

Die erste Form, welche die seit über 100 Jahren suchende Theorie findet, beruht darauf, daß wir zwei Arten von Nerven hätten, nämlich Empfindungs- und Bewegungsnerven. Bell, Magendie, Flourens sind auch die ersten, für welche unter dem Eindruck dieses Fundes das Zusammenwirken von Empfindung und Bewegung Problem wird. Während in dieser ersten Epoche Beweise erbracht werden, daß eine Läsion der afferenten Nerven hinreicht, um auch die Motilität empfindlich zu stören, gilt es im nächsten Stadium diesen Einfluß zu analysieren. Sind es bewußte oder unbewußte Eindrücke der afferenten Organe, auf welche es ankommt? Sind es spinale, cerebellare oder cerebrale Systeme, welche wesentlich sind? Sind es oberflächliche Hautrezeptoren oder tiefe in Gelenken oder Muskeln liegende Empfangsorgane, die gestört sein

müssen? Sind es Reflexfunktionen oder andersartige Reaktionen, deren Versagen die Störung erklärte und welche normalerweise regulierend wirken?
Dabei wurde es dann nötig, die typischen Sonderformen der Ataxie zu unterscheiden. Die Tabes dorsalis, Sklerosis multiplex, FRIEDREICHsche Krankheit, polyneuritische und poliomyelitische Erkrankungen, die Kleinhirnaffektionen, Stirnhirntumoren, Thalamusaffektionen, die Zustände der Vergiftung, Betrunkenheit, hohes Fieber, die Gangart nach wochenlanger Bettruhe, die vestibulären und die Augenstörungen, die Hysterien – sie alle bestätigen mit wenigen Ausnahmen die Hauptregel: es sind nicht die eigentlich motorischen Systeme selbst, welche zur Ataxie führen. Dies heißt nun freilich nicht, daß die Ataxien keine Typen zeigen. Das erfahrene Auge sieht den Unterschied jener aufgezählten Krankheiten mit einiger Sicherheit auf den ersten Blick. Tabes, multiple Sklerose und Hysterie liegen schon für den Ungeübten typisch auseinander. Das entspricht den großen anatomischen Gegensätzen. Die glücklichen Entdecker dieser Tatsachen hinterließen aber die schwierige Aufgabe, den Zusammenhang zwischen Ataxie und Funktionsstörung ganz verständlich zu machen, und der folgenden Generation ist dies nicht so gelungen, wie man wünschte. Zwar kreist die Theorie immer wieder um den Grundgedanken: die afferente Funktion soll die Störung hervorrufen, aber wir sind über die Tragweite dieses Prinzips so ungewiß wie darüber, was an der Afferenz auf die Motorik Einfluß nimmt. Die Ursache des Mißerfolgs scheint darin zu liegen, daß man eine zu spezielle oder zu einfache Funktion als den Garanten normaler Bewegungen hinzustellen suchte, damit aber in Widersprüche geriet. So z. B., wenn man die Sehnenreflexe für die Koordination verantwortlich machte und ihren bloßen Ausfall schon als die Ursache der tabischen Ataxie hinstellte. Denn die Untersuchung der Tabiker zeigte wohl genug Fälle von Areflexie bei Ataxie, aber ebenso Fälle von Areflexie ohne Ataxie. Andere Kranke haben ihre Reflexe und sind doch ataktisch. Dasselbe gilt dann für die Zuordnung von Sensibilitätsstörung und Ataxie. Bei der multiplen Sklerose und der FRIEDREICHschen Ataxie glaubte man früher, daß wesentliche Sensibilitätsstörungen überhaupt nicht vorlägen. Und ebenso wurde mit Recht gefragt, warum bei so schweren Ausfällen im Sinnesapparat, wie sie die Syringomyelie oder die periphere Nervenverletzung erzeugt, die Ataxie fehlt. Im ganzen setzte sich dann die Auffassung fest, daß

die für die Motorik wichtige Afferenz die sogenannte Tiefensensibilität sei, aber ich behaupte, daß diese Lehrbuchmeinung durch die Beobachtungen schlecht gestützt ist. Schon der erste berühmte Versuch von Bell, die Desensibilisierung der Lippenhaut des Esels mit nachfolgender Unfähigkeit zu fressen, weist eindeutig auf die oberflächliche Sensibilität. Lücken und Widersprüche bestehen überhaupt im analytischen Beweis für die Definition und Existenz der Tiefensensibilität selbst. Man hat seit v. Frey gelernt, daß vieles als Tiefensensibilität Bezeichnete eine Leistung des Hautsinnes ist.[43] Dieser ist es, welcher z. B. die Wahrnehmung von Lage und Bewegung in erster Linie und zuverlässig ermöglicht.

Wir haben dann einen Fortschritt des Verständnisses darin erblickt, daß sich herausstellte, wie einseitig die Methode der Sensibilitätsprüfung gewesen war, bei der man nur feststellte, ob ein bestimmter Reiz Empfindung auslöste oder nicht.[44] Bei dieser Prüfungsart muß ja die Veränderlichkeit der Erregbarkeit und der Erregung, die sich oft unter der Hand des Untersuchers erst entwickelt, größtenteils übersehen werden. Die Analyse des Funktionswandels lehrte uns die Sinnesorgane eigentlich als ein raumzeitlich zusammenhängendes, sehr beeinflußbares, gleichsam fließendes Funktionengewebe kennen. Wir verstehen unter Funktionswandel daher sowohl die Tatsache, daß ein normales Sinnesfeld im Krankheitsfall in ein solches mit wandelbaren Schwellen und Unterscheidungen übergeht, wie auch dieses Phänomen gleitender Wandelbarkeit selbst. Und nun stellte es sich heraus, daß es gerade die Tabes, die funikuläre Myelose, die Friedreichsche Krankheit und die Herdsklerose waren, welche den Funktionswandel zeigen. Von den zerebralen Fällen waren es die mit thalamischen und postzentralen Herden, welche dasselbe aufwiesen. Es ist ohne Zweifel die spinale Hinterstrangbahn mit ihren Anschlüssen, deren Erkrankung die stärksten Grade und die reinsten Fälle von Funktionswandel erzeugt.[45]

Diese Befunde hatten für die Ataxiefrage zweierlei Bedeutung. Sie lehrten den Umfang der bisher infolge der Methode übersehenen, aber vorhandenen Störung der Afferenz kennen. Sie offenbarten, daß der *Ausfall* einer Elementarfunktion nicht das einzige ist, was vorkommt, sondern daß diese formal stark verändert sein kann. In umgekehrter Formulierung aber noch wichtiger ist es, daß ein Vorhandensein elementarer Erregbarkeit und normaler Schwelle nicht ausschließt, daß zugleich schwerer Funktionswandel besteht. Zweitens war eindrucksvoll genug, daß nun die Art dieser Funk-

tionsänderung, nämlich ihr gleitend labiler unbeständiger Charakter, zu der Art der ataktischen Bewegungsstörung viel besser paßte als der bloße Ausfall. Denn auch die Ataxien haben diesen scheinbar regellosen und unbeständigen Charakter. Auch bei ihnen sehen wir den Wechsel der Stärke der Erscheinungen, ihre Abhängigkeit vom Anspruch. Sicher ist in dieser neuen Lehre von der sensorischen Ataxie der Grundgedanke einer Sensomobilität erhalten, ja durch Aufklärung von Widersprüchen gefestigt worden. Wenn es nicht darauf ankommt, ob die Elementarfunktion ausgefallen ist, sondern darauf, wie die Funktionen ablaufen, dann ist verständlich, wenn die Ausfälle der Afferenz eine Allotaxie hervorrufen, eine Ataxie aber gar nicht erzeugen können. Für diese ist nicht eine Unwirksamkeit, sondern eine positive Veränderung der Afferenz nötig. »Wenn es erlaubt ist, ein Bild hier einzuflechten, so möchte ich die erste Gruppe (den sensiblen Ausfall) vergleichen mit einer auf wenige Mann zusammengeschmolzenen Kompanie, welche aber vorzügliche Disziplin hat und zu jeder Operation tüchtig ist. Die zweite Gruppe (Funktionswandel) aber gleicht einer vollzähligen Truppe, die jedoch völlig zuchtlos geworden ist; jener macht große, dieser kleine Schritte, der eine läuft, wo der andere stehenbleibt. Eine solche Kompanie ist schlimmer als keine Kompanie.«[46]
Der Gebrauch dieses Bildes enthält bereits die besondere Anwendung, welche die Theorie mit dem Befunde des sensiblen Funktionswandels vorhat, nämlich die Anwendung des sensorisch festgestellten Prinzips auf die Motorik. Es ist tatsächlich nur ein Rückschluß, keine Beobachtung, wodurch wir die Ataxie durch die afferenten Vorgänge erklären. Darin sind sich alle sensomotorischen Erklärungen der Koordination aber gleich, daß man eine bestimmte Art sensibler Störungen findet und sie mit zugleich vorhandenen motorischen vergleicht. Ich glaube nun allerdings, daß die Erklärung der Ataxie durch den Funktionswandel wenigstens die bisher beste unter den sensomotorischen Theorien ist. Sie wird noch einleuchtender, wenn man z. B. die Störung des figuralen Wahrnehmens der Haut, Distanzen, Richtungen, Zahlen und Zeichen ansieht, die wir später kurz besprechen. Die ganz summarische Deformierung der Figur ist es, welche an die deformierte Bewegungsfigur der Ataktischen so schön erinnert.
Aber wir dürfen die Grenzen und Mängel auch dieser Erklärung nicht unterdrücken. Man kann dabei anknüpfen an die zwischen Erb und Leyden aufgetauchte Diskussion, welche Bedeutung der

unbestreitbaren Tatsache zukommt, daß die koordinierenden Sinneseindrücke größtenteils doch gar nicht ins Bewußtsein treten. Nimmt man selbst die deutlichen kinästhetischen Empfindungen als Repräsentanten dieser Leistung, so können sie doch höchstens als rohes abgekürztes Signal für die ungemein feine und präzise Leistung der Regulierung gelten. Dabei geht die Anschaulichkeit der sensomotorischen Theorie eigentlich ganz verloren. Gerade der Rückblick auf die bewußten Eindrücke hat diese Folge. Verzichtet man aber auf die bewußte Sinnlichkeit und begnügt sich mit dem Reflexbegriff, dann entsteht die neue Schwierigkeit, daß ohne Bewußtsein auch die biologische Brauchbarkeit der Leistung unverständlich wird. Und für die Vorgänge des Erwerbes, des Erlernens auf diesem Gebiete ergibt sich überhaupt kein Verständnis aus dem Reflexbegriff. Verschmäht man dann den Ausweg der »unbewußten Vorstellung« oder der vitalistischen Hypothese, so steht man vor der Folgerung, daß die Theorie der Sensomobilität bisher keinen abschließenden Erfolg gehabt hat. Daran ändert dann auch der Funktionswandel und seine Interpretation als zeitliche Störung nichts. Wir wollen keine Scheinlösung haben, und eine solche wäre es auch dann, wenn man das Bewegungsproblem zu lösen glaubt, indem man es in zwei Teile teilt, welche durch die nervenphysiologische Auffindung getrennter sensorischer und motorischer Nerven sich anbot. Wenn die motorischen Funktionen allein die Gestaltung der Bewegungen nicht leisten können, ist, so müssen wir dann fragen, die sensorische Funktion im Besitze dessen, was jener fehlt?

6. Agnostische Störungen

Es hat mehrfach Widerspruch erregt, wenn wir behauptet haben, daß die wissenschaftliche Analyse von Lebensvorgängen eigentlich nur das erklären könne, was nicht zustande komme. Man kann sagen, daß in diesem Sinne die Pathologie, als die Erklärung der Störung oder der Zerstörung des Lebendigen, ihr Ziel am besten erreiche. Unsere Übersicht über die Ataxie hat ebenfalls dies Ergebnis. Wir verstehen einigermaßen, warum die Eutaxie nicht gelingt. Aber wir verstehen dadurch noch nicht, wie und warum sie gesunder- und normalerweise zustande kommt. Indes ist zuzugeben, daß damit nicht genug gesagt ist. Die Resignation betrifft eigentlich nur den Versuch, auch *Leistungen,* nicht nur Funktionen physiologisch zu erklären, und es ist doch der Zweck dieser Abhandlung, zu prüfen, ob nicht bei der Leistung noch eine andere Forschungsart das fertigbringe, was der physiologischen Theorie der Funktionen mißlingt.

Was dann die Entrüstung jener betrifft, welche mit der physiologischen Methode mehr zu erreichen meinen als bloß einen Nekrolog des Lebens, so sind sie nicht ganz folgerichtig. Denn ihre Prämisse ist doch eben, daß es dieselben Methoden, dieselben Erkenntnisbedingungen seien, welche die Physiologie und die Physik oder Chemie leiten müssen. Ganz im Sinne dieser Forderung haben auch wir bei der Darstellung der Ataxie gleich zu Beginn *eine* Erkenntnisquelle, nämlich die der sinnlichen Beobachtung der Kranken mit dem Auge, kritisiert und dann verlassen. Denn für den Physiologen ist das bloße Auge zu »unzuverlässig«, zu »subjektiv«. Wir ersetzen es durch exaktere Methoden und verlassen damit die ursprüngliche sichtbare *Erscheinung* des Lebendigen zugunsten eines unsichtbaren *Vorganges,* der nicht mehr die Wesenheit des Lebens selbst zu enthalten braucht. Das eben ist es, was wir behauptet hatten.

Die gleiche Situation kehrt, nur noch durchsichtiger, wieder, wenn wir die Agnosien besprechen. Bei ihnen können wir sicherstellen, daß der Kranke das, was er sieht oder tastet, *nicht* erkennt. Können wir aber auch feststellen, *was* er statt dessen sieht und tastet? Nicht, als ob sich die Agnosieforschung damit nicht abgäbe. Aber es ist nicht soviel Befriedigendes dabei herausgekommen, daß man die normale und die pathologische Sinnesleistung nun vergleichen und den Unterschied mit Hilfe der physiologischen Funktionenlehre darstellen und erklären könnte. Im Gegenteil; die Agnosieforschung fängt damit an, daß Wernicke (1895) behauptete, der Agnostische erkenne trotz normaler Funktionen nicht, was er tastet, und das war dann sogar die Definition der Agnosie. Die Klärung dieser Fälle war dann unverkennbar vor allem dadurch erschwert, daß wir uns eben nicht recht vorstellen können, was ein Agnostischer eigentlich in seiner Wahrnehmung hat. Zwar ist es eine große Übertreibung, wenn man sagt, ein Mensch könne nichts von dem Erlebnis eines anderen Menschen erfahren. Aber daß es auch hier die Subjektivität ist, welche als fast unnahbar und außerdem als weniger verbindlich gilt, ist doch nicht zu bestreiten. So bleibt es auch hier dabei: es ist die negative Aussage, das Nichtzustandekommen einer Leistung, worauf die Forschung sich in erster Linie stützt und stützen will. Das sagt schon der Name Agnosie für eine Leistung, die doch immerhin noch stattfindet. Aber untersucht wird weniger sie selbst als ihr Defekt.

Unbefriedigend ist in jedem Falle diese erste und bis heute nicht überflüssig gewordene Definition der Agnosie Wernickes. Wenn der Kranke nicht erkennt, obwohl die Sinnesfunktion normal und obwohl er geistig gesund ist, dann bleibt nur die Annahme eines besonderen Erkenntnisvermögens für die Sinne oder einer besonderen Gehirnfunktion unbekannter Art. Es standen also zwei Wege frei: die Erforschung jener besonderen Erkenntnisart und die Aufsuchung besonderer Funktionen. Den ersten Weg beschritten die, welche die Gestaltpsychologie hier anwandten, so besonders Gelb und Goldstein;[47] den zweiten sind wir selbst gegangen, indem wir den Begriff der Funktion des Organs festhielten, aber erweiterten und den Tatsachen des Funktionswandels Beachtung schenkten. Da diese bei den Agnosien früher zu wenig untersucht wurden, war die einfache Frage die, ob die Agnostischen einen solchen Funktionswandel haben, daß allein dadurch ihre Agnosie erklärlich wird. Ist dies der Fall, dann ist die Voraussetzung Wernickes, wonach die Funktionen normal seien, einfach unrichtig gewesen, was schon Strümpell für möglich gehalten hat. Überblickt man das Ergebnis der bisher mitgeteilten Prüfungen,[48] so lautet es: Teilweise sind Agnosien bedingt durch Funktionswandel; aber es gibt auch Agnostische, die, mit den bisherigen Prüfungsmethoden wenigstens, keinen Funktionswandel von Bedeutung aufweisen. Der Erfolg der physiologischen Theorie ist also ein Teilerfolg. Wesentlicher noch als dies ist das Grundsätzliche. Man darf jetzt hoffen, daß mit der Einführung veränderter Prüfungsmethoden sich noch weitere Störungen der Funktionen, weitere Funktionsschichten aufdecken lassen.

Aber auch die andere Seite des Agnosieproblems ist damit nicht stillgelegt. Was wir von den Kranken bei der Untersuchung verlangen, ist das »Erkennen« des Wahrgenommenen. Es war wohl der einzige bedenkliche Fehler der älteren Untersuchungen, daß man bei der Prüfung auf elementare Funktionen glaubte, man beanspruche hier die gnostische Funktion nicht. Aber auch hier muß der Kranke ja ein Urteil fällen, eine Aussage machen. Wir begreifen jetzt, daß auch dies jedesmal ein gnostischer Akt ist, aber der Gegenstand, der mit den Aussagen »ja«, »hier«, »jetzt«, »warm«,

»spitz« gemeint ist, ist jedesmal ein anderer und auch ein anderer als der, welcher bei der stereognostischen oder gnostischen Leistungsprüfung gemeint ist, wenn der Kranke antworten soll »Würfel«, »Bleistift« usw. Es ist also überhaupt keine Alternative zwischen entweder physiologischer oder psychologischer Erklärung vorhanden, denn jeder Akt, den eine solche Untersuchungsmethode fordern kann, muß sowohl ein gnostischer sein, wie durch eine physiologische Funktion ermöglicht werden. Die weitere Entwicklung dieses Problems kann nur darin bestehen, daß wir die verschiedenen Arten von Gegenständen im Hinblick auf die verschiedenen Formen und Schichten von Funktionen vergleichen.

Ein Versuch in dieser Richtung liegt bereits hinter uns. Unsere Analyse von Druckempfindung, Kraftsinn, Sinnesqualitäten und Spezialsinnen ist eine solche Analyse sowohl von Funktionen wie von gnostischen Leistungen bestimmter, hauptsächlich »noetischer« Art. Darunter sind Sinnesurteile, wie »stärker« und »schwächer«, »heller« und »dunkler« usw. zu verstehen, also meist einfache Intellektualfunktionen von stark formalem und logischem Gehalt. »Elementar« ist dabei aber nicht etwa die Sinnesfunktion, sondern die Urteilsfunktion! Die Voraussetzung, daß die einfachste Denkform auch nur den einfachsten Sinnesapparat, das elementare Denken auch nur die elementare Funktion benötige, ist nun freilich irrig, und fast das Gegenteil läßt sich beweisen. Aber nicht nur dieser Fehler des Elementarismus muß berichtigt werden. Auch die Entsprechung von »hier«, »jetzt«, »stark« usw. in der Wahrnehmung mit räumlichen, zeitlichen, intensiven Bestimmungen der Organfunktion ist in naiver Weise vorausgesetzt worden und läßt sich nicht aufrechterhalten. Und für diese Einsicht waren die Befunde an Kranken mit Funktionswandel und Agnosie besonders anregend.

Untersucht man nämlich solche Fälle, so zeigt sich ihr Wahrnehmungsbild oftmals verändert, nicht allein im Sinne der Agnosie, sondern der Dysgnosie, der Umbildung. Unwillkürlich hat der ordnende Verstand das im Wahrnehmungsbild Veränderte nach seinen Kategorien geordnet und so nach räumlichen, zeitlichen, intensiven, quantitativen und qualitativen Begriffen bezeichnet. Die Zahl der so herausgehobenen Symptome pathologischer Sinnesleistung ist gewaltig. Wir zählen auf, doch längst nicht vollständig, sondern nur, um Beispiele zu geben.

Räumliche Fehlleistungen: Der Eindruck wird anders lokalisiert (Mißweisung, Lagesinnstörung, Gesichtsfeldverlagerung); getrennte Eindrücke erscheinen verschmolzen und (selten) umgekehrt (Vergrößerung der Raumschwelle, verstärkte TALBOT-Verschmelzung); Richtungsfehler von Bewegungen (auf der Haut, systematische Dysmorphopsien); Figurveränderungen (Schleife statt Kreuzung auf der Haut, optische Bildverzerrung); Größenänderungen (Mikropsie, Makropsie, Porropsie; palpatorisch Analoges, elephantiastische Wahrnehmungen); Dysstereognosien (Formänderungen palpatorischer und optischer Art, Höcker statt Delle, Dreieck statt Viereck, Dysmorphopsien).

Zeitliche Fehlleistungen: Nachdauer der Empfindung, vibrierende Parästhesie bei konstantem Reiz, Kontinuität der Empfindung bei Sukzessivreiz und Vibration; Summationserscheinungen (z.B. »verzögerte Schmerzempfindung«); Polyopie und Gestaltzerfall; Diplakusie.

Intensive Fehlleistungen: Steigerung und Abschwächung der Kontrasterscheinungen, Über- und Unterschätzen von Gewichten, Spannungsparästhesien, pathologisches Schweregefühl, Hyperpathie auf allen Sinnesgebieten.

Qualitative Fehlleistungen: Paradoxe Temperaturempfindungen, funktionelle Analgesie, erworbene Farbensinnstörungen, Synästhesien, Qualitätswandel der Nachbilder, Fehlen des Nachbildes.

Es muß dem Geiste einer rationalistischen Biologie gewiß naheliegen, daß in jeder dieser Fehlleistungen dem Urteilsfehler eine Funktionsanomalie entspreche. Diskrimination, Lokalisation, Raumsinn, Zeitsinn, Figursinn, Bewegungssinn, Gestaltwahrnehmung sind dann je *eine* Funktion und *eine* Urteilsart. Der Vorteil dieser Annahme mußte sich zeigen, wenn man auch im Zusammensetzen dieser Einzelfunktion bzw. -urteile zu Komplexen, wie Wahrnehmung von »komplizierteren« Gegenständen, etwa Dingen (Katze, Baum) und Ereignissen (Zerreißen der Puppe, Blätterfall, Zweikampf), einen folgerechten Aufbau und damit ein Verständnis normaler wie pathologischer Leistung erzielen konnte. Daß aber dies eben mißlingt, kann heute fest behauptet werden.

Die Schwierigkeit beginnt mit eben jenen angeblich elementarsten Empfindungen, wie schon am Beispiel der Druck- und Kraftempfindung näher gezeigt wurde. Sie verstärkt sich bei den raum- und zeitsinnlichen Spezialleistungen. Wir haben ausführlich gezeigt,

daß das Verhalten der räumlichen Diskrimination in gesundem und krankhaftem Zustande der Haut das Gegenteil dessen zeigt, was man nach der Theorie des Lokalzeichens der Empfindung zu erwarten hätte. Die Raumschwelle wird nämlich um so feiner, je komplizierter die Bedingungen der Organleistung sind, und wir haben diesen Tatbestand als einen antimathematischen bezeichnet. Wir haben daraus geschlossen, daß die Präzision der Leistung mit der Masse des beteiligten nervösen Gewebes zunimmt; die Kompliziertheit des Zusammenspiels ist die Vorbedingung der rationalen Einfachheit der Leistungen.
Ein zweiter Punkt ist dann das, was man als den Relativismus der raumzeitlich-intensiven Ordnungen bezeichnen kann. Ein gutes Beispiel ist die Summation der Erregungen. Sie bewirkt, daß ein einzeln genommen unterschwelliger Reiz bei Wiederholung zuletzt überschwellig wird. Für das Wahrnehmungsbild bedeutet dies, daß ein zeitlich unterteilter Gegenstand, eigentlich eine Serie, sich in eine Intensität verwandelt hat. Ein anderes Beispiel ist das Druckgefälle auf der palpierenden Haut. Tasten wir einen kleinen Tetraeder ab, dann wechseln die engbegrenzten tiefen und daher starken Eindrücke, welche Ecken und Kanten bewirken, mit den breiten oberflächlichen und daher schwachen ab, welche die Flächen dieses Gegenstandes hervorrufen. Die Wahrnehmung aber verzeichnet hier nicht Kraftunterschiede, sondern Formunterschiede und kommt so zu dem Eindruck eines stereometrisch erkennbaren Raumgebildes. Es hat sich der Eindruck einer Druckintensität in den einer Raumgestalt verwandelt. Ein drittes Beispiel ist die diskontinuierliche Druckserie, welche beim Entlanggleiten des Fingers über die Zinken eines Haarkammes entsteht. Der zeitlichen Sukzession an der gleichen Hautstelle entspricht in der Wahrnehmung die räumliche eines Nebeneinander der Zinken, allenfalls mit dem Eindruck von deren gemeinsamem Bewegtsein. Auch hier verwandelt der Akt eine zeitliche Serie in den Eindruck eines bewegten, aber festen räumlichen Gebildes. Man kann auf den Schluß kommen, daß die Wahrnehmung hier fortlaufend *Transformationen* der zeitlichen, räumlichen und intensiven Daten untereinander vornehme; jede der drei Kategorien kann in die beiden anderen transformiert werden, und daß dies geschieht, ist dann wieder die Voraussetzung, unter der allein wir objektive Gegenstände wahrnehmen können. Daraus wäre aber zu folgern, daß ein wesentlicher, ja der wichtigste Teil der Sinnesleistung in solchen Transfor-

mationen bestehe, daß deren Störung die Ursache der agnostischen Störungen sein werde und daß das Studium der Transformation die nächste Aufgabe sein wird. Schon jetzt aber wäre klar, daß wir ein *Relativitätsprinzip* der Sinnesleistungen anzuerkennen haben, demzufolge die räumlichen, zeitlichen und intensiven Bestimmungen der Reize in der Wahrnehmung nicht nur als solche, sondern vor allem in Relation *auf*einander, und das bedeutet: nach einer Transformation *in*einander wiederkehren.
Wir werden es danach für selbstverständlich ansehen, daß die pathologische Erfahrung solche Störungen der Transformation aufweist, wenn diejenigen Organteile gestört sind, denen diese Umwandlungen aufgetragen sind. Diese Erwartung wird bestätigt. Fast alle die aufgezählten und viele andere Symptome können als solche Transformationen dargestellt werden. Es ist danach ein kleiner Schritt zu der Frage, ob ein solches Relativitätsprinzip auch für die Qualitäten und Modalitäten der Sinne zutrifft. Auch dafür sind mehrere Beispiele bereits angeführt worden, doch fehlen auch hier systematische Untersuchungen. Beziehungen zwischen Intensität, Extensität und Dauer eines Reizes einerseits, Qualität andererseits sind sichergestellt (z. B. die sogenannte Minimalfeldhelligkeit und Minimaldauer optischer Reize). Die neueste Phase des physiologischen Schmerzproblems zeigt eine solche. Man muß aber allgemein feststellen: fast die gesamte physiologische Theorie der Sinnesqualitäten ist eine Erklärung der Qualität durch quantitative Differenzen des Erregungsvorganges! Auch dies wäre eine Transformation. Noch im Anfang steht der Nachweis der großen *intermodalen* Einflüsse oder, wie wir jetzt sagen werden, der Transformationen zwischen den Hauptsinnen, die sicher bisher unterschätzt wurden. Man hat Auge und Tastsinn, Ohr und Auge, Vestibularorgan und Muskelsinn schon immer als stark aufeinander angewiesene und in die gleichen Aufgaben sich teilende Organpaare erkannt. Aber es handelt sich bisher immer um einzelne Synergien oder nur Beeinflussungen, noch nicht um eine umfassende Grundlehre einer allgemeinen Synästhesie, wie wir sie für unvermeidlich halten. Man war auch hier allzuweit von gewissen großen Begriffen abgekommen, welche an der Wiege neuzeitlicher Biologie gestanden haben. Der Gedanke eines *Sensorium commune* verdient eine gründliche historische Studie, aber auch eine Restauration. Auf verschiedenen Wegen ist das wiedergefunden worden, was er meint. Unter Synästhesie verstand man zunächst z. B. das Anklingen eines Tones bei

einer Farbe und umgekehrt. Die Tätigkeit der Phantasie im hypnagogen Zustand, in Halluzination und Traum ist reich an Transpositionen und Symbolisierungen nicht nur zwischen den Sinnesgebieten, sondern auch von der Denksphäre zur Sinnessphäre. Im Meskalinrausch fanden sich die interessantesten Beispiele. Daß auch der Gesunde mehr Synästhesien hat und benutzt, als wir in der Physiologie zu lernen gewohnt waren, ist nicht zu bezweifeln. Man kann auf eine Pappschachtel geschriebene Zahlen mit dem Ohr erkennen! Und unabmeßbar bedeutsam ist die optisch erfaßte Bewegung des Dirigenten für die musikalische Gefolgschaft seines Orchesters.

Wir haben in einer Reihe von neuen Versuchen erfahren, daß die Sinnesschwelle eines Organs wie des Auges unmittelbar beeinflußt wird von unbewußten Erregungen des Vestibularorgans (CHRISTIAN[49]). Die Analyse solcher Befunde intermodalen Einflusses hat aber immer wieder gezeigt, daß nicht die Synthese der Elementarfunktionen (bzw. der Reflexe), sondern nur die Einführung des Leistungsprinzips das ist, was die Tatsachen ordnen und einheitlich darstellen könnte.

War die psychologische Deutung der Agnosien unbefriedigend, weil sie nur anatomisch-lokalisatorische, nirgends aber neurophysiologische Erfolge ermöglicht hat, und war die physiologische Erklärung unzureichend, weil weder die Elementarfunktionen noch der Funktionswandel eine Synthesis der Leistung gestattet, so haben diese Bestrebungen doch das unschätzbare Verdienst, daß sie andeuten, welchen Weg die weitere Untersuchung wird gehen müssen. Das Relativitätsprinzip im Formalismus, die allgemeine Transformierbarkeit der Daten dieses Formalismus, die noch unerkannten Ordnungen der allgemeinen Synästhesie sind Themen und Stoff für reichliche neue Forschungsarbeit. Darüber hinaus aber zeichnet sich mit Schärfe die grundsätzliche Grenze der Elementarphysiologie, die Notwendigkeit der Anwendung des Leistungsprinzips, und das bedeutet die Einführung des Subjektes, ab.

Die kurze Streife durch das weite Feld der ataktischen und agnostischen Störungen hat gezeigt, daß die Pathologie der Bewegungen und Wahrnehmungen in der Form der klassischen Physiologie nicht befriedigend durchzuführen war und darauf vorbereitet, daß dieses wissenschaftliche Programm einer Nachprüfung unterworfen werden muß, welche bis auf den Untergrund ihrer begrifflichen Voraussetzungen vorstoßen muß. Es ist nicht die Schuld der Physiologie, sondern es liegt an ihren klassischen Denkformen, wenn die Lage eine solche geworden ist. Es wäre unterhaltender und leichter, die Fülle der Erscheinungen des Lebens sprechen zu lassen. Aber es gibt nicht nur ein »morphologisches Bedürfnis«, das wir zu befriedigen gedrungen sind, sondern auch ein theoretisches Bedürfnis, dem wir zu gehorchen haben. Und in der Theorie der Vorgänge im Nervensystem samt deren Störungen ist eine solche Revision der bisher herrschenden klassischen Wissenschaftsform nicht mehr zu umgehen – dies ist ein Ergebnis des vorausgehenden und ein Wegweiser für die folgenden Abschnitte.

III. Die Bedingungen der Wahrnehmung

Die merkwürdige Störung, bei der ein Kranker sieht, aber nicht erkennt, was er sieht, hört, aber nicht versteht, was er hört, fühlt, aber nicht merkt, was er betastet, konnte natürlich von den verschiedensten Seiten betrachtet werden. In diesem Abschnitte stellen wir uns fürs erste nicht mehr auf jene diagnostischen Fragen ein, die der klinischen Neurologie von dem Bedürfnis eingegeben sind, Ort und Art der organischen und damit vor allem auch materiellen Störung zu erfahren. Zugleich damit gibt es eine geschichtlich gewordene Rechtfertigung, ein so erkenntnistheoretisch anmutendes Problem, wie es eben das Dingerkennen auch ist, nicht nur mit den anatomisch-physiologischen Methoden anzugreifen. Die Sinnesphysiologie der Wahrnehmungsorgane ist ein klassisch gewordener Bestandteil der Wissenschaft und läßt sich, auch wenn einige ihrer Voraussetzungen einmal aufgegeben werden müssen (was mir der Fall zu sein scheint), nicht kurzerhand übergehen. Von diesen beiden Gründen her ist also der Versuch, die Erklärung der Agnosie aus der Funktionsanalyse zu geben, gerechtfertigt. Allerdings muß es erlaubt sein, den Begriff der Agnosie nicht nur auf das Herkommen der Klinik einzuengen. Wenn jemand z. B. nicht mehr imstande ist, zwei berührte Hautstellen getrennt zu empfinden, so ist auch dies eine Störung der Gnosie, der Wahrnehmung. Er fühlt und erkennt doch etwas Objektives nicht. Die Klinik pflegte dergleichen aber nicht Agnosie zu nennen.

Die Frage ist nun, welche Beziehungen zwischen solchen Funktionen und der Wahrnehmung bzw. ihrer pathologischen Sonderform überhaupt bestehen. Zu untersuchen wäre nicht nur der Erklärungswert, den die Funktionsbefunde für die Agnosien haben, sondern auch, ob und in welchem Sinne es überhaupt erlaubt sein kann, die Wahrnehmung, also doch eine – wie schon das Wort ausdrücken möchte – aktive *Bewußtwerdung* eines Objekts in einem Subjekt, als von Funktionen produzierte *Sache* zu behandeln. Der Mensch sieht eine Sache, aber ist dies selbst eine Sache? Offenbar nicht. Geht man von einer gegebenen Versuchsanordnung und Beobachtung aus, so besitzt diese meistens einen ganz verständlichen Gehalt an Erfahrungstatsachen und bedarf keiner Rechtfertigung durch eine erkenntnistheoretische Jurisdiktion. Ihr eigener Aufbau erlaubt gewöhnlich zu sagen, was daran brauchbar und sinnvoll verwertbar ist und was nicht. Er gibt so eine praktische Rechtfertigung. Wir prüfen daher zunächst nicht, ob eine solche Sinneswissenschaft überhaupt so oder so »möglich« sei – nämlich vor dem Forum der Erkenntnistheorie –, sondern wir stellen einfach fest, *was* man eigentlich alles untersucht und beobachtet hat. Und da ergeben sich freilich Gruppenunterschiede, die so groß sind, daß ihre Gleichsetzung und Vermengung Unheil stiften würde. Wenn man also aufmerkt, welche Zusammenhänge als für die Wahrnehmung wichtig beobachtet wurden, so begegnen mindestens fünf solche Gruppen:

1. Die erste umfaßt solche Tatsachen wie Bau des Sinnesorganes, und zwar *anatomische* wie *physikalische* Eigenschaften, die beim Gebrauch bedeutsam werden. Hierher gehörende Beispiele wären also beim Auge die brechenden Medien und ihre Dioptrik, die Zellarten der Retina, die Photochemie des Sehpurpurs, die Bahnenkreuzung im Chiasma opticum usw.
2. Eine zweite Gruppe enthält jene *physiologischen* oder *halbphysiologischen* Begriffe, welche teils aus anderen Teilen der Physiologie übernommen, teils aus den besonderen Tatsachen der Sinnesphysiologie abgeleitet wurden: Erregung, Schwelle, Irradiation, Verschmelzung, Verstärkung, Kontrastwirkung, Nachbild, Induktion, Querfunktion u.v.a. Diesen Begriffen liegt, dies ist ihr Daseinsrecht, in der Regel eine wohl abgegrenzte Reihe von gesetzmäßig beobachtbaren Abhängigkeiten zugrunde. Ein Mangel ist, wenn bei einigen dieser Begriffe der materielle Vorgang, den man sich vorstellt, weder exakt erschlossen noch direkt beobachtet ist.
3. Obwohl wir Menschen, Tiere, Häuser, Stühle wahrnehmen, nicht aber »den« Raum, »die« Zeit usw., ist es in der Sinnesphysiologie üblich gewesen, den Gegenstand der Wahrnehmung als einen in den Begriffen der Physik bzw. der exakten anorganischen Naturwissenschaften beschreibbaren zu betrachten. Da die Wahrnehmung als Ergebnis eines materiellen Organvorganges behandelt wird, so wird ihr Gegenstand als materieller Reiz, und dieser eben als Energieform behandelt. Diese Gleichsetzung von Reiz und Gegenstand bringt also automatisch eine Einschränkung auf raum-zeitlich-energetisch definierte Kräfte, also auf einen *physikalisch definierten Objektbegriff* mit sich. Eine solcherweise eingeschränkte Umwelt wird dann also zu einem

Ausgangsmaterial, aus welchem das Organ die wahrgenommenen Dinge irgendwie zu machen hat.

4. Es muß also in der Reaktion auf den Reiz irgend etwas hinzukommen, und das Endergebnis muß ebenfalls beobachtet und festgestellt werden. Dies ist dann die vierte Gruppe; es sind die psychischen Inhalte: Empfindungen, Wahrnehmungen, also das, was subjektiv erlebt oder bewußt wird. Die Gegenstände sind dem Subjekt also unmittelbar nicht so gegeben, wie sie an sich in der äußeren Natur sind, sondern sie »erscheinen«, werden Phänomen, »Sehding«, »Hörding« usw. Es sind also in der Hauptsache *psychologische* Begriffe, mit denen wir diese Beobachtungsreihe zu beschreiben und zu ordnen genötigt sind.
5. Endlich ist trotz der Versachlichung des Wahrnehmungsbegriffes zu einem Naturgeschehen nicht völlig auszurotten, daß wir in der Wahrnehmung Etwas wahrnehmen, daß mit ihr jene Akte eines für »wahr« oder »dort vorhanden« oder auch »erscheinend, obwohl nicht vorhanden« geltenden Erkennens vollzogen werden. Diese Hinsicht auf einen Charakter des Geltens oder Nichtgeltens, der nicht nur Sein, sondern auch Schein, Wirklichkeit, aber auch trügerische Unwirklichkeit umfaßt, kann mit nur psychologischen Mitteln nicht erschöpfend erfaßt werden. Es sind *erkenntnistheoretische* Kategorien, wie Subjekt und Objekt, Qualität und Quantität, Täuschung und Wahrheit, welche die Gegenständlichkeit des Wahrnehmens ausdrücken.

Das Mittel, wodurch es gelungen ist, in dieser Beunruhigung erregenden Vielheit von Gesichtspunkten doch methodische Klarheit zu schaffen, war nun folgendes. Man untersuchte eigentlich nicht die Wahrnehmung, sondern ihre Grenzen. Man stellte im Grunde nicht den Inhalt der Wahrnehmung fest, um ihn als solchen mit dem Reiz als solchem zu vergleichen und eventuell das Hervorgehen des einen aus dem andern zu verstehen, sondern man stellte die Bedingungen fest, unter denen etwas »eben nicht mehr« oder »eben schon« wahrnehmbar ist. Richtiger wäre es freilich, zu sagen: Man hätte diese Grenzbedingung als den eigentlichen Kern der Sinnesphysiologie begreifen und darüber hinaus nichts erstreben sollen. Denn mehr konnte sie im Hinblick auf die Wahrnehmung nicht leisten. Dann ist die Methode der Sinnesphysiologie Schwellenmethode, also Grenzbestimmung der Leistung, und die Pathologie der Sinne wiederum Grenzbestimmung der normalen Leistungen –

dem Wege der Sinnesphysiologie so völlig entsprechend.[1] Auch die Pathologie bietet, wenn sie von der Täuschung oder der Agnosie ausgeht, die Möglichkeit, die *Grenzen* einer Leistung zu studieren, die selbst gar nicht aufgeklärt ist, sondern vorausgesetzt und hingenommen werden muß. Wenn wir nun aber in das Studium der Wahrnehmungsleistungen selbst eintreten, dann ergibt sich, daß es bei dieser Einschränkung und Zielsetzung doch nicht bleiben kann. Denn die Frage nach dem Organvorgang selbst bleibt bestehen, aber seine Bestimmung durch die Sinnesphysiologie ist jetzt unzulänglich, ja unzutreffend geworden.

Wenn man zunächst gleichsam eine Wanderung durch die angehäufte Menge von Beobachtungen unternimmt, so gibt es einen eigentümlichen Eindruck: die Paradoxie der Erscheinungen. Immer wieder *überrascht* das Phänomen. Dieser Tatbestand im Forscher sollte zu denken geben. v. Kries äußerte einmal zu mir: »Es ist immer anders, als man erwarten sollte.« Offenbar hat dies Einfluß auf die Entwicklung der wissenschaftlichen Erforschung im Rationalismus des 19. Jahrhunderts gehabt. Man versuchte nämlich, diese Paradoxien zu erklären. Wenn z. B. eine Diplopie auftritt und man sie stets bei Divergenz der Augenachsen beobachten konnte, so war damit das paradoxe Phänomen »erklärt«. Daß aber auf »nichtidentischen Netzhautstellen« abgebildete Bilder keineswegs immer zur Diplopie führen und daß der Begriff der identischen Netzhautstellen ein funktioneller und kein anatomischer ist, dies und anderes machte dann eine besondere Hilfstheorie, nämlich die »Umstimmung der Ortswerte« nötig. Nun war *diese* Theorie viel komplizierter als die Annahme, daß das Schielen die Diplopie erkläre. Denn wenn *das* eine Erklärung ist, dann ist ungefähr das ganze *normale* Sehen unerklärlich, da ja bei ihm fortwährend Umstimmungen stattfinden.

Man muß daraus den Schluß ziehen, daß in der Ausgangsstellung ein Fehler steckt. Der Fehler ist die Abbildungstheorie der Wahrnehmung, wie schon Helmholtz erkannt hat. Aber die Unbrauchbarkeit der Abbildungstheorie ist nur eine Negation, und sie bleibt bestehen, solange man keine bessere an ihre Stelle setzt.

1. Die Bedingungen der anatomischen Struktur

Die Anatomie ist als Körperwissenschaft sicher bestimmt, Aufschlüsse über Bedingungen räumlicher Art zu geben. Wenn die Organe der Wahrnehmung dienen, so müssen sie diesen Dienst unter dem Gesetze ihres Baues verrichten. So sind die Motorik und die Dioptrik des Auges, die Mechanik des Mittelohres, die Struktur der tastenden Hand vielfach gut einsehbare Bedingungen der Reichweite einer Sinnesleistung. Aber wir brauchen den Begriff der Struktur nicht auf die mechanische Struktur einzuengen. Eigenschaften, wie die Lichtdurchlässigkeit der brechenden Medien und die Verteilung des Sehpurpurs oder die Resonanzfähigkeit des mittleren und inneren Ohres, die Deformierbarkeit der Haut, gehören auch zur Anatomie im weitesten Sinne, und sie enthalten nun die allgemeine physikalische Bedingung der spezifischen Erregbarkeit durch die verschiedenen Energiearten, Licht, Schall, Druck usw. Damit ist dann die Gliederung in die Mehrheit der Sinnesarten gegeben, die ja den eigenartigen und einzigartigen Aufbau des sinnlichen Weltbildes bedingt.

Trotz dieser einleuchtenden Verhältnisse ist damit nicht klargestellt, wieviel und was diese Strukturen zur Wahrnehmung beitragen. Betrachten wir der Reihe nach wichtige Beispiele. Ein erstes, naheliegendes, ist die flächenhafte Ausdehnung des rezeptiven Feldes. Beim Auge und bei der Haut sind es gekrümmte Flächen von bestimmter Form und Größe, in denen die Rezeptoren nebeneinanderliegen. Wenn auch infolge einer gewissen Schichttiefe der Retina und der Haut dies Nebeneinander durch ein Übereinander ergänzt wird, so ist doch die flächenhafte Ausbreitung das vorwaltende Prinzip. Ein solches Sinnesfeld gestattet also den gleichzeitigen oder auch sukzessiven Angriff räumlich gestalteter Reize mit dem Erfolg einer räumlich entsprechend gestalteten Erregung der Sinneszellen. Dies geschieht beim Auge nach dem Prinzip der Abbildung in der optischen Kamera, auf der Haut nach dem Prinzip eines lithographischen Abdrucks oder einer Zeichnung mit dem Zeichenstift. Abgebildet wird also der äußere Gegenstand auf dem Sinnesfeld, und zwar im Sinne einer sogenannten geometrischen Projektion, nach dem Prinzip der Ähnlichkeit. Kann man aber davon sprechen, daß die Wahrnehmung eine Abbildung sei? Diese Frage müssen wir später völlig verneinen. Hier gilt es etwas anderes zu entscheiden, nämlich die Frage, welche Bedeutung die Abbildung des Gegenstandes auf der Sinnesfläche für die Wahrnehmung überhaupt hat.

Zur Prüfung dieser Frage kann man alle Veränderungen und Eingriffe am Sinnesfelde heranziehen. Wenn man das Sinnesfeld in toto verlagert, so zeigen sich sehr bestimmte Gesetze. Erfolgt die Verschiebung durch eine Innervation der motorischen Einrichtung (Augenmuskeln, Kopfbewegung usw.), so sieht man die gleichen Gegenstände wie in Ruhe. Erfolgt die Verschiebung aber durch Druck auf den Augapfel von außen oder durch eine irgendwie pathologisch veränderte Innervation, so sieht man Gegenstände an falscher Stelle oder in falscher, vorgetäuschter Bewegung. Was sich ändert, ist also nicht eigentlich das Sehen eines Gegenstandes, sondern der Wirklichkeitscharakter des Sehens eines Gegenstandes. Damit hängt nun offenbar auch jene Qualität der Paradoxie, der Überraschung, zusammen. Ziehen wir jetzt den Schluß auf die Bedeutung der Abbildung, so können wir bisher nur folgern:

Die Bedeutung betrifft den Wirklichkeitscharakter (das, was an früherer Stelle »ernst nehmen« genannt wurde), aber nicht eine Ähnlichkeits- oder Gleichheitsbeziehung im geometrischen Sinn. Man kann auch in reflektierender Weise sagen: Wir bemerken entweder, daß wir falsch sehen, aber wir sehen dabei nicht etwas, das objektiv selbst falsch ist; oder wir sehen falsch, ohne es zu wissen, dann ist also das Sehen nicht gestört, sondern eine verstandesmäßige (nichtsinnliche) Beurteilung des Sehens irregeleitet. Man kann diese Unfähigkeit der Wahrnehmung, sich zu irren, auch als die Naivität oder Unschuld der Sinnlichkeit bezeichnen: entweder weiß sie, daß sie irrt, oder es ist nicht sie, sondern der Verstand, der irrt.[1a]

Auf der taktilen Sinnesfläche der Haut liegen die Verhältnisse anders, aber die Schlüsse sind dieselben. Hier macht es keinen großen Unterschied, ob die tastenden Finger durch die freie Innervation bewegt über den Gegenstand gleiten oder ob eine führende Hand des Versuchsleiters sie bewegt. Jedesmal erscheint ein Ding, welches in beiden Fällen als dasselbe erscheint. Auch die organische Lähmung, z.B. bei Nervenverletzungen oder Neuritis, hindert oder ändert nicht die Wahrnehmung. Dagegen kommt es zu einer eindrucksvollen Täuschung im aristotelischen Versuch. Die so gänzlich ungewohnte Überkreuzung zweier benachbarter Finger, welche zwei Sinnesfelder einander gegenüberstellt, die sonst sich nie begegnen, ermöglicht ein Doppelbild von *einem* Gegenstand. Wir erfahren durch die aristotelische Täuschung, daß die einheitliche Wahrnehmung des Gegenstandes durch eine Gewohnheit bedingt ist (v. Skramlik) oder, noch genauer ausgedrückt, daß die Zerstörung der Einheit des Gegenstandes durch eine Aufhebung der Gewohnheit in der räumlichen Konfiguration des Sinnesfeldes bedingt ist. Die Bedeutung des Sinnesfeldes beruht hier also für die Wahrnehmung nicht auf seiner Konfiguration an sich, sondern auf der Gewohnheit seiner Konfiguration im Raume. Mit dem Begriffe der Gewohnheit stellt sich etwas Gewordenes und damit Wandelbares, vielleicht auch Vergängliches vor die Betrachtung. In der Tat ist die aristotelische Täuschung leicht zu beseitigen. Benutzt man als Reiz den eigenen Finger der andern Hand, so verschwindet sie. Benutzt man einen gut bekannten Gegenstand, einen Bleistift, und fährt man rasch vom Handrücken in die Rinne zwischen den überkreuzten Fingern und zurück, so verschwindet sie. Nicht nur wird die Irrung des Verstandes korrigiert, auch die Wahrnehmung selbst wandelt sich bis zur Übereinstimmung mit dem Verstande. Die Bedeutung der Abbildung auf der Sinnesfläche verschwindet gegenüber der Bedeutung einer Gewohnheit und des Brechens mit dieser Gewohnheit unter neuen Umständen.

Betrachten wir jetzt statt einer Verschiebung des Sinnesfeldes seine Verletzung. Die anatomische Schädigung der Schicht der Rezeptoren oder der unmittelbar von ihnen fortleitenden Nervenbahnen ist in der Klinik alltäglich zu beobachten. Wenn ein Stück eines Sinnesfeldes zerstört ist, so ist der bemerkenswerteste Erfolg, daß dies zunächst gar nicht immer bemerkt wird. Es gehören besondere Verhältnisse dazu, daß die Unempfindlichkeit bemerkt wird, also erst Gesichtsfeldprüfung am Perimeter, Sensibilitätsuntersuchung an der Hand decken in vielen Fällen das Vorhandensein, in allen Fällen die genaue Ausdehnung und Form des Defektes auf. Allein hieraus läßt sich schließen: die Größe und Form des Sinnesfeldes ist ohne zwingende Bedeutung für den Eindruck von Größe und Form der in der Wahrnehmung erscheinenden Gegenstände. Wir nehmen auch mit defekten Sinnesfeldern die Gegenstandsformen gut wahr. Eine direkte Wahrnehmung der Defektformen ist schlechthin ausgeschlossen.

Eines der häufigsten Beispiele ist die Hemianopsie, welche dem Kranken stets erst durch die Perimetrie bekannt wird. Einzelne Kranke haben zwar bemerkt, daß sie z. B. nach rechts hin im Sehen gestört sind, aber sie pflegen dies auf eine Störung des rechten Auges, nicht der rechten Gesichtshälften beider Augen, zu beziehen.

Niemals sehen sie den vertikalen Rand ihres Gesichtsfeldes, und ihr Sehfeld ist, wie FUCHS näher zeigte[2], so umorganisiert, daß sie eine neue funktionelle Makula bekommen. – Auch die Blindheit eines Auges wird von manchen primitiven Menschen nicht bemerkt. Als den höchsten Grad dieses Nichtwahrnehmens des Defektes kann man hier die sogenannten Anosognosien anreihen, Fälle, in denen die totale Erblindung nicht bemerkt wird oder die völlige Lähmung einer Körperhälfte nicht bemerkt wird. Doch treten diese Störungen im allgemeinen nur bei cerebralen Läsionen auf; diese Abschaltung der Sinnesfelder ist anatomisch mit den vorher besprochenen aber doch zu vergleichen.

Es ist nur eine negative Bestimmung der Sinnesflächen, wenn wir sagen, daß ihre Defekte nicht als Wahrnehmungslücken Eindruck machen. Positiv gewendet ist darüber zu sagen, daß die Raumgestaltung des Wahrgenommenen überhaupt nicht von der vollständigen Summe seiner Teile, sondern offenbar von einer relativ begrenzten Anzahl von konstitutiven Signalen abhängt. Wir sehen die Kreisfigur auch dann als »Kreis«, wenn statt einer kontinuierlichen Linie eine relativ kleine Anzahl von z. B. 7 oder 10 Punkten dargeboten wird. Die Wahrnehmung enthält also nicht nur weniger als der Gegenstand (Reiz), sondern auch mehr. Danach konnte die Vorstellung sich bilden, daß die organische Fähigkeit, von den von außen kommenden Reizen einiges abzuziehen, anderes hinzuzufügen, eine Art von Transformation bewirke, die aber immer noch einen wenn auch unvollkommenen Abbildungscharakter habe. Eine schärfere Betrachtung des Wahrnehmungserlebnisses zeigt uns indes, daß mit dieser Vorstellung eine ungenügende, ja falsche Ansicht von der Wahrnehmung verbunden wird.

Sprechen wir jetzt nicht nur vom Wahrnehmen von irgend etwas, sondern von der Wahrnehmung von etwas *Bestimmtem*, dann ist dieses Bestimmte sogleich als etwas Abgesondertes an oder innerhalb der Wahrnehmung erklärbar. Ich sehe ein Haus (im Garten), dann aber die Fenster (des Hauses im Garten), dann die Scheiben (des Fensters des Hauses im Garten) usw. Es gehört zum Wesen jeder Wahrnehmung, daß sie kein »Ding an sich« zeigt, sondern in fortwährend sich wiederholenden Akten des besonderen Bestimmens, des Hervorhebens eines einzelnen an oder in zugleich Gegebenem besteht. Es kann das Hervorgehobene ein Teil, eine Eigenschaft, eine Funktion oder was immer sein; jedesmal hat es, wie PRINZ AUERSPERG mit Recht gesagt hat, einen Subjekt-Prädikat-Charakter.[3] Es ist daher nicht angängig, von einem Wahrnehmungsinhalt schlechtweg zu sprechen; der prädikative Charakter des Wahrnehmens fordert jederzeit eine Unterscheidung der Bestimmung von dem, was bestimmt wird. Wenn also die räumliche Gestaltung untersucht wird, so kann es nicht genügen, die Verteilung von Reizen bzw. Sinneswahrnehmungen in einer Fläche zu betrachten. Denn die wesentliche Leistung der Wahrnehmung ist nicht im Weglassen oder Ergänzen auf jener Fläche erschöpft, sondern sie steht und fällt mit der prädikativen Stiftung einer Beziehung; nicht eines Feldteiles zu einem anderen, sondern einer besonderen Bestimmung dessen, was bestimmt wird (Farbe – der Frucht, Haus – im Garten, Zahl – der Punkte, Geschwindigkeit – der Bewegung usw.). Die Beispiele zeigen, daß die räumlichen Bestimmungen hier keine Sonderstellung gegenüber zeitlichen, qualitativen, numerischen usw. besitzen, insofern das immer gleiche Gemeinsame der prädikative Bau der Wahrnehmung (und, wie wir behaupten, auch der Empfindung) ist.

Überlieferte Philosophie hat allerdings mit ihrer Unterscheidung von Sinnlichkeit und Verstand, von Psychologie und Logik eine andere Auffassung nahegelegt, nämlich die, daß die Sinne nur Material für die logische Funktion des Urteilens lieferten. Die Wahrnehmung wird dadurch in Stoff und Urteil zerrissen, eine organische Wahrnehmungslehre aber im Grunde unmöglich gemacht. Ein Forscher wie Helmholtz hat diesem Zustande seinen Tribut in der Weise gebracht, daß er von »urteilsähnlichen Vorgängen« (nämlich physiologischen Vorgängen!) bei der Wahrnehmung sprach. Diese unhaltbare Vermengung von Logik und Physiologie hat doch das große Verdienst, den prädikativen Charakter der Wahrnehmung wenigstens festzuhalten. Allerdings dürfen wir nun bei der Wiedereinführung des Subjekt-Prädikat-Charakters als einem zunächst logisch oder sprachlogisch (grammatikalisch) formulierten Kennzeichen auch diesmal nicht stehenbleiben. Aber im Gegensatz zu Helmholtz darf dieser Charakter nicht an eine physiologische Vorstellung angelehnt werden, sondern muß in seiner ganz selbständigen Wesenheit erforscht werden. Wir dürfen die Wahrnehmung nicht auf die Physiologie der Funktionen zu projizieren suchen, da damit ihr *Bewußtheits*charakter geopfert würde. Als im Bewußtsein befindlich ist die Wahrnehmung vielmehr stets Erlebnis, und man kann stets an sie die Frage richten: Was wurde erlebt? (Nicht: Was ist wahr, was gilt als richtig, was existiert oder geschieht irgendwo.) Nach Auersperg ist das Entscheidende der erlebten Wahrnehmung eine *Vergegenwärtigung*, und auch in diesem Punkte trifft er den Kern des Problems; diesmal ist es nicht die innere Struktur der Wahrnehmung (ihr prädikativer Charakter), sondern ihre äußere Hinweisung auf ihren Gegenstand überhaupt. Der Gegenstand der Wahrnehmung ist vom Gegenstand der Erkenntnis (des Denkens) durch diese Gegenwärtigkeit, die allem Sinnlichen zukommt, unterschieden. Das bedeutet aber weniger eine zeitliche Gegenwart (diese ist eine Unterfrage) als eine an den Körper gebundene Anwesenheit, eine Gegenwart der Berührung hier und jetzt bei mir. Diese Berührung des Ichs mit dem Gegenstande bringt aber ebenfalls eine besondere Art polarer Spannung in der Wahrnehmung mit sich. Die widersprechende Einheit von Ich und Umwelt in der Wahrnehmung muß, kaum entstanden, auch zerfallen, wieder entstehen, und so fort. Das heißt, die Wahrnehmung ist nur im Fluß, geschieht nur als Geschehen und kennt nicht die feste Verankerung der physischen Objekte in Raum und Zeit. Instabil, astationär steht sie dem eindeutigen Sein der physischen Welt gegenüber, und dies ist nun der zweite Grund, warum eine parallele Darstellung und Beziehung zwischen Wahrnehmung und Sinnesfeld (oder anderen physischen Organbestimmtheiten) nicht ohne weiteres möglich ist. In der Wahrnehmung kann stets der Zweifel nachfolgen: »bin's ich, bist du's?« Wir werden sehen, daß diese Zweideutigkeit innerhalb der sinnlichen Gewißheit eine organisierende Macht besitzt, welche dem Aufbau der Wahrnehmungswelt ebenso zugrunde liegt wie die raumzeitliche Form der physischen Objektwelt.

Wie aber sollen danach die doch unabweisbaren Beziehungen zwischen der anatomischen Struktur und den Wahrnehmungsstrukturen hergestellt und gedeutet werden? Man kann schwerlich anders vorgehen als so, daß die bekannten Tatsachen gesammelt und dann im Hinblick auf die soeben herausgestellte Verschiedenheit des Aufbaues von physischer und Wahrnehmungswelt in Beziehung gesetzt werden. Die Erkenntnis des Organismus kann dabei keinesfalls in der Weise zustande kommen, daß man ihn einfach nach dem Schema der physischen Natur darzustellen sucht, und wir müssen darauf gefaßt sein, daß zu seiner Darstellung eigene Begriffe und Ordnungen notwendig werden.

Überblickt man in dieser Weise die Beispiele, die von der in Sinnesfeldern gegebenen anatomischen Ordnung handeln, so muß man

schließen, daß diese als eine räumliche Ordnung nur insofern von Bedeutung ist, als in einigen wenigen Fällen eben die in der Wahrnehmung gegebene anschauliche Gestaltung auch in der Wahrnehmung des anatomischen Gebildes, des Organs, gegeben ist. Kürzer: wir können ein Organ nicht nur brauchen, sondern auch als Anatomen wahrnehmen; im Falle der Abbildung ist dazu eine anschauliche Ähnlichkeit des Erregungsbildes im Organ mit dem Objektbild in der Wahrnehmung festzustellen. Ein Dreieck, das ich sehe (oder taste), ist dem Dreieck ähnlich, welches als Erregungsbild auf der Retina (oder den Rezeptoren der Hand) vorgestellt werden muß. Die Ähnlichkeit kommt aber nicht von einer Eigenschaft des Organs als solchem her, sondern daher, daß die optische oder mechanische Übertragung nach physikalischem Gesetz erfolgt und daß mit dem gleichen Wahrnehmungsorgan Anfang und Ende, Ursache und Wirkung betrachtet worden sind. Die anschauliche Ähnlichkeit ist hier eine physische Selbstverständlichkeit, keine Organleistung.
In den Fällen aber, in welchen am Organ selbst etwas Ungewohntes oder außerhalb der adäquaten Sinnesreizung Liegendes vorgenommen wird, wozu vor allem pathologische Störungen gehören, erweist sich der Einfluß als von der Art, daß nicht die Abbildungstreue, sondern der prädikative Charakter und der Realitätscharakter der Wahrnehmung betroffen werden.
Sofern also der räumliche Bau des Organs in seiner *anschaulichen* Gestaltung hier untersucht wird, ist er überhaupt ohne Bedeutung für die Wahrnehmung. Die geometrisch-projektive Abbildung besonders des Auges hat einen großen suggestiven, aber unberechtigten Einfluß auf die Wahrnehmungstheorien gehabt, der schwer wieder aus unseren Denkgewohnheiten herauszubringen ist. Darüber hinaus hat man dann, da alsbald zahlreiche Abweichungen von der Abbildungstheorie bekannt wurden, zur Erklärung dieser Abweichungen besondere Funktionen in die Theorie eingeführt. So kommt es dann, daß ein großer Teil der theoretischen Sinnesphysiologie in solchen Funktionsbegriffen sich bewegt, die alle deutlich oder versteckt letzthin auf eine Abbildungstheorie hin ausgerichtet sind oder, unter Verzicht auf die anschaulich-überschaubare Vorstellung, wenigstens eine *parallelistische* Zuordnung von Reiz, Organgeschehen und Wahrnehmung zum Ziele haben. Wir können daher schon hier die Frage der anatomischen Bedingungen verlassen und uns den physiologischen Funktionen zuwenden. Denn das

Gesagte enthält bereits die grundsätzliche Entscheidung, und an der ändert sich auch nichts, wenn wir von den peripheren Sinnesfeldern etwa zu den primären und sekundären Sinnesbahnen oder zu den subkortikalen sowie kortikalen Projektionsfeldern der Sinne übergehen; zwar sind die krankhaften Störungen dort doch von etwas anderen Folgen für die Wahrnehmung begleitet, aber die Frage der räumlichen Bestimmungen als solcher liegt dort grundsätzlich genau so wie in der Peripherie. – Wiederum das gleiche ergibt sich, wenn man statt der feldmäßigen Anordnung die durch Leitungsbahnen hergestellte Verbindung im Längsschnitt der Organe, die Verbindungen der Peripherie mit den Zentren betrachtet. Die teilweise Kreuzung der Sehbahnen im Chiasma ist vielleicht das berühmteste Beispiel für eine rein anatomische Erklärung von bestimmt gearteten Leistungsstörungen: den homonymen Hemianopsien. Gerade dieser Fall zeigt nun, daß die partielle Kreuzung als solche zwar die binokulare »Vereinigung« identischer Netzhauteindrücke ermöglicht, aber die Wahrnehmungseinheit des Einzelauges keineswegs aufhebt. Aber wenn die kortikale Trennung der Gesichtsfeldeinheit nicht stört, wird dann die binokulare Einheit durch das kortikale Zusammenkommen der beidäugigen Erregung verständlicher? Ich meine: das eine wie das andere wird dann durch die faseranatomische Lokalisation nicht erklärt.

2. Die physiologischen (quasi-physiologischen) Funktionen

Die direkte Beobachtung der Nervenfunktion gehört zu den schwierigsten Aufgaben, welche die Physiologie sich gestellt hat. Die Registrierung von Aktionsströmen an Sinnesnerven und am Gehirn ist in der jüngsten Zeit besonders durch Berger (1929), Adrian (1932), Erlanger und Gasser (1937) in Angriff genommen worden, und der Optimismus dieser Forschung ist um so höher zu schätzen, als die schon einige Jahrzehnte ältere Untersuchung der Muskel-Aktionsströme (Piper (1908), P. Hoffmann (1922)) zu dem Verständnis der zentralen Koordinationen zwar bedeutende Anhaltspunkte für die Erregbarkeitslehre, aber keine eigentliche Koordinationstheorie hat liefern können. So ist die indirekte Methode, vor allem der Rückschluß aus den Sinneswahrnehmungen auf die nervöse Funktion, immer eine versprechende geblieben. Und so ist ja so ziemlich die ganze Sinnesphysiologie und -pathologie aufgebaut worden: man beobachtet das auf bestimmte Reize folgende Sinneserlebnis und sucht die Erklärung aus gewissen *erschlossenen* Funktionen zu geben. Man bedient sich dabei mehr oder weniger verbindlicher Analogien aus der allgemeinen Erregungsphysiologie oder gewisser mechanischer, physikalisch-chemischer oder chemischer Bilder und Modelle, im vollen Bewußtsein, damit eine nicht streng bewiesene Hilfshypothese oder Veranschaulichungsmethode einzuführen. Daher empfiehlt sich der Ausdruck »quasi-physiologisch«, der keine abschätzige Kritik, sondern eine Feststellung des bisher erreichten Standes der Forschung enthält.

Ein Überblick über diese quasi-physiologischen Funktionen lehrt, daß wir drei Gruppen aufstellen können, da die Art des physiologischen Gleichnisses doch recht verschieden ist. In der ersten Gruppe finden wir Begriffe wie Verschmelzung, Verstärkung, Irradiation, Induktion, Kontrast usw. Man kann sich dabei Erregungsprozesse der nervösen Substanz, eine bestimmte Verteilung der Erregung in der Substanz, Gegensätze ihrer Art vorstellen. Diese Vorstellungen enthalten dann Analogien zu den Begriffen der allgemeinen Nervenphysiologie, als da sind: Erregung, Hemmung, Summation, Entladung, Antagonismus usw. In der zweiten Gruppe macht sich dann bemerkbar, daß die mechanistische Idee dieser Begriffe für die Deutung vieler Sinnesleistungen nicht ausreicht, besonders wenn man sie in einfacher Abhängigkeit vom äußeren Reiz zu erklären sucht. Nicht nur zeigt sich oft die Eigentätigkeit und Eigenmächtigkeit des Organs als eine ganz überwiegende; es ist auch die einfache Vorstellung von Erregungsvorgang, nervöser Substanz und Leitung irgendwie als unzulänglich gefühlt. Diese Eigenleistung des Organs wird daher als eine höhere, konstruktive, synthetische bezeichnet und insbesondere den zentralen Organteilen zugewiesen, also in einem Gegensatz zu den peripheren Abläufen, wiewohl immer noch nervenphysiologisch fundiert angesehen. Hier hören wir dann also von Begriffen wie zentraler Faktor (F. B. HOFFMANN), formative Zone (G. E. MÜLLER), Querfunktion (WERTHEIMER), sensorische Bewegung (BENUSSI, PALAGYI, STEIN[4]). Das Gesamt der Funktionen erscheint so in mindestens zwei Schichten oder Stufen; man spricht von primitivem und definitivem Sehen, primärer und sekundärer Verarbeitung, von einer Zonentheorie (J. v. KRIES).[5] Bei vielen Forschern setzt sich das Bedürfnis durch, die nicht mehr eigentlich mechanistische Natur dieser Vorgänge zum Ausdruck zu bringen, so in den »urteilsähnlichen Vorgängen« bei Helmholtz, Gestaltprozeß (Köhler), apperzeptive Funktion (Poppelreuter). An der Grenze oder jenseits der Grenze der noch immer physiologischen Deutung stehen dann Wahrnehmungslehren, welche auf eine physiologische Geschlossenheit der Erklärung bewußt verzichten, wie teilweise die Komplexpsychologie (Krüger), Gestaltpsychologie (Köhler, Gelb) oder die Gestaltkreislehre und der sogenannte Koinzidentialparallelismus (Prinz Auersperg). – Eine dritte Gruppe von quasi-physiologischer Begriffsbildung wird durch die sogenannte spezifische Sinnesenergie von Joh. Müller dargestellt. In dieser Lehre wird ganz bewußt von der Nebensächlichkeit, ja der Gleichgültigkeit der Art des treffenden Reizes ausgegangen und statt dessen die seelisch-sinnliche Qualität des Hörens, Riechens usw. als das vorgestellt, was jedenfalls eine Spezifität der Funktionen beweist, mögen wir auch von ihrer physiologischen Beschaffenheit noch wenig, ja nichts wissen. Diese Gruppe trägt also die Tendenz in sich, die Organfunktion als entscheidend, die Reizbeschaffenheit als annähernd zufällig für die Wahrnehmung zu betrachten. Eben darum ist sie aber auch verhältnismäßig frei von dem Bestreben, zwischen Wahrnehmungsinhalt und materiellem Geschehen überhaupt Vergleiche oder Ähnlichkeiten aufzuspüren.

Beginnen wir mit einer Betrachtung jener ersten Gruppe, in welcher die Anschaulichkeit der Funktionen noch am ehesten gewahrt bleibt, so bleiben wir zuerst in der Nähe der anatomischen Bedingungen. Es sind z. B. die räumliche Nachbarschaft und die leitende Verbindung von anatomischen Elementen, deren Bedeutung für die Wahrnehmung ja auch dort zu erörtern war. Aber hier soll diese Bedeutung eben durch eine besondere Funktion dargestellt werden. Die scheinbar einfachste Frage ist: Sind zwei erregte Stellen auch in der Wahrnehmung zwei Eindrücke oder nicht? Welche Funktion läßt sie als zwei, welche als einen Eindruck erscheinen? Untersucht man dieser Frage folgend die Bedingungen, so kann kein Zweifel sein, daß diese sehr mannigfacher Art sind. Es gibt deren solche, welche die »Verschmelzung« und solche, welche die »Diskrimination« befördern. Räumliche Annäherung, Abschwächung der Intensität, pathologischer Abbau begünstigen bei Auge und Haut die Verschmelzung; Entfernung, Intensitätssteigerung, Bewegung, zeitliche Sukzession befördern dagegen die Trennung in

der Wahrnehmung. Aber all das gilt nur ganz im allgemeinen. Es gibt für diese Bedingungen oft auch ein Optimum, so z. B. für die Intensität der zu unterscheidenden Reize. Werden sie sehr stark, so kommt es zur sogenannten Irradiation, welche Verschmelzung begünstigt. Danach ist bereits die Frage, ob zwei benachbarte Reize bzw. nervöse Erregungen verschmolzen oder getrennt wahrgenommen werden, komplizierter, als man dachte. Bedarf es einer besonderen, übergeordneten Funktion, um sie zu verschmelzen, oder ist diese gewissermaßen der primäre Zustand, der durch eine übergeordnete Funktion der Diskrimination erst differenziert wird? Obliegt es, wenn es Verschmelzungsfunktionen *und* Unterscheidungsfunktionen gibt, einer dritten, regulierenden Funktion, sie gegeneinander auszugleichen, da sie doch in entgegengesetztem Sinne wirken?
Die Sinnesphysiologie hat hier keine Antwort geben können, und sie ist auf manche Widersprüche gestoßen.[5] Da eine ausführliche Darstellung der Verhältnisse hier unterbleiben muß[6], soll wenigstens gezeigt werden, welche durchgreifende Verschiebung der Fragestellung durch die Beobachtungen schließlich erzwungen wurde. Stellt man zunächst die Bedingungen zusammen, unter denen zwei Reize eben getrennt wahrgenommen werden, bedient sich also des Begriffes der Raumschwelle, so findet man überhaupt keine geometrisch-logische Regel, nach der die so sehr verschiedene Präzision der »Sehschärfe« oder der »Tastschwelle« zu verstehen wäre. Vielmehr zerfällt schon der subjektive Eindruck, den wir bei Darbietung räumlich und zeitlich verschieden geordneter, bewegter, gerichteter und geformter Reizobjekte bekommen, in eine Menge artverschiedener Erscheinungsweisen. Die Erlebnisse können gar nicht in die numerische Differenz »eins oder zwei« eingefangen werden, und die Aufpfropfung einer wesentlich quantitativen Unterscheidung ist aus dem wesentlichen Wahrnehmungsinhalt nicht zu rechtfertigen, und daher auch nicht der Versuch, alle diese Raumschwellenversuche unter *einen* Leistungs- oder Funktionsbegriff zu bringen. Untersucht man dann Kranke, so findet man zwar zunächst wohl Fälle, in denen z. B. die Raumschwellen wesentlich erhöht sind. Aber die Fähigkeit zur Lokalisation eines Reizes und die zur Diskrimination zweier Reize gehen keineswegs parallel verloren. Die Fähigkeit zum Formerkennen geht auch nicht parallel mit der zur Lokalisation und Diskrimination, und wir haben zudem Mühe, anzugeben, wie ein solcher »Parallelismus«

überhaupt genau zu prüfen sei. Es zeigt sich, daß man eine Funktion überhaupt nur bestimmen kann, wenn man sie vergleichen kann. Läßt sich aber die »Raumschwelle« des Simultanversuches mit der des Sukzessivversuches überhaupt vergleichen? Sind die Wahrnehmungen »zwei Punkte an einer Fingerspitze« und »je ein Punkt an zwei Fingerspitzen« überhaupt vergleichbar? Offenbar nicht. Fällt aber Derartiges dahin, dann auch der Begriff der Verschmelzung als physiologische Einheit, d. h. als Funktion.

Als Kern derartiger Untersuchungen schält sich daher allmählich folgende Überlegung heraus. Es sind nicht geometrisch-quantitative Größen und Proportionen von Größen, die wir zu vergleichen haben, wenn wir derartige Leistungen untereinander vergleichen. Die Präzision einer Unterscheidung oder Schätzung ist unvergleichbar den Zahlwerten in einem Meßverfahren der Physik. Die Grenzen der Genauigkeit und Erkennbarkeit in der Wahrnehmung sind nicht das Resultat einer logisch-mathematischen Konstruktion, und sie hängen von Bedingungen ganz anderer, weder mathematisch-logisch noch raumgeometrisch darstellbarer Art ab. Eine Übertragung der mathematischen Analyse und Synthese auf die biologischen Leistungen, die wir studieren wollen, ist nicht a priori gerechtfertigt und erweist sich in der Erfahrung als falsch. Welches aber sind nun diese besonders gearteten Bedingungen der Leistungen, ihrer Grenzen, ihrer pathologischen Wandlungen?

Bleiben wir bei dem – scheinbar – so einfachen Beispiel von Diskrimination und Verschmelzung, so finden wir im optischen Gebiete besonders reiche und übersichtliche Beobachtungsverhältnisse. Gleich der erste Überblick zeigt hier die Tatsache, daß die nächste räumliche Nachbarschaft im peripheren Sinnesfelde (Retina) nur eine von mehreren Bedingungen der Verschmelzung ist. Denn auch die Verschmelzung zweier Eindrücke, von denen der eine auf der Retina des linken, der andere auf der des rechten Auges erfolgt, ist beim binokularen Sehen des Menschen im Erfolge gleichwertig der peripheren Nachbarschaftsbeziehung der retinalen Elemente. Ein binokular gesehener punktförmiger schwarzer Fleck ist nicht wesentlich anders als ein monokular gesehener solcher Fleck. Es sind hier also in der Peripherie distante, noch nicht einmal der gleichen Sinnesfläche gehörende Elemente, deren Eindruck verschmilzt. Aber auch die Annahme, daß (zufolge der Sehnervenkreuzung) eine zentrale Benachbarung oder Berührung der von den »identischen« Netzhautstellen kommenden Fasern die Grundlage der binokularen Verschmelzung abgebe, läßt sich bekanntlich nicht halten. Die Annahme einer anatomischen Berührung muß durch die einer physiologisch beweglichen Funktion ersetzt werden. Denn es sind gerade die nichtidentischen querdisparaten Netzhautstellen, welche zusammen den stereoskopischen Effekt »erzeugen«, also ebenfalls Verschmelzung, aber eine ganz neue in lokalisatorischer Hinsicht. Und auch wenn man versuchte, wenigstens mit nur je zwei Ortswerten pro Retinaelement auszukommen, um auch diese Verschmelzung auf die Gleichheit der Ortswerte zurückführen zu können, so sah man sich später genötigt, nicht nur zwei, sondern mehrere identische Lokalisationen aus der Fusion und ein andermal die Fusion aus der identischen Lokalisation zu erklären.

Wir berühren hier auch einige Versuche, welche zeigen, welche Bedeutung die Figur bei der Fusion hat. Bietet man im Stereoskop den Augen teils ähnliche, teils gleiche Strichfiguren, so verschmelzen allgemein möglichst viele solche Striche der Figuren, welche entweder identisch oder wenigstens so gelagert sind, daß aus ihnen ein in die Tiefe sich erstreckender Strich im stereoskopischen Sehen werden kann. Hier ist also eine Regel wirksam, welche auf »Maximumprinzip der Verschmelzung von Gebilden« hinausläuft. Dabei verstehen wir unter Gebilden z. B. Punkte, Striche, Flecken, um eine Abgrenzung gegen Gestalten, wie Kreis, Gesicht, Blume, zu haben. Die Vermutung aber, daß hierin eine Bestätigung des Gestaltprinzips vorliege, erwies sich doch als irrig. Denn wir konnten Fälle finden, in denen unter Opferung einer »guten Gestalt« nur Teilstriche, die zufällig nach Lage und Richtung identisch liegen, die Fusion eingehen, die übrigen Teile der Gestalt aber infolge davon sinnlos überlagert gesehen werden. Man kann sagen, daß die Fusionstendenz auf »Gebilde« gerichtet ist, aber von keiner Gestalttendenz aus dem Felde zu schlagen ist. Ein Gebilde ist sicher »mehr als« eine Summe von Orten, aber »weniger als« eine gute Gestalt. Aber entscheidend ist bei diesem Verhalten der Fusion überhaupt nicht irgendeine synthetische oder ganzheitliche Qualität als solche. Entscheidend ist, daß im Stereoskop jedem der beiden Augen *ein* Anteil an Reizen zugeleitet wurde, welcher physikalisch bei unbewaffneten Augen von *einem* objektiven Gegenstand hätte ausgehen *können*. Dieser Anteil ist es, welcher verschmilzt und so die Fusionsbewegung determiniert. Wir erkennen hier die Geltung eines Realitätsprinzips, nicht die eines Gestaltprinzips. Der motorische Akt bei der Wahrnehmung (Fusionsbewegung) und die Verschmelzung in der Wahrnehmung (Fusion) erfolgen in der Richtung auf diejenigen Wahrnehmungen, welche man als *objektiv richtig* bezeichnen muß, und vernachlässigt solche, welche man als objektiv falsch bezeichnen muß. Die durch den stereoskopischen Versuch bewirkte Täuschung (wir sehen im Stereoskop nicht jedes monokular gebotene Bild für sich, wie es ist, sondern einen Kompromiß) beweist gerade diese Richtigkeitstendenz der Wahrnehmung. Denn unter vielen möglichen Überlagerungen der beiden Bilder wählt sie diejenige, bei welcher unter normalen Bedingungen wenigstens ein Teil von *einem* Gegenstand geliefert worden wäre.

Die Analyse der Sehschärfe und der binokularen Fusion zeigt, daß das Organ alles andere wie ein technischer oder mathematischer Konstrukteur ist. Lokalisation, Diskrimination und Verschmelzung sind nicht die elementaren Operationen, aus denen die Konstruktion komplizierterer Gebilde und vollendeter Gestalten aufgebaut wird. Wäre dies der Fall, dann wäre unverständlich, daß die elementarste Leistung gewöhnlich die ungenaueste und labilste, die komplexe und differenzierteste so oft die stabilste und präziseste ist. Da dem so ist, kann man die Organleistung geradezu als antimathematische bezeichnen, um auszudrücken, daß die Beobachtung das Gegenteil von dem ergibt, was man bei einem mathematischen Konstruktionsverfahren erwarten sollte. Was das Organ leistet, ist etwas anderes. Unter den Bedingungen der Organleistung ist eine Annäherung an die Wahrnehmung objektiv zutreffender Sachverhalte möglich. Das Organ konstruiert nicht das Bild als solches aus Elementen, sondern es gestattet ein zutreffendes Bild oder Erscheinen von objektiven Sachverhalten. Das heißt aber nicht: »Sinneswahrnehmungen sind Gesichtswahrheiten« (»nur« subjektive), sondern sie sind wahre Erscheinungen von Wirklichkeit. Es sind Wirklichkeiten, die erscheinen. Es muß jetzt untersucht werden, was damit gemeint ist.

Schon in der Besprechung der anatomischen Bedingungen ist gesagt worden, daß die Abbildung auf den Sinnesfeldern nichts mit einer Abbildung der Gegenstände in der Wahrnehmung zu tun hat. Die Untersuchung der physiologischen Bedingungen (Funktionen) zeigt ebenso, daß sie nicht als Konstruktionsapparat zur Erzeugung des Wahrnehmungsbildes verständlich sind. Vielmehr ist das, was die Sinnesorgane ermöglichen, eine Erfassung von objektiv wirklichen Sachverhalten, die freilich ihre bestimmten Grenzen hat. Immerhin, innerhalb derselben können zwei Gegenstände als zwei wahrgenommen werden; innerhalb derselben kann ein Gegenstand, obwohl auf zwei Netzhäuten abgebildet, als einer gesehen werden. Das ermöglicht das Organ, und in dieser Richtung arbeitet es fortschreitend.

Ein solcher Sachverhalt ist freilich sehr partikular und erschöpft das Ding in der Außenwelt nicht. Eine Kugel (wie der Mond) hat mehr Eigenschaften, als in der hellen Scheibe gesehen werden. Die Wahrnehmung ist darin nicht anders wie das Denken. Bestimme ich den Mond als Kugel, so ersetze ich auch in diesem Prädikat eine unübersehbar mannigfaltige Realität durch einen geometrischen Begriff, und die gesehene Scheibe und die gedachte Kugel sind beide so etwas wie eine Kurzschrift, eine symbolische Konvention für den vollen Gegenstand. Diese einschränkende Abkürzung ist aber zugleich offenbar das Mittel, wodurch es gelingt, überhaupt etwas Zutreffendes vom Monde in die Wahrnehmung (oder ins Denken) zu bekommen.

Begreift man, daß die Wahrnehmung am Gegenstand gemessen nicht wesentlich Synthese, sondern wesentlich symbolische Einschränkung ist, dann muß man auch ein Phänomen wie die Diplopie anders deuten. Es hat nämlich gar keinen Sinn, zu sagen, daß man dabei dasselbe Ding zweimal *sehe*. Sondern man sieht zwei Dinge, und dabei kann es ein Motiv geben, zu urteilen, daß eine Störung bewirkt hat, daß diese beiden Dinge in der Außenwelt eines sind; aber man *sieht* das nicht. Ebensowenig sieht man im stereoskopischen Sehen, daß das eine gesehene Ding in der Außenwelt zwei Dinge sind. Man kann sagen: es ist nicht dem Denken a priori notwendig, daß die Welt oder die Dinge nicht doppelt sind – es könnte logisch sehr wohl zwei gleiche Welten geben –, sondern es ist dem Wahrnehmen inhärent, daß *ein* gesehenes Ding nur *eines* ist. Wenn dasselbe »doppelt erscheint«, so ist dies eine Leistung des reflektierenden Denkens, nicht der Wahrnehmung.

Jene symbolische Einschränkung der Wirklichkeit in der Wahrnehmung besagt, daß in der Wahrnehmung pars pro toto steht. Die Gesamtheit aller Wahrnehmung ist also ebenfalls immer noch pars pro toto. Insofern ist die Welt, die ich wahrnehme, nur meine Umwelt, ein Insgesamt meiner Wahrnehmungen, und man ist berechtigt zu sagen, sie sei nicht eine wirkliche Welt, sondern eine wirkliche *Kunstwelt*. Es ist nicht so, daß die Wahrnehmung vom wirklichen Gegenstande einen Teil nimmt, das übrige wegläßt, also eine Subtraktion vornähme. Sondern in dem prädikativen Akt, der sie ist, läßt sie sich etwas erscheinen. Das Prädizierte ist nicht ein Teil des Wirklichen, sondern vom Wirklichen wird *etwas* prädiziert. Wenn wir die Wahrnehmung als prädikativ bezeichnen, so meinen wir nichts anderes, als wenn wir sie die Erscheinung eines Wirklichen nennen. Der prädikative und der phänomenale Charakter besagen an dieser Stelle etwa dasselbe; und wiederum ein verwandter Sinn liegt in dem Ausdruck Kunstwelt für Wahrnehmungswelt. Mit dem Ausdruck »prädikativ« betonen wir die Einschränkung, mit dem Ausdruck »erscheinen« die Transzendenz, mit dem Ausdruck »Kunstwelt« die Symbolik jeder Wahrnehmung. In jeder dieser drei Bestimmungen bleibt aber der richtige Sinn nur dann beim Worte, wenn die Wirklichkeit damit gemeint bleibt. Die prädikative Aussage gilt der objektiven Sache selbst; das, was erscheint, ist die Wirklichkeit selbst, das, was die Kunst zeigt, ist die Wahrheit selbst.[7]

Verweilen wir bei diesem letzteren Begriff, so ist er von der Physiologie wenig, von der Biologie aber nach Kräften ausgenutzt worden. v. Uexküll hat etwa am Beispiel der Waldzecke klargemacht, wie die reduktive Leistung des Sinnesorgans eine Merkwelt herstellt, die sowohl Bedingung wie Gefahr des Lebens dieser Tiere ausmacht. Es ist der von der Haut der Waldtiere strömende Geruch von Buttersäure, welcher allein das Insekt bewegt, sich auf diesen Nährboden zu begeben, dem allein seine Ernährungsorgane angepaßt sind. Dort ist es dann allein die Wärme der Haut, welche die Zecke bewegt, sich einzubohren. Die Einschränkung ist auch hier biologisch konstruktiv. Wir erfahren aber zugleich, daß vermöge der Einschränkung das Tier auch täuschbar ist. Buttersäure und Wärme brauchen nur künstlich zusammengestellt zu werden, um die Zecke zu einer ähnlichen Bewegung zu veranlassen; fehlt aber der Warmblüter, so ist die Handlung vergeblich und vernichtet ihre Existenz. Da Buttersäure außer an der tierischen Haut auch sonst einmal vorkommen kann, so ist dieses Symbol als Prädikat mehrdeutig, dies eben bedingt, daß es sowohl konstitutiv wie vernichtend für die Existenz sich auswirken kann.

Diese biologische Einordnung des Lebewesens in die Umwelt, für welche es angepaßt ist, gilt ganz ebenso für den Menschen. Denken wir an unsere Orientierung in der Stadt, in der wir leben. Sie beruht nicht etwa auf einer vollständigen Kenntnis des Stadtplanes (der selbst ein repräsentatives Symbol oder Schema von Abbildungscharakter ist), sondern auf einer Kunstwelt von Eindrücken einzelner Häuser, Ecken, Kreuzungen, Abständen, Richtungen usw., die nicht durch das geometrische Ordnungsschema, sondern durch die Reihenbildung gewohnter Wege, zu gewohnten Zielen, an gewohnten Tageszeiten usw. beruht. Man wird das Insgesamt von Wahrnehmungen dieser »Kunststadt« deswegen ebensowenig als ein Phantasiegebilde oder Willkürprodukt wie als eine Reizentsprechung bezeichnen. Zwar habe *ich* ohne Zweifel diese Kunstwelt erzeugen helfen, aber sie ist darum nicht minder *die* Stadt, in der ich wohne, keine unwirkliche und keine andere.

Es ist überflüssig, nochmals eingehend zu zeigen, daß die »Reize« der Sinnesphysiologie eine an sich berechtigte, aber überaus eingeengte Spezies von Gegenständen der Wahrnehmung darstellen. Und diese Einengung auf noetische Wahrnehmungen von »Quantitäten« und »Qualitäten« war eben nicht berechtigt. Der Gegenstand der Wahrnehmung muß also seinem Begriffe nach in noch unbekanntem Ausmaße erweitert werden. Wir haben eine Zeitlang angenommen, man könne dieser Forderung genügen, wenn man nicht nur die Erregung durch einen Reiz, sondern die »Erregungsbilder« durch »Reizgestalten« als den psychophysisch relevanten Organprozeß ansieht.[8] Man könnte sich vorstellen, daß dieselbe nervöse Struktur nacheinander verschiedene Erregungsbilder in sich aufnehme, daß es also Funktionsstrukturen (nicht nur Funktionen an Strukturen) gebe und daß diesen das psychisch jeweils Spezifische der Empfindung oder Wahrnehmung entspreche. Ich muß diese Annahme aber verlassen. Sie nähert sich unwillkürlich Köhlers naturphilosophischer Interpretation der Gestalt. Aber sie verschiebt das Problem nur, ohne es anzufassen, indem sie eine parallelistische Lösung vortäuscht.

Es kann vielmehr nur durch fortgesetzte neue Beobachtungen gelingen, die verschiedenen Hauptarten der symbolischen Einschränkung der Wahrnehmung zu erforschen. Es sollen einige Beispiele aufgezählt werden, welche das Gemeinte andeuten. Die Aufzählung hat einen improvisierten Charakter und beschränkt sich auf solche Fälle, in denen es die physiologischen Bedingungen sind, welche der betreffenden Leistung ihr Gepräge geben dürften. Eine Übersicht über pathologische Symptome ist bereits gegeben worden. Viele von diesen sind aber nicht an groborganische Läsionen geknüpft und können als Übertreibung von Varianten des Gesunden, von Ermüdungszuständen u. dgl. betrachtet werden. Aber die in diesem Kapitel gewonnenen Gesichtspunkte lassen eine andere Betrachtung als die der Fehlleistung zu.

1. Es wird auch die Fehlleistung der Wahrnehmung nichts anderes als eine repräsentative sein müssen. Wo sie offenkundig fehlerhaft infolge veränderter physiologischer Bedingungen ist, da kann man in ihr die *repräsentative Selbstwahrnehmung* dieser Funktionsänderung erkennen. Wenn z. B. eine Mikropsie, mithin eine gleichmäßige Reduktion der Bildgröße erfolgt, so wird dieser Befund auf eine Akkomodationsanomalie zurückgeführt; wenn eine systematische Raumsinnstörung eintritt, derzufolge die Umgebung geneigt und verzerrt erscheint, so wurde dies auf eine Innervationsanomalie der äußeren Augenmuskeln an der Stelle ihrer Kooperation mit den vestibulären Erregungen zurückgeführt. Dasselbe gilt vom optischen Drehschwindel, von der Gesichtsfeldverlagerung bei Lähmung eines Augenmuskels oder Verlagerung des Bulbus in der Orbita. Wenn die normale Wahrnehmung repräsentatives Symbol für die äußeren Gegenstände ist, so enthält die Fehlwahrnehmung ein repräsentatives Symbol für die Körpervorgänge (Funktionen) und darf insofern als Selbstwahrnehmung bezeichnet werden.
2. Wenn wir einen Druckfehler übersehen und dabei ebensowohl Fehlendes *ergänzen* wie Überflüssiges *unterdrücken*, so ist dies eine positive Leistung, die, wie PÖTZL zeigt, unter pathologischen Verhältnissen gestört wird: der Kranke sieht die Fehler des Objektes viel zuverlässiger als der Gesunde. Die stroboskopischen Erscheinungen dürfen als der beststudierte Fall dieser Gruppe gelten. Es ist heute ganz erwiesen, daß die Repräsentanz hier an strenge physiologische Grenzbedingungen gebunden ist; die engen Zeitgrenzen der stroboskopischen Bewegung zeigen es. Ebenso gewiß aber ist, daß diese Repräsentanz nicht das »Objekt« im Sinne der »Reizwirkungen« repräsentiert, wie sie die Sinnesphysiologie definiert, sondern im Sinne des Gegenstandes, der *erfaßt* wird. Im Film erfassen wir eine Handlung, beim Lesen einen Gedanken oder eine erzählte Geschichte, im Museum einen Stein, Pflanze oder Vogel, und durch Ergänzungen und Unterdrückungen repräsentieren wir *diese*, sie folgen innerhalb der ihnen gezogenen physiologischen Grenzen dem Erfassungsakt.

3. In der Wahrnehmung der perspektivischen Verschiebungen waren wir gezwungen, ein *Nicht-ernst-Nehmen* gesehener Bewegungen festzustellen. Das gleiche gilt von der perspektivischen Verzerrung, von dem Einfluß der Beleuchtung u.v.a. Für alles, was man *Konstanz des Sehdings* genannt hat, gelten die gleichen Überlegungen; innerhalb gezogener physiologischer Grenzen bestimmt sich die Wahrnehmung nach dem Gegenstande, den sie soeben repräsentiert. Es ist der konstitutive Funktionswandel, wodurch unsere *Monogamie* mit den Gegenständen bedingungsmäßig ermöglicht wird.
4. Wenig studiert sind leider die *Kombinationen* und insbesondere die synästhetischen oder intermodalen Zusammenwirkungen der Sinnesorgane. Da man, psychologisch eingestellt, wie man war, zunächst erwartete, daß der Gebrauch eines Organes die Aufmerksamkeit von den Leistungen eines anderen ablenke, so übersah man die regelmäßige *Unterstützung* durch dasselbe. So sind erst in neuerer Zeit Befunde gesichert worden, wonach die Richtungsschwelle des Hörens durch Sehen (MARX), die Bewegungsschwelle beim Sehen durch das Vestibularorgan (P. CHRISTIAN 1940[a, b]) bedeutend erniedrigt wird. Die Analyse dieser Fälle hat ebenfalls gezeigt, daß die Repräsentanz der Wahrnehmung sich weder auf die Reizwerte bezieht, noch einer Erfahrung oder einer Raumlogik unterworfen ist, sondern stets durch eine Orientierung des Ichs zu einem jeweiligen gerade erfaßten Ding, Situation oder Vorgang der objektiven Wirklichkeit.
5. Es liegt in einem gegebenen Augenblick unter den einen Umständen eine große, unter anderen Umständen eine nur sehr kleine Anzahl möglicher solcher Erfassungen vor. Anders ausgedrückt: es gibt Gegenstände von großer und von kleiner Mehrdeutigkeit. Im Experiment werden wir meist die letztere suchen. Ein Lichtpunkt im Dunkeln ist ein gutes Beispiel. Läßt man einen oder zwei Lichtpunkte sich bewegen, so ist man in der Lage, das *Form-* oder *Figur*sehen genetisch zu studieren. P. CHRISTIAN (1940[a]) hat dabei gezeigt, daß die sogenannten induzierten Bewegungen ebenfalls nicht reizphysiologisch, sondern gegenständlich interpretiert werden müssen. Das bedeutet bei zwei bewegten Lichtpunkten unter bestimmten Bedingungen, daß das Auge sich benimmt wie der Astronom: es sieht eine solche Bewegung, wie sie unter Anwendung des Gravitationsgesetzes eintreten müßte. Die symbolische Repräsentanz der Wahrnehmung be-

zieht sich hier auf ein physikalisches Gesetz. Wir können die volle Bedeutung dieser Tatsache hier nicht erschöpfen. Sie soll hier nur zeigen, daß der Gegenstand der Wahrnehmung hier ein physikalisch-mathematisches Gesetz ist. Er kann auch in dem Bereiche der Schönheit liegen.[8a]

6. Es gibt endlich Fälle, die dadurch auffallen, daß die Wahrnehmung nichts oder fast nichts zu enthalten scheint, wofür ein zu repräsentierender äußerer Gegenstand auch anderweit (durch andere Wahrnehmungen oder Schlüsse) nachweisbar ist: so Träume, Halluzinationen, Illusionen, eidetische Phänomene. Da man neurophysiologisch keinen Zugang zu dem Gebiet der Erinnerung und der Phantasie hat, kann man nur fragen, wie dergleichen entstehen könnte. Hier bietet sich ein Vorgang an, den ich als *Selbstverstärkung* bezeichne. Ein Beispiel ist folgendes. Erzeugt man ein kräftiges optisches Nachbild eines sehr hellen Lichtpunktes und dreht sich dann im Dunkeln um die eigene Achse, so beginnt das Nachbild sich in der gleichen Richtung mit zunehmender Schnelligkeit fortzubewegen. Es kann im Drang, ihm nachzublicken, zu immer rascherer Bewegung sowohl des Nachbildes wie der eigenen Bewegungen der Versuchsperson kommen, die, im Kreise sich drehend, schließlich stürzen kann. Die Selbstdrehung erzeugt die gleichgerichtete Scheinbewegung des Bildes, und dieses regt wieder die Selbstdrehung an: ein Circulus vitiosus. Der illusionäre Charakter des ganzen Vorganges ist dann sehr stark und grenzt an pathologische Ekstasis. Eine solche scheinbar gegenstandslose Wahrnehmung entspricht dem, was unter 1. als Selbstwahrnehmung bezeichnet wurde. Offenbar haben wir Derartiges dort zu erwarten, wo in der Beziehung zwischen Wahrnehmung und Bewegung eine Inkongruenz auftritt, deren Analyse aber erst auf dem Boden der Gestaltkreistheorie gelingt. – Es könnte sein, daß die Selbstwahrnehmungen und Selbstverstärkungen einen Zugang zu den Halluzinationen und Träumen erschließen.

7. Auch die Entscheidung, wann eine Empfindung im eigenen Körper, wann in der Umwelt wahrgenommen wird, ist grundsätzlich nicht aus Reiz- und Erregungsverhältnissen ableitbar. Die Fälle, wo besonders an Haut- und Muskelsinn sowie Vestibularorgan *beides*, die äußere und die innere Lokalisation vorkommt, sind ein besonders gutes Beispiel für die repräsentative Leistung der Wahrnehmung. Nicht physiologische Momente entscheiden, ob

das eine oder andere stattfindet, sondern der Gegenstand, der erfaßt wird, bestimmt, welche Lokalisation im Rahmen der physiologischen Bedingungen erfolgt.

Was in der organischen Substanz geschieht, ist demnach immer doppelt bestimmt. Der äußere Einfluß wäre nicht möglich, wenn er sich einer inneren Gegebenheit nicht charakteristisch einzubilden vermöchte. Dieses aber kann nicht beschränkt sein auf die erste Abbildung oder die peripherste Erregung der peripheren Sinnesflächen. Nächst ihnen und nach ihnen hört die spezifische Einprägung nicht auf und beschränkt sich auch nicht auf eine räumliche Ausbreitung. Alle weiteren Vorgänge sind weitere Begegnungen mit Eigenheiten, Eigenschaften des Objektes, so daß wir uns die Begegnung von Umwelt und Innenwelt immer reicher und mannigfacher vorstellen dürfen, je mehr sich die Erregungswelle von der peripheren Zone entfernt und über das nervöse Organ in den übrigen Organismus eingreift.

3. Raum, Zeit und Quantität

Selbstverständlich ein Mißverständnis
(Gründgens in »Kapriolen«)

Immer deutlicher haben sich uns zwei Bestimmungen der Wahrnehmung herausgestellt, die zugleich bezeichnend für einen gewissen Gegensatz unserer Auffassung zur Sinnesphysiologie sind:

1. Die Wahrnehmung muß nicht als fabrikatartiges Bild, sondern selbst als eine Tätigkeit im Werden aufgefaßt werden, und
2. sie ist nicht subjektives Endprodukt, sondern geschehende Begegnung von Ich und Umwelt.

Dabei ist die organische Umwelt Träger und Schauplatz dieser Begegnung. Will man sie erforschen, so hat man es daher mit einer Doppelbestimmtheit zu tun, nämlich einerseits durch die Umwelt und andererseits durch die Eigenart des organischen Substrats.
Tritt man danach dieser Begegnung näher, so sind die Aussagen der Wahrnehmung zunächst die einzigen, welche uns sowohl über die Umwelt wie über die organische Innenwelt etwas aussagen. Im Verlauf der wissenschaftlichen Analyse stützen wir uns aber darüber hinaus auf abstrahierendes Denken und Schließen. Gleichzeitig setzt das Experiment mit Herstellung günstiger Situationen und

mit Messungen ein. Neben dem sinnlichen Augenschein bekommen logische Notwendigkeiten Gewicht, und es war und ist ein gewichtiges Problem, wie diese beiden Quellen der Erkenntnis gegeneinander aufzuwiegen seien. Daß die Philosophie Kants bereits die Endlösung dieser Frage gebracht habe, ist ein Irrtum; sie bleibt in der Entwicklung.

In der Sinneslehre stellte sich nämlich heraus, daß der ideale Apriorismus von Raum und Zeit, als Anschauungsform jeder möglichen Erfahrung für *die* Form der Erfahrung, welche wir Wahrnehmung nennen, nicht gilt. Infolge davon ist auch die Form der Objektivität, welche die mathematischen Gesetze für in Raum und Zeit Gegebenes gewährleisten, hier keineswegs anwendbar. Ein gesehenes Quadrat ist durchaus nicht notwendig einem Objekt von Quadratform zugeordnet; ein Objekt von Quadratform wird keineswegs notwendig als Quadrat wahrgenommen. Die Entsprechung von Wahrnehmung und Gegenstand ist *nicht* aprioristisch geregelt.

Man kann überhaupt bezweifeln, ob Wahrnehmung räumlich und zeitlich geformt oder geordnet sei. Ein Geruch wie Gras, ein Geräusch wie ein Pfiff kann unlokalisierbar, die Eindrücke von Gestalten auf einem Gemälde können zeitlich uneinreihbar sein.

Ferner ist zu bedenken, daß die Ordnung des Erlebens nicht die Ordnung des erlebten Gegenstandes ist. Wir erleben die Raumverhältnisse eines Gemäldes in der Sukzession, in der Außenwelt aber sind sie simultan. Es ist ein erst später aufzuklärender Unterschied zwischen Wahrnehmen von Etwas in der Zeit und Zeitordnung der Wahrnehmungen.

Eine nicht eigentlich begründbare Denktradition nimmt an, daß die subjektive Wahrnehmung wie alles Psychische sich nicht im Raum, sondern nur in der Zeit verhalte. Aber wir haben keinen triftigen Grund, uns die Wahrnehmung nur zeitlich und nicht räumlich oder weniger räumlich als zeitlich zu denken.

Die Frage der Räumlichkeit der Wahrnehmung wird besonders kritisch, wenn wir die Wahrnehmbarkeit des eigenen Körpers beachten. Wir können z. B. bei den Tastwahrnehmungen schwanken, ob wir einen äußeren Gegenstand oder einen Teil unseres eigenen Körpers empfinden. Aber dieser Fall, den man als *sinnlichen Zweifel* bezeichnen kann, ist nur ein Beispiel für den ganz allgemeinen Zweifel an der Bedeutung, den wir der Raumbestimmung in Wahrnehmungen überhaupt entgegenbringen müssen. Wo findet die

Wahrnehmung statt? Hier oder dort. *Sehe* ich da, wo ich *bin*, oder *bin* ich dort, wo ich *sehe*? Beides ist zutreffend, aber es gibt im Erlebnis selbst eine Unentschiedenheit, die erst durch nachfolgende, sekundäre Bewußtseinsakte im einen oder im anderen Sinne entschieden, eigentlich also nur in zwei gleichberechtigte Entscheidungen aufgespalten wird.

Dieser Fall führt uns zurück zu der wichtigen Einsicht in die durchaus entwicklungsartige Beschaffenheit der Wahrnehmung, derzufolge es sich eben überhaupt nicht um die Erkenntnis von festen Beziehungen, sondern um ein fortrollendes Werden handelt. Wenn wir auf die raumzeitlichen Bestimmungen im Wahrgenommenen achten, so zeigt uns die Wahrnehmung selbst überhaupt niemals beharrende Verhältnisse. Es ist dies eine Tatsache, die der exakt naturwissenschaftlich eingestellten älteren Sinnesphysiologie eigentlich nur als methodische Schwierigkeit, nicht als wesentlicher Sachverhalt vorkam, bis dann die Forscher mehr und mehr sich bemühten, ihr *Erlebnis* im Experiment und trotz des Experimentes zu registrieren. Die Beachtung der Erlebnisfolge zeigt nun einmal, daß es eine eigentliche Dauer eines Wahrnehmungsbildes, eine Konstanz in Raum und Zeit hier überhaupt nicht gibt. Wahrnehmen heißt im Grunde immer auch: zu anderem übergehen. Zweitens aber, und dies ist schwerer zu beschreiben und zu denken, gibt es neben der räumlichen Ordnung und der zeitlichen Folge eine *Realitätsgliederung*, derzufolge wir stets die Gegenstände sowohl wahrnehmen als preisgeben. Der Unterschied der wahrgenommenen und der preisgegebenen Gegenstände ist nun im Laufe der Geschichte sehr verschieden auszudrücken versucht worden, aber man hat ihn eigentlich immer entweder auf das wahrnehmende Subjekt oder auf den Sinnesapparat, nie aber auf die Beschaffenheit der objektiven Gegenstände selbst bezogen. So sprach man auf der einen Seite von verschiedenen Helligkeitsgraden des Bewußtseins, von Richtung oder Blickpunkt der Aufmerksamkeit, von Hintergrundfunktion; auf der anderen Seite von peripherem Gesichtsfeld, von unbewußten Reflexen, von Induktion und Kontrast. Man hat aber bisher eigentlich nicht den Versuch gemacht, diese *Alternative* (Subjekt oder Sinnesapparat) der Erklärung bestimmter Phänomene durch eine einheitliche und einsinnige Wahrnehmungslehre zu überwinden. Ein solcher Schritt ist aber nur möglich, wenn man nicht psychische Aktivität und physiologische Funktion zusammenzusetzen sucht, was gar nicht möglich ist, sondern sie in einem

Gesamtbegriff umschließt, den wir in einer vorläufigen Untersuchung als Selbstbewegung bezeichnet haben.

a) *Die erlebten Ordnungen sind nicht die objektiven Ordnungen.* Es ist die Geschichte der Astronomie und der Physik, welche vornehmlich lehrt, daß die Wahrnehmungen von räumlichen und zeitlichen Ordnungen trügen und oft nur Sinnenschein seien. Weder das Wachsen und Schwinden des Mondes noch die Bewegung der Sonne, weder das Irren der Planeten noch das feste Nebeneinander der anderen Sterne entsprechen danach den objektiven Tatsachen. Weder Grün und Rot noch Warm und Kalt sind objektive Dinge der Physik. Trotzdem kann keine Korrektur des Sinnenscheins anders begründet werden als durch neue und durch eben diese Sinne gegebene Beobachtungen, also durch Wahrnehmungen. Es ist aber dann nicht der erlebnisartige, sondern der mathematisch-logische Zusammenhang, der die Korrektur erzwingt.

Neben dieser wissenschaftlichen Erfahrung scheint ein Vertrauen auf die einzelnen Wahrnehmungen selbst sich kaum halten zu können. Und doch leben wir weithin in diesem Vertrauen. Ein Quadrat, so meinen wir, wird doch als Quadrat, ein Kreis als Kreis wahrgenommen; und krasse Fälle der geometrisch-optischen Täuschung scheinen ganz anderer Erklärung zu bedürfen als die »normale« Wahrnehmung. Aber die Lehre oder die stillschweigende Voraussetzung, daß die meisten Wahrnehmungen wenigstens raumzeitlich objektiv richtige, nur gestörte oder getäuschte Funktionen falsche Wahrnehmungen liefern könnten, hat sich so wenig halten können wie der Sinnenschein der Gestirne und der physischen Kräfte. Die Leistungen des Augenmaßes sind ungenauer und damit unrichtiger als alle Messungen. Weder die Ordnungen im Raum noch die in der Zeit sind wirklich richtig von der Wahrnehmung zu erfassen. Die Tatsachen des Kontrastes, der Verschmelzung, der Irradiation, der Auslöschung, der Konstanz der Sehdinge, des Bewegungsehens sind ohne Ausnahme Tatsachen der Fälschung objektiver Tatbestände, und sie begleiten die Wahrnehmung nicht etwa nebenbei, sie scheinen die Wahrnehmung geradezu zu konstituieren und sind Regel; die annähernde Entsprechung von Erlebnisinhalt und Objekt ist dagegen Ausnahme.

Dazu kommen der schon erwähnte Werdefluß in der zeitlichen Entwicklung, die Tatsachen der zeitlichen Umstellung und der Prolepsis, die Tempofehler, die Raffung und Dehnung, die scheinbaren Stillstände der Zeit im Wahrnehmen.

Wichtiger noch als diese, allenfalls noch als Transformierung zu bezeichnenden Abänderungen der objektiven Ordnungen in den Wahrnehmungen ist aber folgendes. Betrachten wir z. B. ein aus der Frontalebene um einen gewissen Winkel abweichend gestelltes Quadrat, so erscheint es uns vermöge der perspektivischen Verzerrung als Rhomboeder und *zugleich* immer noch als (geneigtes) Quadrat. Welche Erscheinungsweise *gilt*? Das Wahrnehmen wäre danach überhaupt nicht ein-, sondern vieldeutig, eigentlich eine Möglichkeit – keine Realität. Das hierin verborgene Problem muß aber gelöst werden, wenn der Realitätswert der Wahrnehmung bestimmt werden soll.

b) *Die Ordnungen in den Wahrnehmungen sind von den Ordnungen der objektiven Gegenstände bedingt.* Die Wahrnehmungen zeigen nach dem vorhergehenden Absatz andere Ordnungen als die der objektiven Gegenstände und sind überdies vieldeutig. Trotz dieses Verhaltens sind sie innerhalb weitester Grenzen von regelmäßigen Änderungen der objektiven Gegenstände *begleitet*. Dieser Satz ist eigentlich nur von jenen extremen Philosophen bestritten, welche die Existenz einer Umwelt leugnen. In der naturwissenschaftlichen Wahrnehmungslehre dagegen geht die Meinung nur über den Anteil und die Art der nicht reizbedingten, sondern organisch oder psychologisch bedingten Wahrnehmungsinhalte auseinander.

Fälle, welche eine solche Autonomie der Wahrnehmung beweisen sollen, sind die folgenden:

1. Es gibt Fälle, in denen ohne objektive Veränderung eine perspektivisch gezeichnete Figur in ihr Gegenteil umschlägt, eine Treppe in ein überstehendes Mauerwerk, ein solider Körper in ein Hohlgefäß u.v.a. Diese sogenannte Inversion beweist jedoch nicht das Hinzukommen subjektbedingter Faktoren zum reizbedingten Geschehen, sondern sie besagt die Mehrdeutigkeit des Reizes. Die Entscheidung einer Mehrdeutigkeit zu einer Eindeutigkeit wäre aber nur dann einem Plus an Bestimmungsstücken zu verdanken, wenn sie auf Grund von neuen Bestimmungen erfolgte.[9] Die Entscheidung von Mehrdeutigkeiten erfolgt in der Wahrnehmung jedoch anders. Keine Wahrnehmung ist gemeint als Identität von Erlebnis und Gegenstand; jede Wahrnehmung nimmt sich eine Erscheinungsweise des Gegenstandes, ist prädikativ. Und jeder Gegenstand kann mehrere Erscheinungsweisen haben, jede Erscheinungsweise mehreren Gegenständen zukom-

men. Die Entscheidung der Inversion ist also gar nicht durch die Ausfüllung einer Lücke der Bestimmungen hervorgerufen, sondern sie besteht immer in der Zuwendung zu einer anderen Erscheinungsweise des gleichen Gegenstandes. Immer ist es auch eine Eigenschaft des Gegenstandes, verschiedener Erscheinungsweisen fähig zu sein. Allerdings ist bei Inversionen und ähnlichen Fällen auch zu zeigen, daß eine bestimmte Entscheidung durch Hinzukommen neuer objektiver Reize erleichtert und in bestimmter Richtung gezwungen wird. Dann aber ist der Gegenstand nicht mehr derselbe.

Es ist also nicht eine spezielle zentrale oder psychische Funktion, welche bei »Reizgleichheit« die verschiedene Wahrnehmung bestimmt, sondern es ist die allgemeinste und jeder Wahrnehmung einwohnende Scheidung von Gegenstand und Erscheinungsweise, welche bei »Reizgleichheit« gestattet, verschiedenes zu sehen. Das Besondere dieser Fälle beruht also nicht darauf, daß die gleiche Ursache verschiedene Wirkungen hat, sondern darauf, daß wir in allen, auch den reizgleichen Fällen hinter der Erscheinung das Erscheinende haben. Die *»Mehrdeutigkeit«* beruht *hierauf*, nicht auf der *Mehrheit* verschiedenartiger subjektiver Verwertung.

2. Die noch bis heute klassisch wirkende Beweisführung für einen nicht reizbedingten Wahrnehmungsteil ist unter dem Namen Empirismus zusammengefaßt und zuerst von HELMHOLTZ gegen JOH. MÜLLER durchgeführt worden. Zahlreiche, fast zahllose Beispiele wurden z. B. dafür beigebracht, daß das Lokalzeichen (LOTZE), der Ortseindruck, der einem bestimmten Sinneselement – so schien es – zugesprochen werden mußte, veränderlich sei und daß für diese Veränderlichkeit nicht einfache physiologische Erregungsgesetze, sondern solche Bestimmungen der äußeren Gegenstände maßgebend sind, von denen wir im Augenblick der Wahrnehmung gar keine Reize empfangen, von denen wir vielmehr nur aus früheren Erfahrungen Kunde besitzen können. Diese sollen dann, auf dem Wege über aufbewahrte Vorstellungen, im Augenblicke der Wahrnehmung gleichsam helfend einspringen und das ergänzen, was der Reizwirkung zur Wahrnehmung fehlt. Dieser Psycho-Intellektualismus macht dann eine rein physiologische Wahrnehmungslehre freilich unmöglich. Auch enthält er eine solche Masse unbewiesener Hypothesen, daß er, betrachtet man ihn abschließend, wenig von dem Wert

einer guten erfahrungswissenschaftlichen Lehre behält. HERING und die frühere Gestaltpsychologie (WERTHEIMER) haben in Reaktion darauf den Rückweg zur physiologischen Deutung der Wahrnehmung gestalteter Objekte gesucht. Doch scheint mir ihr Verdienst mehr darin zu bestehen, daß sie die Begriffe Raum (und Zeit) durch einen Begriff ersetzten, der nicht mathematisch entwickelt zu werden braucht – ja nicht einmal kann. Es ist in der Tat ein Irrtum jener klassischen Sinnesphysiologie gewesen, daß sie die Wahrnehmung der Dinge in Raum und Zeit als dem mathematischen Schema von Raum und Zeit eingeordnet behandelte. In Wirklichkeit ist aber in der Wahrnehmung ein Nebeneinander, Übereinander, Nacheinander usw. überhaupt nur in Ausnahmefällen dasselbe wie das Wahrnehmen *eines* Neben-, Über- oder Nacheinanders. *Diese* Ordnungen besonders *wahrzunehmen*, ist vielmehr Inhalt besonderer, neuer Akte, die zwar z. B. in den Experimenten Hauptaufgabe sein können, im übrigen Wahrnehmen aber gar nicht vollzogen werden.[10] Bieten wir z. B. dem Auge zwei benachbarte schwarze Punkte auf weißer Fläche, so haben wir folgende mögliche, aber nur getrennt vollziehbare Wahrnehmungserlebnisse:

α) Ich sehe *zwei* Punkte, also etwas, was Zweiheit ist.

β) Ich sehe zwei Punkte *horizontal nebeneinander*, also etwas, was horizontal vor mir so geordnet ist.

γ) Ich sehe *einen Punkt* und *noch einen Punkt*, also etwas und noch etwas. (Dabei »wandert die Aufmerksamkeit« von einem zum andern und zurück usw.)

δ) Die zwei Punkte sind dort an der Tafel oder im Heft.

ε) Sie sind so groß oder so weit voneinander entfernt usw.

Jede dieser Wahrnehmungen ist anders als die vorhergehende, jede ist Zuwendung nach einem anderen Stück objektiver Umwelt. Es handelt sich nicht um verschiedene Verarbeitungen der gleichen Netzhautbilder, sondern um mehrere Bestimmungen an einer mehrfach bestimmten und bestimmbaren Umwelt. Es handelt sich nicht um verschiedene Denkoperationen an einer und derselben Empfindung, sondern um eine zunächst endliche Anzahl verschiedener echter Wahrnehmungen.[10a]

c) *Die Wahrnehmung zeigt mögliche objektive Ordnungen.* Nachdem die erlebten Ordnungen anders als die objektiven, aber doch durch diese bedingt sind, stellt sich die rätselhafte Frage, warum es dann möglich ist, sich in der objektiven Umwelt auszukennen und zurechtzufinden. Denn wir besitzen keinen Rechnungsschlüssel, um so etwas wie eine Rücktransformation vorzunehmen; auch in der mathematischen Abstraktion erreichen wir keine neue Wahrnehmung (auch *nach* Kopernikus ist die Bewegung der Erde nicht wahrnehmbarer), und in der Wahrnehmung besitzen wir kein Meßgerät, das überdies sozusagen auf sich selbst angewendet werden müßte. Was man kann, ist etwas anderes: man kann die gemessenen und errechneten Ordnungen und Proportionen der objektiven Gegenstände in einer anschaulichen *Vorstellung* darzustellen suchen und diese mit den Wahrnehmungen vergleichen. Aber dieses Verfahren sagt uns nichts über die Entstehung der Wahrnehmung, und es reicht nicht über die Grenzen des Vorstellungsvermögens hinaus, sondern ist in dieses gleichsam eingesperrt. Eben dies ist ja das Verfahren, bei dem wir die Entdeckung machen, daß die Wahrnehmungen ein vorerst unkontrollierbares Gemisch von »richtigen«, »ähnlichen« und »falschen« Darstellungen der objektiven Gegenstände sind.

Für die Frage also, wie wir uns in der durch Wahrnehmung so äußerst unvollkommen dargestellten Umwelt eigentlich auskennen können, liegt in den bisher erwogenen Verhältnissen noch kein Schlüssel. Trotzdem enthalten sie eines, das uns weiterführen soll. Es ist der Umstand, daß eine gewisse Übereinstimmung zwischen einzelnen Wahrnehmungen eines Gegenstandes und den durch Messung und mathematische Konstruktion hervorzurufenden Vorstellungen wenigstens *möglich* ist. Ich glaube, daß man darüber hinaus sagen darf, daß *alle* Wahrnehmungen so beschaffen sind, daß sie nach den Gesetzen der Mathematik wenigstens *möglich* sind; umgekehrt: wir können keine objektiv unmöglichen Wahrnehmungen haben.

Danach ist es also nicht die Spanne zwischen Richtig und Falsch, welche die Wahrnehmung vom Gegenstand trennt, sondern die Spanne zwischen Möglich und Wirklich. Dabei wird in diesem Abschnitt nur Raum und Zeit erwogen – eine Einschränkung, die zunächst nicht in der Sache selbst, sondern nur in gewissen wissenschaftlichen Motiven begründet ist. Es ist die messende und damit quantitative Methode, welche die Gegenstände in einem bestimmten Umfang zu beherrschen vermag und darum zunächst einmal an die Wahrnehmungen herangebracht wird. Raum und Zeit werden hier vorzüglich quantitativ dargestellt, und nur darum ist der Sinn des Begriffes »objektiv möglich« zunächst ein mathematischer. Sobald man nun auf die Einzelfälle näher eingeht, entfaltet sich dieser Begriff der objektiven Möglichkeit zu einer Mannigfaltigkeit, die wir vorerst noch gar nicht übersehen. Damit rückt der *»Möglichkeitssatz der Wahrnehmung«*, wie wir ihn nennen werden, in den Bereich der Prüfung und näheren Bestimmung durch die Erfahrung.[11] Als Erfahrungssatz unterscheidet er sich völlig vom mathematischen Apriori KANTS. Beobachtung und Versuch entscheiden, wie weit wir Dinge wahrnehmen, die mathematisch (oder z. B. auch physikalisch) möglich sind.

d) *Die Antilogik der Quantität in der Wahrnehmung.* Blickt man entlang den Schienen der Eisenbahn, so erscheint dem Auge eine Konvergenz, die bis zur Verschmelzung reichen kann. Die Spurweite aber erscheint überall als die gleiche. Der Parallelensatz der Mathematik wird im Sehen praktisch aufgehoben. Niemand würde aussagen, daß er eine objektive Abnahme der Spurweite *sehe*, niemand leugnen, daß er eine Konvergenz *sieht.* Wir bezeichnen derartiges als *Antilogik* in der Wahrnehmung und geben damit zu, daß der Möglichkeitssatz der Wahrnehmung hier auf einen Widerspruch stößt, der sich freilich als scheinbar erweisen wird.

Es ist richtig, daß die Dinge in der Wahrnehmung auf Schritt und Tritt sowohl »erscheinen« als auch »sind« und daß die Erscheinungsweisen widersprechend zu sein scheinen, solange sie je für sich als einzelne Gegenstände genommen werden. Aber dieser Widerspruch läßt sich in zahlreichen Fällen auflösen. Jede perspektivische Verzerrung ist ein solcher Fall. Man kann dann in der darstellenden Geometrie zeigen, warum ein Quadrat als Rhombus, ein Kreis als Ellipse projiziert wird, wenn die Projektionsebene nicht parallel zur Figurebene steht usw. Aber schon in der Wahrnehmung selbst (also nicht erst in der sekundären logischen Bearbeitung) gibt es eine solche Auflösung des Widerspruches. Indem wir die Eisenbahnschienen nicht nur konvergent, sondern zugleich in bezug auf uns, den Wahrnehmenden selbst, teils nahe, teils immer entfernter sehen, also eine Distanz, von einem festen Ort *mit*sehen, haben wir den Widerspruch als einen geometrisch notwendigen Sachverhalt aufgehoben. Dabei ist es aber nicht der mit der Entfernung abnehmende Sehwinkel, den die Spurweite bekommt und welcher durch irgendeine Verarbeitung des *Organs* »in Rechnung gestellt wird« – davon wissen wir nichts; sondern es ist die *Wahrnehmung* der Tiefe selbst, welche den Gesamteindruck der Parallelität einschließt. Der Widerspruch zu der ebenfalls gesehenen Konvergenz wird dabei nicht etwa unsichtbar, sondern nur in einem Gesamteindruck aufgehoben. Für diesen Sachverhalt wählen wir eben den Ausdruck antilogisch im Gegensatz zu dem unaufhebbaren Widerspruch des logisch Kontradiktorischen.[12]

Damit aber ist der Möglichkeitssatz der Wahrnehmung doch wieder bestätigt. Ein Schienenpaar, welches sowohl parallel wie konvergent wäre, ist unmöglich. Die Wahrnehmung aber, in welcher die perspektivische Konvergenz eines von mir fortlaufenden parallelen Schienenpaares erscheint, ist die Wahrnehmung eines möglichen Gegenstandes, der mir erscheint.

Man kann hinzufügen, daß die Erscheinungsweise der Konvergenz insofern nicht nur möglich, sondern auch notwendig ist, als der Sehwinkel der Spurbreite mit der Entfernung abnehmen *muß*. Dabei wird aber vorausgesetzt, daß der Sehwinkel für den Größeneindruck maßgebend sei. Ob und in welchen Fällen diese Voraussetzung überhaupt zutrifft, läßt sich jedoch nicht voraussagen. Es sind genug Fälle bekannt, in denen diese Voraussetzung nicht zutrifft. Wir haben das Problem, warum wir überhaupt nicht nur Körper, sondern auch ihre perspektivischen Projektionen auf die Ebene wahrnehmen, noch nicht in Angriff genommen, und wir bedienen uns dieser Begründungsweise durch den Sehwinkel nicht.

Das hier aufgefundene Prinzip der Antilogik der Wahrnehmung führt zu einer näheren Bestimmung des Möglichkeitsbegriffes. Bedeutet er, daß wir unter Umständen mehrere Möglichkeiten im gleichen Falle haben und unter ihnen entscheiden können oder müssen? Oder bedeutet er, daß die Antithese der widerspruchsvollen Einzelwahrnehmungen in einer umfassenden Synthese enthalten ist?

Der Widerspruch, den man im Vergleiche der Wahrnehmung und der objektiven Gegenstände findet, und der fernere (diesem Widerspruch widersprechende) Sachverhalt, daß die Wahrnehmungen unter der Bedingung der objektiven Gegenstände stehen, wird zunächst darin beruhigt, daß wir das Objekt zwar nicht so wahrnehmen, wie es in sich beschaffen ist, aber doch so, wie ein Objekt überhaupt erscheinen kann. Die weitere Frage, wie es wirklich ist, ist (trotz der Spannung zwischen Objekt und Wahrnehmung) nicht schlechthin unlösbar, sondern es ist die Wahrnehmung selbst, welche einen Schritt zur Beantwortung tut, indem sie die in ihr selbst liegenden Widersprüche zur Vereinigung bringt. Die Antilogik der Wahrnehmung wird so geradezu zu einer Voraussetzung der Annäherung der Wahrnehmung an die objektive Wirklichkeit. Wenn sowohl der Sehwinkel als auch die objektive Entfernung Bedingungen der Erscheinungsweise (der Größe, Form usw.) sind, so ist es nur logisch, daß beide in der Wahrnehmung in der Weise zur Geltung kommen, daß dieselbe Größe in der Ferne »scheinbar« kleiner ist als in der Nähe. Das Wort scheinbar bezeichnet hier aber nicht, daß eine Sinnestäuschung erfolgt, sondern, daß in der Wahrnehmung überhaupt ein Ding immer nur erscheint, das heißt aber, nicht falsch, wohl aber relativ und somit unvollkommen gegeben ist.

Wir lehnen damit sowohl HERINGS wie HELMHOLTZ' Deutung und Wortgebrauch ab. HELMHOLTZ' Empirismus besagt, etwas vergröbert, daß Wahrnehmungen eigentlich Vorstellungen, Vorstellungen eigentlich Urteile seien, Urteile aber, die aus Erfahrungen bestimmt seien. Es ist aber nicht richtig, daß wir aus früheren Erfahrungen wissen, daß Eisenbahnschienen überall gleiche Spurweite haben, und sie darum so sehen. Wir führen später Beispiele an, wo solche Erfahrungsgrundlage auszuschließen ist, ganz abgesehen davon, daß auch der ganze Hergang der Erfahrungsverwertung gar nicht festzustellen ist, so daß schon HELMHOLTZ selbst von »unbewußten Schlüssen« zu sprechen gezwungen war. – HERING wiederum verzichtet auf die Beziehung auf den objektiven Gegenstand in der Wahrnehmung, wenn er ihren Inhalt ganz für sich nimmt und als »Sehding« bezeichnet. Offenbar war er von der (vermeinten) KANT-JOH. MÜLLERschen Lehre der Subjektivität der Sinne noch stärker beeinflußt und daher viel mehr als HELMHOLTZ geneigt, quasi-physiologische Funktionen als Urheber der Wahrnehmungen zu suchen. Es nähert sich dies dem Satze: die Welt ist meine Vorstellung.

Wir stehen dem noch ferner als der Ansicht von HELMHOLTZ. Es ist HELMHOLTZ zweifellos gelungen, dem Wirklichkeitsanspruch der Wahrnehmung Rechnung zu tragen, ohne die Aktivität des Organs dabei preiszugeben. Seine Annahme unbewußter Urteile und Schlüsse ist nur ein sehr mißverständlicher Ausdruck und verführt zu einer Art von Materialisierung des Logischen oder Intellektualisierung des Physiologischen. In diesen zunächst ungereimten Begriffen steckt aber doch die stärkste Anregung, das Problem der Organleistung neu zu sehen. Wir stehen mit unserer Meinung daher HELMHOLTZ näher als HERING. Übrigens war es durchaus ein Mißverständnis, wenn JOH. MÜLLER oder HERING die spezifische physiologische Funktion der Apriorität der Verstandeskategorien und Anschauungsformen gleichsetzten. KANT stellte die apriorischen Bedingungen möglicher Erfahrung, nicht die physiologischen Mechanismen organischer Sinnesleistung fest. Sein Ausdruck dafür war, daß die Kritik es mit der quaestio juris, nicht der quaestio facti zu tun hat.

Das Mittel aber des Widerspruches liegt nicht in der anschaulichen, sondern der quantitativen Seite der Raum- und Zeitformen. Die biologischen Formen der Anatomie sind, sofern sie ebenso wie die wahrgenommenen Außendinge in Raum und Zeit sich befinden, quantitativ faßbar und bestimmbar. Bestimmungen wie Größe des Gesichtsfeldes, des Blickfeldes zeigen ja anatomisch festgelegte Bedingungen der Wahrnehmungen. Für sie gilt genau wie für die äußeren Gegenstände, daß sie die Wahrnehmungen bedingen, und somit handelt es sich auch bei ihnen darum, daß wir nur objektiv Mögliches wahrnehmen. Dasselbe gilt von der Dioptrik des Auges und den geometrisch-optisch notwendigen Abbildungsverhältnissen. Wenn nun die optische Wahrnehmung einen gewissen Bildcharakter, das heißt eines Projektionsbildes und damit Flachbildes hat, so ist dies eine Eigentümlichkeit, welche die Wahrnehmung der dreidimensionalen Körper gleichsam einschränkt und von der Wirklichkeit entfernt.

Wir *denken* aber auch den Mond wirklichkeitsärmer, als wir ihn – als Scheibe – *sehen*. Zum Beispiel, der als Kugel gedachte Mond ist wiederum eingeschränkt gegenüber dem gesehenen Mond: es ist nicht möglich, die Gestaltungsfülle der Mondscheibe so vollständig und gleichzeitig zu denken, wie wir sie mit einem Blick sehen. Wir schließen daraus, daß der Möglichkeitssatz der Wahrnehmung nicht bedeutet, daß wir im Wahrnehmen unter verschiedenen Möglichkeiten eine oder die andere wählen, sondern er besagt, daß die Wahrnehmung eine bildhafte Einheit von gewissen Einzelbestimmungen herstellt, welche einander widersprechend wären, wenn jede das vollständige Ding selbst und nicht nur verschiedene Erscheinungsweisen desselben wären. Sie sind aber nur notwendige Erscheinungsweisen – notwendig nach Maßgabe bekannter oder zu suchender Bedingungen der Wahrnehmung. Der Möglichkeitssatz besagt also: wir nehmen Dinge notwendig so wahr, wie sie unter Bedingungen erscheinen müssen. Der Kern dieses Satzes ist also der Satz: *Wahrnehmungen* sind Erscheinungen wirklicher Dinge durch wirkliche Organe.[13]

e) *Raum und Zeit sind in der Welt.* Es ist zu wenig damit gesagt, daß die räumlichen und zeitlichen Ordnungen in der Wahrnehmung von den objektiven Ordnungen der Gegenstände bedingt, aber ihnen nicht gleich, sondern nur mögliche Erscheinungen derselben sind. Wir wünschen Regeln oder wenigstens Bestimmungsgründe zu erfahren, wie sie denn nun eigentlich jeweils erscheinen. Es ist auch zu wenig gesagt, wenn man die Abweichung der wahrgenommenen von der objektiven Ordnung als durch das Organ bedingt erklärt. Wir wünschen dies nicht ganz im allgemeinen einzusehen, sondern bei der Gelegenheit etwas über die Organarbeit selbst oder ihre Tätigkeitsgesetze zu erfahren. Die Sinnesphysiologie hat nun ein gewaltiges Wissen in dieser Richtung angehäuft. Trotz des hohen Wertes dieser Forschung kommt man zu der Einsicht, daß der Versuch, die Ordnungen in der Wahrnehmung durch die Zusammensetzung von physiologischen Elementarfunktionen zu erklären, als gescheitert zu betrachten ist. Darin sind wir mit den sonst so auseinanderstrebenden Forschungen von BÜHLER, WERTHEIMER und KÖHLER, JAENSCH, KRÜGER u. a. einig. Aber es ist zunächst nur ein negativer Schritt, wenn die sinnesphysiologische Erklärung des Raum- und Zeitsinnes kritisiert wird.

Darum muß jetzt gefragt werden, was die Zuordnung räumlich-zeitlicher Wahrnehmung zu entsprechenden objektiven Ordnungen der Gegenstände überhaupt bedeutet. Hier geht die klassische Form der Überlegung stets davon aus, daß wir etwas *im* Raume (oder *in* der Zeit) wahrnehmen. Das wahrgenommene Etwas habe also einen Ort im Raum, und dem die Wahrnehmung vermittelnden Organ oder Organteil komme damit die Befähigung zu, einen Ortswert zu erteilen. Diese Erteilung heißt Lokalisation. Man hat dann bemerkt, daß die Sinnesflächen (Retina, Haut) offenbar eine wenigstens ungefähre geometrische Ähnlichkeit mit den Flächen haben, auf denen Raumordnungen (Figuren, Größen) in der Wahrnehmung erscheinen, und festgestellt, daß die die Sinnesfelder treffenden Reize und ihre Raumordnung entsprechend geordnete nervöse Erregungen in den Organen und ihnen wiederum ähnliche Figuren und Größenverhältnisse in der Wahrnehmung nach sich ziehen. Dieses wird dann als eine, freilich nicht die einzige Entstehungsart räumlicher Determinierung in der Wahrnehmung hingestellt; v. KRIES (1923) bezeichnet diesen Modus als »Parallelfundierung«. Zahlreiche Tatsachen bewiesen aber, daß diese Fundierungsart nur in bestimmten Grenzen Geltung haben könne und daß die

Ortswerte der Sinneselemente oder Organteile nicht unveränderlich sind. Zum Beispiel sind aktive Bewegungen des Organs (Augenbewegung, Fingerbewegung) fähig, die Ortswerte in bestimmt festgelegter Weise zu verändern: die Ortswerte sind nur umstimmbar zu denken. Man muß zugeben, daß die Lehre von den Ortswerten, einmal durchbrochen, immer mehr ins Wanken kommt. So ist zu verstehen, daß eine entgegengesetzte Richtung jede wie auch geartete Beziehung zwischen der Ordnung in der Wahrnehmung und der Ordnung der Erregung im Organ völlig ablehnt. Es war LOTZE, welcher mit seiner Lehre vom »Lokalzeichen« sowohl der Vater der physiologischen Lokalisationstheorie wie der radikalen Ablehnung derselben geworden ist. LOTZE nämlich hielt es für völlig abwegig, in den *örtlichen* Verhältnissen des erregten Sinnesorgans als solchen irgendeine Unterlage für die räumliche Ordnung im Wahrnehmungsbilde sehen zu wollen, suchte aber doch zu erklären, daß dies Organ die Fähigkeit besitze, lokalisierte Eindrücke zu vermitteln. So gelangte er dazu, den von Einzelstellen des Sinnesorgans ausgehenden Empfindungen eine spezifische, das heißt nicht örtliche, sondern qualitative Eigenart zuzusprechen, vermöge der sie, gleichsam mit einer Individualität begabt, geeignet wären, zum Aufbau bestimmter räumlicher Ordnungen der Wahrnehmung zu dienen. In dieser wie in allen folgenden Lehren wird also vorausgesetzt, daß das Problem darin bestehe, die Empfindungen in einem dafür vorhandenen, also vorgegebenen Raum einzutragen. Man konnte die so entstehende Schwierigkeit der Umstimmbarkeit der Raumwerte dann entweder so zu besiegen suchen, daß man akzessorische physiologische Faktoren einführte: komplizierte physiologische Lokalisationslehre; oder indem man, jede physiologische Fundierung ablehnend, eine rein psychologische oder quasi-logische Erfahrungs- oder Urteilstätigkeit als die eigentliche Voraussetzung der Lokalisation, das heißt der räumlichen Ordnung betrachtete. Immer aber gilt es als selbstverständlich, daß ein Raum bzw. eine Raumvorstellung da ist, in welcher die Empfindungen »lokalisiert« werden; ganz ebenso wie die äußeren Gegenstände als Materie *im* Raum gedacht werden.

Dagegen wird überhaupt nicht mit der Möglichkeit gerechnet, daß das Räumliche nur sekundär entstehe und also an oder in den Gegenständen angetroffen oder erzeugt werden könne. So stark wirken das naturphilosophische Schema des naturwissenschaftlichen

Denkens der Neuen Zeit und seine Höchstform, der Apriorismus KANTS, daß mit einer primären Gegebenheit der Empfindung, einer sekundären der Raum- und Zeitform nicht mehr gerechnet wird. Immer noch sind wie bei LOCKE und DESCARTES Raum und Zeit die »primären«, die Empfindungen die »sekundären« Qualitäten.[14]

Es ist aber eine Quelle der Verwirrung darin enthalten, daß die Dinge *sowohl* im Raume *sein wie* in ihm *erscheinen* sollen. Man hat dann sozusagen zwei Räume, einen objektiven und einen subjektiven, einen wirklichen und einen Wahrnehmungsraum. Wie man die beiden vergleichen solle – ob durch neue Wahrnehmungen, in denen dann wieder objektiv und subjektiv auseinanderfiele? –, wird nicht gesagt, und man hat nur die Wahl zwischen parallelistischen oder ganz heteronomen Meinungen. Auch der Vergleich etwa einer Sinnesfläche, wie der Netzhaut, mit der Bildfläche in der Wahrnehmung beruht auch nur wieder darauf, daß wir das Organ »Auge« wahrnehmen können, also doch nicht »dahinter kommen«, wie das Auge »an sich«, also ohne die Mitwirkung eines wahrnehmenden Organs »ist«; wir erfahren nur wieder, wie das Ding »aussieht«, durch welches die Dinge so und so »aussehen«.

Aus dieser Verschlingung, diesem Circulus vitiosus, ist zu entnehmen, daß eine solche Trennung und Gegenüberstellung, bei der das Subjektive und das Objektive schließlich gleichberechtigt nebeneinanderstehen wie zwei Objekte (deren Beziehung man alsdann untersuchen könnte), überhaupt unmöglich ist und der Wesensart jeden Wahrnehmens, nämlich immer Erlebnis von Etwas zu sein, widerspricht. Wir können Objektives nur im Subjekt, wir können Subjektives nur am Objekte haben. Man kann deshalb ihre Beziehung überhaupt niemals wie zwei einander gegenübergestellte Dinge oder Welten, deren jede für sich Bestand und Stabilität hätte, darstellen. Sondern immer ist nur eine aktuelle und ganz bestimmte Enthaltenheit der Objekte im Subjekt vorhanden.

Für die raumzeitlichen Ordnungen hat aber diese Feststellung folgende Konsequenzen. Sie ebenfalls können nun nicht mehr als bloße Determinierungen oder Eintragungen in einen vorgegebenen (leeren) Raum bzw. ebensolche Zeit aufgefaßt werden. Sondern jede solche Ordnung entspricht einer aktuellen Situation – einem Ereignis. Die Verbindung desselben mit anderen Ereignissen in einer übergreifenden Raumordnung und Zeitfolge ist zunächst selbst nicht mehr als ein neues solches Ereignis und so fort. Man bemerkt, daß eine solcherart entstehende Kette keineswegs als Ganzes *im* Raum und *in* der Zeit eingetragen werden kann, sondern *in* der Geschehens-Fortbildung sind Raum- und Zeitbestimmung jeweils entstanden und wieder aufgehoben, auskristallisiert und in neue Bildungen aufgelöst oder neu aufgenommen worden. Dinge sind dabei nicht im Raum und in der Zeit, sondern Raum und Zeit sind in der Geschehens-Fortbildung entstanden und werden so in oder an den Dingen angetroffen. Die Welt und ihre Dinge sind nicht in Raum und Zeit, sondern Raum und Zeit sind in der Welt, an den Dingen.[15]

Wenn, wie sich hier zeigte, eine Wahrnehmungswelt einer objektiven Gegenstandswelt sich überhaupt nicht selbständig gegenüberstellen und auch nicht objektiv von ihr abgrenzen läßt, dann kann es auch keine selbständige Psychologie der Wahrnehmung geben.

4. Ich und Gegenstand in der Begegnung; Kohärenz

Wenn Wahrnehmungsakte Ordnungen zwischen Ich und Umwelt erzeugen und wenn diese u. a. in Ordnungen räumlicher und zeitlicher Art bestehen, dann lautet unsere Frage nicht mehr: Wie können räumliche Ordnungen der Umwelt wahrgenommen werden?, sondern die Frage lautet vielmehr: Welche Ordnung zwischen Ich und Umwelt entsteht durch die Wahrnehmung? Erinnern wir uns an die bisher hier näher studierten Beispiele, so ergab sich immer wieder, daß die Wahrnehmung nicht nur die Dinge anders erscheinen läßt, als sie sind, sondern auch, daß dieses »anders« die notwendige Bedingung dafür ist, daß wir ein Ding in verschiedenen Erscheinungsweisen überhaupt als dasselbe wahrnehmen können. Soweit es sich dabei um raumzeitliche Erscheinungsweisen handelt, kann man also sagen, die raumzeitliche Ordnung der Erscheinungsweisen stehe im Dienste der Wahrnehmung der Dinge und nicht umgekehrt, die Wahrnehmung lasse die Dinge zwar in Raum und Zeit geordnet erscheinen, aber mit häufigen Fälschungen, Transformationen, Projektionen und was immer.

Raum und Zeit sind also, ein wenig anthropomorph abgekürzt, in den Dienst des *Lebewesens* gestellt, und die Sinnesorgane leisten *seine* Einordnung in eine Welt – nicht eine Erkenntnis einer Welt ohne Lebewesen, und das heißt ohne Subjekte. Diese Feststellung enthält aber nicht eine apriorische oder erkenntnistheoretische

These, sondern eine Tatsache, einen Befund, der sich nachprüfen läßt. Es wird zu prüfen sein, wie und in welchen Einzelfällen tatsächlich die raumzeitlichen Ordnungen der Wahrnehmungen konstitutiv für Lebensvollzüge sind und nicht konstitutiv für objektive Erkenntnis einer lebensunabhängig gedachten Welt.
Dabei soll schon hier auf die Folgerung hingewiesen werden, welche aus diesem Ansatz für die sogenannte Anschaulichkeit des Weltbildes entspringt. Sofern nämlich räumliche und zeitliche Verhältnisse *anschaulich* vorgestellt werden, sind sie nach unserem Ansatz Bestandteile der Wahrnehmungen, nicht aber einer lebensunabhängig, subjektlos gedachten Umwelt. Gerade diese letztere ist nicht notwendig in Raum und Zeit anschaubar – wir wissen davon nichts; und hier scheint ja unser Standpunkt sich mit den Folgerungen zu begegnen, welche die neuere theoretische Physik selbst zu ziehen geneigt ist. – Eine Nebenwirkung ist dann die, daß die Zulassung eines unanschaulichen physischen Weltbildes oder wenigstens Gegenstandserkennen sich selbstverständlich auch auf das als physisches Objekt gedachte Zentralnervensystem erstrekken muß. Es kann dahin kommen, daß der Gehirnlehre eine unanschauliche Funktionslehre nicht nur erlaubt ist, sondern daß sie die Führung erhält.[16]
Zweitens, und dies hängt damit eng zusammen, ist eine Trennung zwischen Lebewesen und Umwelt nicht in räumlichem oder zeitlichem Sinne möglich. Die Grenze zwischen belebtem und unbelebtem Stoff – darauf haben viele hingewiesen[17] – kann nicht etwa in der Grenzfläche der Körperhaut oder Zellmembranen festgelegt werden. Wenn wir überhaupt eine solche Grenze räumlich (und damit materiell) oder zeitlich (und damit individuell) festlegen wollen, so können wir es stets nur von Fall zu Fall neu und jedesmal anders, nach Maßgabe der gerade betrachteten Lebenstätigkeit, tun. Wenn wir das Schwimmen im Wasser betrachten, dann ist die Grenze zwischen Ich und Umwelt die Haut; wenn wir die Lichtwirkung und Wahrnehmung untersuchen, liegt sie an der Retina; wenn wir die Kohlensäurewirkung untersuchen, an den Zellmembranen der Ganglienzellen.
Endlich ist aber die Beschreibung organismischer Akte überhaupt nicht unter der Voraussetzung einer Grenzziehung zwischen Organismus und Umwelt vollziehbar. Die eigentliche Aufgabe besteht offenbar darin, ihre *Begegnung* zu begreifen und damit praktisch zu fördern. Unsere Untersuchung hat nun ergeben, daß die Wahr-

nehmung weder organisch noch anorganisch zu verstehen ist, sondern daß sie eine jeweils einmalige Begegnung von Ich und Umwelt sei und daß sie, verschränkt mit Bewegung, eigentlich immer nur eine Etappe in einer tätigen Entwicklung dieser Begegnung auf ein unbekanntes Ziel hin ist. Das führt zu der methodischen Forderung, im biologischen Akt stets die Bewegung in ihrer »Verschränkung« mit der Wahrnehmung zu ermitteln.

Das Beispiel der räumlichen und zeitlichen Ordnungen ist gut geeignet, den Begegnungscharakter des Wahrnehmungsaktes aufzuzeigen. Wir fragten: Welche Ordnung zwischen Ich und Umwelt entsteht durch die Wahrnehmung? Man ist schon lange darauf aufmerksam geworden, daß es eben eine Beziehung auf das Ich ist, welche jeweils konstituiert wird, und hat diese im optischen Gebiet als »egozentrische Lokalisation« bezeichnet; das heißt, wir sehen ein Ding »geradeaus vor uns« oder »so weit weg von mir« usw. – Ebenso ist beim Tastorgan zu bemerken, daß die Eindrücke teils als *Zustände* oder Affektionen des eigenen Körpers, teils als gänzlich außerhalb desselben liegende Vorgänge erfahren werden. Das eine nannte man Somatisierung oder Subjektivierung, das andere Projektion oder Objektivierung der Empfindungen. – In allen diesen Fällen nun scheint die Vorstellung leitend gewesen zu sein, daß an und für sich jedesmal derselbe Sachverhalt vorliege, nämlich die Kausalreihe: äußeres Objekt, Reiz, Erregung, Empfindung. Besondere physiologische oder psychologische Funktionen sollen dann hinzutreten und einmal eine »Subjektivierung«, ein andermal eine »Objektivierung« bewirken.

Dagegen ist aber einzuwenden, daß diese Begriffe von außen an die Wahrnehmung herangetragen sind und nur dann unvermeidlich sind, wenn man sich bereits auf die Vorstellung jener Kausalreihe als einer gültigen eingelassen hat. Aber nichts davon ist in der Wahrnehmung als solcher enthalten. »Ich sehe diesen Vogel« oder »ich fühle diesen Schmerz« – in der Aktualität dieser Wahrnehmungen ist *zunächst* nichts von einer Trennung oder einem Neben- oder Nacheinander von Ich und Gegenstand enthalten; wenn, dann wären in der Wahrnehmung selbst diese beiden verbunden und in Begegnung verschmolzen. Ich nenne dies daher die *Kohärenz* in der Wahrnehmung. Geht man hernach dazu über, Ich und Gegenstand zu unterscheiden, so ist allerdings ebenfalls nicht von vornherein eindeutig bestimmt, wo (oder wann) der trennende Schnitt zwischen beiden zu liegen kommt. Am deutlichsten wird dies klar, wenn man die sogenannten Körperempfindungen des eigenen Leibes heranzieht; denn hier ist man ebenso berechtigt zu sagen, daß z. B. dieser Schmerz »meiner«, also im Ich sei, wie daß er nur in meinem »Körper«, also nicht in meinem Ich sei. Die Trennungslinie zwischen Ich und Es (= Gegenstand) ist also jedenfalls nicht präformiert, und ihre Unterscheidung ist selbst ein *neuer* biologischer Akt, in dem, wenn er selbst wieder eine Wahrnehmung ist, genau dieselben Erwägungen wieder von vorn anzustellen sind wie zuvor.

Dies alles läßt sich dahin zusammenfassen, daß jede Wahrnehmung im Hinblick auf die Begegnung, welche sie zwischen Ich und Gegenstand konstituiert, ein Original für sich ist und nicht einordenbar in einen absolut feststehenden und sich selbst stets gleichen Raum zu denken ist; dasselbe gilt von der Zeit. Die Vereinigung aller Wahrnehmungen unter eine solche objektiv feststehende Raumwelt und Zeitwelt würde zwar eine umfassende und widerspruchsfreie Ordnung ergeben – mithin ein Totalsystem. Aber es ist unmöglich, dieses System vorauszusetzen, bevor es Schritt für Schritt konstruiert und damit erwiesen ist. Die Beobachtungen der »egozentrischen Lokalisation«, der »objektivierenden Projektion« usw. zeigen vielmehr gerade im Gegenteil, daß das Wahrnehmungsoriginal eine gleichsam paritätische Begegnung von Ich und Gegenstand konstituiert und aus ihrer Kohärenz – nicht aus ihrem dualen Gegenüberstehen – hervorgeht.

Die nächste Untersuchung müßte daher zuallererst die besonderen Arten und das Wesen solcher Begegnungen aufzeigen. Dabei wird uns der alte Streit zwischen der psychologischen und der physiologischen Deutung der einzelnen Befunde nicht mehr beschäftigen. Es genügt zu wissen: in jeder Wahrnehmung begegnet ein Ich seinem Gegenstand. Würde man statt dessen sagen »*das* Ich *dem* Gegenstand«, so wäre bereits die Unabhängigkeit einer abstrahierenden Subjektivität und einer objektiven Welt voneinander als denkmöglich oder sogar wirklich vorausgesetzt – eben diese Voraussetzung aber ist unberechtigt.

Zieht man die Summe aus dieser Kritik der anatomischen, physiologischen, raumzeitlichen und erkenntnistheoretischen Bedingungen, so lautet sie dahin, daß eine konstruktive Ableitung oder Erklärung der Wahrnehmung aus derartigen Elementen voraussichtlich nicht möglich sein wird. Man kann, um sich dies klarzumachen, sich auch unmittelbar an die Summe des in irgendeiner Umgebung Wahrgenommenen wenden. Dann zeigt sich, daß man etwa im Zimmer oder durchs Fenster eine unabsehbare Fülle von Einzelheiten »ins Auge fassen« oder »heraushören« kann. Das meiste davon ist dauernd vorhanden, aber immer nur weniges oder ein einzelnes davon kann jeweils erfaßt und wirklich gehört oder gesehen werden, so, als ob jede Wahrnehmung aus der Fülle nur eines wählte. Alles zugleich zu sehen und zu hören ist unmöglich. Die Wahrnehmung *zeigt* also eine *konstituierende Einschränkung*. Was nun wird aber herausgesehen und herausgehört? Wir sagen: das Wesentliche, oder das Interessierende, oder das Sinnvolle. Wofür aber wesentlich, für wen interessant, inwiefern sinnvoll? Die Beantwortung dieser Frage führt dann aus der Sphäre der Wahrnehmung als solcher heraus. Wir stoßen auf Lebensordnungen, wie Alter, Generation, Individuum, Gemeinschaft, auf Gefühle, Wünsche oder geistige Wesenheiten, also auch Sachen, die nicht notwendig sichtbar oder hörbar sind. Von ihnen aus läßt sich die Wahrnehmung nicht erklären oder konstruieren. Das Wahrnehmen ist aber doch gegliedert in Organen – Auge, Ohr –, gestaltet aus deren Bau und begrenzt durch ihre Funktion. Wir können also die Art der Realisierung jener jenseits der Wahrnehmbarkeit liegenden Sphäre in der Wahrnehmung der Sinne doch bestimmen. Wir können also doch feststellen, wie die Begegnung von Ich und Umwelt in den Sinnen erfolgt. Die *transsensuelle* Sphäre aber, welche sinnlich realisiert wird, also in der Wahrnehmung dargestellt wird, kann nicht noch einmal von der Wahrnehmungswissenschaft aus gleichsam rückläufig erklärt werden, sondern man kann nur feststellen, ob und inwiefern ihr in der Wahrnehmung nicht Genüge geleistet wird und Abbruch geschieht. Mit anderen Worten: Man kann nicht die Wahrnehmung der Gegenstände erklären; aber man kann die Unvollkommenheit und die Pathologie der Wahrnehmung der Gegenstände feststellen.

IV. Die Bedingungen der Bewegung

Die anatomischen und physiologischen Einrichtungen können die Leistungen der Organe nicht erklären. Aber sie ermöglichen diese Leistungen. Damit aber haben sie auch die Macht, sie *unmöglich* zu machen. Dies ist überhaupt das Geheimnis unserer körperlichen Verstrickung: wir leben zwar nicht durch den Körper, aber auch nicht ohne ihn. Die Darlegungen dieses Buches bekommen eben dadurch immer wieder folgende gesetzmäßige Form: Man muß, versucht man die Lebensäußerung aus der materiellen Substanz zu erklären, jedesmal einen Mißerfolg feststellen; hat man dies aber getan, dann erweist sich der materielle Vorgang als eine positive Bedingung, ohne deren Erfüllung gerade diese Erscheinung unmöglich wäre. Diese positive Einschätzung des Materiellen geht aber noch weiter. Ihre Flüssigkeit und Wandelbarkeit verbietet die Aufstellung gesetzmäßiger Synthesen, Konstruktionen. Das ist eine Grenze der biologischen Körperwissenschaft. Allein weil aber diese Wandelbarkeit besteht, kann der lebende Organismus bestehen, und das ist eine positive Erkenntnis, ein Gewinn der Biologie. Es steht also nicht nur einem Verlust ein Gewinn, einer Resignation ein Fortschritt anderer Art gegenüber. Sondern der Verlust selbst ist zugleich der Gewinn: die Feststellung der unberechenbaren Wandelbarkeit enthält auch die Feststellung der Lebensfähigkeit; die Einschränkung der Gesetzmäßigkeit *selbst* bedeutet die Ermöglichung der Vitalität. *Wir leben kraft einer Einschränkung der Gesetzmäßigkeit des Lebenden.*

Die Bindung der Lebensvorgänge an ihre materielle Bedingung hat keineswegs den Charakter planloser Willkür.

Aber auch die Einschränkung der materiellen Gesetze im Lebensvorgang ist durchaus nicht zu verstehen als diktatorischer, tyrannischer Eingriff eines Subjektes oder einer übermateriellen Macht. Die Beseelung bedeutet keine Autorität zum Bruch der Gesetze materiellen Geschehens. Es genügt also keineswegs, etwa die psychologische Verstrickung als Prinzip ein für allemal festzustellen und dann zu sagen: Wir können die materiellen Vorgänge und ihre Gesetze feststellen, müssen aber immer gewärtig sein, daß sie durch einen psychischen oder sonst übermateriellen Eingriff durchbrochen werden können, sondern wir haben die Aufgabe, die materiellen Bedingungen als eine lebensermöglichende Einschränkung des an sich Möglichen von Fall zu Fall und in jeder Breite und Tiefe festzustellen. Es kann daher das, was für die Wahrnehmung hier herausgestellt wurde, durchaus nicht prinzipiell oder verallgemeinernd auf die Bewegung übertragen werden. Wir gehen vielmehr daran, auch für die Bewegung ins einzelne gehend die anatomischen, physiologischen, formalen und psychologischen Bedingungen darzustellen. Wenn dann in der Wahrnehmung als fünftes der Erkenntnis- oder Wahrheitsgehalt zu prüfen war, so zeigt sich bei diesem Punkte die Unvergleichlichkeit mit der Bewegung von vornherein. Bei der Wahrnehmung kommt es darauf an, daß sie uns etwas *zeigt*, bei der Bewegung, daß sie uns zu etwas *führt*. Zeigen und Führen sind aber noch Gegensätze. Das Gezeigte läßt eine Wahl, das Geführte ist gewählt. Das Zeigen führt nicht, das Führen zeigt nicht.

Ist dies richtig, dann dürfen wir erwarten, daß die Bedingungen der Bewegung im Unterschiede zur Wahrnehmung Einschränkungen des *Wollens* sind, so wie die der Wahrnehmung als Einschränkungen des *Erkennens* aufzufassen sind.

I. Anatomische Bedingungen der Bewegung

Der Begriff der »Systematischen Anatomie« ist sicher ein Ausdruck für die großartige bildnerische Ordnung des sichtbaren Organismus. Diese plastische Ordnung weist sowohl auf ihre Herkunft zurück wie auf ihre Auswirkung im voraus hin und erteilt in diesen beiden Richtungen auch dem Geschehen einen Charakter systematischer Gestaltung. Aber es liegt nicht im Wesen des Systems, jeden Spielraum zu verbieten; jede Plastik setzt sogar eine Plastizität voraus. Wir haben aus der Analyse der Störung, mit der unsere Darstellung eingeleitet wurde, bereits entnommen, daß einem systematischen Prinzip ein unsystematisches beizugesellen unvermeidlich ist. Wenn die *Leitung* der nervösen Erregung durch das anatomische System vorgezeichnet ist, so ist die *Leistung* eine Tatsache, welche beweist, daß der gleiche Erfolg auf verschiedenen Wegen erreicht wird. Erst jetzt wird die systematische zur biologischen Forschung entwickelt.

Was für die nervöse Erregungsleitung gilt, das ist auch für die Knochen, Gelenke, Muskeln usw. zutreffend. Sie, als anatomische Bedingungen der Bewegung, verhalten sich durchweg wie eine *be-*

grenzte Freiheit. Wir sehen im allgemeinen stereometrischen Sinne auch Abstufungen der Freiheitsbeschränkung: Rollengelenke, Sattelgelenke, Kugelgelenke sind dimensionalen Stufen der *Exkursion* unterworfen; Knochen, Knorpel, Bänder, Sehnen, Muskeln zeigen wiederum Stufen der *Elastizität*, von der Starre bis zur höchsten Dehnbarkeit; unterschiedliche Länge der Knochen von den Phalangen bis zu Humerus und Femur bestimmten die Reichweite; unterschiedliche Kräfte der Kontraktion mit dieser Reichweite zusammen bedingen die Energiegrößen möglicher Arbeitsleistung (Arbeit = Kraft × Weg).

Diese Stufung des Freiheitsgrades ist sicher eine Bedingung der Plastizität der Bewegung. Aber sie enthüllt noch nicht jene Besonderheit des Leistungsprinzips, derzufolge dasselbe Ziel auf verschiedenen Wegen erreicht wird. Jenes Prinzip wurde nämlich aus der Zusammenwirkung innerer und äußerer Kräfte entwickelt. Systematische Anatomie betrachtet innere Bedingungen als systematische; können die äußeren jemals als ein System gelten? Und würde das Unsystematische der äußeren Verhältnisse dem Leistungsprinzip Genüge tun? Das sind noch offene Fragen. Wir wiederholen nicht das in der Einleitung Gesagte, wonach die Betrachtungsform der systematischen Anatomie überhaupt insofern begrenzt ist, als sie die Strukturen entweder ruhend oder in Aktion, nicht aber in Reaktion auf die Umwelt darstellt. Diese Abstraktion von der Umwelt enthebt sie zwar der Pflicht, diese Umwelt ebenfalls darzustellen, verhindert sie aber, auch dem lebenden Geschehen selbst einen Ausdruck zu verleihen: vivos *mortui* docent.

Spricht man also von der anatomischen Bedingung, so muß man, um vollständig zu sein, jene Abstraktion von der Umwelt wieder aufheben; dann ist auch die Umwelt einzuführen und zu bestimmen: wie ist *sie* beschaffen? Wir sehen dabei, daß sie in der Lehre von der Bewegung ebensowenig außer Betracht bleiben kann wie in der Lehre von der Wahrnehmung. Wir kommen nicht darum herum, in der Bewegungslehre die äußere Gegenkraft ebenso zu definieren wie in der Sinneslehre den äußeren Reiz. Die Symmetrie der beiden Wissenschaften ist aber erst dann vollständig begriffen, wenn ein Weiteres hinzugefügt wird. Ebenso wie man nicht vollständige Sinnesphysiologie treiben kann, ohne die Empfindungen zu kennen, ebenso kann man nicht vollständige Bewegungsphysiologie treiben, ohne den *Vorsatz* der Bewegung zu kennen. Diese

Behauptung wird weitgehend bestritten werden; wir haben sie daher unter Beweis zu stellen.

Es kann dem Gang dieses Beweises nicht schaden, wenn er durch eine historische Bemerkung eingeleitet wird. Für die Physiologie des 19. Jahrhunderts ist im ganzen genommen ein Bestreben bezeichnend, die subjektive Seite oder die psychische Erscheinungsweise des Organismus aus der Wissenschaft auszumerzen.[1] Die Physiologie soll eine echte objektive Naturwissenschaft werden. Trotzdem steht die Sinnesphysiologie von PURKINJE bis J. v. KRIES in hoher Blüte, und sie ist nun einmal ohne eine psychophysische Methode nicht möglich. Warum, so muß man sich fragen, entspricht dem keine mit psychophysischer Methode arbeitende Bewegungsphysiologie? Die Antwort muß wohl in dem tieferen Antrieb, der in den Forschern lebendig ist, gesucht werden, und der ist im Sinnesphysiologen auf das Geheimnis der Wahrnehmung gerichtet; er fragt: wie erkenne ich die Welt, wie bringen es die Sinne fertig, daß wir die Welt sehend und hörend empfangen? Daß dieselben Forscher nicht ebenso leidenschaftlich fragen, wie man auf die Welt wirken, wie man richtig handeln könne, sondern dieses Problem kaum streifen, ist dann nicht paradox, wenn man sich klarmacht, daß die neuzeitliche Wissenschaft seit dem 16. Jahrhundert allgemein als Sensualismus gelten muß. Sie hat jene theoretische Grundhaltung, welche die Welt weniger beherrschen als *erkennen*, weniger ihr etwas geben als von ihr empfangen will. Diese Grundhaltung stellt sich die Welt als eine vom Menschen und seinem Ich unabhängig denkbare vor.[2] Die Bewegungen des organischen Körpers gehören dann zu denen der subjektlosen Körperwelt; es besteht kein Grund, sie grundsätzlich verschieden von der Bewegung unbelebter Materie zu betrachten. Wir müssen schon bis auf LEIBNIZ zurückgehen, um noch eine Körperkraft anzutreffen, welche, sei sie organisch oder anorganisch, auch als Subjekt gedacht wird. Aber die metaphysische Idee der Monade schien sich nicht mit dem Begriff der Materie der Physik vereinbaren zu lassen. Wir können freilich nicht wissen, ob dies noch für die nächste Zukunft der Physik gilt, nachdem das Problem des Subjektes in ihr wieder aktuell wird. Man darf sagen, daß allgemein mit der Verdrängung der moralischen Wissenschaften aus dem Zentrum des Geistes und ihrem Ersatz durch die objektiven Naturwissenschaften eine Vernachlässigung der Probleme des Handelns, damit dann auch eine Einschränkung der Bewegungslehre auf Mechanik eintritt. So ver-

standen ist die besagte Einseitigkeit der physiologischen Motorik historisch sinnvoll, doch sachlich zu bedauern.
Unternimmt man es, nachdem man auf diese Lücke aufmerksam geworden ist, die anatomische Bedingung in analoger Weise wie in der Sinneslehre auch für die Bewegung zu formulieren, dann muß man sie als Bedingung der *Selbst-Bewegung* bestimmen. Damit ist aber von vornherein ein scharfer Schnitt gegen eine Lösung der Aufgabe gezogen, die etwa als principium actionis et reactionis bezeichnet werden kann. Es würde nämlich nichts Neues und keine grundsätzliche Schwierigkeit machen, wenn man das Zustandekommen der tierischen Bewegung als die mechanische Resultante aus den Kräften, die der Organismus entwickelt, und den Kräften, welchen er in seiner Umgebung begegnet, darzustellen. Aber niemals ist dieses mechanische Rechenexempel durchführbar gewesen. Denn welche Kräfte der Organismus entwickelt, das ist immer nur dadurch zu erfahren gewesen, daß man ihn »stört«, »reizt«, »erregt«, und seine »Spontaneität« war immer zugleich auch seine »Irritabilität«. Da die Bedingung seiner actio eine Reizung ist, ist jede actio zugleich reactio.
Bekanntlich ist der Zusammenhang von äußerem Reiz und Reaktion kein Privileg des nervösen Anteils. Bereits beim isolierten Muskel haben Fick und v. Kries gegen Weber bewiesen, daß eine *Kontraktion* von den Belastungswiderständen abhängt und zu Anfang und während der Kontraktion allgemein mit Zunahme der äußeren Gegenkraft stärker wird. Aber die nervösen Vorgänge im motorischen System übertreffen diese funktionale Verklammerung der Muskelarbeit mit den äußeren Widerständen noch bei weitem. Die motorische Innervation galt in solchem Maße als ein Spielball der äußeren Einwirkung, daß man den Plan fassen konnte, die gesamte Motorik als eine Reflexmaschinerie darzustellen. Freilich hat uns eine gründliche historische Studie[3] belehrt, daß auch dieses Programm in reiner Form nur während einer kurzen Epoche um 1840 durchzuhalten versucht wurde. Vorher wie nachher stellen sich die verschiedensten Hilfskonstruktionen vor, welche den Vorgang einfacher Reflexion der Erregung im Zentrum ergänzen und umkleiden. So werden dem einfachsten und durch anatomische Tatsachen vollständig darstellbaren Reflexbegriff zahleiche zentrale Vorgänge beigegeben, die immer den Sinn haben, verständlich zu machen, daß eine Erregung nicht an eine leitende Nervenbahn bedingungslos gebunden ist, sondern daß sie verstärkt, gehemmt,

abgelenkt, umkehrbar, eingeengt oder irradiert vorzustellen sei. Dergleichen läßt sich dann in der anatomischen Anschauung nicht mehr darstellen, und wir sind damit über die Schwelle der physiologischen Bedingungen gelangt.

2. Physiologische Bedingungen der Bewegung

Es stehen sich also Gegensätze gegenüber. Wir haben noch nicht erkannt, ob sie auch Widersprüche enthalten. Die Darstellung der Bewegung als Mechanismus braucht mit ihrer Auffassung als Selbstbewegung nicht unvereinbar zu sein, aber es hat doch ein Kampf die Forschungsgeschichte durchzogen, der Zeugnis von der Schwere der Aufgabe ablegt. Die Reflexlehre wäre eine Lösung gewesen, welche das anatomische Bild der Nervenbahn und das physiologische der fortgeleiteten Erregung zur Deckung bringt und darüber hinaus das Verhältnis von Organismus und Umwelt, die Reizbarkeit, befriedigend darstellt. Dieses Verhältnis ist dann kurz als Auslösung zu bezeichnen; eine latente Energiemenge wird durch einen äußeren Anstoß entladen und in der anatomisch-physiologisch vorgeschriebenen Form verbraucht. Dies *wäre* eine befriedigende Problemlösung, wenn es nicht die Tatsachen der regulierenden Anpassung gäbe. Diese nämlich beweisen, wir wiederholen es, daß trotz verschiedener Anstöße gleiche Erfolge, trotz gleicher Anstöße verschiedene Erfolge eintreten und daß gerade diese Variationen es sind, ohne welche eine Erhaltung und Fortpflanzung gar nicht möglich wäre.[4] Zwar kann man solche Variationen auf noch unerforschte Nebenumstände zurückführen; aber abgesehen davon, daß dies nur ein Postulat ist, wird hier eine biologische Ordnung durch einen Zufall erklärt, was nicht befriedigen kann.

Man darf aber sagen, daß die geistige Spannung, welche durch solche Gegensätze erzeugt wird, der Antrieb zu vielen Entdeckungen wurde. Die Nervenphysiologie, unbefriedigt von den Resultaten der am peripheren Nerven angestellten Beobachtungen, sucht bei den zentralen Vorgängen das Fehlende zu erlangen. So war es nur zu verständlich – und doch verfehlt –, daß man die regulative Anpassung der Bewegung durch zentralnervöse Funktionen zu erklären glaubte. Die so entstehende *Koordinationslehre* geht, darin zeigt sich ihr durchweg konservativer Charakter, von Erregung und Erregbarkeit nach dem Beispiel der peripheren Nerven aus. An ihm war bekannt, daß die Erregbarkeit nicht immer gleich ist, sondern aus äußeren oder inneren Gründen schwankt. Man konnte die Senkung der Erregbarkeit dann ins Positive wenden, wenn dadurch eine für die Leistung erwünschte Unterbrechung in der Erregungsausbreitung gewonnen wird. So entsteht der Begriff der *Hemmung*.[5] Wenn also auf einen bestimmten Reiz hin nicht nur verstärkte, sondern auch verminderte Erregung sichtbar wird, wie z. B. bei »reziproker Innervation« im Antagonisten des sich kontrahierenden Muskels, dann sehen wir, wie diese neue Funktion »Hemmung« eine bestimmte biologische Gestaltung erklärt. – Wenn dann weiterhin derselbe Reflexbogen einmal den Extensor erregt und den Flexor hemmt, ein andermal den Extensor hemmt und den Flexor erregt, so konnte diese Umstimmung oder Schaltung erklärt werden, indem man ein »Doppelzentrum« annimmt, welches als Ganzes ebenfalls entweder erregt oder gehemmt werde. Man superponiert dem ersten reziproken System ein zweites. So bekommt die Muskelgruppe die Fähigkeit zur alternierenden Beugung und Streckung des Gliedes, wie sie der Gang erfordert.[6] In dieser Weise hat SHERRINGTON die Physiologie der Reflexe dem Verständnis der Gangbewegung dienstbar gemacht. Wenn nun dazu übergegangen werden soll, die Anpassung des Ganges an wechselnde Verhältnisse, z. B. an unebenes Gelände, zu erklären, so gibt es dafür nur zwei Möglichkeiten. Die erste wäre, daß die nunmehr wechselnden »Reize«, also die Afferenz, sich so verändern, daß die zentralen Umformungen in zur Anpassung dienlicher Weise mitverändert werden. Die zweite wäre, daß ein übermaterieller Faktor, z. B. ein Bewußtseinsfaktor, regulierend eingriffe. Nur die erste Annahme hätte, wenn überhaupt, Aussicht, im Rahmen der Koordinationsphysiologie zu bleiben und so als Erklärung zu gelten. Aber eigentlich genügt schon eine logische Überlegung, um auch diesen Ausweg als versperrt zu erkennen. Anpassung kann doch immer nur heißen, daß trotz veränderter Umwelt, also veränderter Reize der durch die normalen Reflexe erzeugte Bewegungserfolg eintritt. Man müßte dann annehmen, daß ebenso viele Sonderreflexe bereitliegen wie Sondersituationen auftauchen. Abgesehen von der Unbrauchbarkeit einer solchen Hypothese wäre damit gesagt, daß die »Anpassung« gar keine ist. Statt ihrer hätte man eine prästabilierte Totalentsprechung von Organismus und sämtlichen möglichen Situationen seiner Umwelt anzunehmen. Aber es ist

überhaupt ein willkürlicher und ex natura rerum nicht zu begründender Ausgangspunkt in diesem Begriffe der Anpassung. Es ist doch gar nicht durch Beobachtung zu erweisen, daß im Nervensystem zunächst eine einfache Einrichtung z. B. für den Gang auf einer Ebene vorliege, die dann für Sonderfälle wie Treppe, Gebirge durch zusätzliche, eine Anpassung bewirkende Funktionen umgeformt würde. Nichts beweist das Vorhandensein einer solchen ausgezeichneten einfachen, später aber auch durch Regulation variierbaren Funktion. Wir werden unser Recht nehmen, jede beliebige Leistung als gleichberechtigt mit jeder anderen anzusehen und, sofern sie nur gelingt, als von vornherein »angepaßte«, d. h. aufgabengerechte zu betrachten. Jede Leistung ist ein Original, und die Beziehung zwischen Organfunktion und Umwelt soll jedesmal als Original anerkannt sein. Wir sehen bald, daß diese Beziehung dann ganz andere Merkmale enthält.
Es hat der geistigen Tendenz des Mechanismus entsprochen, daß die Koordinationsphysiologie so vorwiegend Gang, Stand, Haltung studierte. Das sind motorische Leistungen, welche eine starre Umwelt voraussetzen. Aber die andere Hälfte unserer Bewegungen besteht im Bewegen von Beweglichem! Warum sollen nicht Schwimmen, Reiten, Fahren, Fangen, Kämpfen, Fressen, als Begegnung mit beweglichen, lebenden oder toten Gegenständen, der viel allgemeinere und grundsätzlich entscheidende Ausgang sein? Und hier entsteht ein Bewegungsproblem völlig anderer Art. Die Bewegung des Organismus findet nicht nur bestimmte, aus der Umwelt entstehende Kräfte vor, sondern *sie ist an der Entstehung dieser Umweltkräfte selbst beteiligt.* Mein Pferd bewegt sich ja auch so, wie ich es lenke, mein Wagen so, wie ich ihn steuere; oder unmittelbarer: mein Hammer trifft mit der Kraft, die ich ihm erteile, und stößt entsprechend eben dieser Kraft beim Aufschlag wieder gegen meine Hand; ein Ball fällt mit der Geschwindigkeit in meine Hand zurück, die *ich* ihm erteilt habe. Das mechanische Gesetz der Gleichheit von actio und reactio kann aber diese Verklammerung von Organismus und Umwelt nicht darstellen, denn es handelt sich hier nicht um eine Gleichheit von Kräften, sondern um eine *Identität von Formen. Sofern* nämlich Reiter und Pferd, Fahrer und Wagen, Hammer und Hand in bestimmter räumlicher, zeitlicher und intensiver Berührung verharren, haben sie auch eine identische Bewegungsform ausgeführt. Hat man sich dies klargemacht, so lautet die Frage: Unter welchen Bedingungen ist diese

Formidentität zwischen der Umwelt und dem Organismus möglich bzw. unmöglich?
Es ist nicht zu bezweifeln, daß die anatomischen sowohl wie die physiologischen Bedingungen auch für diese Formidentität Bedingungen sind. Aber sie werden nun nicht mehr als Elemente der Leistung und nicht als Momente ihrer »Anpassung« zu betrachten sein – eine Aufgabe, die sie auch gar nicht zu lösen vermögen, wie wir bereits bei dem Studium der Ataxien erkannten. Wir hoffen, daß uns die Funktionen des Nervensystems nicht noch weniger, sondern noch viel mehr leisten werden, wenn wir sie auf das Problem anwenden, dem die klassische Bewegungsphysiologie so gut wie keine Beachtung geschenkt hatte und welches wir jetzt voranstellen: das Formproblem.

3. Die Genese der Form

Die Darstellung der formalen Bedingungen hatte bei der *Wahrnehmung* zu zeigen, wie durch sie der *Gegenstand* der Wahrnehmung bestimmt wird. Das war vom Erkenntnisproblem her nicht zu lösen. Wenn jetzt die Form der *Bewegung* untersucht wird, so muß gezeigt werden, wie sie *verwirklicht* wird. Und dies ist also vom Verwirklichungsproblem her nicht zu lösen. Dort soll etwas erlebt werden, hier soll etwas getan werden.[7]
Wir haben bereits einige der näheren Eigentümlichkeiten kennengelernt, welche diese Aufgabe auszeichnen. Die eine ist, daß die organische Bewegung als Selbstbewegung und mithin nicht ohne Vorsatz verstanden werden muß. Die andere ist, daß diese Selbstbewegung nicht nur auf Umweltkräfte stößt, sondern an deren Entstehung und Richtung selbst beteiligt ist. Beides wird wieder in sich zusammenhängen. Wichtig ist dann noch einzusehen, daß es hier ohne Bedeutung ist, ob eine sich vollziehende organische Bewegung nun gerade im Dienste einer motorischen Handlung oder einer sensorischen Wahrnehmung steht. Sehend und fühlend führen wir Bewegungen aus; gehend und greifend nehmen wir Dinge wahr. Als biologischer Akt ist das eine ebenso senso-motorischer Komplex wie das andere. Wesentlich ist hier die Entstehung der Form.
Bei der methodischen Frage, wie man den Bewegungserfolg eines motorischen Aktes objektiv feststellen kann, brauchen wir uns

nicht aufzuhalten. Man kann registrieren, photographieren, filmen oder auch einfach zuschauen. Man kann messen, konstruktive Bewegungsgesetze ermitteln, diese geometrisch, mechanisch, energetisch betrachten und bestimmen, oder auch einfach nach menschlichen Gesichtspunkten beurteilen: z. B. Geste, Mimik, Grazie einer Bewegung festhalten. Hier kommt es uns indes nicht auf den Gesichtspunkt an, unter dem Bewegung betrachtet wird, sondern darauf, wie sie zustande kommt. Immerhin ist die soeben aufgezeigte Vieldeutigkeit des Wortes Bewegung eine Anregung, sich klarzuwerden, daß die Bewegung im geometrischen Sinne, also gleich Ortsveränderung, oder im physikalischen Sinne, also gleich Energie im Verhältnis zu Masse, so gut wie niemals der Zweck einer organischen Bewegung ist. Organismen haben oder bewirken nicht Bewegungen als solche, sondern ihre Bewegungen bedeuten oder bewirken *etwas*, das selbst nicht nur Bewegung ist.
Trotzdem ist Bewegung dasjenige Prinzip, durch welches allein dieses Etwas *Form* bekommt. Wir vermuten also, daß das Problem allgemein darin besteht, wie Inhalt zu Form sich verhalte, sei es nun in der Formung eines Inhaltes oder in der Erfüllung einer Form. Die Philosophie, hauptsächlich durch und seit Aristoteles, kann uns den unentbehrlichen Dienst leisten, für diese Aufgabe Worte und Begriffe bereitzustellen, ohne die wir auch nicht einmal stammeln könnten. Aber die Natur ist damit noch nicht erkannt und nicht bemeistert. Unsere Frage richtet sich auf die Genese organischer geformter Bewegung.
Wir wissen bei den Tieren, daß ihre Bewegungsformen nicht nur, ja nicht einmal in der Hauptsache aus der anatomischen Struktur ihres Skelett- und Muskelsystems abzuleiten sind; sondern sie erfolgen sozusagen aus zweiter Instanz: durch eine Innervation der Muskulatur. Innerhalb des Nervensystems hat man sich eine weitere Gliederung in Instanzen vorzustellen: die periphere, spinale und zerebrale Organisation. Diese Gliederung ist auch als eine der Beherrschung gedacht, und es ist nun freilich bezeichnend, daß es Vergleiche kirchlicher, staatlicher und verwandter Art sind, welche zur Erläuterung ihres Zusammenwirkens herangezogen werden: Hierarchie, Autonomie, Sympathie sind Worte, die offenbar dort auftauchen, wo die Anatomie und Physiologie eine Grenze finden. Trotz aller Unvollständigkeit unseres Wissens (besonders über die zentralen und kortikalen Einrichtungen) läßt sich doch für unsere Formprobleme schon eine klare und wichtige Einsicht herausstel-

len. Wenn man beispielsweise eine Person mit dem Zeigefinger einen großen Kreis auf die Tafel zeichnen läßt, so ist dieser leicht fixierbare Formerfolg in ebenso bestimmter Weise einer Gesamtheit von Muskelbewegungen (Verkürzungen, Verlängerungen, Kontraktionskräften) von Schulter, Arm, Hand usw. zugeordnet als ihrer Bedingung. Wir können dies Gesamt als das zugeordnete Kontraktionsbild bezeichnen. Dieses aber setzt eine ebenso bestimmte Gesamtheit von nervösen Erregungsvorgängen in den zugehörigen motorischen Nerven voraus, welche das Rückenmark verlassen und zu jenen Muskeln laufen. Wir nennen dieses Insgesamt von Innervationen das Innervationsbild jener Bewegung. Auch dieses Innervationsbild aber setzt wieder eine Gesamtheit zentraler Erregungen von bestimmter zeitlicher und örtlicher Verteilung voraus, die wir, wenn wir sie auch unvollständig kennen, doch in gewissen Hauptsachen vermuten dürfen. Wir wollen dieses Gesamt als das zentrale Erregungsbild bezeichnen. Kreisbild, Kontraktionsbild, Innervationsbild, zentrales Erregungsbild – diese vier Bilder würden, auch wenn wir sie vollständig und anschaulich nebeneinander stellen und vergleichen könnten, gewiß keine Art von geometrischer Ähnlichkeit aufweisen. Jedem würde eine andere Figur zukommen. Trotzdem besteht zwischen ihnen eine durchgängig bestimmte Zuordnung der Formen. Stellt man sich die so geformten Vorgänge als Ursachenkette vor, die zentralnervös beginnt und in der kreisförmigen Fingerbewegung endet, so kann man zwar nicht von einem Gesetze der bildhaften Ähnlichkeit, wohl aber von einer gesetzmäßigen *Transformation* sprechen. Die organische Bewegung entsteht demnach über eine Reihe gesetzmäßiger Umformungen, und ihr Formgesetz besteht also in der Konstanz nicht einer Form, sondern eines Formwandels.

In dieser Feststellung steckt jedoch noch eine Voraussetzung, die keine allgemeine Geltung zu beanspruchen hat; es ist der Ausgang von einer Endform der Bewegungen, die dem forschenden Geiste besonders leicht faßbar ist – einem Kreise. Diese Bequemlichkeit schaltet (scheinbar wenigstens) Schwierigkeiten aus, die wir bereits kennen. Wie stellen sich die Verhältnisse dar, wenn diese Endform gar nicht nur das Ergebnis einer zentral beginnenden und peripher endenden Kausalkette ist, sondern noch von anderen Kräften bestimmt wird? Suchen wir jetzt ein Beispiel einer ebenfalls kreisförmigen Bewegung, welche diese Schwierigkeit in vollem Maße einschließt, so finden wir diesen Wunsch z. B. in der Bewegung eines tanzenden Paares voll befriedigt. Keines der beiden Tanzenden kann zweifelsfrei als der durchweg führende Verursacher der resultierenden gemeinsamen Bewegungen bezeichnet werden; die schließliche Bewegungsform möge immerhin ein im Tanzsaal ausgezogener Kreis sein; aber jedes richtet sich auch nach dem anderen. Unsere neurologische Betrachtung versagt, insofern zwar auch hier jene Transformationen erfolgen, sie aber nicht mehr als zur Erklärung hinreichende Kausalkette anschaulich dargestellt werden können. Wenn man sagt, »jedes richtet sich auch nach dem anderen«, so umschließt dies ein zunächst noch ganz unklares *Verhältnis*, das zu untersuchen nun unternommen werden muß.

Gewiß ist von vornherein, daß der Bewegungsverlauf der beiden Tanzenden so erfolgen muß, daß der Kontakt erhalten bleibt, daß also die Bewegungsfigur der sich berührenden Stellen der Partner identisch im Raume verläuft. Dies ist jedenfalls das Resultat ihrer Bewegungen. Wir müssen nun den Versuch machen, zunächst ein übersehbares Beispiel dieses Sachverhaltes ausfindig zu machen. Wir nehmen dem Tänzer seine Tänzerin und ersetzen sie durch einen zwar ebenfalls beweglichen, aber leblosen Gegenstand. Selbstverständlich ist dies nur eine Vorstufe unserer Analyse; wir müssen eine solche Vereinfachung später wieder rückgängig machen. – Das Experiment, zu dem wir auf diese Weise gelangen, ist der in Physiologie und Pathologie sehr gut studierte Drehversuch. Die neuere Entwicklung dieses Problems ist nun sehr bezeichnend. Man setzte eine Person etwa auf einem Drehstuhl in Rotation und beobachtete die bei ihr auftretenden Bewegungen; oder man drehte nur eine sie umgebende drehbare Kabine um sie und studierte dabei ihre Bewegungen. Da man jedoch in der klassischen Physiologie niemals von der Selbstbewegung ausging, sondern den Organismus als einen Mechanismus aufzufassen wünschte, so gab es für diese Bewegungen nur die eine Deutung: sie waren durch einen Außenreiz ausgelöste, im übrigen aber präformierte Reflexe (Nystagmus, Gliederabweichungen, Tonusänderungen). Bei den bezeichneten beiden Anordnungen wurden im ersten Falle also vestibuläre, im zweiten optokinetische Reflexe festgestellt. Es ist auch richtig, daß Erregungen des Labyrinthes und des Auges unerläßlich am Zustandekommen jener nystagmischen Zuckungen und der Abweichungen von Armen, Kopf, Rumpf usw. beteiligt sind. Legte man eine solche Auffassung unserem Problem zugrunde, dann würde die

Bewegung eines Tänzers, Reiters, überhaupt jede Bewegung in einer beweglichen oder festen Umwelt als Komposition von Reflexen wenigstens theoretisch begreiflich sein müssen. Zu bewähren hätte sich diese Erklärung aber als eine physiologische darin, daß sich diese Reflexe als konstante Elemente immer wieder auffinden lassen.

Eben dies ist nun aber nicht der Fall. Vielmehr geht der bei einer bestimmten Anordnung regelmäßig festzustellende Reflex bei anderen Anordnungen, welche aber denselben Reflexreiz mitenthalten, durch Hemmung, Verstärkung, Funktionswandel usw. in anderen Bewegungsbildern auf. Es ist dann eine bloße Hypothese, daß er in diesen trotzdem noch latent oder als Bestandteil enthalten sei. Ein zweiter Punkt ist dann das Ergebnis, daß die Vestibularisreflexe bei Rechtsdrehung des Körpers und die optokinetischen Reflexe bei Linksdrehung der Kabine identisch sind;[8] überdies fehlt der Reflex, wenn Körper und Kabine gleich schnell gleichsinnig gedreht werden, obwohl hier ein kräftiger Labyrinthreiz stattfindet. Diese und einige weitere Überlegungen führen zu der Folgerung, daß es bei diesen sogenannten Reflexen nicht auf bestimmte Einzelreize an bestimmten einzelnen Rezeptoren, sondern auf die *relative* Verschiebung zwischen Körper und optischer Umgebung ankommt. In der Terminologie der Reizphysiologie ist ein solches Ergebnis nun überhaupt nicht aussprechbar. Die »Relativität« zwischen Organismus und Umwelt ist ja eine Bestimmung, die eine einsinnige Richtung der Kausalität gerade aufhebt. Statt dessen wird ein Begriff eingeführt, demzufolge die Form des physiologischen Geschehens nur als *Formbezug* zum Umweltgeschehen und dieses nur als Formbezug zum physiologischen Geschehen aussprechbar ist. Die ins einzelne gehende Untersuchung dieses Formbezugs zeigt dann, daß bei einem derartigen Versuch das Verhalten des Organismus zu seiner Umgebung sich bald als stabile Relation, bald als kritische Unterbrechung derselben darstellt. Sehen wir jetzt einen Kontakt zwischen einem Organ und einer bestimmten Umgebung in der Bewegung konserviert, so kann im nächsten Augenblick diese Kohärenz zerreißen, um in einem dritten Moment wieder in ähnlicher oder auch ganz anderer Weise neu hergestellt zu werden. Es kann daher zunächst keine völlig einheitliche Darstellung des Formbildes erfolgen. Dies unterstreicht nur, daß unsere Analyse uns nötigt, die Formbilder durchaus genetisch zu verstehen.

Unsere Drehexperimente sagen bisher über den Fall der beiden miteinander Tanzenden soviel aus: das Bewegungsbild entsteht gleichsam bilateral oder bipolar; es besteht nur als eine relativistisch geordnete *Form*beziehung zwischen einem Organismus und seiner Umgebung. Diese Form ist nämlich *dieselbe*, ob sie vom Organismus her oder von der Umwelt her, von »innen« oder von »außen« her betrachtet wird; sie entsteht überhaupt erst in dem Augenblick, da der Kontakt gestiftet, sie vergeht erst, wenn er zerrissen wird. Diese Formidentität ist aber keine formalistische Selbstverständlichkeit. Es ist damit nicht nur gesagt, daß das Wasser im Topf dieselbe Form hat wie der Topf. Sondern es ist gesagt: der Organismus verhält sich zeitweilig durch seine Bewegungen so, daß eine Kohärenz mit einer bestimmten Umgebung erhalten bleibt. Die Drehversuche sagen eben dieses: gleichgültig, ob ich den Körper oder die Umgebung drehe – beide Male erfolgt die Gliedbewegung so, daß die relative Verschiebung temporär zugunsten eines Kontaktes von Auge und Umgebung kompensiert wird. Dies ist der genaue Inhalt der biologischen Leistung. Diese Identität der sogenannten Reflexe (bei ganz verschiedenen Sinnesreizen) ist dieselbe wie die Identität der beiderseitigen Bewegungen der Tanzenden. In der Wirkung auf den Kontakt nämlich ist kein prinzipieller Unterschied zwischen dem tanzenden Paar und dem Verhältnis zwischen einer Person und ihrer Drehkabine als Partner. Man kann, um sich das Verständnis zu erleichtern, auch sagen: die Kabine hat im Verhältnis zur Versuchsperson ihre Selbständigkeit, der diese zu begegnen hat. Im Verhältnis zur Versuchsperson zeigt auch sie Selbstbewegung. Das Ganze ist also auch bei »toter« Umgebung überhaupt erst richtig dargestellt, wenn es als Begegnung zweier selbstbewegter Körper dargestellt wird. Das ist der ausführlich ausgesprochene Sinn des Ausdruckes »voneinander unabhängig«. Wir denken, wenn wir von zwei Dingen sagen, sie seien voneinander abhängig, eigentlich schon den Gedanken mit: ein Ding bewegt sich selbst. Ebenso umgekehrt: wenn ich sage, ein Ding bewegt *sich*, so ist bereits mitgedacht, daß auch seine Umgebung *sich* bewegt – beide bewegen sich selbst, wenn eines sich selbst bewegt. Die eigentliche Konsequenz jedes zu Ende gedachten Relativitätsprinzips ist daher der Begriff der Selbstbewegung. Sagen wir dann, »jedes richtet sich auch nach dem andern«, so ist damit nichts Neues mehr gesagt, denn im Ausdruck, daß ein Ding sich bewegt, liegt bereits, daß auch das andere sich bewegt.

Biologie ist Formenkunde. Wer die Formen nicht liebt, kann nicht die Wissenschaft der lebenden Natur erfahren und fördern. Die Spannung zwischen den exakten Naturwissenschaften und der Biologie wurde in dem Maße scheinbar erträglicher, als man das Problem der Formen vernachlässigte. Aber nur bei Einführung des Formproblems wird es möglich sein, den Konflikt, wenn überhaupt, zu lösen. Entzieht man sich dem, so wird die kausale Notwendigkeit des materiellen Vorganges der unkontrollierbaren Willkür des Lebens unversöhnt gegenübergestellt bleiben. Aber im Wesen der Formbildung erwarten wir die Umfassung dieses Gegensatzes; denn auch die Form hat ihre Gesetze, aber jede Form hat ihre besondere Art. Ihre begriffliche Struktur bleibt noch zu entdecken. Der Weg dazu ist auch weiterhin die Untersuchung des Werdens der Form, das am besten mit dem Worte Gestaltung bezeichnet wird. Bestimmter noch als bisher wird damit die Aufgabe als eine genetische herausgestellt.

In dem bisher Vorgetragenen findet sich nun ein wichtiger Gegensatz im Hinblick auf die Genese der Bewegungsform. Geht man vom Organismus als isoliertem Individuum aus, so erscheint die Form seiner Bewegung als zwangsläufiges Endergebnis einer Kette von Transformationen nervöser und muskulöser Erregungsbilder. Geht man aber von der Tatsache des Zusammentreffens dieser Kräfte mit denen der Umgebung oder Umwelt aus, so ist jenes Endergebnis eigentlich eine Resultante zwischen Kräften des Organismus und der Umwelt: diese Auffassung ist sogar unzweifelhaft die richtigere. Das Bewegungsbild, physisch eine Resultante aus den zusammen*treffenden* organischen und Umweltkräften, ist, als Formbild betrachtet, dann ein identisches Zusammen*fallen* der Bewegungsform der Glieder usw. mit der Bewegungsform ihrer Umgebung (Erde, Wasser, Luft, Dinge). Man kann also eigentlich bisher von einer Genese der Form *als Form* gar nicht sprechen: daß diese Form und keine andere entstand, ist nicht verständlicher geworden und solange ein Zufall. Die Identität der Bewegung von Organ und Umwelt an deren Kontaktstelle andererseits ist eine Selbstverständlichkeit.

Und doch bleibt bestehen: die Bewegungsform entstand. Aber wir konnten dieses Entstehen nicht in befriedigender Weise nachzeichnen. Ging man vom individuellen Organismus aus, dann hatte man die vorgegebene Umwelt außer acht gelassen und mußte sie nachträglich einführen; ging man von der Umwelt, den Reflexreizen, aus, dann mußte man die zentrale Tätigkeit nachträglich einführen. Im ersten Falle erhält man die Fiktion, als komme die Umwelt nur durch ihre Reaktion auf die Bewegung des Lebewesens in Betracht, im zweiten die Fiktion, als sei der Organismus der reflektorische Spielball der Umweltreize. Ist man einmal auf diese falsche Alternative und ihren Mißerfolg aufmerksam geworden, dann liegt die Vermutung schon nahe, der Fehler stecke in dieser ursprungsmäßigen Trennung von Organismus (O) und Umwelt (U). Beide sind ja von Anfang an da. O wirkt auf U und gleichzeitig U auf O. Es gibt keine zwingende Vorschrift, wonach zuerst das eine und dann das andere Wirkungsverhältnis erfolge; die Gleichzeitigkeit der Wechselwirkung kann kein Grund sein, sie überhaupt als keine Wirkung oder als zeitlos anzusehen. Offenbar fehlen uns im Augenblick nur die Ausdrucksmittel, sie darzustellen. Aber wir können einen Anfang machen, wenn wir die Wechselwirkung von der einseitig gedachten Kausalität unterscheiden.[10] Versucht man zunächst einen anschaulichen Schematismus dafür zu finden, daß O auf U und zugleich U auf O wirke, so kommt man zum Bilde eines Kreises:

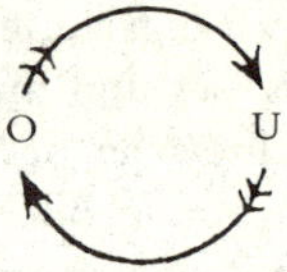

Die Formgenese muß dann als geschlossener Kreis insofern gelten, als es in ihrem Wirkungszusammensein kein lokalisierbares prius und posterius gibt; denn dies würde der Voraussetzung der Gleichzeitigkeit widersprechen. Wir werden die Genese der Bewegungsformen von Organismen als *Gestaltkreis* bezeichnen.

Die Anerkennung dieses Schematismus empfiehlt sich gewiß auch durch die Geltung, welche der Kreis als Symbol des Lebens zu allen Zeiten und bis hoch in die alten Mythen hinauf immer besessen hat. Aber diese Geltung wird nur durch immer neue und nun auch wissenschaftliche Bewährung zu erhalten sein. Diese wäre zu beweisen, wenn z. B. in der Gestaltung der Bewegungsformen sich die *Zeitfolge* als *unmögliche* Bedingung der Wirkung erweisen ließe. Dann wäre jedenfalls *ein* wesentliches Moment im Begriffe des Gestaltkreises erwiesen, der seiner Definition nach eine Koinzidenz, nicht eine Kausalität darstellt. Ein solcher Nachweis kann natürlich nur die Form haben, daß eine bestimmte kausale Darstellung eines tatsächlich beobachteten Vorganges sich als widerspruchsvoll erweist. Der Fall liegt dann gewöhnlich so, daß infolge eines Widerspruchs gegen eine geläufige physiologische Erklärungsweise ein Phänomen als paradox auffällt. Denn man kann natürlich niemals einen Widerspruch gegen das Kausalprinzip selbst, sondern stets nur gegen eine bestimmte Anwendung desselben erbringen. Ein solcher läge z. B. vor, wenn ein Vorgang B, der als Kausalwirkung eines Vorganges A erklärt werden soll, zeitlich bereits vor A beobachtet wurde.

Man wird vielleicht erstaunt sein, wenn wir vorweg behaupten, daß der größte Teil unserer lebendigen Bewegungen eine derartige Paradoxie tatsächlich ausweist. Wenn ich eine belebte Straße überquere, während ein Kraftwagen sich nähert, so bestimme ich die Geschwindigkeit meiner Schritte nicht nach einem aktuellen Sinnesreiz, der mein Auge trifft (also reflektorisch), sondern nach der *Erwartung* des mit so und so großer Geschwindigkeit sich nähernden Fahrzeuges. (Diese Tatsache »psychologisch« erklären wollen, hieße bereits den Boden der naturwissenschaftlich kausalen Erklärung verlassen.)

Der »Reiz«, der mich hindern muß, eine bestimmte Geschwindigkeit zu wählen, wäre der erwartete Zusammenstoß, und der ist nicht gegeben. Der *Vorsatz*, der mich bestimmt, meine Schritte zu verlangsamen, liegt nicht in dem bereits erfolgten Wegstück, sondern bezieht sich auf das bevorstehende. Es macht keinen Unterschied, ob ich die Ursache meiner Schrittverzögerung als »Erwartung« oder als »Vorsatz« bezeichne. Diese beiden Worte, ihrem Sinne nach psychologisch verständlich, müssen ja in einer kausalen Erklärung doch durch ein in ihnen nur symbolisch vertretenes materielles Äquivalent ersetzt werden. In der kausalen Erklärung meiner Bewegung habe ich dann noch die Wahl, ob ich die kausale Darstellung mit einem Sinnesreiz oder mit einem zentralnervösen (z. B. kortikalen) Vorgang beginnen lassen will. Das macht aber keinen Unterschied gegenüber der Tatsache, daß in beiden Fällen die gesetzmäßige »Ursache« meiner Steuerung noch gar nicht geschehen ist, sondern in der Zukunft liegt – also gar keine Ursache sein kann.

Man kann natürlich die Ausflucht wählen, daß gerade ein solcher Fall bisher unerklärt sei. Dann aber ist jede biologische Bewegung, die normalerweise stattfindet, bisher unerklärt. Wir ziehen es vor, den hier gekennzeichneten Sachverhalt zunächst einmal anzuerkennen, um in den Aufbau der motorischen Gestaltung weiter einzudringen. Wir suchen also Erwartung oder Vorsatz nicht aus dem Experiment künstlich auszuschließen oder abzuleugnen, sondern werden sie in dasselbe einschließen. Wir fürchten nicht, daß die sonst kausalgesetzlich bestimmte Natur dadurch jedesmal mit einem Schlage ungesetzlich würde! Und wir verzichten ebensowenig darauf, die vorsätzliche Bewegung als *Bewegung*, d.h. als Ortsveränderung in der Zeit zu analysieren, freilich nun jedesmal mit dem besonderen Blick auf den Formerfolg. Die Gestaltung einer *Bewegungs*form wird ja stets in einer raumzeitlichen Bestimmtheit resultieren. Es ist bereits gesagt worden, daß der Zweck, oder wie wir jetzt sagen, der Vorsatz einer lebendigen Bewegung in den meisten Fällen nicht die geometrische oder physikalische Bewegung als *solche* ist. Aber selbstverständlich ist auch dieser Zweck oder Vorsatz nicht ausgeschlossen, und es hat sich gezeigt, daß dieser Sonderfall für die Entwicklung unserer Einsichten besonders nützlich ist.

4. Raum, Zeit und Form

Wir haben bei diesem näheren Eingehen festzustellen, daß bisher keine besonderen Festlegungen gemacht wurden, was unter »Form« zu verstehen sei. Wir haben die Freiheit, uns darunter eine ebene oder mehrdimensionale Figur, einen Funktionsbegriff, einen bestimmten Zeitverlauf, eine bestimmte Energieumwandlung, eine morphologische Struktur, einen Funktionsablauf usw. zu denken. Beim Studium organischer Bewegung werden wir jedenfalls darauf achten, welche Gesetzmäßigkeiten etwa in der Gestaltung bestimmter Formen einer Bewegung hinsichtlich *Raum* und *Zeit* aufzudecken wären. Eine Vorprüfung geläufiger vorsätzlicher Bewegungen ließ bereits erwarten, daß zwischen dem räumlichen und dem zeitlichen Verlauf eigenartig bindende Verhältnisse bestehen. Jeder kann sich z.B. leicht überzeugen, daß wir unsere Handschrift völlig verändern, wenn wir die Schreibbewegung auch nur um ein geringes verlangsamen oder beschleunigen. Im ersten Falle erscheint ein der Schrift der Elementarschule angenähertes Bild, im zweiten Falle ein allmählich unkenntlich werdendes Gesudel. Die Änderung der Schriftgröße hat dagegen nicht entfernt solche Folgen.

Prinz Auersperg (1936) hat dann, ausgehend von seiner Erkenntnis der führenden Bedeutung des Bewegungsrhythmus, systematische Versuche begonnen und gezeigt, daß in weitem Umfange jede vorsätzliche Geschwindigkeitsänderung einer Bewegung auch ihre räumliche Figur in Mitleidenschaft zieht. Man kann z. B. eine mit dem Finger im Luftraum zu ziehende kontinuierliche Gerade nur ausführen, wenn man ihre Geschwindigkeit konstant erhält. Läßt man die Geschwindigkeit einige Male ab- und zunehmen, so erscheint zwangsläufig eine Wellenlinie. Von Auersperg ausgehend, hat dann Derwort[11] in solcher Weise frei ausgeführte Bewegungen in bezug auf Figur, Größe und Geschwindigkeit vorsätzlich einseitig variieren lassen. Dabei ergaben sich dann einheitliche Regeln, welche man bereits als spezifisch organische Gestaltungsgesetze bezeichnen darf.
Eine solche ist z. B. die »Regel der konstanten Figurzeit«. Ein frei in die Luft geschriebener Kreis dauert in erheblichen Grenzen ebensolange, wenn er groß, als wenn er klein ist; die lineare Geschwindigkeit nimmt also mit dem Umfange zu. Dann zeigte sich, daß wir diese Regel der Bewegung vorsätzlich nicht brechen können. Auch ist bei verschiedenen Krümmungen innerhalb einer Figur (Ellipse, Spirale usw.) jeder Krümmung eine eigene Geschwindigkeit zugeordnet und umgekehrt. Man darf allgemein sagen: bei der Genese figuraler Form untersteht der Organismus einer Regel der Bindung der Bewegungsfigur an eine ihr zugeordnete Zeitspanne. Wir können daher weder die Geschwindigkeit noch die Figur unabhängig von der anderen variieren. Einen Motor kann man in weiten Grenzen beliebig schnell laufen lassen, seine Übersetzungen in weiten Grenzen unabhängig von der Tourenzahl schalten. Diese Unabhängigkeit der Geschwindigkeit von der räumlichen Figur der Bewegungen besteht in unserem Falle einer lebenden Bewegung nicht. »Wollte man das Werden einer solchen figurierten Bewegung etwa mit der Art des Zustandekommens einer physikalischen Bewegung vergleichen, so müßte man zunächst gegenüberstellen, daß während bei dieser sich die Gesamtdauer aus Geschwindigkeit und Größe der Figur ergibt, bei jener die Geschwindigkeit offenbar vorwegnehmend aus Größe der Figur und deren Gesamtdauer abzuleiten ist: d. h. aber, daß die Zusammenhänge in letzterem Fall einer Erfassung durch physikalische Begriffe und Gesetzlichkeiten nicht zugänglich sind. Der Effekt bestimmt sich im einzelnen Bewegungsabschnitt nicht

zwangsläufig aus seinen Komponenten, sondern das aktuelle Geschehen richtet sich vorwegnehmend nach dem Effekt. Wenn nämlich die Zeit, welche zum Vollzug jeder Kreisfigur verwendet wird, relativ festliegt, so daß bei verschieden großen Kreisen verschiedene Lineargeschwindigkeiten benutzt werden müssen, dann muß ja vom ersten Augenblick der Bewegung an eine solche Geschwindigkeit vollzogen werden, daß die Gesamtdauer jener festliegenden Größe entspricht. Jeder Teilakt ist nicht nur zugeordnet der Figur, die entstehen soll, sondern auch der Zeitspanne, innerhalb welcher sie nur entstehen kann, d. h. daß die für den ganzen Akt geltende Regel entsprechend auch für jeden aktuellen Einzelmoment der innervatorischen Leistung gelten muß.« (Derwort)

Dazu ist zu sagen, daß die Bemerkung, die Zusammenhänge seien einer Erfassung durch physikalische Begriffe und Gesetzlichkeiten unzugänglich, nicht bedeuten darf, sie seien physikalisch unmöglich. Der »unzugängliche Zusammenhang« ist die Konstanz der *Figurzeit*; dieser Begriff heißt, daß man die verschiedenen Bewegungsakte nach ihrer *figuralen Ähnlichkeit* zusammenfaßt. Es ist aber die Frage, ob die Erklärung von Ähnlichkeiten in der Natur, darauf läuft es hinaus, eine Aufgabe der Physik ist und sein kann. Was die Biologie hier feststellt, ist aber dies: es gibt beim Organismus ein Gesetz, wonach ähnliche Figuren in gleichen Zeiten realisiert werden müssen. Und diese Ähnlichkeit, das muß geschlossen werden, ist nicht aus einer mechanischen Konstruktion der Bewegung selbst herzuleiten, sondern aus jener »Vorwegnahme des Effektes« in jedem Teilakt der Gesamtbewegung. Denn diese ist anders als etwa bei der Konstruktion der Planetenbewegung aus Gravitation und Zentrifugalkraft; hier ist die Kreisfigur *Folge* eines konstanten Kräftepaares. Bei der organischen Bewegung ist die Kreisfigur *Voraussetzung* einer bestimmten Kräftekomposition in bestimmter zeitlicher Abfolge. Im Falle der Physik liegt die Gesetzmäßigkeit in der Kraftwirkung, im Falle der organischen Bewegung liegt sie in der Form. Es ist ja nichts anderes als eine empirische Feststellung, daß nur wenn ein *Kreis* gezeichnet wird, eine Zuordnung von Geschwindigkeit und Größe derart erfolgt, daß die Vollzugsdauer konstant ist. *Nicht* ist dagegen festzustellen, daß, wenn das Verhältnis von Geschwindigkeit und Weglänge konstant gehalten wird, jedesmal ein Kreis vollzogen wird. Es gibt nämlich mechanisch gar keine mögliche Beziehung zwischen einer Erstreckung, einer Geschwindigkeit und einer Figur.

Schon dies läßt uns ahnen, daß auch eine dem naiven Denken naheliegende andersartige Erklärung keinen Erfolg haben wird; wir meinen den Rückgriff auf den Vorsatz. Man könnte, um im Physischen zu bleiben, auch hier in parallelistischer Weise jedem psychischen Vorsatz eine bestimmte Funktion irgendeiner komplizierten zentralnervösen Apparatur zugrunde legen, welche den Innervationsablauf eben *so* bestimmt, daß die Regel der konstanten Figurzeit eingehalten bleibt. Wenn wir nun aber, da wir von dieser Apparatur keine direkte Beobachtung erheben können, den erlebten Inhalt des Vorsatzes wieder zu Hilfe nehmen, so bekommen wir alles andere als ein dieser Erklärung günstiges Ergebnis. Es hat sich nämlich gezeigt, daß wir weder imstande sind, vorsätzlich einer bestimmten Figur von bestimmter Größe eine bestimmte Geschwindigkeit zu erteilen, noch imstande sind, die dabei auftauchenden Fehler zu bemerken und zu vermeiden. *Keines* der drei gesetzmäßig miteinander in Beziehung stehenden Elemente ist überhaupt einer vorsätzlichen Bestimmung fähig. Setzt man sich z. B. vor, einen Kreis bestimmter Größe in kürzerer Zeit zu vollenden, dann wird er unvermerkt objektiv größer. Setzt man sich vor, einen Kreis zu einer Ellipse zu deformieren, dann wird die Geschwindigkeit unvermerkt verändert. Setzt man sich vor, nur die Geschwindigkeit zu variieren, dann wird unvermerkt Größe oder Figur oder beides verändert.

Aber es gilt nicht nur, daß wir derartige Vorsätze gar nicht verwirklichen können, sondern auch umgekehrt, daß wir das, was *wir* verwirklichen, wenn wir es uns vorsetzen, gar nicht verwirklichen können. Wenn wir uns z. B. vorsetzen, einen bestimmten Kreis und dann einen doppelt so großen Kreis mit der doppelten Geschwindigkeit zu vollziehen, so wird dessen Geschwindigkeit drei- oder viermal größer. Wenn wir uns vorsetzen, eine Ellipse in der Polnähe verlangsamt auszuführen, so wird sie im Sinne übermäßiger Streckung deformiert. Dagegen erfüllt sich die Regel der konstanten Figurzeit und überhaupt die feste Zuordnung von Figur, Geschwindigkeit und Größe ohne unsere Absicht und unser Bemerken. Wir wissen nicht, daß wir die kleinere Figur mit langsamerer Geschwindigkeit vollziehen als die große, und wir merken nicht, daß sie bei Änderungen der Geschwindigkeit defiguriert wird. Zusammengefaßt: *Der motorische Vollzug ist dann gar nicht so beschaffen, wie es der Absicht entspräche, und er ist darüber hinaus so, wie er, wenn beabsichtigt, gar nicht vollziehbar wäre.*

Drückt man diese Verhältnisse demnach in der eigentlich näherliegenden Sprache der Psychologie aus, so entsteht ein Verhältnis von subjektiver und objektiver Gegebenheit; dann aber muß man feststellen: bei vorsätzlichen Bewegungen befinden wir uns hier vor einem Tatbestande der *Täuschung*. Diese Untersuchung gestattet sogar, eine regelmäßige und unkorrigierbare, eine offenbar gesetzmäßige Täuschung nachzuweisen. Wir haben nun an früherer Stelle entwickelt, daß das Auftreten einer Paradoxie eine große Bedeutung haben würde, wenn es sich darum handelt, gewisse in der klassischen Physiologie üblich gewordene Anschauungen nicht nur als vorerst noch unvollkommen durchführbar, sondern als notwendig falsch zu beweisen. Hier ist eine solche gesetzmäßige Paradoxie dargestellt worden, und so ist demnächst ihr Beweiswert zu prüfen.

Die Paradoxie besteht darin, daß der subjektive Vorsatz und der objektive Vollzug der Bewegung hinsichtlich der Form wesentlich auseinanderfallen.[12] Insofern also im Vorsatz auch eine Erwartung liegt, unterliegen wir einer Täuschung, das heißt einer erkenntnismäßigen Unstimmigkeit von Vorstellung und Gegenstand. Um dieses alles aus der Welt zu schaffen, kann man, entsprechend einer verbreiteten Gewohnheit in den Wissenschaften, nun auch versuchen, die Paradoxie als eine »nur subjektive« Angelegenheit ins Psychische hereinzunehmen oder als eine psychologisch zu erklärende Urteilsfälschung zu behandeln. Denn es widerspricht dem klassischen Denken, daß die Natur selbst sich irren, sich täuschen, oder sich widersprechen könnte. Wir werden wenigstens dem Problem der Wahrnehmungstäuschung ein Stück weit nachgehen, doch nicht ohne noch einmal zuvor daran zu erinnern, daß ein Tatbestand, wie der der konstanten Figurzeit, als nun einmal empirisch gefundene Regel organischer Bewegung dadurch nicht berührt und erklärt wird. Der Nutzen eines neuen Exkurses in die Wahrnehmungsanalyse wird in etwas anderem bestehen, nämlich in der Aussicht, das Problem des Gestaltkreises als ein Bewegung und Wahrnehmung umfassendes kennenzulernen.

Es ist nämlich nicht nur bei der Analyse der Bewegung so, daß die in der Formgenese gefundenen Gesetze sich der Ableitung aus physischer oder physiologischer Kausalität widersetzen; auch die Wahrnehmung zeigt Regeln, die man aus der physischen Ordnung der Reize oder dem physiologischen Vorgang der Sinnesorgane nicht ableiten kann. Wir erhalten eine vorteilhafte Symmetrie der

Darstellung, wenn wir dabei von der Wahrnehmung von Bewegungen und Figuren ausgehen. Auch hier waren es PRINZ AUERSPERG und SPROCKHOFF[13], welche zeigten, daß beim Sehen von Bewegungen dasselbe Auge von derselben bewegten Lichtquelle gleichzeitig zwei verschiedene Bildeindrücke liefert, deren einer sich so charakterisieren läßt, daß er einer Erwartung, deren anderer so, daß er einer Überraschung entspräche. Sein Versuch war so angeordnet, daß eine stabile Verschmelzungslinie rasch vorbeieilender Lichtpunkte gezeigt wurde. Bewegte man jetzt das Auge in eine neue Blickrichtung, dann hatte es sozusagen die Wahl, entweder diese Linie in die sie konstituierenden Einzelpunkte aufzulösen oder sie als Ganzes bis zum Einrücken in das Gesichtsfeld der neuen Blickrichtung zu konservieren. Der Versuch zeigt, daß das Auge beides zugleich vollzieht: man sieht sowohl das, was überraschenderweise aktuell wird: die Zusammengesetztheit aus Einzellichtern, wie auch das demnächst zu Erwartende: das wiederhergestellte Verschmelzungsbild am alten Ort. Wir sehen also einen gleichbleibenden Gegenstand am gleichen Ort während einer Zeitspanne, in der die entsprechenden Reize fehlen und die vorhandenen ein ganz anderes Bild erzeugen. Diese »zeitüberbrückende Gegenwart« ist, wie sich beweisen läßt, kein Nachbild, sondern eine nur durch »Erwartung« ermöglichte aktuelle Leistung des Organs.

Es ist nun keineswegs möglich, diese Vorwegnahme (»Prolepsis«) durch eine Zeitregistrierung zu beweisen. Man kann nicht durch einen Markierapparat den Zeitpunkt der zeitüberbrückenden Gegenwart als vor dem Einrücken des Auges in seine neue Blickrichtung liegend beweisen. Das Wesentliche eines solchen Experimentes ist nicht die Bestätigung aller aus der Stroboskopie und Kinematographie hinlänglich bekannten Verhältnisse. Das Wesentliche ist vielmehr auch hier, daß es sozusagen gleichzeitig eine Erwartungsfigur und eine Überraschungsfigur aus Ursachen ein und desselben Reizes in diesem Versuche gab. Als Formproblem gesehen, ist dieser Fall nämlich derselbe wie einer der Motorik, in dem wir denselben Bewegungserfolg auf verschiedenen Innervationswegen erreicht sahen – so etwa im Falle der vestibulären und der optokinetischen Reflexe. Führend, gesetzlich bestimmend ist der Erfolg: die identische Bewegungsfigur an der Kontaktstelle der inneren und der äußeren Kräfte.

Es muß nun versucht werden, den biologischen Kern der Begriffe Erwartung und Überraschung herauszuarbeiten. Auch eine Überraschung ist eine Erwartung negativer Art, eben eine Paradoxie; die Erwartung, daß sich eine Situation *nicht* ändert, wird befriedigt oder nicht befriedigt. Ein solcher Begriff enthält nun nicht nur ein Urteil über Vorgänge in der Zeit, sondern ein Urteil über die Zeit selbst und kann daher nicht als quantitative zeitliche Ordnung irgendwelcher Art dargestellt werden, sondern als qualitative Entscheidung über den Eintritt der Ordnung als solcher. Ob nun eine Ordnung in einer ihr entsprechenden Form realisiert wird oder nicht, das ist an sich überhaupt niemals in Konsequenz einer zeitlichen Abfolge, sondern eines Verhältnisses *zur* Zeit darzustellen: wir bemerken zum zweiten Male, daß es gilt, einen Doppelsinn der Worte Raum und Zeit auseinanderzuhalten. Wenn es naturgesetzlicher Ordnung entspricht, daß Vorgänge zeitlich bestimmt nacheinander geschehen, so ist damit nicht im gleichen Sinne notwendig, daß sie in ebensolcher Zeitbestimmtheit erscheinen. Die objektive und die subjektive Zeitordnung sind nicht die Ordnungen zweier Vorgänge in derselben Zeit; sondern was wir subjektiv erleben, ist eine – unter anderem zeitlich geordnete – Erscheinung der Welt; eine Gleichsetzung oder Parallelisierung der Erscheinung mit dem, was erscheint, hebt den Kern dieser Beziehung auf. Es ist daher auch »das Wahrnehmen von Etwas« nicht eine als Zeitfolge darstellbare Beziehung, so, als ob etwas zuerst passieren und kurz darauf wahrgenommen würde. Solche Differenzen können sich immer nur auf den Ablauf der Erregung im Organ oder dgl. beziehen, nicht auf die Subjektivität in Beziehung auf das Objektive. Der Unterschied von erlebter und objektiv-mathematischer Zeit ist daher meines Erachtens unter einem gemeinsamen Oberbegriff »Zeit« überhaupt nicht zu erörtern. Wenn uns die experimentelle Analyse lehrt, daß wir bei gleichem objektivem Vorgang, je nachdem wir das Kommende erwarten oder von ihm überrascht werden, verschiedene Bilder haben, so liegt zwar die Deutung nahe, es müsse einen gewissen Parallelismus zwischen der erlebten und objektiven Zeitordnung geben, damit nur überhaupt wir einigermaßen in unsere physische Umwelt eingepaßt leben können. Aber wie sollen wir diesen offenbar nur teilweisen Parallelismus (»Koinzidentialparallelismus«, Auersperg) feststellen? Es ist eben nicht so, daß wir die Zeitachse des objektiven Sachverhaltes sozusagen *von der Seite* her betrachten und ihre Abmessungen unbeirrt von der unaufhörlichen Flucht der Zeit feststellen könnten, als ob man diese Flucht je nach Bedarf zur Gleichzeitigkeit gleichsam gerinnen lassen könnte. Wo wir das etwa durch Uhr und Registrierapparat scheinbar tun, da handelt es sich nur um den Tatbestand der experimentellen Wiederholbarkeit gesetzmäßiger Verhältnisse. Die Zeitmessung ist, wie auch v. KRIES betonte, immer und nur eine Raummessung bei konstant gedachten raumzeitlichen Zusammenhängen. Durch deren Voraussetzung wird aber die wesentliche Struktur der Zeit, nämlich Gegenwart zwischen Vergangenheit und Zukunft zu sein, nicht berührt. Der Unterschied ist nur in dieser von uns als wesentlich anerkannten Struktur des ereignishaften Durchganges überhaupt auszudrücken. Die Gegenwart als Erwartetes ist eine aus Vergangenheit in Zukunft durchschwingende Zeitkontinuität; die Gegenwart als Überraschung ist eine zwischen Vergangenheit und Zukunft hineinmarkierte Punktualität der Zeit. Beides ist ein subjektives Verhältnis zu der Zeitlichkeit des Geschehens als Ereignis, nicht zur Zeitbestimmtheit des objektiven Verlaufs.

Man hat, besonders seit BERGSON, diese Zeitordnung auch als die historische, biologische, erlebte Zeit der mathematischen gegenübergestellt, und ein solcher Dualismus kann als wertvolle Vorbereitung auf unsere Aufgabe angesehen werden, welche sich danach folgendermaßen darstellt. Das Studium organischer Bewegungen forderte zunächst die Erforschung der anatomischen und physiologischen Bedingungen ihres Zustandekommens. Dabei zeigte die Analyse die Undurchführbarkeit ihrer Trennung von der Umwelt, sobald man dem Lebendig-Wesentlichen, nämlich der Form, nachgeht. Die Form aber, dies zeigt sich dann, ist mehr eine Form der Beziehung oder besser Begegnung von Organismus und Umwelt, als daß sie von einem und vom andern her bestimmt wird. Geht man dann dem Entstehen der Bewegungsformen nach, so zeigt sich, daß die zeitliche Ordnung dieser Entstehung weniger ein Hilfsmittel als vielmehr ein ganz neues Problem wird. Form, so zeigt sich, ist ihrem Wesen nach als zeitlicher Wirkungszusammenhang unerfaßbar. Faßt man diesen versuchsweise als Vorsatz und Erfolg, so bekommt der Forscher statt einer besseren Erklärung die neue Paradoxie ihrer Nichtentsprechung zu Gesichte. Auch entspricht das Geschehen, vermöge der Geheimhaltung aller Zukunft, ebensooft nicht einer Erwartung, sondern ist Überraschung. Nachdem dieser Erfahrungsweg durchlaufen ist, hat sich als notwendig ergeben, nun auch für den Zeitbegriff, der unserer biologischen Forschung zugrunde liegen muß, eine (im Mathematischen nicht auffindbare) Struktur herauszustellen, von der aus noch einmal von vorn an das Problem der organischen Bewegung heranzutreten ist. Diese Bewegung als Form und ihre Form als ein Werden betrachtet, zeigten uns bereits in einem Sonderfalle – dem der vorsätzlichen Figurierung – eine Zeitregel besonderer, in physikalischer Konstruktion nicht darstellbarer Art. Wir müssen von diesem Beispiel zur allgemeinen Aufweisung biologisch-eigengesetzlicher Ordnungsarten, d. h. Formen, vorstoßen.

Zunächst ist jetzt klar, daß die Regel der »konstanten Figurzeit« nicht dadurch etwas Besonderes ist, daß sie eine Art Naturkonstante enthielte; sondern das Wesentliche ist, daß zwischen Zeitdauer und Figur eine funktionale Bindung gefunden wird. Denn darin liegt ein proleptischer Sachverhalt, ganz ebenso wie wir ihn bei der der Erwartung entsprechenden Arbeitsweise des Sinnesorgans feststellen können. Da ferner bewiesen wurde, daß Prolepsis nicht soviel wie bewußter Vorsatz sein kann, haben wir den Bewegungsverlauf ohne eine Anleihe an eine ihm verwandte Bewußtseinsfunktion als einen proleptischen aufzubauen. Die Art, wie dies geschieht, wird durch das Verhältnis zur Zeit grundlegend bestimmt sein; nämlich so, daß das, was aktuell geschieht, als ein aus einer geschehenen, also nicht mehr zu verändernden Vergangenheit *Kommendes* und in eine ungeschehene, aber entweder zu erwartende oder überraschende, also noch unentschiedene Zukunft *Gehendes* dargestellt werden muß. Dieses »von zu« hat also die Struktur, sowohl bestimmt wie unbestimmt zu sein. Diese teilweise Unbestimmtheit beruht hier aber nicht auf einer nur teilweisen Bekanntheit der determinierenden Faktoren (Ursachen), sondern auf der Eigenschaft der biologischen Zeit, jeweils von Gegenwart aus konstruiert zu sein, und nicht als beliebig langes homogenes Kontinuum. Die Unbestimmtheit, so kann man sagen, liegt darin, daß der Betrachter biologischer Bewegung nicht die Freiheit hat, in seiner Forschung, Darstellung oder Theorie, den Vorgang als einen vollständigen, weil bis zu Ende abgelaufenen zu betrachten, sondern der Beschränkung unterliegt, jeweils von einer aktuellen Gegenwart zwischen Vergangenheit und Zukunft ausgehen zu müssen. Man kann auch sagen: der Lebensvorgang ist nicht eine Sukzession von Ursache und Wirkung, sondern eine *Entscheidung*.

Wir haben bis jetzt dem biologischen Formproblem zwei Eigenheiten abgewonnen. Die eine war, daß die Form in räumlicher Hin-

sicht eigentlich der Ort der Begegnung von Organismus und Umwelt ist; die andere, daß Form in zeitlicher Hinsicht als Genese jeweiliger Gegenwart zu fassen ist. Wir wissen jetzt, wie biologische Form zentriert ist, und damit ist das Programm der biologischen Bewegungslehre abschließend umschrieben. Daraus ist zu ersehen, daß in den grundlegenden Begriffen wissenschaftlicher Arbeit Änderungen vom Gewohnten gefordert werden. Wird man darin eine bedeutende Erschwerung auch nicht verkennen, so ist doch auch manches Anzeichen zu vermerken, welches auf größere Vereinfachung hoffen läßt. Es ist wohl deutlich, daß die allgemeinsten Forderungen der Bewegungsanalyse hier bereits sehr nahe zu jenen zurückgeführt haben, die am Schluß der Wahrnehmungsanalyse erreicht worden waren. Sowohl im Studium der vorsätzlichen Bewegung wie in dem der gegenständlichen Wahrnehmung ist die Zentrierung auf die *Begegnung* der einander gegenübergestellten Sphären das offenbar gemeinsame und beide Forschungsgebiete voraussichtlich umfassende Thema. Es könnte sein, daß damit eine Verschmelzung der beiden Gebiete sich vorbereitet.
Wenn auch die Genese der Bewegung organischer Teile ganz übermächtig von der Begegnung mit der Umwelt und von der Frage nach der Zeitstruktur beherrscht ist, so wäre doch diese Bewegungslehre unvollständig, wenn sie nicht noch des Versuchs gedächte, die »in der Zeit« verlaufende oder sich vollendende Bewegung nach ihrem Abschlusse noch einmal gleichsam in zeitloser Überschau, als räumlich-simultane Figur zu untersuchen. Das setzt voraus, daß die Bewegung während ihres Vollzuges in einem Raum verläuft, der sich nicht verändert, daß also ein zeit- und bewegungsunabhängiger Raum existiert, in dem die organische Bewegung geschieht. Diese Forderung ist identisch mit der eines mathematischen Postulates. Ob diese Voraussetzung gerecht und für die Biologie unbeschränkt sinnvoll ist, können wir nur erfahren, wenn wir die Form mechanischer Gesetze mit der Form biologischer Bewegungsgesetze vergleichen. Dies ist bereits geschehen, als von der Regel einer konstanten Figurzeit die Rede war. Diese schließt nämlich ein, daß organische Bewegungsfiguren verschieden groß, aber ähnlich werden, wenn die zu ihrer Vollendung genommene Zeit gleich ist, und unähnlich, wenn ihre Vollzugszeit verschieden, aber die Größe gleich ist. Von diesem Beispiel fällt der Blick leicht auf einen großen Tatsachenkreis. Es ist wirklich so, daß, sprechen wir nicht von geometrischen Figuren, sondern von

biologischen Leistungen, überall analoge Verhältnisse auftauchen. Die höher entwickelten Tiere haben eine weitgespannte Spielbreite der Geschwindigkeit ihrer Fortbewegung. Aber mit steigender Geschwindigkeit ändern sie dann notwendig die Gangart: vom Schritt geht das Pferd zu Trab, Galopp, Karriere über. Jede Gangart hat ein völlig abweichendes eigenes Koordinationsbild. Auch innerhalb einer Gangart wird nun nicht nur die Schrittfrequenz, sondern mit ihr stets die Schrittlänge verändert. Es kommt überall also nicht auf die Figur allein oder die Geschwindigkeit allein an. Das Bewegungsgesetz ist vielmehr immer ein solches, als sei das Räumliche eine Funktion der Zeit (und umgekehrt). Man kann diesen Sachverhalt auch so ausdrücken: die Bewegung formt jeweils ein bestimmtes Verhältnis von Raum zu Zeit, nicht nur eine Raumfigur unabhängig von der Zeit. – Ich glaube, daß diese Regel die allerweiteste Geltung besitzt. Die Betrachtung einer Bewegung im Bilde ihrer zeitlosen Figur führt niemals auf eine mögliche biologische Leistung; die Abstraktion von der Entstehungszeit ist so gut wie eine Fälschung. Eine biologische Bewegung ist stets ein Weg von einem Ausgang zu einem Ziel. Erfolgt sie schneller, so auch räumlich anders, und das heißt, daß sie nicht nur schneller ans Ziel kam, es heißt, von der Leistung her betrachtet, daß das Ziel nähergebracht worden ist. Wenn das Lebewesen nichts von der »objektiven« Entfernung weiß, so könnte es mit gleichem Rechte annehmen, daß die Entfernung kürzer, wie daß die Geschwindigkeit seiner Bewegung größer geworden sei. Dies ist nicht eine erfundene Annahme, denn wir haben ja früher gehört, daß derartige Täuschungen nicht nur vorkommen, sondern sogar gesetzmäßig stattfinden! *Für* das lebende Wesen ist es also wirklich so, daß die Konstante des Bewegungsablaufs bestimmter Figurierung oder bestimmten Erfolges (Fortbewegung) nur ein *Verhältnis* von Raum und Zeit ist, woraus eine Vertauschbarkeit dieser beiden Maßstäbe resultiert. Es hängt wohl damit zusammen, daß wir im Schätzen von Entfernungen und Zeitlängen viele Irrtümer begehen, die dann von der Psychologie mit Recht auf die erlebnismäßige Erfüllung der beiden Erstreckungen zurückgeführt werden. Von da stammt auch eine Rede wie die, daß die Verkehrsmittel und Fernrohre die Welt immer kleiner machen usw.

Wenn der Raum nur in Relation zu einer Zeit biologisch bestimmbar ist, so erwächst hier, wie bei der biologischen Zeit, ein scharfer Strukturgegensatz zum mathematischen Raum. Aus bereits mehreren Anlässen mußte hier ein Gegensatz der Raumerlebnisse, also des phänomenalen Raumes zum mathematischen (euklidischen) Raum, hervorgehoben werden. An dieser Stelle nun ist es die Analyse der biologischen Bewegung selbst, die nötigt, ein Primat dieser Bewegung vor »dem« Raum festzustellen. Es ist wieder so, daß die Bewegung nicht durch Bestimmungen von Orten (und Zeiten) in »dem« Raume festgestellt wird, sondern so, daß umgekehrt die Bewegung, nämlich die organische, es ist, welche eine raumzeitliche Gestaltung hervorbringt. Es bleibt auch hier jedem unbenommen, eine solche Bewegung außerdem noch und nachträglich durch räumliche und zeitliche Messung (Registrierungen) in den objektiven Raum einzutragen (oder einzuschreiben); aber diese Arbeit kann niemals die biologisch-gesetzmäßige Gestaltung des räumlich-zeitlichen Gebildes durch die Bewegung darstellen und damit dieses Gesetz selbst aussprechen. Es ist, hat man dies verstanden, keine zu große Zumutung mehr, wenn wir formulieren: die Bewegung des Organismus bewegt sich nicht in Raum und Zeit, sondern der Organismus bewegt den Raum mit der Zeit. Wir stehen damit in der Nähe jener einleitend vorweggenommenen These, daß organische Bewegung Selbstbewegung ist.

Über die Struktur des biologischen Raumes ist damit zunächst nur soviel ausgesagt, daß nicht die dreidimensionale, homogene und isotrope Struktur ihn enthält, sondern daß er – wie die biologische Zeit – genetisch betrachtet primär als Gestaltung aufzufassen ist. Über diese Gestaltung kann man im Speziellen und im Generellen weitere Forschungen anstellen. Im Speziellen haben wir bisher nur ein Beispiel vorsätzlich figurierter Bewegung (Kreisvollzug) und ein Beispiel der zielhaften Fortbewegung durch die Beine (Gangarten) betrachtet. Das sind Handlungen, von denen die eine nur ausnahmsweise, die andere nur für bestimmte biologische Zwecke ausgeführt wird. Wir versuchen daher, noch ein Beispiel für eine womöglich immer und unter allen Umständen geforderte Bewegungsleistung zu finden, und stoßen auf die Einordnung in das Kraftfeld der Erde: das Körpergleichgewicht. Gleich muß aber das Mißverständnis abgewehrt werden, als sei damit eine Leistung gemeint, die sich auf *den* Raum als absoluten bezöge! Es ist nur der terrestrische, in dem wir uns einordnen, und es ist eigentlich eine gerichtete Kraft, nicht eine Richtung des Raums an sich, der die Gleichgewichtsleistungen gelten. Aber sie hat immerhin die Eigenschaft, eine lebenslänglich gegebene konstante Richtung für den

Organismus zu sein, sofern er ein Erdbewohner ist. Die räumliche Relation zum Kosmos ist für diese Funktionen bisher ohne nachweisbare Bedeutung. Das Gleichgewicht ist in jeder Körperhaltung, im Liegen, Sitzen, Stehen, Gehen, Springen usw. nicht gegeben, sondern aufgegeben; d. h. es muß von Moment zu Moment durch Innervation und Bewegung (bzw. Haltung) hergestellt werden. Unsere Entwicklung des Leistungssatzes hat bereits deduktiv gezeigt, daß kein Leitungsprinzip oder Reflexgesetz diesen Erfolg beschreiben kann. Man kann die Leistung des Körpergleichgewichts nur von diesem Erfolge aus definieren.
Bekanntlich ist nun diese Leistung lange Zeit als vorzüglich durch die Funktion des Vestibularorgans erklärt worden.[14] Freilich konnten die in physikalischer Gesetzmäßigkeit durch Dreh- und Progressivbeschleunigung sowie durch Neigung im peripheren Organ ausgelösten Bewegungen der Endolymphe und der Statolithen nicht als die unmittelbar den Muskeltonus regulierenden Faktoren angesehen werden. Die von ihnen ausgehenden nervösen Erregungen werden, so ergab sich, später in den Zentralorganen beträchtlich umgeformt. Aber unter Berücksichtigung dieser Transformationen und anderer hinzukommender Sinneserregungen (Auge, Muskelpropriozeptoren) dachte man sich doch die erfolgenden Tonus- und Bewegungsinnervationen als Erfolg der Gesamtheit jener Reize. Dabei wurde, wie schon ausgeführt ist, übersehen, daß nicht die Reize, sondern die *Relation* zwischen Umwelt und Organismus die Form dieser Innervation beherrscht. Wir haben dies an der relativen Verschiebung der optischen Umwelt zum Körper ausgeführt; aber es gilt genau so für jede andere räumliche Relation. Wenn wir z. B., anstatt gedreht zu werden, uns im Tanze drehen, so entsteht kaum eine einzige der gewöhnlichen Drehreaktionen, und es kommt darauf hinaus, daß das Körpergleichgewicht erhalten bleibt, aber nicht darauf, daß die unter anderen Verhältnissen festgestellten Reflexe erhalten bleiben. Das Gesetz ist, wir wiederholen, nur im Leistungsprinzip, nicht in den Reflexen enthalten. Aber dieser Fall lehrt noch etwas Neues. Raum als Raum der Gleichgewichtserhaltung und Raum als Tanzraum sind biologisch nicht dasselbe. Die Leistung der Gleichgewichtserhaltung und die des Tanzens sind ja verschmolzen. Der Versuch, des Raumbegriffes von einer Leistung her Herr zu werden, stößt auf die Erkenntnis, daß eine Leistung mit einer andern verschmilzt, daß wir in einer Bewegungsfolge mehrere Leistungen vollbringen. Der biologische Raum

ist also ein Leistungsraum – wir gestalten durch Bewegung ihn so, daß Leistung erfolgt; aber die Leistung ist dann bereits sub specie einer andern Leistung geformt und diese möglicherweise einer übergeordneten dritten Leistung usw. Dies führt zu der Folgerung, die Struktur des biologischen Raumes bestehe nur in *jeweils* leistungsgerechten Einzelschöpfungen, nicht in dem allgemeinen Schema einer Leistung. Diese Struktur besteht nicht im Leistungsschema, sondern in der Leistungsgerechtigkeit als solcher.

Der Sinn dieser Worte kann nur sein: jede biologische Raumbestimmtheit ergibt sich nicht aus einer so oder so seienden Befindlichkeit der Leistung *im* Raum, sondern jede Bewegungsleistung bestimmt aus sich die Raumbestimmtheit aller zugehörigen Elemente. Man kann diese Umkehrung des Verhältnisses von Bewegungsleistung und Raum auch so ausdrücken: die Leistung bestimmt zuerst ein gleichsam punktförmiges *Hier*, von diesem aus die räumlichen Befindlichkeiten der Dinge um es herum. Der mathematische Raum, in dem etwas ist, wäre das letzte, der Ort Hier das erste in der durch Bewegung gestalteten Genese.

Wir dürfen sagen, daß wie die biologische Zeit, so auch der biologische Raum eine nur genetische, von dem jeweiligen Hier zu seiner weiteren Gestaltung fortschreitende Struktur haben muß. Man kann vermuten, daß die auf das Hier zunächst folgenden Bestimmungen einen relativ elementaren Charakter, wie z. B. dort, links, hinten, oben, nahe, fern, groß, größer usw., haben werden. Doch zur Beschreibung überschreiten diese Beispiele das zur Definition des biologischen Raumes Notwendige und auch Hinreichende; es genügt, ihn als eine von dem jeweiligen Hier aus erfolgende Gestaltung des jeweiligen Leistungsraumes ein für allemal festzulegen.[15]

V. Der Gestaltkreis

Es hat durchaus nicht denjenigen im Sinne gelegen, welche die Anfänge wissenschaftlicher Biologie begründeten, daß man Sensibilität und Motilität als zwei verschiedene Fähigkeiten des lebenden Organismus voneinander zu trennen habe und so die Einheit des lebenden Wesens zerschlage. Allerdings hat das zunehmende Bestreben, die den Erscheinungen zugrunde liegenden Vorgänge als konkrete materielle Funktionen zu verstehen, dazu geführt, die allgemeine Irritabilität einschränkend entweder als Bewegung (Kontraktilität) *oder* als Wahrnehmung (Sensibilität) zu definieren.[1] Aber es gibt immer nur ein vorübergehendes Verweilen bei solcher Einseitigkeit, das gilt bis heute. Eine geschichtliche Studie von E. Marx[2] zeigt die Wellenbewegung, welche den Dualismus abwechselnd zu setzen und aufzuheben scheint.

»Man sieht, wie auf dem Hintergrunde der *Naturphilosophie* des 17. und 18. Jahrhunderts die Experimentalphysiologie entsteht. Nur langsam lösen sich von dem philosophischen Begriff des *Lebens* die den *materiellen Vorgang* treffenden Vorstellungen ab. Alsdann entsteht in der anatomisch-physiologischen Betrachtungsweise eine neue Problematik: der Versuch mit den neugewonnenen materiellen Vorstellungen den Lebenserscheinungen gerecht zu werden. Das, was lebend *erscheint*, soll aus dem materiellen Vorgang *stammen*.

Nicht befriedigend gelingt der Physiologie dieser Versuch. Nicht befriedigend ist die mechanische Erklärung der Leistungen des nervösen Organs. Zusätzliche, inkonsequente, verwirrende und genial überfliegende Ideen treten alsbald auf, nachdem der mechanische Gedanke scharf eingeführt war. So führt die Studie bis an den Höhepunkt dieses Unternehmens, der auch schon am Anfang des Abstieges liegt, welcher bis an den Rand der Gegenwart reicht. Man wird erstaunt sein zu erfahren, wann die reine Reflexlehre ihren Höhepunkt hatte. Denn viele sind gewohnt, das 19. Jahrhundert in Bausch und Bogen als das materialistisch-mechanistische zu sehen. Marx zeigt aber, daß es die Spanne zwischen 1830 und 1840 allein ist, welche solche reine Reflexphysiologie hervorbringt. Dann ist es, halten wir uns nicht an den Schulbetrieb, sondern an die wahrhaften Forscher, damit zu Ende.

Das spielt sich nun so ab: das Bedürfnis, den Erscheinungen des

Lebens ein materielles Geschehen zu unterlegen, wird zunächst befriedigt durch die Vorstellung von einem Erregungsvorgang, der sich in der nervösen Substanz fortbewegt. Der Weg dieser Ausbreitung auf bestimmten Bahnen liefert das einfachste und klarste Bild; die Erregung läuft zentripetal und von dort reflektiert wieder zentrifugal zum Muskel. Aber die Mannigfaltigkeit der Tatsachen und ihre Bedingungen zwingen bald, dieses allzu einfache Bild zu ergänzen. Der Vorgang im Zentrum selbst muß doch komplizierter angenommen werden und wird so bald zur Hauptsache.

Aber der Erfolg der reinen Reflexlehre bleibt auch bei dieser Komplizierung unentrinnbar: Das Individuum, die Einheit des Organismus war zerschlagen in dem Augenblick, als FLOURENS die periphere Exzitabilität, als man den Rückenmarksreflex als selbständiges Element eingeführt hatte. Der Bruch mit dem (naturphilosophischen) Lebensbegriff war vollzogen, aber nicht verschmerzt; man suchte die Einheit zu retten, wiederherzustellen. Es ist die Subjektivität, die helfen soll, und so bekommt die Empfindung, das Sensorische eine hohe Wichtigkeit, zunächst eine selbständige Stellung. Zur Reflexphysiologie tritt die Sinnesphysiologie.

Durch die merkwürdigste Problemverschlingung kommt es dann so, daß allmählich an die Stelle der Gegenüberstellung von zentripetal und zentrifugal wieder die von Empfindung und Bewegung, von Subjektivem und Objektivem tritt. In diesem Augenblick ist der Mechanismus de facto überwunden, auch wenn dies nicht bemerkt, nicht zugegeben wird. In diesem Augenblick ist auch das Lebewesen, der Mensch, wieder herstellbar, und das heißt dann, daß auch der Organismus nicht nur als ein Teil der materiellen Natur, sondern als ein ihr als seiner Umwelt gegenübergestelltes Wesen begriffen wird. In dieser Entwicklung kann es nur eine Übergangsstufe bedeuten, daß man nach der Wiederzulassung der Subjektivität die Empfindungen in den objektiven Vorgang einzubeziehen sucht und von dem physiologischen Empfindungsvorgang spricht. Doch ist dies ein Zwitterbegriff. Ihm entspricht auf der materiellen Seite, daß man von der lebendigen Bewegung als von einer Willkürbewegung spricht. Diese beiden hybriden Begriffe *entstehen* aus der Materialisierung der Lebenserscheinungen, aber sie *führen* zu der Wiederherstellung des inneren Gegensatzes des Lebendigen: sowohl Subjekt als Objekt, sowohl an ein Ich wie an eine Umwelt gebunden zu sein. Ein Schema kann dies nochmals zusammenfassen«:[3]

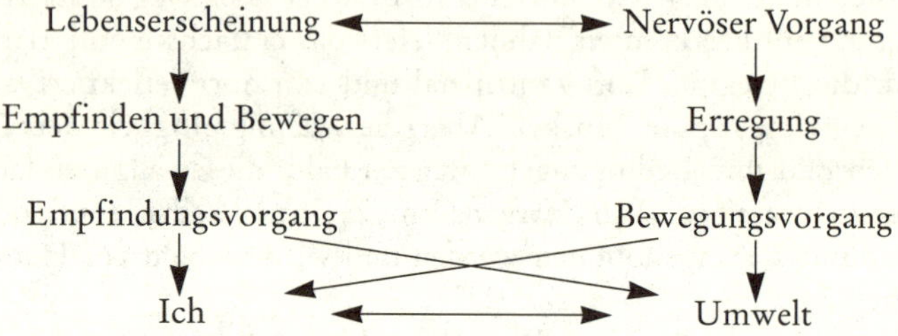

Die Voraussetzung dieser Epoche (die wir in Analogie zu einem in der Physik üblich gewordenen Sprachgebrauch zusammenfassend die klassische nennen) ist also nicht eigentlich die sogenannte materialistische, wonach das Leben ein materieller, z. B. ein mechanischer Vorgang *sei*; die Forscher waren doch meist zu vorsichtig und zu ehrfürchtig, als daß sie so anspruchsvolle Worte gebraucht hätten. Aber es wird doch in der Physiologie stillschweigend vorausgesetzt, daß das, was lebend *erscheint*, aus einem materiellen Vorgange *stamme*. Es ist der *Beobachtungs*-Empirismus, zu dem die *Erklärungs*-Theorie tritt, was die klassische Form dieser Wissenschaft ausmacht. Beobachtungen durch unsere Sinne sollen entscheiden, ob die Theorie über das nicht unmittelbar beobachtete Geschehen die Erscheinungen erklärt. Und darin liegt nun eine Auffassung über das Verhältnis des Forschers zu seinem Gegenstande, die freilich fast selbstverständlich geworden und die doch durchaus nicht die einzig mögliche ist. Es könnte auch sein, daß die beobachtete Erscheinung nicht aus dem ihr zugrunde liegenden Vorgang stammt und daß daher die Theorie auch nicht die Erscheinung aus jenem Vorgange erklärt. Es könnte sein, daß vielmehr der Mensch zusammen mit der Natur das, *was* erscheint, *erscheinen* läßt. *Denn jede Beobachtung ist schon ein Urteil und jede Theorie auch eine Art von Beobachtung.* Dann würde die Erscheinung nicht aus dem (nicht beobachtbaren) Vorgange stammen, sondern sie wäre bereits eine Vorstufe der Theorie, die Theorie eine besser beobachtete Erscheinung. Die Aufgabe der Wissenschaft wäre nicht, Erscheinungen zu erklären, sondern Wirklichkeit zu erzeugen, und zwar in einer Verbindung von Menschen und Natur. Dieses Bündnis gälte dann nicht nur der Erkenntnis, sondern auch der Wirklichkeit.

Da sich aus dieser Auffassung vielerlei Folgen von schwer abschätzbarer Tragweite und Zuverlässigkeit ergeben können, ist zunächst eine gewisse Zurückhaltung nötig. Insbesondere dürfen wir das Unternehmen der Wissenschaft nicht von vornherein gegen andere gut bekannte Tätigkeiten des Menschen isolieren, mit denen sie doch vielleicht sehr wichtige Bedingungen gemeinsam hat. Ebendies aber berechtigt, ein Beispiel scheinbar abliegender Art heranzuziehen, um dem, wie es scheint, sehr wichtig gewordenen Punkte, nämlich der Art, wie der Mensch einem Gegenüber überhaupt begegnen kann, etwas näherzukommen. Das Beispiel soll sowohl etwas Methodisches wie auch die Begegnung zweifelsfrei enthalten. Auch soll ein Wechselspiel von Wahrnehmung und Bewegung dazugehören, doch ohne vorgefaßte Meinung über deren organischen oder materiellen Zusammenhang.
Solchen Wünschen entspricht z. B. eine Schachpartie. Der Spieler ist zwar kein Forscher, aber auch er ist sowohl ein »Beobachter« wie ein »Theoretiker«. Indes ist es doch nicht so, daß er die Züge des Gegners durch die Theorie (Spielregeln, Kalkül) erklärt. Es ist wesentlich, daß er sie zwar vermutet und dann abwartet, ob sie erfolgen oder nicht. Wüßte er sie, dann gäbe es gar keine Partie; wäre nicht einmal eine Vermutung möglich – ebenfalls kein Spiel. Die Verwirklichung des Spiels ist also wesensmäßig gebunden an die Einhaltung der Spielregeln und die Freiheit des Zuges, also an die Verknüpfung von Vermutung und Beobachtung – nicht an die Verknüpfung von Ursache und Wirkung nach einem Gesetz. Ich kann nicht gleichzeitig Spieler und Gegenspieler sein, und nur wenn ich unter der Bedingung der Unbestimmtheit des Gegenzuges bleibe, kommt die Wirklichkeit des Spieles zustande. Diese (teilweise) Unbestimmtheit ist die Realbedingung solchen Geschehens. Wir können von einem methodischen Indeterminismus in der Entstehung dieser Art von Wirklichkeit sprechen. Ein Naturforscher, der nur Ursache und Wirkung kennt, ist eigentlich der »Kiebitz«; er schaut von der Seite ins Spiel, aber er bringt es nicht hervor. Er kennt die Spielregeln, aber er fängt nichts mit ihnen an.
Leicht ist zu erkennen, daß es mit anderen Verhältnissen der Begegnung in der Politik, in der ärztlichen Praxis nicht anders stehen. Arzt und Patient und das, was sie zusammen verwirklichen, stehen ebenfalls unter bestimmten bekannten Spielregeln, welche dann auch Gesetze der Natur sind; aber auch hier ist es »Zug um Zug«, in dem Möglichkeiten bekannt, die Entscheidungen unbekannt

sind; Vorsätze werden gefaßt, aber die Entscheidung erst zeigt, ob der Vollzug der Erwartung entspricht oder nicht. Es ist wirklich so, wie wir es von der Wahrnehmung und der Bewegung nun schon wissen. Die Wahrnehmung ist gegenständliche Wahrnehmung, und das heißt, daß im Wahrnehmen eine objektive Möglichkeit verwirklicht wird. Die organische Bewegung ist vorsätzliche Bewegung, und auch dies bedeutet, daß der Vollzug erst entscheidet, wie sie nun ausfällt. Wahrnehmung sowohl wie die Bewegung verhalten sich ebenso wie der Schachspieler, und dies macht also eine allgemeine Gemeinsamkeit der beiden aus. Indem wir sie so zusammenfassen, zwingen sie uns, jetzt auch die Art ihrer Verbundenheit gründlicher zu betrachten. Die gegenständliche Wahrnehmung und die vorsätzliche Bewegung können jetzt als zwei Beispiele für einen neuen und von dem klassischen unterscheidbaren Wirklichkeitsbegriff verstanden werden. Es wurde schon in dem historischen Hinweise auf die Reflexlehre der merkwürdigen Problemverschlingung in der Physiologie gedacht, derzufolge die Vorgänge bald als subjektiv, bald als objektiv, bald als psychisch, bald als physisch, bald als materiell bedingt oder erzeugt, bald als seelisch beeinflußt oder geordnet angesehen wurden. Die Dinge wechseln sozusagen herüber und hinüber, und da sie ihren Namen dabei nicht immer aufgeben, entstehen ungeheure Schwierigkeiten der Terminologie und damit der Verständigung. Auch die Abschnitte dieses Buches, die gleichsam ein Anmarsch auf ein Ziel sind, lassen diesen Mißstand, eigentlich Notstand, erkennen.

Es ist aber etwas gewonnen, wenn es gelingt, diesen vielfachen Notstand auf einen einzigen Nenner zu bringen. Die Sonne bricht durchs Gewölk, auch ohne alle Wolken schon zu verscheuchen. Dies kann, so bin ich überzeugt, in dem Augenblick geschehen, in dem wir begreifen, daß wir zur Natur gehören, die Natur aber auch zu uns.

Das Beispiel der Schachpartie regt dann über die Biologie von Wahrnehmung und Bewegung das Folgende an. Eine jede Wahrnehmung und Bewegung wird vollzogen aus einer solchen produktiven neuen Begegnung des Menschen oder Tieres mit seiner Umwelt.

Wir haben das in vielen Umschreibungen schon oft als Ergebnis der Beobachtungen und Überlegungen gesagt; aber, wenn es richtig ist, dann muß es nicht Resultat, sondern Ausgangspunkt für beides sein. Darin liegt der methodische Mangel der bisherigen Ausfüh-

rungen (der freilich nur allmählich zu überwinden ist), daß alles, was nur Ursprung sein kann, auch scheinbar als Resultat auftritt. Allerdings, und es kann gar nicht anders sein, immer wieder so, daß ein Ungenügen der klassischen Lehre aufgezeigt wird. Der Beweis ist dann nur ein negativer. In der Sprechweise eines früheren Jahrhunderts ausgedrückt: die Theodizee bedient sich hier der Methode der negativen Theologie. Ein emanzipiertes Jahrhundert hat dann freilich in einer Art von Angst vor der Schöpfung diese als eine zu unbegreifliche, aber auch zu spekulative und wissenschaftlich überhaupt zu unbeweisbare, ja ihrer Pflichterfüllung gefährliche *Idee* aus der Naturwissenschaft ausgeschlossen.
Dieser Irrtum kann fallen, wenn sich zeigt, daß es umgekehrt steht und daß diese Idee allein es ist, unter deren Herrschaft irgend etwas als Wahres und Wirkliches hervorzubringen ist. Der erste Schritt dazu ist bereits getan, nachdem sich zeigt, daß die Wirklichkeit nur eintritt, wenn sie als Möglichkeit, doch nicht als Notwendigkeit vorbestimmt ist. Es ist, wie die Dinge historisch sich entwickelt hatten, nicht verwunderlich, daß die Welt aufzuhorchen begann, als auch die Physik begann, einen Indeterminismus einzuführen. Die Biologie begrüßt diesen Bundesgenossen, denn die klassische Physik war es, deren Strenge auch einen biologischen Indeterminismus hemmen mußte: man konnte nicht zwei widersprechende Naturbegriffe nebeneinander haben. Jetzt kann die Biologie darangehen, ihren Indeterminismus methodisch und logisch durchzuführen, und er erweist sich als ein nicht etwa milderes, sondern als ein noch strengeres Gesetz wie der Determinismus.

1. Von der heterogenen Funktion zum Kohärenzprinzip

Es ist bei keiner Art von Naturforschung etwas Besonderes, wenn man in der Fülle der Erscheinungen nur einzelnes herausgreifen und nur in beschränktem Maße verstehen und erklären kann. Es ist dabei von sekundärer Bedeutung, ob dieses isolierende Herausgreifen mehr in Gedanken stattfindet oder ob es durch Herstellung experimentell vereinfachter Bedingungen, z. B. durch Apparate, erzeugt wird. Skeptischer wird man gegen diesen Eingriff in die Natur, wenn der Eindruck sich nicht überwinden läßt, daß dabei etwas Zusammengehöriges und Einheitliches zerrissen, eine Gesetzmäßigkeit also durch den Forscher selbst gestört wird. Allerdings ist schwer zu sagen, wo hier die Grenzen liegen. Man wird es annehmbar finden, daß die Zertrümmerung von Molekülen und Atomen solche Gesetzmäßigkeiten nicht nur störe, sondern geradezu aufdecke; nicht leicht zu widerlegen wäre aber, daß das Ausschneiden eines Herzens, das Abschneiden eines Beines bei der Herstellung eines Froschpräparates ein für allemal verhindere, die Leistung dieser Organe für das ganze Tier aufzuklären, da sie nur im Verbande mit diesem sich so verhalten, wie sie im Leben sich verhalten müssen, damit das Tier lebe. Aber solche Ansichten und Bedenken lassen sich schwer scharf formulieren und beweisen, was dann wieder dazu verleitet, sie einfach ad acta zu legen.

Wir lernen daraus zunächst, daß die Behauptung, eine Erscheinung sei auch dann erforschbar, wenn sie nur teilweise erkennbar ist oder wenn sie nur ein Teil eines größeren Ganzen ist, keineswegs selbstverständlich ist. Vielmehr steckt in dieser Behauptung die ganz bestimmte Voraussetzung, daß der eine Teil eine hinreichend bestimmte, objektive Realität hat, obwohl er isoliert und vom Ganzen getrennt ist.

Auch wenn dies zugebilligt wird, bleibt bestehen, daß unbekannt, damit auch unbestimmt bleibt, wie dieser »Teil«, wenn er im Verbande funktionierte, sich benehmen würde. Eine derartige Unbestimmtheit können wir als abstraktive Indeterminiertheit bezeichnen.

Eine andere Art der Unbestimmtheit ist dann die, welche nicht durch ein Zuwenig, sondern durch ein unübersehbares Zuviel an zuammenlaufenden Ursachen oder Bedingungen entsteht, die besonders dem Biologen vertraute »Kompliziertheit«. Der Vorgang bleibt dann insofern unterdeterminiert, als es nicht gelingt, z. B. beim Zustandekommen des Ganges alle Reflexe, alle strukturellen, nutritiven und hormonalen Einflüsse auf die Ganglienzellen, die hintergrundmäßigen Zustände der Nerven und Muskeln zu erfassen. Auch reagiert das Organ verschieden je nach der in ihm vorausgegangenen Tätigkeit; für diese aber gilt dasselbe – auch ein Regressus in der Zeit scheint unvermeidlich sich ins Unendliche zu verlieren. Es bleibt dann nur übrig, auch hier die nicht oder nicht genau erfaßbaren Einflüsse mehr oder weniger zu vernachlässigen, also wieder quasi zu abstrahieren.

Andererseits haben weder die abstraktive noch deren Sonderform, die komplikative Unterdetermination, den Fortgang der Forschung aufgehalten. Es muß noch ein anderes Motiv da sein, wenn man in der Biologie immer wieder dem Drange begegnet, diese Unterdetermination nicht als eine selbstverständliche Unvollständigkeit der Forschung hinzunehmen, sondern durch besondere Annahmen auszufüllen, jedenfalls aber die Ganzheit zu einem besonderen Thema zu machen. Den Vorwurf aber, daß dies nur aus Ungeduld und Spekuliersucht geschehe, kann man wohl nur abwehren, wenn man auch einer ganz entgegengesetzten Betrachtung Raum gibt, nämlich der, daß wir vielleicht nicht nur in Not sein könnten, zu wenig von einer Erscheinung zu verstehen, sondern – zuviel.

Dabei fragt sich nun freilich, von welchen Zielen und Wünschen aus gesprochen es ein »Zuviel« geben kann. Die alte Regel: simplex signum veri ist eine, welche offenbar der Verstand, diese Regierungsspitze der Vorstellungen, aufgestellt hat. Dagegen wird das lebendige Gefühl sich unzähliger Bestätigungen zu versichern wünschen und unersättlich, wie es einmal ist, schon in einer vom logischen Denken diktierten Einschränkung einen verdächtigen Raub an seiner inneren Wahrhaftigkeit mutmaßen. Das Siegel der Bestätigung und Bewährung wird der Verstandeserkenntnis durch die immer gleiche Wiederholbarkeit des Vorganges aufgedrückt, wohingegen die gefühlsmäßige Evidenz der Lebenserfahrung gerade umgekehrt mit dem Reichtum zunimmt, mit dem *ein* Gefühl in immer neuen Individualitäten sich entfaltet.

Nun ist überhaupt das den Menschengeist am Leben Erstaunende weniger eine unverbrüchliche Gesetzmäßigkeit; in diese rettet er sich eigentlich aus der Not seiner Ungewißheit und der Bedrohung durch die Unsicherheit seiner Existenz. Verwundert sind wir vielmehr durch den unabsehbaren Reichtum seiner verschiedenen Möglichkeiten: die Fülle ungelebten Lebens übertrifft in unvorstellbarem Maße das kleine Stück des wirklich Gelebten und Erlebten. Gäben wir uns außer dem Wirklichen auch allem dem hin, was möglich wäre, so würde das Leben wohl sich selbst zerstören. Diesmal erscheint uns also die Limitierung nicht als eine Folge des leider begrenzten Menschenverstandes, sondern als ein Gebot der Selbsterhaltung. Wüßten wir z. B. alles, was die Zukunft bringt, so würden wir schwerlich fortleben können, und das gleiche wird von der Vergangenheit gelten.

Diese Verhältnisse im Großen erscheinen aber auch beim Blick aufs kleine Einzelne nicht aufgehoben. Betrachten wir nämlich Geschehnisse an Organismen und suchen wir sie aus deren Strukturen und Funktionen zu verstehen, so erfahren wir nicht in minderem

Grade, daß zwei gegensätzliche Schwierigkeiten begegnen, ja sich wechselseitig zu erzeugen scheinen. Analysieren wir den einzelnen Reflex, die einzelne Empfindung, dann entschwindet die Einheit der Leistung dem Blick. Umfaßt man diese als Lebenserscheinung aus einem Guß, dann wird sie rätselhaft in ihrem Mechanismus bleiben. Eine Synthese aber der Leistung aus den Elementen, welche die Analyse isoliert hatte, gelingt nicht.

Überblickt man freilich die Geschichte, so findet man nach der oben berührten Ablösung der Physiologie von ihrem naturphilosophischen Mutterboden nicht so sehr eine bewußte Stellung als vielmehr unbewußte Lösungsversuche dieses Problems.

Sucht jene Philosophie auszusprechen, was sie als *Wesen* des Lebendigen erkannt hatte, so mußte eine Erforschung der materiellen Vorgänge in die Versuchung kommen, in *ihnen* jenes Wesen nun erst recht entdeckt zu wähnen. Wenn dann die lebendige Erscheinung aus dem materiellen Vorgang stammte, dann pflegten weniger problembeschwerte Köpfe auch schon sich einzubilden, sie wüßten, was der Lebensvorgang an sich ist. Es mag vielleicht so aussehen, als ob wir von der Gegenwart rückwärts konstruieren, wenn wir jetzt die Psychophysik, die Sinnesphysiologie (und den Vitalismus) als unbewußt-vorläufige Lösungsversuche des Indeterminismus darstellen; denn die Vertreter jener Lehren waren durchweg mit ihrem Gewissen dem wissenschaftlichen Determinismus verpflichtet. Aber wir hoffen doch wenigstens davon zu überzeugen: Im Übergang von alter Naturphilosophie zu unserer eigenen Meinung stellen Psychophysik, Sinnesphysiologie (und Vitalismus) ein Mittelglied, Durchgangspunkte dar, welche vom Ausgangspunkt sich entfernend einen Weg zeigen, dessen Richtung das Ziel uns ganz allmählich deutlich werden läßt. Auf diesem Zwischenstück merken wir daher immer nur: ein Geheimnis soll enthüllt werden, aber es gelingt nicht einmal, die gestellte Frage klar auszusprechen. Noch weniger leicht werden wir Zustimmung finden, wenn wir dann behaupten, es sei gar nicht die unbedingte Absicht der Erforscher von Lebenserscheinungen gewesen, diese bis zum letzten Rest physikalisch und chemisch aufzulösen. Man wird mit gutem Recht auf den so überwiegenden Gebrauch der exakten Methoden sowie auf die immer wiederholten Niederlagen vitalistischer und ähnlicher naturphilosophischer Theorien hinweisen. Aber mit gleichem Recht muß man die Bemühungen exakter Forscher anführen, welche trotzdem dem Lebewesen oder dem Leben eine weitere Eigenheit zusprechen. Physiologen wie Pflüger, du Bois-Reymond oder Hering und Physiker wie Helmholtz oder Bohr stimmen darin überein. Führende Beispiele sind die Psychophysik, die Sinnesphysiologie und die entwicklungsgeschichtliche Forschung.

Wenn die physiologische oder physikalisch-chemische Erklärung der Lebenserscheinungen versagte, so mußte man sie ergänzen. War das Versagen ein grundsätzliches, dann mußte das Ergänzungsstück von einer grundsätzlich anderen Art sein. Hatte es aber eine ganz andere Art, so konnte man die Einheit und Verbindlichkeit der Wissenschaft leicht in Gefahr bringen. Diese Gefahr meiden, hieß auf die Lösung des Organismusproblems verzichten; sie auf sich nehmen, mußte zu neuartigen, von den anorganischen Naturwissenschaften abweichenden Methoden und Theorien führen. In solcher Weise typisch entstandene Wissenschaften sind die drei genannten. Die erste ergänzt die Körperlichkeit durch die seelische Erscheinung, die zweite analysiert die materiellen Vorgänge mit Hilfe ihnen zugeordneter seelischer Erscheinungen, die dritte analysiert die Organismen nicht nach dem Vorbilde der Physik oder Chemie oder Psychologie, sondern nach einem eigenen Gesetz der Entwicklung in einer Welt.

a) Wissenschaft behandelt den Lebensvorgang als einen (psychophysisch-)heterogenen

Die Gefahr zeigte sich gleich zu Beginn. Es sieht harmlos aus, wenn Ernst Heinrich Weber feststellt, man müsse ein Gewicht stets um denselben Bruchteil seiner selbst vermehren, um eine eben merkliche Differenz des Schwereeindrucks zu bekommen. Was aber wird mit dieser Bruchzahl eigentlich gemessen? Gustav Theodor Fechner sagte: eine Empfindungsgröße; also sind Empfindungen meßbar, und wenn sie es sind, gibt es auch quantitative Relationen zwischen psychischen und physischen Größen; es gibt die Möglichkeit psychophysischer Funktionen und einer exakten Psychophysik.

Es ist merkwürdig, wie tief dies gewirkt hat. Wir wissen aus Fechners Biographie, daß es für ihn einen Notausgang aus der Verzweiflung über die Verfinsterung des Naturbildes durch die Macht des mathematischen Mechanismus bilden sollte. Auch hinter dem

Kampfe um die psychophysische Wissenschaft steht der zwischen NEWTON und GOETHE, zwischen KANT und SCHELLING. Der Kampf bleibt unentschieden, indem die *Heterogenie des Gegenstandes* aus der Biologie nicht mehr verschwindet. FECHNERS Psychophysik behandelt Reiz und Empfindung wirklich wie zwei vergleichbare und irgendwie gleichberechtigt nebeneinander in der Wirklichkeit gegebene Realitäten. Da aber ein Vergleich etwa mit der Umwandlung der Energiearten sogleich zeigte, wie ganz anders hier die Dinge liegen, wird diese Parallel- oder Gleichsetzung von Physischem und Psychischem in der Art FECHNERS bald verlassen.[4] Tatsächlich bringt die Unräumlichkeit der Empfindung die Konsequenz mit sich, die halbe Natur des Lebenden aus dem Raum herauszunehmen. All die mathematisch-naturwissenschaftlichen Funktionen setzten aber bisher ein Im-Raume-Sein voraus. Kein Energiegesetz, kein mechanisches oder chemisches Gesetz ließ sich ins Unräumliche hinein anwenden. Wenn die Empfindung eine Funktion des Reizes (und der nervösen Erregung) ist, so tritt eine Krise des Raumbegriffes, damit auch des physikalischen Kausalbegriffes ein.

Vorzuziehen schien der andere Weg, die Empfindung nicht als Funktion des Reizes zu materialisieren, sondern lediglich zur Analyse des nervösen Sinnesprozesses als Signal zu benutzen. Geht doch auch jede physikalische Naturforschung von den Sinneswahrnehmungen aus, ohne welche keine Beobachtung zu machen ist. Ich glaube nicht, daß HELMHOLTZ, der die Führung der Sinnesphysiologie übernahm, sich bei dieser Analogie beruhigt hat; er hat sich meines Wissens nicht auf sie gestützt.[5] Und doch liegt ein Problem darin, daß die Verwendung der Sinnlichkeit zur Beobachtung *physikalischer* Gegenstände und zur *physiologischen* Analyse der Organfunktionen, durch welche doch jene Empfindungen und Wahrnehmungen erst zustande kommen sollen, einen Zirkel enthalten könnte. Entweder ist meine Empfindung ein Produkt der Nervenfunktion – dann erlaubt sie zunächst keinen Schluß auf die äußeren Gegenstände; oder sie ist ein bloßes Signal für ihr heterogene Naturvorgänge; dann kann man sie aber nicht als funktionales Produkt der Sinnestätigkeit verwerten. Im ersten Falle ist Physik, im zweiten ist Sinnesphysiologie eine Illusion. Kürzer formuliert: Man kann die Sinnesdaten nicht sowohl als Funktion wie als Symbol zur Darstellung der Funktion benutzen.[6]

Inzwischen hatte sich aber auch da, wo die Wissenschaft nichts mit

Psychischem zu tun hatte, eine solche Problematik entwickelt. Im biologischen Bereiche sind es zuerst *Formen*, die uns fesseln und begriffen sein wollen. Dort, wo die lebendige Form spricht, in Morphologie, Ontogenese und Phylogenese, dürfte sich eine ganz ähnliche Entwicklung abgespielt haben, ohne daß die so erfolgreiche Anwendung der physikalischen und chemischen Methoden zu einer eigentlichen Theorie der Erscheinungen der Entwicklung vorgedrungen wäre. Und trotzdem ist gerade hier sehr deutlich dieselbe Krise einer klassischen Voraussetzung entstanden. Die Erwartung nämlich, man könne die Mannigfaltigkeit der Formen in der Weise darstellen, daß man eine Form so feststellt, wie sie ist, um sie dann mit anderen Formen zu vergleichen, aus Gleichheit und Verschiedenheit Verwandtschaft, Art, Familie, Genus, Entwicklung abzuleiten, um so von elementaren Individuen zu systematischen Ganzheiten aufzusteigen – diese Erwartung ist ebenso unzutreffend wie der synthetische Elementarismus der Physiologie. Schon die einfachste Vergleichung zweier Exemplare setzt voraus, daß es einen Maßstab oder Gesichtspunkt der Vergleichung gibt. Wie aber kann man dann wissen, wie das zu Vergleichende *ohne* diesen Gesichtspunkt der Vergleichung eigentlich ist? Schon damit ist die Realität des individuellen Einzelnen in Frage gestellt. Denn wenn wir es nicht erkennen können, wie können wir wissen, daß es sei?

In der genetischen Morphologie ergibt sich daraus die Situation, daß wir zwar die Stelle einer Form im Ablauf der Genese bestimmen können. Aber um diese Stelle zu bestimmen, müssen wir doch wissen, was wir dort bestimmen. Dieses Was, die Stufe, ist vorhanden, aber nur insofern sie aus den Vorstufen stammt und auf die Nachstufen zuläuft. Für sich, als Querschnitt aus der Zeitfolge losgelöst, existiert sie nur als Postulat. Erkennbar ist sie nur als das nach dem Vorhergehenden und vor dem Nachfolgenden Erscheinende. Es ist die *Zeit* hier zur Formbestimmung notwendig, jedoch nicht als formales Schema der Reihenfolge, sondern als Determination vom Vorher und auf das Nachher hin. Die objektive Morphologie enthält also das Problem des mathematisch-homogenen gegenüber dem historischen Zeitbegriff auch dort, wo sie noch keine Genetik zu treiben scheint.

Ich befinde mich auf dem Gebiete der Morphologie nicht auf gewohntem Forschungsgebiet. Das Zeitproblem ist hier in der neurologischen Materie bereits ausführlich behandelt worden. Im Bestreben, die Bruchlinie zu bezeichnen, an der auch in der Morphologie das klassische Programm abbricht, um neuen Lösungen freie Bahn zu geben, sind wir nun freilich nicht auf den Begriff der Ganzheit gestoßen. Ich glaube nicht, daß die Einführung der Ganzheit die des Subjektes entbehrlich machen kann, und vielleicht ist es dies, was der mit dem Menschen beschäftigte Biologe bei dem Tier- und Pflanzenforscher anregen kann. Wie diese sich der sengenden Nähe des Ich zu leicht entziehen, so kann der Arzt in Gefahr kommen, die Übermacht des Ganzen der Natur zu vergessen.

b) Dynamische Form des Gestaltkreises. Äquivalenzprinzip

Wenn sich bei dem Versuche, Physisches und Psychisches in einer Natureinheit darzustellen, schließlich immer wieder ergab, daß man Feuer und Wasser nicht mischen kann, so war doch diese Heterogenie nicht das einzige, was den Erfolg verhinderte. Nicht nur der Inhalt, auch die Form dieser Synthese machte Schwierigkeiten. Vielleicht konnte man bei richtiger Form auch die widerstrebenden Inhalte besser vereinigen und mit der zweiten auch die erste Schwierigkeit überwinden? Die Philosophie jener Epoche pflegte zu diskutieren, ob wir eine psychophysische Kausalität oder einen psychophysischen Parallelismus anzunehmen hätten. Das entsprach jedenfalls der Unsicherheit der Empiriker darüber, ob 1. der Leib auf die Seele, 2. die Seele auf den Leib oder 3. jedes auf das andere wirke und ob 4. sie überdies irgendwie parallel gekoppelt seien. In der Sinnesempfindung schien das erste, in der Willkürbewegung das zweite, in den Ausdrucksbewegungen das dritte vorzuliegen. Die Erörterungen über das sogenannte JAMES-LANGEsche Gesetz und die PAWLOWschen Versuche spiegeln diese Zweifel wider. Es gab noch eine andere Möglichkeit: wenn weder die geradlinige Wirkung der Kausalität noch die Richtungsgemeinschaft des Parallelismus paßte, so war noch an die kreisförmige Ordnung zu denken, bei der jedes der beiden Glieder aufs andere wirkt. Ein solcher Lösungsversuch entstand aus offenbar verschiedenen Quellen und Anregungen. Einige lagen zunächst außerhalb der biologischen Theorie: sie lagen in dem Gefühl des, wie wir meinten, neu entdeckten Wesens menschlicher Gemeinschaft. Kameraden des Krieges, Liebende, in hohem Sinne zur beruflichen Aufgabe Vereinte konnten sich nicht vorstellen, daß ihre Einheit nur eine äußere

Beziehung zweier Substanzen sei: sie wußten sich in einer Verschmelzung. Die Zweieinheit in solcher war nicht numerisch, mathematisch oder formal-logisch darstellbar. Das Leben erschien hier nicht logisch, sondern dialektisch, und der unbefangene Blick auf Begattung, Befruchtung, Teilung, Wachstum und immer wiederkehrende Fortpflanzung gab diesem Gefühl die anschaulichste Bestätigung. Die Kräfte der Form lassen nichts erstarren, aber alles wiederkehren. Das scheinbar fest Gestaltete verschwindet, aber das scheinbar Verschwundene ersteht wieder – so ist das Leben. Es kann doch nicht möglich sein, diese Hauptsache durch ein bloß äußeres, sichtbares Element darzustellen oder zu erklären. Wenn im Tode sein Verschwinden noch so handgreiflich ⟨ist⟩, so muß doch eben darum hinter dem Äußeren ein Inneres sich verbergen, aber eines, welches sich zu äußern vermag.

Nicht nur diese größten Gegenstände erwiesen sich so gebaut. Beim Blick auf eine ganz partikulare Organleistung drängten solche Gedanken sich ebenfalls auf. Beobachten wir, wie ein Tastorgan, *die Hand*, zugleich Fühler und Greifer, sich dem Gegenstande anschmiegt und gleichzeitig denselben hin und her bewegt, als wüßte sie schon das, was sie erst ertasten will, so ist es auch so, daß man nicht weiß, ob zuerst die Empfindung war, welche die Bewegung leitet, oder ob zuerst die Bewegung es ist, von der das »hier« und »jetzt« jeder zukommenden Empfindung bestimmt wird. Denn die Bewegung schafft wie ein bildender Künstler den Gegenstand nach, und die Empfindung empfängt ihn wie das hingebende Gefühl.

Der Tastakt ist der Analyse aufgegeben nicht allein als heterogenes Kompositum, sondern auch als dynamische Formeinheit; zerlegt man sie in motorische und sensorische Komponenten, so zwingt sie auch zu dynamischer Rekonstruktion dieser Einheit.

Die daraus entstandenen Experimentaluntersuchungen haben ein Ergebnis gehabt.

Die nächstliegende Folgerung war die, daß man, anstatt die Einheit von Wahrnehmung und Bewegung durch eine besondere Theorie zu konstruieren und zu erklären, sie als das einfach Gegebene hinnahm. Der Zwang, den der historisch so spät entstandene Dualismus von sensorisch-afferenten und motorisch-efferenten Funktionssystemen ausübte, war stark, so daß man damals überhaupt nur so experimentierte, als gälte es entweder das eine oder das andere zu untersuchen. So gab es nur eine Sinnesphysiologie bei (äußerem) Reiz, aber keine bei Selbstbewegung, und es gab eine

Bewegungsphysiologie bei Reflexen, aber keine bei willkürlichem Antrieb. Nun setzt das naturwissenschaftliche Experiment ganz gewiß eine genaue Bestimmung der objektiven äußeren Versuchsbedingungen voraus; aber es schreibt nicht vor, daß entweder nur der psychische oder nur der physiologische Erfolg jener Bedingung zugeordnet werde. *Beides* kann zugleich eintreten; so wie etwa eine chemische Reaktion sowohl thermische wie elektrische Wirkungen hat. Es sind also Versuche anzustellen, in welchen wir die Zuordnung der unter einer bestimmten Bedingung auftretenden Wahrnehmungen *und* Bewegungen registrieren. Ein Vorläufer solchen Verfahrens ist besonders PURKINJE. Leider hat dieser Weg noch wenig Nachahmung gefunden; wir müssen uns auf eine schmale Basis stützen.

Eine Methode muß sich bewähren. Sie muß entweder zu Beobachtungen führen, welche eine Anzahl unverbundener Tatsachen einheitlich zu verstehen erlaubt, oder sie muß die Frage entscheiden, ob eine vermutete Tatsache existiert oder nicht. Die Verbindung von beidem heißt Naturwissenschaft. Beides ist nach unserer Meinung bei der Anwendung des komponierenden Verfahrens, wie wir es nennen wollen, der Fall und bewährt die Methode.

Als erstes Beispiel solchen Erfolges methodischer Komposition nennen wir das Einheitliche in der Verbindung von Wahrnehmen und Bewegen selbst. Hier hat sich ein sehr merkwürdiger Irrtum der wissenschaftlichen Erkenntnis abgespielt. Die Wahrnehmung, so schienen die Tatsachen zu lehren, sei im weitgehendsten Maße *unabhängig* von der Bewegung. Zwar können unter gewissen Grenzbedingungen Täuschungen infolge von Bewegungen eintreten; zum Beispiel so, daß wir eine Scheinverschiebung der Objekte sehen, wenn man den Augapfel von außen aus seiner natürlichen Lage bringt. Aber im allgemeinen sähe man doch die Dinge ganz gleich und »richtig«, wenn sich nur die Augen im Kopfe oder wenn Augen, Kopf, Körper sich gemeinsam bewegen. Wiewohl dabei mannigfache Veränderungen der geometrischen Relationen zwischen Organismus und Gegenstand stattfinden, sei das Objekt der Wahrnehmung immer gleich (und richtig) in ihr gegeben. Die Wahrnehmung, so folgert man, werde durch diese Bewegungen *nicht* beeinflußt. – Nun ließ sich diese Ansicht doch nicht unverändert halten. Wie ist es möglich, so war bei dieser geometrisch-physiologischen Betrachtungsform zu fragen, daß man ein ruhendes Objekt, einen Wagen, »ebenso« sieht, wenn das Auge sich bewegt, wie wenn dasselbe Objekt vor dem ruhenden Auge vorbeibewegt wird? Oder: Wie ist es möglich, daß man es »an derselben Stelle« sieht, auch wenn das Auge sich bewegt, folglich das Netzhautbild auf der Netzhaut bewegt wird? Diese Fälle waren doch nur zu erklären, wenn man die Unabhängigkeit des Sensorischen vom Motorischen einschränkte. Man sagte: Der physiologische Ortswert (das Lokalzeichen) des retinalen Elementes wird »durch« die Bewegung oder durch das Bewegen umgestimmt. Weitere Untersuchungen hatten dann diese Umstimmung, ihre Gesetze, ihre Grenzen aufzudecken. Auf diese Art entstanden dann eine Menge von Beobachtungen, von Spezialfällen. Die Mannigfaltigkeit dieser Abhängigkeiten des Sensorischen vom Motorischen aber, ihre ununterbrochene Wirksamkeit im natürlichen Leben führt – auf diesem Gebiete wenigstens – geradezu zu der entgegengesetzten Folgerung, nämlich, daß das Sensorische durchaus vom Motorischen *abhängig* sein müsse!

Welcher Gesichtspunkt kann nun den Widerspruch dieser ganz entgegengesetzten Anschauungen aufklären? Der Anfang dieses Problems ist dort zu finden, wo man, indem man sich des erkenntnistheoretischen Gehaltes des Wahrnehmungsbegriffes wieder bewußt wird, den Begriff der Richtigkeit in die Darstellung von bloßen Funktionen einführt. Man hatte schon immer de facto, doch nicht de jure die Gegenständlichkeit der Wahrnehmung mit ihrem Erlebnisinhalt in Beziehung gesetzt, beide verglichen und oft unbewußt identifiziert.

Die inneren Widersprüche weisen bereits auf die neue Richtung der Entwicklung. Denn man sieht es: ein Lebewesen ist nicht nur ein Teil der Natur; es ist ihr auch gegenübergestellt. Wir sind nicht nur ein Stück der Welt, sondern auch ein Gegensatz zu ihr; nur darum kann sie uns erscheinen, können wir sie richtig oder falsch wahrnehmen. Dem muß der neue Ansatz Rechnung tragen. Die neuen Ansätze alle beginnen vom Verhältnis des Lebewesens zu *seiner* Welt, die seit Jakob von Uexküll Umwelt genannt wird. Wir haben diese Ideen in den beiden vorigen Kapiteln bereits entwickelt. Die biologischen Leistungen lassen sich am einfachsten als Gestaltungen der Relation von Ich und Umwelt darstellen; man kann die Tatsachen aufzählen, welche beweisen, daß es sich nicht um feste Reflexe, sondern um einheitliche Ordnungen der Relation Ich : Umwelt handelt. Man kann diese Relationen im einzelnen wieder unterscheiden; es gibt Zuwendungen zu, Wegwendungen von Gegenständen der Umwelt; es gibt Verlagerungen des Ich in der Umwelt, Lockerungen, Krisen, Kohärenzzerreißungen zwischen Ich und Umwelt überhaupt. Und bei alledem enthüllte sich die Bedeutung des Funktionswandels, der Täuschungen; diese haben jetzt konstitutive Notwendigkeit für die Realität der wahrgenommenen Dinge, unseres eigenen Körpers, der ereignishaften Vorgänge.

In dem Bemühen nun, den neuen Ansatz zunächst als einen psychophysischen zu entwickeln und seine Gesetze zu ermitteln, entstand die Theorie des Gestaltkreises in der Form einer psychophysischen *Dynamik*. Ich habe sie 1932 näher entwickelt[7], und zwar gestützt auf die Beobachtung, daß man im Bewegungssystem des Körpergleichgewichts eine Bewegungswahrnehmung ganz oder teilweise *ersetzen* kann, indem man sich selbst bewegt, und umgekehrt eine Selbstbewegung sich ersparen kann, wenn man eine Bewegung wahrnimmt. Je nach dem Betrage dieses Austausches kann man von Kompromiß, von Kompensation sprechen. Hier also gibt es eine quasi-quantitative Gleichwertigkeit von Wahrnehmung und Bewegung, insofern sie einander vertreten, ersetzen können, und man kann dies als das Prinzip der Äquivalenz bezeichnen.

Die Anregungen zu dieser Idee stammten nicht nur aus der Physiologie, sondern auch aus der Klinik. Die Möglichkeit, einen unerträglichen Affekt in motorischen Anfällen auszuleben, die Bildung psychischer Symptome bei Unterdrückung körperlicher Abläufe sind ja jedem Nervenarzte geläufige Phänomene, und sie haben in der Psychoanalyse der Neurosen eine sehr vollständige Beschreibung gefunden. Auch hier drängte sich dem Forscher die Formulierung einer Dynamik, einer Art Kräfteverwandlung unwillkürlich auf. Aber gerade der Versuch, diese mehr beschreibend, jedenfalls zunächst nicht messend erfaßbaren Zusammenhänge auch an einer physiologischen Leistung, wie der des Körpergleichgewichts und der Einordnung des Ich in seinen Umwelttraum, zu höherer Exaktheit zu erheben – eben dieses Unternehmen zeigte später, daß hier eine Grundverschiedenheit gegenüber jeder physikalischen Dynamik unüberwindlich bestehen blieb. Die biologische Leistung konnte nicht nach Analogie der physikalischen Dynamik analysiert werden, sondern man deutete die physikalische Formulierung nach Analogie der Biologie um. Dieser Unterschied ist entscheidend.

Aber wir haben der Entwicklung vorgegriffen, und die Klarheit

darüber entstand nur schrittweise. Der Versuch einer »psychophysischen Dynamik« mußte vor dem Abgleiten in die alten Fehler des Psychomaterialismus bewahrt werden, aber man durfte auch die nun einmal begriffene unlösliche Verschränkung von Innen und Außen nicht von neuem zerreißen und so den Eigenwert der Biologie opfern. Um was handelte es sich?
Wir haben schon früher, nämlich bei der Analyse der Bewegung, die Verschlingung der organischen Bewegung mit ihrer Umwelt behandelt und ihre unlösbare Kohärenz dargestellt. Dort wurde klar, daß diese Bewegung also nur als ein Formbezug darstellbar ist. Aber indem dort die Wahrnehmung weggelassen und damit auf den *psycho*physischen Zusammenhang verzichtet wurde, kam die Darstellung auch nicht über diesen bloßen Formalismus hinaus. Im dynamisch-psychophysischen Versuch ändert sich dies jetzt.
Ebenso wie der Arzt und Kliniker sich nicht viel bekümmert, ob er gerade ein psychisches oder ein physisches Faktum zum Aufbau seiner Diagnose und seiner Therapie einsetzt, und beides nach Kräften verwendet und mischt, ebenso ist nun in der experimentellen Methodik, die im Sinne des Gestaltkreises vorgeht, die Verwendung beider Daten von Anfang nicht nur zugelassen, sondern gefordert. Diese Methode hat ein *dreiseitiges Schema*: ein *Reiz* ist gegeben, eine motorische *Bewegung* und eine sinnliche *Wahrnehmung* werden beobachtet. Diese »dreieckige« Methode brachte nun folgendes Ergebnis.
Wir bemerkten schon, man könne in der Dynamik des Körpergleichgewichts eine Bewegungswahrnehmung durch eine Selbstbewegung ersetzen. Wir müssen dies jetzt erläutern. Schon bei der früheren Kritik des Reflexbegriffes war erwähnt worden, daß die bei Körperdrehung auf dem Drehstuhl auftretenden sogenannten vestibulären Reflexe identisch auftreten, wenn man, anstatt den Körper zu drehen, eine ihn umgebende Kabine dreht. Die jetzt erscheinenden optomotorischen »Reflexe« sind formidentisch mit den vestibulären. Die Folgerung ist unvermeidlich, daß es hier nur auf eine *relative* Verschiebung von Körper und Umgebung, nicht auf spezifische Sinnesreize ankommt. – Wie aber verhalten sich bei dreiseitiger Untersuchung die zugehörigen Wahrnehmungen? Bei gleichsinniger und gleich schneller Drehung von Körper und Umgebung fehlen Reflexe und fehlt überhaupt ein deutliches Bewegungserlebnis für beide, Körper und Umgebung. Bewegt man nur eines von beiden, dann wird eine Bewegung erlebt; aber: sie ist

nicht durchgängig festgelegt, denn sie kann »richtig« und sie kann »falsch« sein. Bei objektiver *Kabinen*drehung kann *diese*, aber (täuschungsmäßig) auch der Körper gedreht wahrgenommen werden. Dieselbe täuschungsmäßige Umkehr gibt es auch bei Drehung allein des Körpers. Es gibt also bei diesen Versuchen innerhalb ein und derselben objektiven Situation oder Konstellation eine Freiheit der Wahrnehmung und so eine Mehrheit von Wahrnehmungen dieser Situation. Macht man die Versuche bei freiem Stand, so fällt die Versuchsperson weder bei der einen noch der anderen Wahrnehmung; sie erhält ihr Körpergleichgewicht bei den beiden entgegengesetzten Wahrnehmungen, die sich wie zwei Auflösungen einer Gleichung mit mehreren Unbekannten verhalten. Diese beiden Auflösungen sind also gegenseitig ersetzbar. Damit stehen wir bei dem *Prinzip des Ersatzes* oder der *Äquivalenz*. Es gibt eine Erhaltung des Körpergleichgewichtes auf mehreren Wegen: das Leistungsprinzip ist erfüllt.

Was entscheidet über die Wahl unter den verschiedenen möglichen Wahrnehmungen derselben Situation? In der Kabine oder unter dem Drehschirme kann man feststellen, daß es das Moment der Zuwendung zu einem sichtbaren Objekt sein kann, was entscheidet. Blickt die Versuchsperson den vorbeiziehenden Streifen der Kabine nach, so erscheinen diese bewegt und der Körper in Ruhe. Blickt sie dagegen einen ruhend vorgehaltenen Finger an, so kann die (objektiv gedrehte) Kabine als in Ruhe, der eigene Körper und der Finger als gegensinnig gedreht erscheinen. Das Phänomen entspricht dem, was als optische Inversion und als optische Induktion bezeichnet wurde. Eine erneute Durcharbeitung der einschlägigen Verhältnisse hat sich mit einer Anzahl von Theorien auseinanderzusetzen, welche meistens eine starke Bindung an irgendeine sinnesphysiologische Lehre oder Wahrnehmungstheorie, dagegen kein Element der Motorik im Lebensraum des Organismus enthalten.[8] »Anblicken«, »nachblicken« sind ja nicht nur »Aufmerksamkeitszuwendungen«, sondern zugleich motorische Akte, in denen eine physische Bewegung geschieht. Nicht anders ist es beim Tasten. Das dreieckige Schema erlaubt nun die Einbeziehung der physischen Bewegung in die Darstellung des biologischen Aktes. Erst dadurch wird ein *Funktions*verhältnis zwischen Wahrnehmung und Bewegung darstellbar, und im Falle der Inversion im Drehversuch ergab sich nun folgendes. Dreht man Kabine und Körper gleichsinnig und gleich schnell, so *sieht* man keine Bewegung und *macht* man keine Bewegung. Im Falle einer gegensinnigen Verschiebung *folgt* ein Teil der beweglichen Körperteile dem als bewegt gesehenen und mit dem Blick fixierten Gegenstande.[9] Wir können sagen, daß, wo eine Bewegung erfolgt, auch ein biologischer Akt erfolgt, in welchem die Bewegung zugleich getan und wahrgenommen wird. Aber eben dieses »zugleich«, in parallelistischer Psychophysik eine bloße Assoziation, soll hier nun aufs genaueste bestimmt werden.

Zuerst, so sahen wir, kommt es beim Drehversuch darauf hinaus, daß nicht eine absolute, d. h. etwa auf die Erde oder den Weltraum fest bezogene Relation, sondern lediglich das Verhältnis meines Körpers zu seiner eben jetzt sichtbaren Umgebung maßgebend dafür ist, welche »Reflexe« motorisch erfolgen und welche Bewegungen wahrgenommen werden. Besteht keine relative Verschiebung, so erfolgen kein Reflex und keine Bewegungswahrnehmung. Zweitens: Wenn eine solche Verschiebung stattfindet, dann besteht noch die Freiheit, ob wir den eigenen Körper oder die Umgebung als bewegt wahrnehmen – ungeachtet der objektiven Tatsache. Es kann auch, ohne Rücksicht auf die Objektivität, eine Teilung zwischen Körper und Umwelt in bezug auf den Betrag der Bewegung eintreten. Mit je halber Geschwindigkeit erscheinen Körper und Umgebung gegeneinander bewegt. Drittens: Diese Relativität der Eigenbewegung und der Umweltbewegung ist darum doch keiner Regellosigkeit ausgesetzt. Denn einmal ist der Betrag der in einer Wahrnehmung erscheinenden Bewegung (Bewegungseindruck) in der Regel nach dem Prinzip einer Summenkonstanz festgelegt: entweder bewegt sich in der Wahrnehmung nur der eigene Körper oder ebenso rasch nur die Umgebung oder beide, aber je halb so rasch usw. Ferner aber, und damit eng verknüpft, ist ja der im Bewegungseindruck erscheinende Betrag in fester Abhängigkeit von der Geschwindigkeit der objektiven Bewegung – sei es des eigenen Körpers, sei es der Umgebung, sei es der algebraischen Summe beider. Eben diese Zuordnung von objektivem *physikalischem* Betrag und »Größe« des Bewegungs*eindrucks* war es ja, welche einer naiven Psychophysik Vorschub leistete, als sei die physische Größe die Ursache der eindrucksmäßig erlebten Größe. Daß so einfach die Sache nicht liegt, ist dann eben das Ergebnis der sinnesphysiologischen und darüber hinaus der Gestaltkreisuntersuchungen. In diesen zeigt es sich, daß kein Parallelismus, sondern ein fast unbegrenzter Relativismus vorliegt, dessen Grundregel sich nur aussprechen läßt, wenn man die erlebte Größe und die physikalische Größe nicht im Verhältnis der parallelen Entsprechung, sondern der stückhaften Vertretbarkeit darstellt. Es ist tatsächlich so, daß in dem biologischen Akt meine Bewegung *vertreten* werden kann durch meine Wahrnehmung und umgekehrt.

Ich bin, wenn ich reite, durch meine den Kontakt mit meinem Pferde erhaltenden Bewegungen, und nur durch sie, instand gesetzt, die Verschiebung meines Körpers (plus Pferd) gegen die Umgebung richtig wahrzunehmen, obwohl diese Verschiebung in diesem Falle weder durch eine aktive Bewegung meines Körpers noch eine solche der Umgebung (Landschaft), sondern durchs Pferd erfolgt. Ebenso ist meine Motorik beim Reiten so lange richtig, als ich die Verschiebung des eigenen Körpers (obwohl nicht selbst bewirkt) richtig gegen die ruhende Landschaft wahrnehme. Die Reitbewegungen meines Körpers vertreten also hier die Selbstbewegung, wenn ich gehe, ohne welche eine Täuschung unvermeidlich wäre. Denn wenn weder die Umgebung sich bewegt noch ich meinen Körper disloziere und doch eine Verschiebung durch ein Drittes, ein Tier oder Fahrzeug, auf dem ich mich befinde, stattfindet, so muß eine Scheinbewegung oder ein Sturz erfolgen – es sei denn, daß ein neuer biologischer Akt dieses dritte Objekt durch Bewegung und Wahrnehmung umfaßt.

Wenn ich den Augapfel *bewege* und trotz der Verschiebung des Bildes auf der Retina die Landschaft in Ruhe *sehe, so vertritt* diese Bewegung das ohne sie unvermeidliche Bewegtsehen der Umwelt. Es ist die innervierte Bewegung, durch welche wir beim Gehen, Springen, Reiten nicht nur das Fallen hindern, sondern auch das Erlebnis ersetzen, welches die Dislokationen sonst an unseren Sinnesorganen in der Wahrnehmung bewirken. Diese Leistung ist nun eine organische; sie kann versagen, und dann bekommen wir entweder eine Sinnestäuschung, oder wir fallen (oder beides).

Das Prinzip der Vertretung ist von so großer Allgemeinheit, daß es eine besondere Darstellung verdient. Aber fürs erste verfolgen wir seinen genauen Begriff. Was heißt hier vertreten? Man kann das am leichtesten aus dem Erfolge ableiten. Der Erfolg ist bisher unter dem Namen »Gleichgewicht« hier eingeführt worden. Wir müssen hervorheben, daß es sich nicht um den Begriff eines Gleichgewichtes der Mechanik handelt. Gleichgewicht heißt hier vielmehr Erhaltung der biologischen Identität des Lebewesens in seiner Umwelt. Der Begriff des biologischen Gleichgewichtes betrifft also wie-

derum nicht ein Verhältnis zueinander im Raum, sondern ein Verhalten einer organismischen Einheit zu ihrer Umwelt. Wir nennen mit Vorgriff auf die spätere Darstellung diese biologische Einheit das Ich.
Es ist nun eine das naturwissenschaftlich verpflichtete Denken schwer ankommende Zumutung, wenn wir jetzt fordern, jenes »Verhältnis« von Ich und Umwelt nicht als Zweiheit, sondern ebenso ursprünglich als Einheit vorauszusetzen. Wir verlangen, daß mindestens die Voraussetzung ursprünglicher Einheit ebenso zulässig sei wie die ursprünglicher Zweiheit. Erleichtern mag die Erfüllung dieses Anforderns, wenn man sich bei friedlicher Körperruhe etwa dem Anblick einer freundlichen Landschaft völlig hingibt. Man wird danach urteilen, es sei nichts in dieser Sekunde gewesen, was einer Teilung in ein Ich-Hier und ein Es-Dort gleicht: Ich war dort, und Dort war hier. Das Gewicht dieser Erfahrung braucht auch in einer wissenschaftlichen Analyse nicht vermindert zu werden: die Erfahrung sagt aus, daß wenn Ich und Umwelt auch »zwei Dinge« sein sollten, sie es nicht immer so sind, daß sie nicht in eines verschmelzen können. Dann könnten aber auch die zwei aus dem Eins hervorgegangen sein. Um aber für die Einheit wenigstens einen das Minimum ihrer Geltung ausdrückenden Terminus zu haben, wurde sie als *Kohärenz* bezeichnet.

c) *Koinzidentialparallelismus* (Prinz Auersperg)

Es sieht jetzt so aus, als sei die Einbeziehung der Motorik in die Lösung des psychophysischen Problems nur ein Umweg gewesen, um aus dem Dualismus von Leib und Seele zu einem Monismus der biologischen Existenz zu gelangen, in welcher, als der ursprünglichen, jene Zweiheit noch gar nicht entwickelt ist. Und das, was sich aus der Einheit entfaltet, wäre dann eigentlich nicht eine Zweiheit von Substanzen – Leibsubstanz und Seelensubstanz –, sondern ein Gegenüber von Ich und dem Ich begegnender Umwelt, also ein *Verhältnis*; nicht von gegebenen Dingen, sondern das Verhältnis des Gegebenwerdens selbst. Denn für ein Ich existiert nur *seine* Umwelt; die Umwelt existiert nur, *sofern* sie einem Ich gegeben ist. Damit rückt aber die ursprüngliche Frage, wie Physisches und Psychisches sich als Substanzen zueinander verhalten, in eine ferne Peripherie. Sie interessiert eigentlich nur am Rande der Tatsachen, die uns jetzt beschäftigen, wenn wir, nachdem wir Ich und Umwelt in ihrem Aufeinander-Zugeordnetsein untersucht haben, nun doch endlich fragen, was das ist, was so gegenseitig aufeinander zugeordnet ist. Diese nun dinghaft formulierte Frage ist im Rahmen der Zuordnungslehre gar nicht zu beantworten; diese Zuordnung fordert nicht mehr, als daß irgend etwas doch wohl da sein müsse, was auch ohne die Zugeordnetheit ist. Es ist sozusagen eine Minimalforderung an selbständige Substantialität von Physischem und Psychischem, mehr nicht. Wenn die Bewegung als eine Bedingung der Wahrnehmung und Wahrnehmung als eine Bedingung der Bewegung erwiesen ist, so ist es doch im Lichte und in den Grenzen dieser Minimalforderung nicht möglich und nicht nötig, diese Bedingung zu analysieren. Die spezielle Kausalität oder der gesetzliche Parallelismus der beiden Momente, der physischen Bewegung und der psychischen Wahrnehmung, muß nicht und kann nicht untersucht werden; es genügt, daß ihre Zuordnung *sei*.

Darum ist es folgerichtig, daß PRINZ AUERSPERG[11] bei einer erneuten Untersuchung der Wahrnehmung von der psychophysischen Relation nicht mehr zu wissen verlangte, als sich eben in der Versuchsanordnung selbst vorfindet und aussagen läßt, nämlich, daß ein gewisser physischer Sachverhalt auf der Reizseite zusammenfällt mit dem bestimmten Erlebnis in der Wahrnehmung. Wir haben selbst diesen physischen Sachverhalt hergestellt und kennen ihn daher; wir bekommen dabei eine bestimmte Wahrnehmung und kennen ihren erlebten Inhalt; mehr wissen wir zunächst nicht, und wenn hier ein »Parallelismus« von Reiz und Wahrnehmungsinhalt konstatiert wird, dann ist hierüber doch nicht mehr und Näheres zu sagen als eben, *daß* er besteht. Beide fallen hier und jetzt zusammen, und mehr als diese Koinzidenz als solche ist über ihren Zusammenhang jetzt nicht zu sagen. AUERSPERG nannte diese, der Untersuchungsmethode unstreitig innewohnende, über ihre Fakten aber nicht hinausgehende Form der Psychophysik daher »Koinzidentialparallelismus«. Er sagt nicht mehr aus als dies: Wenn ich eine physische Anordnung von den und den Bestimmungen dem Sinne darbiete, dann bekomme ich dabei die und die bestimmte Wahrnehmung. Über diese Koinzidenz hinaus kann nichts ausgesagt werden, sie wurzelt in der Kohärenz, und es gibt hier keine Transformationsmaschine, welche aus dem Reiz die Wahrnehmung oder Empfindung fabriziert.

Damit ist zunächst der Weg verlassen, mit Hilfe der Nervenphysiologie die kausale Lücke zwischen Reiz und Sinneserlebnis ausfüllen zu wollen. Die Sinnesphysiologie ist dafür nicht verwertbar; mag sie immerhin ihre eigenen Aufgaben haben. Die Relation zwischen physischem Vorgang und sinnlichem Erlebten erschöpft sich in eben jener Koinzidenz; Weiteres ist darüber nicht auszumachen. Aber damit wird das eigentümliche Prinzip der Biologie, eben im Gegensatz zu Physik und Physiologie, in das *Erlebnis* verlegt, und daraus erwachsen nun sehr einschneidende Folgen. Die Annahme des Kohärenzprinzips hat die des Erlebnisprinzips zur Folge, und mit ihm ist die Einführung des Subjektes in die Biologie gegeben.

Im besonderen ist der Koinzidentialparallelismus von AUERSPERG und seinen Mitarbeitern an der optischen Wahrnehmung bewegter Objekte entwickelt worden. Diese Analyse nun führte zunächst zu einer bemerkenswerten Krise des Zeitbegriffes. Wir haben sie bereits besprochen und bis zur Einführung des biologischen Zeitbegriffes verfolgt, dessen Struktur sich aus der Zentrierung aller Zeitverhältnisse in der Gegenwart ergibt. Dort wurden auch die analoge Krise des Raumbegriffes und die Einführung des biologischen Raumes dargestellt; an diesem ist das Wesentliche die Zentrierung auf den Ort »Hier«. Was PRINZ AUERSPERGS Wahrnehmungslehre am Beispiel der Bewegung klarstellt, ist also die vom Erlebnis her sich durchsetzende biologische Eigenart und Andersartigkeit von erlebter Bewegung gegenüber physikalisch bestimmter Bewegung. Die Wahrnehmung ist eine »zeitlich übergreifende Komposition sukzessiv angeregter Glieder«. Es ist nicht zu übersehen, daß der geistvolle und zu radikaler Folgerichtigkeit bereite Autor sich doch nicht so vollständig von der alten sinnesphysiologischen Theorie der Wahrnehmung gelöst hat, daß nichts mehr von der Fabrikattheorie übrig wäre. Er hat die Gefahr aller »parallelistischen« Formeln erkannt, und doch ist das Wort auch aus seiner Terminologie noch nicht verschwunden. Der Grund ist leicht zu erkennen. Auch die Koinzidenz von Erlebnis und objektivem Reiz fordert eine schrittweise, stückweise immer wiederholte Zuordnung einer bestimmten Wahrnehmung zu einem bestimmten objektiven Reiz. Wir lassen eine Scheibe mit wachsender Geschwindigkeit kreisen; die Wahrnehmung zeigt, meist sprunghaft, immer neue Erscheinungen. So entsteht eine Reihe von Entsprechungen koinzidentieller Art. Diese Reihe ist keine »Parallele«, aber doch so etwas wie eine doppelgliedrige Kette. Darin kommt zum Ausdruck: Wir müssen als

Lebewesen in einer gesetzmäßigen Entsprechung zu einer objektiven Natur uns verhalten, wenn diese Natur selbst gesetzmäßig gebaut ist. Wir werden sehen, daß das Ganze trotzdem nicht wieder auf einen psychophysischen Parallelismus hinausläuft. AUERSPERG selbst hat sich vielmehr einer viel wichtigeren Konsequenz nicht entzogen, die aber seine eigene Wahrnehmungstheorie schließlich, wie ich glaube, zu überwinden bestimmt ist. Sie war, hielt man am Erlebnisprinzip fest, auch unentrinnbar.

Das Erlebnisprinzip fordert, daß wir etwa beim Sehen nicht fragen, *was* wir sehen, sondern was wir *sehen*. Es ist also phänomenologisch orientiert. Fragen wir dann, ob wir eigentlich beim sogenannten Bewegungsehen Bewegung sehen, so wird man zugeben: wir sehen nicht Bewegung an sich, sondern wir sehen etwas, was bewegt ist oder, wie die Sprache lieber sagt, was sich bewegt. AUERSPERG nennt dies den prädikativen Charakter der Wahrnehmung und spricht mit Recht nicht mehr vom Bewegungssehen, sondern vom Bewegtsehen. Er hat sich hiermit zweifellos HELMHOLTZ wieder genähert, dessen Scharfsinn sich ebenfalls nicht über den logischen, den erkenntnisartigen Charakter der Wahrnehmung täuschen ließ. Aber der Physiologie der Sinnesorgane verschrieben, wie er war, fand er jenen fragwürdigen Ausweg in seine »urteilsähnlichen Vorgänge«. Die mit AUERSPERG einsetzende Klärung besagt demgegenüber: der Erlebnisinhalt der Wahrnehmung hat die Struktur einer prädizierenden Aussage: »Das Ding ist bewegt.« Das heißt also, in der Wahrnehmung erscheint nur ein Etwas als bewegt. Bewegung ist hier nur Prädikat zu einem hinter seiner Erscheinung stehenden Etwas. Der kompositionelle Akt der Wahrnehmung ist demnach nicht einer Montage einer Maschine vergleichbar, denn seine Struktur hat, als prädikative, nicht nur die Gliederung im Nebeneinander der Teile, sondern die Tiefengliederung von Sein und Erscheinen. Damit ist aber die schlichte Eindeutigkeit des Gegenstandes in der Wahrnehmung gesprengt; wir sehen, hören, fühlen »ein Ding« – das heißt jetzt soviel als: ein Ding *erscheint* in einer Farbe, einem Ton, einer Form, und es *ist* in dieser Erscheinung für mich. Solange man nun darin nur ein erkenntnistheoretisches Problem sieht, wird man sich mit der Resignation abfinden, daß wir uns mit der Erscheinung genügen lassen, da wir nur »kleine Menschen« seien. Sobald wir aber bemerken, daß es auch unsere eigene Bewegung ist, welche diese Erscheinung erscheinen läßt, ist diese Bescheidenheit verdächtig; wir können uns dann nicht länger auf diese Insel der Resignation zurückziehen, da wir jetzt wissen: die Erscheinung kann ein Äquivalent meiner Bewegung sein.

2. Einführung des Subjekts und komplementäre Akteinheit

Die Physik setzt voraus, daß in der Forschung dem Erkenntnis-Ich eine *unabhängige* Welt als Gegenstand der Erkenntnis gegenübergestellt sei. In der Biologie dagegen müssen wir lernen, daß wir uns mit dem Gegenstande zusammen in einer Abhängigkeit befinden, deren Grund selbst nicht Gegenstand werden kann. Während in der Voraussetzung der Physik der Gegenstand auch unabhängig vom Ich unverändert existieren würde, ist der Gegenstand der Biologie überhaupt nur denkbar, wenn wir mit ihm ein Handgemenge eingehen; seine unabhängige Existenz ist nicht voraussetzbar. In der Physik läßt sich die Erkenntnis vom Gegenstande affizieren; sie folgt demselben. Der Biologe dagegen lebt sich in seinen Gegenstand ein und erfährt ihn durch sein eigenes Leben. Um Lebendes zu erforschen, muß man sich am Leben beteiligen. Die Physik ist nur objektiv, der Biologe ist auch subjektiv. Die toten Dinge sind sich fremd, die Lebewesen sind, selbst in der Feindschaft, gesellig.

Alle Bemühungen, den Unterschied zwischen Anorganisch und Organisch zu bestimmen, vielleicht auch zu überwinden, müssen letzten Endes um die Tatsache der Subjektivität kreisen. Der Gegenstand des Biologen ist eben ein Objekt, dem ein Subjekt einwohnt. Wir haben drei Phasen durchschritten. Die erste war ein Rückgriff auf Naturphilosophie. Er war nicht mehr naiv und konnte, so lebhaft das Bedürfnis wissenschaftlicher Erneuerung gefühlt war, nur reflektiert ausfallen. Entweder suchten wir in erkenntnistheoretischen Definitionen die Klärung, oder man spekulierte in vitalistischen oder »teleologischen« Erfindungen. Aus der Unzufriedenheit mit dem Erfolge erwuchs dann erlösend die schlichtere Hinwendung zur empirischen Forschung: Beobachtungen, Beschreibungen, Hinwendung zu den Erscheinungen mit allen Kräften der Sinne, des Verstandes, der experimentierenden und der therapeutischen Tätigkeit. Die Wichtigkeit des Kampfes zwischen Mechanismus und Vitalismus verblaßte, wenn man sich unbelastet von philosophischen Prinzipien dem Zuge überließ, welchen die

Dinge und die praktischen Situationen ausübten. Das war die zweite Phase. – In ihr nun wurde man allmählich aufmerksam darauf, daß die neue Art, sich der Erfahrung hinzugeben, zugleich auch eine neue Art der kritischen *und* der spekulativen Philosophie, oder wenigstens der philosophischen Haltung enthielt. Daraus entsteht dann die dritte Phase der Bemühung, welche die subjektive und die objektive Seite der Natur nicht bloß willkürlich und beinahe unverantwortlich mischte, sondern als Ordnung zu begreifen sucht. Der »Gestaltkreis« ist ein Bemühen auf dieser dritten Stufe.

Seine Anfänge liegen, wie ich glaube, besonders deutlich und anschaulich in den Erfahrungen und Aussagen bestimmter Kranker, die freilich nur wahrgenommen werden, wenn man, die Angst vor dem Subjektiven überwindend, sich auch den zartesten Eindrücken überläßt. Der Kliniker ist darin weniger besorgt als der Experimentalforscher. Er nimmt die Bausteine zu seiner Diagnose, wo er sie bekommt, und mischt unbedenklich die subjektiven Aussagen des Kranken mit den objektiven Symptomen, wenn er auch nach seiner modernen Erziehung die letzteren meistens vorzieht. Er ist kein methodischer Psychophysiker; die logische Art, wie er in Diagnose, Prognose und Therapie Subjektives mit Objektivem mischt, ist ihm selbst wenig deutlich; und obwohl er beides sehr kritisch unterscheidet, hat er doch sozusagen kein Gesetzbuch befragt, wonach er die Rechtstitel und Grenzen bestimmte, nach denen er eine Erscheinung oder Aussage verwenden oder verwerfen müßte. Daß aber jenes Mischen darum ganz zufällig sei, ist doch nicht zu folgern. Wir erwarten vielmehr, daß es ihm doch nur darum nützlich sein kann, weil in ipsa natura rerum eine bestimmte Ordnung zwischen Subjektivem und Objektivem herrscht. Der Kliniker weiß nur, daß er sich der Fahrlässigkeit schuldig machte, wenn er notfalls nicht auch die allerkleinste subjektive Äußerung benutzte, um in einem dunklen Falle doch noch einen Weg zur Erkenntnis zu finden. Schon dies aber weist auf eine tiefe Verbundenheit der Subjektivität mit der Objektivität hin.

a) Die Krisen und die Selbsterfahrung der Unstetigkeit

Ein besonders starker Druck, dem Subjektiven nachzuspüren, geht dann von den Fällen aus, in denen die objektive Methode der Physiologie versagt. Es ist angenehm, wenn wir eine Lähmung durch eine Unterbrechung der Nerven, eine Gewichtsabnahme durch eine Steigerung des Grundumsatzes kausal erklären können. Dann aber kommen Zustände und Ereignisse, in welchen der Lebensvorgang aus der so gewiesenen Bahn der Kausalketten auszubrechen scheint. Wir können als ein Beispiel die Phänomene erkennen, die wir mit dem Namen der *Krise* zusammenfassen wollen. Da ist es dann so, daß der Ablauf bestimmter Ordnungen mehr oder weniger plötzlich unterbrochen wird, indem ein ganz und gar stürmisches Geschehen sich einstellt; mit diesem, durch dieses kann es zur Entstehung eines neuen, andersartigen Bildes kommen, dessen wieder stabile Ordnung dann auch wieder die durchsichtigere, erklärbare Struktur besitzt, die eine neue Kausalanalyse gestattet. Es gelingt aber nicht, diesen neuen Zustand aus dem früheren einfach abzuleiten. Dazu wäre, so scheint es nach der zeitlichen Konsequenz, nötig, die Krise als Mittelglied zwischen dem ersten und dem dritten Zustande exakt zu erklären, und dies eben gelingt nicht. Mängel und Lücken nun des Kausalerklärens gibt es auch sonst in Fülle. Aber hier handelt es sich doch um Lücken besonderer Art. Der Kranke selbst nämlich ist es, der davon den stärksten Eindruck empfängt. Mehr als sonst hat er das Gefühl der Überwältigung, des inneren Zerreißens, des unbegreiflichen Sprunges. Ein Beispiel ist etwa der Anfall schweren Kollapses oder Schwindels, oder die Bewußtseinsveränderung etwa der Schizophrenie, der Vergiftung, der Depression, der Ekstase, der Wollust oder des Rausches.

Mich persönlich haben aber nicht nur diese sehr bekannten Vorfälle zu demjenigen Schritte geführt, welcher die Theorie des Gestaltkreises zur Folge hat. Vielmehr ist es die Tatsache, daß nun einzelne Kranke in besonders hohem Maße darüber Kunde zu geben scheinen, wie es in der Krise in ihnen eigentlich zugeht. Es sind das Personen, die eine gesteigerte innere Wahrnehmung zu haben scheinen, welche sie befähigt, ganz über das Übliche hinaus den kritischen Prozeß sowohl zu leben als auch wahrzunehmen. Sie wandeln sich nicht nur, sondern sie *erfahren die Wandlung als solche.* Ein Beispiel ist etwa ein Kranker[12], der in der kritischen Wandlung etwas scheinbar ganz Gleichgültiges phantasiert, welches aber die deutlichste sinnliche Anschauung von der Krisenstruktur enthält. Die Krise erscheint hier zurückübersetzt in die Sprache gemeiner Anschaulichkeit. Es handelt sich um Träume

oder hypnoide Phantasien mit dem in der Neurose so häufigen Thema »Wiedergeburt«. In ihnen wird dann ein bestimmtes räumliches Gefüge in einer Umformung erfahren, welche räumlich-anschaulich gar nicht möglich ist. Das ist der Fall, wenn z. B. ein Kranker die Phantasie hat, er müsse den Knick einer Kurve »*gerade*biegen, damit eine Kugel entstehe«. Das ist aber tatsächlich ohne eine Verbiegung oder Längenänderung anderer Teile der Kurve unmöglich, wie man sich durch einen geometrischen oder mechanischen Versuch leicht überzeugen kann. Die nur für den Ort des Knicks gestellte Aufgabe ist unlösbar, sie zwingt zu einer Transformation. Denn eine gerade Linie würde nur in der Unendlichkeit in sich zurücklaufen können, um der Forderung der Kugel zu genügen. Erst nachdem die Figur ins Unendliche oder Imaginäre gedehnt wäre, könnte sie wieder auf eine anschauliche Größe zurück- und ins Anschauliche hereingebracht werden. Sie muß gleichsam in einer Unendlichkeit umschlagen, sich im Transzendenten umstülpen, um wieder zu erscheinen. Der von dem Kranken erlebte *Zwang* zum *Unmöglichen* ist also die Darstellung des kritischen Zustandes: die Krise ist ein Durchgang des unstetigen Endlichen durch eine Transzendenz zur Stetigkeit eines Endlichen.
Hier sieht man sehr deutlich, worin die Krise besteht. Sie besteht in einer Krise des Subjektes. Das Subjekt erfährt in ihr die Aufhebung seiner endlichen Gestalt als Aufgabe. Der Zwang, die Unstetigkeit der Kurve aufzuheben, enthält schon die Notwendigkeit, die Kurve selbst zu opfern. Dieser Vorgang macht verständlich, daß er mit Angst, Ohnmacht, Katastrophen der Bewegung, Bewegungssturm oder Bewegungslähmung usw. einhergehen kann. Diese Phänomene werden aus der Ich-Bedrohung der Krise unmittelbar selbstverständlich. Wir haben erkannt, daß das Wesentlichste der Krise nicht nur der Übergang von einer Ordnung zu einer anderen, sondern die Preisgabe der Kontinuität oder Identität des Subjektes ist. Das Subjekt ist es, welches in dem Riß oder Sprung vernichtet wird, wenn die Wandlung *nicht* erfolgt, nachdem einmal der Zwang, das »Unmögliche« zu vollziehen, aufgerichtet worden ist. Das Ich würde sozusagen nach dem Sprunge nicht landen.[13]

b) Ausführliche Kennzeichnung des Gestaltkreises als Subjekt-Objekt-Verhältnis

Wir haben jetzt eine ganze Reihe neuer Begriffe gleichsam unter der Hand eingeführt: Stetigkeit und Unstetigkeit, endlich und unendlich, Zwang und Vernichtung sind Worte, die sich ungerufen einstellten, als es galt, die Wiedergeburtsphantasie zu beschreiben; aber sie passen alle auch für die Darstellung der Krisen selbst. Wenn wir darangehen, Schwindel, Kollaps, Anfälle zu beschreiben, dann bewähren sie sich als die angemessensten Begriffe, die man finden kann. Sie eignen sich auch zur biologischen Analyse solcher Vorgänge, die nicht auf den ersten Blick als Krisen imponieren.

Dabei befinden wir uns nicht auf unbekanntem Lande. Unsere frühere Untersuchung der Bedingungen der Wahrnehmung und der Bewegung führte im einen wie im anderen Falle bis dicht an die Einführung des Subjektes. Bei der Wahrnehmung ergab sich, daß es unmöglich ist, sie aus anatomischen, physiologischen, raumzeitlich gegebenen Daten zu erklären oder zu konstruieren; denn Wahrnehmung erwies sich als Begegnung von Ich und Umwelt. Und ebenso läßt die Bewegung des Organismus, als Formgenese untersucht, sich nicht aus der Physiologie der Innervation und der Mechanik der Bewegungsorgane konstruieren, sondern nur als eine Begegnung von Organismus und Umwelt erfassen. Ich und individueller Organismus widersetzen sich der Analyse im Sinne der klassischen Naturwissenschaft. Ihre Frageform hatte gelautet: Erkenntnis erkennt Objektives; die neue lautete: Ein Ich begegnet seiner Umwelt. Um nun jede Verwechslung von »Ich« mit physischer Erscheinung auszuschließen, schälen wir aus dem noch erscheinungsgebundenen Begriffe des Ich das seiner Gegensetzung zur Umwelt zugrunde liegende *Prinzip* heraus und nennen es *Subjekt*. Davon erwarten wir also auch, daß das begriffliche Handwerkszeug zur Darstellung der Begegnung und des biologischen Aktes lieferbar und gebrauchsfertig wird.

Am Beispiel der Krisen sind die mit der Subjektivität hineinkommenden neuen Bedingungen der Unstetigkeit, Unendlichkeit, des Zwanges und der Vernichtung entwickelt worden. Wir haben auch diese Vorstellungen oder Begriffe schon an früheren Stellen gestreift. So etwa dort, wo sich zeigte, daß die meisten Bewegungen des natürlichen Lebens sich aus Erwartung oder Vorsatz determiniert erweisen, interdeterminiert aber aus Reiz, Reflex oder Automatismus. Mit der Einführung des Subjektes wird diese kausale Unterdetermination nicht nur nicht verbessert, sondern noch unterstrichen. Die Frage ist nun, ob die sozusagen mit dem Vehikel der Krisenerfahrung eingeführte Subjektivität auch von diesem psychischen Träger ablösbar ist, ohne ihre prinzipielle Bedeutung einzubüßen. Ist das Subjekt auch ohne psychische Gegebenheit erweisbar wirksam? Diese Frage wird sehr oft auftauchen, wenn organisches Geschehen gar nicht auf seine psychischen Bestandteile untersuchbar ist; das ist z. B. bei aller Tierbeobachtung, aber auch für den andern Menschen behauptet worden. Man sagt, jeder könne nur sein eigenes Psychisches beobachten. Wir halten im Gegenteil die Verteidigung der Tierpsychologie, die BUYTENDIJK gegeben hat, für überzeugend. Trotzdem kann gerade die Verhaltensforschung an Tieren das Bedürfnis vermehren, ein subjektives Prinzip zu besitzen, welches die Sonderheit des Organischen ausdrückt, ohne an psychische Daten wie Gefühl, Sinneswahrnehmung, Denken, Vorstellen, Empfinden usw. gebunden zu sein.[14]

Die Phänomene der Krise gehören eben darum hierher. Denn in den Krisen ist das erlebbare Psychische regelmäßig an seiner eigenen Grenze gegeben: Auflösung der psychischen Bestimmtheit bis zum Chaos oder zur Bewußtlosigkeit sind Kennzeichen höchster Grade von Schwindel, Schwäche, Schmerz usw. Wenn ein solches Lebewesen aber seine innere Erscheinung verliert, dann verliert es darum noch nicht sein Leben, seine Individualität, seine Materie und seine Form. So wie es eine entscheidende Klärung bedeutet hat, daß SCHOPENHAUER, E. v. HARTMANN und FREUD die Gleichsetzung von bewußt und psychisch aufhoben und dem unbewußt Psychischen Anerkennung verschafften, so müssen wir jetzt die Gleichsetzung von psychisch und subjektiv aufgeben. Das bedeutet, daß auch ein sowohl bewußtloser, wie ein gerade nichts bestimmtes Psychisches erfahrender Organismus sich als Subjekt zu einer Umwelt verhalte, und dies ist wiederum eine physikalisch oder physiologisch *nicht* darstellbare Beziehung eigener Art. Dieses »nicht« als zuerst nur negative Bestimmung wäre für sich allein nichtssagend. In der Krise nun ist das Subjekt nicht nur ein anderer Ausdruck für dieses Nichts, es ist vielmehr der Inbegriff der bedrohten oder erhaltenen *Einheit* des Organismus. Man kann sagen: Wir merken das Subjekt erst richtig, wenn es in der Krise zu verschwinden droht. Man glaubt erst dann an manche Dinge, wenn man sie nicht mehr hat. Das Subjekt ist kein fester Besitz, man muß es unablässig erwerben, um es zu besitzen. Die Einheit des Subjektes ist das Gegenstück zu der Einheit des Gegenstandes. So wie Gegenstände und Ereignisse unserer Umwelt in Wahrnehmung und Handlung ihre Einheit nur vermöge des Funktionswandels konstituieren, so ist auch die Einheit des Subjektes erst konstituiert in seiner unablässigen Wiederherstellung über die Unstetigkeiten und Krisen hinweg.

Die Hinfälligkeit des Subjektes ist eine einleuchtende Erklärung dafür, daß es so viel Angst vor der Subjektivität gibt. Man gesteht sich die Bedrohung des Subjektes nicht immer ein, man sieht aber deren Folge: den Zerfall. Wenn schon nicht der Mut der Subjektivität aufzubringen ist, dann sollte es wenigstens eine Dankbarkeit gegen sie geben. Denn ohne Subjekt können wir auch kein Objekt haben; dann ist auch zu begreifen, daß die Vielartigkeit der Objekte mit dem Reichtum der Subjektivität verknüpft ist. Die jeder Krise folgende Wiederaufrichtung des Subjektes beweist nicht seine Unzuverlässigkeit, sondern seine Stärke und Sprungkraft. Mit jedem Subjektsprung entsteht auch ein Gegenstandssprung, und wenn schon die Einheit der Welt fragwürdig ist, so versammelt doch jedes Subjekt wenigstens seine Umwelt, deren Gegenstände es zu einer kleinen Welt in eine monadische Einheit zusammenbindet.

Im sittlichen Leben nennen wir die Bewährung des Subjektes in einer wechselvollen Welt der Widerstände den Charakter. In der Wissenschaft entspricht dem nach der landläufigen Vorstellung eine Übereinstimmung von Theorie und Beobachtung. Die Beobachtung, welche etwa die Sinne liefern, soll entscheiden, ob eine Theorie recht hat. Da läuft mit unter, daß die Theorie mehr eine subjektive Hypothese, ein Gedanke sei, die Beobachtung aber eine objektive Tatsache verbürge. Diese vielen Forschern anzumerkende Einstellung läßt sich nun freilich nicht halten. Es zeigt sich z. B., daß die Tatsachen einander »widersprechen« können. Dann bekommt der logische Satz des Widerspruchs ein Übergewicht und fordert, daß die »objektiven Tatsachen« einander nicht widersprechen dürfen. Auch zeigt die Kritik der Sinneswahrnehmung, daß die Beobachtungen Täuschungen sein können. Die Bewährung also kommt ebenso von der logischen Fehlerfreiheit der Theorie wie von der Bestätigung durch Beobachtungen: das Ganze einer zutreffenden Erkenntnis ist komplizierter und stützt sich sowohl auf die Bewährung der Theorie durch Beobachtung wie auf die Bewährung der Beobachtung vor den logischen Forderungen der Theorie. Es ist keine einseitige Abhängigkeit da, sondern es ist eine *Entsprechung* der eigentliche Nerv der Bewährung. Man kann also nicht sagen, daß von den beiden Gliedern der Entsprechung – Beobachtung und Theorie – das eine das subjektive und darum ungewisse, das andere das objektive und darum beweisende sei. Es muß mit der Gegenüberstellung von Subjekt und Objekt eine andere Bewandtnis haben.

Wir können danach daran gehen, die Theorie des Gestaltkreises auf ihre Bewährung durch Beobachtungen zu prüfen. In der *ersten* Entwicklungsphase dieser Theorie, der psychophysischen, trat die Problematik dieser Bewährung noch nicht deutlich hervor. Aber in der Kohärenz, von der sie ausgegangen war, schlummerte doch der Keim der Subjekt-Objekt-Frage, und die Untersuchung der Krisen war es dann, welche die ausdrücklichste Einführung des Subjektes in die Biologie nach sich zog. Im Subjekt nun vermuten wir wiederum einen Garanten der Einheit, der aber eben sich jetzt als solcher bewähren müsse. Diese Aufgabe ist es also, welche wir lösen müssen, wenn die Theorie Bestand haben soll. Es ist die Einführung des Subjektes der Hauptpunkt, welcher die zweite Phase jener Theorie kennzeichnet. Es geht in ihr nicht wie früher um die psychophysische Einheit eines einzelnen biologischen Aktes, sondern um die Einheit aller Akte kraft ihrer Subjektivität. Diese erweisen heißt jetzt, die Grundidee bewähren.

Es ist bei den lebenden Wesen wirklich so, daß sie immerzu etwas Neues zu beginnen scheinen. Wenn mein Hund jetzt aufsteht, jetzt gähnt, jetzt sich kratzt, jetzt zu seinem Herrn geht, jetzt von ihm fort, dann ist da vielleicht erkennbar, daß bald ein Reflex, bald ein Trieb, bald ein Objekt bestimmend war. Wir hören auch die Grundmelodie der Rhythmen von Bewegung und Ruhe, Wachen und Schlafen, Fressen und Verdauen, von Geburt, Zeugung und Tod heraus. Aber was wir gewöhnlich nicht wissen, ist, warum gerade jetzt und gerade hier diese Handlung geschah. Die Kontingenz, das Nun-einmal-so-Sein, bleibt ein Geheimnis, in dem der Zufall mit der Ordnung sich berührt und im Beobachter die Erwartung mit der Überraschung mischt. Der Anblick lebhafter Menschen bringt es einem jeden vor Augen; wer aber die Geduld hat, wird es auch bei den Regungen der Pflanzen erfahren. Haben wir die biologischen Gesetze und Ordnungen auch eine Strecke weit erkannt – der Kanon der Ereigniskette fehlt uns doch.

Die Unstetigkeit der Lebenskurve ist eine Tatsache, aber man kann sie auch erleben. Die Krise ist ein Riß, aber auch eine Berührungsstelle, wenn man ihn von oben her betrachtet. Seine Kontur ist dann vielleicht von der einen Seite her konvex und von der anderen konkav geformt. Es gibt an der Bruchstelle eine spiegelbildliche Gegensätzlichkeit der sich berührenden Flächen, und in dem Gegensatz steckt eine Ähnlichkeit.

Mit den Leidenschaften, mit der Moral verhält es sich nicht anders. Die Weisheit des Heraklit hat die Symbole des Lebens, nicht die des Seins in die Form der Worte und Gedanken zu fassen gesucht. Haß kämpft mit Liebe, und wo Leben ist, sind beide; nicht mit gleichem Recht und gleicher Macht, aber wo sie sich berühren, bis zum Verwechseln ähnlich.

So wie die Unstetigkeit das Subjekt in seiner Existenz bedroht, so ist es die Gegensätzlichkeit, welche seine Identität in Frage stellt. Wie kann es möglich sein, daß derselbe Mensch so widerspruchsvoll fühlt und handelt, wie denkbar, daß aus demselben Stoffe Gebildete sich so vernichten müssen – so fragen wir dann. Sind wir aber selbst im Kampfe, dann verstehen wir nicht, wie wir auch nur so fragen können. Das Konvexe kann das Konkave nicht in sich fassen; der Parteiische kann das Selbst des Gegners nicht wahrnehmen. Das Subjekt ist es also wieder, welches die Entzweiung ermöglicht, aber die Entzweiung droht die Selbsteinheit des Subjektes aufzulösen. Denn wir wissen, daß es der individuellen Person mit sich selbst nicht anders ergeht; es kommt an jeden der Augenblick, in dem er mit sich selbst entzweit ist, wie mit dem Bösesten der Feinde. So sind wir Lebende gemacht.

Gibt es ein umfriedetes Gebiet, das dem allem entzogen bliebe, einen Garten, der frei von Enantiotropie, Polarität und Dialektik bliebe? Sind es nur die Gefühle, die zugleich sich suchen und fliehen, dann könnte es ja dem Verstande gegeben sein, vor ihnen haltzumachen und leidenschaftslos zu wissen, was selbst leidenschaftslos ist. Wäre dem so, dann bliebe freilich zu fragen, ob das auch nur erwünscht ist. Wir sehen keine Möglichkeit, hier lebhaft zu entscheiden. Wer die Reise in die Landschaft der Leidenschaften nicht mitmachen möchte, sollte nicht dazu gezwungen werden. Wir sagten: Wer das Leben verstehen will, muß sich am Leben beteiligen. Wir sagen aber auch, wer sich am Leben beteiligen will, muß es verstehen. Von da stammt das Maß auch einer Forschung solcher Art. Die leidenschaftliche Deutung der Lebenserscheinungen aber ist, so scheint es, ein uferloses Unterfangen, und irgendwo, so hören wir sagen, muß doch eine Grenze sein. Um *das* zu lernen, so antworten wir, können wir nirgends besser in die Schule gehen als wieder bei den lebenden Wesen selbst. Die Selbstbegrenzung ist das Kunststück dieser Wesen vor allen anderen.

Es kann nicht ganz ohne Wiederholungen abgehen, wenn der einzelne Forscher sein Feld, das ohnehin begrenzt ist, nicht weiter zu verbreitern, sondern seinen Gehalt und Sinn zu vertiefen und zu erschöpfen sucht. Daher ist nicht zu vermeiden, wenn jetzt schon mehrfach besprochene Erscheinungen noch einmal aufgegriffen und mit dem bewußten Blick in das Subjekt darin gesammelt werden. Es soll noch deutlicher werden, daß die Einführung des Subjektes die biologische Einsicht festigt und fördert. Daß eben damit die Existenz und die Identität des Subjektes unter Gefahr und Beweis gestellt, zur Bewährung befragt ist – dies ist ein Ansporn mehr, das Unternehmen durchzuführen.

α) Jede Wahrnehmung eines Dinges, jede Bewegung auf ein Ziel ist ein einzelner festgefügter Akt, und in jedem Akt sind Wahrnehmen und Bewegen fest verschränkt. Aber man kann den einzelnen Akt nicht aus dem ihm vorhergehenden ableiten. Und diese einzelnen Akte beruhen als Akte geradezu auf dem Wandel, nicht auf der Konstanz der Funktionen. Wir sagen kurz: Jeder Akt ist eine *Improvisation.* Die Funktion muß, damit ihr Wandel eine Leistung konstituieren kann, zuverlässig sein; sonst würde es nicht möglich sein, daß man dasselbe Ding in verschiedener Erscheinung als dasselbe wahrnimmt und dasselbe Ziel auf verschiedenen Wegen erreicht. Wandel ist also nicht Gesetzlosigkeit, sondern konstitutive Umformung. Der Funktionswandel ist eine positive Bedingung der Akte, und wenn wir diese Improvisationen nennen, so heißt das nur: man kann sie nicht mechanisch konstruierend aus den Funktionsgesetzen ableiten. Es kam hinzu: man kann sie nicht aus psychischen Faktoren ableiten, sowenig psychische Gegebenheiten physiologisch abzuleiten sind. Das »nicht« dieser Aussagen fällt zusammen mit der überraschenden Neuheit, mit welcher Akte jedesmal erscheinen. So liefert die Analyse des Funktionswandels eine erste Gruppe von biologischen Leistungen, in denen das Subjekt sich als die Wurzel einer überraschenden Fruchtbarkeit, als Ursprung von Improvisationen erweist. Man kann diese auch als ein Beispiel für die *Individuation* des Lebewesens anführen: es ist nämlich diese vergängliche, gefährdete und nicht planmäßig zu beherrschende Leistung auch der Ursprung der *Einmaligkeit*, die nun einmal dem Leben eigentümlich ist. Das Subjekt setzt sich aus Einmaligkeiten zusammen und hat sich über diese hinweg zu kontinuieren.

β) Die Individuation duldet aber, daß Akte untereinander ähnlich oder verwandt sein können. Man kann sie nicht konstruierend reproduzieren; *vergleicht* man sie aber, so kommt es zur Erkenntnis eines Typus. Hier hat nun ebenfalls die messende Analyse einen bezeichnenden Beitrag geliefert. Mit der stetigen Änderung einer Reizgröße oder einer Funktionsgröße ergeben sich unstetige Änderungen der Leistung. Steigert ein Pferd seine Fortbewegungsgeschwindigkeit, so fällt es sprungweise vom Schritt in Trab, Galopp. Es läuft bei jedem solchen Sprung nicht nur schneller, sondern vor allem anders. Man darf diese Unstetigkeiten als Aktsprünge bezeichnen. Beim Sehen bewegter Objekte ist es nicht anders, wie experimentell besonders AUERSPERG gezeigt hat. Es ist dies [ein] Prinzip von weiter Anwendbarkeit, und eine Prüfung scheint mir zu ergeben, daß es auch für das gilt, was man als Qualität zu bezeichnen pflegt. Zwar wird, etwa beim Blick auf das Farbenspektrum, behauptet werden, daß die Qualitäten sich stetig ändern, ineinander übergehen können. Doch sind Zweifel berechtigt, ob dies phänomenal gesprochen richtig ist. Uns scheint berechtigter zu sagen, daß es hier nur Unterschiede gibt, doch nicht im strengen Sinne Stetigkeit. Die Tatsache der Schwelle ist doch bereits nur möglich, wenn einer stetigen quantitativen Änderung des Reizes (Lichtwelle, Schallwelle) unstetige Sprünge der Qualität entsprechen. Man kann sagen: das Subjekt, der unendlichen, stetigen und quantitativen Mannigfaltigkeit der physikalischen Welt gegenübergestellt, beschränkt sich in Begegnung mit ihr auf eine endliche Menge von Qualitäten; eine Qualität ist dann für das Subjekt repräsentativ für eine ganze Schar quantitativer Variationen. Der biologische Akt vollzog den Qualitätssprung als eine Art der *Qualifizierung des Quantitativen*, und diese bedeutet seine subjektive Einschränkung, vielleicht seine Rettung gegenüber der uferlosen Unbegrenztheit des Quantitativen.

Der merkwürdige Umstand, daß bei stetiger Zunahme (oder Abnahme) einer Quantität, z. B. einer Figurgröße, eines Werkzeuges, einer Maschine usw., Qualitätssprünge der Leistung auftreten, ist der Technik wohlbekannt. Auch die Philosophie ist darauf aufmerksam gewesen, und HEGEL[15] war es, der in seiner bezeichnenden Sprache dafür den Ausdruck »die Knotenlinie der Maßverhältnisse« fand, meinend, daß die sich ändernde Quantität von Zeit zu Zeit in Qualität »umschlage«. Verstehen wir sie als beschränkende Leistung des Subjektes in einer Welt verhältnismäßiger Unbegrenztheit der Unterschiede, so ist es hier die Fähigkeit der *Unterscheidung*, die als zweites Charakteristikum eines Lebewesens herauszustellen ist. Durch Unterscheidung vermögen wir zu typisieren, was sonst nur quantitative Differenz bliebe. Das so bezeichnete Phänomen der Schwelle erweist sich hier also nicht wie in der sinnesphysiologischen Deutung als eine Art von Auslösungsmechanismus der nervösen Substanz (etwa nach dem Modell einer Explosion), sondern als einschränkende Leistung des einer Welt gegenübergestellten Subjektes. Wir haben früher erwähnt, daß eine feste Schwelle von Elementarfunktionen in der Tat nicht erwiesen werden konnte.

γ) Der Funktionswandel ermöglicht die improvisierende Individuation; die Qualität die repräsentative Einschränkung der Quantitäten. Beides weist auf den großen Spielraum der Unabhängigkeit des Organismus gegenüber seiner Umwelt hin. Weil die Funktionen labil sind und der Akt von der Qualität verhältnismäßig unabhängig ist, kann individuales Leben sich gegen eine Welt behaupten. Die höheren Grade dieser Freiheit sind dann für denjenigen auch am auffallendsten gewesen, welcher ursprünglich eine strenge Abhängigkeit wenigstens der einzelnen Organe voraussetzte. So sind die Tatsachen der Induktion, Inversion, des Wettstreites u. dgl. als interessante Sonderfälle betrachtet worden, in denen trotz gleichen Reizes bald das eine, bald das andere wahrgenommen, trotz gleicher Bereitschaft des Motoriums bald die eine, bald die andere Handlung vollzogen werde. Wir erinnern an Beispiele wie Wettstreit im Stereoskop oder gegenseitige Hemmung gleichzeitig verschiedener Handlungen der beiden Hände u. dgl. Der Begriff der willkürlichen Bewegung ist es dann gewesen, in dem man das physiologische enfant terrible unterbrachte; es sei ein non liquet, daß manchmal die Freiheit der Wahl die gesetzliche Kausalität unterbricht. Wenn demgegenüber unsere Auffassung recht behält, so ist jeder biologische Akt durch das ausgezeichnet, was wir in diesem Abschnitt als Einführung des Subjektes in den Gestaltkreis zu entwickeln versuchen. Die sogenannte Freiheit der Entscheidung im Falle vorsätzlichen, überlegten motorischen Handelns ist dann kein größerer Beweis der Subjektivität des Lebendigen, wie die sonst sogenannte Reflexreaktion oder der Wahrnehmungsakt. Hier ergibt sich, daß jene Reizunabhängigkeit zwar im Falle der Inversion oder des Wettstreitphänomens ein eindrucksvolles Beispiel der Aktstruktur ist. Aber die Reizunabhängigkeit ist nicht geringer, wenn sich zeigt, daß nachdem eine stetige Verstärkung eines Reizes zu keiner Änderung der motorischen Reaktion oder der sinnlichen Qualität führte, plötzlich eine minimale weitere Verstärkung zu einem Umschlag der Reaktion in eine andere Form oder Qualität wird. Alles Bisherige läßt sich zusammenfassen als die Individuation des Organischen gegen seine Welt.

δ) Daß die Absetzung des Ich gegen seine Umwelt wesentlich für jeden Akt ist, sollte bisher gezeigt werden. Dabei blieb unerwähnt, ob diese Absetzung selbst als *solche* in Erscheinung tritt. Ist dies der Fall, dann ist auch für die Theorie etwas gewonnen. Man hat es wohl meistens als eine an Bewußtsein gebundene Leistung des Geistes aufgefaßt, wenn der Mensch aus der traumhaften Befangenheit in seiner Umwelt heraustritt, indem er sich von ihr trennt. Doch möchten manche Gründe anzuführen sein, daß kein bewußter Denkakt nötig ist, um Ich und Umwelt zu trennen. Dafür spricht zunächst die so sehr merkwürdige Verschieblichkeit der Grenze zwischen beiden in Wahrnehmung und Bewegung. Was somatisiert und was projiziert wird, ist bei gleicher äußerer Situation ganz verschieden, je nachdem, was Gegenstand des Aktes ist. Hält meine Hand eine Schreibfeder gegen das Papier, so kann ich je nach der Einstellung sehr verschiedenes empfinden: meine Hand selbst, das von ihr umschlossene Stück Federhalter, den von der Federspitze berührten kratzenden Widerstand des Papiers, die von diesem bedeckte härtere oder weichere Unterlage usw. In jede dieser Objektivierungen kann sowohl Umwelt wie eigener Körperteil eingehen, und dieser wird dann gleichsam ein Stück Umwelt. Der Unterschied von Leib und Umwelt scheint sich, ohne zu verschwinden, zu verringern. Beide sind irgendwie nicht Subjekt, sondern Objekt des Subjektes, und wir wählen dafür den gemeinsamen Ausdruck »Es«. Das labile Verhältnis von Somatisierung und Projizierung führt, als Erscheinungsweise einer besonderen Aktleistung, so doch zu etwas Neuem: Wir gehen dazu über, in der biologischen Leistung eine Entgegensetzung von Ich und Es zu erkennen. Die Einführung des Subjekts führt hier zu einer nunmehr wieder dinghaften Gegenüberstellung. Die Gruppierung von Ich gegen Es ist doch der konkrete Fall der Gegenüberstellung von *Mensch und Welt.* Das sind nun zwei Kategorien, von denen in der klassischen

Naturwissenschaft nur die zweite vorkommt. Wir halten fest, daß wir sie nicht durch einen geistigen Bewußtseinsakt gesetzt haben, sondern über die empirischen Befunde der Verschieblichkeit der Ich-Es-Grenze im Bereiche der eigenen Leiblichkeit zu ihr gelangt sind.

ε) Es sind bis jetzt zusammengefaßt zwei wichtige Bestimmungen über die Eigenart des Organischen: die Individuation gegen eine mannigfaltigere Umwelt und der Dualismus von Mensch und Welt. Beide Bestimmungen wurzeln in der Anerkennung des Subjektes im Gegenstand unserer Forschung. Im folgenden kommt etwas Drittes zur Sprache.

Durch Beschränkung engen wir die Welt zu unserer Umwelt ein; so meistern wir sie durch Einschränkung. Was wir dabei Freiheit nennen, ist nur ein Korrelat dieser Einschränkung. Das Attribut der Freiheit gehört dem biologischen Akte nur in diesem Sinne. Aber immerhin in diesem Sinne; man kann sagen, daß die Ausdehnung dieser Freiheit noch nicht festgelegt ist. Es steht offen, bis zu welchen Graden sie sich erhöhen läßt; es gibt gleichsam eine Freiheit der Freiheit. Oft freilich haben wir nur »alle Hände voll zu tun« und merken wenig von Freiheit. Ungerufen folgt eine Leistung der andern. In der Pause, in der Langeweile kann sich das ändern, denn die kann sich als Gefangenschaft, als Zwang oder Not erweisen. Und diese ist es dann, welche Freiheiten höheren Grades, Entscheidungen höchsten Wertes oder höchsten Unwertes entbindet. Rastlos tobt die Schmeißfliege durchs Zimmer, an der Fensterscheibe auf und nieder. Wenig anders handeln wir im dichten Nebel, in der sternlosen Nacht. In solchen Beispielen scheint eine Bedingung zur geordneten Aktgestaltung zu fehlen, und hier ist offenbar eine Gelegenheit, Neues über diese Bedingungen zu erfahren.

Eine künstliche, eine experimentelle Situation, die dem entspricht, ist die als »leeres Sinnesfeld« bezeichnete. Ein oder ein paar Lichtpunkte im Dunkelraum brauchen nicht dasselbe für den Wahrnehmenden zu sein wie dieselben Lichtpunkte in der voll erhellten gewohnten Umgebung. Das wäre nur der Fall, wenn wir jedes Objekt und damit alle Objekte so sähen, »wie sie sind«, und diese Voraussetzung ist hinfällig. P. Christian hat eine ganze Reihe von derartigen Fällen neuerdings analysiert und Beispiele gefunden, welche, wie mir scheint, nur verständlich sind, wenn man über die bisher dafür angegebenen Theorien der physiologischen Induktion oder der Gestaltpsychologie hinausgeht. Es handelt sich hauptsächlich um teils intramodal, teils intermodal angeregte Wahrnehmungen von Bewegungen und ferner um die Verschränkung von Selbstbewegung mit Bewegungswahrnehmung. Im Falle des Sehens bewegter Lichtpunkte im Dunkelraum ergibt sich die allergrößte Verschiedenheit der Wahrnehmung eines objektiv immer identisch bewegten (z. B. kreisenden) Punktes, wenn außer ihm in objektiv verschiedener Bewegung befindliche weitere Punkte zusätzlich gezeigt werden. Was aber zeigt sich hier als maßgebend; *welche* Gestaltung nimmt die Wahrnehmung jedesmal an? Was wir bisher darüber wissen, ist, daß in derartigen Fällen das Auge etwas erblickt, was nach gewissen aus der Physik bekannten Gesetzen ebenfalls erscheinen müßte, wenn jene bewegten Lichtpunkte nicht durch die Apparatur des Laboratoriums beherrscht wären, sondern frei gravitierende Körper oder andere nach dem Prinzip der kleinsten Wirkung bewegte mechanische Systeme wären. So zeigt z. B. ein Versuch, daß das Auge das wahrnimmt, was die Astronomie als Planeten- und Mondbewegung *errechnet* hat, nämlich das Kreisen eines Körpers um einen anderen, obwohl dieser andere dabei eine einfache geradlinige Hin- und Herbewegung ausführt, die aber nicht gesehen wird. Wir sehen anschaulich, was der Astronom errechnet hat. Die Wahrnehmung benimmt sich, als sei eine Welt vorauszusetzen, die nur aus zwei Körpern im leeren Raum besteht, welche dem Gesetze der Massenanziehung gehorchen. Das Auge sieht, was physikalisch möglich wäre. Der früher entwickelte Möglichkeitssatz wird hier näher bestimmt zu dem Begriffe »physikalisch möglich«. Damit ist für diesen Fall eine Antwort auf die Frage gegeben, was die Wahrnehmung mit der durch ihre Beschränkung gegebenen Freiheit anfange. Das Auge sieht nicht die »wirkliche« Bewegung der Objekte, weil *für das Auge* es zahlreiche Ausschnitte aus der Fülle der Wirklichkeit gibt, von denen keiner einen Vorrang zu haben braucht, und weil dieser Totalbegriff der Wirklichkeit für das Auge daher sinnlos ist. Aber es wählt diesmal, was nach der Abstraktion der mathematischen Physik möglich wäre – in diesem Falle aber nicht einmal wirklich ist, nämlich, daß es sich um kreisende Weltkörper handelt. Insofern ist das Auge nicht anders das Opfer einer Täuschung als die Schmeißfliege an der Glasscheibe. Für diese nämlich ist direktes Sonnenlicht gleichbedeutend mit »freier Flugraum«; ihre Wahrnehmung weiß nichts von der Existenz des Glases. Das menschliche Auge, könnte man sagen, weiß nichts davon, daß man die *Erscheinung* der Rotation *nicht* wahrnimmt, wenn sie sehr langsam und in optischen Verzerrungen geboten wird, wie von den Himmelskörpern, und es weiß nichts davon, daß man sie *wahrnehmen* kann, auch wenn sie in einem objektiv geometrischen Sinne gar nicht geschieht, nämlich im Falle der experimentellen Induktion. Die Sinneswahrnehmung ist auch hier eine Improvisation, aber sie verhält sich dabei als unbewußter Geist.

Die Motorik verhält sich nicht anders. Wie besonders die Schule Kruegers gezeigt hat, ist es beim freien Wurf nach einem Ziel nicht so, daß die Flugbahn beliebig wäre. Sondern der Abwurf geschieht in einem solchen Höhenwinkel, daß die aufzuwendende Energie ein Minimum ist. Anders, wenn die Aufgabe nicht »Treffen des Zieles«, sondern etwa »Stoßen« oder »Vernichten« des zu treffenden Gegenstandes ist oder, wie beim Tennisspieler, eine noch speziellere mechanische Figur des Auftreffens. In diesen Fällen ist die Handlung jedesmal eine andere. Aber beim bloßen Treffen unterliegt auch hier die Koordination einem physikalischen Minimumsatz, der dem Träger des Organs in der Regel unbekannt ist. Nicht anders ist es, wie früher ausgeführt, bei der Fortbewegung im Gefahrenraum oder selbst bei der vorsätzlichen Ausführung der figurierten Bewegung. Die vorsätzliche Bewegung verhält sich als unbewußter Geist.

3. Die pathischen Kategorien, das Grundverhältnis und der Lebenskreis

Es ist nicht die Meinung, daß hier der Geist als Vermittler von Objekt und Subjekt die Szene nun betritt und alle Schwierigkeit löst. Eine solche Diktatur wäre nicht besser als die des Vitalismus. Wir bleiben im Gange der Forschung, die fragen mußte, wie in der Kette der Akte deren Verknüpfung zu verstehen sei. Nachdem sich die Einheit des Einzelaktes in sich erweisen ließ, ist die Verknüpfung, die Genese der Aktreihe das Problem, von dessen Lösung auch die Einheit des Subjektes jetzt abhängt. Es würde auch eine Bewährung des Gestaltkreisprinzips bedeuten, wenn eine einheitliche Genese aller Gestaltung in der Folge der Akte begreiflich wird. An Stelle des irgendwie nur äußerlichen Dualismus von Psyche und Physis sollte ja im als Gestaltkreis verstandenen biologischen Akt das Beispiel einer echten und innerlichen Einheit gegeben werden.

Es scheint, daß die Biologie viele Versuche unternommen hat, deren offenes oder auch unbewußtes Ziel war, die vielfältigen Handlungen der Tiere aus einfachen Kräften oder Prinzipien zu verstehen. Es sind die Lehren von den Instinkten und den Trieben, welche dem Versagen der Reflexphysiologie Rechnung tragen sollten und doch dem Abgleiten in die ignava ratio des Vitalismus vorbeugten. Es ist dann die Frage, ob man zu einem Kanon der Triebe oder Instinkte gelangen kann, der gestattet, auch den beständigen Wechsel und dann das ganze Mosaik des Verhaltens und Handelns der Lebewesen zu verstehen. Wenn dies nicht gelingt, so können wir hoffen, dafür wenigstens einen Grund anzugeben. Nachdem wir den äußerlich-substantiellen Dualismus von Psyche und Physis durch den polar gebundenen Unitarismus von Subjekt und Objekt ersetzten, kann per naturam rerum ein solcher Kanon nicht möglich sein. Es gibt dann keinen erhöhten Ort, der aus der Vogelperspektive die Komposition aller Akte zu überschauen gestattet; wir müssen uns in die Lebensbewegung immer wieder selbst verstricken lassen, um auch nur Stücke von ihr zu begreifen. Die Voraussetzungen aber für eine Begegnung von Subjekt und Objekt, das ist nun ein Ergebnis, sind erfüllt, wenn das, was vom Subjekt her bewirkt erscheint, nämlich Bewegung und Wahrnehmung, und das, was vom Objekt her bewirkt erscheint, nämlich die physische Gesetzmäßigkeit, einander begegnen. Das geschieht, wenn die organischen Akte den äußeren Naturvorgängen kongruieren und diese ebenso den Bedingungen des Organismus sich einfügen. Es folgt daraus das, was die Biologie seit Darwin als *Anpassung* bezeichnet.

Anatomie und Physiologie beschreiben so genau wie möglich die Bedingungen, unter denen eine äußere Wirkung die Organe in einer kongruenten Form überhaupt beeinflussen kann, und schon dies bedeutet eine entscheidende Selektion und Einschränkung. Ebenso aber muß die Selbstbewegung des Organismus solche Bewegungen gestalten, welche den Verhältnissen der Umwelt entsprechen. So kommt ein diesen Verhältnissen angepaßter erfolgreicher Akt zustande. Die Krise ist es dann, welche vom einen zum nächsten hinüberführt. Worin beruhte aber die Kontinuität, welche über die Unstetigkeiten der Knotenlinie hinweg sich durchzieht? Wir haben das Problem in der noch psychophysischen Formulierung des Gestaltkreises durch das Äquivalenzprinzip zu lösen versucht. In der Subjekt-Objekt-Begegnung ist es aber nichts anderes als diese Entsprechung selbst, welche eine Kontinuität ausmacht. Denn wo Subjekt und Objekt sich in der Begegnung spiegelbildlich entsprechen, ist auch das Ich in seiner Umwelt geborgen und gesichert.

Wenn das Organ den Duft der Nahrung zuverlässig meldet, wenn also die Nahrung selbst ihren Duft ausströmt und seine Wahrnehmung gegenstandsgerecht erfolgt – dann ist eine Sicherung der Existenz gestiftet. Wo aber derselbe Duft von anderen Stoffen ausgesandt wurde oder wo das Organ eine andere Empfindung bei seiner Anwesenheit ergäbe, da wäre die Existenz bedroht. Wenn das Vestibularorgan zuverlässig meldet, welche Beschleunigungen und Neigungen der Kopf im terrestrischen Gravitationsfelde ausführt, und die Bewegungen so erfolgen, daß wir nicht stürzen oder zusammenstoßen, dann ist die Existenz in Absicht auf ihr Körpergleichgewicht gesichert. Dies beruht aber stets auf der spiegelbildlichen Entsprechung der physikalischen Gesetzen gehorchenden Umwelt mit den Selbstbewegungen des Organismus. Insofern diese Entsprechung erfüllt ist, insofern, aber auch nur insofern ist Leben als Kontinuität möglich.

Die Schnelligkeit, mit der die Bilder des Lebens wechseln, beweist eine Hinfälligkeit, die, an der Ruhe der Gebirge gemessen, bestürzt. Aber daß Leben im Wandel auch fortlebt, erhebt es über alles, was Gebirge ist und doch eingeebnet werden kann. Das sicherste Pfand für diesen Vorrang des Lebens ist der Tod. Der Tod aber ist nicht ein Ereignis. Er ist umfassende Ordnung, und sein Abglanz ruht auf jedem Wandel, jedem Untergang, jedem Schlaf und jedem Abschied. Er, als Gesetz, bestimmt auch die Farbe des Erlebens des Lebenden – es ist die Farbe des Leidens.

Solche Erkenntnis scheint zunächst nicht notwendig in einer wissenschaftlichen Biologie zu sein, die, will sie auch nicht dem puren Rationalismus sich verschreiben, doch immerhin nicht verstoßen darf gegen den Verstand und das Denken, und die gelten vielen für leidenschaftslos. Aber wer den Weg wahrhafter Forscher verfolgt, und auch wer dem Gang dieser Untersuchung bisher gefolgt ist, weiß, daß man es nicht vermeiden kann, auf diese Farbe des Pessimismus einzugehen. Wir meinen nicht nur, daß in einer Physiologie der Sinne auch die des Schmerzes vorkommen muß. Die Forderungen des Verstandes sind es, welche zur Einsicht nötigen, man könne von Organismus und Leben nicht wahrheitsgemäß sprechen, ohne auszusagen, daß das Leben nicht ›*nur*‹ ein Vorgang ist, sondern daß es auch erlitten wird. Nicht nur setzt es sich selbst und ist so aktiv; es geschieht ihm auch zu sein, und so ist es passiv. Unsere Aussagen darüber treffen nicht Ontisches allein, sondern Pathisches. Und es ist klar, daß vom pathischen Attribut des Lebens nicht ebenso gesprochen werden kann wie vom ontischen.

Diese Bezeichnungen formulieren nichts, was nicht von Anfang an ins Auge gefaßt worden wäre. Etwas davon ist bereits in der Doppelung des Themas in Wahrnehmen und Bewegen. Dann kamen Begriffe, die der Leser vielleicht als Psychologismen empfunden hat, nämlich Begriffe wie Vorsatz, Erwartung, Überraschung, Gefahr, Bedrohung, Sicherung, Willkür und Freiheit, Entscheidung und Beschränkung. Wir möchten deshalb jetzt sagen, daß sie keine Psychologismen sind, sondern allesamt die Situation, die Existenzweise des Lebewesens ausdrücken, die wir jetzt als die *pathische* zusammenfassen. Sie betreffen nicht das Dasein, sondern das Leiden, und sie haben ihren Ausdruck dann im Physischen wie im Psychischen. Denn die Angst vor dem Feind im seelischen Bereich drückt das gleiche aus wie die motorische Anwendung im Physischen und die Wünsche das gleiche wie die koordinierten Bewegungen des Greifens.

Wo der Biologe sich darauf beschränken möchte, die Erscheinungen nur zu beschreiben und nicht auch zu erklären, da hat Biologie noch nicht begonnen. Es ist überdies bezeichnend, daß die sogenannte reine Beschreibung eines Nestbaues, einer Tiergemeinschaft gerade erst recht auf eine Erzählung hinausläuft und damit auf Ereignis und Geschehnis. Biologie ist in der Tat genetisch, oder sie ist nichts. Die Lebensschilderungen sind daher oft, wenn auch unvollkommener, doch biologischer als die Biochemie oder Biophysik. Für die Genetik aber erhebt sich dann die Frage nach den Ursachen, und mit diesen die nach den Grundbegriffen und Elementen. Die einfache Anwendung des Kausalprinzips hatte zu wenig Erfolg, und die Erklärung nach dem Vorgange der Physik und Chemie schien nur einen Teil des Ganzen zu erreichen. Nehmen wir aber jetzt davon Notiz, daß Leben nicht ohne das Attribut des Pathischen zu denken ist, so öffnet sich ein Verständnis dafür, warum es nur zu einem Teilerfolg kommen kann, wenn wir die Erscheinung als ableitbar aus, sei es psychischen, sei es physischen Vorgängen voraussetzten. Es ist nicht so, daß das, was lebend erscheint, aus einem dahinterliegenden Vorgang (psychischem oder physischem) stammt. Die Ursache ist hier keine Sache. Das deutsche Wort »Ur« vor *dieser* Sache bezeichnet glücklich nicht nur ein Wirken, sondern weist auf einen ersten Anfang. Es meinte Ursprung, doch ist diese Bedeutung leider verbraucht. Biologische Genetik kann aber dieses Begriffes eines Ursprungs nicht entraten, doch würde dieser Hinweis nichts nützen, wenn darüber hinaus keine weiteren Aussagen über ihn möglich wären.

Ist es das Element des Pathischen, so müssen aus ihm sich solche Aussagen entwickeln lassen. Doch kann es sich hier nur noch um abschließende Andeutungen handeln. Das neue Thema führt in einen anderen als den in diesem Buche abgesteckten Forschungskreis. Das Leiden oder, um eine psychologische Färbung noch strenger zu vermeiden, das *Erleiden* des Lebens steht nicht als Rahmen, wie etwa ein Raum, und nicht als Mittelpunkt, wie etwa eine Gegenwart, da, als ob das Leben in ihm oder von ihm aus bewirkt würde. Lokalisierbar ist es nur als Schnittpunkt der in jeder Genese geschehenden und oft genug auch deutlich erscheinenden Wandlungen. Es ist vom Phänomen oder Erleben aus also dort zu suchen und zu fassen, wo das hier als *Krise* Bezeichnete sich findet. In der Krise jedenfalls steigt das Attribut des Pathischen zur Höhe einer ausschließenden Macht. Ich finde nun keine besseren Bezeichnungen für die Struktur der Krise als die, welche die Sprache für die Dialektik von *Freiheit und Notwendigkeit* gebildet hat. Denn das in der Krise befindliche Wesen ist aktuell nichts und potentiell alles. Es ist der pathische Zustand ja gleichbedeutend mit der Aufhebung des ontischen; die Wandlungskrise zeigt das pathische Attribut im Kampf auf Leben und Tod mit dem ontischen. Was entscheidet – wer entscheidet?

Die nächsten Bestimmungen, die man hierfür geben kann, sind bereits nicht mehr rein pathischer Art. Wir sagen dann, im Entscheidungskampf hat diese oder jene Kraft gesiegt. Wir fangen schon an, diese Krise *dynamisch* zu deuten. (Die ältere Auffassung des Gestaltkreises war ebenfalls noch dynamisch.) Aber es ist wie im Kampfe der Leidenschaften. Eigentlich ist der dynamische Erklärer der kritischen Entscheidung stets propheta ex eventu: weil die Entscheidung für Liebe (oder Haß) *fiel*, war das erste (oder das zweite) stärker. Aber wenn man es nicht vorher wußte, dann kann man im pathischen Bereiche auch nicht behaupten, man hätte es wissen können, wenn man mehr gewußt hätte. In der echten Krise schafft die Entscheidung sich selbst, ist Anfang und Ursprung. Sie kann man nicht erklären, sondern durch sie wird anderes erklärbar. Das bedeutet aber weiterhin, daß hier der Konflikt zwischen Freiheit und Notwendigkeit, subjektiv ausgedrückt, zwischen *Wollen* und *Müssen* nicht dynamisch, etwa durch Motivationen oder kausale Wirkungen, entschieden wird. Sondern post festum erfahren wir nur, welches Wollen gesiegt und welches Müssen gesiegt *hat*. Das Pathische kann also definiert werden als Ursprung von Wollen und Müssen. Es hat jeweils das bestimmte Wollen und das bestimmte Müssen erschaffen, und stellt man dies fest, so hat man bereits angefangen, wieder zur Erkenntnis des ontisch Daseienden, zur Sache, überzugehen.

An weiterer, von der Krise aus gezählt, dritter Stelle stehen dann die genetischen Bedingungen des Möglichen, das ist des Könnens und Nichtkönnens, des Sollens und des Dürfens. Es ist auch dem Gesunden bekannt, daß z. B. in der äußersten Anstrengung oder Erschöpfung der Zustand »ich kann nicht mehr« erreicht wird, daß aber diese Grenze keine streng objektive ist; der Zweifel, ob sie schon erreicht sei, ist doch noch möglich, und wir pflegen dann die Entscheidung beim Wollen zu suchen. Nicht von der Könnenseite, sondern von der Willenseite her soll bestimmt werden, ob eine fragliche Leistungshöhe noch erreicht werden »kann« oder nicht. Wie denn auch die Erfahrung lehrt, daß die Verstärkung des Willens den Raum des Könnens erweitert. In solchem Falle wäre also das Können eigentlich ein *Könnenwollen*, während eine noch größere Anforderung auf diejenige Grenze träfe, in der das Können auch vom Wollen nicht mehr erzwingbar ist. Dies wäre das reine Nichtkönnen. Kein Mensch kann ein Gewicht von zehn Tonnen heben. – Ähnlich, doch gewissermaßen umgekehrt, liegt dann der Fall der Hysterie. Die Problematik einer hysterischen Lähmung wäre auch hier darin zu sehen, daß der Kranke könnte, wenn er nur wollte. So urteilt jedenfalls mancher schlichte Beobachter. Aber hier befindet er sich in Widerspruch mit dem Kranken, der aussagt, er wolle wohl, aber er könne nicht. Dieser Widerspruch zwischen Beobachter und Krankem ist dann so wegzubringen versucht worden, daß man sagte, der Kranke könne nicht wollen. Hier würde also (umgekehrt wie zuvor) das Wollen vom Können eingeschränkt und der Zustand als ein beschränktes *Wollenkönnen* bezeichnet.

Hierin liegt nun doch ein metaphysischer oder weltanschaulicher Gegensatz zugrunde. Man kann ihn nur so bezeichnen, daß die erste Auffassung, die des Könnenwollens, einen Voluntarismus, die zweite, die des Wollenkönnens, einen Spiritualismus darstellt. Die erste Deutung wird ganz verständlich, wenn ihr vorhergeht die Forderung »du kannst, wenn du willst«; die zweite wird anschaulich, wenn man dazu sagt, »du wirst wollen, wenn es dir geschenkt ist zu können«. Der Weg des Willens steht hier dem der Gnade gegenüber. Vor dem ersten steht das Wort »du sollst«, vor dem zweiten »du darfst«. Ich halte es für ausgeschlossen, die Verhältnisse der willkürlichen Bewegung sowie der hysterischen Lähmung ohne den Einsatz der Kategorien des Wollens, Könnens, Sollens und Dürfens überhaupt richtig darzustellen. Wenn nämlich eine »objektive« Darstellung nur die der naturwissenschaftlichen Kausalität wäre, dann wäre sie eben für jene Akte falsch, weil sie auf *ein* Moment sich einschränkt, nämlich das der kausalen Notwendigkeit. Diese aber ist im biologischen Akt nur vorhanden, insofern sie der Freiheit gegenübergestellt ist. Denn, wir wiederholen es, der Ursprung des Aktes ist *Entscheidung*, und das ist soviel wie Kampf von Notwendigkeit und Freiheit, von Müssen und Wollen. Die kausale Notwendigkeit erscheint in der Aktstruktur also als das Müssen.

Die Struktur des dem ontischen gegenübergestellten pathischen Attributes ist mit der Entwicklung der Kategorien der Freiheit, Notwendigkeit, des Wollens, Müssens, Könnens, Sollens und Dürfens umrissen und abgeschlossen. Schon grammatikalisch tritt deutlich hervor, daß es sich um Verben, also um Modi des Subjektes, handelt. Die Kategorien werden erst sinnvoll, wenn sie etwa ausgesprochen werden, wie: ich will, du kannst, er darf usw. Die Einführung des Subjektes ist es, welche die Biologie mit diesen pathischen Kategorien bereichert.

In diesem Augenblick eröffnet sich noch ein zweites Strukturprinzip des Aktes. Es kündigt sich in der Abwandlung des Subjektes, in seiner Verwirklichung durch »ich«, »du«, »er« usw. an. Jede Anwendung der pathischen Kategorien erzwingt auch ihre Konkretisierung auf jemand *im Verhältnis* zu einem anderen. Die Kategorien des Biologischen sind nicht nur subjektive, sondern auch soziale. Das Leben ist Individuum *und* Sozietät.

Wir müssen hier zurückgreifen. »Gestaltkreis« heißt: Die biologische Erscheinung erklärt sich nicht aus einer ihr zugrunde liegenden kausalen Reihe von Funktionen, aus denen die Erscheinung stammte; sondern sie ist Bestandteil eines in sich geschlossenen Aktes. Seine Einheit ist von der Analyse der Krise aus darstellbar.

Sein eigentümliches Attribut ist das dem Ontischen gegenübergestellte Pathische. Seine Struktur ergibt sich aus der dialektischen Zerlegung der kritischen Entscheidung in die subjektiven Kategorien des ich will, muß, kann, soll, darf. Die Ordnung dieser Kategorien untereinander ist wiederum nicht durch eine ontische Kategorie wie Raum, Zeit, Kausalität darzustellen, sondern durch die gesellige Ordnung des Ich und Du, Er und Es usw. Jeder biologische Akt ist, als Gestaltkreis begriffen, kein Glied in einer Kette, keine Ziffer in einer Reihe, sondern gegenüber dem Vorher eine Wandlung zu einem Nachher, eine revolutio. Ist zu deren Darstellung nicht nur die subjektive Kategorie, sondern auch deren gesellige Entfaltung in die Ich, Du usw. unerläßlich?
Ich kann hier nur aussagen, daß ich auch davon überzeugt bin. Wendet sich aber der Blick auf die Forschungsgegenstände der Neurophysiologie zurück, die uns hier beschäftigen mußten, dann entsteht die Frage, ob auch das mit den Methoden der Naturforschung dort Behandelte einer angemessenen und zutreffenden Erfassung ebenfalls nur unter Einsatz der hier zuletzt gefundenen Strukturformen des biologischen Aktes möglich wäre. Damit scheint allerdings ein völlig anderes und neues Programm aufgestellt zu sein, und daraus ergeben sich große Einwendungen gegen die innere Klarheit und Folgerichtigkeit des ganzen durchmessenen Weges. Dem ist nicht auszuweichen. Es ist in der Tat so, daß das Ergebnis weniger ein Gewinn als eine Aufgabe ist. Doch kann die folgende Überlegung das Unbefriedigende daran etwas mildern. Es wird sich zeigen lassen, daß die Biologen und ihre Arbeit tatsächlich sich der kategorialen Struktur schon immer bedient haben, welche wir in der allmählichen Durcharbeitung unter dem Titel »Gestaltkreis« herauszustellen uns bemüht haben. Ein offenkundiges Beispiel dafür ist die moderne Analyse der Neurose oder Hysterie, wie sie soeben gestreift wurde. Aber bei näherem Nachdenken ist auch der ganze Dualismus von Wahrnehmung und Bewegung implizite nichts anderes als eine Aufnahme des Subjektes in die Biologie gewesen. Zwei so wichtige Beispiele können genügend erhärten, daß Biologie vielleicht nie anders konnte, als vorläufig und unklar zwar, doch niemals bedeutungslos mit den ihr nun einmal eigenen Kategorien des Subjektes zu arbeiten.
Wir können daraus Weiteres schöpfen. Wissenschaft ist nicht nur logisches Verstehen oder sinnliches Beobachten oder vernünftiges Begreifen. Sie ist immer auch Darstellung, und Dargestelltes muß

anschaulich sein. Wir behaupten nun, daß der Gegenstand der Biologie niemals dadurch anschaulich wurde, daß man Lebenserscheinungen in den Formen von Raum und Zeit anschaute. So urteilte KANT für die Naturerfahrung der Physik. So paradox es klingt, so ist doch nach unserer Meinung das Lebendige dadurch niemals anschaulich zu bekommen, sondern gerade unterscheidend durch die Befangenheit im Subjektiven. Erinnern wir uns der einleitenden Bemerkungen über die Erscheinungsweise des Lebenden durch seine »Selbstbewegung«! Leben erscheint, wo etwas *sich* bewegt, also durch angeschaute Subjektivität. Die raumzeitliche Anschauung dagegen zeigt beim Organismus stets nur die Form einer Augenblicksnotwendigkeit, sie hat für Einheit, Identität, Kontinuität und Sozietät des Lebewesens keine konstitutive Bedeutung, es sei denn durch ihre Wandelbarkeit.

Dieser Unterschied der biologischen Art der Anschauung von der physikalischen betrifft dann nicht nur das Phänomen der Bewegung, sondern des Werdens überhaupt. Wie biologische Bewegung nicht wesentlich als Ortsveränderung, sondern als Selbstbewegung erscheint, so erscheint biologisches Werden überhaupt nicht als Konsequenz von causa und effectus, sondern als spontanes Ereignis. Ein Neugeborener erscheint, ein Leben erlischt, ein Vogel fliegt auf oder stürzt sich auf die Beute, ein Mensch erwacht, er fällt in Krankheit usw. Physik setzt voraus, daß in der Forschung ein Erkenntnis-Ich einer Welt als einem von ihr unabhängigen Gegenstand gegenübergestellt sei. Biologie erfährt, daß das Lebende sich in einer *Bestimmung befindet, deren Grund selbst nicht Gegenstand werden kann*. Wir werden dies als *»Grundverhältnis«* in der Biologie bezeichnen. Das in ihr herrschende Grundverhältnis ist also eigentlich das Verhalten *zu* einem unobjektivierbaren Grund, und nicht, wie bei Kausalität, ein Verhältnis *zwischen* erkennbaren Dingen, so etwa zwischen Ursache und Wirkung.

Grundverhältnis ist also eigentlich die Subjektivität, die aber auf eine bestimmte konkrete und anschauliche Weise erfahren wird. Unsere Untersuchungen müssen sich im Grundverhältnis bewegen, aber sie können es nicht explizit erkennen, denn es ist die letzte Instanz. Es ist eine Macht und kann als Abhängigkeit oder als Freiheit erfahren werden – beides kann bis zur Gleichheit ähnlich erfahren werden, und eben darum versuchen wir es in einem beide umfassenden Ausdruck festzuhalten. Wir befinden uns damit allerdings an der Grenze der Ausdrucksmöglichkeit selbst, da ja ex definitione keine Vergegenständlichung mehr möglich ist. Der Vorteil solcher Bemühung um Ausdruck des eigentlich nicht Darzustellenden wird sichtbar, wenn wir dadurch noch von einer andern Seite her die Struktur des als Gestaltkreis verstandenen Biologischen deutlicher machen können. Nicht eine anschauliche Darstellung, aber ein erfahrbarer Ausdruck für das Grundverhältnis ist es nämlich, daß Lebendes nicht in stetiger Kontinuität, sondern immer von neuem in ruckweiser Zerreißung erfahren wird. Die Unstetigkeit, die kritische Unterbrechung sind ja nicht dem sehbaren Knick einer Kurve, nicht dem zeitmarkierten Absatz einer Tonfolge vergleichbar. Sondern es ist das Ich, welches sich mit einem Male als anderes in einer anderen Welt vorfindet. So verschieden sind Wachen und Träumen, Wollust und Denken, Melancholie und Freude, Gefühl und Sachlichkeit, aber auch Essen und Handwerk, Liegen und Tanzen, Schreiben und Musizieren, daß das eine im Verhältnis zum anderen als unendlich fremd bezeichnet werden darf. Die Fremdheit des Daseins zum Dasein, in gerade den lebensvollsten Augenblicken zur Ekstasis erhöht, ist jene immer wiederkehrende Bestimmung, ohne die Leben nicht Leben wäre.

Die einzige Darstellung einer *Berührung* der gegeneinander ekstatischen Zustände war dann in der *Form* der Begegnung von Lebewesen und Umwelt zu entdecken. Indem das Ich in sein Anderssein geworfen wird, geschieht eine solche flüchtige Berührung. Wie die Möwe im Fluge den Spiegel des Sees berührt, so entsteht die innigste Spiegelung für den Moment des Hier und Jetzt. Hier und Jetzt verhalten sich Ich und Umwelt aber nicht nur als Spiegelung, sondern auch als Ergänzung: das Spiegelbild wäre nicht ohne das Ding, das gespiegelte Ding nicht ohne sein Bild. Diese komplementäre Ergänzung verstehen wir jetzt als den Ursprung aller jener nur mehr abgeleiteten Möglichkeiten, biologisches Geschehen überhaupt in Kategorien des *Komplementarismus* darzustellen. Wir lernten mehrere Arten davon kennen und verweisen nur auf den psychophysischen Komplementarismus, das Äquivalenzprinzip, die komplementäre Einheit im methodischen Indeterminismus (Drehtürprinzip, Schachspielprinzip). So ist aus dem Grundverhältnis nur eine Folge vorweggenommen, wenn dem neurobiologischen Ansatze dieser Untersuchungen von vornherein der Dualismus innewohnt: Wahrnehmung und Bewegung. Erst eine fortgeschrittene Forschung vermöchte ihr Verhältnis, ihre Verschränkung, ihre Einheit als eine komplementäre vollständig durchzuführen. Dann würde von vorneherein das Mißverständnis ausgeschlossen sein, es handle sich dabei um zwei verschiedene Orte der Funktion (Sensibilität und Motilität) oder verschiedene Arten biologischer Akte (subjektive und objektive, psychische und physische). Denn es handelt sich bei dieser Einteilung nicht um verschiedene Gegenstände, sondern um den komplementären Dualismus aus dem Grundverhältnis: der Stellung der Lebenserscheinung zu ihrem Grunde, der selbst nicht Gegenstand werden kann.

Auch diese letzte Erkenntnis ist nicht neu. Sie ruht auch in der Weisheit des Parmenides. Das Sein selbst kann nicht bewegt werden und nicht selbst erscheinen; aber das, was erscheint, ist doch das ruhende Sein selbst; die Bewegung ist nur seine Erscheinung.

Die erlebnismäßige und die kausale Inkohärenz der Aktfolge ist, als Ausdruck des Grundverhältnisses verstanden, nicht ein negatives Kennzeichen oder ein Unwert. Sie ist ein Ausdruck der Bindung der Erscheinung an ihren ewig unsichtbaren Grund. Das Sein selbst schafft sich darin ein sich immer gleiches Symbol. Bedeutet dies, der einzelne biologische Akt bleibe für uns in unüberwindlicher Isolierung? Das würde doch jede bewußte Planung, jede Manipulierung des Lebens ausschließen. Wir brauchen diese noch nicht zu überschätzen, wenn wir sie doch auch nicht missen können. Wir sind daran gewöhnt, daß wir die Zukunft nicht gewiß wissen. Zu den wenigen Gewißheiten gehört der leibliche Tod. Aber der ist nicht alles. Wir begreifen langsam, daß wir auch Vergangenes weniger gut wissen, als wir meinten; daß das Gedächtnis aber Lücken hat, wird keiner bestreiten. Den Anfang seines individuellen Lebens erinnert keiner. So umschließen jedenfalls zwei gewisse Unbekannte die Spanne individuellen Lebens. Liegen sie in der Zeit, am Rande der Zeit oder jenseits der Schwelle, die auch die Zeit vom Sein selbst trennt? Unser Leben scheint in der Zeit zu verlaufen, aber das bedeutet wenig, wenn seine Grenzpunkte die Zeit selbst in Frage stellen. Vor uns, meinen wir, waren andere, nach uns kommen andere. Sie sind uns ähnlich, doch nicht gleich. Und was heißt hier ähnlich? Was ist das Wiederkehrende, was uns alle einander ähnlich macht? Kindheit, Mitte und Alter, Gestalt und Farbe sind an die Zeit gebunden und damit vergänglich. Aber das immer Wiederkehrende, will uns scheinen, die Gesetze der Form, der Schönheit, Logik und die Natur spotten der Zeit. So wäre das Wiederkehrende das Zeitlose und doch nur zuzeiten Wiederkehrende?

Unter solcher Dialektik der Begriffe wird noch einmal Leben anschaulich, doch wieder nicht in Zeit, Raum und Logik. Zeugung, Geburt, Wachstum, Reife, Alter und Tod, Erinnerung und Vorblick sind die anschaulichsten, die antilogischen und damit eben ursprungnahsten Erscheinungsweisen des Lebenden. Sein Vergehen ist mit seinem Bestehen gleichsam auf Tod und Leben verbündet, und die *Wiederkunft* ist das ewige Symbol dieses Bundes. Sie knüpft das Ende an den Anfang und den Anfang an das Ende; im endlosen Wandel des Werdens erscheint in ewiger Wiederkunft der beständige Ursprung: die Ruhe des Seins.

Die Folge der Gestalten ordnet sich zuletzt also doch, aber nicht in die Ordnung des zeitlichen Nacheinanders, sondern in der Folge der Taten und der Erkenntnisse, der Lebensstufen und Geschlechterfolgen als Wiederkunft. Ist so die Lebensordnung nicht der Geraden, sondern dem Kreise vergleichbar, so doch nicht der Linie des Kreises, sondern seiner Rückkehr in sich selbst. Die Gestalten folgen einander, aber die Gestalt aller Gestalten ist nicht ihre Konsequenz, sondern ihre Selbstbegegnung in ewiger Heimkehr zum Ursprung. Dies war der unbewußte Grund, den Namen des Gestaltkreises zu wählen. Er ist die in jeder Lebenserscheinung erscheinende Darstellung des Lebenskreises, ein Gestammel um das Sein.

Anmerkungen

I. Einführung

1 In Anknüpfung an eine Bemerkung SCHOPENHAUERS wäre zu ergänzen: Wenn etwas den Naturgesetzen Widersprechendes zu geschehen scheint, so erfaßt uns Grauen. Wenn ein Bild von der Wand fällt, erschrickt man, aber auch, wenn ein Toter sich bewegt. Ebenso, wenn die Sonne stillstände oder ein Herz stehen bleibt. In allen Fällen ist es nicht die Gesetzmäßigkeit oder deren Erwartung als solche, deren Hinfälligkeit uns erschüttert, sondern die Zerstörung einer Eigentümlichkeit des besonderen Wesens, zu dem freilich auch gewisse Gesetzwidrigkeiten gehören. Der Kern der Sache ist die Entstaltung, die Verzerrung des Wesensgemäßen, nicht des Regelmäßigen. In diesem Sinne: Lebewesen bewegen sich, andere Körper sind nur bewegt. Im mythischen Alter ist freilich auch die Sonne ein Lebewesen.

2 ARISTOTELES, Über die Seele, 406a. (Meiners Philosophische Bibliothek, Bd. 4.) – ARISTOTELES knüpft an diesen Unterschied eine Polemik gegen die Philosophen, welche die Seele als das sich Bewegende definieren. Er aber bestreitet, daß der Seele überhaupt Bewegung zukomme, denn sie ist das begriffliche Wesen der Dinge, und eine ihrer Kräfte ist die Ortsbewegung. Sie bewegt nicht sich, sondern den organischen Körper. Insofern ist es aristotelisch zu sagen, daß das Lebewesen sich selbst bewegt, denn es ist eben beseelter Körper.

3 P. HOFFMANN, Die Untersuchung der Eigenreflexe (Sehnenreflexe) menschlicher Muskeln. Berlin 1922.

4 C. S. SHERRINGTON, The Integrative Action of the Nervous System. London 1906.

5 H. v. BAEYER, Münch. med. Wschr. 1937: 133. Vgl. derselbe, Z. orthop. Chir. 46 (1925): 50 – Anat. Anz. 54 (1921): 289. Zusammenfassung: Z. f. Anat. u. Entw. 110 (1940): 645. – Die Polemik gegen v. BAEYER, welche MAIR, in: Handbuch der Neurologie, Bd. 2 (1937): 66f. vorbringt, ist verfehlt.

6 Eine Analyse diese Wahrnehmungsarten der perspektivischen Verschiebung, siehe DAUSER, Inaug.-Diss. Heidelberg 1939. DAUSER hat die Grenzgeschwindigkeiten gemessen, bei denen die eine Art, die Verschiebung wahrzunehmen, in die andere umschlägt. Der Umschlag erfolgt niemals allmählich, sondern stets sprunghaft.

7 Vgl. M. H. FISCHER und A. E. KORNMÜLLER (1930) Der Schwindel (Handbuch der normalen und pathologischen Physiologie. Bd. 15, I). – P. VOGEL, Pflügers Arch. 228 (1931): 510, 632. – K. HEBEL, Z. Sinnesphysiol. 70 (1943): 75.

8 Zur Bestimmung des Kohärenzbegriffs vgl. v. WEIZSÄCKER, Der Gestaltkreis. Pflügers Arch. 231 (1933): 629 [in diesem Band]. In psychologischem,

sonst aber verwandtem Sinne hat E. JAENSCH besonders zur Ableitung von Persönlichkeitstypen den Ausdruck Kohärenz gebraucht (Grundformen menschlichen Seins, besonders S. 11 ff. Verlag O. Elsner, Berlin 1929).

9 W. KÖHLER, Die physischen Gestalten in Ruhe und im stationären Zustand. 1920.

10 J. v. KRIES, Allgemeine Sinnesphysiologie. S. 194 ff. Leipzig 1923. Obwohl v. KRIES »die psychologische Natur der Raumvorstellung« untersucht, bestimmt er sie fast ganz nach den mathematisch-apriorischen Merkmalen der KANTschen Raumlehre.

11 E. O. ADRIAN, The Mechanism of Nervous Action. London 1932.

12 Die hier besprochenen Verhältnisse sind Ursache, daß bei der Wahrnehmung von Größen (Länge, Abstand, Zahl u. dgl.) Zweifel entstehen, was in der Wahrnehmung man quantitativ und was qualitativ nennen soll. So auch bei dem Terminus »Gestaltqualität«. Wie schon JUDD fand, treten z. B. bei der allmählichen Distanzvergrößerung zweier taktiler Reize eine Reihe deutlich verschiedener Unterschiede der Empfindungsqualität auf. Vgl. u. a. BUCH und MALAMUD, Dtsch. Z. Nervenhk. 93 (1926): 216.

13 Ein fünfter Fall ist die Scheinbewegung des Gegenstandes, welche gesehen wird, wenn der Augapfel mit dem Finger von außen disloziert wird. Dieser Fall ist, wie KLEINT (Z. Psychol. 138, 141, 142) mit Recht hervorhebt, bisher ungenügend untersucht worden, und seine Gesetzmäßigkeit ist noch wenig geklärt.

13a Das Gleichnis stammt nicht von mir, sondern wird gelegentlich von LOU ANDREAS-SALOMÉ gebraucht (in »Mein Dank an Freud«. Wien 1931). Es wird wohl von da in mein Unbewußtes eingetaucht und später wieder erschienen sein.

14 Ich werde der Versuchung nicht folgen, die mögliche Analogie zu solchen Entwicklungen der heutigen theoretischen Physik (Unbestimmtheitsrelation) zu untersuchen; es muß sich erst zeigen, ob der in der Unbestimmtheitsrelation liegende Dualismus etwas mit unserem Prinzip der gegenseitigen Verborgenheit von Wahrnehmen und Bewegen zu tun hat.

15 Es entsprach eigentlich einer kleinen Haltung, daß man unfähig wurde, die Naturgesetze gerade als Beweis des Wunders und der Schöpfermacht Gottes zu verehren, und ihren Geltungsbereich statt dessen für einen ansah, der eines besonderen Schöpfers und Regenten nicht mehr bedürfe. Es scheint, daß im romanischen Fühlen und Denken die Voraussetzungen besonders günstig dafür sind, das Wunder in der Mathematik am allermeisten zu empfinden: PASCAL.

II. Die krankhaften Störungen im Nervensystem

1 Gleichheit und Verschiedenheit des hysterischen und des organischen Symptoms spielen in der diagnostischen Praxis gewöhnlich in dem Sinne eine

Rolle, daß durch die Gleichheit oder Ähnlichkeit beider die so nötige Unterscheidung von organischen und nichtorganischen Zuständen erschwert, ihr Unterschied verschleiert wird. Aber es ist wissenschaftlich dann um so wichtiger, daß die Verschiedenheit der Symptome so gering, bis zum Verwechseln klein sein kann. Warum? Eine theoretische Neurologie kann sich nicht bei der Differentialdiagnose beruhigen; sie muß eine Lehre vom Nervensystem suchen, welche das organische und das funktionelle Geschehen aus einer und derselben theoretischen Grundlage ableiten und verständlich machen kann.

2 Th. Lewis, Clin. Sci. 1936, 2: 373.

3 Vgl. z. B. O. Foerster, Handbuch der Neurologie. Bd. III, S. 1. 1937.

4 Sherringtons Begriff der »letzten gemeinsamen Strecke« ist in der Tat nur so lange berechtigt, als man nicht Leistungen, sondern Funktionen untersucht. Diese haben dann in praxi ihren Anfang oder ihr Ende notwendig dort, wo die experimentelle Beobachtung ein Objekt findet, und das ist, heute wenigstens noch, meistens die Peripherie. (Bei einer elektrischen Rindenreizung ist es der Kortex.) Aber von einer biologischen Leistung ist ohne Willkür nicht zu sagen, wo sie anfängt oder endet. Es gibt hier keine letzte und keine erste gemeinsame Strecke. Es ist auch leicht zu sehen, daß hier die Anwendung des Leitungsprinzips auf das anatomische Schema »Nervensystem« das Vorurteil befestigt hat, man habe es mit einer biologischen Wirklichkeit zu tun. Aber dies Prinzip ist nur eine Methode der Analyse, mehr nicht.

5 J. M. Charcot, Leçons du Mardi à la Salpêtrière. Paris 1892.

6 H. Head, Studies in Neurology. London 1920.

7 Boeke, Handbuch der Neurologie. Bd. I, 995. 1935.

8 Déjerine, Fabritius, Petrén u. a. haben die Lehre weitergeführt (Fabritius, Mschr. Psychiatr. 31 [1912]).

9 Über Funktionswandel unterrichten zusammenfassend: Stein und v. Weizsäcker, Erg. Physiol. 27 (1928): 657. v. Weizsäcker, Z. Sinnesphysiol. 64 (1933): 79 [Bd. 3]. Derselbe, Handbuch der Neurologie. Bd. III, S. 701 [1937]. Derselbe, Ber. physik.-med. Ges. Würzburg, N. F. 62 (1940): 204 [Bd. 3].

10 Vgl. v. Weizsäcker, Wege psychophysischer Forschung. Festrede. Sitzungsber. Heidelberger Akad. Wiss., Math.-naturw. Kl. 4. Abh. 1934 [Bd. 6].

10a Diderot (Der Traum d'Alemberts, übersetzt in: Frommanns Philosophische Taschenbücherei, Stuttgart 1923) hat diese Alternative entwickelt und in seine Philosophie des Organismus eingebaut. Wir sehen in dem unvergleichlichen Gespräch Diderots (wahrscheinlich 1769) eine der bedeutendsten Diskussionen wissenschaftlicher Lebenslehre.

11 v. Frey und Pauli, Z. Biol. 59 (1913); Hansen, Z. Biol. 62 (1913); Bohnenkamp und Heuler, Dtsch. Z. Nervenheilk. 126 (1932): 176.

12 J. Stein, Dtsch. Z. Nervenheilk. 80 (1924): 57.

13 Beispiel Winterstein, Handbuch der Neurologie, Bd. II, S. 72 [1937].

14 v. WEIZSÄCKER, Dtsch. Z. Nervenheilk. 80 (1924): 159 [Bd. 3].

15 STEIN und v. WEIZSÄCKER, Was lehrt die neuere Pathologie der Sinnesorgane für die Physiologie der Sinnesleistungen? Z. Sinnesphysiol. 64 (1933): 79 [Bd. 3]. Derselbe, Leitung, Form und Menge in der Lehre von den nervösen Funktionen. Nervenarzt 4 (1931): 433, 526 [Bd. 3].

16 J. v. HATTINGBERG, Sitzungsber. Heidelberger Akad. Wiss., Math.-naturw. Kl. 1939.

17 BERINGER und RUFFIN, Z. Neur. 140 (1932): 604; TSCHLENOFF, Dtsch. Z. Nervenheilk. 121, 122 (1931); FOERSTER, ALTENBURGER und KROLL, Z. Neurol. 121 (1929); ALTENBURGER, Handbuch der Neurologie, Bd. III, 747 [1937].

18 PANZEL, Dtsch. Z. Nervenheilk. 87 (1925): 204.

19 M. v. FREY, Z. Biol. 63 [1914], 65 [1915[a]].

20 MÜLLER und SCHUMANN, Pflügers Arch. 45 [1889]: 37. WALTER, Z. Psychol. 104 (1927): 97.

21 Seitdem HELMHOLTZens respektlose Worte über die optische Kamera des menschlichen Auges populär geworden sind (HELMHOLTZ wollte einen Optiker, der ihm eine solche Kamera verkaufen wollte, heimschicken), hat die Physiologie sich kaum bemüht, den Fehlgriff in dieser Betrachtungsform nachzuweisen. Wir versuchen es an unserem Teilgebiet. Das Sinnesorgan ist gegenüber bestimmten Meßinstrumenten »unvollkommener«, weil es nicht nur eine Art von Größen mißt, sondern viele verschiedene Aufgaben erfüllt, ohne daß es umgebaut werden muß.

22 A. DERWORT, Z. Sinnesphysiol. 70 (1943): 135.

23 Vgl. z. B. PANZEL, l. c.; LOTMAR, Z. Neurol. 24.

24 KOHNSTAMM zitiert bei MATTHÄI, Pflügers Arch. 202 [1922]: 88, 204 [1924]: 587.

25 v. WEIZSÄCKER, Zur Analyse pathologischer Bewegungen. Dtsch. Z. Nervenheilk. 95. Verh. Ges. Nervenärzte 1926: 270 [Bd. 3]. Die Tatsache, daß der Untersucher am Rigor-Arm unter Umständen sogar geringere Kräfte zur Bewegung aufwenden muß, beruht offenbar auf der beim Parkinsonismus erhöhten Adaptation an die äußere Einwirkung. Dieser Befund ist nicht ohne Analogie. Zu wenig beachtet ist auch der Befund einer Verkürzung der Reaktionszeiten beim Parkinsonismus, die ich ebenfalls gefunden habe.

25a Von derartigen Analysen fällt auch einiges Licht auf das sogenannte WEBERsche Gesetz, dessen Deutung von jeher die größten Schwierigkeiten machte. Seit WEBER ist bekannt, daß der Kraftsinn nicht die Fähigkeit hat, den objektiven Unterschied zweier Gewichte zutreffend wahrzunehmen. Erhöhe ich ein Gewicht von 1 auf 2, also um eine Einheit, so nehme ich dies auch wahr. Erhöhe ich dagegen ein Gewicht von 20 auf 21, so nehme ich überhaupt keinen Unterschied wahr. Vielmehr erscheint mir die Erhöhung von 1 auf 2 und die von 5 auf 10 oder von 20 auf 40 jedesmal ähnlich, nämlich als Verdoppelung. Man könnte sagen: das Organ interessiert sich nicht für die Differenzen, sondern für die Quotienten. Setzte man, was nicht ganz einwandfrei war, die eben merklichen Unterschiede, also die Schwellenempfindungen gleich, so ergab sich, daß der Kraftsinn der Täuschung unterliegt, an Stelle der objektiven Gewichts*differenzen* die objektiven Gewichts*quotienten* als gleiche wahrzunehmen, woraus FECHNER den Satz ableitete, die Empfindungen verhielten sich wie die Logarithmen der Reize. Im Lichte unserer Betrachtung muß man aber sagen, daß für die Wahrnehmung eben merklicher Unterschiede der Quotient, also das Gewichtsverhältnis äquivalent ist den Gewichtsdifferenzen. Daher kommt es, daß für die Wahrnehmung das Verhältnis 1 zu 2 *gleichartig* dem Verhältnisse 5 zu 10 oder 10 zu 20 wird, während die Differenzen zwischen 1 und 2, 5 und 6, 10 und 11 nicht gleichartig sind. Nun läßt sich aber zeigen, daß die Gleichartigkeit der Proportion wiederum einen begrifflichen Schritt vorbereitet, mit dessen Hilfe Physik und Chemie zur Charakterisierung bestimmter objektiver Eigenschaften der Stoffe gelangen konnten. So haben zwei Körper das gleiche spezifische Gewicht, wenn sich ihre Gewichte proportional ihren Rauminhalten verhalten. So sind zwei Stoffe in der Chemie von gleicher Beschaffenheit, wenn sie in immer den gleichen Proportionen sich mit anderen Stoffen zu neuen Stoffen verbinden. So also wurde der Begriff des spezifischen Gewichtes und von BOYLE das chemische Gesetz der konstanten und multiplen Proportionen gefunden, durch das später die Atomgewichte bestimmbar wurden. Man darf also das Verhalten des Kraftsinnes nach der Regel von E. H. WEBER als eine konstitutive Täuschung bezeichnen, welche die Wahrnehmung von spezifischen Eigenschaften der Körper ermöglicht und vielleicht in gewissem Sinne die Bildung der physikalischen und chemischen Begriffe, wodurch jene Eigenschaften objektiv erfaßt werden, vorbereitet. Denn wir hören von allen Naturforschern, daß der Findung des richtigen Begriffes oder Gesetzes eine Art sinnlicher Ahnung oder instinktiver Anschauung vorhergehe, was z. B. besonders E. MACH betont hat.

26 D. KATZ, Der Aufbau der Tastwelt. Leipzig 1925.

27 Vgl. GRAHAM BROWN, Handbuch der normalen und pathologischen Physiologie. Bd. X, S. 418, 1927.

28 Nach AGDUHRS, SHERRINGTONS u. a. Untersuchungen sind die Motoneuronen für den einzelnen Muskel, ja sogar die einzelne Muskelfaser auf mehrere Segmente verteilt. Dieser Befund kommt unserer Auffassung entgegen, weil diese mit einer starken Verflechtung auch im Bereiche der »letzten gemeinsamen Strecke« rechnet. Das Gehirn scheint es zu sein, nicht das Rückenmark, welches die Bedingungen der Differenzierung enthält. Das spinale Tier hat die entdifferenzierte, die kollektive Motorik. Selbst die »Eigenreflexe« bleiben, wie P. HOFFMANN zugibt, nicht mehr auf ihre isolierte Bahn beschränkt, sondern irradieren, wenn die Pyramidenläsion, und das heißt doch immer eine Art von »Dezerebrierung«, eintritt.

29 ARISTOTELES (z. B. Psychologie, 412a, 414a), auf den die Unterscheidung von Stoff und Form hauptsächlich zurückgeht, beeinflußt das wissenschaftliche Denken bis heute. Aber es ist eine Begriffs- und Bezeichnungskreu-

zung eingetreten, insofern ARISTOTELES lehrt: Der Stoff ist das Mögliche, die Form das Wirkliche. Im modernen Naturbegriff wurde es annähernd umgekehrt. Es will uns als eine entscheidende Frage an die künftige Gehirnlehre erscheinen, ob sie zur ursprünglichen, aristotelischen Position zurückkehren kann und will. Daraus würde sich ein Primat der neurophysiologischen gegenüber den anatomischen Vorstellungen, eine »Physiologie ohne Anatomie« ergeben. Vgl. v. WEIZSÄCKER, Dtsch. Z. Nervenheilk. 120 (1931): 117 [Bd. 3]. Derselbe, Nervenarzt 4 (1931): 433, 526 [Bd. 3].

30 So hat M. v. FREY, angeregt durch die mehrfache Nervenfaserversorgung der Tastkörper der Froschzunge, erklärt, daß es die nach der Variationsrechnung mögliche Mehrheit von Kombinationen, die man z. B. aus 5 Einzelfasern herstellen kann, sei, welche erlaube, über 5 Bahnen nicht nur 5, sondern 10 oder 20 verschiedene Arten von Eindrücken fortgeleitet zu denken. Demgegenüber darf man vielleicht eine alte Maxime anführen: simplex signum veri. Die Versuche, die Funktionenlehre des nervösen Organs ganz auf das Prinzip der Nervennetze oder Synzytien aufzubauen, haben noch nicht den Grad der Durchbildung erreicht wie die Neuronenlehre WALDEYERS. Mit den Netzen wäre auf die Individualität der Zelleinheiten zu verzichten, da man nicht angeben kann, wo die eine aufhört und die andere anfängt. Das Spezifische müßte hier nicht an die Lokalität der Erregung, sondern an ein Erregungsbild gebunden, also auf ein reines Formprinzip gestützt werden. *Ein* Netzgebiet könnte *viele* Erregungsbilder aufnehmen. Diese Korrektur der klassischen Physiologie wird vor allem dann herausgefordert, wenn man nicht nach dem fragt, was *im* Organ vor sich geht, sondern was als seine Leistung nach außen erscheint (als Wahrnehmung oder Handlung). Geschieht dies, dann sieht man, wie mit den gleichen Organteilen (z. B. Auge, Hand) unzählbar Verschiedenes geleistet wird; aber dies eben erzwingt den Rückschluß auf die spezifische Bedeutung der Erregungs*formen* im Organ. Lehren wie die von der Plastizität, dem Funktionswandel, der Übernahme neuer Funktionen nach Läsion anderer Teile drängen alle auf die Aufgabe des Leitungs- und Lokalisationsprinzips in seiner strengsten Form. – Eine Ankündigung dieses Überganges von der Individualität zur Kontinuität lag bereits in dem bekannten Streit, ob zwischen den Nervenfasern »Kontiguität« oder »Kontinuität« bestehe. Man erkannte dann die dialektische Natur dieses eigentlich unentscheidbaren Streites, und heute sehen wir, daß er die gleiche Wurzel hat wie der zwischen Atomismus und Kontinuität des Äthers, zwischen Korpuskular- und Wellenbild in der Physik. In diesen Gegensätzen wiederholt sich, was seit der Diskussion der eleatischen Schule immer wieder auftaucht und in KANTS Antinomienlehre ebenfalls nicht zur Ruhe gebracht wurde. Denn der innerlogische Widerstreit wird in der Erfahrungswissenschaft notwendig auch ein Dilemma in der theoretischen Erklärung der Beobachtungen.

31 Man kann sich davon leicht überzeugen, indem man einige in ein Stück Kork gesteckte Stecknadeln gleichzeitig gegen die Fingerkuppe drückt. Es ist nicht

möglich, mehr als 4 oder 5 gesondert wahrzunehmen, auch wenn ihr Abstand merklich über der Simultanschwelle liegt.

32 Es ist wichtig, daß die Fortpflanzungsgeschwindigkeit im peripheren Nerven unter pathologischen Verhältnissen sich nicht ändert. Dagegen sind die Latenzen beim Durchgang der Erregung durch das Zentralorgan (Synapsen) bei Krankheiten zuweilen großen Änderungen unterworfen.

33 H. Stein, Z. Biol. 84 (1926): 33.

34 v. Weizsäcker, Einleitung zur Physiologie der Sinne. In: Handbuch der normalen und pathologischen Physiologie, Bd. II, I, S. 1 (besonders z. B. S. 53), 1926 [Bd. 3, S. 325-429, bes. z. B. S. 406]. Der dort eingenommene Standpunkt besonders S. 5 [S. 331 f. in Bd. 3]: »daß Sinnlichkeit nur da vorliegt, wo das materielle Geschehen in seiner Gesamtheit ein *Eindruck*, eine Gegenwart wird ... Das sinnliche Erlebnis ist wesensmäßig ein Realitätserlebnis und besitzt als solches stets den Gehalt einer Transzendenz«. Damit ist der Gegensatz zur Sinneslehre von Joh. v. Kries umrissen, welche auf der *Immanenz* der Sinnlichkeit aufgebaut ist. – A. Prinz Auersperg (Z. Sinnesphysiol. 66 [1936]: 274) hat das Prinzip der Vergegenwärtigung weiter im Sinne der Transzendenz ausgebaut. (Vgl. auch meine Schrift »das Antilogische«, in: Psychologische Forschung, Bd. III, 295, 1923 [v. Kries-Festschrift], [Bd. 2].)

35 Weiteres vgl. v. Weizsäcker, Gestalt und Zeit, Halle 1942 [in diesem Band].

36 A. Buch, Dtsch. Z. Nervenheilk., Verh. Ges. d. Nervenärzte, 1926: 331.

37 Prinz Auersperg (Prinz Auersperg und Buhrmester, Z. Sinnesphysiol. 66 [1936]: 274) bestreitet diesen Unterschied. Sein Einspruch richtet sich aber gegen die parallelistische Deutung, nicht gegen die im Text gegebene Charakterisierung. Ihm ist recht zu geben: »Die stetige Gegenwart ein und desselben Phänomenalgegenstandes ist also durchaus nicht parallelistisch zu verstehen, sondern eine in ihren Bestimmungen erst zu erhellende Besonderheit des Umwelterlebnisses.«

38 J. Stein, in: O. Bumke (Hrsg.), Handbuch der Geisteskrankheiten, Bd. I, 1, S. 383, 1928; Stein und Bürger-Prinz, Dtsch. Z. Nervenhk. 124 (1932): 201; Ruffin, Z. Neurol. 140 (1932): 641.

39 Altenburger, Handbuch der Neurologie, Bd. III, 747 (1937). Vgl. Quincke und Stein, Chronaxie. Erg. Physiol. 34 (1932): 907.

40 Stein und v. Weizsäcker, Erg. Physiol. 27 (1928): 661.

41 J. v. Kries, in: Nagels Handbuch der Physiologie, Bd. III, S. 269, 1905.

42 Köllner, Die Störungen des Farbensinnes. Berlin 1912.

43 v. Frey, z. B. Z. Biol. 68 (1918): 339, 69 (1918): 322; Abh. Sächs. Akad. Wiss., Math.-phys. Kl. 1896: 23, 169; Cohen, Dtsch. Z. Nervenheilk. 93 (1926b): 245.

44 v. Weizsäcker, Ataxie und Funktionswandel. Dtsch. Z. Nervenheilk. 120 (1931): 117 [Bd. 3].

45 Es muß gegenüber Altenburgers, Krolls und zum Teil v. Hattingbergs

Einschränkungen gesagt werden, daß die Erscheinungen von Funktionswandel bei peripheren, Hinterhorn- und Seitenstrangherden *gradweise* dermaßen hinter dem zurückbleiben, was wir bei der Hinterstrangerkrankung sehen, daß kein Grund vorliegt, die angegebene Lokalisation des Funktionswandels aufzugeben.

46 v. WEIZSÄCKER, Verh. 37. Kongreß dtsch. Ges. inn. Med. Wiesbaden, 37 (1925): 33.

47 GELB und GOLDSTEIN, Psychologische Analyse hirnpathologischer Fälle. Leipzig: Barth, 1926.

48 G. COHEN, Dtsch. Z. Nervenheilk. 93 (1926a): 228, und J. v. HATTINGBERG, l. c. Vgl. die Kritik von J. LANGE im Handbuch der Neurologie. Bd. VI, 807. 1936.

49 P. CHRISTIAN, Z. Neurol. 165 (1939): 214.

III. Die Bedingungen der Wahrnehmung

1 Die Schwellenmethode ist die notwendige Folge der messenden Naturforschung, also des Sieges der mathematischen Methode, gewesen. So ist zum ersten Mal von LEIBNIZ erkannt worden, daß der eben merkliche Unterschied das Mittel ist, wodurch die Wahrnehmung und das messende Erkennen sich verbünden müssen. Er nennt dieses Mittel die petite perception. In der höchst glänzenden Einleitung zu den Nouveaux Essais sur l'entendement humain (1696-1704) wird deren Bedeutung denkbar stark hervorgehoben: »auf ihnen (den petites perceptions) beruhen die ins Unendliche gehenden Eindrücke, die die uns umgebenden Körper auf uns machen, und somit die Verknüpfung, in der jedes Wesen mit dem ganzen übrigen Universum steht«. Wie die Schwellenmethode, so entsteht hier auch die Entdekkung der Infinitesimalmethode.

1a PURKINJE: »Sinnestäuschungen sind Gesichtswahrheiten.« Aus diesem berühmten, aber nicht ungefährlichen Satz ist mancher subjektive Idealismus der Sinneslehre abgeleitet worden; ihm entstammen auch HERINGS »Sehdinge«.

2 FUCHS, bei GELB und GOLDSTEIN, l. c.

3 A. PRINZ AUERSPERG und H. C. BUHRMESTER, Z. Sinnesphysiol. 66 (1936): 274.

4 F. B. HOFMANN, Physiologische Optik in GRÄFES Handbuch der Augenheilkunde. 2. Aufl. Bd. 3; PALAGYI, Wahrnehmungslehre. Leipzig 1925. Naturphilosophische Vorlesungen. 2. Aufl. Leipzig 1929; WERTHEIMER, Z. Psychol. usw. 61: 161; J. STEIN, Pathologie der Wahrnehmung. In: O. BUMKE (Hrsg.), Handbuch der Geisteskrankheiten. Bd. I, 1, S. 422, 1928; J. v. KRIES, Allgemeine Sinnesphysiologie. Leipzig 1923.

5 Unser Text kann das Mißverständnis vielleicht nicht ausschließen, als würden Ergebnisse der sinnesphysiologischen Analyse überhaupt zu entwerten

versucht. Darum sei auf ein besonders erfolgreiches neueres Beispiel hingewiesen: die Erklärung des Zusammenhanges von Hell- und Dunkeladaption und Sehschärfe bei Insekten durch HECHT, indem das Alles-oder-Nichts-Gesetz angewendet wird. Ein solches Ergebnis ist nicht nur an sich befriedigend für den Physiologen, sondern ein Grund mehr, die sinnesphysiologische Bedingung (Alles-oder-Nichts-Gesetz bei verschiedenen Schwellen der retinalen Elemente, Erhöhung der Sehschärfe mit der Helligkeit) als Beitrag für die biologische Leistung zu verstehen. Es zeigt sich nämlich, daß diese Abhängigkeit konstitutiv für das Tagtier ist.

6 Erg. Physiol. 27 (1928): 685 ff. (STEIN und v. WEIZSÄCKER, Zur Pathologie der Sensibilität). Die Anwendung geometrisch-quantitativer Vorstellungen auf die den Sinneseindruck hervorrufen sollende Funktion scheitert 1. an der »qualitativen« Mannigfaltigkeit dieser Eindrücke und 2. an dem antimathematischen Prinzip, nach dem diese verschiedenen Leistungen präzisiert sind.

7 HEGEL schreibt sehr gesund über die Wahrnehmung (Enzyklopädie der philosophischen Wissenschaften, § 38): »Es liegt im Empirismus dies große Prinzip, daß, was wahr ist, in der Wirklichkeit sein und für die Wahrnehmung da sein muß.«

8 Vgl. »Ataxie und Funktionswandel«, l. c. sowie »Leitung, Form und Menge in der Lehre von den nervösen Funktionen«, Nervenarzt 4 (1931): 433, 526 [Bd. 3].

8a Vgl. P. CHRISTIAN, Z. Sinnesphysiol. 68 (1940): 151. Pflügers Arch. ges. Physiol. 243 (1940): 370. CHRISTIAN u. v. WEIZSÄCKER, Z. Sinnesphysiol. 70 (1943): 30 [in diesem Band]. v. WEIZSÄCKER, Gestalt und Zeit. Halle 1942, bes. Abs. VII-IX [in diesem Band]. – Die seit der 1. Auflage des »Gestaltkreis« fortgeschrittene experimentelle Untersuchung des Sehens figurierter Bewegungen hat eine Problemstellung zur Folge, welche wir hier nur andeuten können. Der Wahrnehmungsakt hat hier eine Freiheit, die gesehene Figur zu formen; er folgt dabei insofern der Idee mathematischer oder physikalischer Gesetze, als er ihre freie Wirkung anschaulich darstellt. Man kann daher von einer Nomophilie oder Nomotropie des Wahrnehmungsaktes sprechen. Unter verschiedenen denkbaren wählt er die Darstellung eines nach physikalischem Gesetze möglichen Sachverhaltes (vgl. Möglichkeitssatz S. 226). –

Es hat sich ferner herausgestellt, daß diese Freiheit der Wahrnehmung, einen objektiven Sachverhalt im Bilde einer physikalisch möglichen Gesetzmäßigkeit darzustellen, in Beziehung steht zu der Freiheit der Physik, die Vorgänge als Relationen, diese Relativität als die Gesetzmäßigkeit aufzufassen. Indem nun die Wahrnehmung *eine* der verschiedenen durch die Relativität erlaubten Darstellungsweisen wählt und mit absoluter Bestimmtheit verfährt, *tut* sie das, was die relativistische Physik *erlaubt*. Ich gedenke, auf diese Zusammenhänge an anderer Stelle zurückzukommen. Unterdessen hat K. HEBEL (Die Relativität in der Wahrnehmung von Bewegung, Z. Sinnesphysiol. 70 [1943]: 75) der Untersuchung dieser Sätze eine ausführliche Experimentalstudie gewidmet. Am Beispiel der Drehempfindungen zeigt er die vollständige Gesetzmäßigkeit, derzufolge die mannigfachen Scheinbewegungen (samt den »richtigen«) ausnahmslos Darstellungen eines physikalischen Sachverhaltes sind, welche unter Voraussetzung der Relativität *aller* im System vorhandenen Vorgänge *alle* gleichberechtigt sind. – Vgl. ferner: v. WEIZSÄCKER, Wahrheit und Wahrnehmung, Leipzig (Koehler u. Amelang) 1943 (Abgedruckt in: Diesseits und Jenseits der Medizin. Arzt und Kranker/Neue Folge. Koehler-Verlag, Stuttgart 1949 [in diesem Band].

9 Ist 10 = 7+3 oder 5+5? Im Begriffe der 10 sind beide Lösungen enthalten, und man kann es nicht als subjektive Zutat bezeichnen, daß viele Deutungen der Summe vollziehbar sind. Dasselbe gilt von den Inversionen. – Andererseits können verschiedene Gegenstände gleich erscheinen; dann lautet das Beispiel: 7+3 = 10; aber auch 5+5 = 10.

10 Die strenge Unterscheidung von Wahrnehmen in Raum und Zeit und Wahrnehmen des Raumes und der Zeit habe ich näher ausgeführt in BETHES Handbuch der normalen und pathologischen Physiologie (Einleitung zur Physiologie der Sinne), Bd. XI, 1-67, 1926 [Bd. 3].

10a Trotzdem bestehen hier nahe Beziehungen zur abstraktesten der noch anschaulichen Wissenschaften: zur elementaren Geometrie. Die Fälle α, β, ε erinnern unmittelbar an die Axiome der Verknüpfung, Anordnung und Kongruenz in der Geometrie von D. HILBERT (Grundlagen der Geometrie, 7. Auflage, Leipzig 1930). Jene Wahrnehmungen können als Vorformen oder vorbegriffliche Sinnesaussagen dieser Axiome aufgefaßt werden.

11 Der Möglichkeitssatz der Wahrnehmung sagt nur aus, daß wir nichts mathematisch Unmögliches *wahrnehmen* – nicht daß wir auch darüber hinaus noch anderes wahrnehmen. KANT lehrte, daß Raum und Zeit Bedingungen jeder möglichen *Erfahrung* seien. Wir halten uns daran nicht gebunden und behaupten dagegen etwas von der Sinneswahrnehmung, was KANT nur von der A-priori-Struktur der objektiven Erfahrung gelehrt hat.
Die Anerkennung, daß die Wahrnehmung nicht aus der Alternative »richtig« oder »falsch«, sondern aus der Entwicklung des Möglichen zum Wirklichen aufgefaßt werden müsse, bedeutet einen weiteren entscheidenden Schritt vom klassisch-modernen zum aristotelischen Denken. Wie für ARISTOTELES das Wirkliche aus potentia und actus entsteht (nicht in der Objektivität besteht), so in unserer Darstellung im Erscheinen des Seins in der Wahrnehmung. Der Fortgang der Untersuchung zieht also nur eine Folgerung aus dem eingangs aufgenommenen antikausalen Begriffe der Selbstbewegung (causa sui), der gleichfalls aristotelisch ist.

12 v. WEIZSÄCKER, Das Antilogische. Psychol. Forsch. 3 (1923): 295 (Festschrift für JOH. v. KRIES) [Bd. 2].

13 Wenn der Möglichkeitssatz der Wahrnehmung ein Erfahrungssatz ist, so bleibt zu erwägen, ob es Grenzen seiner Gültigkeit gibt. Wir fragen daher: Gibt es Wahrnehmungen, die mathematisch Unmögliches enthalten? Als

Beispiel könnte man den im Drehschwindel häufigen Eindruck anführen, wonach Gegenstände in rascher Bewegung vorbeiziehend gesehen werden und trotzdem immerzu geradeaus vor uns bleiben. Andere Beispiele stammen aus unseren Träumen, in denen wir uns selbst »dort« sehen oder sogar als eine andere Person »dort« sind.

14 Nach WINDELBAND ist DEMOKRIT der Vater dieser dualistischen Stellung zu den Erscheinungen (Geschichte der Philosophie. 1. Aufl. 1892).

15 M. HEIDEGGER, Sein und Zeit. Halle 1927. S. 11: »Der Raum ist weder im Subjekt, noch ist die Welt im Raum. Der Raum ist vielmehr ›in‹ der Welt; sofern das für das Dasein konstitutive In-der-Welt-Sein Raum erschlossen hat.«

16 Eine »Physiologie ohne Anatomie« hat es immer gegeben, und sie brauchte nicht anstößiger zu sein als eine Anatomie ohne Physiologie.

17 Beispiel eines Physiologen: v. BUNGE; Beispiel eines Physikers: BOHR; Beispiel eines Philosophen: M. SCHELER.

IV. Die Bedingungen der Bewegung

1 Das 19. Jahrhundert ist viel zu reich, als daß nicht auch die einzelnen Wissenschaften von dem Spektrum so vieler Möglichkeiten gefärbt wären. Die Physiologen sind mannigfacher als die »Physiologie«, die unpersönlich und, besonders im Handbuchunwesen, eine tyrannische Macht wird.

2 Die Transzendentalphilosophie KANTS widerspricht dem nicht. In ihr ist das Subjekt der Erkenntnis nicht ein Mensch, sondern das erkenntnistheoretische Ich als Bedingung jeder möglichen Erfahrung, nicht als ihre inhaltliche Quelle. – Auch bei KANT ist mir ein Übergewicht der theoretischen über die praktische Vernunft nicht zweifelhaft.

3 ERNST MARX, Die Entwicklung der Reflexlehre seit Albrecht von Haller bis in die zweite Hälfte des 19. Jahrhunderts. Sitzungsber. Heidelberger Akad. Wiss., math.-naturw. Kl. 1938, 10. Abh.

4 Vgl. z. B. IV. Kapitel in »Reflexgesetze« (v. WEIZSÄCKER, in: BETHE, Handbuch der normalen und pathologischen Physiologie, Bd. X, S. 90, 1927).

5 Experimentalphysiologisch entstand der Begriff der Hemmung aus dem Vaguseffekt am Herzen und dem Depressoreffekt an den Arterien.

6 SHERRINGTON, C. S. The Integrative Action of the Nervous System. London 1906.

7 Diese Sätze besagen nur, daß Erkenntnistheorie und Metaphysik in *abgezogener* Begrifflichkeit die Wahrnehmung und Bewegung nicht wissenschaftlich darstellen könnten. Es schließt dies nicht aus, sondern ein, daß die Biologie einen metaphysischen und erkenntnistheoretischen Gehalt hat, der konstitutiv für sie ist.

8 v. WEIZSÄCKER, Ohr und Nervensystem. Z. Neur. 165 (1939): 132 (Kongreßreferat).

9 LEIBNIZ' Monade ist die eigentliche Vorbereitung auf diese Erkenntnis. Von ihm aus ist KANTS Begriff der Bewegung ein Rückschritt zu einem Primat der (äußerlichen) Mechanik.

10 H. DRIESCH (Philosophie des Organischen) hat erkannt, daß die dritte Relationskategorie KANTS eine eigentümliche Kategorie des Organischen ist.

11 DERWORT, Pflügers Arch. 240 (1938): 661.

12 DERWORT zeigte, l. c., auch, daß in der Wahrnehmung figurierter Bewegungen dieselben gesetzesmäßigen Täuschungen stattfinden.

13 AUERSPERG und SPROCKHOFF, Pflügers Arch. 236 (1935): 301.

14 Vgl. v. WEIZSÄCKER, Ohr und Nervensystem, l. c.

15 Weiteres vgl. v. WEIZSÄCKER, Über Psychophysik. Nervenarzt 16 (1943): 465 [in diesem Band].

V. Der Gestaltkreis

1 STEPHEN D'IRSAY, Albrecht v. Haller. S. 46 ff. Verlag Thieme. Leipzig 1930.

2 ERNST MARX, Die Entwicklung der Reflexlehre seit Albrecht von Haller bis in die zweite Hälfte des 19. Jahrhunderts. Sitzungsber. Heidelbg. Akad. Wiss., math.-naturw. Kl. 1938, 10. Abh. Mit Geleitwort von V. v. WEIZSÄCKER.

3 Aus v. WEIZSÄCKER, Geleitwort zur Arbeit von E. MARX, l. c. [in diesem Band].

4 J. v. KRIES, Logik, Grundzüge einer kritischen und formalen Urteilslehre. Tübingen 1916. Hier und in früheren Schriften die sachkundigste und beste mir bekannte Kritik an FECHNERS Psychophysik.

5 Dies geschah durch E. MACH, Analyse der Empfindungen.

6 Von besonderem Interesse ist die Behandlung dieses Problems durch J. v. KRIES in seiner Logik. Diese Behandlung gleicht beinahe einer kunstvollen Vermeidung.

7 Der Gestaltkreis, dargestellt als psychophysiologische Analyse des optischen Drehversuchs. Pflügers Arch. 231 (1933): 630 [in diesem Band]. Vgl. die mehr anthropologische Ableitung in meinem Vortrag »Über medizinische Anthropologie« in Phil. Anz. (H. PLESSNER) 2 (1927): 236. Abgedruckt in »Arzt und Kranker«, 3. Aufl. I. Koehler-Verlag, Stuttgart 1949, S. 35 ff. [Bd. 5].

8 Nur KLEINT, l. c., hat dem »Tonus« diese Determination der Wahrnehmungen zuerkannt. Doch hat er nicht den Versuch gemacht, diesen quasimotorischen Faktor wirklich zu beobachten, sondern ihn als Hypothese eingeführt. Damit nähert er sich wieder der virtuellen Bewegung PALAGYIS und der sensorischen Bewegung STEINS. Wir können an diese Theorien nicht anknüpfen.

9 M. H. FISCHER, Die Regulationsfunktion des menschlichen Labyrinths. München 1928; P. VOGEL, Pflügers Arch. 228 (1931): 510, 631; 230 (1932): 516.

10 Bei galvanischer Durchströmung des Kopfes zeigt P. VOGEL, daß verschiedene Typen von Menschen existieren, von denen der eine es vorzieht, in der Vorstellung, der andere, in der Bewegung zu regulieren.

11 A. PRINZ AUERSPERG und H. C. BUHRMESTER, Z. Sinnesphysiol. 66 (1936): 274.

12 v. WEIZSÄCKER, Körpergeschehen und Neurose. Internat. Z. Psychoanal. 19 (1933): 16. Jetzt auch als Buch: Ernst-Klett-Verlag. Stuttgart 1947 [Bd. 6].

13 Die Antilogik des Traumes gibt dafür unerschöpfliche Beispiele.

14 F. J. J. BUYTENDIJK (Wege zum Verständnis der Tiere; Niehan, Zürich-Leipzig 1939) scheint mir von allen lebenden Biologen diese Konsequenz der besonders auf v. UEXKÜLL zurückgehenden Umweltlehre am klarsten zu sehen, und er versteht sie glänzend darzustellen.

15 HEGEL, Logik I. Abschnitt III, B. Vgl. KUNO FISCHER, Hegels Leben, Werke und Lehre. Bd. 1, S. 482. Heidelberg 1901.

Erklärung

einiger Begriffe, welche im Buche selbst vorkommen, aber im allgemeinen wissenschaftlichen Sprachgebrauch nicht geläufig sind

Akt, biologischer Akt: Insofern ein Lebewesen durch seine Bewegung und Wahrnehmung sich in eine Umwelt einordnet, sind diese Bewegung und Wahrnehmung eine Einheit – ein biologischer Akt. Jeder Akt kann auch als Wiederherstellung oder Neuschaffung einer gestörten Ordnung aufgefaßt werden (S. 110, 295, 304, 307, 316).

Antilogik: Ein Inhalt des Wahrnehmens oder Denkens, welcher sowohl einen Widerspruch wie seine Versöhnung enthält. Beispiele: In der Zeugung wird aus zwei Individuen eines; bei der Zellteilung aus einem zwei (S. 226, 297).

Äquivalenzprinzip (Prinzip der Vertretung): Die Gleichwertigkeit ist im Gestaltkreis nicht die einer Quantität oder Energie, sondern eine Stellvertretung in Herstellung einer Einordnung des biologischen Subjekts in seine (Um-)Welt. In dieser Ordnung kann eine Wahrnehmung eine Bewegung vertreten und umgekehrt (S. 282 ff.).

Ausfall: Wenn eine Funktion ausfällt, wird die Leistung dazu bestimmt, sie zu ersetzen, und so zum Leistungswandel angeregt. Die Leistung schafft so ein Äquivalent (s. dort) der ausgefallenen Funktion. Ausfall ist also nach klassischer Auffassung betrachtet ein Defekt, nach dem Leistungsprinzip betrachtet eine »negative Leistung« (S. 131).

Begegnung: Die biologischen Ordnungen, insbesondere auch die Bewegungsformen oder die Wahrnehmungsgestalten resultieren nicht aus einer Komposition gleichgestellter Kräfte, sondern aus einer Begegnung von Ich und Umwelt. Der Ausdruck Begegnung soll diesen Gegensatz von Ich und Umwelt gegenüber der konstruktiv-mechanischen Synthese, etwa von Reiz und Bewegung, festhalten (S. 235, 265).

Drehtürprinzip: Siehe Grundverhältnis. Jeder Akt ist Wahrnehmen und Bewegen. Aber ich kann im Wahrnehmen die es ermöglichende Bewegung nicht wahrnehmen und kann im Bewegen die es bedingende Wahrnehmung nicht vollziehen. Insofern ist das Bewegen ein Es-nicht-Wahrnehmen und das Wahrnehmen ein Es-nicht-Bewegen. Sie stehen im Verhältnis gegenseitiger Verborgenheit (S. 124).

Entscheidung: Das an eine Gegenwart geknüpfte Entstehen einer neuen Ordnung, welche mit dem Untergang einer alten Ordnung und der Vernichtung eines Spannungswertes einhergeht (S. 264, 316 ff.).

Funktionswandel: Eine Art von Funktionsablauf wird durch einen ihm ähnlichen abgelöst, welcher sich aber zeitlich, räumlich und qualitativ unterscheidet. Der pathologische Funktionswandel beruht auf einer Gleichgewichtsstörung der normalen, an sich ebenfalls labilen Funktion (S. 131, 163, 171, 306).

Grundverhältnis: Die Physik setzt voraus, daß einem Erkenntnis-Ich eine Welt als sein Gegenstand gegenübergestellt sei. In der Biologie begegnet dem selbst lebenden Ich ein lebendes Wesen, und sie befindet sich daher in einer Abhängigkeit, deren Grund selbst nicht Gegenstand werden kann. Dieses Verhältnis zu einem Grund ist also nicht ein Verhältnis zwischen zwei erkennbaren Dingen (wie z. B. im Kausalnexus), sondern ein Verhältnis zu einem Verborgenen. Was für den Biologen gilt, gilt auch für das biologisch erfaßte Lebewesen. Es verhält sich entweder bewegend oder wahrnehmend, entweder handelnd oder erkennend, wobei aber ein gesetzliches Verhältnis gegenseitiger Verborgenheit waltet. Wir nennen es das Grundverhältnis; es bezeichnet das Verhältnis jener beiden Seiten des biologischen Aktes, und es bedingt einen Dualismus des Begriffes der Wirklichkeit (S. 318).

Klassische Lehre: Die wissenschaftliche Form der Physiologie und Biologie, für welche das Vorbild und die Methoden der exakten Naturwissenschaft verbindlich und meist allein gültig sind. Lehren, in denen Ganzheit, Gestalt, Lebenskraft als Begriffe für Realitäten eingeführt werden, sind nicht mehr klassisch. Die klassische Lehre erzeugte: Leitungsprinzip, Neuronenlehre, Reflexlehre, Reiz-Empfindungs-Physiologie, Begriff des Nervensystems usw.

Kohärenz: Die zerreißbare Einheit, welche ein Subjekt mit seiner Umwelt in einer Ordnung bildet. Insofern: Auch der Widerstand, den eine im Gleichgewicht befindliche Ordnung ihrer Unterbrechung entgegensetzt. Oder: Die Abwesenheit von Kräften, welche die Kohärenz aufheben (S. 110, 121, 236, 291).

Konstitutive Täuschung: Eine Wahrnehmung, die nicht das enthält, was nach ihrem durch die objektive Methode der Naturwissenschaft erkannten Gegenstande zu erwarten wäre, heißt Täuschung. Konstitutiv wird diese, wenn eine Gesamtheit solcher Abweichungen ermöglicht, verschiedene Bilder auf ein Ding oder auf ein Ereignis als identische Einheit zu beziehen. Was Täuschung heißt, konstruiert dann Gegenstände eines biologischen Subjekts, welchem ein Sein erscheint (S. 123, 227, 237, vgl. 309).

Krise: Der Inbegriff sowohl für die dynamisch um einen Wendepunkt geordneten Vorgänge wie für diesen (nicht beobachtbaren) Umschlagspunkt selbst. Was erscheint, ist eine Unstetigkeit oder Unterbrechung (S. 296).

Leistungsprinzip: Der gleiche biologische Erfolg wird auf verschiedenen Wegen erreicht (S. 105, 240).

Leitungsprinzip: Auf dem gleichen Wege können verschiedene Erregungen mit verschiedener Wirkung transferiert werden (S. 105, 240).

Möglichkeitssatz der Wahrnehmung: S. 226, 331 (Anm.).

Monogamie: Die trotz wechselnder Erscheinungsweisen und trotz verschiedener darauf gerichteter Bewegungen aufrechterhaltene Identität eines Dings meiner Umwelt (S. 123, vgl. 216 ff.).

Negative Leistung: Der biologische Tatbestand, dem zufolge jedes Tun auch ein Lassen ist, so daß das Lassen die Leistung mitgestaltet (S. 124, 130).

Pathisch: Die Seite der biologischen Existenz, in der diese Existenz nicht als Daseiende gegeben, sondern als »will«, »kann«, »darf«, »soll«, »muß« zur Entscheidung aufgegeben ist. Der pathische Charakter macht auch die Indeterminiertheit des Lebenden aus und wurzelt im Grundverhältnis (s. d.; S. 313 ff.).

Prolepsis: Die Vorwegnahme eines Erfolges durch eine ihn erzielende Bewegung, Wahrnehmung oder einen Akt, der den Erfolg nicht als mögliche Wirkung enthält, sondern wirklich erzielt (S. 258 ff.).

Selbstbewegung: Die Bewegung von Objekten, welche vermöge eines einwohnenden Subjekts sich bewegen. Ihre Bewegung ist nur im Verhältnis zu anderen Subjekten wirklich (S. 101, 318).

Selbstverstärkung: S. 218.

Selbstwahrnehmung: Wenn ich mich bewege, so erscheint mir Bewegung. Insofern ist deren Wahrnehmung eine Selbstwahrnehmung (S. 108).

Spezifität der Quantitäten: Die Physiologie ergibt, daß mit stetiger Änderung der Quantität des Reizes (oder der Innervation) unstetige Umschläge der Empfindungsqualität, der Wahrnehmung (oder der Bewegungsart) eintreten (S. 117). Man kann auch von einer Qualifizierung der Quantität im biologischen Akt (S. 305) oder einer Knotenlinie der Maßverhältnisse (S. 305) sprechen.

Subjekt: Daß die Substanz, das Wesen der Dinge, eigentlich Subjekt sei, ist von Hegel am besten zu lernen und von Hegel als Verdienst Spinozas in der Philosophie anerkannt. Es kann daher keine Definition des Begriffes Subjekt geben, da in ihm Ursprung jeder Erkenntnis einer Wahrheit ist. – Wir haben es hier aber nicht mit philosophischer Erkenntnis und daher mit benannten Subjekten zu tun. Benannte Subjekte sind Gott, dieser Mensch, dieses Tier usw. (S. 101, 125, 295 ff.).

Verschränkung: Wahrnehmen und Bewegen sind derart verschränkt, daß eine Bewegung etwas in einer Wahrnehmung erscheinen läßt und daß in einer Wahrnehmung auch eine Bewegung erscheint (S. 111, 124).

Gestalt und Zeit

> Betrachten wir aber alle Gestalten, besonders die organischen, so finden wir, daß nirgends ein Bestehendes, nirgends ein Ruhendes, ein Abgeschlossenes vorkommt, sondern daß vielmehr alles in einer steten Bewegung schwanke. Daher unsere Sprache das Wort Bildung sowohl von dem Hervorgebrachten als von dem Hervorgebrachtwerdenden gehörig genug zu brauchen pflegt.
> Wollen wir also eine Morphologie einleiten, so dürfen wir nicht von Gestalt sprechen; sondern wenn wir das Wort brauchen, uns allenfalls dabei nur die Idee, den Begriff oder ein in der Erfahrung nur für den Augenblick Festgehaltenes denken. GOETHE 1817

Mit dem Worte Gestalt sei demnach wohl nur ein begrifflicher, abstrakter Augenblick in der fortgehenden Bildung festzuhalten; der Ausdruck Gestalt wäre nur ein vergebliches »verweile doch!« – hineingerufen in den lebendigen Strom der Zeit? Noch mehr als früher erscheinen GOETHE, als er 27 Jahre nach der »Metamorphose der Pflanzen« das Ganze noch einmal überblickt, die Gestalten als »schwankende Gestalten«, und er ist versucht, eine Schranke zwischen Morphologie und Gestaltbegriff zu legen.
Gestalt ist das Festgewordene; aber gerade dieses erweist sich dann wieder als das Flüssige. Gestalt ist in Figuren und Formen; aber diese sind offenbar nicht Anfang, nicht Ende, sondern selbst Gewordene und Werdende. Gestalt erscheint in Form und Figur, aber wie wird sie, warum wird sie nur Erscheinung? Warum zeigt sie sich nicht selbst? Ist aber Gestalt in der Wahrnehmung – wie kommt es zur Wahrnehmung? Dies alles sind Fragen und Zweifel, welche die innere Spannung der Gestaltidee verraten und welche in jenen problematischen Sätzen anklingen. Sie dürfen uns mahnen, der Spannung nicht auszuweichen und den Zweifel nicht zu überhören.
Auch in den modernen Wissenschaften geht man auf sehr entgegengesetzte Weise mit der Gestalt um. Einmal ist die Gestalt zuerst da

und muß dann erklären, daß die Funktionen sich folglich nach ihr richten müssen, ist also Erklärungsgrund. Ein andermal versucht man zu erklären, wie Gestalt entstehe, und jetzt ist sie selbst das Erklärungsbedürftige. Die Physiologie setzt fast überall ganz unbefangen die Anatomie voraus; dann aber versucht sie wieder selbst Wachstum, Vererbung, Gestaltung durch Wirkstoffe, Gene, Reaktionen zu erklären.

Es gibt noch weitere ungeklärte Gegensätze. Ein wirkliches Wesen habe Gestalt. Aber ein gestaltetes wirkliches Wesen will doch sinnlich wahrgenommen sein. Also die Sinne zeigen uns Gestalten, und sollten sie, die Sinne, unbeteiligt daran sein, wie die Gestalt uns erscheint? Man kann also Gestalt als objektive Wirklichkeit betrachten; aber die subjektive Betrachtung ist es, die selbst zur Gestalt kommt, um sie zu fassen, und nun fragt man, wie Gestalt in der Sinneswahrnehmung entstehe. Die Wahrnehmungsgestalt fordert Gestaltwahrnehmung, und auch diese will studiert sein. Man kann das Gestaltproblem also nicht ohne Selbstbesinnung ausdenken. So auch GOETHE: »Das Gebildete wird sogleich wieder umgebildet, und wir haben uns, wenn wir einigermaßen zum lebendigen Anschauen der Natur gelangen wollen, selbst so beweglich und bildsam zu erhalten, nach dem Beispiele, mit dem sie uns vorgeht.«

In der Biologie wird man gegenwärtig sagen dürfen, daß ein gut Teil des Interesses für die Gestalt noch in einem anderen Sinne mit einer Selbstbesinnung, nämlich der auf ihren eigenen, eigentümlichen und selbständigen Charakter als Biologie zusammenhängt. Sie sucht sich unter der Devise des Gestaltbegriffes von der Vormundschaft der Physik, ja zuweilen von einem Unterlegenheitsgefühl gegen diese zu befreien. Diese Art der Selbstbesinnung schien zunächst zusammenzufallen mit einer Ablehnung des sogenannten Mechanismus, da die Mechanik sich nicht zur Elementarschule der Biologie eigne. Aber diese polemische und negative Abwehr, dieser Antimechanismus war an sich nicht fruchtbar; ja er ist wegen eines so eingeführten Dualismus der Naturwissenschaften bedenklich oder wenigstens unbefriedigend. Dem Dualismus folgt alsbald das Bedürfnis, die Einheit der Natur wiederherzustellen. Schließlich, meint man, bleiben Organismen doch immer auch Materie in Raum und Zeit und sind deren Kausalitätszusammenhang nicht zu entziehen. Der Vitalismus bleibt ein Fremdling in der Naturforschung, der Holismus ein methodischer Kurzschluß.

In den folgenden Ausführungen wird das Gestalthafte nicht von vornherein gewertet, gesucht oder zu beweisen versucht, sondern es stellt sich ein, drängt sich auf und wird mehr erlitten als gewollt. Vermeiden wir es, die Gestalt zum Idol zu machen, so wird uns auch ihre Problematik nicht zu entgehen in Gefahr sein, die Verbindung mit analytischer Naturwissenschaft nicht abreißen können. Ich glaube verstanden zu haben, daß es in der heutigen Biologie so etwas gibt wie ein Für und ein Wider die Gestalt; aber ein solcher polemischer Gegensatz ist der Natur selbst doch ganz fremd, die eben das Gestaltlose gestaltet.

Auch wäre es zu bequem, abstrakt zu argumentieren und etwa zu sagen, daß Gestalt Bewegung enthalte und daß, da Bewegung Zeit voraussetze, Gestalt auch zur Zeit sich verhalten müsse. Es kommt hier nicht auf die Definition des Gestaltbegriffes an, sondern auf seine Bildung in einem bestimmten Forschungsgebiet, auf welchem ursprünglich gar nicht bewußt nach Gestalt gefragt wurde. Um so unverfänglicher ist die Wahl unseres Beispiels: der Wahrnehmung.

In bezug auf das *Leben* ist die Naturwissenschaft zwei Ideen gefolgt, welche in einem Gegensatz stehen. Die eine weicht nicht von dem ab, was alle Naturwissenschaften allen ihren Objekten, lebenden wie nicht lebenden, zugrunde legen; es ist die Idee der *naturgesetzlichen Bestimmtheit*. Die andere ist die der *Entwicklung*. Ohne daß bei dieser eine Gesetzlichkeit abgelehnt würde, wird doch darüber hinaus ein Wandel anerkannt.

Gesetzesprinzip und Entwicklungsprinzip schließen einander keineswegs aus, wenn man ihnen verschiedene Aufgaben der biologischen Forschung überträgt. Die physiologischen Funktionen müssen nach allgemeinen Naturgesetzen erforscht werden. Dabei erweisen sie sich indes unfähig, die Probleme von Zeugung, Wachstum, Fortpflanzung, Anpassung, Formwandel zu lösen. Diese können dagegen als Entwicklungen, z. B. als Ontogenie, Phylogenie, Verwandtschaft, Mutation dargestellt werden. Gesetzlichkeit und Genetik stehen dann nebeneinander, ohne sich unbedingt zu stören. Nur die Einheitlichkeit der Betrachtung leidet dabei. Es besteht ein Dualismus, den man früher oft als den der exakten und der beschreibenden Naturwissenschaften bezeichnet hat.

Allerdings fällt diese heute verlassene Trennung keineswegs mit der von anorganisch und organisch oder von Physik und Chemie einerseits, Biologie andererseits zusammen. Wenn z. B. die Entwicklung als ein gerichteter Vorgang mit einem bestimmten Erfolg oder Ziel beschrieben wird, so entbehrt auch die Physik nicht solcher Gesetze, welche eine Richtung angeben und deren Ziel gesetzmäßig bestimmt ist. Der Entropiesatz ist ein solches Gesetz: die Vorgänge nähern sich dem Wärmeausgleich. Umgekehrt ist die Entwicklung des lebenden Individuums nach den Mendelschen Gesetzen ebenfalls als ein gerichteter Vorgang, der aber zugleich auch gesetzmäßig ist, aufzufassen.

Man erkennt, daß in gewissen exakt gefundenen Gesetzen auch Entwicklung stecken kann und daß gewissen biologischen Entwicklungen auch Gesetzmäßigkeit innewohnt. Es zeigt sich, daß also noch ein anderer Gegensatz wirksam ist, nämlich der zwischen einer Idee der stationären oder konstanten Beschaffenheit und einer Idee eines mit Anfang und Ende versehenen Vorganges, den ich als Ereignis bezeichne. Sowohl der Physiker wie der Biologe scheinen vorläufig die freie Wahl zu haben, ob sie sich lieber dem beharrlich wiederkehrenden Gleichen oder dem einmal endenden Ereignis zuwenden mögen.

Man hat auch Anlaß, hier einen Unterschied der Optimisten und der Pessimisten zu vermuten; Worte wie Wärmetod, Entwicklungsaufstieg beweisen es. Aber wir werden uns bald erinnern, daß der déserteur du monde den Wärmetod der Entropie begrüßen muß, während der Patriot der Welt diesem Gesetz seine unbeschränkte Geltung wahrscheinlich abstreiten möchte.

Wie wir nun auch den Schnitt zwischen den Ideen, den Wissenschaftsprinzipien und den Forschungsgebieten legen mögen – jeder solche Dualismus behält etwas Unbefriedigendes. Sind die Einteilungen unvermeidlich, so können sie doch vorläufig sein, und wahrscheinlich steckt in ihnen daher doch ein verbindender und übergreifender, aber noch verborgener Begriff. Viele Anzeichen deuten darauf hin, daß unter anderen besonders der *Begriff der Zeit* es ist, von dessen Revision wir den Ausgleich solcher Gegensätze und damit eine einheitliche Ordnung des naturwissenschaftlichen Denkens erhoffen können. Es ist durch ein wissenschaftsgeschichtliches Studium zu erhärten, daß eine bestimmte Epoche sowohl bei der Naturgesetzlichkeit wie bei der Entwicklung praktisch mit einem und demselben Zeitbegriff gerechnet hat, obwohl diese beiden Ideen bereits auf völlig verschiedenen Zeitbegriffen beruhten, so daß daraus Mißverständnisse, Widersprüche und dualistische Spaltungen in der Wissenschaft entstanden sind.

Meine Untersuchung des Zeitbegriffes erfolgt hier ohne ausdrückliche Anknüpfung an die bekannte philosophische Diskussion von Bergson, Scheler, Heidegger. Sie ergibt sich aus dem, was sich im methodischen Gange bestimmter biologischer Untersuchungen herausgestellt hat, stellt also nicht eine Anwendung, wohl aber eine Parallele zu jenen vorangegangenen Erkenntnissen dar.

I

Läßt man die exakte Biologie mit der Aufstellung der Irritabilitätslehre Albrecht v. Hallers beginnen, so wird mit dieser Datierung jedenfalls der Übergang von einer naturphilosophischen zu einer naturwissenschaftlichen Einstellung zum Lebensphänomen getroffen. Das Lebewesen ist jetzt nicht beseeltes Wesen, sondern reizbare Materie und so erforschbar. Aus dieser Stellung zum Organismus folgt die Aufgabe, Reiz und Reaktion als materielle Gesetzmäßigkeiten, die Gesetzmäßigkeit aber in einer exakt messenden Form auszudrücken. Dieses Unternehmen verläuft dann so, daß man den Reiz mißt, der eine bestimmte ebenfalls meßbare Reaktion des Organes zur Folge hat. Beispiele sind ein elektrischer Energiestoß, auf den eine Muskelkontraktion, eine Wirkstoffmenge, auf die eine Veränderung des Blutdruckes, eine Lichtenergie, auf die eine Änderung der Empfindung erfolgt.
Messungen setzen ein konstantes Maß, eine konstante elementare Einheit voraus. So kommt es dann, daß der Vorgang, soweit er sich im Organismus abspielt, als bestehend aus Funktionselementen gedacht wird, ohne deren Konstanz eine quantitative Analyse undenkbar ist. Die erste zu besprechende Schwierigkeit ist nun die, daß die Festlegung solcher Elemente auf der Seite des äußeren Reizes mit vollem Erfolge gelang: so etwa bei Atomen, Molekülen, Energien, Wirkungsquanten, Elektronen. Auf der Organseite ist dagegen von einer erfolgreichen Bestimmung von Funktionselementen kaum zu reden. Das vorwaltende Phänomen ist nämlich, daß der gleiche Reiz zunächst recht verschiedene Wirkungen haben kann. Der Zustand, in dem ein Organismus in das Experiment hereingebracht wird, muß demnach sehr verschieden sein, und die Arbeit besteht dann zunächst in sehr mühsamem Aufsuchen und dann Fernhalten vieler gleichsam anonymer Nebenbedingungen. So kam es dann, daß man von einer »Umstimmung« der Organe,

von einer »Kompliziertheit« der organischen Verhältnisse, von der überwiegenden Bedeutung der »Ganzheit« des Organismus sprach. Auch schlagen viele Wirkungen, namentlich von Wirkstoffen und Giften, bei extremer Quantität oder bei Umstimmung des Organs in ihr Gegenteil um, so daß z. B. statt Förderung Hemmung der Funktion eintritt. Man sprach von einem Ausgangswertgesetz oder von gleitender Koppelung, von Plastizität, von Funktionswandel, um die Labilität der ursprünglich vermuteten Elementarkonstanz der Funktion auszudrücken. Das sind vom Standpunkt des Exaktheitsideals in der Biologie aber doch negative, wenn man will, destruktive Ergebnisse.

Damit ist zunächst klargestellt, daß Exzitabilität und Irritabilität, Reizbarkeit und Erregbarkeit recht verschiedene Vorstellungen sind. Ich habe mich überzeugt, daß dieser Unterschied, der vor etwa hundert Jahren von FLOURENS und CUVIER in der Akademie zu Paris mit polemischem Scharfsinn herausgestellt wurde, dort auch heute noch lebendig ist. Der Reiz ist durch die Beziehung auf die Naturkonstanten meßbar, die Erregung im Organ entbehrt eines solchen sicheren Maßstabes.

Mit dem Mißerfolg der Konstanzannahme ist aber die Klarstellung eines neuen Problems verbunden. Bei den Lebewesen ist die Verschiedenheit der Reaktion auf gleiche äußere Reize offenbar auch von besonderem Werte. Sie scheint doch in hohem Maße von der Natur vorgesehen und freigegeben zu sein, und wir fragen nach der Bedeutung davon. Die einfachste Betrachtung kann sie klarmachen, Dunkelheit ist ein Schlafreiz. Wenn Dunkelheit immer gleichmäßig Schlaf erzeugte, dann würden wir im Sommeranfang 5, im Winteranfang 15 Stunden schlafen. Wenn der Stoffwechsel jede angebotene Nahrung vollständig verzehrte, dann würden wir niemals Reserven anlegen, im Notstand nie solche besitzen. Alles, was wir Regulation nennen, beruht auf der lebenerhaltenden Inkonstanz der Reaktion auf einen Reiz. Was man besonders seit DARWIN als Anpassung bezeichnet, beruht auf dieser konstitutiven Variabilität der Reaktion der Funktionen.

Das Prinzip der gesetzmäßigen Bestimmtheit der Naturvorgänge läßt sich hier in der Form aufrechterhalten, daß man sagt: die Reaktion ist bestimmt vom Reiz und von dem Zustande, mit dem der Organismus in die Reaktion eintritt. Da dieser Zustand sehr verschieden sein kann, ist ein *Maß* zunächst nur aus diesem vorgegebenen Zustand zu gewinnen – von einer echten Maß*einheit* kann

keine Rede sein. Es gibt nun auch in der Kausalanalyse der physikalischen Untersuchung einen solchen Regreß: auch die Ursache muß wieder eine Ursache gehabt haben. Die stoßende Billardkugel muß selbst gestoßen worden sein usw. in infinitum. Dabei ist aber keine Inkonstanz der Maßeinheit, etwa der Trägheit und der Energie, zu befürchten. Im Falle der biologischen Reaktionen handelt es sich dagegen um einen Regreß auf eine andere *Situation*, die ja hier wesentliches Bestimmungsstück der Reaktion, also ihr einmaliger »Maßstab« ist. An Stelle oder neben dem Regreß der Ursachenkette gibt es einen Regreß des Maßstabes selbst, den man sich gleichsam als dehnbare Meßstange vorstellen müßte.
Diese absurde Konsequenz entsteht freilich nur unter einer ganz bestimmten Voraussetzung, nämlich daß die Idee der gesetzmäßigen Bestimmtheit *in der Zeit* gedacht werden müsse. Das ist jedoch bereits eine spezielle Anwendung des Kausalprinzips, derzufolge jeder Vorgang der Natur eine notwendige und zureichende Bestimmung auch *in einem ihm unmittelbar vorhergehenden Zustande* der Natur besitze. Jener Zustand selbst könnte aber schon vor 1000 Jahren entstanden sein. Die bestimmte bekannte Kausalität wird nur dann auf eine zunächst doch unbekannte und unbekannt bestimmte Ursache verwiesen, wenn sich die Verursachung unbedingt in dem Schema eines Zeitkontinuums soll abspielen müssen. Damit wird aber ein *Zeit*schema des Naturablaufs gedacht, das in der Idee allgemeiner *gesetzmäßiger* Bestimmtheit gar nicht enthalten ist.
Während also die Konsequenz eines unendlichen Regressus des Maßstabes eine absurde ist, muß die Verschiedenheit der organischen Reaktion auf gleichen Reiz bei verschiedenen vorgegebenen Zuständen nicht nur nicht als absurd, sondern im Sinne der Anpassung als sinnvoll, vielleicht sogar selbst als Gesetz angesehen werden. (Für eine zweite und entgegengesetzte Emanzipation vom Zeitschema in der Biologie, nämlich die gleiche Reaktion bei verschiedenen Reizen, gilt Entsprechendes.)

Das zusammengefaßte Ergebnis lautet: die Verschiedenheit organischer Reaktion auf gleichen Reiz ist konstitutiv für die lebenerhaltende Anpassung. Sie beruht auf einer Inkonstanz der Erregbarkeit, welche durch die Verschiedenheit der vorgegebenen Zustände bedingt sein soll. Eine Gesetzlosigkeit des Naturvorganges würde das nur bedeuten, wenn seine gesetzmäßige Bestimmtheit ausschließend im Schema einer kontinuierlichen Zeitreihe gedacht werden müßte. Entfällt diese unbegründete Voraussetzung, so kann auch die Situationsbestimmtheit als ein Gesetz denkbar werden.

II

Wenn die gesetzmäßige Bestimmtheit nicht im Zeitschema gedacht zu werden braucht, so ist es doch unmöglich, das Leben ganz ohne Zeit zu denken. Zwar gibt es heute wieder Vertreter der idealistischen Morphologie, welche einen Primat des Formensystems aufstellen; die Genetik wird als eine sekundäre Betrachtungsform gewertet. Hiervon ist mindestens dem zuzustimmen, daß die Genetik die morphologische Typik nicht erklären und ableiten konnte. Aber es ist doch die Tatsache des Formwandels von der Morphologie aus ebensowenig erklärbar geworden.

Die Entwicklungsidee scheint den Formwandel in jedem Falle zu fordern. Wollen wir dann den Dualismus von Nomothetik und Genetik nicht einfach hinnehmen, so bietet sich als eine nächste Auskunft, daß man den Zeitbegriff selbst spaltet. Es gibt dann mehrere Arten von Zeit-Struktur, etwa die mathematische und die historische oder die physikalische und die biologische Zeit. Es sieht ganz so aus, als ob die Untersuchung gewisser Lebenserscheinungen selbst einen besonderen Zeitbegriff unvermeidlich mache. Ein solcher Fall tritt z. B. gewöhnlich dann ein, wenn wir die Aufgabe stellen, zeitliche Verhältnisse als solche sinnlich direkt und nicht über den Umweg der Raummessung zu beobachten oder zu messen. Während wir nämlich durch unsere Uhren durchweg die Zeit mit Hilfe räumlicher Daten, also indirekt beobachten, ist die unmittelbare sinnliche Wahrnehmung von Zeiten (wofür besonders das Ohr geeignet ist) für Messungen so unbrauchbar wie möglich. Es macht einen großen Teil der Sinnesphysiologie aus, die Verzögerungen, Verschmelzungen, Täuschungen, Umstellungen, Zerfallsphänomene zu beschreiben, mit welchen die Sinnesorgane die im Reize gegebenen objektiven Zeitverhältnisse entstellen. Wir kennen Fälle, in denen dasselbe Objekt vom gleichen Auge gleichzeitig an zwei verschiedenen Orten, andere, in denen der objektiv spätere von zwei Tönen früher gehört wird, und dgl. mehr.

Das weist schon darauf hin, daß es mit der Zeitlichkeit biologischer Vorgänge eine besondere Bewandtnis hat. Geht man nämlich nicht

von nur abgespaltenen Phänomenen, sondern von den eigentlichen Lebensbetrachtungen selbst aus, dann ergibt sich eine ganz allgemeine Schwierigkeit, ein biologisches Ereignis überhaupt auf der objektiven Zeitachse zu lokalisieren. Man kann das am *Zeitpunkt*, an der *Zeitstrecke* und an der *Zeiteinheit* verdeutlichen.
Ein Beispiel für den Zeitpunkt steckt schon in der alten Frage, ob das Huhn aus dem Ei oder das Ei aus dem Huhn komme. Die *biologische* Priorität bleibt unentschieden, auch wenn die zeitliche Sukzession im Einzelfalle empirisch feststeht. Was in der biologischen Priorität steckt, das ist die Frage nach der Zeugung. Die objektive zeitliche Sukzession vermag nichts auszusagen über die biologisch schwerste Frage, ob der entwickelte Organismus alle Bedingungen für die Erzeugung des Eis oder das Ei alle Bedingungen für den entwickelten Organismus enthalte und welches diese Bedingungen in einem und im anderen Falle eigentlich sind. (Es ist heute schon halb vergessen, daß PASTEUR die ernstesten experimentellen Anstrengungen gemacht hat, um das Vorkommen der Urzeugung zu widerlegen.) Das ist anders als bei der mechanischen Kausalität, die immer dem zeitlichen prius den kausalen Primat für das posterius erteilt. Dem entspricht, daß die anfangende Zeit von der Idee der Sprache ebensogut als die Jugend wie als das Alter bezeichnet wird. Die Pfahlbauern sind die Jugend der Völker, wenn diese zurückblicken, sie sind die alten Vorfahren, wenn wir vorwärts auf unsere Nachfahren blicken. Es ist die *Blick*richtung, welche die *Zeit*richtung bestimmt – nicht umgekehrt. Eine ähnliche Wurzel hat die praktische Schwierigkeit, den Zeitpunkt der Zeugung selbst zu bestimmen, nicht weil sie sich der Beobachtung oft entzieht, sondern weil die Definition in Absicht auf *einen* Zeitpunkt ganz willkürlich ist: die Zeugung ist ein ganzes Werden, das durch eine Zeitmarke nicht determiniert, sondern zerschnitten, eigentlich zerstört würde. Drastisch ist die Zeitbestimmung des Anfanges eines individuellen Lebens durch mittelalterliche Kanoniker. Sie haben die Beseelung des Embryos an den Anfang des 4. Monates der Schwangerschaft gesetzt und den Begriff der Abtreibung damit limitiert. Es ist aber klar, daß wir es heute auch nicht besser wissen. Die Beweise des ZENON gegen die Wirklichkeit der Bewegung beruhen auf der zeitlichen Undeterminierbarkeit jedes Werdenden. Der Pfeil soll nie ans Ziel kommen können, weil er nie die endliche Zeit hat, die unendlich vielen Teilpunkte, die er zuvor erreichen muß, zu durchlaufen. Die allgemeine Aporie des

mathematischen Begriffes gegenüber dem Werdenden ist der Biologie aber tatsächlich aufgegeben. Das zeigt sich auch einleuchtend in der Pathologie. Zahlreiche krankhafte Störungen beruhen nämlich auf dem Anachronismus. Entweder daß eine Keimdrüse zu spät oder daß sie zu früh arbeitet; entweder daß ein Organ vorzeitig vergreist oder daß ein Infantilismus lebenslang persistiert. Viele schwere Krankheiten bringen Rückgriffe auf embryonale Zellformen und Funktionsweisen zutage, so die Blutkrankheiten. Aber auch in der Psychopathologie ist solche Regression geläufig. Andere Zustände, wie die beim Abbau des zentralen Nervensystems, führen zur Synchronisierung von Funktionen, die normal nur in sukzessiver Abwicklung stattfinden können und müssen, wenn auch nur eine einfache Leistung wie Gehen, Greifen und dgl. möglich sein soll.

Zusammenfassend ist zu sagen: der biologische Zeitpunkt interessiert überhaupt nicht als Ort auf einer Zeitachse, er ist nicht einmal auf ihr bestimmbar. Sondern der biologische Zeitpunkt setzt sich selbst als Ausgangs-Punkt, von dem aus dann erst Aussagen über »früher« und »später«, »zu früh« und »zu spät« und dann zuletzt auch »*wieviel* früher«, »*wieviel* zu früh« usw. bestimmbar werden. Schon hier ist zu erkennen, daß die biologische Zeit keineswegs die Struktur der geschichtlichen Zeit hat. Wenn auch die Zeitrechnungen, z. B. die jüdische, die römische, die christliche, ebenfalls den selbstgesetzten Ausgangspunkt haben – Weltschöpfung, Stadtgründung, Geburt Christi –, so ist doch die Geschichte die Kunde von dem, was war, die Biologie die Lehre von dem, was lebt – ein Gegensatz, der sich sogleich noch verschärfen wird, wenn die Bestimmung der Zeitstrecke untersucht wird.

Man darf behaupten, daß Bestimmungen der Zeit in der Biologie ebenso führende Bedeutung haben wie Messungen des Raumes in der Physik. Gibt es doch in der Physik Fundamentalgesetze, welche ohne Rücksicht auf die Zeit gelten, wie die Erhaltung der Energie. In der Biologie ist aber der Energiebedarf eigentlich ein Zeitsatz – wir wissen es von der Rationierung der Lebensmittel; sie läßt sich zeitlich wenig dehnen. Leben ist aber nicht eine Uhr, sondern Rhythmus. Das charakteristische Instrument des physiologischen Laboratoriums ist das Kymographion, wörtlich der »Wellenschreiber«. Eben dies hat aber für die Messung von Zeitstrecken in der Biologie zu recht bemerkenswerten Schwierigkeiten geführt.

Scheinbar messen wir auch am Kymographen die Zeit durch den Raum, korrekt ausgedrückt: eine gleichförmige Geschwindigkeit ist gegeben, daher bedeuten gleiche Wegstrecken gleiche Zeiten. In der Biologie sieht es zuweilen umgekehrt aus: gleiche biologische Leistungen (»Wellen«) bedeuten gleiche »Zeiten«, und *deswegen* interessieren die Zeiten so besonders. Eben daraus entsteht aber eine Problematik des Zeitmaßes. Wenn eine bestimmte Leistung (Welle) eine bestimmte Zeit bedeutet, dann kann es unmöglich sein, eine Leistung an der Zeit zu messen. Denn dann würde die Leistung nicht in der Zeit ablaufen, sondern die Leistung würde diese Zeit ja selbst erst bestimmen. Zur besseren Erklärung läßt sich die Analyse eines Einzelbeispieles nicht vermeiden.

Wir haben untersucht, wie lange man braucht, um mit dem Finger einen Kreis in die Luft zu schreiben, und haben gefunden, daß innerhalb weiter Grenzen die Gesamtzeit von der Figurgröße unabhängig ist. Wir nennen dies das Gesetz der konstanten Figurzeit; ein großer Kreis wird mit ebensovielmal größerer Lineargeschwindigkeit geschrieben, als er größer ist wie ein anderer kleinerer. Es ist die Figur, welche die Zeit festlegt, nicht umgekehrt. In der Mechanik ist es umgekehrt. Lasse ich ein Rad, einen Planeten sich bewegen, so entsteht je nach der Zeit der Gesamtbewegung ein Viertel-, ein Halb- oder ein Ganzkreis. Die organische Bewegung hebt aber schon mit einer solchen Geschwindigkeit an, daß jedesmal in derselben Zeit ein ganzer Kreis entsteht. Man kann insofern sagen, daß die Bewegung schon im ersten Zeitteil die Gesamtleistung, genauer *die Figur* der Leistung vorwegnimmt, und wir nennen dieses gesetzmäßige Verhalten *Prolepsis*.

Es gibt beliebig viele Anwendungen dieses Prinzips in der organischen Bewegung. Die *Form* einer Bewegung determiniert ihre *Dauer* und damit innerhalb weiter Grenzen ihre Geschwindigkeit, Kraft, Größe und deren Proportionen. Daher kommt es dann z. B., daß es einer ganzen Dressur bedarf, um das Tempo einer bestimmten Gangart zu variieren, etwa einen Hund an das Schritthalten mit einem Menschen zu gewöhnen. Soll ein Pferd seine Geschwindigkeit ändern, so muß es auch die Gangart (Schritt, Trab, Galopp, Karriere) ändern, denn die Gangart ist es, welche die Geschwindigkeit determiniert. Verlangsame oder beschleunige ich meine Schreibbewegungen, so entsteht ein Wandel der Schriftzüge, und zwar erscheint bei Verlangsamung die Schön-Schrift der Elementarschulzeit (nebenbei: ebenfalls eine infantile Regression), im Falle der Beschleunigung aber ein »Gesudel«. Eine Veränderung der Schriftgröße dagegen ändert nichts Wesentliches an den Schriftzügen.

Die proleptische Einbeziehung des Ergebnisses in den Ansatz ist es, was zu einer sehr unerlaubten Deutung der Lebenserscheinungen geführt hat, nämlich zur sogenannten teleologischen. Freilich ist hier der von ARISTOTELES geschaffene Ausdruck völlig mißbraucht worden, indem man ihn mit Zweckmäßigkeit übersetzt oder ihm eine von der Zukunft her schon auf die Gegenwart vorwirkende Kausalitätsform unterschiebt. Die Ungereimtheit solcher Erfindungen führte dann wieder zu anderen Auswegen: Einführung des psychischen, sei es bewußten, sei es unbewußten Einflusses auf die physische Bewegung oder anderer Spielarten des Vitalismus. Die Tatsache der Prolepsis bedeutet aber lediglich, daß die Form des Ganzen auch schon in seinem Anfang entsteht und insofern enthalten ist. Die biologische Erfahrung lehrt dann weiter, daß *biologische Ereignisreihen Wiederholungen von Formen* sind, während objektive Bestimmungen wie Größe, Kraft, Weg, Geschwindigkeit dabei variieren. Die Regel der konstanten Figurzeit ist lediglich ein Spezialfall dieses Formgesetzes der Biologie: Formen werden reproduziert.

Dies bedeutet aber, daß zwar auch bei einer organischen Bewegung die Geschwindigkeit und der Weg die Bewegung definieren, daß aber *die Form und die Wiederkehr der Form* (Rhythmus) der Determinierung durch Zeit, Raum, Kraft *unzugänglich* ist. Sie kehrt mit anderen Geschwindigkeiten und Wegen wieder. Man könnte danach geneigt sein, die Wiederkehr der Form überhaupt für kein Zeitproblem zu halten. Aber dem widerspricht aufs bestimmteste, daß in den allermeisten Fällen die Entwicklungszeit der organischen Form eine in dem Sinne der physikalischen Zeit konstante Größe hat. Es ist nicht ausgeschlossen, daß die Vermehrungsgeschwindigkeit eines Spaltpilzes eine ebenso zuverlässige Uhr abgäbe wie die Sonnenuhr, die Wasseruhr oder die Pendeluhr. In jedem Falle ist die absolute oder objektive Zeitstreckenbestimmung verfangen in der sinnlichen Erscheinungsweise von Formen. (Daher stammt auch der spielerische Gedanke, daß *wir* nichts merken würden, wenn die Welt plötzlich tausendmal schneller abliefe.)

Läßt man einen Motor anlaufen, so ändert sich die Form seiner Bewegung nicht. Während bei Mechanismen von Maschinen die Bewegungsform sich mit der Beschleunigung nicht zu ändern pflegt, ist es bei den Organismen, wie gezeigt wurde, die Regel, daß mit einer bestimmten Bewegungsform, allgemeiner mit einer bestimmten Leistung, auch eine bestimmte Ablaufzeit determiniert ist. *Hätten* wir nun keine Uhr, so *brauchten* wir allerdings auch keine, um die verschiedenen Leistungen zu beschreiben, da sie keine Funktion der Zeit sind, sondern die Zeit je nach ihrer Form determinieren. Es ist anzunehmen, daß das frühe Kulturleben diese Freiheit benutzte. Der Begriff des Tagwerks für ein Ackerstück oder des Menschenalters für eine mittlere Lebenserwartung beweist es ebenso wie etwa das einfache laute Zählen zur Bestimmung einer Wartezeit oder eines festen Tempos bei Sport, Tanz oder Musik.

Damit ist ausgesagt, daß die biologischen Ereignisse und *Rhythmen*[1] als Maßstäbe für Zeitstrecken fungieren, während in der Physik die Zeit ein Maßstab für Bewegungen, Geschwindigkeiten, Beschleunigungen ist. Die Prolepsis, das vorwegnehmende Enthaltensein der Form in jedem Teil, ist dadurch möglich. Aber es ist in der Tat nicht möglich, aus dem biologischen Tatbestande eine allgemein gültige objektive Zeit zur Messung ihrer selbst abzuleiten. Ebenso wie der biologische Zeitpunkt sich selbst als Ausgangspunkt setzt, ebenso setzt die biologische Leistung sich selbst als Maß. Aus dieser Maßeinheit lassen sich dann allerdings durch Wiederholung eine Reihe und damit eine Zählung ableiten, z. B. das Alter einer Entwicklung, einer Reihe von Generationen. Aber wir haben am Beispiel der konstanten Figurzeit gesehen, daß man daraus nicht, wie in der Physik, auch die Geschwindigkeit, den Weg und damit die Figur ableiten kann. Die mechanische Zeit ist sukzessiv, die biologische Zeit ist proleptisch in bezug auf die resultierende Bewegung.

III

Es erwies sich bis jetzt, daß man einen biologischen Zeitpunkt nicht in der objektiven Zeit lokalisieren kann, daß man eine biologische Zeitstrecke nicht als Teil der objektiven Uhrzeit abmessen kann. Damit ist auch schon der Vorgriff geschehen, daß die biologische *Zeiteinheit* sich nicht aus der Physik entnehmen läßt. In der Tat ist über das Leben eines Menschen nichts gesagt, wenn man rein

1 Rhythmus hier: Wiederkehr einer Form.

quantitativ aussagt, es habe 50 Jahre gedauert. Die Quantität der Zeit ist als Maßbestimmung eine numerische, während Lebenszeit, Lebensdauer vom Leben durch seine typischen Ereignisse gesetzt sind. So bestimmt man ein individuelles Leben nicht durch eine Zeitlänge, sondern durch die *Zeitspanne zwischen Geburt und Tod*. Zu einer solchen Maßeinheit gehören dann wieder die ereignishaft selbstgesetzte Natur des Zeitpunktes und die rhythmische Natur der Zeitstrecke in der biologischen Zeit.

Das sind also bedeutende Unterschiede der biologischen Zeit gegenüber der homogenen kontinuierlichen Art der objektiven mathematisch physikalischen Zeit. Diese Unterschiede bedingen oder erläutern wenigstens die Unmöglichkeit, biologische Zeitbestimmungen ohne weiteres durch ein Anlegen biologischer Phänomene an die Meßstange der objektiven Zeit (wie ich sie jetzt kurz nenne) vorzunehmen. Es handelt sich hier nicht um eine Ungenauigkeit, sondern um eine Sinnlosigkeit solcher Messungsversuche. Das rührt, so kann man auch sagen, daher, daß das Leben nicht in der Zeit ist, sondern die Zeit im Leben ist oder genauer durch dessen Selbstsetzung *wird*. Die Unmöglichkeit aber, den Anfang, die Dauer und das Zeitmaß biologischer Erscheinungen sinnvoll auf der objektiven Zeitachse zu markieren, wäre doch ein sehr schwerwiegender und für die Naturwissenschaft bedrohlicher Befund, dem außerdem mehr als ein Argument entgegengehalten werden kann. Die faktische Nichtdeterminierbarkeit eines biologischen Aktes in der objektiven Zeit würde offenbar eine praktische Unterdetermination viel weitreichenderer Art zur Folge haben. Denn schließlich ist doch jede physikalische oder chemische Methode auch an Zeitmessung geknüpft, und so hieße das, jede wie auch geartete Verknüpfung oder Anwendung derselben in der Biologie in Frage zu stellen. Und überdies stünde eine prinzipielle Unterdetermination offenbar in unvereinbarem Widerspruch zur Idee der gesetzlichen Bestimmtheit im Leben.

Nun gibt es aber *einen* praktischen Indeterminismus in der Zeit, dem sich niemand entziehen kann, das ist die Unvorhersehbarkeit der Zukunft im Gegensatz zu der Determiniertheit der Vergangenheit. Während wir das Vergangene als unabänderlich anerkennen, trauen wir dem Zukünftigen eine Überraschung, auch eine Beeinflußbarkeit zu. Da aber jede Vergangenheit auch einmal eine Zukunft war, entsteht die Frage, ob diese Vergangenheit sich nicht unter der gleichen Bedingung der Indeterminiertheit gebildet haben müsse wie jede künftige Wirklichkeit. Man hat wohl bisher allgemein angenommen, daß die Physik eine solche Möglichkeit nicht zulasse und daß sie das Axiom der vollständigen Determination sowohl für Vergangenes wie Zukünftiges voraussetze. Ich entnehme indes einer neueren Arbeit eines theoretischen Physikers, C. F. v. WEIZSÄCKER (1939), daß die Interpretierung des zweiten Hauptsatzes (Entropiesatz) auch eine Anerkennung des in der Lebenspraxis anerkannten Unterschiedes von Vergangenheit und Zukunft zuläßt. Auch hier wird die Fixierung des Anfanges diskutiert, durch die dann ein »früher« und ein »später« ausdifferenziert wird. Wir entnehmen dem nur soviel, daß eine derartige Zeitstruktur nicht ohne weiteres auf den Einspruch des Physikers zu stoßen braucht.

Von der Biologie aus findet sich ein anderer Zugang zu diesem Problem. Ich pflege es an dem Beispiel der Schachpartie zu erläutern. Eine solche kommt nämlich überhaupt nur zustande unter der *Bedingung*, daß man den nächsten Zug des Gegners *nicht* weiß. Somit ist die Nichtdeterminiertheit des nächsten Zuges die Realbedingung der Partie. Der pseudoidealistische Einwand, daß ein Gott oder Halbgott jeden Zug schon zu Beginn vorauswisse, ändert daran nichts. Denn auch dieser LAPLACEsche Geist hätte (mindestens beim Verlierer der Partie) die Unwissenheit des Spielers zu determinieren. Was aber für das Schachspiel gilt, gilt auch für jede Begegnung des Lebewesens mit seiner Umwelt, seinem Freund oder Feind, seinem Klima, seiner Beute, seiner Weide, seinem Wind und Wetter. Es ist die Reaktion auf den Reiz, von der hier ausgegangen wurde, welche im Lichte der biologischen Zeitstruktur jetzt eine ganz andere Seite offenbart. Daß die Reiz-Reaktions-Beziehung einen so auffallend inkonstanten, eben darum aber biologisch konstitutiven Charakter besitzt, das erscheint jetzt, sub specie der Indetermination der Zukunft, nicht mehr als eine rätselhafte Eigenschaft der lebenden Materie, sondern als die notwendige Realbedingung der Erzeugung einer bestimmten Zukunft. Die Labilität ist nicht mehr eine bedauerliche Unvollständigkeit der Berechnung, eine Unbestimmbarkeit, sondern eine notwendige Unbestimmtheit zur Erzeugung realen Geschehens.

Damit ist in die Idee der gesetzmäßigen Bestimmtheit der Natur eine gesetzmäßige Unbestimmtheit mit aufgenommen worden. Wie im Schachspiel ist auch im organischen Leben eine Zahl begrenzender Spielregeln in Kraft, ohne deren Befolgung Lebendes nicht weiterlebt: Energieminimum, Wirkstoffe, Akte der Bewegung, der Zeugung usw. Und wie im Schachspiel ist eine beständige Unbestimmtheit der nächsten und ferneren Zukunft als die Bedingung in Kraft, unter der das Leben so verläuft, wie es dann, als Vergangenheit, verlaufen ist. Man darf diese gesetzmäßige Unbestimmtheit als die eigentliche Veranlassung bezeichnen, daß die Biologie sich überall auch eines methodischen Indeterminismus bedient hat und bedient, wo immer sie noch Biologie ist.

Dadurch nun, daß dieser Indeterminismus aus der Struktur der biologischen Zeit ableitbar ist, kann auch eine Vereinigung des Gesetzmäßigkeitsprinzips mit dem Entwicklungsprinzip der Wissenschaft angebahnt werden. Man wird ohne weiteres zugeben, daß dadurch auch unser indeterministisch-freiheitliches Lebensgefühl mit dem deterministischen Gewissen der Wissenschaft in besseren Einklang gebracht würde. Aber es sollte auch das methodische Verfahren der Wissenschaften die Folgen solcher besseren Ordnung aufweisen. Wie, so fragt sich, fügen sich Indeterminismus und Determinismus so zusammen, daß der Ausdruck »methodischer Indeterminismus« einen Inhalt bekommt?

IV

Es muß jetzt deutlich geworden sein, daß die Anerkennung einer biologischen Zeit mit der eines Indeterminismus genau zusammenhängt. Die objektive Zeit der klassischen Physik ist als homogenes Kontinuum so gut wie strukturlos. Weil alles in der Zeit notwendig verläuft, kann ich die Darstellung an jedem beliebigen Punkte der Zeitachse ansetzen; es ist unwesentlich, daß von diesem Null-Punkte aus etwas Vergangenheit heißt, was von einem anderen früheren aus noch Zukunft hieß. Diese zeitimmanente Physik ist daher auch geschichtslos. Anders die Zeit der Geschichte. Sie schildert nur eine Vergangenheit. Gedächtnis ist hier der vorwaltende geistige Akt. Das Ergebnis ist eine Aufbewahrung. Aber der Standort des Historikers ist hier bereits integrierend für die geschichtliche Sicht. Die Zeit ist zugleich Zeitperspektive, und insofern ist die Geschichte zeittranszendent, sie blickt durch die objektive Zeit hindurch. Die biologische Zeit aber ist weder objektives homogenes Kontinuum noch aufbewahrte Zeit im Gedächtnis, sie ist Gegenwartszeit. Leben ist weder indifferent gegen den Unterschied von vergangen und zukünftig noch Erinnerung, sondern Leben ist immer »zeitüberbrückende Gegenwart« (PRINZ AUERSPERG, 1935, 1936), Vergangenheit an Zukunft bindende Aktualität. Leben ist nicht in der Zeit, sondern es setzt sie immer neu fest; es erhält sich so durch die Zeit hindurch und verhält sich also ekstatisch zur Zeit.

Damit nun diese zeitekstatische Aktualität sowohl gesetzlich als auch Entwicklung sei, muß sie, will sie nicht völlig zerfallen, solchen Gesetzen gehorchen, welche Entwicklung garantieren und sich so entwickeln, daß Wirkungen von Gesetzen erzwungen werden. Wenn dieses Postulat erfüllbar ist, dann ist der unverbindliche und unverständliche Dualismus von Gesetzlichkeit und Entwicklung in der Biologie überwunden. Ein Mittel dazu ist aber, daß sie einander ergänzen. Man bezeichnet eine solche Methode jetzt gewöhnlich als Komplementarismus.

Nachdem die Struktur der biologischen Zeit schon in Umrissen festgelegt ist, kann der nächste Schritt sein, die zeitmäßigen Bedingungen zu formulieren, unter denen ein solcher methodischer Komplementarismus aufgebaut werden kann. Es sind zwei Sätze, die hier verfügbar sind: *1) Die biologische Zeit ist zeitüberbrükkende Gegenwart. 2) Gesetze müssen Entwicklung bedingen und umgekehrt.* Verbindet man die beiden Sätze, so ist das äußerlich hervorstechende dieser Kombination, daß sowohl Gesetzlichkeit wie Entwicklung in der Aktualität einer Gegenwart zentriert werden.

Ein gegenwärtiges Lebewesen ist dadurch gekennzeichnet, daß es lebt und daß es ein Wesen ist. Es bleibt also lebend dasselbe, sich verändernd doch auch sich gleich. Diese Erhaltung der Identität durch Veränderungen hindurch teilt es zwar mit anderen Dingen (z. B. Planetensystem). Deren Erhaltung ist aber physikalisch unwesentlich. Bei Organismen ist die Erhaltung wesentlich, obwohl die sie zusammensetzenden Elemente beständig wechseln und die Energie dauernd zu- und abfließt. Diese Veränderungen sind so wenig ein Abbruch an der Identität des Lebewesens, daß sie sogar die Bedingungen sind, unter denen die Identität aufrechterhalten wird. Würde jener Durchstrom von Ersatz und von Energie angehalten, so wäre dies der Tod und die Aufhebung der Identität dieses Lebewesens. Auch der Funktionswandel ist, wie schon gezeigt, konstitutiv für diese, der Physik unbekannte, Art der Gleichheit des Dinges mit sich selbst. Hier erschafft also die Veränderung jederzeit das Gleiche. Das erscheint dem analytischen Verstande dann so, daß verschiedene Wege zum gleichen Ziele führen. Der Hund »findet« seinen Herrn. Er findet ihn mit der Nase, dem Ohr, dem Auge. Es geschieht ebenso umgekehrt, daß der gleiche Reiz verschiedene Erfolge hat; ein leichter Druck bringt das gebeugte Bein zur Streckung, das gestreckte zur Beugung. Eine erweiterte Sinnbetrachtung wird in den meisten Fällen ergeben, daß der unregelmäßige oder unterdeterminierte Ablauf im Rahmen und im Dienst der Wesenseinheit steht.

Zeitlich nimmt sich das so aus: es läßt sich bei Lebewesen in einer kausalen Betrachtungsform eine vollständige und hinreichende Notwendigkeit des Geschehenserfolges nicht ableiten, also auch nicht mit befriedigender Sicherheit *voraussagen*. Ist aber der Geschehenserfolg bekannt, dann ist auch die allgemeine Regel durchschaubar, nach welcher im gegebenen Falle die Wesenseinheit konstituiert wurde. Eine Determination ante festum ist nicht möglich, weil diese Einheit noch gar nicht konstituiert ist. Post festum ist diese Einheit erkennbar, aber wir können auch jetzt ihre Komposition nur aus deren Verwirklichung ablesen. Die Analyse eines biologischen Ereignisses ist daher immer ein propheta ex eventu. Daher ist jetzt zu verstehen, daß die Biologie sich einer ganzen Reihe von Begriffen bedient hat, welche diese Prophetie aus dem Erfolge zu objektivieren versuchen, z. B. Trieb, Instinkt, Gen. Ihre proleptische Art verleugnen solche Begriffe nicht, aber man pflegt sie so stark zu objektivieren, daß die kausale Unterdetermination der durch sie erklärten Vorgänge leicht vergessen wird. Das gilt auch für den Begriff der Konstitution. Man sagt, die innere Konstitution verursache die Verschiedenheit der Wirkung gleicher äußerer Ursachen (z. B. bei Infektionskrankheiten). Aber man vergißt leicht, daß die Konstitution sich ja eben nur durch die Erfolgsverschiedenheit ausweist, also de facto erst in dem Augenblick objektiv wurde, in dem der Erfolg eingetreten war. Es ist daher ein Fortschritt, daß »Konstitution« neuerdings immer mehr als ein aktuelles Geschehen, das sich immerfort erzeugen muß, begriffen wurde, nämlich als Vererbung. Es ist aber dann inkonsequent, zu sagen, daß die Konstitution vererbt werde. Sondern die Vererbung schafft eine Konstitution und ist ein *Akt*, der geradezu unverständlich wird, wenn man ihm eine starre, eine funktionslose Substanz unterlegt, welche von Zelle zu Zelle den Ort wechselt. Alle Erfahrung spricht gegen eine solche Auffassung.

Das kommt darauf hinaus, daß der erkennende Geist sich zum biologischen Geschehen in Doppelstellung befindet. Solange hier ein Ereignis bevorsteht, ist es unterdeterminiert; ist es geschehen, dann ist es determiniert. Nicht die Bedingungen, sondern die Verwirklichung schafft die Kennbarkeit der determinierenden Kräfte herbei. Gehört dies zur Wesensbestimmung, dann ist der Anblick »Vorher« und der »Nachher« nicht nur eine verschiedene Blickrichtung auf dieselbe Sache, sondern die Sache selbst ist vorher eine andere als nachher. Was man dabei als Naturgesetz abheben kann, muß gleichfalls an dieser Doppelung teilnehmen. Wenn es hier Gesetze gibt, so muß die Struktur der biologischen Zeit in ihnen zum Ausdruck kommen.

Die biologische Zeit ist nicht Gegenwart schlechthin, sondern zeitüberbrückende Gegenwart. Man wird sagen dürfen, biologisches Geschehen sei immer um Gegenwart zentriert, doch niemals, es bestehe nur aus Gegenwart. Was die Überbrückung bedeutet, ist aus diesem Begriff allein nicht vorauszusagen; er ist an sich leer. Sondern die Beobachtung muß es lehren. Ein gutes Beispiel ist die Beobachtung sogenannter intendierter Bewegungen. Alle natürlichen Bewegungen des Menschen gehören dazu, welche nicht *nur* durch äußere Kräfte an ihm erzwungen wurden. Hier läßt sich nun zeigen, daß die Bewegung in bestimmten Fällen anders erfolgt, als sie intendiert wurde; doch so, wie sie, wäre sie so intendiert gewesen, nicht vollziehbar ist. Der Vollzug weicht hier also gesetzmäßig von der Intention ab, insofern die Intention anders lautet als das Vollzogene. Der Anblick vorher ist anders als der nachher. Man kann hier nun von einer Ergänzung sprechen, insofern als, was dem Vorblicke fehlt – die Determination (Bestimmtheit) –, vom Nachblick geliefert wird und daß, was dem Nachblick fehlt – die Unbestimmtheit –, dem Vorblick noch zukommt. Die Indeterminiertheit wird vom Nachblick zur Notwendigkeit ergänzt, die Unabänderlichkeit vom Vorblick zur freien Bestimmbarkeit ergänzt. Leben ist da, wo jederzeit Unbestimmtes Unabänderliches *wird*. Die Unbestimmtheit ergänzt sich mit der Unabänderlichkeit zur Lebenswirklichkeit.

Hier kommt es zu einer bedeutenden Schwierigkeit. Ist die Unbestimmtheit nicht unter allen Umständen ein Verstoß gegen das Gesetzesprinzip? Wir sehen in der Tat, daß die Forscher die fehlende Bestimmtheit um jeden Preis zu ersetzen suchen. Und da es nicht durch Gesetze geschehen kann – die Bestimmbarkeit im Vorher soll ja eine »freie« sein – so nimmt man sich andere Kräfte, z. B. den Willen (psychische Kausalität) oder unbewußte Abkömmlinge des Willens, wie Trieb, Instinkt, oder bewußte geistige Akte, welche den Willen leiten, wie Verstand, Planung usw. Die Interpretation der biologischen Zeit als zeitüberbrückende Gegenwart ist offenbar nicht gelungen, solange offenbleibt, *was* hier überbrückt wird. Offenbar hieße es, die Zentrierung in der Gegenwart zurücknehmen, wenn der biologische Akt nichts anderes bedeutete, als daß durch ihn eine Lücke in der objektiven Zeit des Vorganges aufgefüllt wird durch eine – obendrein heterogene – Kausalität oder Kraft nach Art der psychischen oder volitiven. Wenn das Vorher und das Nachher einander ergänzen, so doch in dem Sinne, daß das Nachher wirklich auch das Vorher ergänzt. *Dann nur erfüllt Entwicklung ein Gesetz.*

Es wurde nun bereits auf Fälle hingewiesen, in denen die Intention anders erfüllt wird, als sie intendierte, und das Erfolgende, wenn intendiert, unvollziehbar ist. Diese Paradoxie würde dem postulierten Komplementarismus aber nur dann genügen, wenn sie nicht nur ein solches Surrogat der Zeitüberbrückung darstellt, bei welchem eine im materiellen Geschehen fehlende Determinante einfach durch eine ihm heterogene psychische Zielvorstellung ersetzt wird, die dann so eingreift, als sei sie selbst eine materielle Kraft der klassischen Art, ein Energoid. Es muß an diesem Paradoxon etwas anderes wesentlich sein als die Ergänzung durch psychische Determination oder durch die Bewußtheit der Determination. Wesentlich an diesem Paradoxon ist folgendes. Gehen wir davon aus, daß es paradox nur insofern wäre, als sonst die biologische Verwirklichung die Folge der psychischen Voraussicht oder der bewußten Planung allgemein vorhanden wäre. Es ist aber offenbar, daß die Biologie für einen solchen Hergang fast keine oder keine Tatsachen aufzuweisen hat. Keine, wenn sie sich auf Tiere, Pflanzen und Einzellige stützt, fast keine, wenn sie den Menschen einbezieht. Nun ist unser Beispiel zufällig vom Menschen genommen, und wir müssen versuchen zu verstehen, welche allgemein-biologische Analogie in unserem Paradoxon enthalten ist. Meines Erachtens ist das Paradoxon nichts anderes als die allgemeine Aporie des Rationalen gegenüber dem Vitalen und umgekehrt. Es sagt, mit anderen Worten, aus, daß das Lebensgeschehen selbständig ist gegenüber dem bloßen Denken und Wollen und daß man es nicht wollen und nicht machen kann. Über diese, der allgemeinsten Erfahrung entsprechende Tatsache kann auch die Biologie nicht hinweggehen, als ob sie nicht bestände, und es wird ihr nichts übrigbleiben, als sie einzubeziehen. Der Einbau wird also etwas anderes sein als die bloße Resignation, in der sich die naturwissenschaftliche Biologie so oft bescheidet.

Die Schwierigkeit der biologischen Zeit ist also nicht, daß das Gegenwärtige durch etwas Zukünftiges kausal bestimmt werde (entartete Teleologie), und auch nicht, daß Gegenstände sich verhalten, »als ob« sie durch eine Idee verursacht seien (Kant). Sondern die Schwierigkeit liegt in dem Paradoxon, daß die Erfüllung anders ist als die Erwartung. Man kann Biologisches nur darstellen und erkennen, wenn man Erwartung und Erfüllung aufeinander *bezieht*[2]. Während uns die Physik zu höchstwahrscheinlichen Vorhersagen befähigt (wodurch die Technik möglich wird), kann Biologie sich nicht nur dafür interessieren. Wir haben damit die Kategorie der Entwicklung analysiert: Entwicklung ist eine Beziehung von Erwartung und Erfüllung.

Wenn nun vorhin herausgestellt wurde, daß der Vorblick, als aus der Erwartung, und der Nachblick, als aus der Erfüllung geschehend, einander ergänzen, indem das *Moment* der Determination des zweiten durch das *Moment* der Indetermination des ersten ergänzt wird, so erhebt sich jetzt noch eine weitere Frage: Betrifft dies den erkennenden Forscher allein, oder ist es eine Beziehung in seinem Gegenstande, dem Lebewesen? Wir antworten: in beiden: »Wir haben uns, wenn wir einigermaßen zum lebendigen Anschauen der Natur gelangen wollen, selbst so beweglich und bildsam zu erhalten, nach dem Beispiele, mit dem sie uns vorgeht.«

V

Es kann keine Rede davon sein, daß diese Ausführungen schon eine zulängliche Untersuchung des Zeitproblems der Biologie enthalten. Sie sind bisher nur ein skizzierter Versuch, die Struktur der biologischen Zeit aus dem biologischen Denken, wie es einmal ist, herauszuschälen. Und da zeigt sich, daß sowohl bei messenden wie bei nichtmessenden Zeitbestimmungen ein umstürzender Unter-

2 nicht: vergleicht. Der Vergleich ist nur eine eingeschränkte Art der Beziehung nach dem Prinzip der Ähnlichkeit.

schied gegenüber der objektiven Zeit vorliegt. Die Lebenserscheinungen, als Erscheinungen der Materie betrachtet, werden in der Biologie, scheinbar widerspruchsvoll genug, sowohl als gesetzmäßige wie als sich entwickelnde betrachtet. So stößt die Biologie unausgesetzt auf Tatsachen, welche die grundlegenden Voraussetzungen der Physik zwar nicht widerlegen, aber auch nicht bestätigen und bestärken. Der praktische Erfolg jedenfalls ist eine mehr zerstreuende als sammelnde, mehr komplizierende als vereinheitlichende Wissenschaft, und es bleibt das Gefühl, die Prinzipien der Physik seien hier zwar nicht falsch, aber auch nicht nützlich oder sinnvoll für das eigentliche Verständnis der Erscheinungen, für das eigentliche Anliegen der Forschung.

Aber es ergeben sich doch noch viel einschneidendere Zusammenhänge. Es zeigt sich, daß man eine so völlig unkantisch strukturierte Zeit nicht einführen kann, ohne daß noch andere Grundformen des Erkenntnisvermögens, andere Grundsätze der Erfahrung in Mitleidenschaft gezogen werden. Am Problem des Maßstabes der *Messung* z. B. erweist sich, daß man eine Quantität nicht messen kann ohne eine Konstanzannahme. Soll die Messung einer Zeit objektiv sein, dann muß das Objekt, genauer, muß irgend*ein* Objekt zu verschiedenen Zeiten dasselbe, d. h. invariant geblieben sein. Die Invarianz aber ist in der biologischen, d. h. Gegenwarts-Zeit nicht notwendig mitgegeben wie in der objektiven Zeit. Biologie ist auch ohne den Atombegriff möglich.

Ähnlich führt die Diskussion von Zeitpunkt und Zeitstrecke beim biologischen Vorgang zu dem Begriffe der Prolepsis, d. h. zur Zeitdetermination durch die Form und allgemein zu dem Begriff der Selbstsetzung der Zeitbestimmung durch biologische Ereignisse – ein Schritt, der die Eintragung dieser Ereignisse in die objektive Zeit der Physik-Welt überhaupt ausschließt. Das Verhältnis von Form und Inhalt wird geradezu umgekehrt, wenn wir zuerst, physikalisch-objektiv, die *Zeit* als Form für die Bestimmung des Vorganges nahmen und nun, biologisch, die *Vorgänge* als Form für die Bestimmung von Zeit, z. B. »jetzt«, »früher«, »später«, nehmen.

Alsdann bleibt auch das Prinzip der vollständigen Determination der Naturvorgänge nicht unberührt. Ja es wird unvermeidlich, einen *Indeterminismus* als Bedingung des Wirkens in die Biologie einzuführen, da die Gegenwartszeit jener Wirklichkeit zukommt, welche das Lebewesen zwischen Vergangenheit und Zukunft stellt.

Diese Stellung hat aber den Sinn, daß das Vergangene in einem anderen Sinn als notwendig gilt wie das Zukünftige. Es gibt eine Notwendigkeit des Unwiderruflichseins und eine Notwendigkeit des Entscheidens. Die aktuelle Wirklichkeit der Lebensgegenwart fordert also neben der Gesetzmäßigkeit zu ihrer Ergänzung eine notwendige Unbestimmtheit, sonst wäre es keine Entscheidung.

Es wird jetzt deutlich, daß die Aufstellung eines biologischen Zeitbegriffes ganz von selbst zu dem eigentlichen Thema zurückführen mußte. Gestalt und Zeit sind darum ein so großes Thema, weil, wenn es wirkliche Gestalt gibt, ein vom objektiven abweichender Zeitbegriff nötig wird und weil die Zeit es ist, welche die innere Spannung, die Problematik im Gestaltbegriff hervorruft. Man lese jetzt nochmals die zum Eingang angeführten Sätze GOETHES. Die Dialektik des Gestaltbegriffes ist eigentlich auch die des in objektive und biologische Struktur sich spaltenden Zeitbegriffes. Und will man dann klarstellen, wie eigentlich biologische Wirklichkeit erfaßt werden müßte, dann erhebt sich die Alternative: ist die Zeit die Form, in der Lebewesen erscheinen und angeschaut werden müssen, oder sind die Lebenserscheinungen die Formen, durch welche die Zeitbestimmungen erst zu treffen sind? Was ist denn nun *Form*: die gestaltlose Möglichkeit, wie etwa bei KANT, oder die gestaltete Wirklichkeit, wie etwa für GOETHE? Auf dieser Frage lastet das volle Gewicht einer weltgeschichtlichen Auseinandersetzung, die zwar, seit ihr PLATON und ARISTOTELES ihre Namen liehen, auch sehr repräsentativ und für Parteinahmen handlich wurde, die aber schon in der vorsokratischen Philosophie nicht als ein Entweder-Oder, sondern als unlöslich verklammerte und zusammengehörende Einheits- und Grundfrage aller Erkenntnis offenbar ist. Wir weichen ihr nicht aus, wenn wir, anstelle einer rein begrifflichen Untersuchung, auch diesmal am Beispiel einer Einzelwissenschaft, nämlich insbesondere der von den *Sinneswahrnehmungen* handelnden, zu lernen suchen, wie das Formproblem hier gelöst wird. Allerdings wäre nicht jede Einzelwissenschaft ein gleich bequemer Zugang zum sub specie »Gestalt« untersuchten Formproblem. Die organische Morphologie eignet sich für den Anfang besser als die Mechanik, und ebenso ist die Wahrnehmungsphysiologie einleuchtender als die Zuckerphysiologie. Allerdings – vielleicht nur scheinbar und für die Annäherung an das Problem. Die grundsätzliche Lösung muß dann auch überall gelten, und sie wird dann wohl da sogar am reinsten zur Darstellung kommen, wo das Gestalthafte am verborgensten oder nebensächlichsten erschien.

In der Sinnesphysiologie klassischer Prägung ist das Gestaltproblem vernachlässigt oder nicht gesehen oder für unlösbar gehalten worden. Es ist dann von der sogenannten Gestaltpsychologie, die aber auch mit sinnesphysiologischer Methodik arbeitet, in den Mittelpunkt gestellt worden. Den Anstoß zu diesem Verdienst gab, was bezeichnend ist, das Problem des stroboskopischen Bewegungsehens. Daß wir diesen Umstand bezeichnend nennen, hat folgenden, dem Gestaltspsychologen meines Wissens verborgen gebliebenen Grund.

Bei der stroboskopischen Bewegung wird eine irgendwie errichtete oder figurierte (gestaltete) Bewegung dadurch sichtbar gemacht, daß zwei unbewegte Objekte sukzessiv dargeboten werden. »Aus« *zwei* »an sich« unbewegten und zu verschiedener Zeit vorhandenen Objekten »macht« die Wahrnehmung also *eine* Gestalt. In dieser Gestalt ist also das frühere und das spätere Gewesene schließlich als ein ganzes Einheitliches aufbewahrt und, sofern die Bewegung einen Weg durchmessen hat und dieser Weg eine Figur besitzt, ist diese Figur also eine simultanisierte Zusammenfassung sukzessiver Zustände. Mit anderen Worten: die Gestalt einer Bewegung (der »Weg«) ist Simultanrepräsentierung sukzessiver Vergangenheiten – ist eigentlich ein Akt der *Erinnerung*. Dies ist aber nun nicht nur beim stroboskopischen Bewegungsehen so, sondern bei jedem Bewegungsehen. In raum-zeitlich-objektiver Physik hat der »Weg« und damit die Gestalt überhaupt keine Realität, denn diese Physik-Welt besitzt kein Gedächtnis. Ein am Ziel angekommener Stein weiß nichts von seinem Weg. Die Leistung, welche das Wahrnehmen im Bewegungsweg-Sehen vollbringt, übersteigt also die Möglichkeit jeder denkbaren Physik und impliziert das Vermögen der Anamnesis. Darum ist es bezeichnend, daß gerade von diesem Tatsachengebiet aus die Tendenz geboren wurde, die Gestalt als etwas Besonderes, wie man sich dann ausdrückte: Überadditives, hervorzuheben und zur Polemik gegen die klassische Sinnesphysiologie heranzuziehen. – Nun gibt es aber auch ruhende Gestalten in der Wahrnehmung, und hier ist es nicht ohne weiteres klar, daß auch hier, beim Blick auf einen Kreis, ein Quadrat, eine der physischen Materie unbekannte Fähigkeit der Anamnesis anzunehmen unvermeidlich sei. Die Entwicklung der Sinneslehre zeigt aber auch bei diesem Falle, daß die Unzulänglichkeit des physikalisch-physiologischen Erkenntnisprinzips grundsätzlicher Art ist. Auch hier ergibt sich, daß Gestaltwahrnehmung, als Problem der Organbiologie betrachtet, eine Anamnesis voraussetzt, daß auch hier also Gestalt nicht ohne Zeit zu denken ist. Mit diesem Nachweis soll der folgende Teil dieser Darlegungen dann abschließen. Freilich wird das Ergebnis zu einer ganz anderen Deutung als der von der klassischen Sinnesphysiologie sowohl wie von der Gestaltspsychologie gesuchten führen. Eben darum darf die Darstellung geschichtlich weiter ausholen.

VI

Die interessanteste Auseinandersetzung über die Sinneswahrnehmung, die das 19. Jahrhundert gesehen hat, ist ohne Frage jene, welche Goethe gegen Newton heraufbeschworen hat. Dieser von der Goethebiographie oft etwas unterschätzte Streitfall gilt wohl weithin als geklärt und zu Goethes Ungunsten entschieden. Führend war dabei besonders Helmholtz, der sich immer wieder mit Goethes naturwissenschaftlichen Arbeiten befaßt hat und der 1853, 1875, 1892 die Ursachen des Goetheschen Irrtums in der Farbenlehre ausführlich analysiert hat, während er seinen morphologischen Arbeiten die höchste Palme zuerkennen wollte. Helmholtzens Autorität hat dann wohl einer freieren Würdigung der Sache Goethes später besonders im Wege gestanden. Es war aber nicht nur die Frage zu stellen, ob Goethe oder Newton recht hat, sondern ob Goethe über Newton hinaus uns *auch* etwas über die Gegenstände der Sinneswahrnehmung zu sagen hat. Es ist ja für den Fernerstehenden überhaupt schwer einzusehen, warum Goethe den großen Engländer so maßlos befehden mußte (hat er ihn doch der Falschspielerei und Lügenhaftigkeit beschuldigt). Wenn Newton lehrt, daß das weiße Licht aus farbigen Lichtern zusammengesetzt ist, so behauptet Goethe, daß die Farben aus dem weißen Lichte durch Trübung entstehen. Ein Unbefangener wird fragen müssen, ob diese beiden Ausdrucksweisen nicht etwas Gemeinsames, Übereinstimmendes enthalten. Man hat natürlich längst bemerkt, daß die tiefere Wurzel von Goethes Beweisführungen eine Leidenschaft war, nämlich sein religiöses Naturgefühl. »Gefühl ist alles.« Ihm war unerträglich, daß die Welt der Farben nur ein Betrug der Sinne sein sollte. Ihm mußte die sichtbare Natur als wirkliche Offenbarung, das Auge als sonnenhaft erscheinen und nicht als Illusion. Die Wissenschaft konnte nicht berufen sein, die farb- und lichtprangende Natur durch Mathematik und Formel zu zerstören. Ich glaube aber nun: HELMHOLTZ hat übersehen, daß GOETHE nicht nur, wie er meint, als Dichter recht hatte, sondern auch als Forscher mit seiner Forderung einer Wahrheit in den Sinnen, also nicht nur einer poetischen, sondern auch einer wissenschaftlich aufzeigbaren Wahrheit. Es ist auch nicht schwer zu erkennen, warum HELMHOLTZ diesem Motiv GOETHES nicht gerecht wurde: er selbst hatte seine bestimmte Meinung von der Wahrheit in den Sinnen; genauer: er hat sein Leben lang mit diesem Problem gerungen. Wenn HELMHOLTZ GOETHES Farbenlehre kritisierte, dann sprach er als Physiker und vergaß, daß er als Physiologe hätte reden müssen, um klarzustellen, daß in dem Streit mit NEWTON GOETHE eigentlich, wie wir heute sagen würden, als Biologe gegen den Physiker aufgestanden war. Aber 1810, als die Farbenlehre herauskam, gab es weder eine Sinnesphysiologie noch eine Sinnespsychologie und eigentlich auch noch keine Biologie in unserem Sinne. GOETHE mußte daher das, was er physiologisch oder psychologisch besser hätte sagen können, gleichsam als Physiker, und zwar allerdings als schlechter, ausdrücken. HELMHOLTZ aber war selbst ein Mitbegründer der Epoche, die begriffen hatte, daß das Wahrnehmungsproblem auch vom Sinnesorgan her gelöst werden müsse.

Wir sehen jetzt deutlicher: es liegt bereits ein Problemwandel vor, wenn wir die Theorie der Farben als eine Theorie der Sinneswahrnehmung auffassen. Keine Physik des Lichtes brauchte ja zu erklären, wie wir zu der Empfindung blau und rot als solcher kommen, und daran mußte GOETHE scheitern wie jeder andere. Aber was er vertritt, ist, kurz gesagt, daß in dem Worte Wahrnehmung das Wort »wahr« aufbewahrt ist. Und diese seine Sache geht auch uns an.

Der geschichtliche Rückblick zeigt uns heute mitten in der glänzenden Kette großer physiologischer Entdeckungen eine gleich lange Reihe von Mißverständnissen und Irrtümern. Der erste Versuch, die tiefe Kluft zwischen der Natur der Physik und dem sinnlichen Erleben der Welt zu überbrücken, fiel recht negativ aus. Es war JOHANNES MÜLLER, der große Lehrer von HELMHOLTZ, der das Gesetz der spezifischen Sinnesenergien aufstellte, wonach es nicht der äußere Reiz, sei er optisch, akustisch oder elektrisch, sondern die spezifische Nerventätigkeit, eben die sogenannte spezifische Sinnesenergie sei, die bedingt, ob wir Lichtempfindung, Tastempfindung, Gehörempfindung usw. haben. Damit war die Empfindung also wirklich ganz subjektiv geworden, eine Illusion, eine Täuschung des Organs. Da mußte sich GOETHE von JOH. MÜLLER trennen, und er tat es. HELMHOLTZ aber pries MÜLLERS Gesetz als eine Tat vom Range der Gravitationstheorie. Beide Männer, MÜLLER und HELMHOLTZ, bewegten sich in dem sie beruhigenden Irrtum, daß ihre Lehre sich in Übereinstimmung mit der von KANT befinde.

Aber KANT hatte nicht die Subjektivität der Sinnesempfindung gelehrt, sondern die Apriorität der Anschauungsformen und Kategorien, und KANT hatte nicht die quaestio facti, die reelle Abhängigkeit von Organen gemeint, sondern hatte die quaestio juris, die Bedingungen jeder überhaupt möglichen, nicht einer wirklichen Erfahrung untersucht. Nebenbei nur ist weiter zu berichten, daß 1923 JOH. V. KRIES, der letzte große Sinnesphysiologe, in einer Kritik des sogenannten Gesetzes der spezifischen Sinnesenergie fast nichts Stichhaltiges von demselben mehr übrig finden konnte.

HELMHOLTZ hat nun diese negative Einstellung zum Wahrheitswert der Sinne nach Kräften zu überwinden versucht. So glaubte er, daß zwar die objektive Geltung der Farben, Töne, allgemein der Empfindungsqualitäten nicht zu retten sei, daß aber die räumlichen und zeitlichen Ordnungen und Formen des Sinnlichen sehr wohl den Ausgangspunkt für eine objektive Geltung bilden könnten, und so nannte er diese mehr formale und quantitative Organleistung eben Wahrnehmung im Gegensatz zu Empfindung. Auf der Suche nach einem Begriffe, der die zwar dunkle, aber immerhin vorhandene Beziehung zwischen dem Sinneseindruck und der objektiven, d. h. physikalischen Außenwelt ausdrücken soll, fiel er auf das Wort Symbol. Sinneseindrücke sind nicht Abbilder, aber sie sind wenigstens Zeichen für die Außenwelt. Als Zeichen also können die Wahrnehmungen uns zwar nichts über die wirkliche Beschaffenheit der Außenwelt melden, aber sie können uns einen viel wichtigeren Dienst tun. Sie können nämlich deren Gesetzmäßigkeit wiedergeben. Nun wird ganz deutlich, welches Interesse HELMHOLTZ namentlich in späteren Jahren, so in einer berühmten Berliner Stiftungsfestrede von 1878, bei seiner Wahrnehmungslehre geleitet hat: es ist die Sicherung der auf den Gebrauch der Sinne angewiesenen exakten Naturwissenschaften, besonders der Physik.

Damit rückt in den Mittelpunkt also die Frage, ob und auf welche Weise eine gesetzmäßige Entsprechung zwischen den physikalischen, von der Außenwelt her das Organ treffenden Reizen und den dadurch ausgelösten Wahrnehmungen bestehe. Das Sinnesorgan wird jetzt als Registrierinstrument erforscht und gewertet.
Es ist vorauszusehen, daß diese Einengung biologischer Fragestellung sehr gefährlich werden konnte. Wir haben Hände, Ohren und Augen ja noch für anderes. Es ist dadurch aber verständlich, daß Helmholtz z. B. einen so fragwürdigen Versuch wie den G. Th. Fechners, eine mathematische Formel für die psychophysische Entsprechung von Reiz und Empfindung aufzustellen, begrüßen konnte. Nur sehr langsam haben sich die dann folgenden Gelehrtenschulen dazu bequemt, die außerordentliche Verwirrung zuzugeben, die entstehen mußte, wenn man die Sinneswahrnehmung als ein Fabrikat des Sinnesorgans mit dem Ziel möglichster Dienstwilligkeit für die Aufgaben der Physik betrachtet. Nachdem die Physiologie die Funktionen des Wahrnehmungsorgans erforscht hat, soll sie das Wahrgenommene durch das Wahrnehmende erklären und gleichzeitig die Wahrnehmung als vom Wahrgenommenen bestimmt erweisen. Der offenbare Zirkel der Wahrnehmungsphysiologie ist ihr freilich bis heute nicht zum Bewußtsein gekommen.
Ich wage also die Ansicht, daß Helmholtz in dieser Sache kaum eine geringere Verwirrung für die Sinneslehre hinterlassen hat als Goethe im didaktischen Teil der Farbenlehre für die Physik. Es war daher vernünftig, daß ein Teil der Sinnesphysiologen auf den subjektiven Anteil, nämlich Empfinden und Wahrnehmen, völlig verzichtete und sich der Chemie oder Elektrophysiologie dieser Organe zuwandte. Mit einer Sinnes*leistungs*forschung war es dann freilich zu Ende. Aber Klinik, Pathologie und Wissenschaft können dabei nicht stehenbleiben. Es ist freilich notwendig, nun erneut zu den eigentlichen Grundlagen der Forschung, vor allem auch zu ihren begrifflichen Voraussetzungen durchzustoßen und damit nichts anderes zu tun als etwa der Physiker, wenn er sein mathematisches Instrument prüft.
Ehe man es aber wagen dürfte, den Geltungsbereich der klassischen Grundbegriffe von Raum, Zeit, Intensität, Kausalität neu zu umgrenzen, muß deren Grenze an der Erfahrung selbst erprobt werden. Wir müssen auch hier kritisch, nicht dogmatisch verfahren. Kant, der diesen Unterschied zuerst machte, hat uns gelehrt, daß

die Erfahrung selbst es ist, die kritisch verfährt. Sie selbst enthält ja eine Kritik a priori; denn – so lehrt er – die Erfahrung wäre gar nicht ohne diese Bedingungen. Auch ist das Mißverständnis abzuwehren, als ob die exakt-naturwissenschaftliche Methode der klassischen Sinnesphysiologie keinen beträchtlichen Erfolg hätte. Nichts weniger als dies sollte gesagt sein. Trotzdem änderte sich die Lage der Wissenschaft grundsätzlich in dem Augenblicke, als sie dazu überging, Fragen in Betracht zu ziehen, die man vorher gemieden hatte: die Fragen der Form des Gegenstandes selbst (nicht nur die formalen Voraussetzungen seiner Erfahrung). Ein »Kreis« wird erfahren »in den Formen« von Raum und Zeit; aber ist er selbst eine Form?

Im allgemeinen ergibt sich, daß wir die organischen Formen oder Gestalten nicht synthetisch konstruieren können. Diese Konstruktion, etwa einer kreisförmigen Gangbewegung oder einer Formwahrnehmung, gelingt nicht. Eine besonders scharfe Beleuchtung erfährt die Situation in der Pathologie. Hier gelingt es der klassischen Methode oft gut zu erklären, warum eine gestaltete Leistung nicht mehr zustande kommt, nicht aber, warum sie im gesunden normalen Leben zustande *kam*. Für die ausführliche Beweisführung dieser Sätze muß ich auf die früher gegebene Darstellung verweisen.[3] Sie laufen darauf hinaus, daß die kausalanalytische Forschung an den Formen oder Gestalten ihre Grenze findet. Es ist daher besonders lehrreich zu sehen, wie sich die späteren Vertreter der Sinnesphysiologie mit dem Problem der Formen auseinanderzusetzen versuchten. Betrachten wir als Beispiel dafür die von Joh. v. Kries versuchte Lösung[4], so ist ein sehr klarer, aber auch ebenso inkonsequenter Ausweg zu erkennen. Nachdem Helmholtz auf die Erklärung der Sinnesqualitäten verzichtet und den objektiven Gehalt auf die in den Wahrnehmungen geltenden Gesetzmäßigkeiten einschränkt, kommt er zu dem Schluß, daß es eigentlich nicht das gegenwärtige Gegebene in den Sinnen, sondern ihr Erfahrungsinhalt ist, dem wir uns anvertrauen und der daher auch wissenschaftlich allein von Bedeutung sei. Er nannte diese Lehre »Empirismus«. Da nun Formen und Gestalten in den meisten Fällen ohne jede vorgängige intellektuelle Bearbeitung unmittelbar sinnlich wahrgenommen werden, so soll ihre Wahrnehmbar-

3 Der Gestaltkreis. Leipzig 1940 (in diesem Band).

4 Allgemeine Sinnesphysiologie. Leipzig 1923.

keit eine Folge unbewußter Erfahrung sein. Auch dies heißt »Empirismus«. v. KRIES nun, der sich der Fragwürdigkeit dieser Theorie sehr bewußt ist, greift für den Fall der Formwahrnehmung, als für einen *besonderen*, auf den von HELMHOLTZ abgelehnten und für überwunden gehaltenen »Nativismus« zurück. Dieser besagt ungefähr dies: Die Formen der Gegenstände projizieren sich z. B. durch optische Abbildung als solche auch auf die Sinnesfläche; und er nimmt an, daß diese Verhältnisse der räumlichen oder zeitlichen Nachbarschaft in den erregten Sinnesorganen die unmittelbare Grundlage auch des *Wahrnehmens* der im Wahrnehmen erscheinenden und im Bewußtsein enthaltenen Formen seien. Er nennt diese Art der physiologischen Fundierung »Parallelfundierung«. Er betrachtet also hier nicht nur die geometrisch optische *Abbildung* (des Objektes auf der Retina), sondern auch das *Zustandekommen der subjektiven Wahrnehmung* nach dem Prinzip der Photographie. Dies ist um so bedenklicher, als alle Tieferblickenden, besonders HELMHOLTZ, aber auch v. KRIES selbst *diese* Art des Parallelismus – die psycho-physische – grundsätzlich abgelehnt hatten. Schon HELMHOLTZ z. B. zog es ins Lächerliche, daß man disputierte, warum wir die Welt aufrecht sehen, nachdem sie sich doch umgekehrt auf der Netzhaut abbilde. Es ist aufschlußreich für die abhängige Lage des menschlichen Geistes, zu sehen, wie beim Wahrnehmungsproblem idealistische Erkenntnistheorie und naiver Realismus sich immer wieder vermischen.

VII

Untersuchungen, welche bewußt auf eine Lösung des Formproblems der Wahrnehmung ausgehen, entstanden dann in der Leipziger psychologischen Schule, in der sog. Gestaltpsychologie und aus der neurologischen Klinik in nicht geringer Zahl. Für die gegenwärtige Skizze werden davon diejenigen Ergebnisse am wichtigsten sein, welche, nach unserem erwählten Thema, den Zeitbegriff berühren. Dabei fällt zunächst eine Gruppe von Beobachtungen über Gestalt und Zeit ins Auge, die wir nur anführen, um sie sogleich als weniger bedeutsam für die Kernfrage wieder beiseite zu legen. Es sind das diejenigen, welche zeigen, daß zum Zustandekommen einer Gestalt in der Wahrnehmung eine bestimmte Zeitspanne erforderlich ist. Bei sehr kurzer Belichtungszeit (Tachistoskopie) zeigt sich, daß zur Gestaltwahrnehmung mehr Zeit erforderlich ist als zum Zustandekommen gestaltloser Eindrücke (Empfindungen). Am Gehirn Geschädigte bedürfen noch längerer Expositionen. Dabei zeigt sich dann überhaupt, daß beim Übergang von sehr einfachen zu reicheren, von prägnanten zu unprägnanten Gestalten immer länger andauernde kompositionelle Akte stattfinden müssen, um die Wahrnehmung der Gestalt ausreifen zu lassen. Die Überschaubarkeit, die Bekanntheit, vor allem die Veränderlichkeit des Gegenstandes und vieles andere sind dabei von Bedeutung. – Aber dies alles geht davon aus, daß sich die Wahrnehmungs-»prozesse« *in* der Zeit abspielen müssen und daß unter Umständen auch das wahrgenommene Objekt sich *in* der Zeit verhalte – ruhe, bewegt sei, veränderlich oder von verschiedenen Seiten dargeboten sei usw. Die Gestalt und ihre Wahrnehmung stehen genetisch in der Zeit.

Damit ist aber die früher hier dargestellte Struktur der biologischen Zeit nicht eingeführt, sondern ausgeschlossen. Die Zeit der biologischen Aktualität ist in einem anderen, nämlich dem eigentlichen Sinne genetisch, insofern sie, als jeweils Vorzeit und Nachzeit determinierende Gegenwart, die Zeit nicht als nur ablaufende, sondern als verbindende, Vergangenes und Zukunft zur Einheit zusammenbindende bestimmt. Die »zeitüberbrückende Gegenwart« ist nicht dadurch differenzierbar und mannigfaltig, daß sie in unendlicher Folge abläuft – »verrinnt« –, sondern dadurch, daß sie im biologischen Werdegang sich *überall* selbst als Gegenwart setzen kann; so auch in dem Akte der Vergegenwärtigung einer Wahrnehmung. »Überall« würde, im Sinne der objektiven Zeit, soviel wie »jederzeit« heißen; aber der Sinn der selbstgesetzten Zentrierung in einer Gegenwart ist doch nicht dieses, sondern »überall« heißt dann »hier und jetzt«, *ungeachtet* der Lage auf der objektiven Zeitachse und ungeachtet des Ortes im mathematischen Raume. Diese Zentrierung also auf eine Gegenwart geschieht nicht in der Zeit (und in dem Raume), sondern durch sie entsteht die Zeitordnung nach dem Rückwärts der Vergangenheit und dem Vorwärts einer Zukunft hin, und *so* wird hier Zeitlichkeit eines biologischen Aktes gestaltet; so entsteht: *Zeitgestalt* dieses Geschehens.

Es muß jetzt klar sein, daß hier also Gestalt nicht *in* der Zeit entsteht oder besteht, sondern *Zeit in der Gestalt* entsteht und vergeht, als Anfang und Ende, als Dauern und Vergehen. Die Zeitgestalt also eines Phänomens in der Wahrnehmung empfängt ihr *Gestaltet*sein aus der Gestaltetheit dessen, was erscheint (wenn immer dies Zugrundeliegende überhaupt gestaltet ist, Gestalt besitzt, was hier ja nicht erwiesen, sondern hypostasiert wird). Gestalt stünde dann, soviel wird bis jetzt behauptet, primär zu Zeit, die sekundär ist. Bestimmungen wie: vorher, nachher, langsam, schnell, ruhig, unruhig, bewegt u. ä. erweisen sich als Glieder eines Übergreifenden, die Zeitgestalt Mitformenden.

Diese Verfangenheit der Zeitlichkeit in eine umfassende (wir vermeiden den Ausdruck »ganzheitliche«) Einheit und Verbundenheit rückt nun einen weiteren Umstand in den Bereich dieser Untersuchung, dem nicht länger auszuweichen ist: man kann sich nicht unter das Gesetz der biologischen Zeit begeben, ohne auch andere klassisch normierte Grundbegriffe anzutasten, wie etwa zunächst den Raum. Dies zeigt sehr einfach das Beispiel des Begriffes der *Bewegung*, die weder als zeitlos Räumliches noch als raumlos Zeitliches begreifbar ist. Der analytische Ausdruck der Bewegung heißt Geschwindigkeit. Tatsächlich ist es nun auch in der sinnlichen Wahrnehmung so, daß es wohl keine zeitbestimmende Wahrnehmung gibt, der nicht auch Räumliches anhaftet.

Aber abgesehen von dieser Frage kommt nun, nach den historischen Darlegungen, eben jene Befragung der Erfahrung wieder in den Vordergrund, welche zugleich entscheiden soll, wie weit man mit den klassischen Grundbegriffen von Zeit, Raum usw. kommt und wo oder wie etwa ein biologisch strukturierter Zeitbegriff »Bedingung möglicher Erfahrung« werde. Die denkbar günstigste Gelegenheit dazu ist in der Tat eine Wissenschaft, welche, wie die experimentelle Wahrnehmungsforschung, ein klassisch formuliertes Objekt (einen »Sinnesreiz«) mit einem biologisch formulierten Tatbestand (einer Sinneswahrnehmung, Phänomen, Sehding usw.) konfrontiert. Gleichviel, ob wir solche methodische Konfrontierung im Augenblick kausal, psychophysisch, parallelistisch, pseudo-erkenntnistheoretisch oder wie immer auffassen mögen – der methodische Brauch des Beziehens von physikalischem Objekt und Wahrnehmung desselben *ist* bereits eine Art der Auseinandersetzung auch zwischen objektivem und biologischem Zeitbegriff. Innerhalb dieser Forschungsweise probieren wir es wiederum mit derjenigen Gruppe von Gestalten, welche sich, unter Einengung des Gestaltbegriffes, mit raumzeitlichen *Figuren*, in der Regel zunächst sogar nur flächenhaft optisch erscheinenden Figuren beschäftigt. Was hier begegnet, ist nun neben der »Übereinstimmung« zwischen der objektiven dargebotenen Figur und ihrer Wahrnehmung eine Fülle von »Nichtübereinstimmung« dieser beiden. Letzteres ist dann das, was man, mit erkenntniskritischer Färbung des Begriffes, als Täuschung bezeichnet. In der Pathologie der Wahrnehmung spricht man analog von Dysgnosie, Agnosie, Dysmorphopsie usw.

Im besonderen kann man dabei die Aufmerksamkeit auf den zeitlichen Gesichtspunkt lenken und dann die Versuchsanordnungen in der Weise variieren, daß bestimmte Figuren in der Zeit simultan oder sukzessiv dargeboten werden, oder so, daß sie durch bewegte Objekte entstehen, vergehen, dauern oder sich verändern. So werden also Gestalten auf der physikalischen Objektseite *in* der Zeit hergestellt. Auf der Wahrnehmungsseite aber erfährt der Beobachter das, was im sinnlichen Phänomen »daraus wird«. »Übereinstimmung« ist dann ebenso interessant wie »Abweichung«; beide zusammen müssen aber die Frage beantworten helfen, wie objektive und biologische Zeitbestimmung zueinander passen oder nicht passen und wie wir ihre Relation überhaupt zu verstehen haben. Schon damit ist entschieden, daß die klassische Form der zeitlich-räumlichen Bestimmung in der biologischen nicht überwunden, verschwunden oder aufgehoben ist, sondern daß sie, in gegensätzlicher Wechselwirkung mit ihr, notwendig für eine so gestellte Aufgabenlösung ist.

Es kann sich hier nur um einige Beispiele handeln, welche uns kennzeichnend für den Sprung von der objektiven zur biologischen Zeit zu sein scheinen. Setzt man eine Versuchsperson auf einen Drehstuhl, auf welchem eine kleine geschlossene Kabine so montiert ist, daß sie sich mitdreht, so bemerkt der Insasse selbst bei nicht unbeträchtlicher Drehgeschwindigkeit überhaupt keine Bewegung – weder die eigene noch die der sichtbaren Umgebung. Gibt man ihm dagegen eine von der seiner Kabine abweichende Geschwindigkeit, so nimmt er die Differenz wahr; indes kann diese Differenz entweder nur als Eigenbewegung oder nur als Umgebungsbewegung oder auch als sowohl das eine wie das andere, dann aber hälftig oder in irgendeinem Verhältnis verteilt wahrgenommen werden. In jedem Falle nimmt man etwas ganz Bestimmtes wahr, aber nicht entsprechend der objektiven Sachlage, sondern relativ zu dieser, insofern eine bloße Relation des objektiven Sachverhaltes, nicht dessen »Absolutheit« in die Wahrnehmung eingeht.

Eine solche Relativität ist auch dann häufig zu beobachten, wenn im Dunkeln einzelne (zwei) Lichtpunkte geboten werden. Viele Versuche zeigten, daß dann die Verteilung von Ruhe und Bewegung nicht entsprechend den objektiven Tatsachen wahrgenommen wird; vielmehr bringt die Wahrnehmung ein Zueinander von Bewegung zu Gesichte; die relative Bewegung wird z. B. auf beide Lichtpunkte verteilt, auch wenn der eine objektiv ruht. Dabei verteilt sich nicht nur die Bewegungsstrecke, sondern auch die Geschwindigkeit etwa so, daß die Summe konstant erscheint. Ferner werden die objektiven Richtungen der Bewegung eines Lichtpunktes oftmals völlig anders gesehen, wenn zu dem einen Punkt ein zweiter hinzutritt. Das Zueinander gestaltet sich dann zu einer neuen Einheit. So kann aus einer geradlinigen Bewegung des ersten Punktes eine kreisende werden, wenn zu dem ersten Punkt ein um ihn rotierender zweiter hinzutritt. Die Regeln solcher als Induktion bezeichneter Erscheinungen sind in vielen Fällen offenbar gesetzmäßiger Art, insofern sie nicht nur zwingend und für alle Beobachter gleich wirken, sondern auch insofern in ihnen dem Auge Bewegungsfiguren so erscheinen, als ob die künstlich hergestellten Lichtpunktbewegungen von freien Massen, wie sie etwa im Weltraum sich bewegen, herrührten. Es spricht vieles dafür, daß das Auge am liebsten Bewegungen sieht, welche die einfachsten Gesetze der Geometrie, Mechanik, Physik, Astronomie darstellen, wir bezeichnen dies als die *Nomophilie* der Wahrnehmung.

Auch wenn man nur einen einzigen Lichtpunkt durch das Sehfeld führt und ihn dabei etwa einen Kreis, ein Dreieck oder Quadrat beschreiben läßt, äußert sich Derartiges. Erfolgt nämlich die Bewegung z. B. in einem Kreise mit ungleichförmiger Geschwindigkeit, so erscheint eine Deformierung im Sinne einer Ellipse oder Birne. Läßt man statt einer kontinuierlichen Bewegung eine sukzessiv aufblitzende Punktkette in Kreisform erscheinen, doch so, daß die Punkte ungleich dicht, also mit schwankender Frequenz erscheinen, so sieht man sie ebenfalls nicht mehr als Kreis, sondern ähnlich deformiert wie beim vorigen Versuch. Nicht nur die Bewegungsgeschwindigkeit, sondern auch die Unterteilung einer Strecke in eine Reihe kann deren Figur beeinflussen. Dort, wo wir derartige Phänomene als Darstellung eines bestimmten mechanischen Gesetzes nachweisen können, welches eine solche Bewegung determinieren müßte, sprechen wir von *Nomotropie* der Wahrnehmung.

Läßt man ferner bestimmte Figuren als Ganzes Bewegungen so

rasch ausführen, daß sie nicht mehr als Ganzes gesehen werden, sondern etwa in einer kreisenden Bewegung periodisch auf ihren Ausgangsort zurückkehren, so tauchen bei jeweils bestimmten Geschwindigkeiten zahlreiche andere, neue Figuren auf, welche als Kompromißerscheinungen zwischen der kreisenden Figur selbst und *der* Figur verstanden werden können, welche aus der Summe aller durchlaufenden Positionen im Sehfelde entstanden zu denken ist. Diese Kompromißlösungen haben ebenfalls recht interessante Diskussionen hervorgerufen, aus denen hervorgeht, daß der Gestaltung *die* Zeitstruktur innewohnt, welche wir als die biologische bezeichnet haben. Gerade von solchen Versuchen hat überhaupt die erneute Kritik des Zeitbegriffes ihren Ausgang genommen.
In allen diesen Fällen sind die Phänomene zunächst an bestimmte objektive Geschwindigkeiten gebunden. Aber es zeigt sich, daß der gleiche Weg, die gleiche Figur, bei verschiedenen Geschwindigkeiten verschieden figuriert erscheint. Eben diese Abhängigkeit ist es ja, was dann als »Täuschung« oder Dysmorphopsie bezeichnet wird, wenn die erscheinende Figur mit der objektiven nicht übereinstimmt. Dabei verbleibt aber der Doppelsinn eigentlich bei dem Begriff der objektiven Figur, insofern diese 1. mathematisch konstruiert ist und 2. anschaulich ist. Wenn nun die sinnliche Erscheinung mit der (vorstellungsmäßig reproduzierten) *Anschauung* des objektiven Sachverhaltes übereinstimmt, dann sagen wir, die Figur werde so wahrgenommen, wie sie objektiv »ist«, also täuschungsfrei. Es handelt sich dabei aber nur um die Übereinstimmung einer anschaulichen Vorstellung mit einer Wahrnehmung.
Die experimentelle Erfahrung hat nun gelehrt, daß die Sinnesorgane hervorragend geeignet sind, solche Figuren erscheinen zu lassen, welche geometrische, physikalische, astronomische Gesetze darstellen. Dies nannten wir die Nomophilie der Wahrnehmung. So werden auch »fehlerhafte« Abweichungen hier besonders scharf erkannt, wie etwa Abweichungen von der Geraden, dem Kreis, dem Quadrat, der Parallelität, der Senkrechten und Waagerechten. Wogegen Figuren, die nicht Gesetze, sondern zufällige (amorphe) Formen darstellen, gedächtnismäßig sehr schlecht aufbewahrt bleiben und so auch bedeutende Abweichungen nicht wahrgenommen werden. Hier zeigt sich die später zu besprechende grundlegende Bedeutung des »Gedächtnisses«. Wenn wir nun finden, daß unter Versuchsbedingungen, welche dem Organ offenbar eine beträchtliche Freiheit lassen, das sinnlich Gegebene zeitlich und räumlich zu

komponieren, vor allem geometrische und physikalische Gesetzmäßigkeiten erscheinen, so heißt dies, daß diese Gesetzmäßigkeiten in der sinnlichen *Darstellung* auf irgendeine Wirksamkeit dieser Gesetze im Wahrnehmenden selbst zurückweisen, und dies bezeichnen wir als Nomotropie der Wahrnehmung. Es ist dies aber nicht als Folge einer Erinnerungsspur des empirischen Gedächtnisses, sondern als Wirksamkeit der Gesetze selbst zu verstehen, als Anamnesis.

Die Wahrnehmung ist weder Phantasie noch Photographie; sie ist aber (unter vielem anderen) befähigt, geometrische und mechanische Gesetze anschaulich darzustellen. So wird sie wohl auch fähig sein, ein Schrittmacher der ersten Entdeckung solcher Gesetze zu sein und den produktiven Leistungen der Mathematiker, Astronomen, eigentlich also der Theorie, voranzueilen und ihr den Weg zu bereiten. Und was für diese gilt, wird auch für die Künstler gelten. Der Streit zwischen Empirismus und Nativismus, der nur die Fortsetzung des älteren zwischen Sensualisten und Aprioristen war, ist für die Wahrnehmung dann so zu schlichten: die Sinneswahrnehmung veranschaulicht das allein Denkbare, ohne den Intellekt, die Denkhandlung, aber auch ohne die Gedächtnisspuren früherer Sinneswahrnehmungen bemühen zu müssen. Um dies zu leisten, muß sie freilich auf günstige Gelegenheiten warten. Die Bestimmung dieser Gelegenheiten macht eben den Inhalt unserer neueren Sinnesforschung aus. Sie ist eine Rehabilitierung der Sinnlichkeit.

VIII

Die experimentelle Untersuchung des sinnlichen Wahrnehmens von Figuren und figurierten Bewegungen kann demnach das Folgende zum Zeitproblem der Gestalt beitragen. Wenn unserer Wahrnehmung Gegenstände als gestaltete erscheinen, so ist, soweit es sich um Figuren handelt, die Zeit in jedem Falle integrierend beteiligt, sowohl wenn es sich um ruhende (unbewegte) Figuren, wie wenn es sich um bewegte (einen Weg zurücklegende) Erscheinungen handelt. Doch liegt der wesentliche Anteil der Zeit nicht darin, daß sie die »Form des inneren Sinnes« (Kant) ist; sondern die Gestalt selbst ist es, welche die Zeitstruktur mitgestaltet. Jede figurierte, ruhende oder bewegte Erscheinung besitzt auch Zeitgestalt.

Wenn wir daher unter Gestalt, Figur, Form etwas Zeitloses und damit auch räumlich unveränderlich Starres verstehen sollten, so dürften wir damit, wie GOETHE bemerkt, »nur die Idee, den Begriff oder ein in der Erfahrung nur für den Augenblick Festgehaltenes« denken. Diese widerspruchsvoll gereihten Bezeichnungen Goethes zeigen klar genug sein keineswegs so ganz sicheres Suchen nach dem verborgenen Wesen dieser Sache. Es ist eben doch nicht angängig, eine solche Abstraktion vom Werden der Zeit durchzuführen, will man Gestalt festhalten.

Es ist hier aber noch nicht genug damit getan, sich den genetischen Gehalt jeder Gestalt klarzumachen und die Struktur der biologischen Zeit dabei wieder zu entdecken. Man muß sich weitergehend auch darüber klarwerden, daß die analytische Form der Naturwissenschaft – wie sie wohl mit DESCARTES und GALILEI klassisch wird, aber doch keinesfalls nur durch diese Männer und nicht nur in einem bestimmten geographisch-völkischen Raume –, daß diese analytische Form den Begriff der gestalteten Form geradezu auflöst und zerstört. Die Wahrnehmung der Figur der analytisch gedachten Bewegung eines bewegten Teilchens der Materie setzt nämlich »Gedächtnis« voraus; mithin kann diese Wahrnehmung nicht nur auf Materiellem beruhen, nichts Materielles sein, keinem Materiellen entsprechen. Denn die Materie (der analytischen Mechanik) besitzt kein Gedächtnis; vielmehr gehört es zu ihrer Definition, daß sie als res extensa *nicht* res cogitans ist. – Wenn wir also die Figur der Bewegung eines Teilchens wahrnehmen, so müßten wir bloß sukzessiv existiert Habendes in einer Erinnerung synchronisierend aufbewahren – wenn nämlich die sukzessiven Orte dieser Teilchen die objektive Realität sind, aus denen die Figur sich aufbaut. Eine solche Simultanisierung des Sukzessiven können wir dann als den *anamnestischen* Charakter der Wahrnehmungsgestalt bezeichnen.

Damit, daß ein früherer Ort a des Teilchens im Gedächtnis aufbewahrt bleibt, besitzt es aber noch nicht die Fähigkeit, dasselbe zu sein, welches später am Orte b war. Es liegt im Phänomen des Weges auch der Begriff »von – her«. Wir beziehen das Spätere auf das Frühere als ein »von dort« Hergekommenes. Eben damit aber empfängt auch das Frühere nun die Qualität »dort – hin«. Die experimentelle Erfahrung hat nun gezeigt, daß auch dieses »dort – hin«, also die *Richtung* der Bewegung, ein Wesensmerkmal alles Figur-Wahrnehmens ist. Z. B. nimmt das Auge in vielen Fällen nur aus diesem »dort – hin« verständliche Ergänzungen an der Figur vor, die im Reiz (dem dargebotenen Objekt) überhaupt nicht fundiert sind. Wir nennen dies die *Prolepsis* der Wahrnehmung und kommen so zu der Feststellung des *anamnestisch-proleptischen Charakters* der Wahrnehmungsgestalten. Es ist für den proleptischen Charakter nun ebenso klar wie für den anamnestischen, daß er in der analytischen Erkenntnis der Mechanik oder Physik ebenfalls keine entsprechende Realität besitzt: was, in der objektiven Form der Zeit gedacht, *noch* nicht ist, ist überhaupt nicht.

Wahrnehmungsgestalt ist also eine anamnestisch-proleptische Vergegenwärtigung ihres Gegenstandes. Das Reale in ihr ist damit ein in der analytischen Mechanik Irreales. Ja, man wird sagen dürfen, daß die analytische Naturwissenschaft es sich zum Ziel gesetzt hat, die Wahrnehmungsgestalt als Schein und Irrealität aufzulösen und als einen Trug der Sinne zu erweisen. Umgekehrt behauptet die Wahrnehmung sich (antilogisch) gegen die denkende Auflösung der Analyse durch die Vergegenwärtigung des Gegenstandes in seiner Gestalt.

Damit ist unser Versuch, das Verhältnis von Gestalt und Zeit für den Fall der Wahrnehmung einer Figur zu definieren, vorläufig zu einem Abschluß gelangt. Es ist die Struktur einer biologischen Zeit, welche sich allein als fähig erweist, die Vergänglichkeit der Gestalt und die Gerichtetheit der Gestalt mit ihrer Festigkeit in einer Gegenwart zu vereinigen, damit auch die »schwankenden Gestalten« in dem Werden der »Bildung« wieder zu festigen.

Eigentlich ist es doch die wachsame Versenkung in die Bilder unserer Wahrnehmung, welche uns belehrt, daß es hier nichts Ausgestaltetes, sondern immer nur ein Sich-Gestaltendes gibt. Goethes Beitrag zur Farbenlehre verdient darum, in jenen Sätzen vor allem verteidigt und wieder zu Ehren gebracht zu werden, welche nicht der Theorie des Lichtes und der Farbenphysik gelten, sondern welche seine Art zu sehen und seine Weise, das Organ zu betrachten, zeigen. Einige der Bezeichnendsten sollen daher hier angefügt werden. Sie finden sich im Didaktischen Teile der Farbenlehre.

»Ist es doch eine höchst wunderliche Forderung, die wohl manchmal gemacht, aber auch selbst von denen, die sie machen, nicht erfüllt wird: Erfahrungen solle man ohne irgendein theoretisches Band vortragen und dem Leser, dem Schüler überlassen, sich selbst nach Belieben irgendeine Überzeugung zu bilden. Denn das bloße

Anblicken einer Sache kann uns nicht fördern. Jedes Ansehen geht über in ein Betrachten, jedes Betrachten in ein Sinnen, jedes Sinnen in ein Verknüpfen, und so kann man sagen, daß wir schon bei jedem aufmerksamen Blick in die Welt theoretisieren. Dieses aber mit Bewußsein, mit Selbstkenntnis, mit Freiheit und, um uns eines gewagten Wortes zu bedienen, mit Ironie zu tun und vorzunehmen, eine solche Gewandtheit ist nötig, wenn die Abstraktion, vor der wir uns fürchten, unschädlich und das Erfahrungsresultat, das wir hoffen, recht lebendig und nützlich werden soll« (Einleitung).

Nr. 33:
»Das Auge eines Wachenden äußert seine Lebendigkeit besonders darin, daß es durchaus in seinen Zuständen abzuwechseln verlangt, die sich am einfachsten vom Dunkeln zum Hellen und umgekehrt bewegen. Das Auge kann und mag nicht einen Moment in einem besonderen, in einem durch das Objekt spezifizierten Zustand identisch verharren. Es ist vielmehr zu einer Art von Opposition genötigt, die, indem sie das Extrem dem Extreme, das Mittlere dem Mittleren entgegensetzt, sogleich das Entgegengesetzte verbindet und in der Sukzession sowohl als in der Gleichzeitigkeit und Gleichörtlichkeit nach einem Ganzen strebt.«

Nr. 34:
»Vielleicht entsteht das außerordentliche Behagen, das wir bei dem wohlbehandelten Helldunkel farbloser Gemälde und ähnlicher Kunstwerke empfinden, vorzüglich aus dem gleichzeitigen Gewahrwerden eines Ganzen, das von dem Organ sonst nur in einer Folge mehr gesucht als hervorgebracht wird und, wie es auch gelingen möge, niemals festgehalten werden kann.«

Wenn Helmholtz über Goethes Leistung entscheidet, der Dichter, nicht der Forscher, behalte Recht, dann versucht er damit Unzertrennliches zu zerreißen. Nicht nur die Person, auch die Wahrheit ist unteilbar, und es kann nicht möglich sein, daß der Künstler als Wahres wahrnimmt, was dem Naturforscher als Irrtum gelten muß. So ist auch das Zerwürfnis mit Newton nicht eine unbedeutende und heute geklärte Nebenerscheinung, sondern eine noch immer brennende Frage. In den »Materialien zur Geschichte der Farbenlehre« findet sich jener Abschnitt »Newtons Persönlichkeit«, in dem Goethe, in einem Versuch, sich selbst von den Spuren eines häßlichen Streites zu reinigen, das Problem dieser seiner Feindseligkeit bis auf den Grund der sittlichen Existenz zu erhellen unternimmt. Nicht ganz gelang sein Vorhaben, eine höhere Stufe der Gerechtigkeit zu erringen, indem er seinen Gegensatz zu NEWTON als einen der Charaktere erklärt. Uns jedenfalls verbleibt die wiederkehrende Aufgabe, das zerstörte Gleichgewicht zwischen analytischer Wissenschaft und biologischer Forschung herzustellen. GOETHES Kampf gegen den ja damals leider nicht mehr zur Selbstverteidigung gegenwärtigen NEWTON und sein Ausgang beweisen aber, daß es sich keineswegs um ein Mißverständnis gehandelt hat.

Darf man auch nicht hoffen, diesen säkularen Widerstreit an einem Teilproblem befriedigend aufzuzeigen, so kann doch wiederum nur die behutsame Befassung mit dem Besonderen die Findung des Allgemeinen richtig vorbereiten. In diesem Sinne will unsere Definition der biologischen Zeitstruktur der Wahrnehmungsgestalt aufgefaßt sein.

Das Studium einer wichtigen Frage der Wahrnehmungsforschung, nämlich der Figur- und Formenwahrnehmung, lehrt, es handle sich um eine gegenseitige Bedingtheit analytischen und biologischen Erkennens. Wenn demgegenüber zuweilen versucht zu werden scheint, »die Gestalt« als Programm des Antimechanismus oder der arteigenen gegen artfremde Wahrheit vorzustellen, so würde man sich dabei schwerlich auf GOETHE berufen dürfen, es sei denn als auf ein Beispiel, wie sich der große Mann aus dem leidenschaftlichen Zustande polemischer Befangenheit schließlich doch zu befreien versucht hat. Im Gespräche mit ECKERMANN hat er sich dafür entschieden, daß in der nach seinem Tode geplanten Ausgabe der polemische Teil der Farbenlehre zu streichen sein möchte. Und wie zögernd und tastend er mit dem Begriffe der Gestalt selbst umging, ist hier einige Male schon angedeutet worden. In den zwanzig Jahren zwischen der Metamorphose der Pflanzen und der Farbenlehre liegt ein sehr großer Schritt; er führt von einem ruhigen Realismus gegenüber der äußeren Natur ins Innere einer Seele, deren Licht durch unendlich vielfältige Erschütterungen gebrochen ist und die von jedem äußeren Gegenstande auf eine unfaßbar empfänglich gewordene Innerlichkeit zurückschwingt. »Natur« ist jetzt vorwaltendes Subjekt statt Objekt. Das Thema der Farbenlehre ist wirklich im Grunde die Wahrnehmung der Farben. Das Organ, von dem gehandelt wird, ist diesmal nicht Stengel und Blatt, sondern eben das eigene Auge.

Diesen Wegschritt versucht dann auch die Wissenschaft nach GOETHE unter dem Namen der Sinnesphysiologie und Psychologie. Wir wählten, um den psychophysischen Dualismus zu umspannen, die Bezeichnung *biologisch* und nannten die Zeitstruktur, welche sich als die der Wahrnehmung ausweist, die biologische Zeit. Es ist nicht die objektive Zeit, in der wir leben, sondern wir bekommen die Zeiten dadurch, daß wir leben. Das ist die Paradoxie.

Am Gestaltproblem, wie es in so schöpferischer und Seele wie Geist fesselnder Art von GOETHE hinterlassen wurde, war nun etwas Bedeutsames zum Verständnis dieser Paradoxie hier aufzuzeigen. Die objektive Zeit, ein Grundbegriff der analytischen Naturwissenschaft (Mechanik, Bewegungslehre), zerstört die Realität der Gestalt; die biologische Zeit aber, als anamnestisch-proleptische Vergegenwärtigung der Lebensereignisse, setzt die objektive Zeit außer Kraft. Denn Gestalten fordern Synchronismus von objektiv nicht mehr Seiendem mit objektiv noch nicht Seiendem in einer Gegenwart – sie entlaufen also dem Gesetz der objektiven Zeit und werden in objektiver Zeit zunichte. Man darf sagen: die mechanische Realität tötet die biologisch-gestaltete mit der *Zeit*. Was in der (objektiven) Zeit verläuft, ist in einer Gegenwart zur einen Hälfte nicht mehr und zur anderen Hälfte noch nicht realisiert. Was aber in einer Gegenwart lebt, das ist Gestaltung von Vergangenem her zu Zukünftigem hin – sonst ist es nicht realisiertes Leben. Das Biologische (Gestaltete) hebt also die objektive Zeitordnung auf, indem es Aufbewahrung und Vorwegnahme seinem Begriffe nach voraussetzt.

Selbstverständlich ist Anamnesis und Prolepsis so wenig als eine *Erklärung* eines Lebensvorganges verwendbar, wie die Zeitform der Mechanik eine Erklärung der Schwere oder des Falles ist. Die psychologische Substantialisierung als Gedächtnis oder als Wille kann niemals eine wissenschaftliche Erklärung für Fortpflanzung oder Wachstum abgeben. Aber als Voraussetzung des Biologischen ist der anamnestisch-proleptische Charakter der Zeit eine Warnung, Lebendes unter Vernachlässigung des *Subjektes* in der objektiven Zeit erkennen zu wollen. Diese Verleugnung des Subjektes in der Biologie soll also in der Tat hier bekämpft werden, und in dieser Polemik ist auch GOETHE Bundesgenosse und Führer einer erwünschtesten Auseinandersetzung. Biologische Zeit ist, so ergibt sich nun, auch *subjektive Zeit*.

IX

So wenig eignet sich die Gestalt zu einer Polemik gegen die Methode der objektiven Naturbegriffe, daß sie diese vielmehr zu ihrer eigenen Begriffsbestimmung fordert – freilich nicht als logische Voraussetzung, sondern als praktischen Gegensatz. Was sich in der Begriffsbestimmung ausschließt, das kann sich eben darum in der Anwendung fordern. Es ist noch zu zeigen, warum eben dieses auch für das Verhältnis des objektiven und des biologischen Zeitbegriffes gilt.

Gestalten erscheinen uns in der Wahrnehmung und Vorstellung, objektive Vorgänge dagegen erfahren wir durch Denken. Allerdings ist in der Regel auch Gedachtes anschaulich darstellbar und auch Wahrgenommenes denkbar. Aber die Gewißheit des Realseins ruht doch beim Wahrnehmen auf sinnlicher Gegenwart, so auch bei Gestalten; und die Gewißheit der Objektivität beruht bei denkender Erfahrung auf der Logik der Schlüsse. Freilich zeigt sich dann, daß wir der objektiven Erfahrung nur trauen, wenn sie *auch* auf sinnlicher Wahrnehmung beruht, und der Wahrnehmung nur trauen, wenn sie *auch* vor der Logik Bestand hat. Aber diese beiden Zusätze sind, so strenge Forderungen sie enthalten, doch in beiden Fällen nicht das jeweils Erste, sondern das jeweils Zweite in der Reihenfolge methodischer Erkenntnis. Die objektiv erfahrende Wissenschaft beginnt methodisch mit einer Frage, Hypothese oder Theorie, und bestätigt *diese* dann durch sinnlich aufgenommene Daten an Meßinstrumenten. Die Erforschung dagegen von Gestalten, Formen, Veränderungen und Wandlungen beginnt mit Wahrnehmungen der Sinne und kritisiert oder korrigiert *sie* dann durch Vergleich, Wiederholung, Variation und Logik.

Schon die symmetrische Gegenläufigkeit des Verhältnisses von Sinnlichkeit und Verstand in den beiden Fällen läßt vermuten, daß keine der beiden Verfahrensweisen ohne die andere dauerhaft und abgeschlossen bleiben kann, obwohl die Morphologie, noch viel mehr aber die Physik, dies gelegentlich zu glauben scheint. Denn das Ergänzungsverhältnis beider erweist sich hier nicht etwa als eines der Aufteilung und Wiederzusammensetzung eines teilbaren Feldes – so wie anorganische Natur und Organismen; sondern es scheint sich um eine im erkennenden Menschen selbst liegende Vollkommenheit der Erkenntnisfähigkeiten zu handeln, daß er nämlich Sinnlichkeit und Verstand nicht gleichzeitig und gleichgerichtet anwenden kann, obwohl die eine nicht ohne den anderen bestehen kann und umgekehrt. Der Verstand stellt Rückfragen an die Sinne, die Sinne unterwerfen sich dem Verstand, und doch muß jedes »rein« vom anderen bleiben.

Ein solches Verhältnis wechselseitigen Sich-Ausschließens und zugleich Forderns bleibt unverständlich, wenn man die Wissenschaft als ein wesentlich nur theoretisches Verhalten des Menschen auffaßt. In Wirklichkeit aber besteht die Wissenschaft in unablässigem Wechsel von Theorie und Praxis insofern, als sie das soeben Erkannte nun auch wieder *anwendet*. Eine akademische Trennung von Universität und Technischer Hochschule, ein unverhüllter Hochmut der reinen Wissenschaft gegenüber der angewandten ist nicht Ursache, sondern Folge einer geistigen Grundhaltung neuzeitlicher Philosophie und Wissenschaft überhaupt, derzufolge die praktische Anwendung in jedem Fall einseitig nur Konsequenz der theoretischen Einsicht wäre. Auch KANT scheint mir dazu nicht unerheblich beigesteuert zu haben und jedenfalls die praktische Anwendung, die in einer theoretischen Konsequenz bereits enthalten ist, nicht herausgestellt zu haben.

Wir haben früher von der Nomophilie der Sinneswahrnehmung berichtet. Im umgekehrten Verhältnis wäre nun auch von einer Eidophilie des Denkens zu sprechen. Eine Zahl, ein Produkt, eine Gleichung, ein Hebel- oder Fallgesetz werden gedacht unter Strebung zu einer sie darstellenden Anschauung. Wo die Anschaulichkeit vollkommener wird, entstehen Vorstellung und Phantasie, die wiederum Geschwister oder auch Väter und Söhne der Sinneswahrnehmung genannt werden mögen. Wie also die Wahrnehmung zum Denken strebt, so das Denken zur Wahrnehmung. Man mag dies vom Stuhle erkenntnistheoretischer Kritik als eine psychologische Beschreibung abtun. Indes wäre auch dann zu fordern, daß der Erkenntnisgrund solcher praktischer Zwischenstufen zwischen Sinnlichkeit und Verstand aufgezeigt werde und seinen erkenntnistheoretischen Ort angewiesen erhalte. Die bekannten Schwierigkeiten der Schematismus-Lehre in KANTs Kritik der reinen Vernunft sind ja hier gerade entstanden.

Eine Ansicht von dieser Frage habe ich unter dem Namen »Gestaltkreis« an anderen Stellen (1940) insofern entwickelt, als dort *von vornherein* von der gegenseitigen Verflechtung von sinnlicher Wahrnehmung und praktischer Bewegung eines organischen *Subjektes*, also von *dessen* Wahrnehmen *und* Bewegen ausgegangen wurde. Damit ist also die motorisch-praktische Haltung der sinnlich-theoretischen von Anfang an ebenbürtig gegenübergestellt worden; die beständige Gegenwart des praktischen Momentes brauchte daher nicht erst im Theoretischen aufgesucht und entdeckt zu werden. Insofern nun in einem wahrnehmend-bewegten Akt, etwa der tastenden Hand, sich die *wechselseitige* Bedingtheit nicht in einer kausalen Kette oder historischen Reihe darstellen läßt, wurde der Ausdruck »Kreis« gebraucht, um eben die wechselseitige, sich sowohl ausschließende wie bedingende Verschränkung des aktiv-motorischen und des passiv-sensorischen Verhaltens anschaulich zu bezeichnen. Das Kreisartige am Gestaltkreis ist also dieser Rhythmus von Wahrnehmen und Bewegen vom Subjekt aus gesehen.

»Gestalt« aber ist *die* Erscheinungsweise, welche, diesem Grundverhältnis des Lebendigen zufolge, *das* annimmt, was erscheint. Indem sich nämlich der Rhythmus von Systole des Erkennens und Diastole des Handelns *in der Zeit* auseinanderlegt und wieder aus dieser verrinnenden Zeit zur Erscheinung in einer Gegenwart vereinigt – indem dieser Rhythmus als Eins erscheint –, erscheint Gestalt. Damit ist die Zusammengehörigkeit von Gestalt und *Zeit* als eine aus dem Wesen der Gestalt notwendige aufgezeigt. Ebenso aber zeigt sich jetzt, daß der Weg über das Problem der *Wahrnehmung* keine beliebige Anwendung, sondern daß dieser Weg ein gleichfalls notwendiger, aus dem Begriff der Gestalt geforderter war.

Indes wollen diese den Maßen eines Vortrags angepaßten Ausführungen lediglich als eine Skizze, nicht als ein strenger Lösungsversuch dieser zwar wichtigen, doch immerhin am Rande der Naturforschung selbst liegenden Frage aufgefaßt werden.

Wahrheit und Wahrnehmung

In den letzten Jahrzehnten vollzieht sich in den Naturwissenschaften inmitten einer zunehmenden Spezialisierung und Unübersehbarkeit des Wissens eine großartige Anstrengung mit dem Ziel einer Einheit der Wissenschaft. Biologie, Chemie und Physik sieht man sich rasch aufeinander zu bewegen. Geometrie scheint ein Teil der Physik zu werden, Logik ein Teil der Mathematik oder umgekehrt. Ältere Unterscheidungen wie die von organischer und anorganischer Natur, beschreibender und erklärender Naturwissenschaft, von Erkenntnis a priori und a posteriori verschwinden allmählich oder werden programmatisch bestritten. Je nach Stimmung oder Wunschbild wird diese Wandlung bekämpft oder begrüßt; aber der Vorgang selbst ist nicht zu leugnen.

Es ist selbstverständlich, daß die einzelnen Wissenschaften dabei beträchtliche Verzichte zu leisten haben, und sie sind dazu bereit, um neuer, bedeutender Gewinne an Einheit und Klarheit willen. Ein älteres Beispiel ist der Verzicht der Biologie auf eine besondere Lebenskraft, ein neueres der Verzicht der Physik auf Anschaulichkeit und auf durchgängige kausale Bestimmtheit. Es ist klar, daß es nicht nur formale oder ökonomische Vorteile wie Einheit und Klarheit sein können, welche die Forscher bestimmen, solche für ehern gehaltene Prinzipien zu verlassen. Es sind vielmehr unbewußte oder geahnte neue Werte der Wissenschaft, welche auf unbeschrittene Wege locken.

Zwar ist seit einigen Jahrhunderten zu sehen, wie zunehmende objektive Naturerkenntnis dem Menschen eine wachsende Macht über die Naturkräfte in Technik und Medizin verschafft. Aber der Forscher, welcher bei der Arbeit gleich an den Nutzen und Vorteil denkt, gerät in Gefahr, unsachlich zu werden. Nur zu begründet ist es, wenn er es ablehnt, sich solche praktischen Zwecke vorschreiben zu lassen, und hieraus sind zuweilen schwere Spannungen zwischen ihm und den gleichfalls berechtigten Forderungen der Gemeinschaft entstanden. Eine ganz andere Lage aber entsteht für beide Teile, wenn sich ergibt, daß die Ziele des reinen Erkennens selbst sich als nur durch Handeln erreichbar erweisen, und wenn die praktische Tat sich als nur vollziehbar in theoretischer Norm herausstellt. Ein solcher Sachverhalt, so ungewohnt und fremd er der wissenschaftlichen Tradition und Schule ist, müßte, sei er auch nur ein möglicher, unsere stärkste Anteilnahme auf sich ziehen.

Solange der menschliche Geist es nicht anders weiß, als daß er dem hohen Ziele der Wahrheit sich nur durch reine Erkenntnis nähern könne, wird es ihm unmöglich sein, auf bestimmte Ideale Verzicht zu leisten. Solche Ideale sind dann: vollständiges Weltbild, widerspruchslose Übereinstimmung aller Aussagen, Reinheit von subjektiven Zielen und persönlichen Abhängigkeiten. Jedes dieser Ideale erscheint jedoch sofort in anderer Beleuchtung, wenn ein solcher Mensch von dem Wunsche ergriffen und erfüllt wird, die Wahrheit nicht nur zu erkennen, sondern auch zu verwirklichen. Im gleichen Augenblick verblassen jene Ideale; sie treten aus einer beherrschenden in eine abhängige Stellung, und an ihre Stelle tritt ein Suchen nach anderen Wegen und Vorschriften, welche nun alle der neuen Bedingung genügen müssen; nicht: die Wahrheit sei unbekannt vorhanden und nun zu finden, sondern: sie sei *möglich*, aber erst zu verwirklichen. Der Erkenntniswert weicht jetzt dem Seinswert.

Eine solcherweise veränderte Stellung zur Wahrheit wäre von der allgemeinsten und umfassendsten Bedeutung, und sie müßte womöglich auf jedem Gebiet mit größter Sorgfalt geprüft werden. Naturgemäß wählt jeder sein Forschungsgebiet, und ich werde deshalb am Problem der Sinneswahrnehmung, dem ich mich gewidmet habe, zu zeigen suchen, wie hier die Verbindung von Erkennen und Tun es ist, welche der Forderung der Wahrheit vollkommener genügen kann als Erkennen allein oder Tun allein. Das Wort Wahrnehmung selbst verrät uns mit tiefem Sprachsinne, daß das Wahre hier nicht besessen, sondern genommen sein will. Die Sinneswahrnehmung, dieser stets lebensnahe und selbstgewisse Zugriff zur Welt des Gegenwärtigen, scheint sicher ein gutes Beispiel solch neuer praktischer Auffassung der Wahrheit zu versprechen. Zugleich führt uns das Wahrnehmungsproblem nicht nur forschend vorwärts, sondern auch erinnernd zurück an den entscheidenden Ausgangspunkt unserer Wissenschaft im vorsokratischen griechischen Denken, wo die trügerische Natur der Sinnesaussage ebenso erkannt wurde wie ihre Unentbehrlichkeit für die Erkenntnisbegründung. Der Trug der Sinne einerseits und die Hilflosigkeit des bloßen Verstandes andererseits sind bis zum heutigen Tage eine Paradoxie für den wahrheitsuchenden Menschen geblieben. Trotzdem bietet die europäische Wissenschaft in ihrem Zusammenhang sei langer Zeit das Bild eines fortschreitenden Triumphes des logischen Denkens über die Aussagen der Sinne. Es ist nicht so, daß die Sinne hier verehrt werden, weil sie dem Menschen die erste Kunde vom Wirklichen brachten. Zwar wird anerkannt, daß man ohne sie noch nicht einmal hätte anfangen können, der Natur ihr Geheimnis zu entreißen, und ferner, daß sie auch immer wieder gehört werden müssen, wenn unsere Instrumente eine Frage an die Natur richten. Aber am Beobachtungsinstrument hat die Sinneswahrnehmung meist nur noch »Ja« oder »Nein« zu sagen, also die denkbar formalste Entscheidung zu treffen. Mindestens in aller *messenden* Naturwissenschaft gleicht sie dem Fahrscheinkontrolleur, der nicht mehr zu sagen hat als »gültig« oder »ungültig«. Von aller anderen Aussage über das objektiv Wirkliche ist sie hier ausgeschlossen. Selbstverständlich kann die Unzuverlässigkeit der Sinneswahrnehmung nur bemerkt werden, wenn man irgendeine Frage an sie gerichtet hat und nun enttäuscht wurde. Dann aber wollen wir wissen, wie die wahre Wirklichkeit, welche die Sinne mehr verhüllen als zeigen, beschaffen sei und warum die Sinne uns nicht das Wirkliche selbst, sondern nur eine Erscheinung davon zeigen. Eine Art, diese Fragen zu beantworten, zeigt sich z. B. bei der Atomtheorie. Die Atome, deren Wirklichkeit früher vermutet, dann bewiesen wurde, seien zu klein, um von den Sinnen wahrgenommen zu werden. So erkläre sich der Unterschied zwischen Wirklichkeit und Wahrnehmung. Dann fand man noch eine andere Erklärung dafür. Der die Wirklichkeit Wahrnehmende kann nicht überall zugleich und nicht zu allen Zeiten anwesend sein. Er sieht unvermeidlich die Wirklichkeit nur von seinem augenblicklichen Standpunkt aus. Aber es gibt noch andere Standpunkte und auch noch andere wahrnehmende Menschen. Diesmal sei es die Subjektivität, welche die Wahrnehmung unvermeidlich dazu verdammt, hinter der objektiven Wirklichkeit zurückzubleiben.

Die Unvollkommenheit und Grobheit der Wahrnehmungsorgane und die Unvollständigkeit des subjektiven Standpunkts sind nun zwei Mängel, die, einmal erkannt, auch korrigierbar sein müßten. Ohne Zweifel beruht der Erfolg der exakten Naturwissenschaften auch auf diesen beiden Korrekturen. Die Verbesserung der Instrumente und die Beseitigung der Subjektivität ermöglichen ihnen immer objektivere Aussagen über die äußere Natur.

Indes hat die Einsicht in die Beschränktheiten der Sinneswahrnehmung doch noch eine andere Seite. Wir erfahren dadurch auch etwas über den Beobachter, den Menschen selbst. Sobald dieser uns mehr interessiert als die äußere Natur, müssen wir auch fragen, wie er beschaffen sei und worin sein subjektiver Standpunkt bestehe. Der Physiker kann diese Frage so lange vernachlässigen, als er sich berechtigt fühlen darf, in jedem Falle, den er untersucht, vom Subjekt, von sich selbst abstrahieren zu können, ohne damit die Aussage über die Wirklichkeit zu stören oder zu fälschen. Anders wird dies, wenn diese Voraussetzung hinfällig wird, weil sich herausstellt, daß diese Abstraktion vom Ich gar nicht möglich ist.

Es ist eigentlich auffallend, daß man überhaupt davon überzeugt sein konnte, daß eine Annäherung an volle Objektivität dieser Art möglich sei. Denn mindestens *ein* wichtiger Bestandteil der Erkenntnis galt für niemand als etwas, was aus dem Gegenstande stammt, nämlich das Denken und das Gedächtnis. Wenigstens ist das seit DESCARTES so; die äußere Natur ist res extensa, ihr Beobachter res cogitans; und die Monaden von LEIBNIZ haben keine Aufnahme bei den Physikern gefunden. Mindestens das Denken und das Gedächtnis also stammen nicht aus dem Gegenstande der Physik, der äußeren Natur. Aber das Denken und das Gedächtnis liefern für sie ja nur die leere Form, nicht den Inhalt.

Anders steht es mit der Anschauung. Raum, Zeit, Kraft, Schall, Wärme, Licht sind sinnliche Erscheinungen, die man sich, allerdings bald mit Einschränkung, zugleich als objektive Wirklichkeiten *und* als subjektive Erlebnisse denken konnte. Eine historische Betrachtung würde freilich zeigen, wie schließlich jede dieser sinnlichen Anschauungen, nicht nur Wärme, Licht und Schall, sondern zuletzt auch Kraft, Zeit und Raum als nur subjektiv bedingt erklärt wurden und also vom Objekte selbst abgezogen worden sind. Man muß daher feststellen, daß die Kluft zwischen dem natürlichen sinnlichen Menschen und der gedachten objektiven Außenwelt um so tiefer wurde, je objektiver die Naturwissenschaft wurde. Genauer ist zu sagen, daß jetzt das natürliche Bild, das die sinnliche Wahrnehmung verschafft, völlig entwertet ist gegenüber der objektiven Beurteilung der Natur durch den denkenden Forschergeist.

Eine neue Lage und gewissermaßen rückläufige Entwicklung tritt nun, wie schon angedeutet wurde, damit ein, daß eine subjektfreie Objektivität als gar nicht möglich erkannt wird. Zunächst wird begriffen, daß gerade das Denken aus dem Subjekt stamme. Dann aber zeigt sich, daß auch die sinnlich erlebten Anschauungsweisen zwar ganz gewiß im Subjekte beheimatet sind, daß aber ohne sie doch auch kein Zugang zur objektiven Natur wäre. Ja, sie, die entwertete Sinneswahrnehmung gerade ist es, welche dem Denken die Garantie liefert, daß ihm etwas Wirkliches entspricht. Die Aufgabe also, eine Brücke zwischen dem denkenden Geist und der objektiven Wirklichkeit herzustellen, fällt hier doch den Sinnesorganen zu. Ist diese Brücke aber noch tragfähig?

Solange die Voraussetzung der Naturforscher unerschüttert war, daß wenigstens der unmittelbar meßbare Anteil des Wahrgenommenen, und das war das Räumliche, eine zuverlässige Aussage über objektive Verhältnisse der Natur zulasse, brauchte er sich über den Wert dieses Instrumentes keine Sorgen zu machen. Auch dann, wenn das Auge ihn darüber täuschte, daß nicht die Sonne, sondern die Erde sich bewegt, konnte eine zuverlässige mathematische Umformung den Fehler korrigieren. Mit Hilfe der einfachen Annahme der Relativität der Sinneswahrnehmung ließ sich die optische Täuschung sogar als notwendige Folge des zufälligen Standpunktes des Beobachters erklären. Nun aber prüften die Naturforscher, wenigstens bis ins 18. Jahrhundert, ihr mathematisches Instrument zwar mit dem größten Eifer und Erfolg, ihr Sinnesorgan fast gar nicht. Dies ändert sich erst, nachdem die Zweifel an der Objektivität der Sinne sich nicht nur auf die Empfindungsqualitäten, sondern sogar auf die sogenannten primären Qualitäten, also die Anschauungsformen der Zeit und namentlich des Raumes, auszudehnen beginnen. Jetzt entstehen wirklich sehr ernste Schwierigkeiten, noch zu entscheiden, ob z. B. die Zeitvorstellung und Raumvorstellung, welche man aus der Sinneswahrnehmung empfangen hat, ausreichend für die Beurteilung der objektiven Natur sei. Fiel dann die Antwort negativ aus, sie sei nicht ausreichend, so war kein weiter Schritt zu der Ansicht, sie seien auch gar nicht erforderlich. Dies aber ist der Augenblick, in dem nun eben die Sinnesbrücke, die Denken und Wirklichkeit noch, schmal genug, verbindet, einzustürzen droht.

An dieser Stelle also wird die Baubehörde sich bemühen, diese Brücke wieder einmal zu untersuchen.

Es war vor allem die Physiologie und Psychologie der Sinnesorgane, die sich systematischer mit der Wahrnehmung befaßte, und sie konnte zeigen, daß in bestimmten Fällen sehr auffallende, als Sinnestäuschung bezeichnete Fehlwahrnehmungen vorkommen.

Ein solcher Begriff setzt voraus, daß es richtige und falsche Wahrnehmungen gibt. Aber es gelang nicht, ein Prinzip anzugeben, *wann* und *warum* eine Wahrnehmung einmal richtig und einmal falsch wird. Vielmehr hat uns die weitere Forschung belehrt, daß sowohl die sogenannten richtigen wie die sogenannten falschen Wahrnehmungen in einer offenbar gesetzmäßigen, aber in jedem Falle logisch ganz eigenartigen Beziehung zu dem sogenannten objektiven Sachverhalte stehen. Ich werde diese eigenartige Beziehung im folgenden als eine *antilogische* bezeichnen. Hierüber zu berichten ist meine nächste Aufgabe.

Beispiel einer Antilogik der Wahrnehmung ist etwa, daß auf einer Strecke a–b der Weg von a nach b einen anderen sinnlichen Eindruck macht und ganz deutlich unterscheidbar ist von einem Wege von b nach a. Der Meßbarkeit nach und mathematisch ist nun die Strecke ab = ba. Jede Gleichung setzt Anschaulich-Ungleiches logisch gleich. Schon dieses Beispiel zeigt, daß eine theoretische Spekulation möglich ist, aus der wir gewisse notwendige Beziehungen zwischen sinnlichen Wahrnehmungen und objektiv-logischen Sachverhalten entwickeln können. Wenn aber dies der Fall ist, so ist überhaupt zu vermuten, daß eine theoretische Wahrnehmungslehre, eine Art Axiomatik, möglich ist, durch welche wir Voraussagen über das tatsächliche Verhalten der Sinneswahrnehmung bei bestimmten objektiven Gegebenheiten machen können – Voraussagen, die man dann experimentell prüfen und entweder bestätigen oder widerlegen kann. Wegen der Wichtigkeit einer solchen Aussicht auf exakte Wahrnehmungsgesetze möchte ich eine obzwar etwas trockene, doch eben grundsätzliche Diskussion des *Bewegungsbegriffes* vorausschicken. Alsdann sollen Ergebnisse einer Reihe experimenteller Beobachtungen berichtet werden. In ihnen zeigen wir den Sinnen bestimmte objektive Vorgänge und lassen wir die Wahrnehmung antworten, wie sie dieselben wahrnimmt. Dieses der physikalischen Methode entgegengesetzte Verfahren soll ausweisen, ob die nach dem Axiom der Antilogik zu erwartenden Sinneswahrnehmungen tatsächlich eintreffen. Ist dies der Fall, so haben wir damit einen Beitrag zum Begriff des Beobachters gewonnen, der nach den einleitenden Andeutungen auch den Forscher interessiert, welcher bemerkt hat, daß die objektive Wirklichkeit nicht ohne den Beobachter beurteilt werden kann.

Unsere theoretische Spekulation über die Bewegung zeigt aber das Folgende: Ein Wahrnehmender sage aus: »Ich sehe, daß der Punkt

P sich bewegt.« Das sprachliche Präsens »ich sehe« sagt eine Gegenwart einer Bewegung aus. Nun besagt aber der Begriff der objektiv-physikalischen Entwicklung, daß P in zeitlicher Sukzession an den je räumlich benachbarten Orten O_1, O_2, O_3 ... zu den je zeitlich benachbarten Zeiten T_1, T_2, T_3 ... anwesend ist. Eine *Gegenwart* von P an *mehr als einem* Ort zu *einem* Zeitpunkt ist nicht möglich, und eine *Anwesenheit des bewegten* P zu *einem* Zeitpunkt an mehr als einem Ort ist unmöglich. Beides würde die Bewegung oder das P aufheben. Gerade dies aber sagt das Präsens der Wahrnehmungsaussage »ich sehe P bewegt«. Die räumliche Gegenwart einer Bewegung ist logisch unvereinbar mit dem realen Vergangensein der Anwesenheit von P an den durchlaufenen Positionen. Die Wahrnehmung einer Bewegung fordert also eine Aufbewahrung einer Vergangenheit und eine Simultanisierung von Ungleichzeitigem sowie eine Identifizierung des P in O_1, O_2, O_3 ... zu den Zeitpunkten T_1, T_2, T_3 ... Wir fassen zusammen, wenn wir sagen, daß hier das Objektive nicht wahrnehmbar, daher auch das Wahrnehmen nicht objektiv sein kann. Denkt man sich die objektive Bewegung als eine *Serie* von Positionen des Objektes an je benachbarten Orten des Raumes zu je benachbarten Augenblikken der Zeit, so ist die Wahrnehmung der Bewegung in *einer* räumlichen Gegenwart gleichbedeutend mit einer *Negation* dieser Mannigfaltigkeit extensiver Verschiedenheiten in Raum und Zeit. Aber diese Negation ist nicht bloß repulsive Negation, sondern synthetische Negation; sie faßt die Abstände in eins zusammen durch Aufhebung des objektiven Auseinanders in der Identität des jetzt bewegten Objektes. Das Objektive der Bewegung ist also nicht wahrnehmbar.

Infolge der hier diskutierten Verhältnisse hat ZENON, der Schüler des PARMENIDES (450 v. Chr.), bekanntlich die paradoxe Behauptung aufgestellt, es gäbe weder den Raum noch die Bewegung, noch die Vielheit der Dinge. Er beweist dies, indem er zeigt, daß es nicht gelingt, das sinnliche Kontinuum begrifflich-objektiv auszudenken. KANT hat dieser Schwierigkeit eine Erklärung gegeben, der ich nicht folgen kann. Er sagt nämlich, daß die Verstandeskategorien zu widersprechenden Sätzen führen müssen, wenn man sie anstatt auf die sinnlichen Gegenstände auf Dinge an sich, auf die absolute Wirklichkeit anwende. Er faßt die Antinomien also als ein Zeichen für die empirische Eingeschränktheit unserer Erkenntnis auf. Aber nach der vorhin gegebenen Ableitung ist im Gegenteil die Antilogik der Wahrnehmung gerade die *Gabe* der Wahrnehmung, wodurch sie objektiv Auseinanderliegendes zur einheitlichen Anschauung zu bringen vermag. Wir kommen auf diese optimistische Deutung der ZENONschen Paradoxie sogleich noch einmal zurück.

Diese theoretische Spekulation über den Bewegungsbegriff soll jetzt benutzt werden, um das Verfahren der Wahrnehmungsforschung mit dem der Physik zu vergleichen. Während die Physik von einer Aussage der Wahrnehmung ausgeht und deren Inhalt kritisiert und durch genauere Messungen sowie durch Abzug der subjektiven Standpunktsbedingtheit korrigiert, geht das Wahrnehmungsexperiment gerade umgekehrt von einem objektiven Sachverhalt aus und sieht zu, wie das Sinnesorgan denselben wahrnimmt. Die beiden Verfahren verhalten sich gewissermaßen gegenläufig zueinander. Nun hat der Physiker oder Astronom, nachdem er etwa die Bewegung mit dem Auge wahrgenommen hat, offenbar eine Freiheit, mit welchem Maßstab er messen will, und auch eine Freiheit, auf welches Bezugssystem er sich beziehen will. Er kann z. B. nach Metern oder nach Zoll messen, er kann die Zeit mit räumlichem Maßstab, so wenn er sich auf das Sonnenjahr bezieht, oder den Raum mit zeitlichem Maßstab, so wenn er die Konstanz der Meßstange voraussetzt, messen. Er kann die Mondbewegung auf eine ruhend gedachte Erde oder auch auf eine ruhend gedachte Sonne oder auf das sogenannte raumzeitliche Kontinuum beziehen. Da in bezug auf die Sinneswahrnehmung keine dieser Messungsarten zunächst einen Vorzug vor der andern hat, ist aber auch zu erwarten, daß eine und dieselbe bestimmte Sinneswahrnehmung bei objektiv recht verschiedenen objektiven Sachverhalten entstehen kann. Diese Folgerung ist nicht zwingend und muß an der Erfahrung geprüft werden. Aber schon vorher kann behauptet werden: da eine bestimmte Wahrnehmung physikalisch je nach Maßstab und Bezugssystem objektiv verschieden *deutbar* ist, muß sie auch auf objektiv verschiedene Weise entstehen *können*. Der Freiheit in der Wahl der physikalischen Interpretationsmittel entspricht jetzt eine Mehrheit objektiver Sachverhalte bei Entstehung der gleichen Wahrnehmung. Es könnte z. B. sein, daß ich den gleichen sinnlichen Eindruck bekomme, wenn A sich objektiv gegen B, wie wenn B sich objektiv gegen A bewegt, da ja auch die Bewegung der Gestirne einmal durch die Ruhe der Erde und einmal durch die Drehung der Erde erklärt werden konnte.

Damit sei nun die theoretische Spekulation der Wahrnehmung am Beispiel der Bewegung abgeschlossen, und wir wenden uns der leichteren Aufgabe zu, eine Anzahl von Wahrnehmungsexperimenten zur Kenntnis zu nehmen. Dabei können wir jetzt als bekannt voraussetzen, was es mit der Unterscheidung von sogenannten richtigen und sogenannten falschen Wahrnehmungen auf sich hat. Hinter ihr steckt nichts als die mehrfache Auflösbarkeit eines Wahrnehmungsbildes durch das Denken. Je nach den Maßstäben und Bezugssystemen, die ich dabei wählen kann, findet sich eine mehr oder minder große Kongruenz der Wahrnehmungsaussage mit der objektiven Deutung. Das Axiom der Antilogik macht auch verständlich, daß in der Geschichte immer wieder so große Revolutionen des Weltbildes stattfinden können, wie z. B., daß die Erde einmal als Scheibe, dann als tellerartige Mulde, dann als Kugel bewiesen wurde, oder daß als das absolut Ruhende bald die Sonne, bald die Erde, bald der Fixsternraum, bald der Äther, bald das raumzeitliche Kontinuum gelten mußte.
Die experimentelle Prüfung hat nun aber ergeben, daß unsere Wahrnehmung keineswegs nur in solchen astronomischen Fällen über kosmische Bewegungen Aussagen macht, welche physikalisch korrigierbar und daher mehrdeutig sind. Vielmehr wissen wir, daß auch in der Kleinwelt unserer nächsten und alltäglichen Verhältnisse die krassesten Abweichungen der Wahrnehmungsaussage von dem objektiven Sachverhalt möglich sind. Läßt man zum Beispiel einen einzelnen ruhenden Lichtpunkt im Dunkeln erscheinen, so beginnt derselbe nach kurzer Zeit scheinbare Bewegungen auszuführen, die erst aufhören, wenn ein zweiter, ebenfalls ruhender Punkt gezeigt wird. Läßt man einzelne Punkte auf gerader Strecke mit gleichbleibender Geschwindigkeit vor unseren Augen vorbeiziehen, so kann sehr Verschiedenes erfolgen. Ist die Bewegung sehr langsam, so sieht man Ruhe, geschieht sie sehr schnell, so sieht man einen unbewegten Strich, also wieder Ruhe. Erfolgt die Bewegung mittelschnell, so sieht man Bewegung, aber nun ist die gesehene Geschwindigkeit abhängig von der dargebotenen Strecke; bei gleicher objektiver Geschwindigkeit erscheint eine kürzere Strecke schneller durchlaufen als eine längere. Zeigt man im Dunkeln zwei Lichtpunkte, von denen der eine ruht und der andere bewegt ist, so sieht man unter geeigneten Bedingungen jeden die halbe Bewegung, ja manchmal den ruhenden die ganze, den bewegten aber keine Bewegung ausführen. Da dies sozusagen einen Anschauungs-

beweis der NEWTONschen Relativität darstellt, ist von Interesse, wie es mit Drehungen steht, da ja NEWTON seine Relativität nur für geradlinige Bewegungen, nicht aber für Rotationen gelten lassen wollte. Setzt man sich also auf einen Drehstuhl, der in einer ebenfalls drehbaren Kabine steht, und läßt nun Drehstuhl und Kabine gleich schnell und gleichsinnig rotieren, so wird überhaupt keine Bewegung wahrgenommen. Vom Standpunkt der Sinneswahrnehmung aus gibt es also keine feststellbare absolute Rotation entgegen NEWTON und etwa analog dem von ERNST MACH eingenommenen Standpunkt.

Erstaunlicherweise aber kann *im Dunkelraum* ein mit dem Drehstuhl rotierender Lichtpunkt sehr scharf als bewegt erkannt werden, noch ehe die Eigendrehung des auf dem Stuhl sitzenden Menschen von ihm wahrgenommen wird. Jetzt also zeigt sich wieder etwas Neues: die Wahrnehmung der Bewegung erweist sich diesmal sogar als unabhängig von der *relativen* objektiven Bewegung, aber als abhängig von der *sinnlichen Raumerfüllung*. Denn die große Labilität und Relativität des Ruhesehens und Bewegungsehens hört in dem Maße auf, in dem die Sehdinge von einem von Dingen erfüllten Sehraum umkleidet werden, wie dem des Arbeitszimmers, der Landschaft, des eigenen Körpers. Auch dann aber bleibt in Geltung, daß in der Wahrnehmung die objektive Bewegung *einer* Objektgruppe austauschbar, vertretbar ist durch die Scheinbewegung einer anderen Objektgruppe. Alles das bedeutet, daß es *für die Wahrnehmung kein permanentes objektives absolutes Bezugssystem* gibt. *Gesetzmäßig* ist nur die *Vertretbarkeit* der Bewegung, und wir bezeichnen diese Vertretbarkeit, um sie gegen die physikalische Relativität zu unterscheiden, als *Äquivalenz*.

Ich erwähnte bereits, daß eine bestimmte objektive Geschwindigkeit größer erscheint, wenn die durchlaufene Strecke kürzer genommen wird. Hier kann also eine Geschwindigkeitszunahme durch eine Streckenabnahme äquivalent vertreten werden. Auch das Umgekehrte sehen wir. Läßt man z. B. einen Lichtpunkt sich im Kreise bewegen und steigert man dann seine Geschwindigkeit, so erscheint dieser Kreis größer statt geschwinder. Läßt man ihn mit ungleichförmiger Geschwindigkeit kreisen, so erscheint er deformiert als Birne oder eine Art Montgolfière. Diese Äquivalenz von Geschwindigkeit und Weg ist besonders eindrucksvoll in folgendem Beispiel: Anstatt einen Lichtpunkt kreisen zu lassen, lassen wir eine größere Anzahl von kreisförmig angeordneten Lichtpunkten nacheinander aufblitzen. Auch dann entsteht der Eindruck einer allerdings unterbrochenen Kreisbewegung. Ordnet man nun die Lichtpunkte z. B. oben dichter, unten spärlicher an, so scheint diese Bewegung oben langsam, unten schnell zu erfolgen, obwohl die objektiv durchmessenen Strecken pro Zeiteinheit oben und unten dieselben sind. Anders ausgedrückt: Je zahlreicher die pro Streckeneinheit aufblitzenden Lichtpunkte sind, desto langsamer erscheint die Bewegung. Auch dieser Versuch erinnert uns wieder an ZENONS Paradoxie von Achilles und der Schildkröte: Achilles kann die Schildkröte nie einholen, weil er, indem er sich ihr nähert, den Abstand auf die Hälfte bringen muß, diese Hälfte wieder auf ihre Hälfte, diese wieder – und so weiter, bis ins Unendliche. Also braucht er unendliche Zeit, bis er sie einholt. Ebenso, scheint es, würde die Bewegung, je mehr man sie durch Unterbrechungen unterteilte, desto langsamer werden. Unser Experiment und die Paradoxie des ZENON enthalten das Gemeinsame, daß in der Wahrnehmung und in der Anschauung es eine Äquivalenz von Teilchenzahl und Zeiteindruck gibt; je größer die Teilchenzahl wird, um so verzögerter erscheint der aus ihnen zusammengesetzte Vorgang. Die sinnliche Erfüllung ist äquivalent der Größe von Raum, von Zeit und von Geschwindigkeit. So erklärt sich auch die altbekannte Täuschung, daß eine unterteilte Strecke größer erscheint als eine nicht unterteilte. Es gelingt auch ohne weiteres, die durch vermehrte Teilchenzahl entstandene scheinbare Verlangsamung durch objektive Geschwindigkeitszunahme zu kompensieren. Dann erscheint die Bewegung im Bereich der dichteren Punktreihe der im Bereich der spärlicheren gleich schnell.

Faßt man diese Ergebnisse zusammen, so ist zu sagen, daß unter gewissen Bedingungen und innerhalb bestimmter Grenzen in der Wahrnehmung Raum und Zeit voneinander abhängen. Es können also objektive Zeitänderungen als Raumänderungen wahrgenommen werden und umgekehrt. Beim Gesunden findet sich diese Vertauschung in verhältnismäßig engen Grenzen. Aber bei krankhaft verändertem Nervensystem kann sie große Ausmaße annehmen. Die Befunde des Wahrnehmungsexperimentes sagen, daß es für die Wahrnehmung keine absolute Entscheidung gibt, ob eine wahrgenommene Bewegungsänderung durch Änderung der Zeitstrecke oder durch Änderung der Raumstrecke zustande gekommen ist. Diese Beschaffenheit ihrer Beziehung zu den objektiven Tatsachen ist auch für Störungen im Nervensystem bewiesen.

Es ist mir nur bei derartigen Versuchen immer aufgefallen, daß wir bei der Wahrnehmung solcher Bewegungen sehr oft das Gefühl haben, als ob *Kräfte* in ihnen wirksam seien. Der Sinneseindruck hat keinen rein geometrischen, sondern einen dynamischen Charakter. Es sei daher noch auf eine Beobachtungsgruppe eingegangen, welche die Wahrnehmung von Kräften direkt aufklären soll. Ich habe erwähnt, daß ein objektiv bewegter und ein objektiv ruhender Lichtpunkt sich derartig induzieren können, daß beide bewegt erscheinen, oder auch, daß der ruhende bewegt und der bewegte ruhend erscheint. Es gibt nun Bedingungen, unter denen diese Induktionen sehr fest und völlig zwingend werden. Ein Beispiel ist der sogenannte Planetenversuch. Wir lassen einen Lichtpunkt im Dunkelraum eine horizontale gerade Strecke hin und her wandern. Man sieht ihn auch so. Nun lassen wir, während er diese Bewegung fortsetzt, in derselben Ebene einen zweiten Lichtpunkt um den ersten mit gleichbleibendem Radius kreisen. Im gleichen Augenblick wird die geradlinig-horizontale Bewegung des ersten unsichtbar, und die beiden Punkte führen kreisende Bewegungen aus, etwa so wie Erde und Mond bei ihrem Lauf um die Sonne. Es ist überhaupt nicht mehr möglich, die immer noch objektiv *geradlinige* Bewegung des ersten Punktes wahrzunehmen.

Die feste Drehachse, also sozusagen die Sonne, war in diesem Versuche nicht sichtbar vertreten, und wir haben dann Versuche über den Einfluß ihrer Sichtbarkeit auf die der Kreisungen angestellt. Läßt man z. B. im Dunkeln eine Anzahl von Lichtpunkten auf dem Arm einer Art Wippe auf und ab pendeln und zeigt auch den Drehpunkt (1), so sieht man dies. Läßt man aber nun den Drehpunkt verschwinden, so erscheinen die geradlinig befestigten Lichtpunkte in knickender Bewegung, als ob zwischen 2 und 3 ein Gelenk, so wie bei einem zweischlägigen Getriebe, vorhanden wäre. Wir haben eine ganze Reihe solcher Versuche angestellt und glauben jetzt, daß die Wahrnehmungen sich darstellen lassen nach einer Regel der Konstanz der Vektorensumme, also analog einem Gesetz, welches nach KEPLER die Planetenbewegungen, allgemein nach NEWTON die Bewegung eines Systems frei beweglicher Massen beherrscht. Es verhält sich die Wahrnehmung also als unbewußte Handhabung physikalischer Gesetze; wenn man eine Gruppe von bewegten Lichtpunkten wahrnimmt, so sieht man sie so bewegt, wie sich bewegliche Massen nach Gesetzen der Mechanik bewegen müßten.

Nun liegt es nahe, sich bei der Wahrnehmung von Kräften unmittelbar an das Organ zu wenden, welches dafür geschaffen scheint, nämlich an den *Muskelsinn*.

Man pflegt anzunehmen, daß unsere Muskeln ein Sinnesorgan enthalten, welches fähig ist, Kräfte wahrzunehmen und zu vergleichen: den Kraftsinn E. H. WEBERS. Zwar sollte die Wahrnehmung nicht im proportionalen, sondern im logarithmischen Verhältnis erfolgen – eine Formulierung der Korrektur, die auf G. TH. FECHNER zurückgeht. Nun haben wir untersucht, was man wahrnimmt und tut, wenn man eine Art Ruder durch eine zähe Masse von wechselndem Widerstande durchführt, so wie wenn man etwa beim Rudern zu tief ins Wasser taucht und dabei in weichen Schlamm und wieder heraus gerät. Da zeigte sich nun, daß wir bei dieser Handlung die Geschwindigkeit der Bewegung mäßigen, wenn der Widerstand zunimmt, und umgekehrt. Der Erfolg ist, daß die *Kraft* während der ganzen Bewegung *gleichbleibt*, wie sich an einer zwischengeschalteten Feder ablesen läßt.

Aber *wahrgenommen* wird nicht dieses Gleichbleiben der Kraft und nicht diese Änderung der Geschwindigkeit, sondern wahrgenommen wird das Anschwellen und Abschwellen des Widerstandes der Materie, eigentlich unmittelbar ihre innere Reibung. Hier ist die Wahrnehmung objektiver als der registrierende Kraftmesser des Apparates (den wir eingeschaltet hatten), insofern als sie eine innere Eigenschaft der Materie (ihren Reibungskoeffizienten) erscheinen läßt. Das Organ erreicht dies, indem es, anstatt die Kraft zu variieren, die Arbeit pro Zeiteinheit variiert. Man kann sagen: die tätige Wahrnehmung überwindet in diesem Augenblick den Begriff der Kraft und erfindet den umfassenderen der Arbeit und erreicht so die Wahrnehmung der inneren Reibung. So erweist sich der vorher sogenannte Kraftsinn jetzt als Arbeitssinn. Es darf daran erinnert werden, daß die Physik die ganze Spanne zwischen GALILEI und ROBERT MAYER gebraucht hat, um diesen Unterschied endgültig zu klären. Dies liegt offenbar daran, daß die Sinne diese Begriffe *unbewußt* handhaben. Gäbe es einen bewußten Kraftsinn und daneben einen bewußten Arbeitssinn, so wäre die Entdeckung dieser Begriffe vielleicht gar nicht nötig gewesen. Statt aber die Kraft zu variieren und sie objektiv wahrzunehmen, substituieren wir unwillkürlich tätig eine Geschwindigkeitsänderung, halten dabei die Kraft konstant und gelangen mit Hilfe dieser Äquivalenz von Kraft und Geschwindigkeit zur Aussage über eine Eigenschaft der Materie, welche nur durch ein Produkt aus Kraft und Geschwindigkeit definierbar ist (so wie etwa die Produkte mv oder mv^2 der Mechanik). Die Versuchsperson unterliegt dabei regelmäßig der Täuschung, sie habe nicht die Geschwindigkeit, sondern die Kraft variiert. Diese Täuschung ist aber gerade konstitutiv für die innere Reibung der Materie.

Wir stehen allerdings erst am Anfang einer Klärung der logischen Beziehungen zwischen Wahrnehmungen und physikalischen Grundbegriffen. Gewöhnlich ist die Sache so, daß eine sogenannte Wahrnehmungstäuschung die konstitutive Bedingung dafür ist, daß wir einen objektiven Sachverhalt durch seine subjektive Deformierung hindurch wahrnehmen. Diese Täuschung ist eine »*konstitutive Täuschung*« insofern, als ja das Objekt jedem subjektiven Standort auf bestimmte Art individualisiert erscheinen *muß*; aber gerade dieses Muß enthält in nuce und gewissermaßen im Negativ den objektiven Sachverhalt, und dieser Antilogismus ist es, was man, scheint mir, in der Wahrnehmungslehre bisher übersehen hat. Die einfachsten Beispiele liefert die optische Perspektive. Wenn die von mir weglaufenden Parallelen eines Paares gerader Bahnschienen in der Ferne zu konvergieren scheinen, so *muß* das bei ihrer geometrischen Projektion auf einen bestimmten Beobachterort so sein. Darum und nicht wegen der Abbildung auf der Netzhaut sehe ich sie konvergent, und *daß* ich sie so sehe, ist geradezu die Bedingung, daß ich sie *zugleich* als in Wirklichkeit parallele wahrnehme. Die Antilogik der Wahrnehmung besagt hier also, daß ich durch die Konvergenz die Parallelität wahrnehme.

Indem wir dann das Erscheinen der objektiven Kräfte in der Wahrnehmung in unser Studium einbezogen haben, ergab sich auch hier, daß wir in einem Bewegungsbild durch das Geometrische hindurch Kräfte wahrnehmen und dabei unbewußt die physikalischen Gesetze handhaben; bewiesen wird dies, indem wir z. B., wenn die Bewegung einem bestimmten Gesetze widerspricht, entweder eine zusätzliche störende Kraft spüren oder aber die Bewegung anders figuriert sehen. Ich erinnere nochmals an das Beispiel der ungleich schnellen Kreisbewegung und ihre Defigurierung.

Dabei ist zuletzt noch ein Thema zu berühren, das uns wieder zu einer auffallenden Analogie, diesmal mit der modernsten, der nachklassischen Physik geführt hat. Wenn unser Auge die zweifellose Fähigkeit besitzt, Bewegung als gegenwärtig zu sehen, obwohl Vergangenes nicht mehr und Künftiges noch nicht in der Gegenwart

ist, so dürfen wir mit optimistischer Wendung sagen, daß diese Antinomie durch die Gabe der Wahrnehmung aufgehoben, überwunden wird. Diese Gabe bringt eine zweite mit sich, nämlich die Wahrnehmbarkeit auch des Weges, der Bewegungs*figur*. Nun ist aber der Einwand möglich, daß wir dies eigentlich nicht nötig hätten. Denn unser Auge sei wohlbefähigt, eine ruhende Figur, also die simultane Ortsbefindlichkeit aller ihrer Teile aufzufassen. Bei Bewegung des Objektes finde eine, wenn auch begrenzte, Nachwirkung statt, und dieses Nachbild sei dann der Simultanfigur gleichwertig. Aber dem widerspricht vieles; zum Beispiel bedarf auch das Wahrnehmen einer ruhenden Figur einer verhältnismäßig beträchtlichen Zeit, wie die tachistoskopischen Versuche zeigen. Auch ließ sich zeigen, daß wir selbst Dinge wahrnehmen, die noch nicht sind, sondern bloß erwartet werden: sogenannte proleptische Wahrnehmung. Also auch die Figur, die wir ruhend sehen, entsteht der Wahrnehmung erst mit der Zeit, und auch dies ist ein antilogisches Verhalten, indem es ein »Gedächtnis« fordert, welches die Physik der Materie doch nicht zusprechen möchte; wir können es besser als ein »Behalten« bezeichnen, müssen aber sogleich auch, um jener Prolepsis willen, ein »Vorblicken« hinzufügen.
Es verhält sich nun aber nicht so, daß diese zeitüberwindende Gabe der Wahrnehmung unbegrenzt und gewissermaßen ihr omnipotentes Gesetz wäre; sie ist im Gegenteil eng begrenzt, und auch dies hat seine große Bedeutung. Wenn nämlich unser Auge benutzt wird, um nicht nur etwa einem bewegten Lichtpunkte, sondern einer als ganzer bewegten Figur zu folgen, so zeigen sich neue und merkwürdige Erscheinungen. Denn hier fordern wir gleichzeitig die Fähigkeit des Bewegtsehens wie die des Figursehens heraus, und nach dem Gesagten ist zu erwarten, daß diese beiden Leistungen dem Organ Widersprechendes zumuten; denn ein bestimmter objektiver Punkt P der Figur soll ja jetzt sowohl als ein (mit der Gesamtfigur) bewegter wie auch als ein im Verhältnis zu allen anderen Punkten der Figur ruhender wahrgenommen werden. Dieser Erwartung entspricht nun, daß das Experiment alle denkbaren Kompromißlösungen zeigt. Im allgemeinen kann das ja selbst bewegliche Organ, das Auge, der bewegten Figur nur mehr oder weniger nachhinken. Wenn man z. B. einem Quadrat folgt, welches als Ganzes und immer parallel zu sich selbst in einem Kreise geführt wird, dann sieht man es bei langsamer Bewegung als gutes Quadrat. Nimmt die Geschwindigkeit aber zu, so erscheinen neue

Bewegungen, nämlich solche der Quadratteile zueinander; die Figur zerfällt, wird unerkennbar und zuletzt umgeformt. Solange die *Figur* deutlich ist, tritt der Eindruck der *Bewegung* ihrer Teile zurück; mit dem Erscheinen der *Bewegungen* verschwindet die *Figur*.

Diese Alternative von Figur und Bewegung führt uns zurück auf die frühere theoretische Spekulation über Bewegung überhaupt. Damals schon hätten wir folgern können, daß Figur und Bewegung in antilogischem Verhältnis stehen und sich gegenseitig in der Wahrnehmung irgendwie ausschließen, verdrängen müssen und also auch vertreten können. Denn der Begriff einer schlechthin ruhenden Figur, etwa eines Quadrates, Dreiecks, Kreises, läßt sich weder in der Anschauung noch im Denken bilden, ohne daß man von Ort zu Ort, von Teil zu Teil *geht*, also eine bestimmte Bewegung vollzieht, eine bestimmte Beweglichkeit der Figur voraussetzt. Damit ist aber die Antilogik der wahrgenommenen Bewegung, als einer Simultanität des Sukzessiven, auch für die Figur erwiesen.

Ich sehe mich in dieser Ansicht durch die Axiomatik der Geometrie sowohl bei Helmholtz wie bei Hilbert bestärkt. Während der erste die empirische Starrheit und Beweglichkeit der Körper geradezu als Voraussetzung der Geometrie bezeichnet, ist in Hilberts Axiomen der Anordnung und der Verknüpfung, wie mir scheint, der Bewegungsbegriff wenigstens latent.

Das Wahrnehmungsexperiment zeigt also, daß beim Sehen bewegter Figuren das Auge weder auf das Sehen rein ruhender Figur noch auf das Sehen reiner Ortsveränderung beschränkt ist. Sondern es tritt eine Fähigkeit zu Zwischenlösungen hervor, derzufolge wir auch bewegte Ganz-Figur und Bewegung innerhalb der Figur, also Figuränderung, wahrzunehmen vermögen. Antilogisch konstituiert so die Wahrnehmung das, was eigentlich das im Alltag Gewöhnliche ist. Lebewesen, Menschen z. B., erscheinen im Raume bewegt, indem sie selbst sich bewegen. Hier ist die Figuränderung also die eigentliche Seele der Änderung des Figurortes.

Wir müssen dieses reizvolle Thema nun aber verlassen. Nur ein Beispiel soll die konstitutive Gabe der antilogischen Wahrnehmung noch beleuchten. Durch sie wird nämlich verständlich, daß die Kunst in starrer Figur Bewegung zu zeigen vermag. Betrachten Sie die Statue des Diskuswerfers oder des schreitenden Apoll, so wird Ihnen das Gemeinte sogleich deutlich: die sinnliche Gleichwertig-

keit von starrer Figur mit Bewegung. Je größer der Künstler war, um so vollkommener drückte er durch Ruhendes Bewegung aus, wie auch der große Mime nur durch Bewegung die zeitlos ruhende Physiognomie der Seele ausdrückt.
Aber eine Bestätigung finden wir auch in solchen trockenen Experimenten, welche zeigen, daß die meisten Wahrnehmungen nur Kompromißlösungen *zwischen* figuraler Deutlichkeit und ereignishafter Beweglichkeit sind. In einem Falle sieht man mehr Figur, aber es passiert nicht viel, im anderen passiert viel, aber man sieht wenig Figur. Die reine Veränderung der Geschwindigkeit kann hinreichen, um das eine oder das andere erscheinen zu lassen. In der optischen Sphäre sind nun auch die »Kräfte« im angeführten Sinne überwiegend in den Bewegungswahrnehmungen, nicht ebenso in den Figurwahrnehmungen spürbar. Was für die Bewegung gilt, gilt auch für die Kraft, nämlich daß mit ihrem Deutlichwerden die Ortsbefindlichkeit und das Figurale verschwinden – und umgekehrt. Man kann daher auch formulieren: Kräfte und Figuren stehen in der Wahrnehmung im Verhältnis gegenseitigen Ausschlusses und, im Hinblick auf den physikalisch-objektiven Sachverhalt, der Vertretbarkeit. Es läßt sich nicht vermeiden, daß wir auf die Analogie aufmerksam werden, welche dieser Befund zu der physikalischen Unbestimmtheitsrelation von Ortsbestimmung und Impulsbestimmung in der Quantenmechanik aufweist.
So groß nun die Versuchung ist, in allen diesen bisher besprochenen Analogien zwischen den Wahrnehmungsgesetzen und den physikalischen Gesetzen, insbesondere also in der Analogie zur NEWTONschen und MACHschen Relativität, zum Gravitationsgesetz und zur Mechanik, zu Relativität des raumzeitlichen Kontinuums und zur Unbestimmtheitsrelation, ich sage: so versuchend und lockend es wäre, in diesen Analogien das Versprechen einer Gleichgesetzlichkeit der äußeren Natur und des inneren psychophysischen Prozesses zu sehen, so möchte ich nun gerade diese Deutung ganz zurückweisen.
Die Zuordnung des Menschen zur äußeren Natur ist ganz anderer Art, als die Sinnes- und Bewegungsphysiologie und auch als die Gestaltpsychologie es sich gedacht haben. Die Stellungnahme etwa von HELMHOLTZ ist ganz unhaltbar geworden. HELMHOLTZ stellt sich im Einklang mit dem naturwissenschaftlichen Weltbild seiner Zeit den Menschen als in der Natur und von der Natur umgeben, also selbst in Raum und Zeit vorhanden vor und versucht, von da

aus zu verstehen, wie die Natur auf den Menschen wirkt und wie er kraft dieser Wirkung sie wahrnehmen und erfahren könne. Das ist sein sogenannter Empirismus. Wir haben aber inzwischen lernen müssen, daß wir diese Natur nicht wahrnehmen und auch nicht denken können, wenn wir nicht etwas hervorbringen, was gerade unsere individuelle und höchst persönliche Wahrheit ist. Jetzt ist diese Individuation und Personifikation die entscheidende Bedingung auch der früheren objektiven, vom Menschen unabhängig gedachten Natur. Wir sind nicht nur in Raum und Zeit, sondern Raum und Zeit entstehen jeweils auch in uns, und *darum* gibt es einen notwendigen Zusammenhang zwischen der inneren und der äußeren Bewegung. Die Folgerung ist unvermeidlich, daß beide zugleich entstehen. Wenn wir uns die Frage stellen, wie es überhaupt möglich sei, daß wir angesichts der zahllosen sogenannten Sinnestäuschungen mit der Natur leben, mußten wir dies erkennen; der Täuschungen, denen wir nicht nur bei der kosmischen Umwelt von Erde, Sonne, Weltraum, sondern auch bei den Gegenständen der uns am nächsten umgebenden Kleinwelt in Zimmer, Haus, Werkstatt, Straße, Landschaft unausgesetzt unterliegen; wie könnten wir angesichts dieser geradezu systematischen Widerspruchsnatur unserer Sinne überhaupt einigermaßen ungefährdet existieren, wenn es keine vorbestimmte Harmonie von innerer und äußerer Natur gäbe?

Dabei ergab sich dann zunächst, daß wir das sogenannte von uns unabhängige Objektive nicht wahrnehmen und nicht tun können. Wir können aber auch die große Handlung der Naturwissenschaft nur vollziehen, indem wir die Natur in uns selbst verwirklichen. Das Wahrnehmungsexperiment ergibt dann, daß die Sinnlichkeit selbst es ist, welche auch die ersten objektiven Begriffe konstituiert, indem sie in jedem Einzelfall die gedachte Idealität anschaulich zeigt. Es ist nicht so, daß der Verstand das sinnliche Rohmaterial bearbeitet, reinigt und den Rest wegwirft, sondern die Wahrnehmung selbst hat Verstand, aber einen unbewußten. HELMHOLTZ hat dies richtig gefühlt; aber er hat nicht daran gedacht oder es nicht gewagt, die Folgerung zu ziehen, daß wir die Natur nicht denken, sondern im strengsten Wortsinne von ihr gedacht werden. Es gilt das Wort des PAULUS, der gesagt hat: »Jetzt erkennen wir's stückweise; dann aber werden wir's erkennen, gleich wie wir erkannt sind.«

Damit enthüllt sich nun, daß die gegenwärtige veränderte Situation der Wissenschaft zugleich teilhat an einer Stellung des Menschen zu der Natur, die von allgemeinster und nicht nur wissenschaftlicher Art ist. Indem ich sie überwissenschaftlich nenne, ist aber bereits ein Abschied von der sogenannten wissenschaftlichen Weltanschauung überhaupt ausgesprochen.

Wenn ich es nun noch wagen darf, zu einem so großen Gegenstande einige mehr thesenhafte Sätze hinzuzufügen, so können es nur die folgenden sein. Was die modernen klassischen Naturwissenschaften objektive Natur genannt hatten, erweist sich allen Ernstes als die Natur des Menschen, als *seine* Natur, und sie hat so gut teil an ihm wie er an ihr und damit an seiner sinnlich-verständigen so gut wie an seiner tätig-verwirklichenden Art. Das gilt für die physikalischen nicht anders wie für die biologischen Abteilungen des wissenschaftlichen Gesamtunternehmens des Menschen. Es gibt nicht eine reine Erkenntnis der schon zuvor vorhandenen und nur noch zu findenden Wahrheit, sondern Wahrheit ist *möglich*, doch müssen wir sie verwirklichen – Erkenntniswert für uns muß Seinswert werden. Die Verzichte der Physik auf vollständige Determination, von denen wir Kenntnis nehmen, retten nicht die Einheit des objektiv naturwissenschaftlichen Weltbildes, sondern sie bedeuten, wie mir scheint, unausweislich, die neue Zentrierung in der Einheit der menschlichen Person. Aber auch der Verzicht der Biologie auf eine eigene besondere Lebenskraft der Lebewesen rettet nicht das Lebewesen aus seiner gefährlichen Isolierung inmitten der von notwendigen Gesetzen beherrschten äußeren Natur, sondern dieser Verzicht auf Vitalismus bedeutet wirklich einen völligen Verzicht auf eine Sonderstellung des Menschen gegenüber der äußeren Natur. Wenn aber die Unabhängigkeit der äußeren Natur vom Menschen und wenn die Unabhängigkeit des Menschen von der äußeren Natur geopfert werden, dann entsteht durch beides mit gleichem Erfolge die *eine* Abhängigkeit der Mensch-Natur von einem *Grunde*, der selbst nie Gegenstand werden kann, also auch nicht wissenschaftlich erkannt werden kann. Diese schlechthinnige Abhängigkeit von einem Grunde, der nicht Gegenstand werden kann, ist eine, die also nie in die Wissenschaft eingeführt werden kann, sondern von der sie selbst abhängt. Dieser Grund, der nie Gegenstand werden kann, weder als erkennbarer noch tubarer, erscheint stets nur als Negation in ihr. Unsere Aufgabe war daher, zu zeigen, wie die unablässig blühende Lebensäußerung der Wahrnehmung gerade das Objektive nur im Nicht-Objekt – im Subjekt –

zeigt. Das ist nun ein gemeinsames Schicksal von Biologie und Physik.

Von dieser Aufgabe ein Stückchen zu lösen, war hier nun das Beispiel der Sinneswahrnehmung herangezogen. Nach den historischen Vorgängen und Zusammenhängen mußte dies auf eine Rehabilitierung, ich muß fast sagen auf eine Ehrenrettung der Sinne hinauslaufen. Doch bedeutete dies nicht eine Restauration des Sensualismus, sondern eher eine Aufdeckung der unbewußten Logik der Sinne. Dieser Befund wiederum bedeutet keinen Anschluß an den kritischen Idealismus Kants oder die ontologische Logik Hegels. Sondern sein philosophischer Kern ist eher eine Rückkehr zu Parmenides, der lehrt: »Nur das Seiende gibt es. Denn es ist *möglich*, daß es wirklich vorhanden ist; das Nichtseiende aber ist unmöglich; das heiße ich bedenken.«

Nur das *Sein* kann uns erscheinen; aber auch: das Sein kann uns nur *erscheinen*; jedoch das, *was* uns so erscheint, ist *kein Schein*, sondern das *Sein selbst*.

Die Biologie nun hat es mit Gegenständen zu tun, welche entweder *leben* – oder *nicht* sind; und das heißt, daß alle Gegenstände der Biologie objektiv sind, welche selbst ein Subjekt haben. Die Einführung des Subjektes in die Biologie ist also unvermeidlich. Wenn ich aber auch über die Physik mir eine Vermutung erlauben darf, dann die, daß die Einführung des Beobachters in die Physik, von der wir Kenntnis genommen haben, hier nicht weniger, vielleicht noch mehr bedeuten wird, nämlich, daß mit dem Beobachter eben auch ins Objekt der Physik bereits ein Subjekt eingeführt ist.

Wir staunen, daß Leibniz noch ein Vertreter einer Allbeseelung der Natur sein und doch schon ein großer Physiker sein konnte. Diese dann so fremd gewordene Vereinigung verdient die stärkste Beachtung in unserer gegenwärtigen wissenschaftlichen Gesamtlage. Natürlich gibt es da wichtige Unterschiede. Das 17. Jahrhundert ist universalistisch – das 20. Jahrhundert aber aktivistisch. Wir müssen auf jenes objektive Weltbild verzichten, aber wir können es, wenn der Entdeckung der äußeren Natur wieder eine ihr gleiche der *inneren* gefolgt sein wird, und von dieser ist mit der Sinneswahrnehmung ja nur ein Stückchen am Rande zur Sprache gekommen – aber doch immerhin ein Stückchen von ihr. Was die Idee der Monaden enthielt, ist uns nicht auf dem Wege über die Erforschung des Substanzbegriffes neu aufgegangen, sondern, ich möchte sagen, aus dem Zwange der inneren Freiheit. Der moderne Rationalismus hatte den Forscher sozusagen zwischen Mensch und Natur gestellt, und in dieser Lage wurde er sich der Zwiespältigkeit seines Verhaltens bewußt. Der Natur schien er fast Herr geworden; da mußte ihn der Mensch wieder an seine schlechthinnige Abhängigkeit erinnern. Der Blick seines Auges regiert ihn noch; sein Augenblick will halten, was doch verfließt; aber das Verfließende allein verhält sein Sein.

Die Wette mit dem Teufel war also doch noch nicht ausgetragen.

Über das Nervensystem

Es ist schon öfters bemerkt worden, daß die führenden wissenschaftlichen Ideen einer Epoche mit ihren staatlichen und künstlerischen Erscheinungen genau zusammenhängen. Z. B. ist der Gedanke des Rechnens mit unendlich kleinen Größen, die sogenannte Differentialrechnung, von Leibniz und Newton zu einer Zeit ersonnen worden, in der sich die Miniaturmalerei großer Beliebtheit erfreute; und wenn die riesenhaften Schlösser und Gärten in Versailles oder Würzburg mit ihren ins Unendliche sich verkürzenden Prospekten die Verschwisterung des unendlich Kleinen mit dem unendlich Großen fühlen lassen, so drücken sie dasselbe aus, was die Mathematiker und Philosophen der Zeit denkend ergreifen. Hier ist es die Idee des Kontinuums, die Überwindung aller geometrischen Härten und Lücken durch die Kurve, welche der ewige Formenfluß des Barock so anschaulich versinnlicht, wie ihn Leibniz (1702) zu denken, Pascal (1670) ästhetisch und religiös zu fühlen vermag.

So stehen auch wieder dem aufgeklärten Absolutismus der Staaten des 18. Jahrhunderts die Herrschaft der reinen Vernunft in Kants Philosophie und die königliche Stellung der großen Mathematiker zur Seite.

Das 19. Jahrhundert bringt dann das Gesetz von der Erhaltung der Energie, die Maschine und den Kapitalismus. Und auch diese drei Großmächte stehen unzweifelhaft in wesenhafter Verwandtschaft.

Unter den Ideen, welche man einmal als die unseres eigenen Jahrhunderts nennen wird, gewahren wir die Totalität und die Biologie. Wir hören nicht nur vom totalen Staat, totalen Krieg – wir sehen sie und wissen, daß sie Aufgabe wurden. Und ebenso hat es sich entschieden, daß das Fragen nach dem Leben und dem Menschen sich seine Antwort nicht mehr frei neben Wissenschaft und Technik suchen kann, sondern daß die Wissenschaft vom Leben, das ist die Biologie, eine Herrschaft angetreten habe über solches, was vordem von ihr freigegeben schien. Die Umfassung des Individuellen durch die Idee der Totalität und die Ergreifung des Lebendigen durch die Idee der Biologie hängen aber eng zusammen, denn ein Ganzes will den Ausschluß irgendeines Einzelnen nicht dulden.

Was so für die wissenschaftlichen Ideen im großen gilt, muß sich auch in einer einzelnen Disziplin bewähren. Und wenn ich nun versuche, einige Probleme meines eigenen Forschungsgebietes zu behandeln, dann werden auch diese etwas von den allgemeineren Zusammenhängen zeigen. Dies allein ist auch eine Rechtfertigung, Sie in ein Gebiet zu führen, das zwar die Neugierde locken kann, das aber doch mehr in eine dunkle Tiefe der Natur als in die Helligkeit des Geistes führt. Auch werde ich Sie nicht mit dem ungewohnten, ja befremdenden Anblick verborgener Organe und Eingeweide verfolgen. Es genügt zu sagen, daß wir uns das Gehirn als eine Art von Zellenstaat von weit über sechs Milliarden Zellen vorstellen können. Das ist mehr als das Vierfache der die Erde bewohnenden Menschen. Diese Individuen sind unbeweglich eingebettet in einen Urwald feiner und feinster Fäserchen, und sie haben weitreichende Verbindung mit allen Teilen und Organen des Körpers, besonders mit den Sinnesorganen und den Muskeln. Aber auch Stoffwechsel, Kreislauf, Atmung, Verdauung, Temperatur sind eng mit dem Gehirn verknüpft. Während die populäre Meinung dahin geht, das Gehirn sei zum Denken da, ist gerade diese Leistung wissenschaftlich schlecht bewiesen. Abgesehen von der Frage, ob es überhaupt einen Sinn haben kann, das Denken im Raume zu lokalisieren, sind wir durch die Hirnverletzten immer wieder belehrt worden, daß es nicht ihr Verstand ist, der am meisten leidet. Was wir wissen, das weist zunächst nur auf eine machtvolle Organisationszentrale, die aber großenteils durchaus nicht lebenswichtig ist. Beträchtliche Teile können ohne Lebensgefahr entbehrt werden.

Wie hat man sich nun die Tätigkeit dieses Organes oder vielmehr Komplexes zahlreicher Organe vorgestellt? Meines Erachtens ist hier eine Vorstellung bis heute führend geblieben, welche versuchsweise vor 300 Jahren von Descartes (1662) eingeführt wurde, nämlich die Vorstellung einer Maschine. Es ist nun gar nicht so leicht, den Begriff der Maschine ganz klar zu stellen. Nachdem die meisten Forscher ungläubig geworden waren, hätten sie sich eigentlich daran stoßen müssen, daß eine Maschine ein physikalisches Kontinuum ist, welches vom Menschen erbaut und von ihm bedient werden muß. Denn die Natur baut keine Maschinen. Ein Erbauer des Nervensystems aber ist, außer Gott selbst, nicht bekannt, und was die Bedienung betrifft, so müßten hier eigentlich das Bediente und das Bedienende identisch sein. Auch kann diese

Maschine, übrigens im Gegensatz zu anderen Organen, nach Beschädigung kaum wiederhergestellt werden, da die Nervenzellen unfähig sind, sich fortzupflanzen und so zu erneuern. Trotzdem hat das Unternehmen, in ihm eine Maschine zu erkennen, zu den interessantesten Erfolgen geführt, und es muß daher genauer betrachtet werden.
Ich sagte schon, daß die technischen Maschinen in engem Zusammenhang mit der Entdeckung des Gesetzes von der Erhaltung der Energie entstanden sind. Dies geschah vor genau 100 Jahren und wurde zugleich als der Beweis von der Unmöglichkeit des Perpetuum mobile aufgefaßt. Das heißt, man leugnete, daß der Mensch mit Willen Kraft herstellen könne. Erst jetzt besaß man eine klare Grundlage für die Lenkung der Energie und damit für jede Energiewirtschaft. Der Geschichtsforscher aber entdeckt oft, wie mitten im Durchbruch zu einem großen Prinzip in seinem Kern bereits ein Neues bemerkbar wird, welches das Alte einmal überflügeln wird, so wie am Grunde der Blüte die Frucht, im Innern der Frucht der Kern für das kommende Jahr liegt. Der Entdecker des Prinzips der Erhaltung der Kraft ist ein Beispiel dafür.
Julius Robert Mayer, der schwäbische Arzt, hat 34 Jahre nach dem unsterblichen Funde, dessen Hundertjahrfeier wir heuer begehen, also im Jahre 1876 und kurz vor seinem Tode, im Staatsanzeiger für Württemberg einen kleinen populären Aufsatz geschrieben mit dem Titel »Über Auslösung«. Unter Auslösung versteht er einen wichtigen, aber, wie er glaubt, bisher vernachlässigten Naturprozeß, welcher nicht durch sein so umfassendes Gesetz von der Erhaltung der Kraft darstellbar sei und auf den der Satz causa aequat effectum – die Wirkung ist ebenso groß wie die Ursache – nicht anwendbar sei. Denn bei der Auslösung hat eine kleine Ursache eine große Wirkung, so wie bei der Zündung einer Mine oder bei dem Ausbruch eines Wutanfalles. Ein besonderes Anliegen Mayers war dabei, auf eine sonst unbeachtete Einrichtung des Nervensystems hinzuweisen, nämlich auf das gemeinschaftliche Zentrum, das die motorischen mit den sensitiven Nervenwurzeln verbindet, das sogenannte Sensorium commune – übrigens schon damals ein alter Begriff der Physiologie. In ihm nämlich erblickt er jenen Auslösungsapparat, durch welchen schon ein schwacher Reiz zu starken ausgedehnten Bewegungen führt. Mayer findet nun, daß der jeweilige Zustand eben dieses Sensorium commune maßgebend sei für das Befinden eines Menschen, seine Stimmung, sein

Allgemeingefühl, und so aufs Ganze wirke. Kann nämlich die Auslösung nicht erfolgen, so entsteht Unlust, während, wenn Auslösung erfolgt, Lust entstehe, darum auch SCHILLER gedichtet habe: »Freude schöner Götterfunken«; denn der Funke entzünde den großartigen Brand. Und er entsinnt sich des Vergnügens, mit dem er als Knabe in einer Sägemühle durch den leichten Druck am Hebel der Stellfalle das ganze Werk in Bewegung gesetzt hat. Man übertreibt, wenn man sagt, MAYER habe den großen physikalischen Lehrsatz, dessen Schöpfer es war, zuletzt selbst wieder eingeschränkt. Aber es ist richtig, daran hat A. MITTASCH (1940) erinnert, daß ihn das neue Problem schon in seinen allerersten Anfängen beunruhigt hatte. Schon damals trieb es ihn vom Organismus aus zum Problem der Erhaltung der Kraft; so auch diesmal vom Nervensystem aus zum Problem der Auslösung der Kraft. Dank der Naivität seiner Intuition stieß er sich nicht daran, daß der neue Gedanke aus zwei physikalisch nicht zu vereinigenden Teilen bestand, nämlich dem Auslösungsprinzip und dem von FECHNER (1848) damals so genannten Lust- und Unlustprinzip. PLATON hätte das zweite, nämlich den seelischen Teil, als den führenden angenommen. Der moderne Naturbegriff, wie er auch das Erhaltungsprinzip bestimmt, schließt dies aus. Aber die Beobachtung, daß die Nichtauslösung zur Unlust führt, trifft dasselbe, was wir in der Psychologie heute eine Hemmung mit Verdrängung nennen. Und dies besagt, daß ein nervenphysiologischer Zustand sich in einer psychischen Wahrnehmung offenbare. So war MAYER als Arzt zum Physiker und als Physiker wieder zum Arzt geworden.

Diese denkwürdigen Äußerungen des originellen und tragischen Mannes muß man aber auch im Lichte der Geschichte betrachten. Auf den Maschinenrausch des Zeitalters folgte allmählich die Besinnung, was eigentlich man mit Maschinen macht. Man hatte sie, aber wer darf sie auslösen, wer steuert sie, zu wessen Zweck und Nutzen? Mit der Lust der Auslösung und der Unlust der Hemmung ist ein Thema angeschlagen, zu welchem die Kenntnis des inneren Triebwerks der Maschine schlechthin nichts aussagen kann. Stellte man sich das Gehirn wie eine Telephonzentrale mit Selbstwählern vor, so erfuhr man doch nichts von dem, was durch den Apparat gesprochen wurde. In der Forschungsgeschichte des Nervensystems drängt sich so unmerklich ein neues Problem in den Vordergrund, nämlich die Frage, was es leiste. Es verlohnt sich, diese Entwicklung etwas genauer zu betrachten, und wir vergessen dabei nicht, daß diese Forschung ja auch dem Verständnis und der Behandlung der Kranken dienen soll.

Nachdem man entdeckt hatte, daß viele Organe des Körpers aus einzelnen Zellen aufgebaut zu denken sind, war es doch fraglich, ob diese Zellulartheorie auch für das Nervensystem gelte. Denn das Nervenmark und die Nervenstränge haben hauptsächlich eine faserige Struktur. Doch zeigte sich, daß eine Nervenfaser nur ein Fortsatz einer Nervenzelle sei und so eigentlich zu ihrem Leibe gehöre. Man nannte eine solche Einheit ein Neuron, und mit WALDEYERS (1891) Neuronenlehre hatte die Zellenlehre einen großen Erfolg erzielt. Das Gehirn war danach eine Summe von Individuen, welche durch zahllose feine Fortsätze miteinander kommunizieren. Aber die Neuronentheorie konnte eine Alleinherrschaft nicht behaupten. Sowohl im Zentralorgan wie in der Peripherie wurden ausgedehnte Fasernetze nachgewiesen, in denen eine strenge Trennung in Individuen nicht mehr durchführbar ist. Außerdem verbinden sich diese Fasernetze kontinuierlich mit den übrigen, den nichtnervösen Körperzellen der Drüsen, Muskeln usw. Dem Prinzip der Individualität mußte das der Kontinuität hinzugefügt werden. Dieser unüberbrückbare Gegensatz stand, ohne daß man es bemerkte, in einer beachtenswerten Analogie zu der Lage der Physik. Denn auch in der Physik steht bis heute der Lehre von den individuellen Atomen, Elektronen und überhaupt Korpuskeln die Wellenlehre gegenüber. Schon hier aber müssen wir uns erinnern, daß solche Gegensätze sich bereits in den vorsokratischen Anfängen der griechischen Philosophie und Atomistik aufgedrängt haben, so daß sie später von manchen Denkern, z. B. von KANT (1781), als denknotwendig erklärt wurden.

Ähnliche Schwierigkeiten ergaben sich aber auch in der Physiologie der nervösen Funktionen. Hier stellte man sich die Verbindung der individuellen Nervenzellen untereinander und auch mit anderen nichtnervösen Zellen als eine fortlaufende Erregungsleitung vor. DESCARTES (1649) dachte an eine Art Röhrenleitung, spätere an eine elektrische Leitung oder eine physikalisch-chemische Erschütterung. Um zu erklären, wie z. B. auf ein Glockensignal eine Handbewegung erfolgt, brauchte man nur den Weg, die Geschwindigkeit und die Größe dieser fortgeleiteten Erregungswelle zu kennen. Dieser Vorgang heißt dann: nervöse Funktion. Nun sind aber derartige Funktionen nur dann streng zu beweisen, wenn es gelingt, sie durch Messung zu bestimmen und so zu analysieren.

Dieses ist aber an Organismen nur indirekt möglich. Man mußte also einen indirekten Maßstab für ihre Erregbarkeit und für ihre Ausbreitung gewinnen. Das erste nennt man eine Schwelle, das zweite eine Reaktion. Auch diese beiden Prinzipien konnten trotz ihrer Fruchtbarkeit eine Alleinherrschaft nicht behaupten. Denn es zeigte sich, daß die Schwellenerregbarkeit in grundsätzlich nicht zu begrenzender Weise von vielen Umständen abhing. So ist eine Schallstärke, durch welche ein Schläfer erweckt wird, von einer nicht zu beherrschenden Fülle von Momenten abhängig, z. B. Schlaftiefe, Sinngehalt des Weckreizes, Traumtätigkeit u. v. a. Ähnlich ist es auch nicht möglich, den Ort genau anzugeben, von dessen Erregung her etwa eine willkürliche Bewegung ihren Ursprung nimmt. Auch hier ist eine nur gewaltsam einzuschränkende Mehrzahl von Orten am Zustandekommen der Bewegung beteiligt. Es sind dabei viele Zentren und viele Sinnesgebiete tätig. Wenn ein Hund die Ohren spitzt, kann der Sinnesreiz in Auge, Ohr, Nase gewesen sein. So trat dem Prinzip der Erregbarkeit das der Wandelbarkeit, der sogenannte Funktionswandel, und dem Prinzip der Lokalisation ein anderes der Zerstreuung gegenüber. Und auch hierin zeigt sich nun ein merkwürdiger Parallelismus zu gewissen Schwierigkeiten in der Physik. Denn diese war zwar ebenfalls zunächst in der Lage, sogenannte Naturkonstanten von absoluter Größe zu bestimmen. Dann aber sah sie sich zu der Einsicht einer Relativität ihrer Messungsmethoden gezwungen. So ist sie heute zu einer zwar in ihren Konsequenzen umstrittenen, jedoch von niemandem als vermeidbar erwiesenen Verzichtlehre, der sogenannten Unbestimmtheitsrelation, geschritten.

Endlich hat sich eine meines Erachtens vergleichbare Gegensatzbildung auch in der genetischen Forschung, wie sie besonders von Hans Driesch (1891-93) und Wilhelm Spemann (1936) ausging, gezeigt. Während nämlich zunächst gefunden wurde, daß die Anlage des Nervensystems, die sogenannte Chorda, durch einen außerhalb ihrer selbst im Dach des Urdarms liegenden sogenannten Organisator erfolgt, hat man neuerdings gefunden, daß dieser Organisator unspezifisch ist, insofern er selbst durch einfache chemische Verbindungen ersetzt werden kann. So war man genötigt, diesem äußeren Einfluß eine nur anregende, induzierende Bedeutung zu belassen, was aber bedeutet, daß der alte Begriff der Selbstorganisation doch wieder aufrechterhalten werden mußte. Die alte Antinomie von Selbstbestimmung und Fremdbestimmtheit, von Evolution und

Epigenese, ist unausrottbar geblieben. Dies erinnert wieder daran, daß die Physiker zu der Einsicht kamen, ein Naturvorgang könne nicht beschrieben werden, wenn nicht der Beobachter selbst durch eine Willenshandlung diesen Vorgang mitbeeinflußt. Es sieht ganz so aus, als ob wir damit wieder an der Stelle stehen, freilich in umgekehrter Reihenfolge, an der seinerzeit DESCARTES (1644) und GALILEI (1638) ihren Bewegungsbegriff der aristotelischen Selbstbewegung entgegengesetzt hatten.

Man hat sich freilich längere Zeit hindurch mit der Annahme beholfen, daß Tatsachen wie die Inkonstanz von Erregbarkeitsschwellen und die Nichtlokalisierbarkeit von Bewegungsursachen bei Organismen (deren Folge ja die Unmöglichkeit echter Naturgesetze in der Biologie war) von einer ganz übermäßigen Kompliziertheit der Verhältnisse, namentlich der Strukturen, der Organkomplexe herrührten. Aber neben allgemeinen Erwägungen widerspricht dem z. B. die überraschende Einfachheit so grundlegender biologischer Vorgänge und Gesetze wie bei Kernteilung, Vererbung. Ich halte es daher für wahrscheinlicher, daß nicht die Kompliziertheit der Vorgänge, sondern eine noch unzutreffende Form unserer Begriffe Schuld trägt, daß wir die Widersprüche bisher so oft nicht zu vereinigen vermögen. Wir müssen untersuchen, ob die Auffassung des Nervensystems als einer Art von Maschine eine solche unzutreffende Begriffsgrundlage ist. Fragt man dann, ob die Auffassung einer Maschine dem Arzte und dem Kranken das leiste, was sie brauchen, um richtig zu handeln, so kann man dies nur sehr eingeschränkt bejahen. Ja, man muß hinzufügen, daß der Maschinenbegriff der Medizin nach gewaltigem Nutzen auch beträchtlichen Schaden zugefügt hat, ein Thema, welches ich heute nicht verfolge. Auch in der Medizin hat sich daher das Interesse von der Konstruktion der Körpermaschine der Beurteilung ihrer Leistung zugewendet, was einem allgemeinen Vorwalten des Leistungsbegriffs entspricht.

Auf die Fragen des Nervensystems angewendet, heißt dies: Wir besinnen uns darauf, was die Hauptaufgaben des nervösen Organs sind. Die bedeutungsvollsten sind einmal die Sammlung der sinnlichen Eindrücke zu Wahrnehmungen und Empfindungen und dann die Lenkung der willkürlichen Bewegung, so daß Handlungen entstehen. Für deren Verständnis konnte aber die Auffassung des Organs als Reflexmaschine, wie sie zuerst DESCARTES vorgeschlagen hat, nur eine Teilbedingung beitragen. Ja, man darf ruhig behaupten, daß wir, wären wir nur eine Reflexmaschine, augenblicks zugrunde gehen würden. Der Motor würde in irgendeiner Richtung weiterrasen, bis er an einer Mauer oder in einem Graben zerschellte. Es gibt tatsächlich Krankheitszustände, welche ein ähnliches Bild darbieten. Kranksein heißt dann: zur Maschine werden. Leben können wir also nur, wenn wir im Gegensatz zur mechanischen Kausalität auf genau den gleichen Reiz hin einmal die eine Handlung und ein andermal ihr Gegenteil tun können, so wie die Schüler bei demselben Glockenzeichen das eine Mal in das Klassenzimmer hineinströmen und das andere Mal den Ranzen packen und herauslaufen. Überhaupt setzt sich das Leben aus Gegensätzen zusammen, welche, mechanisch oder logisch gesprochen, Widersprüche heißen müssen, ja es wird erst sinnvoll durch solche Widersprüche. Selbst sein Urwiderspruch, der Tod, ist nicht von dieser Regel ausgenommen. Denn der Tod des einen erhält das Leben des anderen, und der eigene Tod konstituiert den Sinn des eigenen Lebens. Hat man dies einmal begriffen und entsinnt sich dann der in der mechanistischen Biologie entstandenen Widersprüche, so drängt sich die Frage auf, ob diese Widersprüche gar nicht so unwillkommen sein möchten, wenn es sich darum handelt, wissenschaftliche Biologie zu treiben und sie einer ärztlichen Kunst dienstbar zu halten. Ich möchte aber sagen, daß dies nicht leichtfertige Formulierungen sind. Es ist geschichtlich, daß das Unternehmen der modernen Naturwissenschaft, nachdem es etwa drei Jahrhunderte fortgeschritten war, die Forscher zu der Meinung führte, es sei zwar für die unbelebte Natur gelungen, vielleicht sogar in gewissem Sinne abgeschlossen, aber an den Rätseln der Lebewesen habe es scheitern müssen. Ein populär gewordenes Dokument dieses vermeinten Mißerfolges sind die Worte des Berliner Physiologen und Zeitgenossen HELMHOLTZ', DU BOIS-REYMOND (1872): Ignoramus, ignorabimus. Solange man annahm, die Physik könne widerspruchsfrei auf die intellektuelle Beherrschung der natürlichen Objekte zuschreiten und die Biologie habe sie dergestalt auf Organismen anzuwenden, ist auch kaum ein anderes Ergebnis möglich. Die sinnvolle Widerspruchsnatur des Lebens schließt die Norm eines derartigen physikalischen Weltbildes aus. Inzwischen aber hat sich die Achse der Erkenntnis gedreht, und es wurde offenbar, daß in der Physik der Beobachter und mit dem Beobachter die Widerspruchsnatur des Lebens selbst nicht entfernbar ist. Eine derart widerspruchshaltig gewordene Physik könnte also doch ein brauchbares Mittel zur Erforschung auch des Lebewesens sein.

Eine solche Folgerung wäre Robert Mayer (1842, 1845) sehr fremd gewesen. Allerdings befinden wir uns mit ihr auf dem Kampfplatz wissenschaftlicher Gegenwart. Er begnügte sich damit, daß es neben dem Erhaltungsgesetz etwas durch dieses Gesetz gar nicht ausdrückbares Wirkliches und Wichtiges gibt, und ihn befähigte sein Doppelauge als Physiker und als Arzt, dies zu sehen. Inzwischen ist man auf zahlreiche derartige dualistische Situationen aufmerksam geworden. Jedesmal stellen sie den Forscher vor die Wahl, dabei stehenzubleiben, es gäbe eben mehrere Deutungen, und damit auf die Eine Wahrheit zu verzichten, oder diesen Verzicht selbst als ein Gesetz der menschlichen Begrenztheit, also erkenntnistheoretisch oder metaphysisch, zu sanktionieren. Es ist z. B. ein unauflösbarer Widerspruch zwischen Newtons Prinzip der Mechanik, welches als Gleichheit von Wirkung und Gegenwirkung und als Relativität der Kräfte bekannt ist, und andererseits dem ebenso unzweifelhaften Unterschiede zwischen einer von mir absichtlich ausgeführten und einer von mir durch fremden Anstoß erlittenen Bewegung. Wir können auf den Unterschied einer ausgeteilten und einer erhaltenen Ohrfeige so wenig verzichten wie auf Newtons Gleichheits- bzw. Relativitätsprinzip.

Robert Mayer hatte ebenfalls recht, wenn er die Vernachlässigung des Auslösungsvorgangs gegenüber dem Erhaltungsprinzip tadelte. Die Entwicklung der Neurologie bietet dafür zahlreiche Beispiele. Ein geeignetes ist der Schlaf. Man nahm an, der Sitz des bewußten Seelenlebens sei das Gehirn oder wenigstens sein Hauptteil, die sogenannte Rinde. Und man stellte sich das Verhalten im Schlaf als eine Funktionsruhe des ganzen Gehirns oder wenigstens der Rinde vor. Die Tatsache des Träumens wurde dabei einfach ignoriert. Sehr überrascht waren daher die Neurologen, als vor einigen Jahren immer klarer wurde, daß es eine winzige Stelle gerade des zentralsten Gehirnteiles ist, von deren Zuständen Schlafen oder Wachen abhängt. Sogar gelang es dem Züricher Physiologen Hess (1928, 1929, 1933) durch kunstvolle elektrische Reizung dieser Stelle, Tiere nach Belieben einschlafen und aufwachen zu lassen. Betrachten wir dann statt der Anatomie die Leistung, dann sehen wir ganz dasselbe. Wenn jemand in der Nacht nicht schlafen kann, weil das Tropfen des Regens oder ein unangenehmer Gedanke ihn stören, so beweist das nur, daß er empfindlich geworden ist gegen eine Kleinigkeit, von der das ganze große Geschehen abhängt. Doch ist es nicht anders als bei diesem Nervösen auch beim Gesunden. Jene sogenannte Überempfindlichkeit sagt nur, daß die Stelle seiner feinsten Empfindsamkeit sich verschoben hat. Kann er sich doch gewöhnen, beim Krachen des Bombenangriffes zu schlafen. Auch der Gesunde hat stets eine Stelle solcher höchster Empfänglichkeit für kleinste Energien, und dies ist ganz allgemein das, was wir die Aufmerksamkeit nennen. Damit ist also ein Grundgesetz des Organs ausgesprochen, wonach die starken und ausgedehnten Wirkungen nur durch die feinsten Unterschiede so beherrscht werden, daß sie ordnungsmäßig ablaufen. Eine Formulierung dieses Gesetzes, aus welcher viele moderne wissenschaftliche Anwendungen hervorgehen konnten, hat zuerst LEIBNIZ gefunden; es sind das seine petites perceptions, kleinste Eindrücke, welche die großen Vorgänge entscheidend bestimmen. Der Gedanke ist zentral für LEIBNIZ' Weltbild, welches das einer durchaus und überall lebendigen und nirgends toten Natur ist. Aus ihm entspringt sowohl seine Infinitesimalmathematik wie auch der Schwellenbegriff unserer Physiologie. Nicht das Gröbste beherrscht das Feinste, sondern das Feinste das Gröbste, und darin liegt nun der eigentliche Schlüssel zum Problem der Ganzheit, der Totalität. Dies hatte bereits NIKOLAUS VON KUES in seiner Docta ignorantia von 1440 dargestellt. An der Art also, wie ein ganzes Nervensystem auf die kleinste und nicht etwa auf die gröbste äußere Einwirkung reagiert, erfahren wir, wo seine höchste Empfindlichkeit und damit wiederum seine augenblicklich größte Stärke gesammelt ist. Eine starke Kette zerreißt da, wo ihr schwächstes Glied ist. Aber eben an dieser Stelle ist es bereits ein unendlich kleiner Zuwachs an Kraft, welcher vom Gleichgewicht zur Entfesselung der größten Energien führt. Wo in der Hand des zeichnenden Künstlers alle Kräfte zur Gestaltung drängen, ist es doch die kleinste Biegung der Kurve, welche entscheidet, ob die Karikatur oder die Schmeichelei, das Häßliche oder das Schöne, die Nuance der Aufrichtigkeit oder die der Täuschung entsteht.

So ist schließlich das Bild der Auslösung nur eine Brücke, um eine wichtigere Idee zu entdecken, in welcher sich physikalische und biologische Betrachtung verbinden können. Allerdings glaube ich nicht, daß diese Hoffnung sich in der Form verwirklichen läßt, welche neuerdings unter dem Namen der Quantenbiologie bekannt ist. Diese ist vielmehr eine erfolgreiche Anwendung der Atomphysik auf die Beeinflussung von Zellvorgängen. Ich halte es aber für einen Irrtum, anzunehmen, daß die in der Physik der kleinsten Dimensionen unvermeidliche Unbestimmtheit der Meßbestimmungen gewissermaßen das winzige Loch ist, durch das die Freiheit, ohne welche wir uns Menschen und Lebewesen nicht denken mögen, gleichsam in den Organismus hineinschlüpft. Die Messungsgrenzen und -bedingungen bei sehr kleinen und bei sehr großen Dimensionen drücken in der Tat aus, daß die physikalische Aussage ohne eine Beziehung auf einen Beobachter nicht gemacht werden kann. Indes ist diese Beziehung keine Freiheit, sondern eine Abhängigkeit. Vielmehr läßt sich die Wiedervereinigung des Lebensbegriffes mit dem der ganzen Natur nach meiner Ansicht zutreffender durch Beobachtungen fördern, welche wir dann machen können, wenn wir den Menschen selbst mit seiner Aussage und seiner Handlung in das Experiment hineinnehmen. Während sich nämlich die Physik bemüht hat, die Sinnesorgane durch Meßapparate und die Bewegungsorgane durch Maschinen zu ersetzen, machen wir diesen Schritt rückgängig, lassen das Auge sehen und die Hand handeln. Wir schenken ihnen ein Vertrauen wieder, das ihnen der Physiker fast ganz entzogen hatte. Er tat dies auf Grund der Annahme, daß die Sinne trügen, und zwar wegen ihrer widersprechenden Aussagen. Um diese Widersprüche zu beseitigen, mußte er die Sinnesaussagen korrigieren oder verwerfen. Dabei ist aber übersehen worden, daß man gerade aus den Widersprüchen auf den richtigen Sachverhalt schloß, daß also die Widersprüche doch solche sein mußten, daß aus ihrer Aufhebung die Wahrheit hervorgehen mußte. So mußten die Widersprüche insofern sinnvoll gewesen sein, als aus ihrer Verneinung die Bejahung entstanden war. Man hätte daraus zu schließen gehabt, daß die Wahrheit der Sinne darin besteht, in einem exakten Widerspruch zu der physikalischen Aussage zu stehen. Man tat dies aber nicht, sondern degradierte die Sinneswahrnehmung als getäuschte, wankelmütige und verworrene Zeugin der Erkenntnis, wogegen dann GOETHE mit aller seiner Macht, aber vorläufig vergebens protestierte. Macht man sich indes den Gedanken zu eigen, daß der Widerspruch ein notwendiger, gesetzmäßiger sein muß, so hat man damit eine Methode, um die Leistung des Organs zu prüfen. Denn ein Organ ist dann um so leistungsfähiger, je vollkommener es die Welt nicht etwa so darstellt, wie sie an sich ist, sondern wie sie mir erscheinen muß; mir, d. h. gerade nur mir und mir gerade jetzt, der ich ja nicht überall anwesend und nicht zu aller Zeit gegenwärtig sein kann. Ich muß die Welt in bezug auf mich wahrnehmen, wenn ich leben will, und muß mich in bezug auf die Dinge bewegen, wenn ich existieren

soll. Der Schleier der Maja muß mir das reine Sein verhüllen; zerrisse er, so wäre ich nirgends und nichts.
Hier haben indische Weisheit und griechische Klarheit das gleiche bekundet. Denn der große PARMENIDES lehrte hier zuerst, daß das reine Sein den Schein der Welt nicht dulde und daß es kein Hier oder Dort, überhaupt also keinen Raum, keine Bewegung und keine Vielheit gibt. So verwirft das Sein sowohl die Welt der Physik wie die des Subjektes. Diese Wahrheit war so furchtbar, daß seinem Schüler ZENON kein anderer Ausweg blieb, als sie in die neckenden Gedanken-Turnierspiele seiner berühmten Paradoxien einzukleiden und so ein rechter Seelenarzt der Philosophen zu werden. Solange wir leben, können wir das Leben nur durch seinen Widerspruch ertragen.
So erweist sich der Widerspruch von Sein und Schein, repräsentativ vertreten durch den von objektiver Physik und subjektiver Sinneswahrnehmung, nicht als Mißstand, sondern als Lebensbedingung. Der Beweis dieses Satzes erfordert allerdings experimentelle Zurüstungen und deren theoretische Bearbeitung. Doch läßt sich an einfachen Beispielen zeigen, was es mit der Einführung des Subjektes und damit des Widerspruches in die Wissenschaft eigentlich auf sich hat. Fahren wir z. B. in der Straßenbahn, so erscheint uns das Wageninnere als ruhend, und nur da können wir uns auch zuverlässig im Raume bewegen, weil wir die rasche Fahrt nicht wahrnehmen. Springe ich aber nun auf der Fahrt ab, so müssen sich mein Auge und mein Bein blitzartig auf das Bezugssystem der Erde umschalten, um sie als ruhend, den Wagen aber als bewegt wahrzunehmen. Es ist also Lebensbedingung für mich, daß ich dasselbe Objekt bald als ruhend, bald als bewegt, also widersprechend, wahrnehmen kann.
Dieser Fall ist nun fast derselbe wie jener, um dessentwillen GALILEI vors Ketzergericht kam. Wenn die Kirche lehrte, die Erde ruhe, GALILEI mit KOPERNIKUS aber, sie bewege sich, so war der Widerspruch zwischen Aussage der Sinne und Aussage der Physik etwa derselbe. Aber der Streitfall ist noch immer nicht wirklich entschieden. Denn wenn die Welt sich auch gewöhnt hat, KOPERNIKUS und GALILEI recht zu geben, so hat sie doch nicht aufgehört, die Verurteilung der Sinnenwahrheit zu bedauern, und unvergessen ist die Ermutigung, die GOETHE uns hinterlassen hat in seinem Kampf gegen NEWTON und für die Wahrheit der Sinne. Und unterdessen hat sich eine neue Wendung, eine andere Lösungsmöglichkeit ge-

zeigt, nämlich die, daß die Sinne das zeigen müssen, was die Physik leugnen muß, so daß ein beide umspannendes Gesetz den Widerspruch fordert, den jedes für sich verbannen will. Der tiefere Grund aber dieses notwendigen und sinnvollen Widerspruches ist, daß der Mensch in der Welt ist und zugleich gegen die Welt ist. Er ist eben ein Patriot und auch ein Deserteur der Welt.

Darüber kann uns nun in der Tat auch die Wissenschaft des organischen Lebens belehren. Wir haben gesehen, daß unsere Sinne uns so täuschen, daß wir kraft dieser Täuschung einen festen Ort im Raum bekommen. Was uns die physikalischen Relativitätslehren zu denken erlauben, das tun unsere Sinne und Bewegungsorgane, indem sie bald die eine, bald die andere der erlaubten Darstellungen wählen. Nicht anders ist es nämlich mit den Handlungen. Ich will diesen Stein bewegen, obwohl er kraft physikalischer Trägheit ruht und mein geistiger Wille doch keine physische Kraft erzeugen kann. Ich will in der Luft fliegen, obwohl mein spezifisches Gewicht zu groß ist. Was wir bezwecken, ist jedesmal ein Widerspruch zu den Gesetzen der Mechanik. Unsere Organe aber arbeiten unbewußt so, daß an Stelle des Bruches des Gesetzes seine Erfüllung geschieht. Was man bei den Sinnen Täuschung nannte, das ist bei den Handlungen die Störung der Physik. Und so ergibt sich (wie ich hier nicht ausführlicher beweisen kann), daß das, was wir beabsichtigen, nicht geschieht und daß, hätten wir das Geschehende beabsichtigt, wir es nicht gekonnt hätten.

Dies entspricht auch der menschlichen Erfahrung. Zwar gibt es genug andere Fälle, wo das Beabsichtigen scheinbar geschieht und das Geschehende scheinbar beabsichtigt war; aber diese Fälle sind uncharakteristisch für das, was Schicksal, Glück, Tragik und Entscheidung sind und was doch den Lebensinhalt macht. Das Leben der Organe steht nicht über, sondern in diesen höheren Ordnungen. Und die Analyse der Nervenleistungen hat nun ergeben, daß eine Versöhnung der Biologie mit der Physik doch zu hoffen ist. Daß sie möglich ist, beruht aber nicht darauf, daß, wie der Mechanismus glaubte, das Organ eine Maschine ist, die den Gesetzen der Physik gehorcht, sondern darauf, daß die Physik ein Objekt ohne Subjekt nicht mehr für erkennbar hält und die Biologie ein Subjekt ohne Objekt nicht mehr für erkennbar hält. Daraus ergeben sich dann folgende zusammenfassende Sätze. Wir wollten untersuchen, was eigentlich der Begriff eines Nervensystems enthält. Da sieht man zunächst, daß es der Maschinenbegriff ist, welcher das Denken lange Zeit geführt hat. Eine Maschine bedeutet: ich besitze ein System, um Energien zu lenken. Beachtet man aber nicht nur, wie die Maschine funktioniert, sondern was sie leistet, so sind es beim Nervenorgan: Wahrnehmungen und Handlungen. Untersuchen wir nun diese Leistungen, dann zeigt sich: Systematisch ist nicht das nervöse Organ, sondern systematisch ist die Beziehung seiner Funktion auf die Umwelt. Diese Beziehung ist eine derartige, daß eine Wahrnehmung nur insofern sinnvoll als richtig oder falsch bezeichnet werden kann, als eine reale Wechselwirkung zwischen Organ und Umwelt erfolgt. Es kann also keinen sinnvollen Begriff einer Organfunktion ohne den Vollzug einer solchen Wechselwirkung geben.

Das Wesen der nervösen Regulation ist demnach nicht eine Anpassung an die objektive Welt, wie man seit Darwin (1859) meist sagte, sondern ein gesetzmäßiger Zusammenhang zwischen dem Lebewesen und der Welt, demzufolge über eine Welt ohne Lebewesen gar keine sinnvolle Aussage möglich ist. Ebensowenig ist aber über das Lebewesen ohne die Welt eine sinnvolle Aussage möglich. Die Haut trennt uns nicht von der Welt, sondern verlötet uns mit ihr so, daß, gäbe es keine Lebewesen, es auch keine Welt gäbe. Anders ausgedrückt: die Welt ist ein Lebewesen.

Haben wir einmal diesen Engpaß der Theorie mit seinen logischen Anstrengungen durchschritten, so mutet uns die Natur auch wieder natürlicher an. Offenbar atmen wir freier, wenn wir hören, daß unsere Sinne doch auch vertrauenswürdig sind, daß in unseren Armen und Beinen doch auch eine Klugheit stecke, welche die der technischen Maschinen übertrifft. Und wir begrüßen es dankbar, daß unsere Organe für uns durch ihre unbewußte Intelligenz gleichsam denken und für uns die schwersten Probleme lösen, denen die wenigsten von uns sonst gewachsen wären. Und ich glaube eigentlich, daß der Mensch des 20. Jahrhunderts es lieber hört, daß er keine Maschine sei – eine Idee, welche das 18. Jahrhundert noch fasziniert hat und welche im 19. wenigstens von vielen geglaubt wurde. Goethe hat einen schweren einsamen Kampf um diese Dinge geführt; und wenn er auch mit seiner Farbenphysik kein ganzes Glück hatte, so hat er mit seiner Grundhaltung doch gesiegt.

Woher aber eigentlich hatte die moderne Physik sich ein Recht genommen, sich den Kosmos tot, die Materie unbeseelt, die Welt leblos vorzustellen? Dieses physikalische Weltbild und seine Folgen für das Denken konnte ein schlichter, um das Los der Menschen bekümmerter Mensch nur mit einer gewissen Sorge betrachten. Die Emanzipation von mittelalterlicher Weltordnung und die Lösung der Physik von der Autorität der Kirche waren denn auch mit einem schweren und blutigen Kampfe verbunden. Noch ist die Geschichte der Entstehung der Physik aber nicht so geschrieben, daß wir sie auch aus der inneren Notwendigkeit der Theologie jener Zeit verstehen. Ich möchte aber die Vermutung wagen, daß sie dann als ein Kind der ketzerischen Mystik des MEISTER ECKEHART und des NIKOLAUS VON KUES erkennbar werden wird. Nur so würde verständlich, daß KOPERNIKUS und GALILEI, DESCARTES und NEWTON, KEPLER und LEIBNIZ das theologische Argument in ihrer Gedankenführung nicht entbehren konnten. Ich kann mich nicht überzeugen, daß dies nur äußerliche Konzessionen an die Kirche gewesen seien. Sondern es zeigt sich darin, daß ein physikalisches Weltbild nicht möglich ist. Man kann die Welt nicht denken, ohne mehr als die Welt zu denken.

Man hat jetzt oft ausgesprochen, daß DESCARTES (1662) der Urheber des falschen modernen maschinellen Mensch- und Weltbildes sei. Das wäre richtig, wenn ein junger Ursprungsquell dasselbe wäre wie ein alternder Strom. Tatsächlich hat DESCARTES (1649) das Aperçu gewagt, der Sitz der Seele sei die Zirbel, ein kleiner kalkhaltiger Anhang im Gehirn. Seien wir gerecht und sagen wir: auch ein solches Paradox war einmal nötig, um eine alt gewordene Geisteswelt daran zu erinnern, daß es einen Leib gibt.

Ich habe in dieser Skizze einer wissenschaftlichen Situation zeigen wollen, daß und wie hier der Widerspruch ein positives Element menschlichen Bemühens ist. Man hat sich lange Zeit damit begnügt anzunehmen, die Wissenschaft sei unvollständig und noch nicht am Ziel. Aber das genügt nicht. Wissenschaft muß sich mit dem Salz des Widerspruchs sättigen, um auch Luzifer in die Gewalt zu bekommen. Nimmt man dieses auf sich, so wird man sehen, daß wieder ein einfaches und natürliches Bild der Welt entsteht: eine Natur, die eine Seele hat, und ein Mensch, der nicht nur ein Naturding ist. Vielleicht dürfen dann der Dichter und der Forscher wieder dasselbe glauben und wissen.

Über das Sehen figurierter Bewegungen von Lichtpunkten

Mit 6 Abbildungen

1. Vorversuch
Kreisbewegung mit gleichförmiger Geschwindigkeit

Läßt man einen Lichtpunkt (LP) sich im Dunkeln auf der 3 m entfernten Zimmerwand in der Bahn eines Kreises von 1 m Durchmesser bewegen, so nimmt man folgendes wahr:

a) Bei Kreisbewegung mit objektiv langsamer Geschwindigkeit ($^1/_3$ U/sec): »Kreisfigur«. Auch über die Größe, die Gleichmäßigkeit und die Geschwindigkeit werden präzise Angaben gemacht. – Nach einer gewissen Latenz erfolgt nun übereinstimmend bei allen VPn eine Art Wettstreit: die bereits gemachten Angaben werden als inadäquat korrigiert, und statt auf die Bewegung und Geschwindigkeit wird auf eine spezifische Eigenart der Bewegung hingewiesen, etwa mit Worten wie: »ein Massenpunkt steigt und fällt«, »ein Herumschwingen«; mit zunehmender Geschwindigkeit nicht nur »langsamer« und »schneller«, sondern »träger«, »schwerfälliger«, »flotter«. Zugleich mit solchen Qualifizierungen zerfällt der geometrische Eindruck, und man wird unschlüssiger über die geometrische Bestimmung der Bewegungsbahn: »ein Punkt bewegt sich in Kurven«.

b) Mittlere Geschwindigkeit (1 U/sec):
Der Kreis erscheint kleiner und rascher bewegt (A. Derwort, 1938), er zerfällt in Schalen. Bei Beschleunigung auf 1-5 U/sec zerfällt der Kreiseindruck ganz: »herumgeschwungene schweifartige Kurven«.

c) Große Geschwindigkeit (2 U/sec):
Aus dem zerfallenen Gebilde stabilisiert sich wieder die Figur; die Bewegtheit nimmt ab, die Figur wird größer (A. Derwort, 1938), die Bewegung gleichförmiger. Die Stabilisierung nimmt bei Zunahme der objektiven Geschwindigkeit zu, bis bei 2-3 U/sec Verschmelzung eintritt: es wird jetzt eine stabile Figur prägnant als Kreis wahrgenommen.

Schon hier deutet sich an, daß die *geometrische* Definition der Bewegung durch Ort und Zeit in der optischen Wahrnehmung als inadäquat, zumindest nicht als erschöpfend, empfunden wird. Die Punktbewegung erscheint durch eine besondere Qualität ausgezeichnet, deren Beschreibung mit Begriffen aus der Mechanik (nicht nur nach geometrischen oder gestaltlichen Gesichtspunkten) unterstützt wird: Die Bewegungen des LP erscheinen von Bewegungskräften beherrscht. Ferner besteht ein eigentümliches dialektisches Verhältnis: Mit zunehmender phänomenaler Prägnanz dieser besonderen Qualität zerfällt die geometrische Figur (der Kreis) und umgekehrt.

2. *Kreisbewegung mit ungleichförmiger Geschwindigkeit*

Nach diesen Vorversuchen lassen wir den Leuchtpunkt mit ungleichförmiger Geschwindigkeit kreisen, so daß die Geschwindigkeit gleichmäßig im einen Halbkreis zu-, im anderen abnimmt.

a) Überträgt man im unwissenschaftlichen Versuch eine objektive Pendelschwingung vermittelst einer Übersetzung auf ein Rad (Abb. 1), welches einen LP trägt, derart, daß eine hin- und hergehende volle Kreisbewegung mit einer zwischen O und V zu- und abnehmenden Geschwindigkeit stattfindet, so wird die gesehene Bewegung sofort als »Schwung«, »Steigen und Fallen« bezeichnet; »der Punkt fällt nach unten und ermüdet oben«. (»Der Stein ermüdet.« PLATON.) Der objektive Kreis wird phänomenal gar nicht realisiert; man kommt gar nicht auf den Einfall, sich über die *geometrische* Form der beschriebenen Kurve zu verlässigen. Fordert man trotzdem, als von der VP recht schwer vollziehbare Aufgabe,

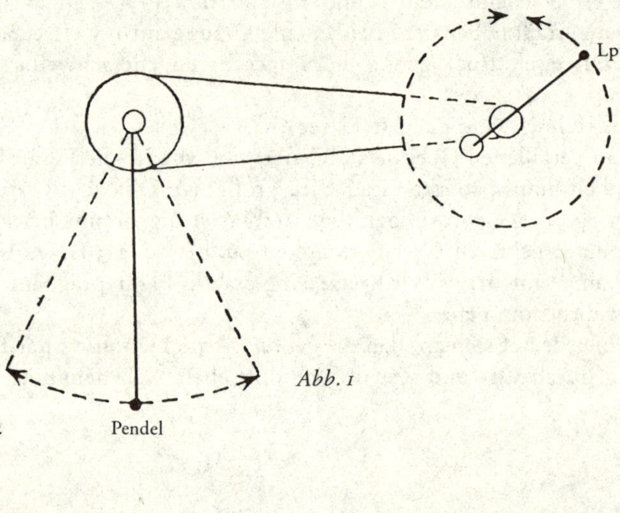

Abb. 1

eine Aussage darüber, so sieht sie keinen Kreis, sondern approximativ eine Eifigur mit dem stumpfen Pol am Ort der größten Geschwindigkeit und der Spitze am Ort des Stillstandes.
b) Läßt man einen Lichtpunkt mit ungleichförmiger, aber nirgends den Betrag 0 erreichender Geschwindigkeit *kreisen*, so erscheint, wenn auch nicht sehr prägnant, so doch unverkennbar eine Art »Birne«, »Tropfen«, »Montgolfiere« mit der großen Ausweitung im schnellen und einer Art kleineren Ausstülpung im langsamen Teile.

Methode: Ein schmaler Kreisring von ca. 1 m Durchmesser wird im Dunkeln an die Wand projiziert und aus etwa 3 m Entfernung beobachtet. Im Strahlengang dreht sich eine durch Elektromotor an ihrer Peripherie angetriebene Glasplatte, die bis auf einen radiären Spalt abgedeckt ist. Dieser Spalt schneidet also von dem Kreisring einen punktförmigen Fleck aus, der mit der Rotation der Glasplatte an der Wand kreist. Rotiert die Glasscheibe konzentrisch, dann erfolgt die LP-Kreisung mit gleichförmiger Geschwindigkeit; montiert man sie exzentrisch, so kreist der LP im Maße der Exzentrizität mit ungleichförmiger Geschwindigkeit.

Auch hier also, nur deutlicher, ist das Ergebnis eine Defigurierung des objektiven Kreises für das wahrnehmende Auge. Im langsamen Teil ist die Kurve, so kann man sich auch ausdrücken, verhältnismäßig geschrumpft oder auf stärkere Krümmung verkleinert. Dadurch entsteht jene »Ausstülpung«; sie erscheint im Drehsinn etwas verlagert, was mit den Augenbewegungen zusammenzuhängen scheint. Zugleich aber ist auch hier der Eindruck zwingend, daß die Defigurierung von Bewegungskräften beherrscht sei, etwa so, daß mit der größeren Kraft auch ein weiter ausschwingendes und schnelleres Schwingen, jedoch bei gleichbleibender Gesamtumlaufzeit, verbunden sei, ähnlich wie etwa bei einem konischen Pendel.

3. In Punktreihen aufgelöste Kreisbewegung

Löst man nunmehr den Kreis in eine eng besetzte Punktreihe auf und beachtet zugleich auch die Punktabstände, so zeigt sich dem Auge folgendes: die in Kreisfigur angebrachte und sukzessiv aufblitzende Lichtpunktreihe ist dem bewegten Lichtpunkt gleichwertig in bezug auf den Eindruck der Figur; die Punkte brauchen nicht stroboskopisch zu verschmelzen, um einen ebenso deutlichen figurierten Bewegungseindruck hervorzurufen. Die Diskontinuität beeinträchtigt den Eindruck des einheitlich Fortschreitenden nicht, und es besteht kein Ausschließungsverhältnis von Bewegung und punktueller Ortsbefindlichkeit in der Wahrnehmung. Die unter 1. und 2. gefundenen Regeln finden sich hier wieder, aber es kommt eine Wahrnehmung der Punktabstände, der enger oder weiter gereihten Punktketten hinzu.

I. Die objektiven Punktabstände des Punktkreises sind gleich; die objektive Geschwindigkeit der Exposition ist ungleichförmig, und zwar oben langsamer, unten schneller (Methode wie bei 2 b). Bei allmählich zunehmender Umdrehungsgeschwindigkeit wird folgendes gesehen:
a) $^1/_3$ U/sec: »Deutlicher runder Kreis von bestimmter Größe und scheinbar gleichmäßiger Bewegung, aber ungleiche Punktdistanzen. Diese sind im oberen (objektiv langsamen) Teil weiter auseinander gerückt als im unteren (objektiv schneller durchlaufenen!).«
b) 1 U/sec: »Ovaleindruck, ungleichmäßige Bewegung, Schwung nach unten, Egalisierung der Punktabstände.«
c) 1,5 U/sec: »Zerfall der Figur, Spiraliges; sehr ungleichmäßige Bewegung: Stillstand oben, Schwung unten. Starke Größenabnahme der Figur. Die Punktdistanzen scheinen im Gegensatz zu früher (a) unten weiter auseinander zu liegen und oben enger zu werden.«
d) 2 U/sec: »Hervortreten einer besonderen Figur: Birne mit dikker Ausladung in der Gegend der Maximalgeschwindigkeit unten und kleiner Ausstülpung an der Stelle der Minimalgeschwindigkeit oben. Die Punkte sind an der Basis der Birne weit auseinandergerückt, an der Spitze verengt. Die Ausstülpung ist etwas in der Drehrichtung verlagert.«
e) 2-3 U/sec: »Größenzunahme, Abnahme des Bewegtheitseindruckes, prägnanter Kreis, gleiche Punktabstände.«

II. Die objektiven Punktabstände des Punktkreises sind oben dichter, unten distanter; die Exposition erfolgt durch einen mit objektiv gleichförmiger Geschwindigkeit kreisenden radiären Spalt. Läßt man diese U-Geschwindigkeit langsam zunehmen, so wird folgendes gesehen:

a) 1/3 U/sec: »Kreis von bestimmter Größe, gleichmäßige Bewegung, ungleichmäßige Punktdistanzen, oben dichter, unten weiter« (entsprechend dem objektiven Sachverhalt).

b) 1 U/sec: »Oval mit ungleichmäßiger Bewegung, Schwung nach oben, aber zugleich Egalisierung der Punktdistanzen.«

c) 1,5 U/sec: »Birnenform mit Ausstülpung und Verschmelzung der Punktreihe oben. Schleuderbewegung; unbedingt Eindruck eines Bewegungsgefälles, aber diesmal umgekehrt unten rasch, oben langsam.«

d) 2 U/sec: »Zerfall und Verkleinerung der Figur, maximal ungleichmäßige Bewegung.«

e) 2-3 U/sec: »Größenzunahme, Abnahme der Bewegtheit, Egalisierung der Bewegung. Deutliche Wahrnehmung der Punktdistanzen« (entsprechend der objektiven Anordnung).

III. Die objektiven Punktabstände *und* die Expositionsgeschwindigkeit der Kreisbahn werden ungleichförmig genommen, und zwar so, daß die Punktreihe unten dichter und die Bewegung unten schneller erfolgt (Kombination von I und II). Bei zunehmender Geschwindigkeit wird folgendes gesehen:

a) 1/3 U/sec: »Kreis. Ungleichmäßige Bewegung. Die Punktabstände oben weit, unten eng.«

b) 1 U/sec: »Kreis. Zunehmend ungleichförmige Bewegung, aber Egalisierung der Punktdistanzen: gleichmäßiges Aufblitzen.«

c) 1,5 U/sec: »Der Kreis bleibt erhalten; keine Defigurierung oder Größenänderung, aber ungleichmäßige Bewegung bei äquidistanten Punkten.«

d) 2 U/sec: »Geringer Zerfall, Schalenbildung, keine Defigurierung.«

e) 2-3 U/sec: »Klarer Kreis, gleichmäßig bewegt, gleiche Distanz der Punkte.«

f) 4 U/sec: »Dicht unter der Geschwindigkeit des Simultaneindruckes tritt die Ungleichmäßigkeit der Punktverteilung wieder hervor.«

Das unmittelbare Ergebnis dieser Versuche ist, daß ein im Dunkeln vor dem Auge kreisender Lichtpunkt oder auch ein sukzessiv aufleuchtender Punktkreis in seiner Erscheinungsweise weitgehend abhängt von den *Geschwindigkeits*verhältnissen solcher Bewegung oder Sukzession. Sowohl die absolute Geschwindigkeit wie auch ihre Ungleichförmigkeit während einer Kreisung bedingen bemerkenswerte Veränderungen der Erscheinungsweise, die nun im einzelnen besprochen werden sollen. Diese Veränderungen betreffen den Eindruck der Figur, der Größe, der Geschwindigkeit und bei einer Punktreihe auch des Abstandes der Punkte. Neben den mehr geometrischen Aussagen dieser Art stellen sich auch solche ein, die man als dynamische Auffassung der Bewegung ansprechen muß.

Alle diese Aussagen sind sowohl bei ein und derselben wie bei verschiedenen VPn in guter Übereinstimmung und weisen daher auf Gesetzmäßigkeiten hin. Dies besagt nicht, daß Wahrnehmungen bei der gewählten Versuchsanordnung sich durch eine besonders hohe Prägnanz oder sinnliche Schärfe auszeichnen – das liegt offenbar in der Natur des Sehens figurierter Bewegungen überhaupt. Eine ruhende geometrische Figur erscheint bei *andauernder* Darbietung stets prägnanter, schärfer. Trotzdem ist das Wahrnehmen und Unterscheiden von »Kreis«, »Birne«, »größer«, »schneller« usw. auch in unseren Versuchen eindeutig und regelmäßig genug, um als Ausgangspunkt theoretischer Überlegungen dienen zu können. Dabei sehen wir von gewissen sinnesphysiologischen Erklärungen zunächst ab. Die Fragen, inwieweit Nachbild, TALBOTsche Verschmelzung, Augenbewegungen, zentrale und periphere Lage im Gesichtsfeld gewisse Phänomene erklären oder nicht erklären können, stehen nicht innerhalb der theoretischen Diskussion, die wir beabsichtigen, und sie würden auch ganz andere Reihen von Experimenten erfordern.

Es sind, wie bemerkt, die Sinnesaussagen über Figur, Größe, Geschwindigkeit und Dynamik, welche, obwohl nicht durchweg immer identisch und scharf, so doch hinreichend regelmäßig und eindeutig vom Wahrnehmenden gemacht werden und mit dem objektiven Sachverhalt daher verglichen werden können. Unter diesen Aussagen ist die über die Geschwindigkeit vielleicht am häufigsten unprägnant, und gerade die Geschwindigkeit ist es, welche wir in der Versuchsanordnung vor allem variiert haben. Es ist demnach so, daß eine reine *Geschwindigkeits*änderung des *Objektes* Änderungen von *Figur*, Größe, Abstand und Dynamik im *Sinneseindruck* zur Folge hat, und auf diese Grundtatsache richtete sich hauptsächlich unser Augenmerk. Eben daraus ergibt sich nämlich die Notwendigkeit, die Begriffe »Geschwindigkeit« und »Figur« einer eindringenden Diskussion zu unterziehen.

Zunächst ist es ein in allen derartigen Versuchen übereinstimmendes Verhalten, daß dieselbe Bahn einen verschiedenen Eindruck je nach der Geschwindigkeit der Bewegung hervorruft. Es gelingt ohne weiteres, 3 Stufen zu unterscheiden, die wir als »langsam«, »mittel« und »schnell« bezeichnen können. Ihre Abgrenzung wird sogleich klar, wenn wir feststellen, daß bei langsamer und bei schneller Bewegung die Figur des Weges etwa *entsprechend* dem objektiven Sachverhalt, also ein Kreis als Kreis, ein Quadrat als Quadrat usf. wahrgenommen wird. Die Art, wie dies geschieht, ist dabei ganz verschieden: bei langsamer Bewegung durch eine mitgehende, den Weg des LP begleitende Wahrnehmung, bei schneller Bewegung als Eindruck einer beinahe oder ganz ruhenden Figur und ohne wesentlichen Eindruck einer Bewegung. Das erstere könnte man in Analogie zu einem Ausdruck von S. Exner (1887) als indirektes Figursehen, das letztere als Verschmelzungsfigur bezeichnen, doch darf damit kein Präjudiz über das Zustandekommen der Figur in der Wahrnehmung geschaffen werden. Die überraschenden Erscheinungen finden sich nun am meisten in einem mittleren Bereich, der durch den »langsamen« und den »schnellen« nach beiden Seiten begrenzt wird. In ihm vor allem treten die Defigurierungen und viele andere Abnormitäten in Erscheinung, die man auch als Übergang von der Sehweise der »langsamen« zur Sehweise der »schnellen« Stufe auffassen kann.

Die Kreisfigur ist also am undeutlichsten im Bereich der mittleren Geschwindigkeit; in diesem Anteil ist dagegen die phänomenale Bewegung am stärksten. Wir haben uns überzeugt, daß dies auch für Dreieck, Viereck, Trapez usw. gilt. Auch wissen wir aus früheren Versuchen von Auersperg und Buhrmester (1936), daß, wenn man eine Figur in toto etwa auf einer Kreisbahn bewegt, dieselben 3 Stufen und dieselbe Mittelstufe abnorm konfigurierter Wahrnehmungen zu beobachten sind.[1] Die oben beim kreisenden Punkt beschriebenen Regeln der Defigurierungen und der Größenänderungen scheinen auch bei anderen Figuren unverändert wiederzukehren. Läßt man nämlich einen LP eine Quadratbahn im

1 Unter pathologischen Verhältnissen ist es der mittlere Geschwindigkeitsbereich, welcher auf Kosten des langsamen verbreitert erscheint; es wird darüber an anderer Stelle berichtet werden.

oberen Teile rasch, im unteren langsam durchlaufen, so sieht man eine Art von Trapez mit der großen Seite oben. Erfolgt das Bewegungsmaximum an einer Ecke, so erscheint das Quadrat dort ausgezipfelt. Wir können die weitere Erörterung daher auf das Beispiel des Kreises beschränken.

Objektive Geschwindigkeitsänderungen bedingen also Defigurierungen in der Wahrnehmung. Betrachtet man die Wahrnehmung als Reproduktion des Objektes, so befindet sie sich zumindest im mittleren Bereiche vielfach im Widerspruch mit dem objektiven Sachverhalte. Am einfachsten zeigt sich dies bei der Defigurierung des Kreises in einen elliptischen, ei- oder birnenförmigen Bahnverlauf durch ungleichförmige Geschwindigkeit. Aber auch die schon von Derwort (1938) beschriebene Größenänderung des Kreises bei verschiedener Geschwindigkeit involviert, insofern sie eine Änderung der Krümmung enthält, eine Figuränderung.

Vergleichen wir nun die Bedingungen, welche die Geometrie für Varianz und Invarianz einer Figur aufstellt, mit denen, welche sich hier für die Wahrnehmung ergeben haben, so zeigt sich folgendes.

Nach Helmholtz (1868) erschöpfen sich die Axiome der Geometrie im wesentlichen im Begriff der freien Beweglichkeit eines starren Körpers im kontinuierlichen Raum. Es ist also die Unabhängigkeit der Figur von der Bewegung, was die geometrischen Sätze, insbesondere was die Kongruenz ermöglicht. Für Helmholtz begründen eigentlich die Gesetze der Materie im Raume die Geometrie, wie schon der Titel seiner Abhandlung andeutet. Aber auch in der rein logisch-anschaulichen Axiomatik der Geometrie von D. Hilbert ([7]1930) kommt der Bewegungsbegriff nicht vor und gehört also nicht zu den Bedingungen der geometrischen Aussagen. Seine Axiome der Verknüpfung und der Anordnung, die bei Helmholtz nicht ausgesprochen sind, involvieren jedenfalls logisch keine Bewegung. Ob dies freilich auch für die Anschauung gilt, mag offen bleiben.

Unter den Bedingungen der geometrischen Invarianz kommt also die Bewegung oder die Bewegungsgeschwindigkeit eines Punktes nicht vor. Die Tatsache, daß in der Wahrnehmung Bewegung zu den Bedingungen der Figur gehört oder gehören kann, statuiert also hier einen Widerspruch und zugleich eine Einengung der Invarianz für den Fall der Bewegungsfigur, die aus rein geometrischen Sätzen nicht abzuleiten wäre.

Prüft man demnach zunächst die Bedingungen der Bewegung selbst, so kann man sich auf ein bedeutendes Untersuchungsmaterial stützen. Schon die Versuche besonders von WERTHEIMER (1912) und von KORTE (1915) haben gezeigt, daß für das Zustandekommen eines Bewegungseindruckes die Verhältnisse von Ort, Zeit (und Lichtintensität)[2] auf eine Art und Weise bestimmend sind, welche gleichfalls von denen der geometrisch-phoronomischen Definition abweichen. Das stroboskopische Bewegungsphänomen ist an sich schon ein Widerspruch gegen den Begriff der kontinuierlichen Bewegung. Aber auch beim Sehen wirklicher Bewegungen zeigt sich, daß z. B. gleich schnelle Bewegungen als ungleich schnelle erscheinen, je nachdem die durchlaufenen Strecken (DERWORT, 1938) oder die Entfernung des Objektes vom Auge verändert werden (BROWN, 1928). Was für die Differenzen der Geschwindigkeit gilt, nämlich Inkongruenz von objektiver und wahrgenommener Geschwindigkeit, das gilt auch für die Grenzen der Bewegungswahrnehmung nach unten und oben überhaupt: sie sind abhängig von den Parametern des Weges und der Zeit (und der Intensität). In keinem Falle gelingt es, die Bewegung in der Wahrnehmung als eine Reproduktion der objektiven Bewegung nach denselben Gesetzen aufzufassen. Entscheidend ist hier, daß die einzelnen Parameter, nämlich Raum und Zeit, auf deren gegenseitiger Unabhängigkeit die Definitionen der Geometrie und der Mechanik beruhen, in der Wahrnehmung, betrachtet man sie als Reproduktion des Objektes, sich als *nicht* mehr unabhängig voneinander erweisen. Denn es gelingt, denselben Sinneseindruck durch verschiedene Verhältnisse zwischen der Raum- und der Zeitgröße hervorzurufen, und es gelingt auch, verschiedene Sinneseindrücke durch das gleiche Verhältnis der Raum- und der Zeitgröße hervorzurufen. Ein Beispiel für das Erste sind die Versuche unter 3, III, für das Zweite die Versuche 3, I und II.

Damit ist aber nicht nur die bekannte allgemeine Möglichkeit der »Sinnestäuschung« bewiesen, vielmehr ermöglicht die Einfachheit der Verhältnisse, auch Gesetzmäßigkeiten auszusprechen.

Der Befund, daß eine Kreisbahn durch bloße Ungleichförmigkeit der Geschwindigkeit sich für das Auge in einen Nicht-Kreis defiguriert, erlaubt, auch ohne Art und Betrag dieses Zusammenhanges genauer zu bestimmen, die Aussage, daß die objektive Geschwin-

2 Vom Faktor der Lichtintensität kann für unsere Zwecke abgesehen werden.

digkeitsänderung den Wirkungswert einer Figuränderung in der Wahrnehmung habe. Um aber jedes Vorurteil über den Sinn des Wortes »Wirkungswert« zu vermeiden, ist die Formulierung vorerst vorzuziehen, wonach unser Versuch eine *Äquivalenz von Geschwindigkeit und Figur* beweist. Man kann denselben Sinneseindruck durch Änderung der Figur und durch Änderung der Geschwindigkeit bekommen. Weitere Äquivalenzen sind aus den Versuchen ohne Schwierigkeit abzuleiten; z. B. der Eindruck der Größe kann durch die Geschwindigkeit der objektiven Bewegung ebenfalls verändert werden; der Eindruck der Schnelligkeit der Bewegung hängt aber auch von der objektiven Größe der Strecke ab. Es gelten also Äquivalenzgesetze von Größe und Geschwindigkeit.

Sucht man nach einer Erklärung oder Deutung dieses widersprechenden Verhaltens der Wahrnehmung gegenüber den Gesetzen, Definitionen oder Axiomen der Geometrie oder Phoronomie, so bietet sich, wie schon angedeutet, in der Wahrnehmung figurierter Lichtpunktbewegungen selbst ein Moment an, dessen sprachlicher Ausdruck in Worten wie Schwung, Wucht, Kraft von den VPn unwillkürlich gesucht wird. Die Wahrnehmung ist also reicher an aussagbarem Inhalt als die reine Geometrie. Es ist nun seit langem bekannt, daß die Ortsbestimmung eines Punktes im Wahrnehmungsraum zwar von Fall zu Fall bestimmt, aber auch sehr umstimmbar durch andere als objektiv-räumliche Faktoren ist. Besonders das reiche Beobachtungsmaterial der sog. Bewegungs*induktionen* beweist, daß die Ortsbestimmung eines Punktes im Raum – wieder im Gegensatz zur Geometrie – von der Anwesenheit anderer Punkte im Raum abhängig ist. Der Versuch, das Gesetz solcher Abhängigkeiten zu finden, hat uns bereits früher zu der grundsätzlichen Vermutung geführt, daß hier nicht nur sinnesphysiologische und auch nicht nur psychologische Faktoren, sondern *der Form nach physikalische* Gesetze ausschlaggebend seien.[3] Es zeigt sich nämlich, daß bei Darbietung mehrerer bewegter Lichtpunkte deren Bewegung nicht so gesehen wird, wie sie objektiv erfolgt, sondern so, wie ihre im Verhältnis zueinander erfolgenden Bewegungen unter Zugrundelegung eines bestimmten mechanischen oder dynamischen Prinzips erfolgen würden. Es wird dabei also das Koordinationssystem, welches wir bei der Wahrnehmung nur eines Punktes

3 v. Weizsäcker (1937, 1940 b), Christian (1940).

sowohl für das Objekt wie für die Wahrnehmung zugrunde legen können, aufgeopfert und statt dessen ein anderes angenommen; überdies aber erweist sich irgendein noch unbekanntes physikalisches Prinzip auf irgendeine noch unbekannte Art und Weise als wahrscheinlich bestimmend für die Erscheinungsweise der Bewegungen. Es entsteht so als nächste Aufgabe, diesem physikalischen Prinzip näher zu kommen.
Zur Verdeutlichung fügen wir den früher mitgeteilten Versuchen einige neue hinzu (P. Christian, 1940).

4. Pendelbewegungen

Besetzt man die Schenkel einer frei schwingenden Wippe mit Leuchtmarken (LP), so sieht man je nach Auswahl und Plazierung der Marken im Dunkeln zwingend eine Anzahl voneinander abweichender Schwingungsfiguren. Objektiv bewegen sich die (praktisch gewichtlosen) Marken natürlich immer auf derselben Bahn, weil sie auf der Wippe fest angebracht sind. Man könnte folglich erwarten, daß sich an den phänomenalen Bewegungen der Marken nichts ändert, gleichgültig ob ich einige davon fortnehme oder umplaziere. Man sieht aber überrascht jeweils neue und eindeutige Bewegungskombinationen, deren Struktur untersucht werden kann.
Die Versuchsanordnung ist einfach: ein stumpfwinklig geknickter Metallstab schwingt um seinen Scheitel (Achse) in einer Ebene auf und ab. Läßt man nach einem einmaligen Anstoß den Stab frei ausschwingen, so erhält man freie gedämpfte Schwingungen von nahezu identischer Frequenz. Beide Schenkel sind mit Leuchtmarken besetzt, die beliebig zu entfernen oder umzuordnen sind.
Besetze ich beide Schenkel symmetrisch (spiegelbildlich) und die Achse mit Marken, so schwingen diese für das Auge erwartungsgemäß um die sichtbar ruhende Achse. Nach Entfernung der Achsenmarke erscheinen sie um einen scharf lokalisierbaren, unsichtbaren (virtuellen) Drehpunkt schwingend, dessen Ort mit dem faktischen Drehpunkt des Aggregats zusammenfällt.
Entfernt man nun auf einem Schenkel der Wippe die äußerste Marke, so wandert der Drehpunkt scheinbar nach der Seite des anderen Schenkels: die virtuelle Achse wird phänomenal verlagert. Selbst wenn man die objektive Achse nun wieder sichtbar markiert,

wird sie insofern ignoriert, als neben ihr ein scheinbares unsichtbares Gelenk wahrgenommen wird. Das von der Wahrnehmung gelieferte Bild zeigt also ein fingiertes mechanisches Gebilde, welches in stabilem Gleichgewicht schwingen würde, wenn es die durch die Markierung ausgezeichnete Form und Beschaffenheit hätte. Das Prinzip der freien Pendelbewegung bleibt mit der Einführung eines scheinbaren Drehpunktes anschaulich erhalten, der offenbar dort erscheint, wo er bei tatsächlicher Verkürzung auch zu suchen wäre.

Die Wahrnehmung der bewegten Lichtpunkte offenbart also zusätzlich ein Besonderes, das im Wahrnehmungsmaterial – den Marken, ihren objektiven und den retinalen Bewegungsbahnen – gar nicht enthalten sein kann, trotzdem aber scharf miterfaßt wird: den Bezug auf einen dahinterstehenden mechanischen, von kinematischen Gesetzen beherrschten Apparat.

Es zeigt sich jetzt, daß die relative Unabhängigkeit der Wahrnehmung von den geometrischen Bestimmungen des Objektes zugleich eine Freiheit bedeutet – die Freiheit nämlich, ein Aggregat bewegter Punkte nach einem ideellen Prinzip zu figurieren. Die Vermutung, daß es sich im vorliegenden Falle um ein physikalisches Gesetz handelt, kann zunächst nur an einem möglichst einfachen Beispiel geprüft werden.

Wir bringen je eine Leuchtmarke, A und C, am schwingenden Ende und an der Achse unserer Wippe an. Sie vermitteln den Eindruck eines auf- und abschwingenden starren Schenkels. Löscht man jetzt den Achsenpunkt und gibt dafür einen auf der Stange selbst befind-

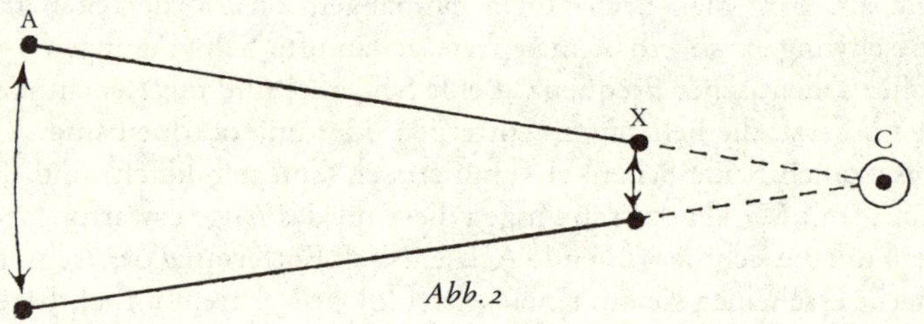

Abb. 2

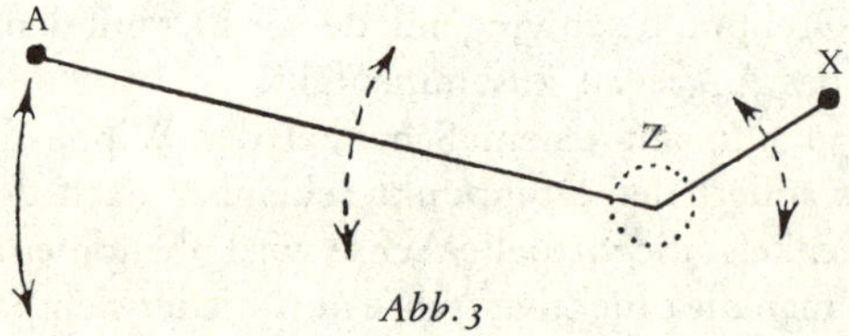

Abb. 3

lichen Leuchtpunkt X, so erscheinen beide nicht auf den Bogenlängen eines Kreisringstückes (Abb. 2) um C schwingend, was nach dem objektiven Sachverhalt zu erwarten wäre, sondern X erscheint als neuer Achsenpunkt, aber außerdem wird ein zweiter virtueller Drehpunkt zwischen A und X wahrgenommen: die schwingende Stange erscheint nicht mehr starr, sondern sie scheint jetzt ein Gelenk in Z zu besitzen (Abb. 3). Der Eindruck der zweigelenkigen Bewegung ist vollkommen zwingend und erinnert etwa an ein Abschiedswinken mit der Hand, bei dem sowohl der Arm wie auch im Handgelenk die Hand auf und ab schwingen.
Betrachten wir diese Umformung unter dem Gesichtspunkt einer wirksamen Kraft, so stellt sich die Aufgabe, das Wahrnehmungsbild als Wirkung einer Kraft, seine Umformung als Umformung der Verteilung dieser Kraft zu verstehen. Das Wahrnehmungsbild steht dann für die Lösung der Aufgabe, den mechanischen Gesamtvorgang durch die kombinierte Bewegung zweier Momentpunkte (Merkzeichen) vollständig darzustellen. Es wird hier unmittelbar anschaulich, wie etwa ein Konstrukteur durch physikalisch-technische Mittel die Aufgabe lösen würde, eine gegebene Kraft so umzugruppieren, daß dieselbe Wirkung auch bei Änderung der Maschine erhalten bleibt. Die Bedingung wäre, daß die Bewegung in einer Ebene und bei gleicher Schwingungsfrequenz mit der gleichen Wirkung erfolge.
Der Übergang vom 1. Fall (Abb. 4) zum 2. Fall (Abb. 5) stellt sich dann so dar: Bei Befestigung eines LP auf der ruhenden Achse C und eines LP am freien Stangenende A wird die in Zeit und Fläche

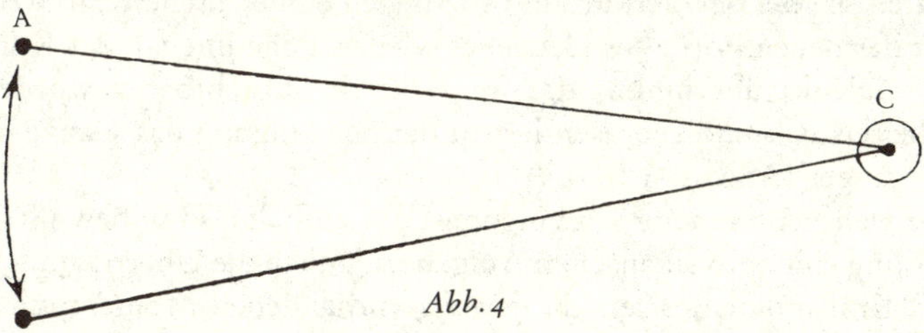

Abb. 4

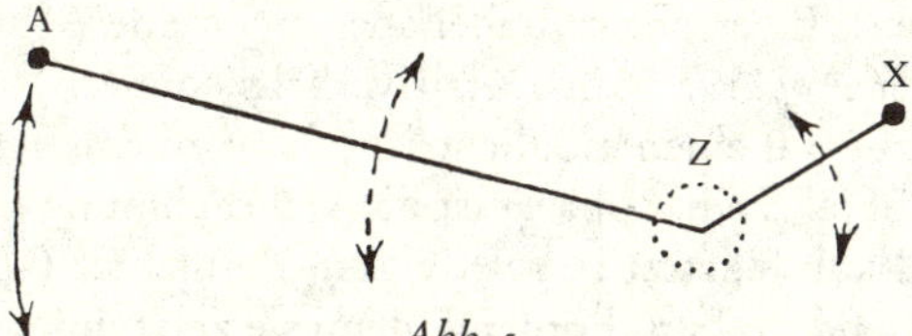

Abb. 5

eingesetzte Kraft im Dunkeln durch die Ruhe von C und die schwingende Bewegung von A sowie durch den zwingenden Eindruck ihrer starren Verbindung vollständig repräsentiert. Eine Verkürzung des Schenkels würde mechanisch bedeuten, daß unter Voraussetzung konstanter Bewegungskräfte (identischer Vektoren) die Amplitude und die Frequenz entsprechend erhöht werden müßten. Wird nun im Versuch eine Verkürzung des Schenkels durch Auslöschung der Achsenmarke C und Exposition einer anderen Marke X (näher an A) phänomenal erzwungen, so stellt sich die Aufgabe, die gleichgebliebene Amplitude und Frequenz von A in ein neues System der Stange zu verarbeiten, ohne daß die wirksame Kraft sich dabei ändert. Dieser Bedingung genügt nur ein Gestänge, bei dessen Schwingung die Vektorensumme gleich dem Vektor der früheren Schwingung AC ist, d. h. wenn die Gleichung

$$\overline{AC} = \overline{AZ} + \overline{ZX}$$

gilt. Verkürzt man also die Stange AC, so müßte man, um dieselbe Vektorgröße zu behalten, ohne Ausschlag und Geschwindigkeit von A zu ändern, die Stange in ein kinematisches Elementenpaar (AZ, ZX) auflösen, dessen Vektorensumme dem ursprünglichen Vektor gleich ist. Unter den gemachten Voraussetzungen erscheint also zwangsläufig ein Gelenk; technisch: ein zweischlägiges Getriebe. Bei Verkürzung der Stange übernimmt die Summe der Vektoren der kinematischen Glieder, in die man sich die Stange aufgelöst zu denken hat, den *Wert*, den ursprünglich die Stange hatte. Die bei der Verkürzung sozusagen einbehaltene Kraft kehrt mit der neuen Form des Getriebes wieder. Phänomenal: der Knick (= Gelenk) übernimmt das im Dunkeln unsichtbar gewordene Scheitelstück und repräsentiert in der Schwingung das Ganze des Vorganges (Abb. 6).

Die wahrgenommene Schwingungsfigur enthält also unbewußt die Lösung einer physikalischen Aufgabe, nämlich die Übertragung eines Kraftmomentes auf die jeweils vorhandenen Momentpunkte (Merkzeichen). Es erscheint dabei aber nicht eine Auslegung, wie sich etwa der *Apparat* zum Detail verhält, sondern was *ich* vom Detail in bezug auf einen möglichen Apparat zu halten habe. Denn relativ zum objektiven Apparat ist die Wahrnehmung falsch (sie ist nicht einmal abbildgetreu!), realtiv zum Betrachter (»prädikativ«) ist sie zutreffend und erschöpfend, denn sie zeigt ihm an Hand der

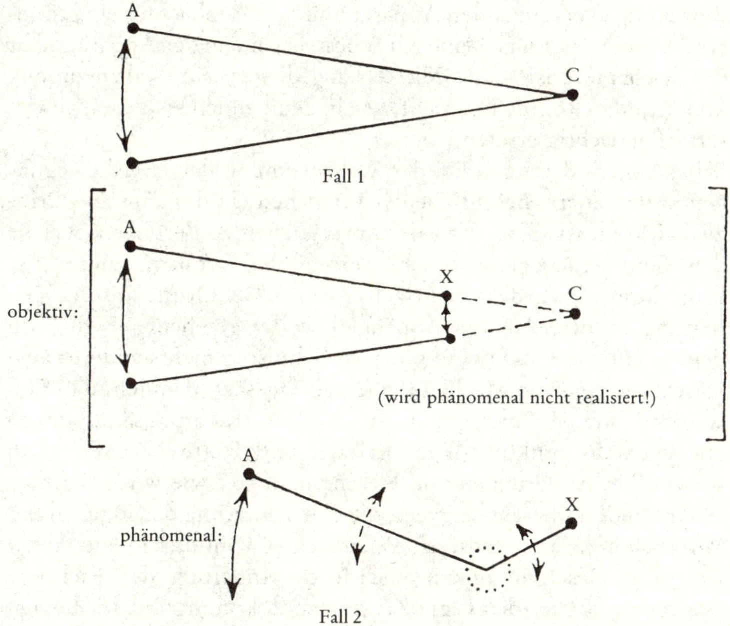

Abb. 6

gegebenen Merkzeichen einen dahinterstehenden mechanisch möglichen Vorgang. Die Lösung *bedeutet* und *ist* für ihn das Ganze unmittelbar.

Die Versuche »an der Wippe« (Pendel) unterscheiden sich von den vorher mitgeteilten mit Kreisbewegungen darin, daß bei der Wippe jene die Bewegung erzeugende Maschine zwar ebenfalls unsichtbar bleibt, aber doch um eine Stufe unmittelbarer dem gesehenen Objekt anhaftet. Denn die Maschine, der Apparat selbst, wird durch die Lichtmarken an einigen ausgezeichneten Punkten repräsentiert. Es spielt dabei keine Rolle, daß die VP die Wippe eventuell bei Zimmerbeleuchtung schon gesehen hat oder daß sie Mechanik studiert hat. Der Sinneseindruck ist, auch im unwissentlichen Versuch, immer derselbe. Der Eindruck eines Pendels ist eben spontan mitgegeben. Dies führt auf die Frage, ob auch in den früheren Versuchen, die mit optisch projizierten kreisförmig bewegten Lichtpunkten ausgeführt sind, eine derartige mechanische Idee mitgegeben und repräsentiert sei, obwohl hier zwischen dem die

Bewegungen erzeugenden Apparat und dem Beobachter ein größerer Abstand, sozusagen eine Kluft besteht, indem der Apparat nicht durch charakterisierende Marken angedeutet, zur Wahrnehmung kommt. Man könnte ihn nicht, wie in den Pendelversuchen, gewissermaßen richtig erraten.

Wir glauben, daß auch bei der Wahrnehmung der Kreisbewegungen in den zuerst beschriebenen Versuchen ein dynamisches Prinzip wirksam ist. Daß es in den sprachlichen Äußerungen, welche den Sinneseindruck möglichst erschöpfen wollen, zum Ausdruck kommt, wurde ja mehrfach erwähnt. Der Grund unserer Vermutung ist der, daß die Abhängigkeit der gesehenen Figur von den objektiven Geschwindigkeitsverhältnissen nichts anderes ausspricht, als was die Mechanik ebenfalls aussagt, nämlich, daß Geschwindigkeiten Funktionen von Kräften, Richtungsänderungen aber ebenfalls Funktionen von Kräften sind. Kräfte also äußern sich sowohl bei Änderungen von Geschwindigkeit wie von Richtung. Nichts anderes besagt es, wenn die eine Änderung der Figur in der Wahrnehmung nach unseren Versuchen sowohl durch eine Änderung der Geschwindigkeit wie durch Änderung der Richtung (Bewegungsfigur) des Objektes zustande kommt. Beides besagt, daß es *Kräfte* sind, welche im Falle der Mechanik die Geschwindigkeiten und die Richtungen bestimmen und welche in der Wahrnehmung in den bloß räumlichen Erscheinungen ideell miterfaßt werden. Figur wird also Ausdruck von Kraft.

Nach den parallelistischen Denkweisen der Physiologie und Psychologie läge es nun nahe, diese Übereinstimmung der Mechanik und ihres Potentialgesetzes mit der Verhaltungsregel der Wahrnehmung quantitativ zu prüfen und so zu erhärten. Wenn wir einen solchen Versuch im Augenblick nicht weiter verfolgen, so geschieht es, weil uns wichtiger zu sein scheint, die grundsätzliche Bedeutung einer derartigen Übereinstimmung klarzustellen. Es ist die Tatsache, daß überhaupt eine Geschwindigkeitsänderung des Objektes als Figuränderung seiner Bahn wahrgenommen werden *kann*, wesentlicher als die Frage, wann und in welchem Ausmaß dies im Einzelfalle so ist. Wesentlich ist gerade auch dies, daß eine solche Stellvertretung von Geschwindigkeits- und Figuränderungen keineswegs unbegrenzt und durchgehend, sondern überall nur von besonderen Einzelumständen abhängig gefunden wird.

Die erste Deutung dieser Äquivalenz ist also die, daß wir bei optischer Bewegungs- und Figurwahrnehmung *Kräfte* und das Kraftgesetz interpretieren, ohne dazu den Verstand zu bemühen, also ohne den Begriff und das Gesetz der physikalischen Kraft explizite zu denken. Man kann das auch ausdrücken, indem man sagt, daß in der Wahrnehmung das Denken des Dynamischen unbewußt wirksam sei. Die gefundene Äquivalenz von Geschwindigkeit und Figur ist aber nicht der einzige Grund, solches anzunehmen. Die Tatsache, daß ein ungleich schnell kreisender Lichtpunkt sich der Eiform nähert, ist doch noch spezieller interpretierbar. Dieses Verhalten weist nicht, wie die Versuche an der pendelnden Wippe, auf ein starres System hin, sondern auf die freie Bewegung der Materie, wie sie etwa bei der Planetenbewegung vorkommt. Es ist das zuerst im zweiten KEPLERschen Gesetz beschriebene und von NEWTON auf das allgemeinste Gesetz der Mechanik zurückgeführte Beispiel, an welches diese Deformierung durch Beschleunigung erinnert. Denn die elliptische Form der Planetenbahnen ist ebenfalls die Folge einer zur Gravitation hinzugefügten ablenkenden Kraft. Auch hier ist die notwendige Verknüpfung der Abweichung von der Kreisbahn mit einer Ungleichförmigkeit der Geschwindigkeit der Ausdruck einer Kraft. Gleichzeitig ist in der Wahrnehmung (in bestimmten Fällen) die Geschwindigkeitsänderung nicht ohne Änderung der Bewegungsfigur möglich, so als ob eine zusätzliche Kraft in einem System frei bewegter materieller Körper wirksam wäre. Ebenso berechtigt sind wir zu sagen: die mit einer Änderung der Geschwindigkeit auftretenden Figuränderungen sind solche, wie sie im Falle eines Systems freibewegter und dem Gravitationsgesetz gehorchender Massen bei Änderung eines Parameters auftreten müssen. Die Wahrnehmung zeigt also nur physikalisch Mögliches.[4]

Die hier mitgeteilten Versuche enthalten noch andere Anregungen zu theoretischer Diskussion, die der Reihe nach durchzuführen sind, ehe der Versuch eines alles Einzelne vereinigenden Prinzips zu wagen wäre. Hier soll zunächst nur noch auf die Bedeutung der Punktabstände oder, wenn man will, der Unterbrechung einer figurierten Bewegung eingegangen werden, weil sie, wie sich zeigen wird, vorerst auf ein völlig anderes, nämlich nicht dynamisches Prinzip zu führen scheint.

Dies gilt allerdings nicht etwa für die Tatsache, daß auch ein suk-

4 Vgl. »Möglichkeitssatz der Wahrnehmung« in v. WEIZSÄCKER, (1940 a), S. 108, 197, (in diesem Band S. 226, 331).

zessiv aufleuchtender Punktkreis deformiert erscheint, wenn die Geschwindigkeit des Aufleuchtens ungleichförmig ist. In dieser Beziehung gelten die gleichen Regeln, welche bei der kontinuierlichen Kreisbewegung eines Punktes gefunden wurden. Beachten wir aber nun, in welchen Abständen die Punkte erscheinen und welchen Schnelligkeitseindruck die »Bewegung« hier macht, so finden wir eine neue Abhängigkeit, nämlich die, daß der scheinbare Punktabstand und die Bewegungsverhältnisse in einer innigen Verknüpfung stehen. Logisch betrachtet ist dies freilich nicht unerwartet, wenn wir daran erinnern, daß mit steigender Geschwindigkeit zuerst eine Verkleinerung und dann eine Ausweitung der gesehenen Kreisbahn eintritt. Auch ist im Gedächtnis zu behalten, daß der Eindruck der Bewegungs-Schnelligkeit zuerst mit der objektiven Geschwindigkeit zunimmt, später aber mit der Annäherung an die Verschmelzung wieder abnimmt und zuletzt erlischt. Es ist also damit zu rechnen, daß die scheinbare Verteilungsdichte der Punkte auf der Peripherie sowohl von der scheinbaren Größe des Kreises, wie von seiner Defiguration, wie auch von der scheinbaren Geschwindigkeit beeinflußt sein und von den entsprechenden objektiven Verhältnissen abhängig sein wird; und dies alles auch in der komplizierten Weise, die wir beschrieben haben. Denn der mittlere Geschwindigkeitsbereich, innerhalb dessen die Bewegung am schnellsten, die Figur aber am undeutlichsten und eventuell umgeformt erscheinen, hebt sich als ein Besonderes auch hier ab. Dieser »Defigurationsbereich« ist uns bereits bekannt als Schauplatz beträchtlicher Täuschungen hinsichtlich der objektiven geometrischen Sachverhalte. Bei den Punktkreisversuchen zeigt sich nun, daß sowohl hier wie auch beim noch langsameren Geschwindigkeitsbereich zu der Bedeutung der Geschwindigkeit der Bewegung ein Einfluß der Unterbrechung derselben hinzutritt; die Häufigkeit und Dauer der Unterbrechungen – einfacher ausgedrückt: die Punktdichte – haben jedenfalls eine Einwirkung auf den Bewegungseindruck, und, wie wir gleich hinzufügen, auch umgekehrt ist der Eindruck der Punktabstände beeinflußt von der Geschwindigkeit der Bewegung. Wir geben eine zusammenfassende Übersicht der Beobachtungen im »langsamen« und im »Defigurationsbereiche« ⟨s. S. 439⟩.

Im langsamen Geschwindigkeitsbereiche erscheinen bei objektiv gleichen Punktabständen die Punkte im langsameren Teil des Kreises weiter, im schnelleren enger. Bei ungleichen Punktabständen

objektiv		scheinbarer Punktabstand	scheinbare Bewegung
1. Im langsamen Geschwindigkeitsbereich:			
a) gleichmäßiger Punktabstand	schnelle Geschwindigkeit,	(scheinbar) enger	gleichmäßige Bewegung = (scheinbar) langsamer
	langsame Geschwindigkeit	(scheinbar) weiter	gleichmäßige Bewegung = (scheinbar) rascher, als zu erwarten
b) gleichmäßige Geschwindigkeit	kleiner Punktabstand,	gleichmäßig = (scheinbar) weiter	(scheinbar) rascher
	großer Punktabstand	gleichmäßig = (scheinbar) enger, als zu erwarten	(scheinbar) langsamer
2. Im Defigurationsbereich:			
a) gleichmäßiger Punktabstand	schnellere Geschwindigkeit,	(scheinbar) weiter	(*objektiv!*) rascher
	langsamere Geschwindigkeit	(scheinbar) enger	(*objektiv!*) langsamer
b) gleichmäßige Geschwindigkeit	kleiner Punktabstand,	(*objektiv!*) enger	(scheinbar) langsamer
	großer Punktabstand	(*objektiv!*) weiter	(scheinbar) rascher

und gleichförmiger Geschwindigkeit aber erscheinen die kleineren Abstände weiter, als nach dem ruhenden Punktbilde zu erwarten wäre.

In dem schnellen, dem Defigurationsbereiche kehrt sich das um: Verlangsamung bewirkt ein Engerwerden der objektiv gleichen Punktabstände, und bei ungleichen Abständen erscheint bei objektiv gleichförmiger Geschwindigkeit der dichtere Teil auch als solcher – aber jedesmal defiguriert im Ganzen.

Immer also kommt es zu bestimmten Induktionen. Geschwindigkeit, Abstände und Gesamtfigur stehen in solchem Verhältnis der Abhängigkeit, daß immer mindestens einer dieser »Parameter« in der Wahrnehmung entstellt erscheint. Während aber im langsameren Bereiche Beschleunigung nur zu scheinbarer Abstandsverkleinerung führt, bewirkt sie im schnelleren eine ausweitende Defiguration. Und anderseits führt Punktverdichtung im schnelleren Bereiche ebenfalls zur Defiguration.

Wir haben hier nur die durch Induktion bewirkte Erscheinungsweise der Punktabstände und der Gesamtfigur beachtet. Weniger präzise, aber noch deutlich genug ist auch die Erscheinungsweise der Geschwindigkeiten. Hier fand sich folgendes. Im langsamen Geschwindigkeitsbereiche erscheint bei objektiv gleichen Abständen, aber ungleicher Geschwindigkeit der Geschwindigkeitswechsel gemildert, er fällt weniger auf, als man erwarten sollte. Die Hauptwirkung erscheint als Verengerung der Punktabstände im schnelleren Teil. Im Falle ungleicher Punktabstände erscheint im dichteren Teil bei objektiv konstanter Geschwindigkeit diese erhöht. Dies kehrt sich im schnelleren Defigurationsbereiche gerade um: die größere Dichte läßt die (objektiv gleiche) Geschwindigkeit verlangsamt erscheinen: je »erfüllter« die Strecke ist, um so langsamer erscheint die Bewegung. Anderseits wirkt hier die objektiv schnellere Bewegung bei objektiv gleichen Abständen im Sinne von deren scheinbarer Entfernung, während der Geschwindigkeitseindruck dem objektiven Sachverhalt entspricht. Auch hier finden wir also Induktionen zwischen Geschwindigkeit, Abständen und Gesamtfigur, und zwar so, daß die scheinbare Geschwindigkeit mit den Abständen entweder abnimmt (langsamer Bereich) oder zunimmt (Defigurationsbereich).

Solange keine Defigurierung der Gesamtfigur merklich wird, induziert ungleicher Punktabstand den Schnelligkeitseindruck und ungleiche Geschwindigkeit den scheinbaren Abstand der Punkte (1 a u. b). Mit dem Auftreten der Defiguration bei höherer Geschwindigkeit gleicht sich diese Täuschung wieder aus, indem nun engere Abstände auch so erscheinen und raschere Bewegung auch so erscheint (2 a u. b). Trotzdem aber tritt die Täuschung auf, daß ungleiche Abstände durch ungleiche Geschwindigkeit ungleich erscheinen und daß gleiche Geschwindigkeiten durch ungleiche Abstände ungleich erscheinen. Aber diese Induktionen kehren sich im Falle der Defiguration um: während im langsamen Bereich die Beschleunigung den Punktabstand scheinbar verengt, bewirkt sie im schnellen Teil scheinbare Erweiterung; und während im langsamen Bereich die engeren Abstände die scheinbare Schnelligkeit erhöhen, bewirken sie im Defigurationsbereich scheinbare Verlangsamung.

Wenn auch eine umfassende Theorie, welche diese Tatsachen auf eine einfache Formel bringt, noch fehlt, so läßt sich im Ganzen doch sehen, daß die gegenseitigen Induktionen von Geschwindigkeit und Punktabstand notwendig Täuschungen nach sich ziehen müssen, die sich zunächst auf den Abstand der Punkte und auf den Eindruck der Schnelligkeit beziehen. Wenn dann die Vorgänge so rasch erfolgen, daß der Eindruck einer Gesamtfigur entsteht, so werden diese Täuschungen geringer. Aber die Figur ist es jetzt, welche nicht objektiv, sondern defiguriert erscheint. Damit hängt es dann wohl notwendig zusammen, daß hier zwar *Unterschiede* der Punktabstände und *Unterschiede* der Geschwindigkeit »objektiv« gesehen werden, daß aber *gleiche* Abstände und *gleiche* Geschwindigkeiten doch ungleich erscheinen, da ja die Gesamtfigur defiguriert ist. Man kann sagen, daß damit, daß die Defiguration an Stelle einer der beiden Parametertäuschungen getreten ist – entweder der über den Abstand oder der über die Geschwindigkeit –, die eine dieser Täuschungen zwar aufgesogen wurde, die andere aber doch bestehen bleibt. Dies läßt sich so verstehen, daß überhaupt die Figur der Feind sowohl ihres räumlichen Elementes (Punktabstände) wie der Bewegung (Geschwindigkeit) ist. Man muß, will man Figur wahrnehmen, etwas vom Wahrnehmen ihrer Elemente oder etwas vom Wahrnehmen von Bewegung opfern. In den untersuchten Bereichen hat die Wahrnehmung offenbar immer einen Kompromiß zwischen der Vergegenständlichung der Figur einerseits und den Raum- und Bewegungselementen andererseits gefunden. Die Ableitung jedes der Einzelfälle aus diesem Prinzip wird weiterer Untersuchung vorbehalten sein. Das Prinzip jedoch ist offenbar dies, daß das Figurwahrnehmen nur durch Verzicht auf das Wahrnehmen der raumzeitlichen Elementbestimmtheiten und der reinen Bewegungsbestimmtheiten geschieht, jedoch nicht »irgendwie«, sondern durch gesetzmäßige Kompromisse zwischen den elementaren Bestimmungen und dem sie umspannenden *Gesetze* der Figur.

Damit nimmt unsere Betrachtung den Gedanken wieder auf, zu dem wir oben bei der Betrachtung des dynamischen Inhaltes der Bewegungswahrnehmung gelangt waren. Der Gedanke ging dahin, daß wir beim Sehen von Bewegungen zugleich die Kräfte mitinterpretieren, welche diese Bewegungen erzeugt haben, so daß die als Täuschung bezeichneten Induktionen eigentlich die Folge dieser Interpretierung sind. Nun sind nach den Grundgesetzen der Mechanik Änderungen der Geschwindigkeit und Änderungen der

Richtung einer bewegten Masse gleichwertige Wirkungen einer Kraft, und somit ist es nicht überraschend, daß gerade Geschwindigkeit und Figur beim Zustandekommen der Wahrnehmung im Verhältnis gegenseitiger »Induktion«, d. h. jetzt also der gegenseitigen Vertretbarkeit stehen. Damit sind aber noch nicht alle Beobachtungen verständlich, über die hier berichtet wird. In dem Falle der aufleuchtenden Punktketten läßt sich noch ein anderes Prinzip aufzeigen, welches für das Zustandekommen eines einheitlichen Figureindruckes ebenfalls entscheidend ist, nämlich die Spannung zwischen dem Teilstück und der Gesamtfigur. Es zeigt sich, daß die Wahrnehmung eines Elementes oder Teilstückes und die einer Figur zwar zusammenhängen, aber in der aktuellen Wahrnehmung sich doch ebenso auch ausschließen. Das »Sehen figurierter Bewegungen« ist stets ein *Kompromiß* insofern, als ich das bewegte Teilchen nicht jeweils »jetzt und hier« und *zugleich* als identisch im Gesamt der fertigen Figur wahrnehmen kann. In diesem Sinne widersprechen sich die Begriffe Bewegung und Figur schlechthin als aktuell gegenwärtige Sinnesinhalte. Gerade dieser Widerspruch aber ist es, kraft dessen das Bewegungsgesetz die Fähigkeit besitzt, die Elemente zu einer Gesamtfigur zu integrieren. Die fraglose Fähigkeit des Organs, Bewegungsfiguren wahrzunehmen, beweist also seine Fähigkeit, über das lokale Hier und Jetzt der Elemente hinaus das Gesetz in einer Figurdarstellung wahrzunehmen. Die Wahrnehmung transzendiert vom aktuellen bestimmten Einzelnen zum Gesetze selbst. Was die Wahrnehmung an bestimmtem Hier und Jetzt verliert, gewinnt sie an bestimmter Figurierung und umgekehrt. Daraus wird aber verständlich, daß außer dem bloßen Hier und Jetzt eines Punktes auch die *Erfülltheit* von Raum und Zeit (die Punktabstände) eine selbständige induzierende Bedeutung besitzt, wie unsere Versuche gezeigt haben. Offenbar bedeutet nämlich die Benutzung von Punkten statt von kontinuierlicher Bewegung eines Punktes zweierlei. Einerseits ist, bei langsamer Folge, jeder Punkt ein Ereignis für sich und wirkt so figuraufhebend im Sinne der Lokalisierung des Elementes und der Unterbrechung des Gesamt. Andererseits wirkt aber die Dichte der Punktreihe im Sinne einer Füllung des Raumes und der Zeit und diese Erfüllung ihrer Ausdehnung also gleichsam raumschaffend und zeitschaffend, d. h. integrierend. Es ist denkbar, daß auf dieser gegensätzlichen Wirkung die gegensätzlichen Befunde im langsamen und im Defigurationsbereich beruhen.

Endlich ist noch festzustellen, daß die Fähigkeit des Organs, das dynamische Gesetz einer Bewegung wahrzunehmen – wir können dies die Idealität der Wahrnehmung nennen –, auch so ausgedrückt werden kann, daß wir sagen, bei der Wahrnehmung bewegter Lichtpunkte werde die Kraft, die sie bewegt, in die Bewegung so hineininterpretiert, daß ein möglichst einfacher Apparat, sagen wir: eine Maschine konstruiert wird. Eine Maschine ist nämlich eine Vorrichtung, durch welche ein Gesetz nicht nur angewendet, sondern in möglichst einfacher Form dargestellt wird. Da nun dem wahrnehmenden Organ die Fähigkeit, ja der Zwang innewohnt, nicht einen realen Vorgang, sondern ein Gesetz darzustellen, so wählt es, vermöge der Freiheit der Induktionen, diejenige Darstellung, welche die einfachste mögliche Maschine voraussetzt. So ergibt sich, daß die auftretenden Induktionen (= Sinnestäuschungen im Sinne der älteren Sinnesphysiologie) Konsequenzen der Tatsache sind, daß wir nicht das objektive Hier und Jetzt bewegter Gegenstände, sondern eigentlich dynamische Bewegungsgesetze wahrnehmen. Ebenso wie eine Maschine die Darstellung eines idealen Gesetzes ist, ebenso enthält eine Wahrnehmung eine Darstellung eines idealen Gesetzes, wenn wir ihr die Freiheit dazu geben.

Über Psychophysik

Die »psychosomatischen Beziehungen«, welchen sich diese Monatsschrift – nach ihrem Untertitel – besonders widmet, müssen, so denkt man, Seele sowohl wie Leib umfassen. Beider Kenntnis scheint nötig, wiewohl keine Vorschrift existiert, auf welche Weise man die Seele, den Leib und die Relation beider zu erforschen habe. Ja, der Mangel einer solchen Vorschrift bringt offenbar den Vorteil ein, daß beinahe jeder seinen eigenen Weg wählen kann, wenn er nur etwas Interessantes auf ihm findet. Dabei ist nun derjenige Versuch etwas in Vergessenheit geraten, von dem seine Urheber, unter denen die Namen E. H. Weber (1851) und G. Th. Fechner (1860) am meisten erstrahlen, die Lösung eines der höchstgestellten Probleme erhofft hatten: die messende und darum »exakte« Psychophysik. Man darf vermuten, daß in weiten Kreisen gerade die mathematische Form dieses Unternehmens heute als eine Fessel betrachtet wird, durch welche ihm ein wahrer Erfolg versagt bleiben mußte, sei es, weil das Mathematische eine zu große Einschränkung bedeute, sei es, weil in seiner Anwendung auf Leib und Seele überhaupt ein Mißverständnis liege. Eine solche Beurteilung führt dann dazu, das Thema der exakten Psychophysik beiseite zu legen; aber die Absicht dieser Zeilen ist, durch Untersuchung der Problemlage und durch Hinweis auf einige neuere Forschungen zu prüfen, was wir von exakter Psychophysik heute zu halten haben.

Es ist merkwürdig, daß diese sogenannte Psychophysik sich nur im Gebiet der sensorischen Leistung, also in der Erforschung der Sinneswahrnehmung, entfaltet hat, während sie in der Motorik kaum Anfänge zustande gebracht hat. Wenn Psychophysik »eine exakte Lehre von den Beziehungen zwischen Leib und Seele« ist (Fechner), dann wäre nicht einzusehen, warum man nur in der einen und nicht auch in der anderen Richtung gehen sollte. War es möglich, die Empfindung als Funktion des Reizes zu messen, warum nicht auch den Willen als Funktion der Bewegung? Eine Psychophysik der Willkürbewegung wäre also die andere Hälfte dessen, was man sich vornahm, gewesen. Aber sie ist meines Wissens nicht einmal als Aufgabe klar gesehen worden. Die Ursache dieser Einseitigkeit liegt, wie ich glaube, in der sensualistischen Grundhaltung der modernen Wissenschaften überhaupt, derzufolge man unter Wissenschaft die Lehre von der Erscheinung, nicht jedoch von der Beeinflussung der Welt verstand[1]; ihre Folge, nämlich das Psychische nur in Abhängigkeit vom Physischen zu denken, war dann die, daß in der Deutung des sogenannten WEBER-FECHNERschen Gesetzes die psychische Seite allmählich in den Hintergrund trat und man der Maßformel eine wesentliche physiologische Bedeutung gab. Wir besitzen auch mancherlei Hinweise aus der Physiologie und Pharmakologie der Reizwirkung auf Bewegungs- und Stoffwechselvorgänge, wonach die WEBER-FECHNERsche Formel (Reizwirkungswert = Reizzuwachs: Grundreiz = Constans) eine weitverbreitete Geltung auch bei anderen als Sinnesvorgängen habe; auch daraus schloß man auf eine nur »rein physiologische« Bedeutung jenes Gesetzes. Damit wird aber eine Deutung vorweggenommen, die erst zu beweisen wäre.

Nun sind auch innerhalb jener Beschränkung Psychophysik und Sinnesphysiologie keineswegs dasselbe. Und je mehr wir uns von dem Zeitalter von HELMHOLTZ, HERING, v. KRIES der Gegenwart nähern, um so mehr wird Sinnesphysiologie als Lehre von den rein materiellen Vorgängen im Sinnesorgan betrachtet. Die ältere Sinnesphysiologie stand der Psychophysik dagegen sehr nahe. HELMHOLTZ (1891) hat FECHNERS Ansatz freudig begrüßt. v. KRIES (1905) rühmt von der YOUNG-HELMHOLTZschen Drei-Komponenten-Theorie des Farbensehens, daß sie eine so vollendete Darstellung der Mischungsgesetze *ganz unabhängig* von den speziellen Annahmen über Ort und Art der Vorgänge im Auge und im Nervensystem gibt.[2] Sicher wäre er über die hervorragende Entdekkung der drei Sehsubstanzen der Retina durch v. STUDNITZ (1937) glücklich gewesen, aber er hätte sie als erwünschte Bestätigung eines *nur* durch das psycho-physische Experiment bereits in der Hauptsache bewiesenen Sachverhaltes betrachtet. Es gibt hier also zwei Wege, die sich keineswegs ausschließen. Auf dem einen sucht man die *Vorgänge* im Organ selbst als materielle unmittelbar oder mittelbar aufzudecken (Physiologie). Auf dem anderen sucht man die *Leistungen* des Organs für das Sehen zu erforschen; indem man hier den äußeren physikalischen Reiz mit der Aussage des subjektiven Erlebens unmittelbar vergleicht, braucht man die Kenntnisse

1 Vgl. v. WEIZSÄCKER, Der Gestaltkreis ([4]1996), S. 121 f. u. a., oder S. 242 f. u. a. in diesem Band.

2 Zum Beispiel NAGELS Handbuch der Physiologie 3, S. 127 f.

der Anatomie und Physiologie nicht in Anspruch zu nehmen (Psychophysik). Die Erfolge müssen entscheiden, ob im Wettlauf der Wissenschaften der eine oder der andere Weg einen Vorsprung gewinnt, und auch der Nutzen für die Medizin kann auf jedem der beiden Wege sich früher einstellen: entweder indem wir etwas von der Funktion *im* Organ oder indem wir etwas von der Leistung *des* Organs erfahren. Handelt es sich nun aber um »psychosomatische Beziehungen«, dann hat das letztere, die Leistung des Organs, offenbar einen Vorzug, insofern sie von vornherein das Organ nicht nur in seinem inneren Betrieb, sondern nach seiner die Umwelt mit dem Subjekt verknüpfenden Bedeutung erfaßt, ohne erst eine befriedigende Erkenntnis des physiologischen Geschehens abwarten zu müssen. Man kann in der Tat die Gesetze des Farbensehens und seine pathologischen Störungen definieren, ohne etwas von den retinalen Sehsubstanzen zu wissen. Dieser Fall entspricht seiner allgemeinen Form nach dem Verfahren der Psychophysik, denn hier vergleicht man, und zwar nach dem Vorgange von Weber und Fechner *messend*, einen physikalisch bestimmten äußeren Reiz mit einer Aussage des wahrnehmenden Subjektes und erfährt so etwas von der Organleistung. Allerdings ist nun die hohe Bewertung der Psychophysik gerade an das *messende* Verfahren geknüpft; diese Exaktheit scheint einen Ersatz für die Anschaulichkeit bieten zu sollen, welche sonst die Anatomie hat. Und damit spitzt sich eine weitere Frage zu, welche schon die Züge des Grundsätzlichen hat: was wird hier eigentlich gemessen, und was kann hier Messung leisten? Ist meine subjektive Beziehung zu der Welt, in der ich wahrnehme und mich bewege, mathematisch erfaßbar, und was gewinne ich durch solche Erfassung?

I.

Wie wird hier gemessen, und was wird gemessen? Meistens so, daß man einen Reiz, z. B. eine Wellenlänge, so lange verändert, bis der Beobachter, dessen Organleistung geprüft wird, einen Unterschied der Empfindungen merkt. Psychophysische Bestimmungen sind hier also Schwellenmessungen. In psychophysischen Untersuchungen wird die Empfindung, da sie mit dem Reiz quantitativ gar nicht vergleichbar ist, nicht gemessen; sondern es wird die Größenänderung des Reizes gemessen, bei welcher die Empfindung sich eben merklich ändert. Eine Schwellenmessung mißt also die Grenze des Reizes, an welcher die Empfindung sich ändert, quantitativ. Physikalische Messungen bestimmen Größen, Schwellenmessungen ermitteln Grenzen von Größen für zugehörende Empfindungen. Während Größen nun vergleichbar sind und daher die Aufstellung von Proportionen zulassen, haben Grenzen nur dann Bedeutung, wenn angebbar ist, *was* durch sie begrenzt wird. Darüber gibt der Beobachter ohne weiteres Auskünfte, wie z. B. »röter« oder »heller«. Aber die zugehörige Schwellenbestimmung sagt etwas aus über die Wellenlänge oder Lichtintensität, bei welcher jene neue Empfindung auftritt. Das Begrenzende ist also eine physikalische Größe, das Begrenzte eine eigentümliche Empfindung. Begrenzendes und Begrenztes sind hier ungleichartig, und man kann dies in andere Worte fassen, indem man sagt, eine Qualität werde durch eine Quantität begrenzt. Die Ungleichartigkeit bleibt auch bei diesen Worten bestehen, und sie bedingt, daß Psychophysik niemals ein Sondergebiet der Physik werden kann. Die psychophysische Relation selbst ist nicht quantifizierbar, da man nicht die Empfindung selbst, sondern nur den Grenzwert des Reizes messen kann, bei welchem die Empfindung sich ändert. Die Frage, ob Empfindungen meßbar seien, ist also mit Nein zu beantworten. Die Anschauung, daß durch das Schwellenverfahren die Empfindungsmessung möglich geworden sei, ist irrig.

Eine neue Entwicklung ist jedoch durch die Forschungen von Renquist-Reenpää (1936) eingeleitet worden, der in seiner »Allgemeinen Sinnesphysiologie« die quantitative durch die logistische Formel ersetzt. Die in früherer Zeit vor allem von Joh. v. Kries (1923) gegen Fechner erhobenen grundsätzlichen Einwendungen gelten in wichtigen Punkten für die logistische Formulierung nicht. Renquist-Reenpää geht damit vielmehr auf der Linie weiter, welche auch v. Kries durch seine Logik vorbereitet hat.[3] Er hat den Vorteil, in der modernen Logistik über ein methodisches Instrument zu verfügen, welches es erlaubt, an Stelle der mathematischen und kausalen Relation von Reiz und Empfindung die hier erkenntnistheoretisch viel einwandfreiere der Implikation zu setzen.

Ist es so in überraschender Weise gelungen, den experimentell gesicherten Kern der psychophysischen Schwellenbestimmungen in

3 J. v. Kries (1916), S. 31 ff. u. Kap. 13.

eine wissenschaftliche Form zu bringen, welche der Eigenart des Gegenstandes angemessen ist, so ist damit doch eine Reihe anderer Aufgaben, an denen die Psychophysik und die ältere Sinnesphysiologie ebenfalls scheiterten, nicht gelöst. Man muß bedenken, daß die Sinne noch vieles andere als »Empfindungen« hervorbringen, z.B. anschauliche Eindrücke von Figuren, Bewegungen, Vorgängen aller Art. Wenn, wie RENQUIST-REENPÄÄ zeigt, für die Analyse der Empfindungen ein logistisches Begriffssystem adäquat ist, so ist damit noch nicht geklärt, ob noch andere als Empfindungsinhalte einer ähnlichen psychophysischen Analyse zugänglich sein können.

II.

Die klinische Neurologie ist keineswegs uninteressiert an der Frage, ob eine exakte Psychophysik möglich ist oder nicht. Exakte Psychophysik ist offenbar nur dann möglich, wenn es eine exakte Beziehung der physikalischen Natur und der Sinneswahrnehmung gibt. Sind die Sinnesaussagen den physikalischen Vorgängen irgendwie exakt zugeordnet, dann ist diese Zuordnung auch exakt erforschbar. Nur dann darf sich ein Mensch, der mit physikalischen Vorgängen wahrnehmend und handelnd in Berührung tritt, etwa weil er beruflich mit ihnen zu tun und zu rechnen hat, auch auf seine Sinne und seine Willkürbewegungen verlassen – genauer: er darf sich insoweit auf sie verlassen, als jene Zuordnung ungestört stattfindet. Es ist denkbar, daß unter pathologischen Bedingungen er eben an Mängeln solcher Zuordnung leidet. Es wäre also ein Forschungsprogramm, den Umfang normaler und den Umfang gestörter Zuordnung zu ermitteln. Zumal die handwerkliche und technische Tätigkeit, besonders der Umgang mit Werkzeugen, Instrumenten, Maschinen und Apparaten, wird in höchstem Maße von dieser Zuordnung abhängen. Schon der Gesunde ist Täuschungen der Sinne und Störungen der Willkürbewegung ausgesetzt; beim Kranken oder Verletzten nehmen sie erfahrungsgemäß zu. Auch hier hat sich in vergangener Zeit die Forschung oft mehr um die Lokalisation der Läsionen im Nervensystem als um die Feststellung der veränderten Leistungen als solcher bekümmert, was ja unabhängig von der Lokalisation erfolgen kann. Freilich hat es nicht an Schwellenuntersuchungen in der klinischen Neuropathologie gefehlt. Aber man betrachtete sie mehr unter dem Gesichtspunkt der »Feinheit« der Organfunktionen als der Konstitution der Leistungen.

Geht man nun von den Bedürfnissen der Klinik und ferner des praktischen und des sozialen Lebens an diese Fragen heran, dann wird man, wie gesagt, sich nicht auf Empfindungsqualitäten beschränken. Als eine Leistung, welche für alle Tätigkeit von hervorragender Wichtigkeit sein dürfte, wählen wir die Wahrnehmung und Hervorbringung von *Bewegung*. Achten wir dabei auf eben jene exakte Zuordnung von wahrgenommener zu physikalischer Bewegung, so zeigt sich etwa folgendes.

Von einer durchgängigen Übereinstimmung der Wahrnehmungsaussage mit der physikalischen Aussage über die Bewegung des Gegenstandes kann keine Rede sein. Wie aber lassen sich Übereinstimmung und Unterschied dieser beiden Aussagen unter gemeinsamem Gesichtspunkt und für alle Fälle exakt formulieren? Diese Aufgabe ist nur lösbar im Zuge einer experimentellen Analyse vieler Einzelbeispiele. Bei diesen Versuchen wird auf Richtung und Figur, auf Zeitfolge und Geschwindigkeit, auf Größe und auf Rhythmus der Bewegung geachtet. Auch muß beachtet werden, wie der Bewegungseindruck sich etwa mit Eindrücken der Kraft, der Wirkung, des Geschehens verknüpft. Es sei vorweggenommen, daß die Aussage der Bewegungswahrnehmung zwar mit der Aussage der physikalischen Bestimmung des dargebotenen Vorganges (Reizes) durchaus nicht übereinzustimmen braucht, daß sie aber eine bemerkenswerte Tendenz hat, den Gegenstand nach Art der Physik darzustellen. Um dies zu beweisen, muß man gewisse Versuchsbedingungen einhalten, wie etwa die, daß man nicht viele, sondern wenige oder nur einen bewegten Gegenstand zeigt; daß der Gegenstand ein einfacher, z. B. nur »ein Punkt« ist; daß seine Bewegung eine passende Geschwindigkeit und eine übersehbare Dauer, daß sie eine auffaßbare Figur hat. Solche Forderungen bedeuten natürlich zunächst eine Einschränkung, sind aber nicht unbillig und in allen Wissenschaften zulässig.

Dieses Ergebnis, wonach also die Wahrnehmung tendiert, die Gegenstände nach Art der Physik darzustellen, bezeichnen wir als Nomophilie oder Nomotropie. Sie bedeutet zunächst, daß die Wahrnehmungsaussage mit der physikalischen Aussage über Bewegungen *vergleichbar* ist. Man kann bei diesem Vergleich also Übereinstimmung sowohl wie Verschiedenheit präzise formulieren. Dies ist der empirische Inhalt des Satzes: die Wahrnehmung »tendiert«, den Gegenstand nach Art der Physik darzustellen. Wie die Zuordnung der Aussagen im einzelnen aussieht, sollen erst die Beispiele zeigen; wesentlich ist dabei, daß es zwei Aussagen gibt, die wir vergleichen, und nicht zwei als bekannt vorausgesetzte Dinge oder Vorgänge.

Ein einfaches Beispiel ist die Darbietung von zwei bewegten Lichtpunkten. Hier zeigt das Auge in vielen Fällen nicht die Bewegung jedes der Punkte für sich, sondern die Bewegung der Punkte zueinander (ihre relative Bewegung). Man sieht also etwas anderes, wenn man jeden Punkt einzeln zeigt, als wenn man sie zugleich zeigt. Das Auge besitzt die Fähigkeit, »denselben« Gegenstand bald »absolut«, bald »relativ« zu sehen. Bietet man ihm einen geradlinig bewegten Lichtpunkt, so sieht es die geradlinige Bewegung, läßt man um diesen ersten Lichtpunkt während der Bewegung einen zweiten mitbewegt kreisen, so sieht man zwei nach Art von Doppelsternen umeinander kreisende Punkte. Die (immer noch) objektiv geradlinige Bewegung des 1. Punktes ist in der Wahrnehmung ersetzt durch ein Kreisen um den 2. Punkt (P. Christian, 1940). Relativ zu diesem gedacht ist auch diese Darstellung richtig; und sie ist erlaubt, wenn es erlaubt ist, statt des ruhenden Bezugssystems in Versuch A ein zu diesem bewegtes Bezugssystem in B einzuführen. Die Wahrnehmung *führt* es ein; sie nimmt sich diese Freiheit, welche auch die Physik sich nimmt, wenn sie, wie in der Mechanik Newtons oder Machs, von der Unabhängigkeit der mechanischen Gesetze von der absoluten Festsetzung des Bezugssystems spricht und den absoluten Raum als unerfahrbar ablehnt.

Hier haben wir ein erstes Beispiel von einer Tendenz der Wahrnehmung, den Gegenstand nach Art der Physik darzustellen. Sie bezieht sich auf die Freiheit, die Bewegung eines Gegenstandes im Raume lediglich nach ihrer Relation zu anderen Gegenständen und nicht zum Raume selbst darzustellen. Es gab hier eine Differenz zwischen Newton, welcher diese Relativität auf translatorische Bewegungen eingeschränkt hat, und E. Mach, welcher sie auch für Rotationen forderte. Eine erneute experimentelle Durcharbeitung hat zur Gewißheit gemacht, daß auch bei Rotationen der Versuchsperson auf dem Drehstuhl in einer drehbaren Kabine eine Freiheit der Wahrnehmung besteht, die objektiven Bewegungen lediglich nach ihrer relativen Beziehung untereinander, nicht aber nach irgendeinem absoluten äußeren Bezugssystem, wie etwa der terrestrischen »Ruhe«, orientiert wahrzunehmen. Alle sogenannten Täuschungen dabei sind also nichts anderes als eine Benutzung dieser Freiheit innerhalb der objektiven Relationen der bewegten Gegenstände (P. CHRISTIAN u. W. SPAMER, 1940; K. HEBEL, 1943). Die Übereinstimmung der Wahrnehmungsaussage mit der Aussage der Physik besteht also darin, daß die Wahrnehmung das tut, was die Physik zu denken erlaubt; die von der Physik dargestellte Relation und die damit erteilte Freiheit des Bezugssystems benutzen die Wahrnehmung, indem sie denselben Sachverhalt unter Wahl verschiedener Bezugsysteme verschieden darstellen. Wir nennen jedes dieser verschiedenen Wahlergebnisse den subjektiven *Standpunkt*.

III.

Wir haben physikalische Beschreibungen objektiver Bewegungen mit Aussagen ihrer Wahrnehmung verglichen. Die Exaktheit dieser Psychophysik setzt zwar voraus, daß die objektiven Bewegungen einwandfrei messend festgestellt werden. Aber nicht dies erwies sich als das psychophysisch »Exakte«, sondern daß die Wahrnehmung verschiedene Darstellungen der gleichen objektiven Bewegung gibt, jedoch *so*, daß sie *alle* den gleichen *relativen* Sachverhalt des Objektes darstellen, nur von verschiedenen subjektiven Standpunkten aus. Die Folge ist, daß es keine »richtigen« und »falschen« Wahrnehmungen (sog. Täuschungen) gibt, sondern nur verschiedene Standpunkte. Dieses Verhalten ist empirisch gefunden worden, und man kann fragen, ob diese solcherart exakte psychophysische Zuordnung allgemein oder nur innerhalb gewisser Grenzen gilt und vielleicht im pathologischen Falle ungültig wird. Um diese Frage zu klären, muß der »subjektive Standpunkt« näher betrachtet werden.

Es wird unmittelbar einleuchten, daß jene Fähigkeit der Wahrnehmung, verschiedene Standpunkte zum Objektiven einzunehmen, doch so, daß die relativen Verhältnisse desselben in der sinnlichen Darstellung gewahrt bleiben, einen ungemeinen Vorteil hat. Denn dadurch kann sich das lebende Individuum zu seiner Umgebung verschieden und doch stets richtig einstellen. Die psychophysische Lösung dieser paradox und vor der Logik unlösbar scheinenden Aufgabe nennen wir *Orientierung*. Zu einem von beweglichen Objekten erfüllten Raum gewinnt das Individuum, auch wenn es seinen subjektiven Standpunkt verändert, doch jedesmal eine sol-

che Orientierung, daß es von den Objekten eine zutreffende relative Wahrnehmung hat. Ein gutes Beispiel ist das Abspringen von einer fahrenden Straßenbahn: im Wagen sehe ich diesen zu mir ruhend, nach dem Abspringen zu mir bewegt. Dieser Orientierungswechsel erlaubt vorher wie nachher eine richtige Zuordnung meiner Bewegungen mit dem Erfolge der Erhaltung des Körpergleichgewichtes. Versagt der Orientierungswechsel, so stürze ich: ich verliere meinen bisherigen »Standpunkt« und gewinne keinen neuen dafür. Zustände, die wir in der Klinik als Ataxie, Schwindel und Unsicherheit bezeichnen, beruhen besonders auf solcher geminderter Fähigkeit zum Orientierungswechsel (K. Hebel, 1944).
Es zeigt sich also, daß die Fähigkeit, den Standpunkt der Orientierung zu wechseln, konstitutiv für unsere sog. Anpassung an wechselnde Situationen und Tätigkeiten ist, und diese Fähigkeit, mehrere Subjekte nacheinander zu bilden, macht uns lebensfähig, vorausgesetzt, daß die verschiedenen Orientierungen jeweils exakt der Umwelt zugeordnet sind. »Umwelt« ist indes eine jeweils nur ad hoc durch eine Wahrnehmung interpretierte relative Ordnung. Ich kann also z. B. eine wirkliche Bewegung ebenso gut als die des Gegenstandes nach links wie die meines eigenen Körpers nach rechts wahrnehmen. Die beiden einander widersprechenden Aussagen gehören zwei verschiedenen Versuchen an; man könnte sagen, daß die Identität der Versuchsperson in zwei verschiedenen Versuchen eine unbewiesene Voraussetzung sei.
Es ist aber erlaubt, die nicht anfechtbare Anordnung zu treffen, daß *zwei*, sicher nicht identische, Subjekte in den Versuch eingeführt werden: wir ersetzen den Gegenstand durch eine zweite Versuchsperson. Wenn eine relative Bewegung der einen gegen die andere erfolgt, dann kann, wie gezeigt, dieser Vorgang (in dem also jede Person für die andere Gegenstand ist) von jeder auf zwei Weisen wahrgenommen werden; nämlich jede kann die andere entweder als in Ruhe oder als bewegt, sich selbst dementsprechend als bewegt oder in Ruhe wahrnehmen. Also wird der Widerspruch zwischen »richtiger« Wahrnehmung und »Täuschung« bei jedem der beiden auftreten; aber jede der beiden unvereinbaren Aussagen wird einen übereinstimmenden Partner beim anderen Subjekt finden. Wenn sich mehrere Subjekte auf die gleiche Weise »täuschen«, so wird eine Übereinstimmung, ein sozusagen sozialer Konsensus eintreten, welcher die gleiche Wirkung hat wie der Konsensus mehrerer Aussagen desselben einen Subjektes. Mit anderen Worten: Wir

können die Mehrzahl der *Standpunkte eines* Subjektes ersetzen durch die Mehrzahl der *Subjekte einer* Wirklichkeit, und auch in diesem Falle ist es so, daß diese Mehrzahl der Subjekte die Bedingung enthält, unter der es eine gemeinsame Wirklichkeit allein geben kann. (Wie vorhin die Mehrheit der Orientierungen es war, vermöge der ein Subjekt unter bewegten Gegenständen existieren kann.) Während aber der Mehrzahl der Standpunkte *eines Subjektes* die Relativität der physikalischen Welt exakt entspricht, ist es hier die *Einheit der physikalischen Welt*, welche der Mehrheit der Subjekte entspricht. Von da stammt der Ausdruck, daß die Einheit der physikalischen Welt (z. B. die Maßstäbe des Messens, die Annahme eines ruhenden Raumes oder Bezugssystems usw.) eine »Konvention« sei.

Um also die sogenannten Sinnestäuschungen zu erklären, muß man entweder zugestehen, daß ein Subjekt mehrere gleichberechtigte Standpunkte einnehmen kann oder daß es mehrere gleichberechtigte Subjekte in der wirklichen Welt gibt. Eine Wirklichkeit, welche weder das eine noch das andere enthielte, hätte keinen aussagbaren Sinn. Die Äquivalenz dieser beiden Annahmen aber ist bis jetzt noch nicht untersucht und soll uns später beschäftigen. Das vorläufige Ergebnis ist, daß eine Einheit oder Einzahl des Subjektes mit den Erfahrungstatsachen nicht vereinbar ist.

IV.

Die exakte psychophysische Untersuchung führt zunächst auf eine exakte Zuordnung der Wahrnehmungsaussage zur Relativität der physikalischen Aussagen. Diese Zuordnung aber zwingt uns, eine Mehrheit der Standpunkte eines Subjektes oder einer Mehrheit von Subjekten zuzulassen. Es waren aber die Aussagen über Bewegungen in der Natur, deren Analyse solche Folgerungen nach sich zieht. Unerörtert blieb dabei der Begriff der Bewegung selbst. Eine Bewegung kann anfangen; dann grenzt sie an die Ruhe, sie entsteht sozusagen aus dieser. Eine Bewegung kann auch nur fortdauern, dann ist sie ein Gegensatz zu dem, was fortdauernd ruht. Eine Bewegung kann ihre Richtung, ihre Geschwindigkeit ändern, dann ist sie etwas Veränderliches.

Die psychophysische Untersuchung dieser Fälle zeigt, wie schon erwähnt, alles andere als eine Übereinstimmung von physikalischer und Wahrnehmungsaussage. Während aber bisher nur untersucht wurde, ob ein Gegenstand als bewegt oder nicht bewegt beurteilt wird, interessieren wir uns im weiteren für Arten und Modifikation der Bewegung selbst. Insbesondere das reichliche Forschungsmaterial über optisch wahrgenommene Bewegung zeigt eine Fülle der Abweichung vom objektiv dargebotenen Reiz. Damit, daß die Wahrnehmung anderes sagt als die objektive Messung, ist natürlich zu wenig für eine Psychophysik gesagt. Es hat sich aber im vorhergehenden zeigen lassen, daß sich das psychophysische Verhältnis als eine gewisse gebundene Freiheit der Wahrnehmung gegenüber dem Objekt (Reiz) ausdrücken läßt. Das Subjekt kann ein Objekt standpunktmäßig verschieden wahrnehmen. Das zeigt sich zunächst für eine geometrische Betrachtung. Ein ganzer Zweig der Geometrie, nämlich die darstellende oder projektive Geometrie, kann als Anwendung dieser gebundenen Freiheit betrachtet werden. Faßt man Bewegungen ins Auge, dann ist die Einführung eines frei beweglichen Subjektes unvermeidlich, will man die verschiedenen Erscheinungsweisen eines Objektes als gesetzmäßig gebundene Freiheit darstellen. Die Tatsachen des Bewegungsehens führen aber noch weiter, wenn man jetzt von der mathematischen Struktur, von der Definition dieser Bewegung und ihrer Messung ausgeht, nämlich als einer Ortsveränderung in der Zeit. Wir brauchen zur physikalischen Bewegungsbestimmung Messungen von Längen und Zeiten, also Maßstab und Uhr.

Hier ergab nun der psychophysische Versuch, wieder innerhalb bestimmter Grenzen, eine neue eigentümliche Freiheit der Wahrnehmung, nämlich so, daß Längenänderungen als Zeit- (Geschwindigkeits-)Änderungen, aber auch umgekehrt Geschwindigkeitsänderungen als Längenänderungen täuschungshaft wahrgenommen werden (A. Derwort, 1938). Das Experiment zeigt, daß man bei Bewegungen scheinbare Längenunterschiede durch bloße Zeitänderung des Objektes erscheinen lassen kann; und man kann auch Zeitänderung durch Längenänderung erscheinen lassen. Nimmt man die vielen Versuche hinzu, welche im Interesse der stroboskopischen Bewegung ausgeführt wurden und welche großenteils als Schwellenversuche angelegt sind (Kortesches Gesetz)[4], dann könnte man geneigt werden, eine noch viel grundsätzlichere Abhängigkeit alles Bewegungsehens von solchen Täuschungen über

4 Vgl. Koffka (1931), in Bethes Handbuch der Physiologie, Bd. 12,2.

Länge durch Zeit und über Zeit durch Länge anzunehmen. Wir entnehmen dem so viel, daß beim Wahrnehmen von Bewegungen also Länge und Zeit einander vertreten können, und um diesen Sachverhalt gegen den zunächst physikalischen, der zur Relativitätstheorie führte, abzugrenzen, sprechen wir von einer psychophysischen Äquivalenz von Raum und Zeit.

Eine obwohl begrenzte Freiheit der Wahrnehmung gegenüber der strengen Trennung und gegenseitigen Unabhängigkeit von Längen und Zeiten in der klassischen Physik braucht nun keineswegs zu einer allgemeinen unexakten Verwaschenheit der Sinnesaussage gegenüber dem objektiven Vorgang zu führen. Und es hat sich nun weiter gezeigt, daß die Abhängigkeit zwischen räumlicher und zeitlicher Ausdehnung gerade wieder konstitutiv ist für eine recht wichtige psychophysische Zuordnung von Wahrnehmung und objektivem Vorgang. Eine solche Abhängigkeit wird nämlich zur Folge haben, daß innerhalb ihres Geltungsbereiches man Zeiten nicht verändern kann, ohne für die Wahrnehmung auch Wege zu ändern, und Wege nicht ändern kann, ohne für die Wahrnehmung auch Zeiten zu ändern. Nun kommt die Wahrnehmung sehr häufig in die Lage, infolge ihrer Standpunktbildung dieselben Gegenstände zeitlich gleich, doch räumlich verschieden auffassen zu müssen, nämlich bei verschiedener Entfernung des Objektes vom Auge. Dabei erscheint ein Objekt in der Ferne klein, in der Nähe aber groß. Ist das Objekt bewegt, so würde auch die Bewegungsgeschwindigkeit in der Ferne klein, in der Nähe groß erscheinen müssen. Besitzt aber das Organ nun die Freiheit, mit der Größe auch die Geschwindigkeit verändert wahrzunehmen, hier also jene gegenseitige Abhängigkeit auszunutzen, dann erlangt es dadurch die Fähigkeit, das Objekt sowohl in der Ferne wie in der Nähe als gleichschnell bewegtes wahrzunehmen. Dies ist aber in der Tat der Fall, und daher kommt es, daß die Besucher eines Theaters trotz der verschiedenen Entfernung von der Bühne »das gleiche« sich abspielen sehen. Jene Äquivalenz von Raum und Zeit, welche wir als Ursache von vielen »Täuschungen« feststellen mußten, ist also konstitutiv für die seit Hering (1925) sogenannte »Konstanz des Sehdings«, ein nicht ganz glücklicher Ausdruck, welcher viel zu dem erkenntnistheoretischen Irrtum beigetragen hat, daß es eine Welt von bloß phänomenalen Dingen, eine Erscheinungswelt, die bloß subjektiv wäre, neben der wirklichen physikalischen Welt gäbe. Unsere Ableitung zeigt aber, daß eine (innerhalb von Grenzen) exakte psychophysische Zuordnung der Äquivalenz von »Raum« und »Zeit« der Grund ist, warum dasselbe Objekt in der Nähe und der Ferne »gleich«, nämlich in unserem Beispiel gleich schnell bewegt, erscheinen muß. Unter pathologischen Verhältnissen freilich können, offenbar durch veränderten Geltungsbereich der Äquivalenz, Gegenstände »zu klein«, »zu groß«, »zu entfernt« usw. erscheinen, und wir nennen dies Makropsie, Mikropsie, Porropsie. Diese Fähigkeit, gerade die Geschwindigkeit eines Vorganges unter Aufopferung der Raumgrößen als dieselbe wahrzunehmen, ist aber für die Auffassung von Lebensvorgängen von so großem Werte, weil der Ablauf der Lebensvorgänge in so vielen Fällen zeitlich sehr streng gebunden ist. Grundumsatz und Nahrungsbedarf, Marschgeschwindigkeit, Arbeitstempo u. v. a. sind Leistungen, deren *zeitliche* Verhältnisse man nur in engen Grenzen ändern kann, ohne auch ihre *Form* so stark zu ändern, daß ihr biologischer Wert in Frage gestellt wird. Auch hier erweist sich also die Sinnes-»täuschung« als konstitutiv für eine beständige Auffassung dessen, was biologisch relevant ist.[5]

V.

Das Prinzip, wonach die Identität eines objektiven Vorganges bei seiner Wahrnehmung aus verschiedener Entfernung gewahrt bleibt, ist zunächst für die Geschwindigkeit einer Bewegung entwickelt worden. Es knüpft sich daran das besondere Interesse, daß eben die gegenseitige Vertretbarkeit von Zeit- und Raumgrößen konstitutiv für die Identität eines Gegenstandes in der Wahrnehmung ist; ohne jene Äquivalenz müßte er von verschiedenen Standpunkten aus verschieden, also als veränderlich oder als Mehrheit von Dingen erscheinen. Die nächste Frage wird daher sein, ob solche konstitutive Äquivalenzen, welche isoliert betrachtet als »Täuschungen« imponieren, auch über den Rahmen der Bewegungswahrnehmung als solcher hinaus aufgefunden werden. Es sollen hier noch zwei Klassen von Gegenständen untersucht werden, nämlich Kräfte und Figuren. Beginnen wir mit den *Kräften*, so kehren wir damit zu jenem Gebiet zurück, von welchem die messende Psychophysik

5 Vgl. v. Weizsäcker, Der Gestaltkreis ([4]1997) S. 127, in diesem Band S. 248 f. – Gestalt und Zeit (1942) (in diesem Band).

von Weber und Fechner überhaupt ausgegangen war. Die Untersuchung des Kraftsinnes hat im Laufe der Zeit immer deutlicher ergeben, daß z. B. bei der Schätzung von Gewichten Geschwindigkeit und Weg des schätzenden Armes von großem Einfluß sind und offenbar bei auftretenden Täuschungen eine maßgebende Rolle spielen. Wir verfolgen hier nur die Frage, ob auch hier eine Gleichwertigkeit von Kraft und Geschwindigkeit beobachtet wird, derzufolge eben diese Verwechslung oder Vertretbarkeit konstitutiv für die Erfassung eines bestimmten Objektes wird. Eine ausdrücklich dahin ausgerichtete neuere Untersuchung (A. Derwort, 1943) bestätigt die Erwartung. Bei der Überwindung bestimmter äußerer Widerstände nimmt der Beobachter die Kraft und die Geschwindigkeit keineswegs stets so wahr, wie sie sind, sondern anders, und er bekommt also »Täuschungen«, so z. B. beim Durchziehen eines Ruders oder Rührers durch eine zähe Flüssigkeit. Die im bewegenden Arm auftretenden Kräfte und Geschwindigkeiten sind hier Resultierende aus einer bestimmten Art von Innervation und einem eigenartigen Widerstand. Ändert man die Eintauchtiefe während der Bewegung, so ändert sich auch die Innervation. Setzt man dem Arm statt einer inneren Reibung eine äußere Reibung, ein zu hebendes Gewicht, eine zu verschiebende Masse, entgegen, so erfolgen andere, jedoch immer charakteristische und der Art des Widerstandes auf bestimmte Art zugeordnete Innervationen.

Indem nun die klassische Sinnesphysiologie in solchen Fällen die jeweils besonderen Abweichungen der Wahrnehmung vom objektiven Sachverhalt auf »akzessorische Bedingungen« (v. Kries, 1923) zurückführte und diese gerade als die Veranlassung zur Unterscheidung verschiedener Arten von Objekten betrachtete, blieb die Beziehung zwischen dieser Veranlassung und dem Resultate, nämlich der Unterscheidung der Objektklassen, unspezifisch und eigentlich ein sinnloser Zufall. Man könnte unzählige Beispiele dafür anführen. Ein die Klinik interessierendes ist z. B. die seit Barany (1907) übliche Erklärung optischer Scheinbewegungen durch den Nystagmus. Ein anderes ist die »Umstimmung der Ortswerte« einer Sinnesfläche durch die aktive Bewegung derselben. Alle derartigen Erklärungsversuche stammten aus der Vorstellung, daß wir von den objektiven Sachverhalten zwar keine direkten, sozusagen photographischen Abbilder erhalten, wohl aber durch Vermittlung von Zeichen oder Symbolen, eine Lehre, die besonders von Helmholtz (1856) ausgebildet wurde. Eine andere psychophysische

Grundvorstellung erhalten wir jedoch, wenn wir, wie oben schon gezeigt wurde, gerade die Täuschung als echte und berechtigte Darstellung des Objektes selbst begreifen, welche eben durch und nur durch ihre Subjektivität konstitutiv für die Einordnung des Lebewesens in jene objektive Umwelt ist.

Wenn es sich nun darum handelt, diese Einordnung in eine aus materiellen Kräften bestehende Umwelt zu vollziehen, so genügt es ja nicht, diese Kräfte nach Größe und Richtung, so wie sie sind, wahrzunehmen, sondern wir müssen ja tätig mit ihnen Umgang pflegen, wie das Beispiel des Handwerks schon zeigte. Geschieht aber dies, dann wird der eigene Organismus und besonders sein neuromuskuläres System in das System der Umweltkräfte einbezogen – und umgekehrt. Welche Kräfte an dem Berührungsort beider, z. B. an den Sinnesrezeptoren des »Kraftsinnes«, auftreten, hängt ja von beiden, dem äußeren und dem organischen System ab. Um also etwas von dem äußeren Systeme, wie es an sich und unabhängig beschaffen sei, zu erfahren, müßte die Wahrnehmung in der Lage sein, den Beitrag der Außenwelt von dem eigenen wieder zu trennen. Die Analyse hat nun tatsächlich ergeben, daß die Innervationen und motorischen Impulse so verlaufen können, daß eine solche Trennung insofern erfolgt, als die Wahrnehmung nicht den komplexen Vorgang, sondern nur die äußeren Sachverhalte *darstellt*; und dann nennen wir den Wahrnehmungsinhalt (des »Kraftsinnes«) objektiv »richtig«. Nicht immer ist dies der Fall. Aber wenn es der Fall ist, dann sehen wir ein psychophysisch sinnvoll wirkendes Gesetz vor uns, demzufolge Eigenbewegungen so erfolgen, daß jene Darstellung des Objektes möglich wurde, und dies ist also ein Ergebnis exakter psychophysischer Analyse. Ebenso exakt ist aber der andere Fall zu erweisen, in dem die Wahrnehmung die aus Umwelt und Eigenkräften resultierenden Vorgänge darstellt. Diesmal stellt die Wahrnehmung den aus Umwelt- und Muskelkräften resultierenden Vorgang »richtig« dar, ist also im Hinblick auf den Beitrag der Umwelt »falsch«. Ob man die Leistung richtig oder falsch nennt, hängt immer vom Standpunkt ab.

Im vorliegenden Beispiel haben wir nun ein Stück der Psychophysik der Willkürbewegung miterobert, deren Vernachlässigung eingangs zu beklagen war. Denn damit derartige Wahrnehmungen von Kräften und Kraftwirkungen zustande kommen, ist ja ein bestimmtes Verhalten nicht nur des Sinnesorgans, sondern auch der Motorik notwendig, und wir erhalten also biologische Einsicht in die

Verhaltensgesetze der Willkürbewegungen. Ist eine exakte Zuordnung der Sinnesaussage zu dem äußeren Objekt nachweisbar, dann auch eine exakte Zuordnung der willkürlichen Motorik (Nerv und Muskel) zu den äußeren Objekten. Wir verstehen jetzt besser, warum in der klassischen Sinnesphysiologie so oft gerade das Motorium zur Erklärung bestimmter »Unstimmigkeiten«, »Täuschungen« des Sinnesapparates herangezogen wurde. Die Verflechtung und Verschränkung des sensorischen und des motorischen Teiles zeigt sich hier als fundamentale Struktur des biologischen Aktes überhaupt, wie ich sie im Gestaltkreis früher ausführlich behandelt habe.

VI.

Das Studium der Leistungen des sog. Kraftsinnes hat deutlich gemacht, daß dieser Sinn eigentlich aus vielen Sinnen bestehend zu denken wäre, wenn man nämlich berücksichtigt, daß er nicht nur objektive Kraftgrößen im Sinne der Physik (Masse × Beschleunigung), sondern Gegenstandsarten, nämlich innere Reibungen (Zähigkeit), äußere Reibungen, Gewichte, Trägheiten, Elastizitäten und vieles andere, wahrzunehmen und zu unterscheiden gestattet. Jedesmal benimmt sich der motorische Akt anders, und stets kommen außer Kräften auch Geschwindigkeiten und Wege ins Spiel, wobei es dann von der augenblicklichen Einstellung abhängt, ob diese Akte mehr als Wahrnehmungen oder mehr als Handlungen ins Gefüge unseres Lebens eingehen. Was man als »Kraftsinn« genannt hat, ist nur eine unter vielen Verhaltensweisen des Organs. Mit gleichem Rechte könnte man von Reibungssinn, Gewichtssinn, Massenträgheitssinn u. v. a. sprechen und müßte dann, will man die physiologischen Funktionen als Maschine betrachten, ein Organ wie das neuromuskuläre sich als eines vorstellen, welches sich von Fall zu Fall in eine neue »Maschine« verwandelt. – Dabei ist nun deutlich geworden, daß dieser sog. Kraftsinn zwar auch Kräfte als Quantitäten, darüber hinaus aber aus Kräften, Kraftänderungen, Bewegungen usw. zusammengesetzte Gegenstandsbilder, darunter typische Gegenstandsarten der Mechanik, *darzustellen* vermag. Fassen wir diese darstellende Leistung ins Auge, so können wir sagen, sie richte sich in erster Linie auf *Formen*, nicht auf Quantitäten. Das führende Prinzip der Leistung ist also das Formprinzip, und es sollen hier noch einige Versuche erwähnt werden, welche der optischen Formwahrnehmung gelten, weil beim Gesichtssinn die Form sich besonders aufdrängt. Wir haben dieses Gebiet im II. Abschnitt schon gestreift, um die subjektive Standpunktsrelativität zu entwickeln. Inzwischen haben wir gesehen, daß Bewegungen und Kräfte in der Wahrnehmung und Motorik des Armes äquivalent werden können und daß eben dadurch die Unterscheidung mechanischer Objektklassen konstituiert wird. Dem entspricht in der Physik, daß in der Definition der Kraft ebenfalls die Bewegung auftritt, wie die Gleichung Kraft = Masse × Beschleunigung zeigt. Mit der Bewegung ist aber auch ein Weg gegeben, und wenn unser Auge nun eine Bewegungsform wahrnehmen will, so liegt jetzt die Frage nahe, ob dabei ebenfalls ein vielleicht verstecktes Kräftemoment vorliegt.

Beschränken wir uns zunächst auf unsere Fähigkeit, Bewegungsformen, etwa bei Lichtpunkten, zu sehen, so finden wir bald, daß, um derartige Experimente anzustellen, wir bestimmte Apparate bauen und antreiben müssen. Um die Punkte in Kreisen, Ellipsen, Dreiecken usw. sich bewegen zu lassen, brauchen wir Pendel, Räder, Exzenter und einen Motor, die aber unsichtbar gehalten werden. Auch hier sind am interessantesten die Fälle, in denen nicht die objektiv erzeugte, sondern eine andere Bewegungsfigur erscheint.[6] Um dies zu erzielen, erwies sich nun wieder die Geschwindigkeit der Bewegung als besonders brauchbar, daneben aber, wie schon erwähnt wurde, die Kombination von mehreren Lichtpunkten, die sich dann derartig induzieren, daß der Weg des einen vom Wege des anderen abgeändert wird. Wir drücken dies so aus, daß wir sagen: Geschwindigkeiten und relative Geschwindigkeiten sind dem Wege äquivalent. Das heißt: Man kann Wegänderungen und damit Formen- und Figurenänderungen ersetzen durch bloße Änderungen der absoluten oder relativen Geschwindigkeiten. Zum Beispiel erscheint eine ungleichförmig geschwinde Kreisbewegung als Ellipsoid. – Untersucht man dann weiter, ob solchen Äquivalenzen oder Induktionen bestimmte Gesetze zugrunde liegen, so findet man, daß das Auge die Tendenz hat, die Wirkung eines physikalischen Gesetzes darzustellen. Auch dies wurde oben kurz erwähnt. Ein bekanntes Beispiel ist der sog. Planetenversuch von P. Christian[7],

6 Für das Folgende besonders P. Christian u. V. v. Weizsäcker (1943) (in diesem Band).

7 l. c., S. 180 ff.

bei dem eine geradlinige Punktbewegung durch Hinzufügung eines um den Punkt kreisenden 2. Punktes so erscheint wie die Bewegung eines um die selbst kreisende Erde kreisenden Mondes. Allgemein scheint es so zu sein, daß die Darstellungstendenz also darin besteht, Bewegungsfiguren so zu sehen, wie sie unter der Anwendung des Grundgesetzes der Mechanik (Potentialgesetz) erwartet werden müssen, wenn ein System schwerer Massen gegeben wäre. Die Wahrnehmung benimmt sich wie ein Astronom oder ein Physiker, welche gewisse ihm erscheinende Bewegungen auf ein möglichst einfaches dynamisches Grundgesetz zurückzuführen sucht, so als ob im Organ ein unbewußter Physiker verborgen wäre. Wir sagen damit nicht, daß das Organ selbst nach diesem Gesetz funktioniere, sondern daß seine Leistung befähigt sei, Gesetze der Physik darzustellen. Diese Leistung entspricht also mehr dem Physiker, welcher in seiner Vorlesung diese Gesetze an möglichst einfachen Beispielen zu demonstrieren sucht. Das Beachtenswerte ist also hier, daß die Äquivalenz von Geschwindigkeit und Figur konstitutiv ist für die Darstellung von wirkenden *Kräften*, und man kann daher wiederum auch von einer Äquivalenz von Figur und Kraft sprechen. Denn eine etwas sorgsame Beachtung des Erlebnisses, welches die Versuchsperson hat, wenn sie solche Bewegungen erblickt, zeigt, daß sie durchaus nicht nur räumliche oder raumzeitliche Eindrücke hat, sondern daß sie etwas wie »Schwung«, »Zug«, »Stoß« u. dgl., also eigentlich die Kräfte selbst, in den Bewegungsfiguren mit wahrnimmt. Wir sehen, daß es eine ganz unberechtigte Abstraktion wäre, beim Auge nur von Raumsinn zu sprechen. Wir müßten ihm sogleich auch einen Bewegungssinn, dann einen Figurensinn und damit auch einen Kraftsinn mit gleichem Recht zuerkennen. Auch hier zeigt sich seine Fähigkeit, Gegenstände vieler Art unmittelbar darzustellen und bei der Darstellung sich der Äquivalenz von Kraft und Figur, von Geschwindigkeit und Form usw. konstitutiv zu bedienen.

VII.

Ich befasse mich hier nicht mit den logischen, erkenntnistheoretischen und methodologischen Seiten; diese geben Anlaß zu einer besonderen Diskussion. Die Theorie der Subjektivität führt ja zu einer Einführung des Standpunkts und diese zur Anerkennung der

Standpunktsmehrheit in der Biologie. Es liegt auf der Hand, daß dies einen Konflikt mit der klassischen Physik und der nach ihrem Muster forschenden Physiologie bedeutet; als Ergebnis zeigt sich dann eine Veränderung des biologischen Weltbildes. Hier kam es darauf an, die Frage aufzuwerfen, in welchem Sinne eine exakte Psychophysik möglich erscheint, nachdem die Messung von Empfindungen im Sinne des Ansatzes von FECHNER sich als nicht durchführbar, mindestens als unzulänglich für eine exakte Psychophysik der Wahrnehmungen und Willkürbewegungen gezeigt hat.

Ein anderer Weg öffnet sich, wenn wir an jeden biologischen Akt als einen psychophysischen Komplex herantreten, ohne zu präjudizieren, daß er sich in Funktionen von mathematischer Form auflösen lassen werde. Wie RENQUIST-REENPÄÄ (1936) zeigte, ist die logistische Darstellung jedenfalls eine viel angemessenere. Indes möchte ich noch einen Schritt weiter gehen. Zunächst ist festzustellen, daß im exakten psychophysischen Versuch überhaupt nicht ein Kausalzusammenhang oder eine funktionelle Beziehung zwischen einem physischen Objekt und einem psychischen Objekte vorausgesetzt werden darf. Was wir tun, ist etwas anderes: wir vergleichen die physikalische Aussage über den »Reiz« mit der Wahrnehmungsaussage. Auch die Empfindung figuriert nicht als ein Ding, sondern als Aussage (»ich sehe rot«, »dies ist rot«). Auch entspricht es nicht der komplexen Geschlossenheit biologischer Akte, daß sie *entweder* Wahrnehmungen *oder* Handlungen sein sollen. Jeder Akt enthält etwas von beiden. Studiert man nun, was sich aus dem Vergleich der physikalischen mit der Erlebnisaussage ergibt, so zeigt sich in der Tat eine besondere Art von gesetzmäßigen Zuordnungen, die aber nicht die Struktur von Funktionen ($y = f(x)$) haben. Was wir fanden, sind vielmehr Äquivalenzgesetze, denen zufolge z. B. eine Bewegung durch eine Kraft, ein Zeit- durch einen Raumwert, eine Geschwindigkeit durch eine Figur, eine Wahrnehmung durch eine Bewegung ersetzt werden kann. Der Erfolg solcher Äquivalenz ist dann die biologisch sinnvolle Einordnung des Lebewesens in seine Welt. Da jene Äquivalenzen vom Weltbild der Physik her Widersprüche oder »subjektive Täuschungen« bedeuten, so kann man von konstitutiven Widersprüchen und Täuschungen sprechen. Somit ergibt sich, daß die Exaktheit psychophysischer Aktanalyse im Nachweis solcher konstitutiver Äquivalenzen bestanden hat.

Um diese abstrakten Formulierungen den natürlicheren, d. h. den nichtexakt-experimentellen Forschungsaufgaben etwas näherzubringen, sollen hier noch einige Anwendungen berührt werden, die sich in der Nervenklinik ergeben. Hier haben wir das Bedürfnis, die Leistungen des geschädigten Organs kennenzulernen.

Man behauptet nicht zu viel, wenn man sagt, daß für die Leistung eines am Nervensystem Geschädigten der Defekt in der Regel weniger bedeutet als der Funktionswandel. Dies zeigt sich besonders bei der Aufnahme der beruflichen Tätigkeit. Ferner finden wir, daß die Mehrzahl der Leistungsstörungen nicht in einer Herabsetzung der Arbeit im quantitativen Sinne der Physik, sondern in einer Verschlechterung der Qualität begründet ist; Präzision, Wendigkeit, Formvollendung sind gemindert, und damit gewöhnlich innig verbunden treten Beschwerden, Schmerzen, Schwäche, Schwindel u. v. a. auf. Nicht die gröbsten, sondern die feinsten Leistungen, nicht die größten, sondern die kleinsten Unterschiedswerte sind es, welche der Geschädigte nicht mehr hervorbringen kann. Die Bewertung seiner Leistung ist kein quantitatives, sondern ein Formproblem (v. Weizsäcker, 1943). Halten wir an diese Tatsachen nun die Ergebnisse psychophysischer Forschung, so muß sich bald zeigen, ob es gelingt, bestimmte Leistungen und ihren pathologischen Verlauf als psychophysisch konstituierte zu verstehen. Wenn ein Zimmermann ein Brett nicht mehr glatthobeln, ein Tischler keine passende Schublade zustande bringen, ein Zeichner keine gleichmäßige Schraffierung machen kann, dann sind dies Formaufgaben, für deren Lösung die Darstellung von Raumgrößen, Zeitgrößen, Geschwindigkeits- und Kraftverläufen konstitutiv ist. Und zwar müssen sowohl Wahrnehmung wie Bewegung diese Darstellungen zustande bringen. Soll also die Aufgabe gelöst werden, dann nur durch das exakte Spiel eben jener konstitutiven Äquivalenzen, die beständig und von Akt zu Akt wechseln müssen. Von Akt zu Akt muß je ein anderer »Standpunkt« vom wahrnehmend-tätigen Subjekt eingenommen werden, und jeder dieser Standpunkte muß dem objektiv-physikalischen Sachverhalt exakt zugeordnet sein. Jene in den vorhergehenden Abschnitten skizzierten Beispiele von exakt-psychophysischer Leistung sind bereits Elemente solch handwerklich-technischer Leistung, und die Erprobung hat uns gelehrt, daß es mit solchen Methoden gelingt, ein exaktes Leistungsbild bei Kranken und Verletzten zu gewinnen, worüber wir berichten werden. Die exakte Psychophysik ist demnach nicht deswegen von besonderem Wert, weil aus irgendeinem idealistischen Grund das Exakte immer besser oder wahrer wäre als das Unexakte. Sondern sie ist bei der Erforschung der Leistung dann unvermeidlich, wenn die *Leistung* eine so exakte sein muß, weil sie sich auf Vorgänge bezieht, welche nach physikalischen Gesetzen ablaufen:[8] Werkzeuge, Maschinen, Apparate, Instrumente, die wir ebensowohl benutzen wie herstellen müssen.

8 Genauer: welche physikalische Gesetze in gewisser Annäherung rein *darstellen*. Auch ganz ungeordnete Vorgänge laufen vielleicht nach physikalischen Gesetzen ab; aber eine Maschine stellt durch ihre Struktur das Gesetz dar, und dasselbe tun dann auch die Wahrnehmung und die willkürliche Bewegung.

Über ein Farbenphänomen
(Polyphäne Farben)

Mit 4 Textabbildungen

A. EXPERIMENTELLER TEIL UND DISKUSSION

I. Der Versuch

Einleitung

G. TH. FECHNER berichtete im Jahre 1838, daß man beim Rotieren schwarz-weiß-gefelderter und mit farblosem Licht beleuchteter Scheiben unterhalb der Verschmelzungsfrequenz Farben zu sehen bekomme. Er erklärte sich dieses Phänomen mit einem verschieden schnellen An- bzw. Abklingen der Farben, aus denen sich das weiße Licht zusammensetze.

1895 beobachtete BENHAM ähnliche Flimmerfarben, die seitdem unter dem Namen der BENHAMschen Flimmerfarben bekannt sind. LIVEING prüfte die Versuche 1895 nach und fand wie BENHAM rote, grüne und blaue Flimmerfarben. Auch er erklärte wie FECHNER das Rot mit einem schnelleren Anklingen gegenüber den anderen Farben; das Blau für eine besonders lange Nacherregung in Analogie zu dem farbigen Abklingen farbloser Reize. Hiergegen machte BENHAM den Einwand, daß bei Beleuchtung der Scheibe mit einer hellen Sodaflamme ebenfalls rot, grün und blau zu sehen seien. Er verzichtete auf eine spezielle Theorie und hielt die Farben für »artificial«.

Auch HELMHOLTZ (^{2}1896) hat sich mit diesem Farbenphänomen beschäftigt. Aus seinen Versuchen folgerte er, daß die »Zeit der Maxima der Erregung nicht für alle Farben auf denselben Augenblick fällt, sondern die Erregung für rot und violett früher eintritt als für grün, wenn die Netzhaut sich im Zustande abwechselnd steigender und sinkender Erregung befindet«.

BIDWELL (1901) stimmte diesen Erklärungen nicht zu, weil bei Verbreiterung der schwarzen Ringstücke der BENHAM-Scheibe das Rot und Blau nur an den Rändern erscheine, das Innere der Ringstücke aber schwarz bliebe. Nach seinen Versuchen – wiederholte kurze Exposition schwarzer Linien auf weißem Grund, dabei erschienen die schwarzen Linien rot, bei Erhöhung der Beleuchtungsstärke in der Komplementärfarbe blaugrün – kam er zu der Ansicht, daß das Rot der BENHAM-Scheibe auf eine momentane »sympathetic«-Affektion der roten Nervenfasern in der unmittelbaren Nachbarschaft einer vom Licht gereizten Netzhautstelle zurückzuführen sei. Das Blau bzw. Blaugrün sei das negative Nachbild zum Rot; es sei soviel stärker, daß es das Rot unterdrücke. In diesem Zusammenhang ist an die Versuche von EBBECKE zu denken. Das Rotaufleuchten der schwarzen Linien in der BIDWELLschen Anordnung erklärt EBBECKE mit der Rotverstimmung (Augenhintergrund) des Auges, die nur durch die Ausschaltung der Momentanadaptation (rhythmische Verdunkelung) zur Empfindung gelange. Das Blaugrün sei der Kontrast zum Rot.

Auch von v. KRIES (1882, 1905, 1910) wird das Flimmerfarbenphänomen erwähnt, eine Erklärung jedoch, weil unmöglich, nicht gegeben.

BAUMANN (1912, 1917, 1918) gelang es, auch mit bunten Scheiben (farbig bemalte Ringstücke der sonst unverändert schwarz-weißen BENHAM-Scheibe) Flimmerfarben zu sehen. Mit Gelb-Scheibe keine Flimmerfarben; mit blauer Scheibe rot und blau; mit roter Scheibe rot und gelblich; mit grüner Scheibe grün, rot und gelb.

KORNMANN (1932) konnte schließlich mit der Flimmermethode ein kontinuierliches Spektrum wahrnehmen, in dem allerdings blau und violett ihre Plätze vertauscht hatten.

Die Versuche von FRY (1933, 1935, 1936) zur Erklärung der BENHAMschen Farben sind für unsere Untersuchungen insofern von Interesse, als sie zeigen, wie die durch farbloses Licht induzierten Farben ihren Farbton mit Veränderung von Intensität und Zeit (Umdrehungsgeschwindigkeit) verändern. So fand er, daß Zunahme der Dauer eines Reizes und Zunahme der Intensität äquivalent sind, also dieselben Farbtonänderungen hervorrufen.

In vielen Untersuchungen haben sich vor allem PIÉRON und SÉGAL (1922-1940) mit den FECHNER-BENHAMschen Farben beschäftigt. Mit einer variablen Ringsektorenanordnung der BENHAM-Scheibe, bei konstanter farbloser Beleuchtungsstärke, fand PIÉRON die auftretenden Farben abhängig von der Verspätung, mit welcher der schwarze Ringsektor nach Einsetzen der weißen Beleuchtung die Erregung unterbricht. Betrage diese Verspätung 10 σ und darunter, so seien keine Farben zu sehen, bei 20 σ rot, 40 σ gelb, 60 σ grün,

80 σ blau, 100 σ keine Farben mehr. In den Zwischenzeiten gäbe es die entsprechenden Zwischenfarben. Verstärkung der Beleuchtungsintensität, ebenso wie Verlangsamung der Rotationsgeschwindigkeit verminderten diese spezifische Verzögerungszeit für alle Farben gleichmäßig. Eine Erklärung glaubt PIÉRON in dem verschieden schnellen An- und Abklingen der Farbkomponenten (rot am schnellsten, blau am langsamsten) zu finden. Mit monochromatischem Licht erhalte man ebenfalls subjektive Flimmerfarben, aber verschieden je nach Art der Wellenlänge. Dieses viel komplexere Phänomen könne wohl in zwei Ursachen seine Erklärung finden: 1. Durch die Ungleichheit der Grundkomponenten eines farbigen Reizlichtes, und 2. durch die Verminderung der Farbigkeit der Ringe, da die ganze Scheibe ja schon farbig sei. Wurde die BENHAM-Scheibe mit farblosem Licht, das aus Komplementärfarben sich zusammensetzte, beleuchtet, so traten an Flimmerfarben nur solche auf, die in dem farbigen Reizlicht vertreten waren. War die farblose Belichtung nicht ganz weiß, sondern leicht farbig getönt, so wurde außerdem noch die dazugehörige Komplementärfarbe sichtbar.
Der besondere Befund wäre also der, daß bei *farblosen* Lichtern *Farben* und bei *monochromatischen* Lichtern *andere* als die Ausgangsfarben beobachtet werden können. Die Tatsache zeigt damit einen Weg, bestehende Farbentheorien nachzuprüfen; denn es sollte möglich sein, die zu erwartenden Farben auf Grund eben dieser Theorien vorherzusagen.
Da farbloses Licht nach der HELMHOLTZschen Komponententheorie alle Farben zuläßt, müßte diese Nachprüfung mit definierten monochromatischen Lichtern erfolgen. Treten aber andere, nach der Komponententheorie nicht voraussagbare Farben auf, so wäre die Theorie nicht zureichend. Unsere Versuche beschränkten sich daher auf die Beobachtung der FECHNER-BENHAMschen Flimmerfarben bei homogenen farbigen Reizlichtern, die bisher, soweit bekannt, noch wenig untersucht wurden. Die auf diese Weise zu sehenden, vielfältigen Farben bezeichnen wir auf Vorschlag von v. WEIZSÄCKER als »polyphäne Farben«.

Methode

Die pulsierenden Farben (Flimmerfarben) wurden an einer schwarz-weiß-gefelderten rotierenden TALBOTscheibe hervorgerufen, die mit homogenem Farblicht beleuchtet wurde. Das Verhältnis der Sektorenhelligkeit betrug $J_1 : J_2 = J_1 : /_{50} J_2$, danach RICHTER die Reflexion von schwarzem Pigmentpapier ϱ = 0,02. Durchmesser der Scheibe = 12 cm.

Die Talbotscheibe hat 3 Kreise: Kreis 1 zu 3 + 3 Schwarz- bzw. Weißfelder à 60°. Kreis 2 zu 6 + 6 Schwarz- bzw. Weißfelder à 30°. Kreis 3 zu 12 + 12 Schwarz- bzw. Weißfelder à 15°.

Fläche für einen Sektor: 1. Kreis = 152 mm^2, 2. Kreis = 282 mm^2, 3. Kreis = 282 mm^2.

Bei einem Beobachterabstand von 1,50 m erschienen die einzelnen Sektoren der drei Kreise unter einem Sehwinkel von 1. = 0° 28'; 2. = 0° 42'; 3. = 0° 50'; wenn der jeweilige Kreis fixiert wurde. Wird hingegen der Mittelpunkt der Scheibe fixiert, so erscheinen die einzelnen Kreise unter einer Exzentrität von 1. = 0° 34'; 2. = 1° 15'; und 3. = 2° 17'. Beobachtet wurde einäugig und beidäugig foveal in einem Abstand von 1,50 m und einem seitlichen Winkel zwischen 30 und 45° von der optischen Achse der Versuchsanordnung. Die Verschmelzung der Scheibe bei Tageslicht ergab grau.

Als Farblichter wurden verwendet:

1. *Gelb:* Eine Natriumspektrallampe (Osram) mit dem Maximum bei 589 mμ. Die Versuche wurden mit der ungefilterten Natriumlampe angestellt. Kontrolle mit gefilterter Natriumlampe ergab keine Veränderung der Versuchsergebnisse.

2. *Rot:* Rotfilter mit Nitraphotbirne (6000 und 11 000 lm) mit einem Durchlässigkeitsbereich von 608-700 mμ. Rotfilter S 72 aus Zeiss-Stufenphotometer mit Nitraphotbirne (11 000 lm) mit einem Durchlässigkeitsbereich von 710-760 mμ.

3. *Grün:* Grünfilter L 2 und S 53 aus Zeiss-Stufenphotometer mit Nitraphotbirne (11 000 lm) mit einem Durchlässigkeitsbereich von L 2 = 515-580 mμ, ganz schwach 710 mμ. S 53 = 520-550 mμ.

4. *Blau:* Blaufilter L 3 und S 47 aus Zeiss-Stufenphotometer mit Nitraphotbirne (11 000 lm) mit einem Durchlässigkeitsbereich von L 3 = 410-505 mμ, 640 bis 685 mμ, 720-790 mμ. S 47 = 438-485 mμ.

5. Eine TALBOTscheibe mit gleicher Anordnung der Sektoren, die mit gelbem und dunkelrotem Pigmentpapier beklebt war. Beleuchtung mit 40 HK.

Die Durchlässigkeit der Farbfilter wurde mit dem Monochromator geprüft (Winkel-Zeiss-Monochromator).[1]

Die Messung der Beleuchtungsstärke geschah durch ein ungefilter-

tes Sperrschichtphotoelement, das mit einer Hefner-Lampe geeicht wurde. Die Helligkeitsangaben beziehen sich also auf die von der menschlichen spektralen Hellempfindlichkeit abweichenden Werte des Photoelementes (s. Richter, 1940, S. 189).
Die Variation der Beleuchtungsintensität geschah durch Abstandsänderung der Lichtquelle.
Die Farbangaben in den Protokollen sind, soweit möglich, einheitlich nach den Bezeichnungen von Wagner durchgeführt und in größtmöglichster Annäherung die korrespondierenden Spektralfarben bzw. Farbtonnummern nach Ostwald (1939) in Klammer angeführt (Schema s. Richter, S. 157).

ERGEBNISSE

A. Versuche mit Natriumgelb

a) Veränderung der Intensität bei konstanter Umdrehungsgeschwindigkeit der Talbotscheibe (1,66 U/sec.)

Zeit für einen Schwarz-Weiß-Wechsel für 1. Kreis = 200 σ; Frequenz $\nu = 5$
Zeit für einen Schwarz-Weiß-Wechsel für 2. Kreis = 100 σ; Frequenz $\nu = 10$
Zeit für einen Schwarz-Weiß-Wechsel für 3. Kreis = 50 σ; Frequenz $\nu = 20$
Die Talbotscheibe wird mit homogenem gelben Natriumlicht beleuchtet. In Ruhe erscheinen die weißen Sektoren gelb (Ostwald 2 pa; λ 589 mμ), die schwarzen Sektoren schwarz. Wird nun die Scheibe in Bewegung gesetzt mit der oben angegebenen Umdrehungsgeschwindigkeit und bei einer Beleuchtungsstärke von 600 Lux, so ist auf keinem der Weiß- bzw. Schwarzfelder[2] mehr das Gelb und Schwarz der ruhenden Scheibe zu sehen. Statt dessen tritt eine Fülle verschiedener Farben auf. Im 1. Kreis sind die schwarzen

1 Auf noch strengere Monochromasie wurde verzichtet, nachdem frühere Versuche (Breslau, Neurologisches Forschungsinstitut) mit streng monochromatischen Interferenzfiltern (Zeiss) übereinstimmende Ergebnisse geliefert haben.

2 Die Bezeichnung »Weiß- bzw. Schwarzfelder« oder »weiße bzw. schwarze Sektoren« wird bei der Darstellung der Ergebnisse als Terminus technicus gebraucht.

Sektoren violett gefärbt (Ostwald 11-12 na), die weißen Sektoren satt gelb. Der Unterschied in der Sättigung der bewegten gegenüber der ruhenden Scheibe ist sehr deutlich. Im 2. Kreis haben die schwarzen Sektoren eine dunkel-olivgrüne Färbung angenommen (Österreich, 1928) XIII 1 : 3; Ostwald 23-24 pl-pi), die weißen Sektoren im vorlaufenden Teil ein schönes Himmelblau (Reinblau nach Wagner (1941); Ostwald 15 la-14 na; 476 mμ); im nachlaufenden Teil ein Gelbgrün (Ostwald 23-24 nc). Und schließlich zeigt der 3. Kreis, auf dem die schwarz-weißen Sektoren nicht mehr deutlich zu unterscheiden sind, rote und grüne Streifen (Ostwald 7-8 na; 22 nc) neben einem etwas breiteren hellgelblichen Streifen.

2. Kreis

	Weißfeld	Schwarzfeld	
600 Lux	gelbgrün himmelblau	olivgrün	100 σ
150 Lux	blasses Blaurot	olivgrün	100 σ
30 Lux	rötlich	grün	100 σ

Abb. 1. Lichtquelle: Na-Gelb. Veränderung der Intensität bei konstanter Umdrehungsgeschwindigkeit.

Wird nun die Intensität bei gleichbleibender Umdrehungsgeschwindigkeit plötzlich auf etwa 30-40 Lux herabgesetzt, so verwandelt sich das Himmelblau und Gelbgrün der weißen Sektoren des 2. Kreises sofort in eine rötliche Farbe (Ostwald 8 pa-na) (Abb. 1). Wird diese Abschwächung der Intensität – immer bei gleichbleibender Umdrehungsgeschwindigkeit – langsam kontinuierlich vollzogen, so kann man den Wandlungsprozeß des Himmelblau in das Rötlich schrittweise verfolgen, wie das Himmelblau über Bläulichrosa, Rötlichviolett in das Rötlich übergeht. Dieser Farbwandel ist bei dieser Umdrehungsgeschwindigkeit nur auf dem 2. Kreis zu sehen, möglich ist er natürlich auch auf dem 1. und 3. Kreis, nur müssen dafür andere Umdrehungsgeschwindigkeiten gewählt werden.

b) Veränderung der Umdrehungsgeschwindigkeit der Scheibe bei konstanter Beleuchtungsstärke

Diese Mannigfaltigkeit der Farben und ihre Änderung, wie sie für konstante Umdrehungsgeschwindigkeit und Abnahme der Intensität beschrieben wurde, läßt sich in ganz ähnlicher Weise auch erzielen, wenn wir die Intensität konstant halten und statt dessen die Umdrehungsgeschwindigkeit variieren. Die Intensität wird z. B. auf 600 Lux eingestellt und nun der 2. Kreis beobachtet. Gehen wir wieder von der ruhenden Scheibe aus, so bietet sie die bekannte, teils gelbe, teils schwarze Felderung. Wird die Scheibe nun in langsame Rotation versetzt (240 σ für einen Schwarz-Weiß-Wechsel), so tritt zunächst wieder auf den weißen Feldern die satte gelbe Farbe auf, die schwarzen Sektoren sind violett. Bei langsamer Beschleunigung der Umdrehungsgeschwindigkeit (184 σ) bildet sich am vorlaufenden ersten Drittel der weißen Sektoren ein Weiß

2. Kreis

	Weißfeld	Schwarzfeld	
600 Lux	gelb	schwarz	Ruhe
600 Lux	satt gelb	violett	240 σ
600 Lux	satt gelb weiß	violett	184 σ
600 Lux	gelbgrün himmelblau	schwarzgrün	125 σ
600 Lux	himmelblau	olivgrün	100 σ
600 Lux	blasses blaurot	olivgrün	76 σ
600 Lux	rötlich	grün	60 σ
600 Lux	rote, blaue und grüne Streifen		44 σ
600 Lux	grasgrün mit ganz schmalen weißlichrosa Streifen		38 σ
600 Lux	gelb		Verschmelzung

Abb. 2. Lichtquelle: Na-Gelb. Veränderung der Umdrehungsgeschwindigkeit bei konstanter Intensität.

aus. Es ist gut zu sehen und scharf sowohl gegenüber den violetten schwarzen Sektoren wie dem satten Gelb abgegrenzt. Bei weiterer Beschleunigung färbt sich nun dieses Weiß zuerst mit einem noch sehr weißlichen Blau, welches dann immer mehr an Sättigung gewinnt, bis bei etwa 120 σ schließlich das schöne leuchtende Himmelblau zu sehen ist. Je besser die Fixation des Beobachters, bei desto langsamerer Umdrehungsgeschwindigkeit ist diese Verwandlung des Weiß in Blau zu beobachten. Der nachlaufende Teil der weißen Sektoren ist nun gelbgrün, die schwarzen Sektoren sind schwarzgrün (Österreich XIV 1 : 5; Ostwald 24 pn). Die Steigerung der Umdrehungsgeschwindigkeit läßt zunächst das Gelbgrün verschwinden, das Blau überzieht nun den ganzen weißen Sektor, die schwarzen Felder sind olivgrün. Bei weiterer Beschleunigung vollzieht sich nun der schon bekannte Wechsel des Blaus in Rötlich bzw. Rosa über die Zwischenstufen *Bläulich*-rosa, Bläulich-*rosa*. Die schwarzen Sektoren gehen von olivgrün in grün über. Bei etwa 45 σ sind die schwarz-weißen Felder nicht mehr deutlich zu unterscheiden, es treten nun neben den grünen und roten Streifen auch blaue auf. Dieses »schnelle Blau« ist dasselbe im Farbton wie das »langsame Himmelblau«. Schließlich verschwinden die roten und blauen Streifen wieder, man sieht ein leuchtendes Grasgrün, das bei weiterer Annäherung an die Verschmelzungsfrequenz immer gelber wird, bis in der Verschmelzung der ganze Kreis gelb aussieht (Abb. 2).

Bei herabgesetzter Intensität (100 Lux) treten das langsame Himmelblau und Weiß nicht mehr auf. Die Farbenmannigfaltigkeit ist viel eintöniger geworden und im wesentlichen auf gelb-violett, grün-rosa beschränkt.

Bei wiederholter abwechselnder Einstellung von »blau« und »rosa« für den 2. Kreis und 600 Lux ergab sich nach der Gaussschen Fehlerrechnung für »blau« eine Zeit für einen Sektor von 54 σ ± 3,33; für »rosa« eine Zeit von 34,6 σ ± 2,33. (Streubreite für den Einzelwert.) Vergleich der Streubreiten des Durchschnittswertes (*m* rosa im Vergleich mit *m* blau) ergibt eine systematische Abweichung.

Bei diesen Versuchen mit Veränderung der Umdrehungsgeschwindigkeit der Scheibe bei konstanter Beleuchtungsstärke fällt immer wieder auf, daß bei schneller Rotation bei starken wie bei schwachen Intensitäten grüne, blaue und rote Streifen auftreten, wobei die wahre Unterteilung der Sektoren nicht mehr zu sehen ist, sondern sie in viele schmale Sektoren aufgeteilt erscheint. Während diese schmalen blauen Streifen weitgehend unabhängig sind von der Beleuchtungsstärke, ist das Himmelblau, das bei langsamer Rotation der Scheibe auftritt, deutlich abhängig von der Intensität der Beleuchtung. Es tritt nur bei den hohen Intensitäten auf, bei schwächeren Intensitäten geht es in das Rosaviolett bis Rötlich über. Außerdem erscheint dieses Blau nicht sofort, wenn man auf die Scheibe blickt, sondern erst nach einer gewissen Latenzzeit, während die schmalen blauen Streifen ebenso wie die roten und grünen Streifen bei schneller Umdrehung fast sofort sichtbar sind.

Bei einer Beleuchtungsstärke von 1000 Lux, einer Umdrehungsgeschwindigkeit der Scheibe von 1,6 U/sec erscheint das langsame Blau nach 5 Min. Augenschluß etwa erst nach 1/2 Min. Unter den gleichen Bedingungen, aber einer Umdrehungsgeschwindigkeit von 3,3 U/sec sind die schnellen schmalen blauen Streifen schon nach 3-5 Sek. sichtbar. Das langsame Blau ist am deutlichsten bei Intensitäten von 2000 Lux bis 300 Lux zu sehen, je stärker die Intensität, desto leuchtender. Unterhalb einer Intensität von etwa 300 Lux schlägt es um in Blauviolett, Rosaviolett, Rötlich. Hingegen sind die schnellen blauen Streifen bei einer Intensität von 1000 Lux nur als blauer Schimmer zu sehen, sie werden deutlicher bei 600 Lux und sind gut zu sehen noch selbst bei einer Beleuchtungsstärke von 25 Lux. Bei einer Intensität von z. B. 600 Lux, bei der sowohl die schnellen schmalen blauen Streifen wie das langsame Blau zu sehen sind, kann man gut erkennen, daß die schnellen blauen Streifen nicht kontinuierlich in das langsame Blau übergehen. Geht man von einer hohen Umdrehungsgeschwindigkeit aus und läßt diese allmählich abnehmen, so sieht man, wie die schnellen blauen Streifen verschwinden, die weißen Sektoren bekommen eine rötliche, dann rosaviolette, dann bläulichviolette Färbung, bis schließlich sich daraus das langsame Blau entwickelt.

Es wurde schon darauf hingewiesen, wie sich dieses langsame Himmelblau aus dem »Weiß« entwickelt. Noch deutlicher als am 2. Kreis läßt sich diese Bobachtung am 3. Kreis anstellen. Bei guter Fixation kann man verfolgen, wie das »Weiß« erst einen bläulichen Schimmer bekommt, schließlich kräftig blau erscheint. Im Stadium des weißlichen Blaus verschwindet es sofort wieder, wenn man mit dem Blick schwankt oder der Bewegung der Scheibe folgt, es erscheint dann wieder der weiße Streifen. Im Stadium des kräftigen Blaus (also bei etwas schnellerer Umdrehungsgeschwindigkeit) ist eine so sorgfältige Fixation nicht mehr nötig, allerdings gelingt sie da ohnehin auch leichter.

Dasselbe Phänomen läßt sich nun auch auf einer einfachen schwarzweißen Scheibe zeigen, die nach Art der MAXWELLschen (1855) Farbmischscheiben ineinander gesteckt wird. Diese Scheibe besteht also nur aus einem weißen und einem schwarzen Teil, deren Verhältnis beliebig geändert werden kann.

Wird diese Scheibe (mit demselben Natrium-Gelb beleuchtet) langsam bewegt, so zeigt sich am vorauslaufenden Rand des weißen Sektors ein 5-10° (je nach der Umdrehungsgeschwindigkeit) breiter weißer Streifen – bei 2000 Lux ist er mehr leuchtend hell kanariengelb – der bei nicht zu hoher Intensität von einem ebenso breiten dunklen Streifen gefolgt wird. Danach erst beginnt die eigentliche gelbe Färbung, wie sie durch die Beleuchtung mit dem Natriumgelb an ruhender Scheibe hervorgerufen wird. Die Helligkeit des weißen Streifens ist größer als die des nachfolgenden Gelbs. (Diese Beobachtung ist für weißes Licht von CHARPENTIER (1891, 1892) und BIDWELL (1894, 1896, 1897, 1901) her bekannt). Dieser vorlaufende weiße Streifen ist sofort mit Drehung der Scheibe zu sehen. Er ist deutlich sichtbar in einem Intensitätsbereich von 2000 Lux bis etwa 200 Lux, danach wird er undeutlich, ab etwa 100 Lux ist er nicht mehr zu sehen. Bei einer Beleuchtungsstärke von 600 Lux wurde seine Abhängigkeit von der Größe des Schwarzanteils geprüft. Er beginnt sichtbar zu werden bei einem Schwarzanteil von 15° und bleibt sichtbar bis zu einem Schwarzanteil von 355°. (Bei schneller Umdrehung der Scheibe wird auch auf dieser Scheibe, wie auf der TALBOTscheibe, ein nicht zu großer Weißsektor rötlich, ebenso bei Herabsetzung der Intensität; hierbei geht das Rötlich schließlich in ein Braun über, wenn Intensität und Zeit herabgesetzt bzw. beschleunigt werden.)

Wird nun die Scheibe gut fixiert (Fixation des Scheibenmittelpunktes oder einer Marke direkt neben dem Scheibenrand), so bekommt dieser vorlaufende weiße Streifen, ebenso wie auf der TALBOTscheibe, erst eine bläulichweiße bis bläulichgrüne Färbung, die sich bei anhaltender Fixation zu demselben kräftigen Himmelblau entwickelt wie auf der TALBOTscheibe. Sichtbar ist dieses Blau ebenfalls nur innerhalb eines Intensitätsbereiches von 2000-200 Lux, also in demselben Bereich wie der weiße Streifen und wie das langsame Blau auf der TALBOTscheibe. Auch das Blau auf dieser einfachen Schwarzweißscheibe hat eine Latenzzeit von etwa 1/2 Min.

Hier wollen wir noch einmal festhalten, daß die mit einem homogenen gelben Licht beleuchtete TALBOTscheibe in Rotation eine Fülle von Farben zeigt, daß diese Farben ihren Farbton ändern können, wenn Intensität und Zeit variiert werden, und daß schließlich Intensität und Zeit innerhalb gewisser Grenzen vertauschbar sind. Die Herabsetzung der Intensität hat außer der Farbtonänderung auch eine Einschränkung der Farbenmannigfaltigkeit zur Folge.
Ehe nun über die Flimmerfarben bei roten, grünen und blauen Ausgangslichtern berichtet wird, soll hier ein Versuch mit einer rot-gelben Scheibe Erwähnung finden. Die Scheibe war in der Anordnung der schwarz-weißen TALBOTscheibe mit gelbem und dunkelrotem Pigmentpapier beklebt und mit farblosem Licht beleuchtet. Aus der goldgelben Verschmelzung heraus mit der Umdrehungsgeschwindigkeit langsamer werdend, sieht man zunächst grün mit schmalen hellen Streifen; dann grün (auf den an sich roten Sektoren) – rosa (auf den an sich gelben Sektoren) Streifen; dann olivgrün-rosa; olivgrün-weißliches Himmelblau. Dann geht das Olivgrün in ein Rostrotbraun, schließlich in ein dunkles Rot über, während sich das Himmelblau der an sich gelben Sektoren gleichzeitig lichtgrün (Blattgrün) verfärbt. Bei sehr langsamer Umdrehungsgeschwindigkeit sind die gelben Sektoren gelb mit einem weiß bis weißlich-gelben hellen Streifen am vorlaufenden Rand.
Die Ähnlichkeit der auftretenden Farben mit denen beim Natriumgelb ist sehr evident. Sie erklärt sich wohl damit, daß das Dunkelrot weniger als Rot wirkt, sondern mehr als dunkle Unterbrechung des Gelbs der gelben Sektoren. Nimmt man statt des dunklen Rots ein helles Rot, so ist das Olivgrün und Himmelblau nur noch schwach zu sehen, statt dessen ist das Lichtgrün der gelben Sektoren kräftiger geworden.

B. Versuche mit Rotlicht

a) Veränderung der Umdrehungsgeschwindigkeit bei konstanter Intensität

Diesmal wird die TALBOTscheibe mit homogenem roten Licht beleuchtet.
Vorweg ist zu sagen, daß hierbei sehr schnell eine Rotverstimmung eintritt. Im ersten Augenblick nach vorheriger Neutralstimmung

sieht die ruhende Scheibe gesättigt rot aus. Nach einigen Sekunden schon ist das Rot weniger gesättigt. Dieser Effekt macht sich bei der rotierenden Scheibe insofern bemerkbar, als die Farben, besonders das gleich zu schildernde Blau und Rot, im ersten Augenblick violetter aussehen und nach kurzer Zeit blauer bzw. röter werden. Für sämtliche auftretenden Farben mit geringer Ausnahme für das Blau tritt dagegen im Verlauf der Rotverstimmung kein Sättigungsverlust ein. Die Flimmerfarben ändern also im allerersten Augenblick durch diese Rotverstimmung teilweise ihre Farbnuance, ist dieses Stadium erreicht, so tritt keine Veränderung mehr auf. Um Einheitlichkeit zu erzielen, wurden die Angaben mit Rotverstimmung gemacht.

Läßt man die Scheibe nun rotieren, so ist die Fülle der auftretenden Farben überwältigend. Bei einer Beleuchtungsstärke von 110 Lux lassen wir die Umdrehungsgeschwindigkeit langsam zunehmen. Zunächst sind die Felder des 1. und 2. Kreises wenig verändert: schwarz und orange. Aber der 3. Kreis zeigt bereits auf den schwarzen Sektoren ein Grün (Ostwald 21-22 pe-pg), auf den weißen Feldern vorlaufend ein intensives, leuchtendes Blutrot (Ostwald 6-7 pa, aber noch viel intensiver und leuchtender; Wagner: scharlachrot-hellrot) und nachlaufend orange. Mit zunehmender Umdrehungsgeschwindigkeit treten diese Farben auch auf dem 2. und 1. Kreis auf. Das Grün der schwarzen Sektoren wird nun blaugrün (Ostwald 18-19 pa; λ 492 mμ = Komplementärfarbe zum Rot), im Übergang zu den weißen Sektoren kommt ein weißliches Blau hinzu. Allmählich geht dann das Blaugrün der schwarzen Sektoren in Blau über, das gegen den weißen Sektor hin weißlicher wird (der Farbton ist derselbe, wie das Himmelblau bei der Natriumbeleuchtung). Die weißen Sektoren sind aufgeteilt in ein vorlaufendes Rot wechselnder Intensität und in ein bald mehr rötliches, bald mehr gelbgrünliches Orange. Schließlich, wenn die Rotation so schnell ist, daß die einzelnen Sektoren nicht mehr deutlich unterschieden werden können, sieht man dunkelrote, weißlich-bläuliche und gelbliche Streifen, bis endlich bei erreichter Verschmelzung die ganze Farbenwelt wieder verschwindet und nur Rot übrigbleibt (Abb. 3).

Läßt man den ganzen Vorgang sich bei einer schwächeren Intensität abspielen, so verändert sich vor allem das Himmelblau, es wird dunkler und gesättigter und geht schließlich in blauviolett über (Ostwald 13 pa). Die andern Farben verändern ihren Charakter

2. Kreis

	Weißfeld	Schwarzfeld	
114 Lux	rot	schwarz	Ruhe
114 Lux	orange	schwarz	250 σ
114 Lux	gelborange rot	grün	156 σ
114 Lux	gelborange blutrot	blaugrün	86 σ
114 Lux	orange rot	himmelblau	72 σ
114 Lux	dunkelrote, bläulichweiße und gelbe Streifen		50 σ
114 Lux	rot		Verschmelzung

Abb. 3. Lichtquelle: Rotfilter. Veränderung der Umdrehungsgeschwindigkeit bei konstanter Intensität.

nicht so sehr, bis auf das Rot wie im nächsten Abschnitt gezeigt wird.

In dieser Farbenwelt des roten Lichtes fehlt noch eins, nämlich das Weiß, wie es bei der Natriumbeleuchtung bei langsamer Umdrehungsgeschwindigkeit zu sehen war. Da das Rotlicht soviel weniger hell beleuchtet als die Natriumlampe, war anzunehmen, daß das Weiß eine Frage der Intensitätsverstärkung sei. Durch Erhöhung der Beleuchtungsstärke gelang es dann auch, ein Weiß sichtbar zu machen. Bei ähnlicher Rotationsgeschwindigkeit wie für das Weiß der Natriumbeleuchtung – also bei relativ sehr langsamer Drehung der Scheibe – ist in den orange gefärbten weißen Sektoren im vorlaufenden ersten Drittel des Sektors ein ganz schmaler weißer Strich zu sehen. Im Gegensatz zu dem Weiß des Natriumgelbs schließt er nicht direkt an den schwarzen Sektor an und ist eben nur ein ganz schmaler Streifen.

Ganz dasselbe Phänomen ist nun auch auf der einfachen schwarzweißen Scheibe zu sehen. Wird die Intensität etwas verringert, so sieht man am vorlaufenden Rand des weißen Sektors einen etwa 5-10° breiten rosaviolett getönten Streifen, danach erst das eigentliche Rot des Rotfilterglases. Wird die Intensität nun erhöht, so wird diese Folge von dem schmalen weißen Strich unterbrochen. Da noch höhere Beleuchtungsstärken für das Rotlicht (sie liegen noch immer weit unter den Beleuchtungsstärken des Natriumgelbs) nicht herzustellen waren, wurde dieses Phänomen nicht weiter untersucht. (In Versuchen mit HERINGschen Buntpapieren (1925), die alle mit der gleichen Intensität beleuchtet wurden, zeigte sich ein ähnlicher Effekt, indem zwar das gelbe und gelbgrüne Papier den weißen vorlaufenden Streifen sehr deutlich zeigten, hingegen rotes und blaues Papier nicht.)

b) Veränderung der Intensität bei konstanter Umdrehungsgeschwindigkeit

Die bei dem Natriumgelb für diese Versuchsreihe benutzte Umdrehungsgeschwindigkeit des Synchronmotors (1,66 U/sec) erwies sich für das Rotlicht als ungeeignet, da die Farbwechsel bei Abnahme der Intensität bei anderen Umdrehungsgeschwindigkeiten stattfinden. Infolgedessen wurde für einzelne Kreise oder nur für die weißen oder schwarzen Sektoren eines Kreises die günstigste Umdrehungsgeschwindigkeit ausgesucht, bei der die Farbwechsel bei Veränderung der Intensität am deutlichsten hervortreten.

2. Kreis

	Weißfeld	Schwarzfeld	
114 Lux	gelborange rot	grün	150 σ
7 Lux	gelb	dunkelblau grün	150 σ
241 Lux	blutrot weißlichblau	blaugrün	92 σ
15 Lux	violett	grauolivgrün	92 σ

Abb. 4. Lichtquelle: Rotfilter. Veränderung der Intensität bei konstanter Umdrehungsgeschwindigkeit.

Abb. 4 zeigt einige Beispiele für den Wechsel des Rots der weißen Sektoren in Gelb oder in Violett bei abnehmender Intensität. Besonders merkwürdig ist der Wechsel des Rots in Gelb, denn nach dem BEZOLD-BRÜCKEschen Phänomen müßte der Vorgang gerade umgekehrt ablaufen. Dieser Umschlag von Rot in Gelb ist nicht

nur durch Entfernung der Lichtquelle von der Scheibe zu erhalten, sondern auch, wenn sich statt dessen der Beobachter weiter von der Scheibe entfernt. Ein in 1,10 m deutlich zu sehendes Rot sieht bei sonst unveränderten Bedingungen in 4 m Entfernung einwandfrei gelb aus. – Die gelbe und violette Farbe kommen bei niedrigerer Intensität und langsamer Umdrehungsgeschwindigkeit besser zur Wirkung als bei hoher Intensität und entprechend schnellerer Umdrehungsgeschwindigkeit.
Mit diesen beiden Farben haben wir nun das »Flimmerspektrum« des Rotlichtes vervollständigt. Denn worauf es hier ankommt, ist, zu zeigen, daß mit dieser Pulsationsmethode auf einer mit homogenem gelben und roten Licht beleuchteten schwarz-weißen Talbot-scheibe alle Farbqualitäten des Spektrums sichtbar werden, unter den Bedingungen der Variation von Intensität und Zeit.
Um dem möglichen Einwand zu begegnen, daß bei dem benutzten Rotfilter doch die Blaukomponente in geringem Maße (Blaukomponente bis λ 625 gemäß den genaueren IBK-Eichreizen; vgl. Richter, 1940, S. 213) noch eine Rolle spielt, wurde die Scheibe mit dem Rotfilter S 72 (Durchlässigkeitsbereich von 710-760 mμ) betrachtet. Auch mit diesem Filter ist das Blau wie auch alle anderen Farben zu sehen, obwohl die Blaukomponente hierbei sicher keine Rolle mehr spielen kann.

C. Versuche mit Grünlicht

Die mit grünem und blauem Licht hervorgerufenen Flimmerfarben zeigen keine so große Mannigfaltigkeit. Dies liegt an der hohen Lichtabsorption der Filter und den damit gegebenen geringen Beleuchtungsstärken gegenüber dem Rotfilter und der Natriumlampe. Insbesondere zeigen diese Farben bei weiterer Intensitätsabschwächung keine solche Veränderung der Farben wie bei dem Natriumgelb und Rotlicht. Da es zur Zeit nicht möglich war, lichtdurchlässigere monochromatische Filter zu bekommen, wurde auf eine ausführliche Analyse verzichtet, zumal das experimentum crucis in bezug auf die Komponententheorie das Rotlicht ist.
Bei diesen Versuchen wurde das Filter nicht wie bisher vor die Lichtquelle gesetzt, sondern so vor das Auge gebracht, daß das Auge nur Licht durch das Filter hindurch erhielt. Die Beobachtung geschah monokular.

Mit dem Grünfilter S 53 tritt eine Verstimmung nach gelb ein, so daß die Scheibe in der Verschmelzung grüngelb aussieht. Läßt man von der Verschmelzungsfrequenz her die Umdrehungsgeschwindigkeit kontinuierlich abnehmen, so sieht man zunächst auf dem 2. Kreis rotbraune und gelbgrüne Streifen. Dann werden die schwarzen Sektoren deutlich rotbraun, die weißen Sektoren blaß himmelblau. Bei weiterer Verlangsamung der Umdrehungsgeschwindigkeit bleiben die schwarzen Sektoren zunächst rotbraun, die weißen sind vorlaufend weißlich blau und nachlaufend gelb; schließlich werden die schwarzen Sektoren schwarz mit einem Stich ins Dunkelblaue, die weißen Sektoren grüngelb. Das blasse Himmelblau hat ähnlich wie bei dem Natriumlicht eine gewisse Latenz. Schaut man nach kurzem Augenschluß auf die Scheibe, so sieht man erst eine rosa-gelbliche Farbe, die dann in das blasse Himmelblau übergeht. Bei Abschwächung der Intensität ändert sich nichts Prinzipielles an den Farben, das Blau bekommt eine mehr blaugrüne Tönung, im ganzen sind die Farben grauer. Mit dem helleren Filter L 2 sind die beschriebenen Farben sehr viel deutlicher zu sehen.

D. Versuche mit Blaulicht

Mit Blaufilter S 47 sieht die Scheibe in Verschmelzung blau bis blauviolett aus. Bei Abnahme der Umdrehungsgeschwindigkeit sieht man undeutlich gelbe und hellviolette Streifen. Dann werden die schwarzen Sektoren ziegelrot, die weißen Sektoren blauviolett. Mit Filter L 3 haben die weißen Sektoren eine helle rosaviolette Färbung und gehen erst bei noch langsamerer Umdrehungsgeschwindigkeit in blauviolett über. Bei weiterer Herabsetzung der Umdrehungsgeschwindigkeit mit Filter S 47 bekommen die schwarzen Sektoren eine schwarzgrünliche Farbe, die weißen Sektoren bleiben blauviolett. Herabsetzung der Intensität bringt keine wesentlichen Farbänderungen hervor.

Ergänzend sei noch über Versuche über die *Form* des Intensitätswechsels und über das Verhältnis der Beleuchtungsstärke $J_1 : J_2$ bei der Pulsation berichtet.

1. Form des rhythmischen Intensitätswechsels

Auf der TALBOTscheibe grenzen gleichmäßig weiße Sektoren unmittelbar an gleichmäßig schwarze. Die zeitliche Folge des Schwarzweißwechsels ist also »rechteckig«. Statt der plötzlichen »rechteckigen« Form des Intensitätswechsels wurden nun fließende Übergänge hergestellt. Die schwarzen Sektoren des 1. Kreises wurden in 12 verschiedene Graustufen à 5° aufgeteilt und die Graustreifen so angeordnet, daß vom weißen Sektor aus ein kontinuierlicher Anstieg von Weiß über Grau zu Schwarz erfolgte und zum nächsten weißen Sektor hin ein ebensolcher Abfall von Schwarz über Grau zu Weiß. Als Graustreifen wurden verwandt: nach OSTWALD (1939) Grauskala c, e, g, zwischen i und l, l, und zwischen n und p.
Die Flimmerfarben, geprüft mit farblosem und rotem Licht zeigten bei diesem »sinusförmigen« Intensitätswechsel keine Veränderung gegenüber der »rechteckigen« Form.

2. Veränderung des Quotienten von $J_1 : J_2$ und sein Einfluß auf die Flimmerfarben

In einer veränderten Anordnung wurde aus der pulsierenden Flimmerscheibe (schwarz-weißes Papier) eine intermittierende gemacht. Die schwarzen Sektoren wurden ausgeschnitten, das durchfallende Licht mit einem schräg hinter der Scheibe aufgestellten Spiegel auf eine berußte Fläche abgelenkt. Damit ist das Reflexionsvermögen der so geschaffenen »schwarzen Sektoren« = 0. Die Flimmerfarben wurden dadurch nicht verändert.
Die schwarzen Sektoren wurden durch verschiedene Stufen grauer Sektoren, ausgehend vom hellsten Grau, ersetzt. Es wurde diejenige Graustufe aufgesucht, bei der Flimmerfarben auftraten. Für das Rotlicht war diese Schwelle ein Grau (OSTWALDsche Grauskala e). Für sehr intensives farbloses Licht traten schwache Farben auch schon bei einem Grau (OSTWALDsche Grauskala c) auf.

II. Gegenüberstellung der Ergebnisse zu der Komponententheorie

Die grundlegende Tatsache der Lichtmischung und deren gesetzmäßige Formulierung geben die Möglichkeit, das Aussehen eines beliebig komplizierten Lichtgemisches aus seiner physikalischen Zusammensetzung vorauszusagen, indem man seine Koordinaten durch Summation bzw. Integration über die aller seiner Komponenten berechnet. Die einzige Einschränkung wäre die, daß die Strahlungsintensität nicht zu groß oder zu klein sein darf, eine bestimmte Feldgröße nicht überschritten und eine gewisse Expositionszeit nicht unterschritten werden darf (vom Organzustand, Stimmung, Adaptation usw. sei abgesehen). Die quantitative Präzision dieser Mischungstatsachen und die entsprechende Konstruktion von Farbkörpern haben zur HELMHOLTZschen Theorie geführt, die wir uns im Anschluß an SCHRÖDINGER (1926) zweckmäßig in drei Stufen der Bestimmtheit vor Augen führen, in denen jede folgende Stufe die vorausgehende präzisiert, damit aber auch in zunehmendem Maße hypothetisch wird:

»Da die Farbempfindung durch beliebige Abänderung der Lichtzusammensetzung nur in dreifacher Weise abgeändert werden kann, so darf als sicher angenommen werden, daß dem vom Licht angeregten physiologischen Sehprozeß in der Retina eine nur dreifache Mannigfaltigkeit von wesentlichen, d. h. empfindungsbestimmenden Merkmalen zukommt. Es darf weiterhin als sicher bezeichnet werden, daß unter sonst gleichen Umständen für gleichen Zustand des Auges diese drei Merkmale des Sehprozesses eindeutig durch die Farbkoordination oder Eichwerte $\varkappa_1$, $\varkappa_2$, $\varkappa_3$ bestimmt, daß sie eindeutige Funktionen von ihnen sein müssen. Auf dieser ersten Stufe ist die Theorie kaum mehr als ein anderer Ausdruck der Tatsachen, und könnte nur durch neue, den alten widersprechende Tatsachen widerlegt und eingeschränkt werden.

Auf der zweiten Stufe versucht die Theorie einen bestimmten Zusammenhang zwischen jenen drei Merkmalen des Sehprozesses und der Mischbarkeit aus drei Grundfarben zu hypostasieren, indem sie annimmt, daß der Gesamtprozeß mindestens begrifflich in drei Teilprozesse zerlegt werden kann, deren einer vorzugsweise durch das rote, der zweite durch das grüne, der dritte durch das violette Eichlicht angeregt wird, während die andern Farben eine

Mittelstellung einnehmen, z. B. gelb den Rotprozeß und den Grünprozeß in erheblichem Maße anregt, weiß alle drei Prozesse in einem ganz bestimmten Verhältnis. Es ist klar, daß hier trotz aller Unbestimmtheit doch schon eine physiologische Hypothese vorliegt, die über die Tatsachen hinausgeht. Denn wenn man auch vom rein mathematischen Standpunkt drei variable Größen durch drei beliebige eindeutige und unabhängige Funktionen von ihnen festgelegt denken kann, so wäre es doch sehr wohl denkbar, daß für den wirklichen Retinaprozeß die vermutete Zerlegung in »Teilprozesse« im höchsten Maße erkünstelt wäre, indem z. B. die wirklichen einfachsten Bestimmungsstücke des Sehprozesses an der Empfindung direkt Helligkeit, Farbton und Sättigung bestimmten« (über die Richtigkeit dieses Einwandes s. unten). Soweit SCHRÖDINGER.

Auf der dritten, dann aber auch dreifach hypothetischen Stufe der Theorie werden eventuelle spezielle Deutungen der Teilprozesse vorgeschlagen: drei spezifisch abgestimmte Arten von Resonatoren, drei durch das Licht in verschiedenen Graden zersetzbare Substanzen usw.

Folgende Tatsachen lassen sich nun mit der Stufe 2 und 3 der Theorie in keiner Weise vereinbaren:

1. Rote und gelbe Spektrallichter können durch intensive Blauermüdung noch erheblich gesättigt werden. Das ist unverständlich, insofern Rot und Gelb schon auf dem Umfang des Farbendreiecks liegen, also ohnehin schon die größtmöglichste theoretisch denkbare Sättigung aufweisen – sie sollen ja überhaupt keine Blaukomponente besitzen, durch deren Ermüdung die Sättigung gesteigert werden könnte.

2. Nach den Ergebnissen der Versuche zeigt geflimmertes spektrales Rot über 650 mμ bei bestimmter Frequenz und bestimmter Helligkeit ein grünfreies kräftiges Blau. Langwelliges Rot müßte also auch nach diesem Befund eine Blaukomponente enthalten.

3. In der HELMHOLTZschen Theorie erscheinen Farbton und Sättigung als Funktion des Mischungsgleichgewichtes: ein Blaugrün von ungefähr 490 mμ enthält z. B. *proportionale* Anteile blau, weniger grün und noch weniger rot, aus deren Verhältnis sich Farbton und Sättigung ergeben. *Flimmert* man Blau, so erscheinen aber ein ungefähr *gleichkräftiges* und gesättigtes Rot neben Grün und Blau; also Rot, Grün und Blau in *andern als theoretisch möglichen* Proportionen.

4. Bei geflimmertem langwelligen Rot, ebenso bei spektralem Gelb erscheint bei bestimmter Frequenz und Intensität ein reines Weiß: theoretisch nicht deutbar.

5. In der ersten Stufe der Bestimmtheit der HELMHOLTZschen Theorie ist die Wahl der Grundkomponenten an sich gleichgültig, gefordert ist nur, daß diese nicht in einer Ebene liegen. Es ist also kein Grund vorhanden, anzunehmen, daß drei *bestimmte* Spektrallichter, darunter die Endlichter, dadurch ausgezeichnet seien, daß sie nur den einen isolierten Grundprozeß für sich erregen. Rein geometrisch sind, wie gesagt, irgendwelche, nur nicht in einer Ebene liegende Erzeugende eines Farbkörpers geeignet, den Mischungsgesetzen zu entsprechen.[3] Man kann also annehmen, daß den isolierten Grundprozessen keine reellen Farben entsprechen bzw. daß keine Spektralfarbe nur einen *einzigen* Grundprozeß erregt, sondern alle Spektralfarben letztlich Mischfarben sind. Wählt man in diesem Sinne willkürliche, aber auseinanderliegende Farben und flimmert dieselben, so erhält man grundsätzlich Flimmerfarben, deren Farborte auf den anderen Ebenen liegen, mit anderen Worten, man kann grundsätzlich mit jeder Spektralfarbe bei passender Intensität und Frequenz sämtliche übrigen Farben produzieren. Diese Tatsache wäre an sich ein Widerspruch gegen die zweite Stufe der Theorie, nicht aber gegen die erste Stufe ihrer Bestimmtheit.

Aber daß die Flimmerfarben in sämtlichen Bereichen des Spektrums in *gleicher* Sättigung auftreten können und daß auch ein *Weiß* bei Flimmern einer reinen Spektralfarbe zu erzielen ist, demgegenüber versagt auch die allgemeinste Fassung einer dreidimensionalen Farbengeometrie.

Man hat und wird als Hilfskonstruktion zum Zwecke der Konservierung komponententheoretischer Vorstellungen nunmehr folgende Erklärungen anführen:

1. Etwa die zeitliche Entmischung der Farben (PIÉRON u. a.) derart, daß jede Komponente nach einem anderen Zeitgesetz an- oder abklinge. Die Nachdauer jeder originalen Erregung sei verschieden, so daß nach dem Modell des farbigen Abklingens von intensivem Weiß nach Lichtabschluß nacheinander Farben auftreten

3 Man kann ja auch mit den GOETHESchen (1810) »reinen« Farben Blau, Rot-Purpur und Gelb eine widerspruchsfreie Dreifarbentheorie durchführen (s. FRANZ, 1942).

(nach Helmholtz die Rotkomponente anfangs am schnellsten, nachher langsamer; die Grünkomponente umgekehrt; Blau Mittelstellung; nach Kravkov (1928) Violett > Rot > Grün). Oder man stellt sich die Farbenmischung durch differente Anstiegszeiten, Empfindungslatenzzeiten usw., also durch Verzögerungsprozesse in der Retina [etwa stufenweise photochemischer Abbau (Wald, 1937, Spotnitz und Elsberg, 1938)] oder in der Erregungsleitung vor.

Abgesehen davon, daß diese Verzögerungszeiten (150-300 σ nach v. Kries (1905) in erheblich größeren Zeiten gegenüber denen im Versuch gefunden werden, sind Entmischungen nur in bezug auf die jeweils geforderten Komponenten möglich. Folglich müßten beispielsweise beim Flimmern von Gelb sich *zeitliche* Differenzen in verschieden großen *Farbstrecken* von Rot über Gelb zu Grün darstellen: d. h., das beim Flimmern bei schneller Umdrehungsgeschwindigkeit zu sehende Rot/Grün müßte mit Abnahme der Umdrehungsgeschwindigkeit in Rot/Gelb/Grün übergehen. Die Gelbzone müßte kontinuierlich immer breiter, die Rot/Grün-Strecke immer schmäler werden. Statt dessen treten aber ganz andere Farben auf, wie blau, weiß, violett, olivgrün. Dasselbe gilt für sämtliche andern geflimmerten Spektrallichter.

2. Etwa in derselben Ebene liegt die Vorstellung, die Schrödinger (1926) für das Bezold-Brückesche und das Bezold-Abneysche Phänomen vertritt: das Weißlichwerden aller Farben bei Annäherung an die Blendung vollzöge sich dadurch, daß bei großer Reizsteigerung die Empfindung viel langsamer anwachse, und dies für jede der drei Grundempfindungen getrennt. Die in der Empfindung am stärksten vertretene Komponente tritt dann am ersten in das Gebiet langsamer Empfindungszunahme ein, die andern wachsen nach, die Unterschiede werden geringer, und der Eindruck nähert sich dem Weiß. (Die entsprechende Umkehrung gelte für das Bezold-Brückesche Phänomen.) Neben der zeitlichen Entmischung wäre die Komplikation für den Flimmervorgang die zusätzliche Energieabnahme gegenüber dem Originallicht durch die periodische Unterbrechung bzw. Schwarzzumischung. Aber abgesehen davon, daß die Energievariation noch außerhalb der Helligkeitsbereiche liegt, in denen das Bezold-Brückesche bzw. Bezold-Abneysche Phänomen gilt, spricht folgender Versuch dagegen: Ein oberhalb der Verschmelzungsfrequenz (Vf.) gelb aussehendes geflimmertes Natriumlicht entmischt sich dicht unterhalb

der Vf. zu einem Grasgrün und dann zu Rot, Grün, Gelb usw., bei jeweils gleicher Energie.

Bei diesen Frequenzen spielen auch Sukzessivkontraste keine Rolle, und in diesem Zusammenhang entfällt ein weiterer Erklärungsversuch:

3. Der Sukzessivkontrast ist in Versuchen mit langsamen Umdrehungsgeschwindigkeiten zu sehen und seine Rolle in Art einer gegensinnigen Umstimmung deutbar: Originales Na-Gelb wird in wechselweisem Kontrast zu Violett gesättigter gesehen. Die übrigen Farben sind in dieser Richtung aber nicht abzuleiten. Das zuständige Na-Komplement (485 mμ) wird eigentlich gar nicht gesehen, denn das Flimmerblau ist kurzwelliger, und das Komplement zum Kontrastviolett wäre wiederum nicht Natriumgelb, sondern ein Gelbgrün (570 mμ).

Zeitliche Entmischung in Komponenten, Komplemente mit Weiß als Kompensationsfarbe, Entmischung durch Energieverlust usw. – alle diese Wege sind als Erklärungshypothesen nicht gangbar.

Da die HERINGsche Theorie im Grunde ebenfalls die Komponentenvorstellung enthält, gelten die Einwände auch für sie. Auch sie kann die Flimmerfarben nicht erklären: der Indifferenzpunkt für die HERINGsche Rot-Grün-Valenzkurve liegt bei 580 mμ, folglich ist das intensive Rot-Grün-Flimmern bei Natriumgelb (589 mμ) unverständlich, weil Na-gelb sich in der Nähe des *Indifferenzpunktes* von Rot-Grün befindet. Dasselbe gilt für den Indifferenzpunkt der Blau-Gelb-Substanz.

Man sieht also, daß das Phänomen der polyphänen Farben auf dem Boden der Komponententheorien nicht verständlich ist. Man fragt sich nun, ob man überhaupt gezwungen ist, die Entstehung der Flimmerfarben dann in *Ergänzungsannahmen* zu an sich feststehenden Elementarvorgängen zu suchen (in »akzessorischen« Bedingungen). Diese Frage führt zu einer dreifachen Untersuchung:

1. Die Auswirkung der Versuchsergebnisse in bezug auf die Möglichkeit und die Strenge einer formalen, theoriefreien Farbenmetrik.
2. Eine Diskussion jener »akzessorischen« Bedingungen (Umstimmung u. a.).
3. Die Folgerungen hinsichtlich der logischen Gehalte quantitativer und qualitativer Aussagen über das Wesen des Sehens von Licht und Farben.

III. Bedeutung der Versuche für die Farbenmetrik

A. Die Farbenmetrik stellt sich in ganz allgemeiner Weise die Aufgabe, die Gesamtheit der möglichen Farbempfindungen als eine Funktion von drei Variablen darzustellen; unter Berücksichtigung der Intensität erweitert sich dann die Darstellung von der Dreieckskonstruktion zu Farbenkörpern, welche einen Überblick über die *Gesamtheit wirkungsungleicher Reize* und damit auch über die *Gesamtheit der Empfindungen* geben sollen, die bei *festgelegten akzessorischen Bedingungen* durch Variation dieser Reize erhalten werden können.

Da diese akzessorischen Bedingungen ausdrücklich als Einschränkungen vorkommen, *überragt* formal die Gesamtheit der Empfindungen die Gesamtheit wirkungsungleicher Reize faktisch an Mannigfaltigkeit. Es ist nun eine Willkür, diese akzessorischen Bedingungen allein in der Variabilität des *Organ*zustandes zu suchen: denn wenn bei der Festlegung der Additivitätsgleichungen ausdrücklich die Einschränkung gemacht wird, daß sie nur in gewissen *Intensitäts*bereichen gelten oder bei gewissen *Flächen*größen des Reizes, bei nicht zu kurzer und zu langer *Dauer* oder nicht zu rascher *Wiederholung* des Reizes, bei nichtfarbigem *Umfeld* usw., so sind diese einschränkenden Bedingungen latent (als Konstanten) in der *Reiz*definition mit enthalten.

Die Modellvorstellung der Komponententheorien (soweit sie auf die Mischungsgesetze Bezug nimmt und daraufhin die Annahme von drei unabhängigen Bestandteilen bzw. drei unabhängigen Grundvorgängen im Sehvorgang ableitet) geht also *bereits* von reduzierten Reizen (wesentlich auf drei wirksame Spektralbezirke reduzierte Reize) aus. Sie nimmt also eine spezifische und ausschließliche Abhängigkeit der Empfindung von der Wellenlänge an: $E = f(\lambda_x)$. Latent stecken aber bereits in der Reizdefinition J, F und t (als bestimmte festgelegte Konstanten), wiewohl ihre Variation in der Farbmetrik nicht zugelassen ist und ihr Einfluß unter *Vorwegnahme theoretischer Folgerungen* in *akzessorischen* Bedingungen gesucht wird. Rein empirisch ist dagegen nur festzustellen, daß es im Grunde auf die gesamte spezifische Reizgestalt ankommt (also auch auf J, F und t).

a) Variieren wir nun die *Intensität*, so ändern sich auch bei mäßig starker Herabsetzung der Intensität spektraler Lichter die Beziehungen zwischen Reizart und Empfindung merklich: die Gebiete der Rot-Grün-Violett-Empfindung breiten sich über Nachbargebiete aus, so daß das bei hellerem Licht gelb aussehende Gebiet teils dem Rot- teils dem Grüngebiet zufällt. Umgekehrt verschiebt die Verstärkung der Intensität die Farben nach Gelb und Bläulichkeit. Diese Erscheinungen (Bezold-Brückesches und Bezold-Abneysches Phänomen) sind physiologisch noch ungeklärt. Eine ähnliche Abhängigkeit des Farbtons von der Intensität zeigte sich auch bei den Flimmerfarben.

b) Variiere ich die *Zeit*, so bieten *monochromatische* Lichter eine Mannigfalt von Farben, die über das gesamte Spektrum reichen kann. Denn nach den Versuchen können farbige Reize durch Veränderung der Rhythmik farblos und farblose farbig erscheinen, farbige werden andersfarbig.

Es ist kein Zweifel, daß wir uns mit den Flimmerfarben mit der Hauptgruppe der »akzessorischen Bedingungen« auf einer Stufe befinden, die wir aber hier zunächst *theoriefrei* nicht als Umschaltungen (»Umstimmung«, »Nachwirkung«, »Transformation«, »Sukzessivkontrast« usw.) auffassen, sondern rein formal als das, was sie reizmetrisch sind: einfache und kontinuierliche Variation der Wechselfrequenz des Grundreizes.

c) In diesem Zusammenhang ist jetzt die Bedeutung der Zeit innerhalb der Reizgestalt präziser zu fassen: polyphäne Farben entstehen durch Pulsation des Ausgangslichtes, nicht aber auch durch Verkürzung der Expositionszeit (etwa Momentbelichtung einer Farbe oder einmaliger Schwarz-Weiß-Wechsel). Folglich liegt der entscheidende Faktor für die Entstehung der polyphänen Farben in einer zeitlich definierten fortlaufenden rhythmischen Schwächung des Farblichtes. Dies bedeutet eine *periodische* Änderung der Intensität *mit* der Zeit. Damit ergibt sich aber auch die Frage, ob das *quantitative* Verhältnis in der *Abschwächung* zweier aufeinanderfolgender Farblichter – also $J_1 : J_2$ – eine Rolle spielt oder die *Form*, wie diese Abschwächung erfolgt (plötzlicher »rechteckiger« oder stetiger – sinusförmiger – Übergang). Wir haben diese Frage geprüft und fanden, daß sowohl sinusoidale Übergänge im Stärkeverhältnis die polyphänen Farben hervorrufen als auch geringere Unterschiede zwischen $J_1 : J_2$ (s. S. 483). Strenge Rechteckigkeit (Farbstöße) und erhebliche Intensitätsunterschiede (große Quotienten) sind jedenfalls nicht erforderlich. (Hierfür bestehen jeweils besonders feststellbare Schwellenwerte.) Entscheidend ist jedenfalls die Wechselfrequenz des Grundreizes überhaupt.

d) Gewisse (nicht näher analysierte) Beziehungen bestehen schließlich zwischen Farbe (bzw. Farbumschlag) und Variation der *Flächengröße* des Ausgangsreizes und Beziehungen zwischen Ausgangsfarbe und der Verschiedenfarbigkeit des Umfeldes bzw. Ganzfeldes. Dies sei der Vollständigkeit halber erwähnt.
Mit dieser vierfachen Abhängigkeit des Farbeindruckes von den Parametern des Grundreizes (Spektralort, Intensität, Zeit, Fläche) und ihrer gegenseitigen Beeinflussung versuchen wir eine möglichst vollständige reizmetrische Darstellung:
Für den Zusammenhang zwischen Farbempfindung und Reiz gilt also:

$$\left.\begin{array}{ll} E = f(x), & x = \lambda_x \text{ (Wellenlänge)} \\ E = f(x, y), & y = J_x \text{ (Intensität)} \\ E = f(x, y, t), & t = t_x \text{ (Zeit)} \\ E = f(x, y, t, z), & z = f_x \text{ (Fläche)} \end{array}\right\} \quad (1)$$

Es wird hiermit also nur die physikalische Reizgestalt definiert, die Organzuständlichkeit im *engeren Sinne* (z. B. Neutralstimmung) ist nicht berücksichtigt.
Der Grundversuch ergibt dann, daß Variationen der Pulsationsfrequenz bei monochromatischen Lichtern sämtliche Farbmöglichkeiten des Spektrums wahrzunehmen gestatten. Also:

$$t/_b^a \text{ (bei } x, y, z = \text{konst.)} = E/\lambda_{600}^{420} \text{ m}\mu^*, \quad (2)$$

wenn:

$$E = f(t, x, y, z), \qquad x = a, y = b, z = c, \quad (3)$$

so ist

$$E = f(t), \quad (4)$$

da *a, b, c* Konstanten sind.

Folglich sind bei Darbietung eines homogenen farbigen Lichtes viele mögliche Farben zu erhalten unter der Bedingung der Variation von *t*. Also ist die Wellenlänge äquivalent den Pulsationsfrequenzen und beide sind in weiten Grenzen vertauschbar.[4]

* Lies: »Bei Wechselfrequenz in Grenzen langsamer und rascher Zeiten zeigen sich Farben in Grenzen zwischen λ 600 mμ und λ 420 mμ.«

4 Es handelt sich hier um eine rein formale theoriefreie Darstellung bzw. Ordnung. Nicht anders wie es die Additionsgesetze der Farbmischungsversuche auch sind, solange aus ihnen keine theoretischen Folgerungen gezogen werden.

Aus Gleichung (3) gehen die übrigen Beziehungen durch jeweilige Konstantsetzung formal hervor, so daß die vollständige und eindeutige Beziehung von Farben durch die äußeren Bedingungen durch die jeweils charakteristische Reizgestalt ausgedrückt werden kann, wobei innerhalb der Reizgestalt der *Wellenlänge formal kein größeres Gewicht zukommt als J, t* oder *F*.

B. Da bei pulsierender Darbietung monochromatischer Ausgangslichter vielfältige Farben zu erhalten sind, andererseits die Farbmischungsgesetze bestehen bleiben, gilt folgendes:

(a) (Beispiel einer Additionsgleichung der Farbenmischung)

$$a\lambda_{670} + b\lambda_{535} = c\lambda_{589}.$$

(b) (Beispiel für Pulsationsfarben)

$$\lambda_{589} = \begin{matrix} \lambda_{670} \\ \lambda_{589} \\ \lambda_{535} \\ \lambda_{475} \\ \vdots \end{matrix}$$

Beide Darstellungen sind eindeutig, aber sie sind nicht ineinander überführbar, weil die Operatoren verschieden sind. Denn (a) *reduziert* eine zweifache gleichzeitig vorhandene Mannigfaltigkeit unter Summenbildung, und (b) *produziert* aus monochromatischem Licht durch Pulsation neue Farben, die im Ausgangslicht nicht vorhanden waren.

Es ist *dann* unzulässig, (a) und (b) zu integrieren, d. h. aus (a) eine Komponententheorie zu machen und (b) in deren Zusammenhang als »akzessorische Bedingung« zu erklären.

Wesentlich ist also folgendes: Die Farbmischungsgesetze *addieren* Summanden zu Summen; die pulsierenden Farblichter lassen aus *unzusammengesetzten* Ausgangslichtern Mannigfaltigkeiten *entstehen*. »Reduktive« Farbmischung und »produktive« Polyphänie

Für die Formulierung der Wellenlängen/Zeit = Äquivalenz gilt einschränkend, daß bei manchen Farben der gesamte Spektralbereich nur dann anklingt, wenn mit der Zeit auch noch die absolute Intensität mitvariiert wird. Ferner ist die Zuordnung von physikalischer und Erlebnisaussage zwar gesetzmäßig und daher auch formal darzustellen, enthält aber nicht die logischen Konsequenzen einer Strukturfunktion. Die Darstellung ist also theoriefrei zu nehmen als eine Ordnung der empirisch gefundenen Tatsachen.

stehen sich jetzt komplementär gegenüber, als zwei sich ergänzende, aber nicht ineinander überleitbare Darstellungsmethoden.[5]
Da aber die Methoden zueinander komplementär sind, können beide Darstellungen nicht über eine gemeinsame Bezugsgröße ineinander übergeführt werden. Es sei denn, daß der »Operator« (wie in einer mathematischen Gleichung) mit zum Ausdruck gebracht, eine Transformation für ihn möglich ist und jeweils angegeben wird. Bis jetzt ist dies ausdrücklich unmöglich. Insofern sind die zwei herausgestellten Darstellungsweisen nicht zwei lediglich verschiedene formale Herleitungen isomorpher Tatsachen in der Entstehung von Farben (und nur die Methoden wären komplementär), sondern führen auch zu verschiedenen Aussagen über die Wirklichkeit der Farben. Immer handelt es sich um einen *methodischen* Formalismus innerhalb der Farbenmetrik, denn die zwei Ansichten sind im Grunde nichts anderes als Bilder der Findungs*methoden* und sollen und wollen nichts anderes besagen als zwei mögliche methodische Wege zu Farben.
Insofern sind sie noch keine Theorie und können nicht zur Widerlegung einer solchen benutzt werden: also die Flimmerfarben nicht zur Widerlegung der Komponententheorie – aber ebensowenig umgekehrt die Komponententheorie zur Widerlegung einer möglichen anderen Theorie der Flimmerfarben.

IV. Diskussion der »akzessorischen Bedingungen« für die Entstehungsweise der polyphänen Farben

Der Gewinn einer erweiterten Farbenmetrik ist eine vollständigere Darstellung der *reizmetrischen* Möglichkeiten und eine umfassendere Umgrenzung der aufzeigbaren Farben. Dabei hat sich gezeigt, daß es nicht möglich ist, die polyphänen Farben ohne weiteres aus

5 Es ist in diesem Zusammenhang bemerkenswert, daß die polyphänen Farben hauptsächlich Nuancen zeigen, die im Spektralapparat *nicht* zu sehen sind: leuchtende »Mischfarben«, die versierte Versuchspersonen als Palettenfarben ansprachen: indischgelb, kanariengelb, orange (also reichhaltige *Gelb*nuancen, die gerade im Spektrum fehlen!) oder blutrot, hochrot, himmelblau, kurzum eine Fülle von Nuancen leuchtender Qualität, wie sie in Farbenmischapparaten nicht zu gewinnen sind.

dem Formalismus der Farbmischungsgesetze abzuleiten, sondern daß man additive und polyphäne Farbenentstehung als methodisch *verschiedene* Darstellungen nebeneinander stellen muß.
Es ist nun darauf hinzuweisen, daß im Grunde *weder* die traditionelle Farbengeometrie noch der versuchte erweiterte formale Ansatz die Gesamtheit der Empfindungsmannigfaltigkeit erschöpfen. Denn wie gesagt, sind immer noch die sog. akzessorischen Bedingungen (Stimmung, Kontrast) als Einschränkungen festgehalten, folglich übersteigt die Gesamtheit der Farbempfindungen die Gesamtheit wirkungsungleicher Reize. Zwar sind in der erweiterten Metrik nunmehr »Zeit, Fläche, Farbhelligkeit« mit in die Reizgestalt bzw. Metrik als gleichberechtigte Faktoren hineingenommen, und damit ist eine gewisse Vollständigkeit im psychophysischen farbenmetrischen Ansatz erreicht. Daß die psychophysische Relation *grundsätzlich nicht erschöpfend* durchgeführt werden kann, zeigt sich scharf an folgender Tatsache: Wir sagten: Bedingung für die Entstehung polyphäner Farben ist die Wechselfrequenz des Grundreizes. Es hat uns nun überrascht, daß ein an Stelle der TALBOTscheibe durch einen Episkotister geflimmertes Licht keine Flimmerfarben entstehen läßt. Es hat sich herausgestellt, daß sie *nur* dann in ihrer ganzen eindrucksvollen Fülle erscheinen, wenn die Wechselfrequenz als *Bewegung* wahrgenommen wird. Sie erscheinen also beim Anblick einer rotierenden TALBOTscheibe, bei den BIDWELL-BENHAMschen Scheiben mit Kreisringstücken, beim Anblick rotierender Zylinder (Nystagmustrommel), bei der Reflexion geflimmerter Lichter auf strukturlosen Auffangschirmen, wenn die Episkotistersektoren dabei als Schattenbewegungen wahrgenommen werden. Das ist auch der Grund, warum das Phänomen bisher wenig beobachtet wurde, weil flimmerphotometrische oder ähnliche Anordnungen phänomenal nur die *Serie*, aber nicht die *Bewegung* enthalten. Beleuchtet man eine *stillstehende* TALBOTscheibe intermittierend durch einen rotierenden Episkotister im Strahlengang, so fehlen die Flimmerfarben; sie erscheinen sofort bei zusätzlicher Bewegung der TALBOTscheibe. Physikalisch ist beides eine Wechselfrequenz des Grundreizes, entscheidend ist aber der Faktor der gleichzeitig wahrgenommenen Bewegung: also der Bewegungseindruck, der zugleich mit der Variation der Intensität mit der Zeit gesetzt wird. Die historischen Versuche über Flimmerfarben sind deswegen auch ausnahmslos an rotierenden Scheiben gemacht worden.

Die Tatsache, daß die Flimmerfarben wesentlich mit der Bewegung etwas zu tun haben (und nicht mit der Serie im engeren Sinn), hat eine grundsätzliche Bedeutung:
Nicht die reine Intermittenz, sondern »bewegter Wechsel« ist Voraussetzung der polyphänen Farben. Bei der formalen Präzision tritt nun die Schwierigkeit auf, daß die *physikalische* Bewegung (Transport von beleuchteten Schwarz-Weiß-Sektoren mit einer bestimmten Winkelgeschwindigkeit) diese Forderung erfüllt, das Phänomen aber ebenso auftritt bei *induzierten* (also scheinbaren) Bewegungen:
Rotiert der Episkotister *direkt* vor der Lichtquelle, so daß die Sektoren sich nicht als Schattenfiguren auf dem Auffangschirm abbilden, so erhält man eine rein intermittierende Beleuchtung eines ortsfesten Schirms. Dieser Schirm ist phänomenal strukturlos, der »Ort« also eliminiert. Hierbei erhält man zunächst keine Flimmerfarben. Bei einem bestimmten Umdrehungsgeschwindigkeitsbereich aber, bei dem subjektive induzierte Bewegungsphänomene sichtbar werden, treten gleichzeitig massive Flimmerfarben auf. Die Flimmerfarben, die in diesem Fall nicht an Sektoren oder Kreisringstücke gebunden sind, tanzen regellos durcheinander und erscheinen als pure Qualität und nicht als Oberflächenfarbe. Bringe ich nun auf dem Schirm eine Fixationsmarke an, so erscheinen die subjektiven Bewegungen und Flimmerfarben um die Marke herum plötzlich ausgelöscht: die Marke ist von einem farblosen ruhigen Hof umgeben. Bei Verschiebung der Marke wandert dieser Hof mit. Determiniere ich also einen Ort auf dem Schirm, so verschwinden die induzierte Bewegung und damit auch die Flimmerfarben. (In abgeschwächter Form tritt diese Auslöschwirkung der Fixationsmarke auch bei den Flimmerfarben auf der TALBOTscheibe ein.)
Die eigenartige Rolle der Bewegung bei der Entstehung von Flimmerfarben hat folgende theoretische Bedeutung: die formale Erfassung durch den Begriff »Wechselfrequenz« trifft nicht vollständig das Wesen der Sache; aber ebensowenig der physikalische Begriff der Bewegung (polyphäne Farben entstehen auch bei induzierter Bewegung): die Erscheinungsweise ist gegenüber dem *formal möglichen* Ansatz überdeterminiert. Wir wagen dabei die grundsätzliche Vermutung, daß die implizite Feststellung *jeder möglichen Farbenmetrik*, nämlich daß der äußere Reiz in physikalischer Fassung ein Ding für sich sei und der Sehakt ein Ding für sich sei und

beide in psychophysischer Relation befindlich und erfaßbar seien, im Grunde unmöglich ist (vgl. Kapitel B, Teil III bis IV »Präformation und Epigenese« der Farben).
Die »akzessorischen« Bedingungen bekommen in diesem Sinne ein ganz bestimmtes Gewicht; sie sind keine *Zusatz*annahmen oder Ergänzungen, die inkomplette oder in ihrer Reichweite nur begrenzte Farbenmetriken komplett machen sollten oder könnten, sondern stellen deren Reichweite überhaupt in Frage.
Die Zuweisung der Entstehung der polyphänen Farben an hochzentrale Transformationsvorgänge (»Umstimmung« im weitesten Sinne, »primärer und sekundärer Verarbeitung« im Sinne der v. KRIESschen Zonentheorie bis zu den »urteilsähnlichen Vorgängen« bei HELMHOLTZ oder gar psychologische Faktoren) verschieben das Problem in einen unkontrollierbaren Bereich: wenn man am Begriff der »Umstimmung« festhält, so hat dies nur dann einen Sinn, wenn man regelmäßige Elementarentsprechungen durch regelhaft aufweisbare Umstimmung abgeändert auffassen kann. Das gelingt notdürftig für den Sukzessivkontrast[6], gar nicht für die polyphänen Farben. Wenn beim Flimmern einer *spektralreinen* Farbe *alle* Farben des Spektrums erscheinen können, so hebt der Begriff »Umstimmung« als Ergänzungshypothese zu einer Hypothese (etwa der Komponententheorie) die Hypothese selbst auf – denn die Ergänzung ist hier weitergehend als das zu Ergänzende selbst.
Das würde an sich *nichts* gegen die übliche Farbenmetrik besagen, so lange sich diese bewußt bleibt, daß die Fülle von Konstanten, die sie einführen *muß* (Neutralstimmung, Helladaptation, vorgeschriebene Feldgröße, genügend lange oder nicht zu lange Expositionszeit, keine Intermittenz, mittlere Helligkeit, Fehlen von Kontrasteinflüssen) weitgehende Einschränkungen bedeuten, denen gegenüber dann theoretische *Folgerungen* – z. B. die Komponententheorie – hinsichtlich ihrer Erklärungskraft nicht überdehnt werden dürfen.[7]

6 Auch dieser ist nicht eindeutig; denn die Kontrastfarbe ändert sich *erheblich* je nach der Länge der Vorbelichtung! Ein rotermüdetes Feld kann so im Kontrast (Nachbild) von grün bis rein blau wechseln.

B. ÜBER DIE REALITÄT DER POLYPHÄNEN FARBEN

I. Das Thema

Die in der vorhergehenden Abhandlung von R. HAAS und P. CHRISTIAN mitgeteilten Versuche über polyphäne Farben sind dort soweit diskutiert worden, daß über die Stellung dieser Beobachtungen im Ganzen unseres Wissens über Farbenphysiologie *drei* Punkte klar werden:
1. Die Beobachtung polyphäner Farben ist unerklärbar aus der Komponententheorie und unvereinbar mit ihr; 2. eine farbenmetrische und formale Darstellung der gesamten Flimmerfarben ist möglich, aber sie ist verschieden von der aus den Mischungsgesetzen abgeleiteten Farbenmetrik, mit dieser unvereinbar und nicht in diese überführbar; 3. es entsteht so ein Dualismus der Farbenphysiologie, an dem zunächst nichts zu ändern ist.
Man kann sich einem solchen zunächst unbefriedigenden Zustande gegenüber verschieden verhalten. Man kann den Dualismus auf sich beruhen lassen und abwarten, ob weitere Beobachtungen die Lage wieder verändern, in der Hoffnung, daß ein Fehler entdeckt wird oder eine Art von Dachkonstruktion möglich wird, in der die Gegensätze aufgehoben sind. Man kann den Dualismus aber auch als solchen diskutieren und überlegen, was ihm eigentlich zugrunde liegt. Diese letztere Aufgabe soll nun im folgenden wenigstens angegriffen, wenn auch nicht gelöst werden. Dabei wird sich ergeben, daß hier nicht ein Fall vorliegt, in dem bestimmte Experimentalbeobachtungen durch verschiedene Theorien erklärbar oder ausdrückbar sind und man dann die Theorie vorzieht, welche sich schließlich als die bessere erweist, weil sie ökonomischer oder wi-

7 Während der Korrektur wurden im Referat die neuesten Arbeiten von GRANIT (1943) bekannt. Seine Aktionsstromregistrierungen von einzelnen Fasern des N. opticus vom Säugetier zeigten bei Belichtung der Retina mit verschiedenen Farben 8 voneinander unterschiedene Kurvenformen. Bei Einwirkung von weißem Licht bekam er die sog. »Dominator-Kurve«. Wurde die Retina mit den verschiedenen Spektrallichtern belichtet, so erhielt er 7 verschiedene »Modulatoren-Kurven«. HARTRIDGE (1946) ist der Ansicht, daß sich diese Ergebnisse von GRANIT nicht mit der Drei-Farben-Theorie von YOUNG-HELMHOLTZ vereinbaren ließen. Diese Ergebnisse forderten vielmehr eine *»polychromatische« Theorie*.

derspruchsfreier oder anschaulicher oder genauer ist; sondern es ergibt sich, daß man in der Art zu experimentieren und in der Art, eine Theorie zu bilden, verschiedene Wege ging, die notwendig zu verschiedenen Ergebnissen führen. Es zeigt sich, daß dabei Voraussetzungen, Grundannahmen am Werke waren, die man nicht kritisiert hatte, die aber kritisierbar sind. Wenn es also so ist, daß die experimentellen Beobachtungen selbst bereits unter dem Voreinfluß solcher kritisierbarer Grundannahmen gestanden haben, dann erwirbt sich das Folgende ein Recht, in unmittelbarem Zusammenhang mit der vorangehenden Mitteilung und an dieser Stelle vorgelegt zu werden.

Dabei führt mich also nicht die Absicht, die Beobachtungen unberührt zu lassen und nur ihre Verwertung in einer möglichen Theorie zu untersuchen, also Erkenntnistheorie für sich zu betreiben. Dies hieße ja annehmen, daß theoriefreie Beobachtungen möglich seien und hier vorliegen. Der Versuch einer möglichst theoriefreien Farbenmetrik ist in der vorangehenden Mitteilung ja bereits gemacht worden. Sondern auch im folgenden handelt es sich nur um das wirkliche Farbensehen. Wenn also eben gesagt wurde, daß bei jedem Experiment und jeder Theoriebildung gewisse vorbelastende Grundannahmen gemacht werden, die nicht immer kritisiert wurden, dann bedeutet das nicht, daß man natürlicherweise mit veränderten Grundannahmen auch zu anderen Beobachtungen und Theorien kommen muß. Sondern es bedeutet, daß Grundannahme, Beobachtung und Theorie so streng verbunden sind, daß man sie nicht trennen kann und daß auch jenseits von ihnen kein Haltepunkt existiert, von dem aus sie relativierbar und insofern beliebig angesehen werden können. Etwa so, daß jener Haltepunkt im erkenntnistheoretischen, metaphysischen oder theologischen Bereich läge. Im übrigen besagt dies nicht, daß die folgende Diskussion einen abschließenden Charakter beanspruchte. Sie hat eher eine provisorische Art. Sie führt nur Probleme ein Stück weiter, die in der vorhergehenden Arbeit auftauchen, und reicht ihrerseits bis zum Anfang weiterer Fragen. Auch regen die polyphänen Farben noch ganz andere Gedanken an. Wer sich die Flimmerversuche selbst ansieht, muß sich fragen, warum wir im Alltag nicht öfter von diesem Phänomen Kenntnis erhalten. Wenn es regnet, wenn wir reiten oder fahren, wenn wir Blickbewegungen ausführen, ist die Ruhe im Gesichtsfeld doch auch unterbrochen. Es scheint das Auge doch so eingerichtet zu sein, daß die Möglichkeit, die Flimmerfarben zu sehen, eine sehr eingeschränkte ist. Trotzdem läßt sich hypothetisch eine Umwelt denken, in der wir fortwährend polyphäne Farben sehen würden, und diese Überlegung genügt, um sich klar zu machen, daß die Welt der farbigen Dinge, wie wir sie gewohnt sind, nur eine von mehreren möglichen ist. Auch auf dieser Linie sind weitere Untersuchungen angeregt, und wir wundern uns nicht, daß GOETHE mit seiner Art zu forschen zu einer so abweichenden Grundansicht gelangt ist. Wir nähern uns ihm hier wieder darin, daß wir der Frage, ob die gesehenen Dinge selbst farbig sind, nicht ausweichen. Darum war es auch unvermeidlich, im folgenden zu erörtern, was das eigentlich heiße, wenn ich sage: dies ist grün oder dies ist rot. Es wird also nicht bestritten, daß ich solches sagen darf, sondern anerkannt, daß ich es sagen kann.

II. Theorie des Versuches

Wir können nicht wissen, welche Theorie des Lichtes NEWTON gemacht hätte, wenn er statt des Fundamentalversuches, in dem er farbloses Licht durch ein Prisma in das Spektrum zerlegte, unseren Flimmerversuch gemacht und dabei ebenfalls eine Anzahl der Spektralfarben bekommen hätte. Wir können nur sagen, daß er, wenn er weiter auch aus grünem Licht Rot und Blau oder aus gelbem Licht grün und blau bekommen hätte, nicht zu der Annahme gelangt wäre, daß nur weißes Licht aus mehreren farbigen Lichtern zusammengesetzt sein muß. Er hätte dieselbe Annahme, nämlich die Zusammengesetztheit, auch für die farbigen Lichter machen müssen. Die Tatsache, daß jedes Licht, farbiges wie weißes, sich in andere Lichter auflösen läßt, zwingt unter allen Umständen zu der Feststellung, daß jedes Licht insofern polyphän ist, als es unter Umständen auch andere Farben erscheinen läßt.
Die Annahme nun, daß es das Auge, das okular-nervöse Organ, sein müsse, welches diese Polyphänie produziert, ist keineswegs zwingend, wenn ich von der physikalischen Beschaffenheit des äußeren Naturvorganges noch gar nichts weiß oder zu wissen meine. Ich sehe nur, daß dort, wo eben gelb war, jetzt grün oder blau *ist*. Und ich weiß nur, daß dort sich nichts verändert hat als die Bewegung der Scheibe, nicht die Lichtquelle. Will ich nun erklären, warum sich die Farbe geändert hat (also eine Theorie bilden), dann muß ich sagen, daß jeder der verschiedenen gesehenen Farben eine be-

stimmte Wechselfrequenz von hell und dunkel entspricht. Es steht mir noch frei, entweder anzunehmen, daß die Farbe des Objektes eine Funktion der Wechselfrequenz ist, oder aber zu sagen, daß die nervösen Prozesse, welche dem Farbensehen zugrunde liegen, eine Funktion der Wechselfrequenz sind.

Heute aber, nachdem die physikalische Theorie des Lichtes festliegt, haben wir diese Freiheit nicht. Es ist unvereinbar mit der physikalischen Optik, daß statt gelber (589 mμ) bei gegebener Wechselfrequenz grüne oder blaue Strahlen (etwa 510 oder 470 mμ) ins Auge gekommen seien. Wir können nur noch die zweite Annahme zulassen, wonach die nervösen Prozesse eine Funktion der Wechselfrequenz der Reize sind. Wir versuchen also, diese Annahme in eine präzisere Theorie zu bringen.

Wie diese Theorie aussehen wird, dafür haben wir, bei der Neuheit der Aufgabe, eine beträchtliche Freiheit, die sich bei weiteren Untersuchungen immer mehr einengen wird. Wir wählen die Theorie, welche zur Zeit als die einfachste erscheint. Dabei begegnen uns sogleich zwei Möglichkeiten. Die eine Vorstellung ist die, daß für eine Empfindung, z. B. grün, ein charakteristischer nervöser oder chemischer Prozeß bereit liegt, der nur unter gewissen Reizbedingungen ausgelöst wird. Die zweite Vorstellung ist aber die, daß es einen solchen spezifischen »grünen« Prozeß gar nicht gibt, sondern, daß der ein Grün sehende Mensch die Vorgänge im Organ zwingt, auf eine bestimmte Art abzulaufen. Im ersten Fall ist der »Grünprozeß« eine Funktion der Reiz- und Erregungsvorgänge; im zweiten Fall zwingt das sehende Auge den Vorgang, auf bestimmte Art nach Maßgabe äußerer Bedingungen abzulaufen. Da ich nun die zweite Vorstellung als die wissenschaftlich bessere wähle, obwohl sie im System unserer Wissenschaften ungewohnter ist und dadurch ihre besonderen Schwierigkeiten bietet, weise ich schon hier vorläufig auf den Grund hin, warum die erste Vorstellung (die des Grünprozesses) nicht gewählt wird. Eine ausführliche Begründung folgt aber erst im V. Kapitel. Die Theorie eines Grünprozesses ist nämlich untauglich, die polyphänen Farben zu erklären, weil sie im vollen Widerspruch zu allen bisherigen physiologischen Farbtheorien steht. Weder die Young-Helmholtzsche noch die Heringsche, noch die Zonentheorie von J. v. Kries sind mit den polyphänen Farben zu vereinbaren. Dies ist der Grund, warum hier die Theorie der spezifischen Farbprozesse nicht angewendet wird: sie kann nicht angewendet werden.

Wir stellen uns also vor, daß der eine Farbe Sehende die organischen Vorgänge in einer bestimmten Weise lenkt, so wie der Schmied oder der Dreher seine Muskulatur in einer bestimmten Art lenkt – selbstverständlich eng gebunden an die äußeren Bedingungen von Werkzeug und Material sowie der Anatomie des neuromuskulären Organes. Ebenso wie er die Freiheit hat, entweder einen Schlüssel oder eine Uhr zu machen, so habe der Sehende die Freiheit, Grün oder Rot zu machen – nicht irgendeine Farbe, die es gar nicht gibt, und auch keine, die nach der Organbeschaffenheit nicht möglich ist. Man kann mit einem Hammer und aus Watte auch keinen Schlüssel und keine Uhr machen.

Der Grünseher kann also in diesem Augenblick mit diesen gegebenen Bedingungen doch nur Farben machen, aber verschiedene. Die Organvorgänge sind eine Funktion des Grünsehens, wenn man Grün sieht. Es gibt also auch hier eine Art von »Grünprozeß«, aber er ist eine Funktion der Grün*sehens*. Was heißt dies »Grünsehen«? Offenbar läßt sich dies nur so definieren, daß man sagt: weder rot noch gelb noch blau noch violett (sondern eben grün). Die Auswahl schließt die anderen Farben aus, oder anders ausgedrückt: was ich sehe, ist eine Einschränkung der Möglichkeiten durch Unterdrückung aller anderen bis auf eine. Den Umstand, daß mehrere Möglichkeiten da sind, können wir auch so formulieren, daß wir die Gesamtheit der möglichen Farben als die *Präformation* der Farben bezeichnen. Diese Präformation ist festgelegt; ein Farbenblinder hat eine andere Präformation.

Der nun interessierende Vorgang ist offenbar die Auswahl, die zugleich eine Einschränkung ist. In der Sprache der Neurophysiologie wird eine solche Einschränkung als Hemmung bezeichnet. Als eine besonders entscheidende Ursache der Hemmung entdeckten wir im Versuche die Wechselfrequenz, die Fläche und die Intensität des Reizes. Die Theorie muß also auszudrücken suchen, daß unter vielen möglichen Vorgängen alle bis auf einen gehemmt werden. Die Definition dieser Hemmung bietet keine Schwierigkeit, nachdem ein Zeit- bzw. Bewegungs-, ein Flächen- und ein Intensitätsfaktor zusammen als zureichende Faktoren festgestellt wurden, so daß jeder dieser Faktoren innerhalb gewisser Grenzen durch jeden anderen ersetzbar ist. Da wir bisher keinen physikalischen Begriff gefunden haben, welcher, wie etwa der Energie- oder Quantenbegriff, die jedesmal genaue Angabe der drei Faktorengrößen entbehrlich macht, da aber doch ein bestimmtes Verhältnis derselben

vorliegen muß, so wählen wir einen etwas unbestimmten, aber alle drei zusammenfassenden, nämlich den Begriff der Reizgestalt. Gewisse Reizgestalten sind also die Bedingungen gewisser Hemmungen, die wir als selektive Hemmungen bezeichnen müssen, da alle möglichen Farben präformiert sind.
Die »Präformationstheorie« der polyphänen Farben unterscheidet sich aber von der Theorie der spezifischen Farbprozesse in dem wichtigen Punkte, daß es keine bestimmte Stelle im Organ und keine spezifischen an einen Ort gebundene Substanzen geben kann, deren Erregung eine und nur eine Farbempfindung produziert. Der Satz, daß die Farben als *Möglichkeiten* präformiert sind, hat keinen Sinn, wenn die Wahl für eine bestimmte Stelle bereits gefallen ist, indem an dieser Stelle nur dieser bestimmte Prozeß so und nicht anders ablaufen kann. Nicht ein spezifischer Farbprozeß, sondern die Möglichkeiten zu allen sind präformiert. Dies hat eine weitere wichtige Folge. Die besondere Gestalt des Reizes und der besondere Zustand des Organs sind die einzige, die vollständige und die zureichende Bedingung dafür, welche Farbe nun gesehen wird, ebenso wie in der Möglichkeit der Präformation alle sehbaren Farben bereits gegeben sind. Es gibt also hier keinen subjekiven Zusatz zu den objektiven Bedingungen einschränkender Hemmung. Man kann diese vollständige und eindeutige Bedingtheit der gesehenen Farbe von ihren äußeren und organischen Entstehungsbedingungen auch so ausdrücken, daß man sagt: jede Farbe ist objektiv. Es gibt keine Zwischenschicht und keine Transformationsapparate, durch welche die objektiven Vorgänge in eine bloß subjektive Empfindung übergeführt werden. Die erkenntnistheoretischen Folgen davon werden im IV. Kapitel erörtert.

III. Gegenüberstellung der Präformationstheorie und der Komponententheorie

Wenn wir bei einer Farbenmischung (Farbenkreisel oder Vereinigung verschiedener Lichter) sagen, daß aus mehreren Farben eine einzige entstehe, und dann im Flimmerversuch sagen, daß aus einer einzigen Farbe mehrere entstehen, so sind das zwei Vorstellungen, die unvereinbar sind. In einem Falle geschieht in der hypothetischen Materie Vereinigung, im anderen Trennung. Komposition kann nicht gleichzeitig Disjunktion sein. Wenn es sich um spezifische Elemente handelt, so würde immerhin vorstellbar sein, daß dieselben Elemente im ersten Falle synthetisch vereint, im zweiten analytisch getrennt würden. Aber auch diese Auffassung ist auf den Fall der Farbtheorien nicht anwendbar, denn die Verwendung monochromatischer Lichter schließt eine Spaltung des physikalischen Lichtes aus (da Phosphoreszenz und Fluoreszenz ausgeschlossen sind), und die bei den Komponententheorien angenommenen Elementarprozesse fordern andere Elemente als die bei der Präformationstheorie notwendig anzunehmenden. Es gibt also keine Möglichkeit, diese mit der Komponententheorie zu vereinigen. Wir befinden uns in dem Falle, daß bei dem einen Lichtexperiment (Flimmern) und bei dem anderen Lichtexperiment (Mischen) verschiedenartige und unvereinbare Annahmen über die Natur des *Sehens* (nicht des Lichtes!) notwendig sind. Daraus ergeben sich zwei Aufgaben: einmal eine Überlegung über das Wesen des Sehens und zweitens eine Überlegung über die Verschiedenartigkeit der zwei Experimente.

So lange man nicht die Voraussetzung macht, daß der Lichtvorgang in der äußeren Natur ein Ding für sich und die Sehakte ein Ding für sich sind, brauchen sich die Vorstellungen der Vereinigung und der Trennung als solche nicht so unbedingt zu widersprechen. »Das Licht« und »das gesehene Licht« sind dann ein und dasselbe. Von dieser Stufe aus kann man sich wundern, daß NEWTON so heftig von GOETHE bekämpft wurde. Denn man könnte sagen, NEWTON habe nur behauptet, daß weißes Licht sich zerlegen lasse, also aus farbigen Lichtern bestehe, GOETHE aber gesagt, daß farbige Lichter aus weißem Licht entstehen, also in diesem enthalten sind. Was jener durch ein Prisma, das habe dieser durch Trübung bewerkstelligt. Der Unterschied wäre nur im »bestehen aus« und im »entstehen aus« begründet, und diese beiden Vorstellungen müßten eigentlich vereinbar sein. Man müsse sich dann nur entscheiden, ob bei einem Werden sich etwas Neues bildet oder nicht. Die einen würden sagen, daß das, was teilbar ist, die Teile schon vorher enthalten haben müsse; solches Werden sei eben nur Trennen des Verbundenen. Die anderen würden sagen, daß auch bei solchem Werden stets etwas anderes entstehe, denn die Teile für sich seien immer etwas anderes als das Ganze, das Ganze immer etwas anderes als die Teile. Diese Alternative in der Auffassung des Werdens sei aber experimentell überhaupt niemals entscheidbar, denn sie beruhe auf einem Gegensatz in der Definition der Wirklichkeit. Die einen verstünden unter Wirklichkeit die Experimente selbst, die anderen aber das aus den Experimenten logisch Gefolgerte, also etwas, was sich zum Experiment wie eine Abstraktion vom Handeln, wie ein Gedanke verhält. Die einen achten auf die Produktion der Erscheinung, die anderen auf die Reduktion auf ihren Grund.

Betrachten wir jetzt die verschiedenen Verfahren, welche bei Farbmischung und bei Flimmermethode angewendet werden, so besteht der Unterschied darin, daß bei der Mischung die verschiedenfarbigen Lichter gleichzeitig[8], beim Flimmern ungleichzeitig dargeboten werden. Da aber die polyphänen Farben auch bei Verwendung monochromatischen Lichtes auftreten, so ist es genauer, nicht von ungleichzeitiger Farbendarbietung zu sprechen, sondern von pulsierender, alternierender oder unterbrochener Belichtung. Faßt man den Vorgang so einheitlich auf, wie er im Versuche geschieht, so handelt es sich, verglichen mit dem Dauereindruck einer ruhenden Farbe, um eine Art von Zerreißung, Explosion der vorher ruhenden Farbe. Diese Vorstellung ist nahegelegt, wenn man bei gleicher Versuchsanordnung den Eindruck des monochromatischen, etwa des Natriumlichtes mit dem Eindruck der bei rotierender Scheibe auftretenden Flimmerfarben vergleicht. Es ist, als ob das sehende Auge sich produktiv verhielte, aus dem einfarbigen Lichte mehrfarbiges mache. Umgekehrt beim Farbenkreisel, der in Ruhe mehrere Farben zeigt, die bei genügend rascher Rotation als eine Mischfarbe erscheinen. Hier verhält sich das sehende Auge offenbar reduktiv, indem es aus einer Mannigfaltigkeit eine Einfachheit macht. Wiewohl das sehende Auge in beiden Fällen etwas »macht«, ist dies Machen doch einmal produktiv und einmal reduktiv wirksam, wenn man das Ergebnis, die Empfindung als ein Bewirktes vorstellt. Wir bemerken aber schon hier, daß unter der Hand eine neue, bisher nicht verwendete Vorstellung eingeführt wird, nämlich die, daß die Empfindung selbständig, ein Fabrikat des Sehaktes sei, während bisher das ganze Sehen als ein Akt, betätigt nur vom sehenden Auge, aufgefaßt wurde.

Wir sind bis jetzt nur gezwungen, dem sehenden Auge zwei Arten der Tätigkeit zuzumuten: eine produktive bei den polyphänen Far-

8 Da Lichtmischung und Farbenkreisel dieselben Ergebnisse haben, können wir diese beiden Methoden zusammenfassend als gleichzeitige Farbwirkung zusammenfassen.

ben und eine reduktive bei den Farbenmischungen. Während die Komponententheorie sich vorstellt, daß das Organ im Besitze einiger weniger Elementarvorgänge ist, deren einzelne oder gemeinsame Tätigkeit stets einen einfachen Eindruck fabriziert, verleitet das Phänomen polyphäner Farben dazu, sich vorzustellen, daß die Tätigkeit einer Substanz das Phänomen mehrerer Farben fabriziere. Da wir aber weder im einen noch im anderen Falle etwas Bestimmtes über diese Fabrikation von Empfindungen wissen, auch in beiden Fällen keine experimentelle Anordnung haben, um nun diesen Fabrikationsprozeß selbst näher zu untersuchen, so müssen wir ihn bei der Theoriebildung außer Betracht lassen. Aus diesem Grunde wurde schon im II. Kapitel der Begriff der Präformation gewählt; denn er beschränkt sich auf die eine Idee, daß das, was durch produktive Organtätigkeit erscheint, nur erscheinen kann, weil es aus einem unbekannten Grunde möglich war, zu erscheinen. Die Komponententheorie, welche fordert, daß aus mehreren spezifischen Prozessen ein einziger Farbeindruck reduktiv fabriziert werde, nötigt nicht zu dieser Idee einer Potentialität in der Aktualität. Denn nach ihr entsteht etwas, weil die vorhergehenden Prozesse es bewirken. Die Komponententheorie ist daher eine epigenetische: die Wirkung ist einfach die Folge ihrer Ursache. Der Unterschied der beiden Theorien ist daher auch als der von Präformation und Epigenese hier festzuhalten.
Nun haben die Untersuchungen ferner gezeigt, daß die wiederholte Unterbrechung und also Intermittenz oder auch Alternation in der Zeit nicht die einzige Bedingung der polyphänen Farben ist. Auch die Intensität und die Feldgröße sind bestimmend dafür, ob und wie die verschiedenen Farben aus dem monochromatischen Licht hervorkommen. Ferner zeigte die experimentelle Analyse, daß Zeit-, Intensitäts- und Feldgrößen untereinander so zusammenhängen, daß jeder dieser drei Parameter durch jeden anderen in gewissen Grenzen vertretbar ist, d. h., daß man denselben Erfolg bekommt, wenn man z. B. die Dauer verkürzt, aber die Intensität verstärkt usw. Die Produktion der polyphänen Farben ist also nicht so zu denken, daß die Unterbrechung als solche (in Serie dem Organ aufgenötigt) die Farbenpolyphänie hervorruft; auch Feldgröße und Intensität als solche wirken dabei mit. Diese Tatsachen lenken zu der Frage der Lokalisation der vermuteten physiologischen Vorgänge zurück, und sie werfen auch Licht auf den zuerst gefundenen Faktor der Unterbrechung oder Intermittenz selbst.

Die Komponententheorie unterstellt, daß jeder der unterschiedenen Prozesse spezifisch, von jedem anderen durch eine Eigenart unterschieden sei. Diese Spezifität ist eine sozusagen zweiseitige. Die eine Seite wird durch die Natur des erregenden Lichtes physikalisch definiert. Jede der, sagen wir drei, Komponenten wird durch eine bestimmte Wellenlänge erregt oder wenigstens am stärksten erregt. Die andere Seite wird durch die Qualität der Empfindung charakterisiert, welche sie zur Folge habe; man spricht also z. B. von einer Grünkomponente. Beide Kennzeichen weisen auf dieselbe einheitliche Komponente. Statt der Komponenten hat man auch von Substanzen gesprochen (v. Studnitz, 1937) und damit die umschriebene Lokalisation im Raume besonders festgelegt; aber wir brauchen diese Einengung der Theorie für die folgende Betrachtung nicht. Wenn nämlich nicht nur der Ort, sondern auch die Intensität und die Zeit der Erregung mitbestimmen, welche Art von spezifischem Prozeß erfolgen wird, dann ist im Prinzip fraglich geworden, worin die Spezifität eigentlich besteht: in einer Eigenschaft, welche der Substanz örtlich, zeitlich oder massen- bzw. feldmäßig zukommt? Dies ist jetzt fraglich geworden. Man wird bei örtlicher Bindung an chemische, bei zeitlicher an ablaufgesetzliche, bei intensiver an energetische Faktoren am liebsten anknüpfen. Wenn aber diese Faktoren (wie erwähnt) einander ersetzen können, dann löst sich das Fundament jeder spezielleren Theorie der Prozesse oder ihrer Modellvorstellung zunächst einmal auf. Eine andere Überlegung wird vielmehr nahegelegt, nämlich daß die Spezifität überhaupt nicht in etwas besteht, was wir rein naturwissenschaftlich charakterisieren können.
Ehe man in diesem Entscheid aber einen völligen Verzicht auf Theorie sieht, wird man nochmals überlegen müssen, welchen Weg die bisherige Theorie eigentlich gegangen ist. Vorausgeschickt sei aber, daß jene gegenseitige Vertretbarkeit der Parameter Raum, Zeit und Intensität sich auch auf dem Boden der klassischen Theorie schon vorher allmählich herausgestellt hatte, nämlich beim Studium der Sehschärfe, der Lichtschwellen und der Farbschwellen. Es ist also nicht so, daß nur die Verhältnisse bei polyphänen Farben zu einer Revision der Grundvorstellungen Anlaß gegeben haben. Allerdings liegt auch in der Äquivalenz von Raum, Zeit und Intensität für Lichtschwellen, Sehschärfen, Farbschwellen eine, wie mir scheint, kaum zu überwindende Schwierigkeit der klassischen Theorie. Man hat sie bisher wohl nur verdrängt, weil diese gegen-

seitigen Abhängigkeiten nur im Schwellengebiet genauer beobachtet und bekannt wurden (Minimalfeldhelligkeit, Minimalzeithelligkeit). Aber es ist für chemische oder neurologische Modellvorstellungen sehr schwierig, eine völlige Gleichwertigkeit zweier Prozesse anzunehmen, von denen der eine auf kleinem Raum mit langer Dauer, der andere auf großem Raum mit kurzer Dauer verläuft, wenn man nicht eine Energiegröße als das allein Wirksame bewertet. Auch dann braucht man eine neue Hypothese, nämlich eine Art Energiesammler. Unmöglich aber ist es, an einem und demselben Orte der Substanz zwei verschiedene Vorgänge gleichzeitig ablaufend zu denken. Die Annahme spezifischer Komponenten- oder Farbprozesse nötigt zur Annahme verschiedener *Lokalisation* derselben. Man kann auch sagen, die Komponententheorie ist per se unvermeidlich auch eine Lokalisationslehre; für das Gesetz der spezifischen Sinnesenergie (JOH. MÜLLER, 1826) gilt dasselbe: es involviert eine Lokalisationstheorie. Umgekehrt erlaubt eine Unmöglichkeit der Lokalisation, von JOH. MÜLLERS Prinzip abzusehen.

Eine ähnliche Bedeutung hat die Tatsache, daß die Intermittenz oder Alternation es ist, was die polyphänen Farben erzeugt. Während die Komponentenlehre dadurch hervorgerufen wurde, daß man durch (simultane) Mischung zweier Farben eine Empfindung oder ⟨durch⟩ verschiedene Farbmischung das gleiche Licht bekommt, beweisen die polyphänen Farben, daß man durch Unterbrechung einer Farbe mehrere andere erhält. Man kann dies letztere auch ausdrücken, indem man sagt: die Spezifität der Farbe ist von ihrer Dauer, nicht von ihrer Lokalisation in der Zeit abhängig. Dies aber besagt, daß eine »Lokalisation« der Spezifität in der Zeit (eine Ablauftheorie) nicht möglich ist. Auf dem Boden der Komponententheorie werden Nachbilder, Kontrasterscheinungen, Umstimmungen so erklärt, daß die spezifischen Prozesse einen bestimmten zeitlichen Verlauf haben; das Stadium, welches der Ablauf zu einer gewissen Zeit erreicht, bestimmt dann, welche Farbe gesehen wird. Man kann auch den Versuch machen, die polyphänen Farben mit dieser Vorstellung zu erklären. Aber die genaueren Verhältnisse zeigen, daß man zu keiner Übereinstimmung mit den Gesetzen von Nachbild, Umstimmung und Kontrast kommt und daß nur die Tatsache der Unterbrechung, nicht der Unterbrechung spezifischer Prozesse in einem bestimmten Stadium, das polyphäne Farbphänomen bestimmt. Seine Theorie ist also auch an keine zeitliche

Lokalisation auf der Zeitachse gebunden und kann vom Modell der Zeitachse also absehen.

Nachdem somit weder eine Lokalisation im Raume (spezifische Sinnesenergie) noch eine Lokalisation in der Zeit (Prozeßverlauf) zur Darstellung der polyphänen Farbexperimente erforderlich ist, hat man die Freiheit, der Präformationstheorie eine eigene Form zu geben. Wenn das Phänomenwerden einer Farbe nicht (weder örtlich noch zeitlich) lokalisierbar ist, dann ist wenigstens eine der unlösbaren Schwierigkeiten der klassischen Theorie beseitigt, nämlich die Fabrikation der Empfindung durch den nervösen Apparat. Die Präformationstheorie hat nur das darzustellen, was im Experiment geschieht; sie ist nicht verpflichtet, über Vorgänge im optischen Organ oder Nervensystem bestimmte Aussagen zu machen. Dann lautet das Protokoll: wenn ein (farbiges) Licht in bestimmter Weise intermittierend unterbrochen wird, dann erscheinen gewisse andere Farben dem sehenden Auge. Diese anderen Farben stehen also in der Möglichkeit des sehenden Auges. Die theoretische Interpretation besteht dann nur darin, daß man sagt: »das sehende Auge enthält die präformierte Möglichkeit aller Farben und wählt unter gewissen Bedingungen der Reizgestalt gewisse unter diesen Farben«.

Wir verglichen jetzt die Motive der zwei gegenübergestellten Theorien. Die Komponentenlehre ist notwendig gewesen, weil sich ergab, daß man durch Mischen mehrerer Farben eine andere erhält, darunter auch eine weiße oder wenigstens weißähnliche unbunte Farbe. Die speziellen Verhältnisse zeigten dann, daß man aus drei bestimmten Farben annähernd alle Farben durch Mischung erscheinen lassen kann. In den Flimmerversuchen ergab sich bisher nur, daß aus einer Farbe für das sehende Auge mehrere entstehen, wenn man sie intermittierend unterbricht. Dadurch wird die Annahme nötig, daß die Potenz zu diesen mehreren Farben dem sehenden Auge einwohnt. Die Theorie fügt dem Experiment nicht weniger, aber auch nicht mehr hinzu als eine Erklärung dieser Polyphänie. Dieser theoretische Zusatz ist notwendig als Erklärung, wie die Komponententheorie nur erklären soll, daß und wie aus mehreren Farben eine entsteht. Man kann sich auch so ausdrücken: die Beobachtungen enthalten gewisse Widersprüche, welche durch die Theorien zu beseitigen versucht werden. Der Widerspruch der Flimmerversuche ist nun der, daß monochromatisches Licht mehrere Farben erzeugen kann.

Wenn Natriumlicht bei Intermittenz Blau, Grün und Rot erzeugt, dann ist der populäre Ausdruck, daß Blau, Grün und Rot Täuschungen seien; denn wir sind gewohnt, daß Natriumlicht gelb aussieht. Kritischer ist zu sagen, daß Natriumlicht je nach der Art der Darbietung blau, grün, rot oder gelb aussieht. Eine Bevorzugung des Gelbs durch das Prädikat »richtig« ist nicht zu begründen. Allgemein ist danach nur von einer Polyphänie des Lichtes zu reden. Sie ist die Tatsache. Erklärt wird dann diese Tatsache durch die Theorie, welche annimmt, daß das sehende Auge die Möglichkeit zu allen Farben hat, in der Ausnutzung dieser Möglichkeit aber durch die Reizgestalt beschränkt wird. Es wählt die Farbe oder die Farben, welche die Reizgestalt determiniert. Danach hätte es keinen Sinn mehr, von gelbem oder grünem Lichte zu sprechen, da nicht das Licht (die Wellenlänge), sondern die Reizgestalt determiniert, ob es gelb oder grün usw. erscheint.

IV. Diskussion der Prädikation des Seienden

Damit steht die kritische Diskussion vor der Frage, welchen Sinn der Satz: »dieses Licht ist grün« habe. Wir diskutieren, abgekürzt, die Bezeichnung »grünes Licht«. Wenn die Lichtsorte $\lambda = 510\ m\mu$ unter den für gewöhnlich benutzten Bedingungen grün aussieht, dann ist die kurze Bezeichnung als grünes Licht ein Laboratoriumsjargon, der Gewohnheitsrecht hat und ohne wissenschaftliche Bedeutung ist. Wenn aber der Inhaber des sehenden Auges aussagt »dies Licht ist grün«, dann urteilt er über einen Gegenstand seiner Umgebung und kommt in ein Dilemma, wenn dasselbe Licht kurz nachher rot aussieht. Aus diesem Dilemma befreit ihn die Theorie, welche besagt, daß der Gegenstand zwar nicht die Wellenlänge, aber die Reizgestalt verändert hat, und daß er mit jeder Farbe eine bestimmte Reizgestalt richtig sieht. Wäre dies nicht der Fall, so hätte *keine* seiner Aussagen einen Sinn, insofern sie etwas über einen Gegenstand aussagt.[9] Ein Zweifel an der Richtigkeit der Aus-

9 Wir sprechen hier nur von *Reiz*gestalt und unterdrücken den Prozeß im Organ. Diese Vereinfachung ist dann erlaubt, wenn Reiz und Erregungsvorgang unter allen Umständen in einer eindeutigen Relation stehen. Die Berechtigung zu dieser Annahme ist nicht nur erweisbar bzw. nicht widerlegbar; die Annahme ist auch ohne Einfluß auf die folgende Diskussion.

sage taucht erst auf, wenn man Gründen Raum gibt, daß derselbe Gegenstand verschieden gesehen oder verschiedene Gegenstände gleich gesehen werden. Dann sagen wir: Ich sehe diesen Gegenstand jetzt so, jetzt anders, oder: der Gegenstand ist anders, aber ich sehe ihn gleich. Erst jetzt kommt es zur Unterscheidung von »ich« und »Gegenstand«. Die allgemeinste theoretische Erklärung des Dilemmas und die Beseitigung des Zweifels sind die, daß man sagt: der Gegenstand *erscheine* dem Ich. *Für mich* ist er so; wie er *an sich* ist, kann ich nicht wissen. Dies ist auch die Lehre KANTS. Speziellere Theorien beschäftigen sich dann mit den Gesetzen oder der Verbindlichkeit dieses »für mich« der Erscheinung. Wir können sie beiseite lassen. Trotz gegenteiliger Beteuerungen ist das Bestreben der Naturforschung, der Physik und der Physiologie, herauszubekommen, wie die Realität an sich ist. Sowohl die Experimente mit Farbenmischung wie mit Flimmerlichtern nötigen zu irgend einer Revision des Satzes: »Dieses Licht ist grün«. Diese Revision besteht darin, daß man entweder dem Farbeindruck seine objektive Geltung und dem Licht seine sinnliche Wahrnehmbarkeit nimmt – oder darin, daß man gesehene Farbe und *sehendes* Auge als eine *flüchtige* Realität nimmt. Dies sind die beiden Stellungnahmen der Komponenten- und der Präformationstheorie. In jedem der beiden Fälle wird etwas nicht mehr ernst genommen, aber nicht dasselbe. Die Komponententheorie nimmt die Empfindung nicht ernst (genauer: als Empfindung ernst, aber nicht als objektiv), die Präformationstheorie nimmt die äußere Natur nicht ernst (genauer: die Objektivität des Sehens ernst, aber nicht etwas an sich Objektives).

Im ersten Falle ist das Seiende also nicht das, was man sieht, im zweiten ist das Seiende nur das, was man sieht. Man kann die beiden widersprechenden Sätze auch so zusammenfassen: Das, was man sieht, ist nicht das, was es ist, und das, was ist, ist nicht das, was man sieht. Diese beiden Sätze sind nun kein Widerspruch mehr, denn hier ist mitgedacht, daß das Sein nicht »ist« und daß, was »ist«, kein Sein ist. Das Sein ist also nicht aussagbar; man kann nichts von ihm prädizieren, nicht einmal, daß es ist. Der etwas aussagende Mensch kann nichts über das Sein aussagen.

V. Kritik der physiologischen Theorie

Die Komponententheorie erklärt, daß verschiedene Mischungen von Farben andere und einfache Farben erscheinen lassen. Sie erklärt nicht, wie die Synthese der Tätigkeit der drei Komponenten vor sich geht. Dieser Mangel besteht nicht darin, daß die Theorie nicht alles erklärt; dies wäre nicht zu fordern. Ein Mangel liegt darin, daß diese Theorie die Annahme eines weiteren physiologischen Funktionsbereiches, eines besonderen Apparates zur Synthese der Komponenten fordert, der vorher nicht erforderlich war und über den man nichts weiß. Insofern ist die Theorie unökonomisch und erzeugt selbst ein unökonomisches Moment.

Die Präformationstheorie ist keine physiologische Theorie, insofern sie keine speziellen Annahmen über die Organtätigkeit macht. Dieser Nachteil würde aufgewogen, wenn sie imstande wäre, die physiologische Theorie des Sehens mit der physikalischen Theorie des Lichtes zusammen zu behandeln.

Ein weiterer Mangel der physiologischen Komponententheorie ist der, daß sie die Empfindungsqualitäten als nun einmal vorhanden hinnimmt, sie zugleich aber als eine Art Fabrikat des Organs auffaßt. Auch wenn der Physiologe diese Vorstellung als eine metaphysische ablehnt, bleibt bestehen, daß er die Sinnesempfindung der Farben als Indikator der physiologischen Vorgänge methodisch benutzt. Meßbares wird auf der Basis von Urteilen über Empfindungen insofern gemessen, als der Maßstab durch diese Urteile geteilt und so Größen bestimmt werden. Dieses Verfahren der Sinnesphysiologie enthält also die Voraussetzung, daß Empfindungen in fester Relation oder Korrelation zu materiellen und meßbaren Vorgängen stehen, und dies ist eine Voraussetzung, welche der Vorstellung des Fabriziertwerdens gleichwertig und insofern ebenfalls metaphysischer Art ist. Die Entstehung der Empfindung und ihrer Qualität bleibt immer ein in der Wissenschaft zugelassenes Wunder.

Nimmt man das Sehen der Dinge als ein Ganzes, dann fällt ein dritter Mangel der physiologischen Theorie auf, das ist die ungleichartige Behandlung der Empfindungsqualitäten und der Wahrnehmungsgrößen. Alles nämlich, was durch Ort, Zeit, Intensität einen quantitativ aussprechbaren Wert besitzt, kommt in der Theorie der Sinnesphysiologie in eine unmittelbare Beziehung zum äußeren Objekt. Diese relative Unmittelbarkeit steigert auch den

Wert der Sinne zur Vermittlung objektiver äußerer Verhältnisse, während die Empfindungsqualität einen schlechthin subjektiven Wert haben soll. Hier hat sich erhalten, was mit der Unterscheidung der primären und der sekundären Qualitäten etwa bei LOCKE (1690) schon anfängt, in Spuren aber bereits in der Antike angenommen wird. Hier soll nun nur auf den Bruch hingewiesen werden, der durch die Sinnesphysiologie geht und ihre Theorien uneinheitlich macht.

Endlich hat, wie angedeutet, dieser Dualismus von Qualität in der Empfindungsphysiologie und Quantität in der Wahrnehmungsphysiologie zu einer früher zu geringen Untersuchung und ungenügenden theoretischen Behandlung der Abhängigkeit, und zwar der gegenseitigen von quantitativen und qualitativen Gegebenheiten, geführt. Das Farbensehen hängt von Feldgröße, Zeitdauer und Intensität der Objekte ab. Diese erscheinen aber auch je nach der Farbe verschieden nach Umfang, Dauer und Intensität. Man hat, festgefahren in bestimmten physiologischen Theorien, solche Phänomene immer aus diesen Theorien erklärt, nicht sie zur Kritik dieser Theorien verwendet.

Diese Mängel der physiologischen Theorie hängen mit der Unfähigkeit zusammen, die Vorgänge anders als anschaulich zu denken. Klar und deutlich (clare et distincte) soll ein Gedanke nur sein, wenn er vollkommen anschaulich ist. Diese Forderung ist aber immer nur für eine Seite des Gedankens erfüllbar. Die Theorie bezieht sich auf Versuche, und der Versuch besteht im sinnesphysiologischen Experiment in einer Tätigkeit des *sehenden Auges,* nicht des Auges. Eine Theorie des sehenden Auges kann aber nicht durchgehend anschaulich sein, da man zwar das Organ im Sinne der Anatomie anschaulich vorstellen kann, nicht aber das Sehen. Die Sinnesphysiologie verleugnet also ihre Versuche selbst, wenn sie von der Funktion des Auges statt vom sehenden Auge spricht.

Infolge der Unterstellung, daß zwischen dem Subjekt, welches Empfindungen hat, und dem Objekt, welches sie verursacht, ein Zwischenglied sei, welches die Lichtwirkung transformiere und Empfindung fabriziere – infolge dieser Unterstellung kommt es dann zu zwei absurden Gedanken, nämlich erstens, daß die physische Umwelt farblos, und zweitens, daß die Empfindungen farbig seien. Im Versuch aber sagt die Versuchsperson nichts anderes, als daß ein Gegenstand farbig ist. Es ist daher eine Tautologie, wenn jemand behauptet, er habe eine farbige Empfindung, und dann, ein

Gegenstand sei farbig. Beides kann sich nur auf ein und denselben Akt des sehenden Auges beziehen.
Die Präformationstheorie hat nun den Vorzug, die beiden Fehlaussagen nicht zu machen; weder die von der farbigen Empfindung noch die von den nichtfarbigen Objekten. Sie beruft sich nur auf den Versuch mit sehenden Augen und verzichtet auf die Unterscheidung zwischen physikalischem Vorgang und Empfindung fabrizierendem physiologischen Prozeß. Es gibt keine Stelle, vor der der Vorgang unfarbig, hinter der er farbig wäre. Die Gegenstände erscheinen uns farbig, und was uns so erscheint, ist das verborgene Sein.

VI. Kritik der physikalischen Theorie

Kritisiert wird hier nicht die Theorie des Lichtes, sondern deren Abstrahieren von der Sinnlichkeit, vom Sehorgan und vom Menschen. Die Abstraktion von der Sinnlichkeit ist deswegen einer Kritik unterwerfbar, weil die Experimentalphysik sich in ihren Versuchen auf Sinneswahrnehmungen begründet, die Sinne aber in der Theorie nicht mehr vorkommen. Auf diese Weise baut man das Gebäude auf einer Basis, die in der Beschreibung der Natur als nicht existierend behandelt wird. Infolge davon erhält die Physik den Charakter einer logischen Folgerung mehr als den einer Aussage über das, was wirklich ist.
Nun kann die Darstellung eines Gegenstandes oder einer Klasse von Gegenständen zunächst davon absehen, daß es noch andere Gegenstände gibt. Die Beschreibung des Lichtes ist nicht verpflichtet, auch vom Auge etwas auszusagen. Trotzdem darf die Theorie des Lichtes keiner Aussage widersprechen, welche in der Mechanik usw. gemacht wird. Sie darf auch keiner Aussage widersprechen, welche sich aus Beobachtungen des Auges beweisen läßt. Eine solche wäre es, wenn z. B. ein Licht, welches physikalisch monochromatisch ist, vom Auge als polychromatisch erwiesen würde. Wir können diesen Widerspruch beseitigen, wenn wir annehmen, daß im optischen Organ Vorgänge vorkommen, die man der Fluoreszenz vergleichen kann, bei denen Licht einer Wellenlänge die Aussendung von Licht einer anderen Wellenlänge veranlaßt. Eine andere, den Widerspruch beseitigende Erklärung wäre die, daß die vom Auge gesehenen Farben überhaupt keine nähere Zuordnung

zu bestimmten Wellenlängen haben, sondern der Reizgestalt zugeordnet sind (Präformationstheorie). Dies wäre dann ein Anlaß, den Begriff des Lichtes auch physikalisch anders zu fassen, wobei die eindeutige Beziehung der Begriffe Farbe und Wellenlänge durch eine andere, noch andere Parameter als den des λ einbeziehende zu ersetzen wäre. Das Absehen also von der physiologischen Beobachtungsgruppe am Organ bezeichnet demnach einen Mangel der physikalischen Theorie, insofern sie die Aufgabe hat, möglichst viele Vorgänge der Natur, bei denen Licht eine Rolle spielt, mit zu umfassen oder zu erklären.

Endlich ergibt sich hier auch ein Einwand gegen eine physikalische Theorie, welche von der Existenz des Menschen absieht. Dieser Einwurf ist zunächst nur eine Zusammenfassung der beiden vorhergehenden. Denn wie das Auge, so ist auch der Mensch ein Gegenstand in der Natur, bei dem Anwendungen der Lichttheorie gewünscht werden können; und das sehende Auge macht Beobachtungen im physikalischen Experiment, ist also unter den beim Aufbau der Lichtphysik verwendeten Instrumenten eines, freilich das, welches besonders eindringlich daran erinnert, daß die Physik die Basis der Sinneswahrnehmungen nicht entbehren kann – indirekt auch dort nicht, wo nur Photographien oder elektrische Apparate benutzt werden, da auch deren Ausschläge sinnlich abgelesen werden. Die Aussage »dies ist so« enthält also immer einen Kern von der Form »dies erscheint mir, einem Menschen, so«. Aber die Einbeziehung des Menschen kann noch aus einem dritten Grunde der Physik zugemutet werden, nämlich allgemein dem, daß die Physik nicht nur auf den Menschen anzuwenden und durch den Menschen als Instrument aufgebaut wird, sondern daß die Physik die Physik des Menschen ist. Man kann zwar behaupten, dieser Umstand betreffe nur die Erkenntnistheorie, nicht die Physik selbst. Aber bei dieser Unterscheidung wird vorausgesetzt, daß Physik eine Erkenntnis sei und daß die Erkenntnisregeln von der Physik unabhängig kritisierbar seien. Es könnte aber sein, daß umgekehrt die Physik die Erkenntnisregeln schon beeinflußt hat. Und ferner könnte es sein, daß der erkennende Mensch von anderen als erkenntnisartigen Bedingungen abhängt, während er etwas erkennt, z. B. von gefühlsmäßigen Motiven oder unlogischen Trieben. Es ist aber keine Selbstverständlichkeit, daß diese außer der Erkenntnis liegenden Determinationen der Erkenntnis die Wahrheit in jedem Falle nicht berühren oder verfälschen. Sie könnten der

Wahrheit noch näher bringen, als die bloße Erkenntnis. Daher ist das Absehen vom Menschen in der Physik wenn kein Mangel, so jedenfalls eine noch offene Frage.

VII. Kritik der ontologischen Dialektik

In den Abschnitten IV, V und VI wurde die Aussage »dieses Licht ist grün« diskutiert und die physiologische und physikalische Theorie in der Weise kritisiert, daß den Theorien ein korrekter Zusammenhang zwischen solcher Beobachtung und Aussage über die Wirklichkeit selbst abgesprochen wurde; die Beobachtung ist eine sinnliche, die theoretische Aussage entschlägt sich der Sinnlichkeit. Darin liegt ein Vorwurf; die Folge des Fehlers ist, daß ein unlösbares Problem entsteht, nämlich die Entstehung oder Fabrikation der Empfindung (Qualität) aus einem materiellen Vorgang. Eine weitere Folge ist, daß die eine Aussage über die Wirklichkeit lautet: das ist grün, die andere: dies ist nicht grün (sondern ein materieller Vorgang). Verbindet man die unvereinbaren Aussagen und gibt ihnen eine allgemeine Form, dann lautet die Verbindung: das, was ich sehe, ist nicht das, was es ist, und das, was ist, ist nicht das, was ich sehe. Der logische Widerspruch der Aussagen wird in der Zusammenfassung dadurch scheinbar beseitigt; das Mittel der Beseitigung ist die erkenntnistheoretische Kritik. Der Widerspruch der beiden Aussagen wird damit jedoch eigentlich gar nicht aufgehoben, und dies gelingt nur dadurch, daß man annimmt, die beiden Aussagen bezögen sich auf verschiedene Objekte: die erste auf die Empfindung, die zweite auf den materiellen Vorgang. Damit entfiele der Anlaß zur Erkenntniskritik, entfiele aber auch jede Erklärung, wie die zwei verschiedenen Objekte zusammenhängen. Man sieht, wie sich die Reflexion im Kreis dreht: zuerst wird behauptet, der Widerspruch sei keiner; dann, er sei notwendig, also doch ein Widerspruch. Das erste wird als Ontologie bezeichnet, weil das Seiende selbst als das Logische behauptet wird; das zweite ist dialektisch, weil behauptet wird, die Wahrheit lasse sich nur durch ihr Gegenteil aussprechen. Das ganze Verfahren kann man daher als ontologische Dialektik bezeichnen. Wir haben also eine Kritik der physiologischen und physikalischen Theorien mit Hilfe von dialektischer Ontologie vorgenommen, und darum muß diese selbst jetzt kritisiert werden. Ist sie der Prototyp der Wissenschaften?

Es könnte z. B. sein, daß es uns ganz gleichgültig sein dürfe, wenn die Ergebnisse der Farbenmischung am besten durch die Komponententheorie, die der Flimmermethode durch die Präformationstheorie erklärt werden. Verschiedene Beobachtungsgruppen können in verschiedenen Theorien am besten zusammengefaßt werden. Dann ist die Frage, infolge welcher Verhältnisse sich zwischen zwei Theorien Widersprüche ergeben, welche zur Aufstellung einer neuen, dritten Theorie nötigen. Welches war hier der Anlaß, einen Widerspruch zu entdecken?
Ferner könnte es sein, daß schon die Aufstellung einer Theorie überflüssig war. Man kann die Ergebnisse der Farbenmischung als die Funktion dreier Komponenten formal darstellen, braucht sich aber unter Komponenten keine Substanzen, sondern nur die Konstanten jener Funktion vorzustellen. Und ebenso kann man die Ergebnisse der Flimmermethode als Funktion der Reizgestalt darstellen, braucht ⟨sich⟩ aber nicht eine Präformation der Farben in einer Art von Farbenkasten vorzustellen, aus dem der sehend Tätige die Farben je nach der Reizgestalt auswählt. Dann ist die Frage nur, welche Motive dazu treiben könnten, weitergehend die Herkunft oder die Realität der gesehenen Farben selbst erklären zu wollen. Nur wenn man dies anstrebt, käme es zur Unvereinbarkeit etwa der Vorstellung von nur drei substantiellen Komponenten mit der Vorstellung von vielen oder sehr vielen präformierten Farben. Bei der ersten Vorstellung werden die Farben komponiert, bei der zweiten seligiert. Das ist unvereinbar. Aber es entsteht auch gar nichts Neues in unserer Erkenntnis, wenn wir die Darstellung der in den Beobachtungen wohnenden Gesetzmäßigkeit (Funktion) durch die Vorstellung eines Modells vermehren, welches gar nicht beobachtbar, nicht verifizierbar ist. Dieser Vorwurf trifft vieles in den üblichen Lehren mit Recht.
Trotzdem gibt es unvermeidbare Veranlassungen, die auf verschiedene Art beobachteten und dargestellten Erfahrungen unter einen Hut zu bringen. Zunächst fällt die methodische Gegensätzlichkeit von Mischen und Spalten auf, welche auf eine gegenseitige begriffliche Bindung hinweist. Hier liegt eine Art von Umkehrung der sinnesphysiologischen Methodik vor. Dann ist eine gleichfalls begriffliche Inversion von Epigenese und Präformation in der Struktur der in Abschnitt III gegenübergestellten Theorien zu bemerken. In beiden Fällen ergibt sich eine Art von Symmetrie, hinter der etwas Gemeinsames sich zu verbergen scheint, das erst durch die

gegenseitige Ergänzung zustande käme. Die beiden Methoden bzw. Theorien verhalten sich dann komplementär. Dieser Komplementarismus wiederum wäre nur eine unklare Vorstufe zur ontologischen Dialektik. Nicht formalistisch ausgesprochen ist nämlich der Hergang folgender. Zuerst mischt man Farben, dann spaltet man Farben. Dann findet man, daß die erste Versuchsgruppe durch Komponenten, die zweite durch Reizgestalten darstellbar ist. Jetzt bemerkt man, daß Mischen im ersten, Spalten im zweiten Falle sich verhalten wie Vereinigen und Trennen, also wie die Modi einer Ganzheit. Schließlich achtet man darauf, daß die Experimente immer ein Hervorbringen sind, im ersten Falle durch den Schritt vom Mannigfaltigen zum Einfachen, im zweiten umgekehrt. Erwägt man dann, welchem Modus der Ganzheit, welcher Schrittrichtung der Vorzug zu geben wäre, dann zeigt sich, daß hier keine freie Wahl möglich ist, weil jeder Schritt in der einen Richtung den in der anderen, entgegengesetzten notwendig macht. Um dies zu erläutern, greifen wir auf das erste Motiv zur Untersuchung der polyphänen Farben zurück.

Die »Qualität der Empfindung« (KANT) war durch die Physik ein Aschenbrödel der Naturforschung geworden, da sie verurteilt war, nur sekundäre Qualität, nur im Subjekt, nur Realität der Innenwelt, eigentlich eine Täuschung über die Beschaffenheit der objektiven Natur zu sein. Diese wissenschaftsgeschichtliche Tatsache braucht nicht akzeptiert zu werden und führt andererseits nicht notwendig zu einem Wiederherstellungsversuch der objektiven Geltung der Farbe, etwa in einem Satz wie: »dieses Licht ist grün«. Dagegen wird der Satz: »ich sehe grünes Licht« positiv falsch, wenn er meint, daß ich etwas außer mir sehe, es aber grünes Licht gar nicht gibt. Der Schritt zur physikalischen Erkenntnis des Lichtes entfremdet mir das grüne Objekt, und *so* entsteht nicht ein Zweifel an der Physik, sondern an der Beschaffenheit der Wirklichkeit. Nicht also die Erkenntnis, sondern die Wirklichkeit ist nun angefochten, und der Erkenntnisschritt war es, der mich von der ersten Wirklichkeit entfernt hat, anstatt mich ihr zu nähern. Der Zweifel nun, was das Wirkliche sei, der mit dem physikalischen Erkenntnisschritt erst entstand, beruhigt sich zunächst in der Annahme, daß es zwei Wirklichkeiten, die physische und die psychische, gebe. Diese Beruhigung ist dann nicht von Dauer, da die Aussage »ich sehe grünes Licht« unvereinbar ist mit der Aussage »es gibt kein grünes Licht«. Es war also nicht der erkenntnistheoretische Zweifel das erste und die Spaltung in eine physische und eine psychische Welt das zweite. Sondern das erste war die physikalische Ansicht und die mit ihr gegebene Entfremdung von der Sinnesaussage, das zweite aber der Zweifel an der Beschaffenheit der Wirklichkeit. Diesen Zweifel beruhigt dann der Satz, daß das Ding an sich unerkennbar sei und uns nur erscheine. Da dieser Satz aber mit der Gewißheit der Wahrnehmung im Widerspruch steht, wird dieser Widerspruch eben zur Kennzeichnung der (menschlichen) Wirklichkeit erhoben: den Schein für das Sein nehmen zu müssen. Denn was mir erscheint, ist nicht das Sein; aber das, was mir so erscheint, ist doch das Sein. Dies nannten wir ontologische Dialektik.

In dieser Ableitung liegt nun die Antwort auf unsere frühere Frage nach dem Ursprung des Widerspruches und seiner Beseitigung durch ontologische Dialektik. Die Antwort lautet: mit dem ersten Schritte der Physik (»das Licht ist ein materieller Vorgang«) entstand die Entfremdung von der Sinnesaussage, und die ontologische Dialektik hebt diese Entfremdung wieder auf, indem sie nicht nur die Physik, sondern die Erkenntnis überhaupt als Selbstentfremdung und zugleich Wirklichkeitsentfremdung kennzeichnet. Der Widerspruch entsteht mit der Wissenschaft, er geht ihr nicht vorher und folgt ihr nicht nach, sondern er ist das Merkmal ihrer Entfremdung. – Der korrekte Zusammenhang zwischen Beobachtung und Aussage über die Wirklichkeit ist also in den Farbentheorien nicht hergestellt worden, weil sie Modellvorstellungen benutzten, welche der Wirklichkeit näher sein sollen als die Beobachtungen und besonders die Sinnesaussagen. Korrekt ist das Verhältnis von Beobachtung und Wirklichkeitsaussage vielmehr dann, wenn der mit der Beobachtung vollzogene Abzug von der Wirklichkeit durch eine entgegengesetzte komplementäre Beobachtung rückgängig gemacht wird. Da dieser zweite Schritt aber selbst wieder der erste zu einem folgenden (dritten) ist, erfolgt der Fortgang der Wissenschaft in jeweils komplementären Gegenbewegungen.

VIII. Die Realität der Farben

Wir sind durch die polyphänen Farben in einen Widerspruch sowohl mit Newtons Theorie des Lichtes als auch mit Helmholtzens Theorie des Sehvorganges gekommen. Betrachtet man dann nicht die Modellvorstellungen, welche diese Theorien anregen, sondern den Zusammenhang zwischen Beobachtung und Aussage der Theorie, so bekommt man Unterschiede und Gegensätzlichkeiten des Verfahrens zu Gesicht, die eigentlich gar keine logischen Widersprüche und vorstellungsmäßigen Unvereinbarkeiten enthalten, sondern sich vielleicht sogar ergänzen. Dieser Ausgleich wird aber nur erreicht, wenn man sich auf den Formalismus des Verfahrens beschränkt. Trennen (Analyse) und Verbinden (Synthese) sind solche einander fordernde formale Gegensätze, keine Widersprüche. Das gleiche gilt von Präformation und Epigenese, denn es ist formal nur eine Umkehr der Schrittrichtung, wenn man einmal auf die Mannigfaltigkeit, ein andermal auf das Einfache zugeht.

Aber diese formalen Inversionen ergänzen einander auch nur formal. Sie haben nicht die Macht, die Unvereinbarkeit der Modellvorstellungen aufzuheben. Sowenig das Bild der Welle mit dem des Lichtteilchens vereinbar ist (das Wellenpaket ist ein Kompromiß, der den formalen Widerspruch bestätigt), sowenig wäre das physiologische Bild der drei Farbsubstanzen mit dem eines präformierten Vorrates aller möglichen Farben vereinbar. Aber die Entwicklung hat gezeigt, daß diese Modellvorstellungen entbehrlich oder nur Durchgangsstufen sind. Die Präformationstheorie fordert nicht dieselbe Modellvorstellung, kollidiert dann auch nicht mit der Komponententheorie, und sie verhalten sich wie Beschreibungen zweier verschiedener Vorgänge mit gleichen Mitteln. Die Mittel sind Wellenlänge, Zeit, Raum, Intensität, Farbe. Die Vorgänge sind nicht verschieden durch die Beschreibungsmittel, sondern durch die Gestalt (Struktur) der bei der Beobachtung gewählten Situationen. Diese Situation ist in Newtons Theorie der Durchgang des Lichtes durch das Prisma, in Helmholtzens Theorie die Farbmischung, bei der Polyphänie die Unterbrechung (Pulsation) des Lichtes. Die erste Theorie bezieht sich auf den objektiven äußeren Vorgang »Licht«, die zweite auf den physiologischen Vorgang im Organ, die dritte auf das empfindende Sehen des Lichtes mit dem Organ. Aber Licht, Empfindung, Organ gelten hier nicht mehr als Dinge in der Welt oder Substanzen, sondern sie sind abgekürzte Bezeichnungen für verschiedene Forschungsmethoden und Beobachtungsgruppen, die sich verschiedener Modellvorstellungen bedienen, einander formal aber ergänzen können.

Insofern haben die kritischen Abschnitte IV-VII also eine Klärung gebracht. Die Widersprüche zwischen *Modell*vorstellungen (physikalische Theorie des Lichtes, Komponenten- und Präformationstheorie, Fabrikation der Empfindung) sind überwindbar, wenn man, belehrt durch die ontologische Dialektik, sich nicht an die Seins- oder Wirklichkeitsfrage klammert, sondern die Wissenschaft als ein Produkt des Menschen und das Experiment als das von der Wissenschaft Auszusprechende versteht. Damit ist der Umkreis der hier beabsichtigten Themen durchmessen. Es erübrigt sich nur noch die Frage, welche Bedeutung den Versuchen mit flimmerndem Licht und der Polyphänie der Farben danach zukomme.

Der Komponentenlehre liegen Mischungsversuche, der Präformationstheorie Unterbrechungsversuche zugrunde. Es wäre aber unzulänglich, dabei nur an die bereits vollzogene Form des gemischten und des unterbrochenen Lichtes zu denken: dieser geht ein bestimmtes experimentelles Handeln, eine Form dieses Handelns voraus: die Gestalt des Lichtreizes ist die Folge einer Gestaltung. Man hat also auch im jeweiligen experimentellen Vorbereiten und Handeln eine bestimmte Gestalt erwählt. Und wenn es richtig ist, daß das sehende Auge dabei unter den verschiedenen möglichen Farben jeweils eine seligiert, so geschieht auch diese Selektion als ein Wahlakt, der sich in einer bestimmten Form vollzieht, also gleichfalls Gestaltung ist. Unter diesem Gesichtspunkt verschwinden allmählich die Gegensätze der beiden Grundversuche, der Mischversuche und der Flimmerversuche.

Wenn nun ferner das Farbensehen beim Mischversuch mit der Epigenese, die beim Flimmerversuch mit der Präformation früher verglichen wurde (also eine Analogie der biologischen Entwicklungslehre herangezogen wurde), so müssen wir dies jetzt korrigieren. Denn in beiden Versuchsarten lassen sich beide Prinzipien schließlich anwenden. Denn auch beim Mischversuch wählt das sehende Auge schließlich eine bestimmte, in seiner potentiellen Palette oder seinem Malkasten bereitliegende Farbe; und auch im Flimmer- oder Unterbrechungsversuch kommt zu dem, was in der Versuchsanordnung vorbereitet war, etwas Neues epigenetisch hinzu, wenn die Farbe erscheint. Es sind hier also nur zwei Prinzipien oder Betrachtungsarten gegeben, die man für jeden Sinnesakt anwenden kann, und dies ist in der physiologischen Optik auch früher schon geschehen, nämlich unter dem Namen Nativismus und Empirismus, vertreten von HERING (1925) und v. HELMHOLTZ ([2]1896). Diese beiden Theorien schließen einander allgemein gesprochen nicht völlig aus und sie stimmen in einem Punkte auch überein; in jeder von beiden gilt das aktuelle physiologische Geschehen als unzulänglich, um das in der Sinneswahrnehmung Erscheinende zu erklären: der Nativist nimmt hierzu eine angeborene Anlage, der Empirist eine bei früheren Wahrnehmungen gemachte Erfahrung. Ein Unterschied besteht also eigentlich nur hinsichtlich des Zeitpunktes, zu dem der zusätzlich nötige Faktor angesetzt wird. Vorgeschichte ist beide Male nötig; Neubildung ist beide Male unerläßlich.

Trotzdem tun wir hier einen Schritt über die klassische Sinnesphysiologie hinaus. Die Gestaltung der experimentellen Anordnung ist an die Stelle dessen getreten, was man früher als Reiz bezeichnet hat. Und das sehende Auge ist nicht nur passiv, sondern auch aktiv beteiligt: es *wählt* unter seinen Möglichkeiten eine bestimmte, und zwar nach Maßgabe der Reizgestalt. Wir nennen das einen Sehakt und vergleichen ihn mit einem motorischen Akt. Was herauskommt, hängt also sowohl von der Gestalt der experimentellen Bedingungen als auch von einem Entschluß, einer Freiheit ab, und diese Freiheit hat auch wieder die Bedingungen (früher) gewählt. Ich kann nicht jede beliebige Farbe in einem Versuch sehen, sondern eine ist notwendig; aber ich bin es, der diese Notwendigkeit im Versuch gewählt hat. Diesen Kreislauf der Gestaltung habe ich früher den Gestaltkreis genannt. Von den Farben gilt zwar das, was der Mathematiker Kronecker von den ganzen Zahlen gesagt hat, sie sind vom lieben Gott erschaffen. Aber man muß hinzufügen, daß es notwendig und erklärbar ist, wenn ich unter den gewissen gewählten Bedingungen nur eine und nicht jede beliebige Farbe sehe. Freiheit und Notwendigkeit müssen also *in* der Wissenschaft verknüpft werden, und die Verknüpfung erfolgt durch den Begriff der Möglichkeit. Was ich mit dem Auge sehe, habe ich frei gewählt, aber ich kann nur etwas wählen, was möglich ist, und dies ist meine Notwendigkeit.

Erst nach dieser Klarstellung gelingt es auch herauszuheben, welche Eigentümlichkeit dem Befunde der hier sog. Farbenpolyphänie zukommt. Es macht nämlich doch einen großen Unterschied aus, ob ein Versuch so eingerichtet wird, daß eine größere Mannigfaltigkeit eingeschränkt und auf wenige Elemente reduziert wird, oder so, daß aus einem Einfachen eine größere Mannigfaltigkeit herausspringt. Man darf auch vermuten, daß im Experimentator ein anderer Drang wirksam ist, wenn er anfängt, statt der Elemente die bunte Fülle zu suchen; auch daß er empfänglicher und erregbarer geworden ist für die gleichsam explosive Seite der Natur, wenn er statt des Elementaren das Unbegrenzte interessanter findet und stärker spürt. Das reduktive und das produktive Verfahren verhalten sich also nicht einfach formal invers wie Analyse und Synthese, sondern die Art des Umgangs mit der Natur ist anders verschieden als bloß umgekehrt verschieden. Die Wirklichkeit selber ist anders definiert, wenn der Umgang mit der Natur ein andersartiger ist. Und auch die Einschränkung der Wissenschaft ist nicht mehr dieselbe.

Jedenfalls darf man aber sagen, daß die hier mitgeteilten Versuche mehrere Bedeutungen zu haben scheinen. Erstens beweisen sie erneut und verbessert, daß die von FECHNER entdeckten Phänomene mit den von HELMHOLTZ und HERING begründeten Komponententheorien nicht erklärbar, in *einer* physiologischen Theorie nicht vereinbar sind. Zweitens sind sie hinreichend gesichert, daß eine neue Diskussion des Begriffes »Farbensehen« notwendig wird. Diese Diskussion ergibt, daß die allgemeine Theorie der Farben weder eine bloß physikalische, noch eine bloß physiologische, noch eine psychophysische noch eine bloß psychologische sein darf. Vielmehr führt deren Kritik und die ontologisch-dialektische Beweisführung dazu, den wissenschaftlichen *Umgang* mit der Natur in anderer Beleuchtung zu sehen und als eine Realität der Natur selbst anzuerkennen.

Die (im I. Abschnitt) zugelassene Frage nach der Bedeutung des Satzes »dies Ding ist grün« oder »dies Ding ist rot« wird dahin beantwortet, daß er berechtigt ist. Es hat keinen Sinn, ihm die Objektivität abzusprechen. Damit sind die vorstehenden Ausführungen zusammengefaßt.

Zusammenfassung

An Hand der Flimmermethode (Beleuchtung einer TALBOTscheibe mit monochromatischen Lichtern und Rotation der Scheibe unterhalb der Verschmelzungsfrequenz) wurde gezeigt, daß durch Variation der Intensität der Beleuchtung oder der Zeit (Umdrehungsgeschwindigkeit der Scheibe bzw. Wechselfrequenz des Grundreizes) aus einem monochromatischen Licht jeweils alle andern Farben des Spektrums sichtbar werden. Diese wurden als polyphäne Farben bezeichnet. Es wurde nachgewiesen, daß sich dieser Befund mit der

HELMHOLTZschen Komponententheorie nicht vereinbaren läßt. Es wurde zunächst nun ein erweiterter theoriefreier farbenmetrischer Ansatz versucht derart, daß die Farbempfindung nicht mehr wie bei der HELMHOLTZschen Komponententheorie eine ausschließliche Funktion der Wellenlänge ist, sondern eine Funktion der Wellenlänge, der Intensität, der Zeit und der Fläche. Daraus ergab sich, daß innerhalb der Reizgestalt der Wellenlänge kein größeres Gewicht mehr zukommt als Intensität, Zeit oder Fläche. Dann aber wurde darauf hingewiesen, daß auch dieser erweiterte farbenmetrische Ansatz die Gesamtheit der Empfindungen nicht vollständig erschöpft, da immer noch die akzessorischen Bedingungen, wie Stimmung des Auges, Kontrast usw., als Einschränkungen festgehalten sind. Der Begriff der Umstimmung wurde als für die polyphänen Farben nicht zutreffend diskutiert. Ferner hatten die Versuche mit der TALBOTscheibe und mit durch einen Episkotister geflimmerten Lichtern ergeben, daß die polyphänen Farben nur dann auftreten, wenn die Wechselfrequenz als Bewegung wahrgenommen wird; und zwar sowohl bei objektiver, physikalischer Bewegung wie aber auch bei subjektiven induzierten Bewegungen (Episkotisterflimmerei). Für die farbenmetrische Definition hatte dies die Bedeutung, daß die polyphänen Farben durch eine psychophysische Relation nicht vollständig faßbar sind. Zum Schluß wurden die *reduktive* Methode der Farbmischungen und die *produktive* Flimmermethode als zwei komplementäre Wege zu Farben gegenübergestellt, die sich zwar ergänzen, aber nicht über eine gemeinsame Bezugsgröße ineinander überführbar sind.

Anhang

Zur Edition

Die Schriften Viktor von Weizsäckers werden in einer Werkausgabe vorgelegt, die die meisten Publikationen enthält. Die nicht aufgenommenen Texte – fremdsprachige Aufsätze, einige Vorworte, Rezensionen, Diskussionsbeiträge u. a. – sind in der Bibliographie nachgewiesen. Die Bände sind unter Leitbegriffen geordnet, mit denen von Weizsäcker selbst »seines Lebens hauptsächliches Bemühen« formuliert hat. In den einzelnen Bänden wurden die Beiträge chronologisch zusammengestellt. Am Ende jedes Bandes steht ein biographischer Abriß. Band 1 und Band 10 enthalten eine chronologisch geordnete Bibliographie.

Editorische Notiz

Alle Texte wurden unverändert abgedruckt. Korrigierende Zusätze sind durch Kursivdruck und ⟨ ⟩ gekennzeichnet. Fehler in Zitaten wurden stillschweigend korrigiert. Mit der Ausnahme von Band 1 sind Namen – außer in den Fällen von historischen und literarischen Beispielen sowie unbekannten Personen – in Kapitälchen gesetzt; kleingedruckte Passagen sind in Normaltype gesetzt. Rechtschreibung und Interpunktion wurden behutsam heute gültigen Regeln angepaßt.
Die gewählte Textfassung ist im »Anhang« zusammen mit bibliographischen Angaben und Bemerkungen zur Entstehung des Textes aufgeführt.

Der »Anhang« enthält neben der »Literatur« erläuternde »Anmerkungen« sowie ein »Personen-« und »Sachverzeichnis«. Die Literaturangaben wurden ergänzt und für die jeweiligen Texte gesondert im Anhang zusammengestellt. Ergänzungen sind mit * gekennzeichnet. Das in Klammern hinter die Autorennamen im Text gedruckte Erscheinungsjahr verweist auf das Literaturverzeichnis.
Mehrfach aufgeführte Werkausgaben sind als WW zitiert.

Literatur und Anmerkungen

Biologischer Akt, Symptom und Krankheit

a) Deutsche medizinische Wochenschrift 57, 16, 614-7, 670-2 (1931)
b) In: von Weizsäcker V, Wyss D: Zwischen Medizin und Philosophie. Göttingen: Vandenhoeck & Ruprecht 51-66 (1957)

Literatur

*Aschoff L (1909)
Über den Krankheitsbegriff. Dtsch med Wschr 35, 1417-23

*Conheim J (1877, 1880; ^{2}1882)
Vorlesungen über allgemeine Pathologie. Ein Handbuch für Ärzte und Studierende. 2 Bde. Berlin: Hirschwald

*von Economo C (1929)
Die Encephalitis lethargica, ihre Nachkrankheiten und ihre Behandlung. Berlin, Wien: Urban & Schwarzenberg

*Freud S (1892/3)
Ein Fall von hypnotischer Heilung nebst Bemerkungen über die Entstehung hysterischer Symptome durch den »Gegenwillen«. In: (1952 ff) Gesammelte Werke. Hrsg v A Freud, E Bibring, W Hoffer, E Kris, O Isakower, Bd 1. Frankfurt/M: Fischer

*Grote LR (1921)
Grundlagen ärztlicher Betrachtung. Einführung in begriffliche und konstitutionspathologische Fragen der Klinik für Studierende und Ärzte. Berlin: Springer

*Honigmann G (1922)
Das Wesen der Heilkunde. Historisch-genetische Einführung in die Medizin für Studierende und Ärzte. Leipzig: Meiner

*Janet P (1893)
État mental des hystériques: les stigmates mentaux. Paris: Rueff; (1984) État mental des hystériques: les accidents mentaux. Paris: Rueff; (^{2}1911, ^{3}1931) L'État mental des hystériques: les stigmates mentaux des hystériques, les accidents mentaux des hystériques; études sur divers symptômes hystériques; le traitement psychologique de l'hystérie. Paris: Alcan; (1894) Der Geisteszustand der Hysterischen (Die psychischen Stigmata). Mit einer Vorrede v Prof Charcot, übers v M Kahane; Leipzig, Wien: Deuticke

Jaspers K (1913, ^{8}1965)
Allgemeine Psychopathologie. Berlin, Heidelberg, New York: Springer

*von Krehl L (1898, ^{12}1923)
Pathologische Physiologie. Leipzig: Vogel; (^{13}1930) Entstehung, Erkennung

und Behandlung innerer Krankheiten. Bd I: Die Entstehung innerer Krankheiten: Pathologische Physiologie. Leipzig, Berlin: Vogel

*Rieger K (1929)
Selbstdarstellung. In: Die Medizin der Gegenwart in Selbstdarstellungen. Hrsg LR Grote, Bd VIII. Leipzig: Meiner

*von Weizsäcker V (1926)
Über neurotischen Aufbau bei inneren Krankheiten. Dtsch Z Nervenheilk 88, 264-71 (Bd 6)

Anmerkungen

10 *ein System des Bewußten und ein System des Unbewußten*
»Wir stellen uns also den seelischen Apparat vor als ein zusammengesetztes Instrument, dessen Bestandteile wir *Instanzen* oder der Anschaulichkeit zuliebe *Systeme* heißen wollen.« S 542 in: Freud S (1900) Die Traumdeutung. WW II/III. Zum Verständnis von Bewußtsein und Unbewußtsein vgl die Ausführungen S 542-9.

Bewußtseinsfunktion der Rinde
Der Nachweis einer expressiven Sprachstörung (motorischen Aphasie) bei umschriebener Läsion am Fuß der dritten Windung des linken Stirnhirns durch Pierre-Paul Broca (1865) (Sur le siège de la faculté du langage articulé. Bull soc anthrop 6, 377-93) und die Entdeckung einer Störung des Sprachverständnisses bei Schädigung einer umschriebenen Rindenregion des linken Schläfenlappens durch Carl Wernicke (1874) (Der aphasische Symptomencomplex. Eine psychologische Studie auf anatomischer Basis. Breslau: Cohn & Weigert) waren die ersten empirischen Anhaltspunkte für die Annahme, daß die Hirnrinde bewußten Funktionen diene.
In seiner Monographie »Zur Auffassung der Aphasien. Eine kritische Studie« nahm Freud ([1891] Leipzig, Wien: Deuticke. [1992] Hrsg v P Vogel, bearb v I Meyer-Palmedo, mit einer Einl v W Leuschner. Frankfurt a M: Fischer Taschenbuch Verlag) zu den Annahmen einer Lokalisierbarkeit detaillierter psychischer Funktionen kritisch Stellung. Sein Lehrer T Meynert ([1884] Psychiatrie. Klinik der Erkrankungen des Vorderhirns begründet auf dessen Bau, Leistungen und Ernährung. 1. Hälfte. Wien: Braumüller) und ([1890] Sammlung von populärwissenschaftlichen Vorträgen über den Bau und die Leistungen des Gehirns. Wien: Braumüller) war der Ansicht, daß der Cortex beim Menschen der Sitz der ichbildenden Funktion sei.
Davon rückt Freud ([1915] Das Unbewußte. WW X) ab mit der Bemerkung:
»Dasselbe Schicksal (zu scheitern) würde einer Lehre bevorstehen, die etwa den anatomischen Ort des Systems Bewußtsein, der bewußten Seelentätigkeit, in der Hirnrinde erkennen und die unbewußten Vorgänge in die subkortikalen Hirnpartien versetzen wollte.« (S 273 in WW X)

12 *»Spaltung des Bewußtseins*

Von J Breuer in »Studien über Hysterie« in der »Beobachtung 1. Frl Anna O.« beschrieben und ausführlich dargestellt in »Theoretisches« in der gleichen Studie: Breuer J, Freud S (1895, [4]1922) Studien über Hysterie. Leipzig, Wien: Deuticke. In: WW 1; Die Beiträge Josef Breuers zu den Studien über Hysterie (1987) WW Nachtragsband. Hrsg. v A Richards u Mitwirkung v I Grubrich-Simitis.

Freud hat fünf Monate nach dem Erscheinen der Breuerschen Arbeit in drei Vorträgen (1895) darauf angespielt. Er verwandte den Ausdruck »Spaltung der Seelentätigkeit«, den er Breuer zugeschrieben hat. In dem Pressebericht zu diesen Vorträgen wird auch von »Spaltung des Bewußtseins« gesprochen. »Spaltung der Psyche« wird von Breuer und Freud bereits 1893 benannt. In: Breuer J, Freud S: Über den psychischen Mechanismus hysterischer Phänomene. Vorläufige Mitteilung. Neurol Centralbl 12, 4-10, 43-7. In: Breuer J, Freud S (1895) Studien über Hysterie. Leipzig, Wien: Deuticke; in: Freud S (1940) WW 1. P Janet verwendet den Ausdruck unabhängig von Freud in: (1893) Quelques définition récentes de l'hystérie. Arch Neur (Paris) 25, 417-38; 26, 1-29. Freud setzt sich mit den Vorstellungen Janets und Breuers auseinander in: Freud S (1894) Die Abwehr-Neuropsychosen. S 60 ff in WW 1.

Verdrängung

Dieser Begriff wird 1892 von P Janet eingeführt und 1895 von Freud in »Studien über Hysterie« und 1913 (Niederschrift 1911) in »Über Grundprinzipien und Absichten der Psychoanalyse« (S 723-9 in WW Nachtragsband. Hrsg A Richards u Mitwirkung v I Grubrich-Simitis) verwendet.

1915 wendet Freud sich in dem Aufsatz »Die Verdrängung« (WW x) diesem Thema zu.

14 *»ich muß den Arm so herumwerfen«*

»... die Äußerungen dieser Motilität werden *subjektiviert*, d. h. als Teil des Ich empfunden, sogar dort, wo sie als Zwang empfunden werden, und zwar eher subjektiviert als sogar z. B. die von unserer motorischen Großhirnrinde (den Zentralwindungen) ausgelöste Motilität: ›*Ich* muß den Arm so herumwerfen‹ sagt ein derartiger hyperkinetischer Kranker, während ein Kranker mit kortikalen Jacksonanfällen in der Hand sagt: ›*Es* zuckt in meiner Hand‹.« S 228 in: von Economo C (1929).

»Auch bei diesen Motilitätsstörungen der chronischen Fälle sagt der Patient, ebenso wie wir es bei bestimmten akuten Bewegungsstörungen gesehen haben, nicht ›daß es in seiner Hand z. B. zuckt‹, sondern meist: ›ich muß mit der Hand fortwährend so machen‹. In der häufigen ›*Subjektivierung*‹ dieser zwangsmäßig empfundenen Vorgänge, auf die Kauders zuerst aufmerksam gemacht hat, liegt, glaube ich, ein charakteristisches Zeichen derselben. Wir können aus diesem Umstand schließen, daß in diesen Fällen, wo diese Subjektivierung sich zeigt, Zentren (wahrscheinlich im Zwischen-Mittelhirn) affiziert sind, deren motorische Funktion unmittelbar zur Konstitution des Persönlichkeitsgefühls mit beiträgt, und zwar in höherem Maße, als sogar gewisse Teile der Großhirnrinde; denn z. B. bei Jackson-Anfällen in einem Arm infolge Läsion der vorderen Zentralwindung des Großhirns selbst sagt der Kranke ›es zuckt in meinem Arm‹, d. h. die Bewegung wird nicht subjektiviert, obschon sie ihren Ursprung in der Großhirnrinde hat!« S 169 in: von Economo C (1929).

metapsychologische Theorien (Freuds)
Freud hat von November 1914 bis in den Sommer 1915 an einer Folge von Abhandlungen gearbeitet, die unter dem Titel »Zur Vorbereitung einer Metapsychologie« erscheinen sollten. Er erwähnt das in einer Anmerkung zu einem dieser Texte, in »Metapsychologische Ergänzung zur Traumlehre«, die 1917 erschien (S 412 in WW x). Bei den anderen Arbeiten handelt es sich um »Trauer und Melancholie« (1916), »Triebe und Triebschicksale« (1915), »Die Verdrängung« (1915), »Das Unbewußte« (1915), »Weitere Ratschläge zur Technik der Psychoanalyse: III. Bemerkungen über die Übertragungsliebe« (1915) (alle in WW x).
Die Manuskripte zu weiteren sieben metapsychologischen Schriften sind verschollen. (vgl »Editorische Einleitung« zu »Übersicht der Übertragungsneurosen« S 627f in: WW Nachtragsband).
In »Zur Psychopathologie des Alltagslebens« (1901) sagt Freud: »Man könnte sich getrauen … die Metaphysik in Metapsychologie umzusetzen.« (S 288 in WW IV). In »Das Unbewußte« (1915) definiert Freud genauer: »Ich schlage vor, daß es eine metapsychologische Darstellung genannt werden soll, wenn es uns gelingt, einen psychischen Vorgang nach seinen dynamischen, topischen und ökonomischen Beziehungen zu beschreiben.« (S 281 in WW x).

15 *von dem Versuche, den Freud im Anschluß an Janet*
s Anm zu S 12.

Gegenwillen bezeichnete Freud als … Vorstellung von Dämonen
»Im Ganzen verdankt die Hysterie diesem Hervortreten des Gegenwillens jenen dämonischen Zug, der ihr so häufig zukommt, der sich darin äußert, daß die Kranken gerade dann und dort etwas nicht können, wo sie es am sehnlichsten wollen, daß sie das genaue Gegenteil von dem tun, um was man sie gebeten hat, und daß sie, was ihnen am teuersten ist, beschimpfen und verdächtigen müssen.« S 14 in: Freud S (1892/3) WW I.

16 *Wahrnehmung des Widerstandes*
»Wenn ich mich bemühte, die Aufmerksamkeit auf sie zu lenken, bekam ich dieselbe Kraft als *Widerstand* zu spüren, die sich bei der Genese des Symptoms als *Abstoßung* gezeigt hatte.«
S 269 in: Freud S (1895) Studien über Hysterie. WW I.

Grote und Honigmann gehen dann so weit
s Kap I »Der Begriff der Krankheit« S 1-22 in: LR Grote (1921), und S 32-43 in: G Honigmann (1922).

18 *Freud mit Fechner verbinden*
Gemeint ist das Fechnersche Gesetz, welches besagt, daß bei allmählich wachsendem Reiz die Empfindung proportional dem Logarithmus des Reizes wächst. In: Fechner GT (1860, [2]1889, [3]1907) Elemente der Psychophysik. 2 Bde. Leipzig: Breitkopf & Härtel; (1964) Reprgr Nachdr Amsterdam: Bonset.
Vgl auch Kap 5 »Empfindung und Reizstärke« S 366ff in: von Weizsäcker V (1926) Einleitung zur Physiologie der Sinne«, (Bd 3).
In »Jenseits des Lustprinzips« (1920, WW VIII) setzt sich Freud mit Fechner auseinander und sagt: »Die Tatsachen, die uns veranlaßt haben, an die Herrschaft des Lustprinzips im Seelenleben zu glauben, finden auch ihren Ausdruck in der Annahme, daß es ein Bestreben des seelischen Apparates sei, die in ihm vorhandene Quantität von Erregung möglichst niedrig oder wenigstens konstant zu erhalten. Es ist dasselbe, nur in andere Fassung gebracht, denn wenn die Arbeit des seelischen Apparates dahin geht, die Erregungsquantität niedrig zu halten, so muß alles, was dieselbe zu steigern geeignet ist, als funktionswidrig, das heißt als unlustvoll empfunden werden.« S 5 in WW VIII.

19 *Diagnose ex juvantibus*
Diagnosestellen auf Grund dessen, was geholfen hat.

das Leben »der Güter höchstes« ... nicht
»Erschüttert steh ich, weiß nicht ob ich ihn
Bejammern oder preisen soll sein Los.
Dies *eine* fühl ich und erkenn es klar,
Das Leben ist der Güter höchstes *nicht,*
Der Übel größtes aber ist die *Schuld.*«
Schluß des IV. Aktes in Schillers (1803) »Braut von Messina«. Die Braut von Messina oder die feindlichen Brüder. Ein Trauerspiel mit Chören. In: Schiller F (1959) Sämtliche Werke. Hrsg. v G Fricke u HG Göpfert in Verb m H Stubenrauch, Bd 2: Dramen II, München: Hanser.

Der Gestaltkreis, dargestellt als psychophysiologische Analyse des optischen Drehversuches

Pflügers Archiv der gesamten Physiologie des Menschen und der Tiere 231, 630-661 (1933)

Literatur

Bohr N (1931)
Atomtheorie und Naturbeschreibung. Berlin: Springer

Buytendijk FJJ (1931)
Kritik der Reflextheorie auf Grund der Erforschung der Verhaltensweisen beim Tiere. Verh Dtsch Ges Inn Med 43, 24-36

Buytendijk FJJ, Plessner H (1925)
Die Deutung des mimischen Ausdrucks. Ein Beitrag zur Lehre vom Bewußtsein des anderen Ichs. Philos Anz 1, 72-126

Dodge R
zitiert bei Fischer und Kornmüller (1930)

Exner S (1875)
Über Interferenzstreifen, welche durch zwei getrübte Flächen erzeugt werden. Sitzungsber Akad Wiss Wien, Math-nat Kl 3, 72, 675-9

Fischer MH, Kornmüller AE (1930)
Optokinetisch ausgelöste Bewegungswahrnehmungen und optokinetischer Nystagmus. J Psychol Neurol 41, 273-308

von Frey M, Meyer OB (1918)
Versuche über die Wahrnehmung geführter Bewegungen. Z Biol 68, 301-38

Kestenbaum A
zitiert bei Fischer und Kornmüller E (1930)

Köhler W (1913)
Über unbemerkte Empfindungen und Urteilstäuschungen. Z Psychol 66, 51-80

Köhler W (1920)
Die physischen Gestalten in Ruhe und im stationären Zustande. Braunschweig: Vieweg. (1924) Erlangen: Philosophische Akademie

von Kries J (1923)
Allgemeine Sinnesphysiologie. Leipzig: Vogel

Petermann B (1929)
Die Wertheimer-Koffka-Köhlersche Gestalttheorie und das Gestaltproblem. Systematisch und kritisch dargestellt. Ein Kapitel aus der Prinzipienrevision in der gegenwärtigen Psychologie. Leipzig: Barth

Purkinje (Purkyně) JE (1819, ^{2}1823)
Beiträge zur Kenntnis des Sehens in subjectiver Hinsicht. Prag: Calve

Roelofs CO
zitiert bei Fischer und Kornmüller (1930)

Stein J (1928)
Pathologie der Wahrnehmung. 1. Über die Veränderungen der Sinnesleistungen und die Entstehung von Trugwahrnehmungen. In: Handbuch der Geisteskrankheiten, hrsg v O Bumke. Bd 1, 1, 352-426. Berlin: Springer

Vogel P (1931a)
Über die Bedingungen des optokinetischen Schwindels. Pflügers Arch ges Physiol 228, 510-30

Vogel P (1931b)
Über optokinetische Reaktionsbewegungen und Scheinbewegungen. Pflügers Arch ges Physiol 228, 631-43

Vogel P (1932a)
Beiträge zur Physiologie des vestibulären Systems beim Menschen. Pflügers Arch ges Physiol 230, 516-32

Vogel P (1932b)
Zur Symptomatologie und Klinik des Schwindels. Nervenarzt 5, 169-79

von Weizsäcker V (1927a)
Über medizinische Anthropologie. Philos Anz 2, 236-54

von Weizsäcker V (1927b)
Reflexgesetze. In: Handbuch der normalen und pathologischen Physiologie, hrsg v A Bethe, G von Bergmann, G Embden, A Ellinger, Bd x: Spezielle Physiologie des Zentralnervensystems der Wirbeltiere, 35-102. Berlin: Springer

von Weizsäcker V (1926)
Einleitung zur Physiologie der Sinne. In: Handbuch der normalen und pathologischen Physiologie, hrsg v A Bethe, G von Bergmann, G Embden, A Ellinger. Bd II: Receptionsorgane I, 1-67. Berlin: Springer (Bd 3)

von Weizsäcker V (1931a)
Leitung, Form und Menge in der Lehre von den nervösen Funktionen. Nervenarzt 4, 433-6, 526-30 (Bd 3)

von Weizsäcker V (1931b)
Die Neuroregulationen. Verh Dtsch Ges Inn Med 43, 13-24

von Weizsäcker V (1931c)
Biologischer Akt, Symptom und Krankheit. Dtsch med Wschr 57, 614-7, 620-2 (in diesem Band)

von Weizsäcker V (1933)
Körpergeschehen und Neurose. Analytische Studie über somatische Symptombildungen. Internat Z Psychoanal 19, 16-116 (Bd 6)

Wertheimer M (1912)
Experimentelle Studien über das Sehen von Bewegungen. Z Psychol 61, 161-265

Anmerkungen

23 Die Herausgeber der Zeitschrift (E Abderhalden/Halle, A Bethe/Frankfurt a M, R Höber/Kiel) setzten folgende Anmerkung als Fußnote auf die erste Seite: »Anmerkung: Wir bringen die vorliegende Arbeit, obwohl sie kein neues experimentelles Material enthält, in Pflügers Archiv zum Abdruck, weil wir glauben, daß die Gedankengänge des Autors vielerlei Anregungen für die Physiologie des Nervensystems und der Sinnesorgane bieten. Die Herausgeber.« Weizsäckers Kommentar zu der Fußnote: »Daß es sich hier um etwas Neues und den Physiologen so gut wie den Psychologen Verdächtiges handelte, das hat dann die Reaktion dieser Kreise im Schrifttum bewiesen. Ein Beispiel ist die Fußnote, mit welcher die Redaktion des ›Pflügerschen Archivs für die gesamte

Physiologie‹ meine zusammenfassende Entwicklung des Gestaltkreis-Prinzips gegen allen Brauch zu versehen für nötig hielt.« (Bd 1, S 74)

26 *Meinungsverschiedenheit in der Lehre von der Tast-Agnosie*
Ob die Unfähigkeit des tastenden Erkennens von Gegenständen auf der Störung eines speziellen Erkenntnisvermögens (Agnosie) oder auf einer Störung des Empfindungsvermögens (sensibler Funktionen) beruht. Vgl Bd 3, S 446ff, 580.

31 *»sensorische Bewegung«*
Stein J (1928) S 385-422: »Wahrnehmung ist der Akt, der Empfindungen und Bewegungen in einem einheitlichen Erlebnis zusammenschließt. Ebensowenig wie Wahrnehmung ohne Empfindungsmaterial denkbar ist, ebensowenig kann eine Wahrnehmung ohne die beziehungsschaffenden Empfindungen verknüpfende Bewegung allein aus Empfindungen sich bilden.« (S 391)

32 *»φ-Bewegung« Wertheimers*
ist eine von M Wertheimer (1922) eingeführte Bezeichnung für den Eindruck von Bewegung, wenn unter bestehenden Voraussetzungen Reize (zB 2 Lichtpunkte im Abstand) alternierend dargeboten werden.

37 *Talbotsche Verschmelzung*
William Henry Fox Talbot (1800-1877), englischer Physiologe, führte eine in schwarze und weiße Felder geteilte rotierende Scheibe zur Untersuchung zentraler Sinnesstörungen ein. Unter einer bestimmten Beleuchtungsstärke kommt es bei einer gewissen Rotationsgeschwindigkeit zum Eindruck einer gleichmäßigen Helligkeit (Verschmelzung). Die Frequenzen, bei denen es zur Verschmelzung kommt, gelten als Maß für gesunde oder gestörte Funktionen.

38 *sog. Kohnstammscher Versuch*
Wenn man gegen Widerstand einen Muskel innerviert hat und dann den Widerstand plötzlich aufhebt, kommt es zu einer langsamen automatischen Bewegung in der Richtung, die der Widerstandsrichtung entgegengesetzt ist.

»geführte« Bewegung
s auch von Frey und Meyer (1918).

50 *»egozentrische Lokalisation«*
»Wir haben also als eine Tatsache von grundlegender Bedeutung hervorzuheben, daß bei all unserem räumlichen Wahrnehmen die Vorstellung unseres eigenen Körpers beteiligt ist. Wir können, um dies durch eine kurze Benennung festzulegen, sagen, daß die Lokalisation, wie wir sie beim normalen Erwachsenen kennen, stets eine egozentrische ist.« In: von Kries J (1923) S 208.

»absolute« Bewegungswahrnehmung
= eine vermeintlich absolute Schwelle der Bewegungswahrnehmung. Zum Problem der absoluten Schwellen s von Weizsäcker V (1926) Bd 3, S 344ff.

60 *»akzessorische Bedingungen« von Kries*
s in: von Kries J (1923) S 64 und 254ff: »...er bespricht unter diesem Titel hauptsächlich folgende Erscheinungen: die sog. Ermüdung, die Umstimmung,

die Adaptation der Sinnesorgane...« Vgl von Weizsäcker in Bd 3, S 358. Dort ausführlichere Beschreibung und Diskussion.

Zum Begriffswandel der Biologie

a) Zeitschrift für die gesamte Naturwissenschaft 1, 316-22 (1935)
Mit Alfred Prinz Auersperg
b) (1969) En torno a un cambio de los conceptos biologicos.
Traduccion y commentarios. Übers v O Dörr Zegers. In: Revista Chilena de Neuropsiquitria 8, 59-64

Literatur

*Beer T, Bethe A, von Uexküll J (1899)
Vorschläge zu einer objektivierenden Nomenklatur in der Physiologie des Nervensystems. Zool Anz 22, 275-80

*Bethe A, von Bergmann G, Embden G, Ellinger A (1926)
Vorbemerkung zu Band 11 und 12. In: Handbuch der normalen und pathologischen Physiologie. Bd XI: Rezeptionsorgane 1, Hrsg v A Bethe, G von Bergmann, G Embden, A Ellinger. Berlin: Springer

*Blumenbach JF (1786, ^{4}1821)
Institutiones physiologicae. Göttingen: Dieterich

*Driesch H (1922)
Geschichte des Vitalismus. Zweite verb u erw Aufl d ersten Hauptteils d Werkes »Der Vitalismus als Geschichte und als Lehre«. Natur- und kulturphilosophische Bibliothek Bd 3, Leipzig: Barth

*Fechner GT (1860)
Elemente der Psychophysik. 2 Bde. (1889) Neuausgabe von W Wundt. Leipzig: Breitkopf & Härtel; Reprint (1964) Amsterdam: Bonset

*von Frisch K (1937, ^{5}1953)
Aus dem Leben der Bienen. Berlin: Springer

*Kant I (1781, ^{2}1787)
Kritik der reinen Vernunft. (^{4}1975) Immanuel Kant. Werke in 6 Bänden, hrsg v W Weischedel, Bd II, Darmstadt: Wissenschaftliche Buchgesellschaft

*Köhler W (1920)
Die physischen Gestalten in Ruhe und im stationären Zustande. Eine naturphilosophische Untersuchung. Braunschweig: Vieweg; (1924) Erlangen: Philosophische Akademie

von Kries J (1923)
Allgemeine Sinnesphysiologie. Leipzig: Vogel

*Loeb J (1909)
Die Bedeutung der Tropismen für die Psychologie. Vortrag, gehalten auf dem VI. Internationalen Psychologen-Kongreß zu Genf 1909, (1910) Address delivered at the VIth International Psychological Congress, Geneva August 1909. Rapp et compt rend VI Cong internat psychol, Leipzig: Barth, 281-306 u 356-8

*Mach E (1886)
Beiträge zur Analyse der Empfindungen. Leipzig: Fischer; (⁹1922) Die Analyse der Empfindungen und das Verhältnis des Physischen zum Psychischen. Leipzig: Fischer; (1985) Nachdr d Aufl v 1922 mit einem Vorw v G Wolters. Darmstadt: Wissenschaftliche Buchgesellschaft

*Müller J (1840)
Handbuch der Physiologie des Menschen für Vorlesungen. Bd II, 249-502. Der speciellen Physiologie fünftes Buch: Von den Sinnen. (1834-1840) Handbuch der Physiologie des Menschen für Vorlesungen. Coblenz: Hölscher

*von Uexküll J (1920)
Theoretische Biologie. Berlin: Paetel; (²1928) Berlin: Springer; (1973) Reprint mit einem Vorw v R Bilz. Frankfurt a M: Suhrkamp

*von Uexküll J (1931)
Die Rolle des Subjekts in der Biologie. Naturwissenschaften 19, 386-91

von Uexküll J, Brock F (1935)
Vorschläge zu einer subjektbezogenen Nomenklatur in der Biologie. Z ges Naturwiss 1, 36-47

von Weizsäcker V (1931)
Biologischer Akt, Symptom und Krankheit. Dtsch med Wschr 57, 614-7, 670-2 (in diesem Band)

von Weizsäcker V (1933a)
Der Gestaltkreis, dargestellt als psychophysische Analyse des optischen Drehversuchs. Pflüg Arch ges Physiol 231, 630-61 (in diesem Band)

von Weizsäcker V (1933b)
Was lehrt die neuere Pathologie der Sinnesorgane für die Physiologie der Sinnesleistungen? Z Sinnesphysiol 64, 79-91 (Bd 3)

von Weizsäcker V (1933c, ²1935)
Ärztliche Fragen. Vorlesungen über allgemeine Therapie. Leipzig: Thieme (Bd 5)

von Weizsäcker V (1934)
Wege psychophysischer Forschung. Sitzungsber Heidelberger Akad Wiss, Math-nat Kl 1934, 4. Abh, Heidelberg: Weiß'sche Universitätsbuchhandlung (Bd 6)

63 *J von Uexküll fordert die »Einführung des Subjekts«.*
S 43 in: von Uexküll J, Brock F (1935) und von Uexküll J (1931); s auch: A Pobojewska (1993) Die Subjektlehre Jakob von Uexkülls. Sudhoffs Arch 77, 55-71.

64 *seit Joh. Müller überhaupt* das *Thema der Sinnesphysiologie*
Insbesondere im Handbuch der Physiologie des Menschen für Vorlesungen. Bd II, 2. Abt: Der Speciellen Physiologie v. Buch: Von den Sinnen (1840).

65 *die biologische Umweltforschung v Uexkülls*
»Jacob von Uexküll stellte den zeitgenössischen Auffassungen der Lebewesen als Reflexmaschinen eine neue Theorie entgegen. Ausgehend von Kant's Feststellung, daß Zeit und Raum subjektive Anschauungsformen sind, kam er zu der Überzeugung, daß jedes Lebewesen seinen eigenen subjektiven Raum und seine eigene subjektive Zeit besitzt. Aus diesem Grund kann das Verhalten der Tiere nicht aus den zufälligen physikalischen und chemischen Einwirkungen der Außenwelt, sondern nur aus den Vorgängen erklärt werden, die sich in ihrer subjektiven Umwelt abspielen. Das können nur solche Vorgänge sein, die das Tier aufgrund seiner Sinnes-Organisation »merken« kann, die für sein Leben eine spezifische Bedeutung besitzen und die nach seinen subjektiven Raum- und Zeitmaßstäben geordnet sind... Die von ihm aufgestellte *Umwelttheorie*... versucht, unter Zugrundelegung der Planmäßigkeit, das Tier als Subjekt zu sehen und dieses im Zusammenhang mit seiner Umwelt darzustellen.« Enzyklopädisches Stichwort »Biologie und Umweltlehre«. S 167 ff in: (1962) Streifzüge durch die Umwelten von Tieren und Menschen. Ein Bilderbuch unsichtbarer Welten. Bedeutungslehre. Mit e Vorw v A Portmann. Rowohlts deutsche Enzyklopädie 13, Hamburg: Rowohlt (Erstfassung 1934, Berlin: Springer)
Weiterführend von Uexküll J (1909) und (1920).
»Es ist dann erst Jakob von Uexküll gewesen, der jedes Lebewesen in einer ihm und nur ihm eigentümlichen Weise in seiner Umwelt eingebettet sehen lehrte; der damit die unbelebte Natur nicht ohne weiteres als das Vorbild der belebten voraussetzte.« (von Weizsäcker V (1954) Natur und Geist, in Bd 1, S 36).

»daß die Organismen autonome Subjekte ... sind«
S 45 in: von Uexküll J, Brock F (1935).

66 *»ignava ratio«*
»faule Vernunft« in: Cicero: De fato 12, 28-31: in: Kant 1 (1781, [2]1787) (A 689, 773; B 717, 801).
Weizsäcker bezeichnet den Vitalismus als die »ignava ratio« der biologischen Wissenschaft; s auch S 311 in diesem Band.

67 *Ignorabimus – Mechanist*
Anspielung auf eine Äußerung von Du Bois-Reymond (1872): »Gegenüber den Rätseln der Körperwelt ist der Naturforscher längst gewöhnt, mit männlicher Entsagung sein ›Ignoramus‹ auszusprechen. Im Rückblick auf die durchlaufene

siegreiche Bahn trägt ihn daher das stille Bewußtsein, daß, wo er jetzt nicht weiß, er wenigstens unter Umständen wissen könnte, und dereinst vielleicht wissen wird. Gegenüber dem Rätsel aber, was Materie und Kraft seien, und wie sie zu denken vermögen, muß er ein für allemal zu dem viel schwerer abzugebenden Wahlspruch sich entschließen: ›Ignorabimus‹.« S 464 in: Du Bois Reymond EH (1872, ²1912) Über die Grenzen des Naturerkennens. Ein Vortrag in der zweiten öffentlichen Sitzung der 45. Versammlung deutscher Naturforscher und Ärzte in Leipzig am 14. August 1872 gehalten. Leipzig: Veit; in: (²1912) Reden von Emil Du Bois-Reymond, mit einer Gedächtnisrede v J Rosenthal, hrsg v E Du Bois-Reymond, Leipzig: Veit.

67 *Unbrauchbarkeit der »Konstanzannahme«*
Die gestaltpsychologische Schule (Max Wertheimer, Wolfgang Köhler, Kurt Koffka) versuchte, seelisches Geschehen als »Wirkzusammenhang« zu erfassen, der sich in gegliederten Ganzheiten (»Gestalten«) organisiert. Da jetzt Gestalten und nicht Funktionen die Fundierung der Wahrnehmungslehre darstellten, wurde die Annahme der Konstanz von elementar gedachten Funktionen theoretisch abgelehnt und experimentell widerlegt.
Vgl insbesondere: Koffka K (1915) Zur Grundlage der Wahrnehmungspsychologie. Z Psychol 73, 11-90; s auch S 526 in Bd 3.

Köhlersche Naturphilosophie
Vgl Köhler (1920) und S 395 f in Bd 3; s Anm zu S 113 in diesem Band.

durch viele andere Mitbedingungen ergänzt
Gemeint sind die sogenannten »akzessorischen« Bedingungen der Wahrnehmung und Empfindung, S 64 und 254 ff in: von Kries J (1923); s Anm zu S 60 in diesem Band.

68 *Untersuchungen über den Drehschwindel und über das Bewegungssehen*
Vogel P (1931a) Über die Bedingungen des optokinetischen Schwindels. Pflügers Arch ges Physiol 228, 510-30; (1931b) Über die Regulation des Körpergleichgewichtes. Verh Dtsch Ges Inn Med 43, 51-5; (1931c) Über optokinetische Reaktionsbewegungen und Scheinbewegungen. Pflügers Arch ges Physiol 228, 631-43; (1932a) Beiträge zur Physiologie des vestibulären Systems beim Menschen. Pflügers Arch ges Physiol 230, 516-32; (1932b) Zur Symptomatologie und Klinik des Schwindels. Nervenarzt 5, 169-79; (1933) Studien über den Schwindel. Sitzungsber Heidelberger Akad Wiss, Math-nat Kl 1933, 5. Abh, Berlin Leipzig: de Gruyter; von Weizsäcker V (1919) Über einige Täuschungen in der Raumwahrnehmung bei Erkrankung des Vestibularapparates. Dtsch Z Nervenheilk 64, 1-25 (Bd 3); (1924) Über eine systematische Raumsinnstörung (Der Fall H. B.). Dtsch Z Nervenheilk 84, 179-233 (Bd 3); (1931) Kasuistische Beiträge zur Lehre vom Funktionswandel bei stato-opto-sensiblen Syndromen. Dtsch Z Nervenheilk 117-9, 716-36 (Bd 3); (1933) Der Gestaltkreis, dargestellt als psychophysiologische Analyse des optischen Drehversuchs. Pflügers Arch ges Physiol 231, 630-61 (in diesem Band).

Geleitwort zu einer Abhandlung von Ernst Marx

In: Marx E: Die Entwicklung der Reflexlehre seit Albrecht von Haller bis zur 2. Hälfte des 19. Jahrhunderts
Sitzungsberichte der Heidelberger Akademie der Wissenschaften, Mathematisch-naturwissenschaftliche Klasse, Jahrgang 1938, 10. Abhandlung, Heidelberg: Weiß'sche Universitätsbuchhandlung 3-8 (1939)

Literatur

*Flourens MJP (1842)
Recherches expérimentales sur les propriétés et les fonctions du système nerveux dans les animaux vertébrés. Paris: Baillière

Anmerkungen

71 *Der Neukantianismus schuf die Erkenntnistheorie*
Vgl Rickert H (1896-1902, [5]1929) Die Grenzen der naturwissenschaftlichen Begriffsbildung. Eine logische Einleitung in die historischen Wissenschaften. Tübingen: Mohr.

73 *die Physiologie Sherringtons hat diesen Versuch nicht durchführen können*
»Der Begriff des Reflexes und der der Willkürbewegung sind eben im Sinne der klassischen Physiologie unvereinbar, und will man Willkürbewegungen wissenschaftlich untersuchen, so wird man eine Zerstörung der Herrschaft des Reflexbegriffes auf sich nehmen müssen. ... Das war nun allerdings eine Umdeutung des Reflexes, welche revolutionär war, wenn man sie zu Ende dachte. Denn an die Stelle einer kausal-mechanischen Abhängigkeit trat eine gestalthafte Entsprechung zwischen Außenwelt und Organismus.« In: von Weizsäcker V (1954) Natur und Geist (Bd 1, S 69).
»Denn läßt sich bei der experimentellen Auslösung und Zusammensetzung von Reflexen der Gesamterfolg auch mit einer ziemlichen Sicherheit vorausberechnen, so ist dies doch für den im Leben allein entscheidenden Einzelfall einer motorischen Handlung des unversehrten Organismus eben nicht der Fall ... So fruchtbar sich also gerade in den Händen des englischen Forschers die Methode erwiesen hat, am Enthirnungs- oder Rückenmarkspräparat durch Zusammensetzung von Einzelreflexen zu komplexen Funktionen aufzusteigen, so notwendig ist andererseits das Verfahren, am unversehrten Individuum einen integren Gesamtzusammenhang vorauszusetzen und zu belassen und nun zu sehen, wie hier sich unter und innerhalb dieser Voraussetzung der Reflex verhält.« In: von Weizsäcker V (1922) Neuere Forschungen und Anschauungen über Reflexe und ihre physiologische Bedeutung (Bd 3, S 178). Sherrington arbeitete an spinalen (dekapitierten) Präparaten von Warmblütern.

Der Gestaltkreis. Theorie der Einheit von Wahrnehmen und Bewegen

a) Leipzig: Thieme (1940, ²1943)
b) Stuttgart: Thieme (³1947, ⁴1950, 1968, 1986, 1996 unveränderte Nachdrucke der 4. Auflage
e) Suhrkamp: Frankfurt/M (1973). Mit einem Vorwort von R Denker (Nachdruck der 4. Aufl)
f) (französisch:) Le cycle de la structure (Der Gestaltkreis). Übers v M Foucault, D Rocher. Préface: H Ey, Bibliothèque Neuro-Psychiatrique de Langue Française. Bruges: Desclée de Brouwer (1958)
g) (spanisch:) El Círculo de la Forma (Der Gestaltkreis). Theoría de la Unidad de Perceptión y Movimiento. Übers v A Serrate. Prólogo: A A Villar. Ediciones Morata-Filosofia, Psicologia, Pedagogia. Madrid: J Morata (1962)
h) (japanisch:) Übers v B Kimura und T Hamanaka. Mit einem Nachwort von T Hamanaka. Tokio: Misutzu-Shobo (1975)

Literatur

Adrian ED (1932)
The Mechanism of Nervous Action. Electrical Studies of the Neurone. London: H Milford, Oxford University Press

*Agduhr E (1933)
Vergleich der Neuritenanzahl in den Wurzeln der Spinalnerven bei Kröte, Maus, Hund und Mensch. Z ges Anat 102, 194-210

Altenburger H (1937)
Elektrodiagnostik (einschließlich Chronaxie und Aktionsströmen). In: Handbuch der Neurologie, hrsg v O Bumke, O Foerster, Bd III, 747-1096. Berlin: Springer

Andreas-Salomé L (1931)
»Mein Dank an Freud«. Offener Brief an Professor Sigmund Freud zu seinem 75. Geburtstag. Internationaler Psychoanalytischer Verlag: Wien

Aristoteles (1959)
Über die Seele. Übers v W Theiler. In: Werke. Hrsg v E Grumach, Bd 13. Berlin: Akademie Verlag

Aristoteles (1966)
Metaphysik. Übers v. H Bonitz. Hrsg v H Cavallo, E Grassi. Hamburg: Rowohlt

*Auersperg A (1937)
Landschaft und Gegenstand in der optischen Wahrnehmung. Arch ges Psychol 99, 129-41

Auersperg A (1954)
Die Coincidentialkorrespondenz als Ausgangspunkt der psycho-physiologischen Interpretation des bewußt Erlebten und des Bewußtseins. Nervenarzt 26, 1-11

Auersperg A (1960)
Beitrag zur Psychophysiologie der intentionalen Blickbewegung. Nervenarzt 31, 241-53

Auersperg A, Buhrmester jr HC (1936)
Experimenteller Beitrag zur Frage des Bewegtsehens. Z Sinnesphysiol 66, 274-309

Auersperg A, Sprockhoff H (1935)
Experimentelle Beiträge zur Konstanz der Sehdinge und ihrer Fundierung. Pflügers Arch ges Physiol 236, 301-20

von Baeyer H (1921)
Zur Frage der mehrgelenkigen Muskeln. Anat Anz 54, 289-301

*von Baeyer H (1924)
Die Wirkung der Muskeln auf die menschlichen Gliederketten in Theorie und Praxis. Z Orthop Chir 46, 1-19

von Baeyer H (1937)
Das Leib-Seele-Umwelt-Problem in der Lehre von der menschlichen Bewegung. Münch med Wschr 84, 133-5

von Baeyer H (1940)
Über Bewegung des Menschen. Zur Lehre von der Synhapsis. Z Anat Entw 110, 645-708

*Bayliss WM (1901)
On the origin from the spinal cord of the vaso-dilator fibres of the hind-limb and on the nature of these fibres. J Physiol 26, 173-209

*Bell C (1811)
Idea of a New Anatomy of the Brain submitted for the observations of his friends. London: Strahan and Preston

*Bell C (1832)
The Nervous System of the Human Body. London: Longman; (^{2}1836) Karl Bell's physiologische und pathologische Untersuchungen des Nervensystems. Übers v MH Romberg. Berlin: Stuhrs

Benussi V (1910)
Über die Grundlagen des Gewichtseindruckes (Beiträge zur Psychologie des Vergleichens). Arch Psychol 17, 1-185

*Benussi V (1917)
Versuche zur Analyse taktil erweckter Scheinbewegungen (kinematohaptischer Erscheinungen) nach ihren äußeren Bedingungen und ihren Beziehungen zu den parallelen optischen Phänomenen. Arch Psychol 36, 59-135

*Berger H (1929)
Über das Elektroenkephalogramm des Menschen. Arch Psychiat 87, 527-70

Bergson H (1896)
Matière et mémoire. Essai sur la relation du corps à l'esprit. Paris: Alcan; (1908) Materie und Gedächtnis. Essays zur Beziehung zwischen Körper und Geist. Autorisierte und vom Verfasser selbst durchgesehene Übertragung. Mit einer Einführung v W Windelband. Jena: Diederichs

Beringer K, Ruffin H (1932)
Sensibilitätsstudien zur Frage des Funktionswandels bei Schizophrenen, Alkoholikern und Gesunden. Z Neurol 140, 604-40

*Blix M (1882/83)
Experimentela bidrag till lösning af fragan om hudnervernas specifika energi. Upsala Läkareför förhandl 18, 87-103, 427-41

*Blix M (1884)
Experimentelle Beiträge zur Lösung der Frage über die specifische Energie der Hautnerven. Mitt I. Z Biol 20, 141-56

*Blix M (1885)
Experimentelle Beiträge zur Lösung der Frage über die specifische Energie der Hautnerven. Mitt II. Z Biol 21, 145-60

Boeke J (1935)
Nervenregeneration. Handbuch der Neurologie, hrsg v O Bumke, O Foerster, Bd I, 995-1086. Berlin: Springer

Bohnenkamp H, Heuler K (1932)
Zur Pathologie des Schmerzes. Dtsch Z Nervenheilk 126, 176-203

Brown G (1927)
Die Großhirnhemisphären. In: Handbuch der normalen und pathologischen Physiologie, hrsg v A Bethe, G von Bergmann, G Embden, A Ellinger, Bd x, 418-524. Berlin: Springer

*Brown-Séquard C-E (1855)
Recherches expérimentales sur la transmission croisée des impressions sensitives dans la moelle épinière. Gaz hebd Med Chirurg 2, 575-7, 655-8

*Brown-Séquard C-E (1860)
Lectures on the Physiology and Pathology of the Central Nervous System. Philadelphia: Collins

Buch A (1926)
Zur Pathologie von Gestaltwahrnehmungen an der Haut. Verh Ges dtsch Nervenärzte 1926, 331-34

Buch A, Malamud W (1926)
Über raumsinnliche Leistungen im Gebiete des Hautsinns. Dtsch Z Nervenheilk 93, 216-27

Buethe F (1946)
Untersuchungen über Phänomenale Identität. Med Diss Erlangen

Bühler Ch ([6]1967)
Das Seelenleben des Jugendlichen. Versuch einer Analyse und Theorie der psychischen Pubertät. Stuttgart: G Fischer

Buytendijk FJJ (1939)
Wege zum Verständnis der Tiere. Zürich, Leipzig: Niehan

*Charcot JM (1886)
Neue Vorlesungen über die Krankheiten des Nervensystems, insbesondere über Hysterie. Autorisierte deutsche Ausgabe von S Freud. Leipzig, Wien: Toeplitz & Deuticke

*Charcot JM (1888-89, [2]1892)
Leçons du Mardi à la Salpétrière. Policlinique, 1887-1889. Notes de Cours de MM Blin, Charcot jun et H Collin, élèves du Service. 2 vol. Paris: Bureaux du Progrès médical et Lecrosnier et Babé

Christian P (1939)
Über unbewußte Vestibulariswirkung. Z Neurol 165, 214-19

Christian P (1940a)
Wirklichkeit und Erscheinung in der Wahrnehmung von Bewegung, dargestellt an experimentellen Beispielen. Z Sinnesphysiol 68, 151-184

Christian P (1940b)
Experimentelle Beiträge zu intermodalen vestibulo-optischen Wechselbeziehungen der Sinnesorgane. Pflügers Archiv ges Physiol 243, 370-87

Christian P (1948a)
Zur theoretischen Neurologie und medizinischen Anthropologie: Naturforschung und Medizin in Deutschland 1939-1946 (Fiat-Review of German Science). In: Bd 80, Neurologie, hrsg v G Schaltenbrand, Teil 1, Grundlagen, 137-50. Wiesbaden: Dieterich'sche Verlagsbuchhandlung

Christian P (1948b)
Die Willkürbewegung im Umgang mit beweglichen Mechanismen. Sitzungsber Heidelberger Akad Wiss, Math-nat Kl, 4. Abh. Heidelberg: Springer

Christian P (1948c)
Vom Wertbewußtsein im Tun. Ein Beitrag zur Psychophysik der Willkürbewegung. In: Beiträge aus der Allgemeinen Medizin 4, hrsg v V von Weizsäcker, 1-20. Stuttgart: Enke

Christian P, Haas R (1948)
Über ein Farbenphänomen. Sitzungsber Heidelberger Akad Wiss, Math-nat Kl, 4. Abh. Heidelberg: Springer

Christian P, Haas R (1949)
Wesen und Formen der Bipersonalität. Grundlagen für eine medizinische Soziologie. In: Beiträge aus der Allgemeinen Medizin 7, hrsg. v V von Weizsäcker. Stuttgart, Enke

Christian P, Haas R, von Weizsäcker V (1948)
Über ein Farbenphänomen (Polyphäne Farben.) Pflügers Arch ges Physiol 249, 655-701 (in diesem Band)

Christian P, Pax R (1943)
Wahrnehmung und Gestaltung von Schwingungsvorgängen. Z Sinnesphysiol 70, 197-221

Christian P, Schmitz W (1942)
Untersuchungen von Sehhirnverletzten mit optischen Periodenreizen. Dtsch Z Nervenheilk 154, 81-131

Christian P, Umbach W (1948)
Sehschärfe, Beleuchtungshelligkeit und Riccòscher Satz bei Sehhirnverletzten. Dtsch Z Nervenheilk 158, 1-15

Christian P, von Weizsäcker V (1943)
Über das Sehen figurierter Bewegungen von Lichtpunkten. Z Sinnesphysiol 70, 30-51

Cohen G (1926a)
Stereognostische Störungen. Dtsch Z Nervenheilk 93, 228-44

Cohen G (1926b)
Zur Frage der tieferen Druckempfindungen. Dtsch Z Nervenheilk 93, 245-58

*Dauser H (1939)
Versuche über die Wahrnehmung von Scheinbewegungen durch perspektivische Verschiebungen bei aktiver Kopfbewegung. Inaug-Diss Heidelberg

Derwort A (1938)
Untersuchungen über den Zeitverlauf figurierter Bewegungen beim Menschen. Pflügers Arch ges Physiol 240, 661-75

Derwort A (1943)
Über die Formen unserer Bewegungen gegen verschiedenartige Widerstände und ihre Bedeutung für die Wahrnehmung von Kräften. Z Sinnesphysiol 70, 135-83

Derwort A (1948)
Zur Psychophysik der handwerklichen Bewegungen bei Gesunden und Hirngeschädigten. In: Beiträge aus der Allgemeinen Medizin 4, hrsg v V von Weizsäker, 21-77. Stuttgart: Enke

Diderot (1923)
Der Traum d'Alemberts. Übers v CS Gutkind. Frommanns Philosophische Taschenbücher, Gr4, Bd 3, Stuttgart: Frommann

*Driesch H (1909, [4]1930)
Philosophie des Organischen. Gifford-Vorlesungen, gehalten an der Universität Aberdeen in den Jahren 1907-1908, 2 Bde, Leipzig: Engelmann

*Du Bois-Reymond E (1848/49)
Untersuchungen über die thierische Elektrizität, 2 Bde, Berlin: Reimer

*Duchenne GB (1885)
Physiologie der Bewegung nach elektrischen Versuchen und klinischen Beobachtungen mit Anwendung auf das Studium der Lähmungen und Entstellungen. Übers v C Wernicke. Leipzig: Thieme

*von Ehrenfels C (1890)
Über »Gestalt-Qualitäten«. Vjschr wiss Philos 14, 249-92

*Erlanger J, Gasser HS (1937)
Electrical signs of nervous activity. Philadelphia: University of Pennsylvania Press

*Exner S (1875)
Über Interferenzstreifen, welche durch zwei getrübte Flächen erzeugt werden. Sitzungsber Akad Wiss Wien, Math-nat Kl, 3. Abt, 72, 675-9

*Exner S (1891)
Über Sensomobilität. Pflügers Arch ges Physiol 48, 592-613

*Exner S (1894)
Entwurf zu einer physiologischen Erklärung der psychischen Erscheinungen. Leipzig, Wien: Deuticke.

Fabritius H (1912)
Zur Frage nach der sensiblen Leitung im Rückenmark. Mschr Psychiat 31, 103-34, 279-304, 376-94, 463-87, 546-97

*Fechner GT (1838) Über eine Scheibe zur Erzeugung subjektiver Farben. Poggendorfs Ann Physik Chemie 45, 227-32

*Fechner GT (1860)
Elemente der Psychophysik. Verhältnis der physischen und psychischen Erscheinungen mit Hilfe der Erfahrung der Mathematik. 2 Bde. (1889) Neuausgabe von W Wundt. Leipzig: Breitkopf & Härtel. (1964) Reprint Amsterdam: Bonset

Ferrier D (1875)
The Croonian Lecture. Experiments on the brain of monkeys. Philos Trans 165, 433-88

Fick A (1870)
Einige Bemerkungen über Reflexbewegungen. Pflügers Arch ges Physiol 3, 326-32

Fischer K (1901)
Hegels Leben, Werke und Lehre. Heidelberg: Winter

Fischer MH (1928)
Die Regulationsfunktion des menschlichen Labyrinths. München: Bergmann

Fischer MH, Kornmüller AE (1930)
Der Schwindel. In: Handbuch der normalen und pathologischen Physiologie. Bd xv, 1, hrsg v A Bethe, G von Bergmann, G Embden, A Ellinger, 442-94. Berlin: Springer

*Flechsig P (1893)
Plan des menschlichen Gehirns. Aufgrund eigener Untersuchungen entworfen von Paul Flechsig. Leipzig: Veith & Comp
*Flourens PMJ (1825)
Expériences sur le Système Nerveux. Paris: Crevot: (1824) Dtsch übers von GW Becker, Versuche und Untersuchungen über die Eigenschaften und Verrichtungen des Nervensystems bei Thieren mit Rückenwirbeln. Leipzig: Rein
*Foerster O (1972)
Die Leitungsbahnen des Schmerzgefühls und die chirurgische Behandlung der Schmerzzustände. Berlin und Wien: Urban & Schwarzenberg
*Foerster O (1936)
Motorische Felder und Bahnen. In: Handbuch der Neurologie, hrsg v O Bumke, O Foerster. Bd VI, 1-357. Berlin: Springer
Foerster O (1937)
Spezielle Physiologie und spezielle funktionelle Pathologie der quergestreiften Muskeln. In: Handbuch der Neurologie, hrsg v O Bumke, O Foerster. Bd III, 1-639. Berlin: Springer
Foerster O, Altenburger H, Kroll FW (1929)
Über die Beziehungen des vegetativen Nervensystems zur Sensibilität. Z Neurol 121, 139-85
*Freud S (1893)
Charcot. In: (1952, ²1964) Gesammelte Werke, hrsg v A Freud, E Bibring, W Hoffer, E Kris, O Isakower. 1, 21-35. Frankfurt a M: Fischer
von Frey M (1896)
Untersuchungen über die Sinnesfunctionen der menschlichen Haut. Erste Abhandlung: Druckempfindung und Schmerz. Abh math-phys Class Kgl Sächs Ges Wissensch 23, 169-266
von Frey M (1914a)
Studien über den Kraftsinn. Z Biol 63, 129-54
*von Frey M (1914b)
Neuere Untersuchungen über die Sinnesleistungen der menschlichen Haut (eine zusammenfassende Darstellung). Fortschr Psychol 2, 207-25
*von Frey M (1915a)
Die Vergleichung von Gewichten mit Hilfe des Kraftsinns. Z Biol 65, 203-24
von Frey M (1915b)
Physiologische Versuche über das Vibrationsgefühl. Z Biol 65, 417-27
von Frey M (1918a)
Über Bewegungswahrnehmungen in resezierten und in anästhetischen Gelenken. Z Biol 68, 339-50
von Frey M (1918b)
Weitere Beobachtungen über die Wahrnehmung von Bewegungen nach Gelenkresektion. Z Biol 69, 322-30

*von Frey M (1925)
Physiologische Sensibilitätsprüfungen. Verh Dtsch Ges Inn Med 37, 19-32

von Frey M (1926)
Die Tangorezeptoren des Menschen. In: Handbuch der normalen und pathologischen Physiologie, hrsg v A Bethe, G von Bergmann, G Embden, A Ellinger. Bd XI: Rezeptionsorgane I, 94-130. Berlin: Springer

*von Frey M, Kiesow F (1899)
Über die Function der Tastkörperchen. Z Psychol Physiol Sinnesorg 20, 126-63

von Frey M, Pauli R (1913)
Die Stärke und Deutlichkeit einer Druckempfindung unter der Wirkung eines begleitenden Reizes. Z Biol 59, 497-515

*Fritsch G, Hitzig E (1870)
Über die elektrische Erregbarkeit des Großhirns. Arch Anat Physiol Wiss Med 37, 300-32

Fuchs W (1920)
Untersuchungen über das Sehen der Hemianopiker und Hemiamblyopiker. In: (1920) Psychologische Analysen hirnpathologischer Fälle auf Grund von Untersuchungen Hirnverletzter, hrsg v A Gelb, K Goldstein, Bd I, Leipzig: Barth, 251-353

*von Gadow E (1949)
Irrenpflege. In: Beiträge aus der Allgemeinen Medizin 6, hrsg v V von Weizsäker. Stuttgart: Enke, 9-39

*Gelb A (1910)
Theoretisches über »Gestaltqualitäten«. Z Psychol 58, 1-58

Gelb A, Goldstein K (1917)
Psychologische Analysen hirnpathologischer Fälle aufgrund von Untersuchungen Hirnverletzter. In: (1920) Psychologische Analysen hirnpathologischer Fälle auf Grund von Untersuchungen Hirnverletzter, hrsg v A Gelb, K Goldstein. Bd I, Leipzig: Barth, 1-142

*Goldscheider A (1884)
Die spezifische Energie der Temperaturnerven. Monatshefte der pract Dermatologie, Nr 7 u 8. In: Goldscheider A (1898) Gesammelte Abhandungen. Bd I, Physiologie der Hautsinnesnerven. Leipzig: Barth, 53-76

*Goldscheider A (1885)
Neue Thatsachen über die Hautsinnesnerven. Arch Anat Physiol, Physiol Abt, Suppl Bd. In: Goldscheider A (1898) Gesammelte Abhandlungen. Bd I, Physiologie der Hautsinnesnerven, 107-218. Leipzig: Barth

*Goldscheider A (1931)
Schmerz. In: Handbuch der normalen und pathologischen Physiologie, hrsg v A Bethe, G von Bergmann, G Embden, A Ellinger. Bd XI: Rezeptionsorgane I, 181-202. Berlin: Springer

*Goldstein K (1927)
Die Lokalisation in der Großhirnrinde. In: Handbuch der normalen und pathologischen Physiologie, hrsg v A v Bethe, G v Bergmann, G Embden, A Ellinger. Bd x, 600-842. Berlin, Springer

*von Haller A (1753)
De partibus corporis humani sensilibus et irritabilibus. Commentarii societatis regiae scientiarum Gottingensis, Tom II ad annum MDCCLII, Gottingeae: Vandenhoeck; (1922) Von den empfindlichen und reizbaren Teilen des menschlichen Körpers. Dtsch hrsg u eingel v K Sudhoff, Klassiker der Medizin. Bd 27, Leipzig: Barth

Hansen K (1913)
Neue Versuche über die Bedeutung der Fläche für die Wirkung von Druckreizen. Z Biol 62, 536-50

Hantel E (1947)
Verborgenes Kräftespiel. Seelenpflege in der Industrie. Beiträge aus der Allgemeinen Medizin 2, hrsg v V von Weizsäcker. Stuttgart: Enke

Hattingberg J von (1939)
Sensibilitätsuntersuchungen an Kranken mit Schwellenverfahren. Sitzungsber Heidelberger Akad Wiss, Math-nat Kl, 10. Abh. Heidelberg: Winter

Head H (1920)
Studies in Neurology, 2 vol. London: H Frowde, Hodder and Stoughton

Hebel K (1943)
Die Relativität in der Wahrnehmung von Ruhe und Bewegung. Eine experimentelle Untersuchung am optolabyrinthären System. Z Sinnesphysiol 70, 75-123

Hebel K (1944)
Experimentelle Untersuchungen zum Verständnis des zentralen Schwindels nach Schädeltrauma. Dtsch Z Nervenheilk 156, 14-63

Hebel K, Luther E (1948)
Über Nachbilduntersuchungen an Hirnverletzten unter Zugrundelegung normalphysiologischer Experimente. Dtsch Z Nervenheilk 158, 16-42

Hegel GWF (1812-13)
Wissenschaft der Logik. 1. Buch: Die Lehre vom Sein. 2. Buch: Die Lehre vom Wesen. Nürnberg: Schrag; (1958) Georg Wilhelm Friedrich Hegel. Sämtliche Werke. Jubiläumsausgabe in 20 Bänden, hrsg v H Glockner, Bd 4, 5, Stuttgart: Frommann

Hegel GWF (1817, 1827, 1830)
Encyklopädie der philosophischen Wissenschaften im Grundrisse. Heidelberg: Oswald; (1958) Georg Wilhelm Friedrich Hegel. Sämtliche Werke. Jubiläumsausgabe in 20 Bänden, hrsg v H Glockner, Bd 6, Stuttgart: Frommann

Heidegger M (1927)
Sein und Zeit. Halle: Niemeyer ([16]1986) Tübingen: Niemeyer

*von Helmholtz H (1852)
Über die Theorie der zusammengesetzten Farben. Med Habil-Schr Berlin. Ersch auch in: Poggendorfs Ann Physik Chemie (1852) 87, 45-66

*von Helmholtz H (1856-1866)
Handbuch der physiologischen Optik. In: Allgemeine Encyklopädie der Physik, Bd IX; ([3]1909-11) hrsg v G Karsten in Gemeinschaft mit A Gullstrand, J von Kries, W Nagel, 3 Bde. ([3]1910) Bd III: Die Lehre von den Gesichtswahrnehmungen, hrsg v J von Kries. Hamburg Leipzig: Voss

*von Helmholtz H (1879)
Die Tatsachen in der Wahrnehmung. Zählen und Messen. Erkenntnistheoretisch betrachtet. Berlin: Hirschwald; (1959) Darmstadt: Wissenschaftliche Buchgesellschaft

*Hering E (1874a)
Zur Lehre von Lichtsinne IV. Über die sogenannte Intensität der Lichtempfindung und über die Empfindung des Schwarzen. Sitzungsber Akad Wiss Wien, Math-nat Kl, 3. Abt, 69, 85-104

*Hering E (1874b)
Zur Lehre vom Lichtsinne V. Grundzüge einer Theorie des Lichtsinnes. Sitzungsber Akad Wiss Wien, Math-nat Kl, 3. Abt, 69, 179-217

*Hering E (1925)
Grundzüge der Lehre vom Lichtsinn. In: Handbuch der gesamten Augenheilkunde. Begr v A Graefe, T Saemisch, fortgef v C Hess, 2. neubearb Aufl, hrsg v C Adam, T Axenfeld, A Elschnig, Bd III: Physiologische Optik. Berlin: Springer

Hielscher H (1944)
Versuche über die binoculare Wahrnehmung. Med Diss Breslau

Hilbert D (1899, [11]1972)
Grundlagen der Geometrie. Festschrift zur Feier der Enthüllung des Gauß-Weber-Denkmals in Göttingen. Leipzig: Teubner; ([7]1930) umgearbeitet v vorm Aufl, Wissenschaft und Hypothese. Leipzig: Teubner; ([13]1968) mit Suppl v P Bernays. Stuttgart: Teubner

*Hitzig G (1873)
Untersuchungen zur Physiologie des Gehirns. Arch Anat Physiol wiss Med 397-441

*Hitzig G (1874)
Untersuchungen über das Gehirn. Berlin: Hirschwald

*Hofmann FB (1925)
Die Lehre vom Raumsinn des Auges. In: Handbuch der gesamten Augenheilkunde, hrsg v A von Graefe u Th Saemisch, Bd III, Teil 2, 592-613. Berlin: Springer

*Hoffmann P (1922)
Untersuchungen über die Eigenreflexe (Sehnenreflexe) menschlicher Muskeln. Berlin: Springer

Hollmann W, Hantel E (1948)
Klinische Psychologie und soziale Therapie. In: Beiträge aus der Allgemeinen Medizin 5, hrsg v V von Weizsäcker. Stuttgart: Enke

*Jackson H (1870)
A study of convulsions. Trans St Andrews Med Grad Ass 3, 1-45. In: Selected Writings of John Hughlings Jackson. Ed by J Taylor. Vol 1, 8-36. London: Hodder & Stoughton. (1926) Eine Studie über Krämpfe. Übers v O Sittig. Berlin: Karger

Jaensch ER (1923)
Über den Aufbau der Wahrnehmungswelt und ihre Struktur im Jugendalter. Leipzig: Barth

*Jaensch E (1929)
Grundformen menschlichen Seins. Berlin: Elsner

James W (1890)
Principles of Psychology. 2 vol. New York: Holt

Judd CH (1896)
Über Raumwahrnehmung im Gebiete des Tastsinns. Philosoph Stud 12, 409-63

Kant I (1781, [2]1787)
Kritik der reinen Vernunft. ([4]1975) Immanuel Kant. Werke in 6 Bänden, hrsg v W Weischedel, Bd II. Darmstadt: Wissenschaftliche Buchgesellschaft

Katz D (1925)
Der Aufbau der Tastwelt. Leipzig: Barth

Kleint H (1936)
Versuche über die Wahrnehmung. Z Psychol 128, 1-34

Kleint H (1937)
Versuche über die Wahrnehmung. II. Abschnitt. Z Psychol 141, 9-44

Kleint H (1938)
Versuche über die Wahrnehmung. B Isolierte Bewegung. Z Psychol 142, 259-90

*Köhler W (1920)
Die physischen Gestalten in Ruhe und im stationären Zustande. Eine naturphilosophische Untersuchung. Braunschweig: Vieweg; (1924) Erlangen: Philosophische Akademie

*Köhler W (1925)
Gestaltprobleme und Anfänge einer Gestalttheorie. Jb ges Physiol 3, 512-39

*Köhler W (1933)
Psychologische Probleme. Berlin, Wien: Springer

Köllner H (1912)
Die Störungen des Farbensinnes. Berlin: Karger

*Kohnstamm O (1915)
Demonstration einer katatonieartigen Erscheinung beim Gesunden (Katatonusversuch). Z Neurol 34, 290-91

*Krause F, Schum H (1931/32)
Die spezielle Chirurgie der Gehirnkrankheiten, Bd II: Die epileptischen Erkrankungen. Stuttgart: Enke

von Kries J (1882)
Die Gesichtsempfindungen und ihre Analyse. Arch Anat Physiol, Abt: Physiol, Suppl-Bd

*von Kries J (1905)
Die Gesichtsempfindungen. In: Handbuch der Physiologie des Menschen, hrsg v W Nagel; Bd III: Physiologie der Sinne, bearb v J von Kries, W Nagel, KL Schaffer, F Schenk, T Thunberg, O Weiß, O Zoth. 109-279. Braunschweig: Vieweg

*von Kries J (1916)
Logik. Grundzüge einer formalen und kritischen Urteilslehre. Tübingen: Mohr

von Kries (1923)
Allgemeine Sinnesphysiologie. Leipzig: Vogel

*Krüger F (1926)
Zur Einführung. – Über psychische Ganzheit. Neue Psychol Stud 1, 1-121

Kütemeyer W (1947)
Wandlungen medizinischer Anthropologie. In: Beiträge aus der Allgemeinen Medizin 1, hrsg v V von Weizsäcker. Stuttgart: Enke 45-63

*Lange C (1887)
Über Gemütsbewegungen. Leipzig

Lange J (1936)
Agnosien und Apraxien. In: Handbuch der Neurologie, hrsg v O Bumke, O Foerster. Bd VI, 807-960. Berlin: Springer

*Langley JN (1900)
On axon-reflexes in the preganglionic fibres of the sympathetic system. J Physiol 25, 364-98

*Langley JN (1922)
Das autonome Nervensystem. Übers von E Schilf. Berlin: Springer

Leibniz GW (1696-1704, 1765)
Nouveaux essais sur l'éntendement humain. In: Leibniz GW (^{2}1985) Philosophische Schriften, Bd III, 1, 2, hrsg u übers v W von Engelhardt u HH Holz. Frankfurt a M: Insel

*Leibniz GW (1714)
Monadologia. In: Leibniz GW (1985) Philosophische Schriften, Bd 1. Kleine Schriften zur Metaphysik, hrsg u übers v H H Holz. Frankfurt a M: Insel

Lewis T (1936)
Experiments relating to cutaneous hyperalgesia and its spread through somatic nerves. Clin Sci 2, 373-423

*von Leyden E (1874)
Klinik der Rückenmarkskrankheiten. Berlin: Hirschwald

*Liepmann H (1900)
Das Krankheitsbild der Apraxia (»Motorische Asymbolie«). Mschr Psychiat Neurol 8, 15-44, 102-32, 655-78

Lotmar Z Neurol 24. Keine entsprechende Arbeit am angegebenen Ort

*Lotze RH (1852)
Medicinische Psychologie oder Physiologie der Seele. Leipzig: Weidmann; (1966) Reprint Amsterdam: Bonset

Mach E (1886, [9]1922)
Die Analyse der Empfindungen und das Verhältnis des Physischen zum Psychischen. Leipzig: Fischer. (1922) Jena: Fischer; (1985) Reprint Darmstadt: Wissenschaftliche Buchgesellschaft

*Magendie F (1822)
Expériences sur les fonctions des racines des nerfs rachidiens. J Physiol expér Pathol 2: 276-9

*Magendie F (1822)
Expériences sur les fonctions des racines des nerfs qui naissent de la moelle épinière. J Physiol exper pathol 2, 366-71

Mair R (1937)
Allgemeine Muskelmechanik. Handbuch der Neurologie, hrsg v O Bumke, O Foerster. Bd 2, 37-68. Berlin: Springer

Marx E (1939)
Die Entwicklung der Reflexlehre seit Albrecht von Haller bis in die zweite Hälfte des 19. Jahrhunderts. Mit einem Geleitwort von Viktor v Weizsäcker. Sitzungsber Heidelberger Akad Wiss, Math-nat Kl 1938, 10. Abh. Heidelberg: Weiß'sche Universitätsbuchhandlung

Matthäi R (1924)
Nachbewegungen beim Menschen. (Untersuchungen über das sog Kohnstammsche Phänomen). I. Vorkommen und Wesen der Erscheinung. Pflügers Arch ges Physiol 202, 88-111

Matthäi R (1924)
Nachbewegungen beim Menschen (Untersuchungen über das sog Kohnstammsche Phänomen). II. Nachbewegen und Kraftsinn. Pflügers Arch ges Physiol 204, 587-600

*Meynert T (1867/68)
Der Bau der Großhirnrinde und seine örtlichen Verschiedenheiten, nebst einem pathologisch-anatomischen Corollarium. Vierteljahrschr Psychiat in ihren Bez z Morphol u Pathol d Central-Nervensyst, d Physiol Psychol, Statistik u gerichtl Med (1867) 77-93 nebst Tafeln II-IV, 198-217 nebst Tafel VII; (1868) 88-113, nebst Tafel II

von Monakow C (1914)
Die Lokalisation im Großhirn und der Abbau der Funktion durch corticale Herde. Wiesbaden: Bergmann

Müller GE (1923) Komplextheorie und Gestalttheorie. Ein Beitrag zur Wahrnehmungspsychologie. Göttingen: Vandenhoeck & Ruprecht

Müller GE, Schumann F (1889)
Über die psychologischen Grundlagen der Vergleichung gehobener Gewichte. Pflügers Arch ges Physiol 45, 37-112

*Müller J (1826)
Zur vergleichenden Physiologie des Gesichtssinnes des Menschen und der Thiere nebst einem Versuch über die Bewegungen der Augen und über den menschlichen Blick. Leipzig: Knobloch

*Müller J (1840)
Handbuch der Physiologie des Menschen für Vorlesungen. Bd II, 249-502. Der speciellen Physiologie fünftes Buch: Von den Sinnen. (1834-1840) Handbuch der Physiologie des Menschen für Vorlesungen. Coblenz: Hölscher

*Naunyn B (1889)
Über die Auslösung von Schmerzempfindung durch Summation sich zeitlich folgender sensibler Erregungen. Arch exp Path Pharmakol 25, 272-305

Palagyi M (1925, ²1929)
Wahrnehmungslehre. In: Ausgewählte Werke in 2 Bdn, Bd II, eingef v L Klages. Leipzig: Barth

Palagyi M (²1924)
Naturphilosophische Vorlesungen. Über die Grundprobleme des Bewußtseins und des Lebens. Leipzig: Barth

Panzel A (1925) Untersuchungen über das Vergleichen von Gewichten bei Gesunden und Kranken. Dtsch Z Nervenheilk 87, 161-206

*Parmenides (1903, ⁸1956)
Die Fragmente der Vorsokratiker. Griech u deutsch v H Diels. Erster Band. Berlin: Weidmannsche Buchhandlung

Pawlow JP (1953-1955)
Sämtliche Werke. 6 Bände. Berlin: Akademie-Verlag

*Penfield W, Boldrey E (1937)
Somatic motor and sensory representation in the cerebral cortex of man as studied by electrical stimulation. Brain 60, 389-443

*Piper H (1908)
Über die Leitungsgeschwindigkeit in den markhaltigen menschlichen Nerven. Pflügers Archiv 124, 591-600

*Poppelreuter W (1977)
Die psychischen Schädigungen durch Kopfschuß im Kriege 1914/16, Bd 1. Die Störungen der niederen und höheren Sehleistungen durch Verletzungen des Okzipitalhirns. Leipzig: Voss

*Pötzl O (1928)
Die optisch-agnostischen Störungen. Leipzig: Deuticke

*Purkinje (Purkyně) JE (1819, ^{2}1823)
Beiträge zur Kenntniss des Sehens in subjectiver Hinsicht. Prag: Calve. In: ders (1918) Opera Omnia, Bd. 1 Prag: Purkiňowa Společnost

Quincke H, Stein J (1932)
Chronaxie. Erg Physiol 34, 907-1064

Ruffin H (1932)
Chronaximetrische Untersuchungen des sensiblen und optischen Apparates (an Gesunden, Ermüdeten, Alkoholikern, Schizophrenen). Z Neurol 140,641-56

Sartre J-P (1943)
L'Etre et le Néant. Essai d'ontologie phenomenologique. Paris: Gallimard; (1962) Das Sein und das Nichts. Versuch einer phänomenologischen Ontologie. Übers J Streller, KA Ott, A Wagner. Hamburg: Rowohlt

*Schiff JM (1858)
Lehrbuch der Physiologie des Menschen. Lahr: Schauenburg

Schilling F (1949)
Selbstbeobachtungen im Hungerzustand. In: Beiträge aus der Allgemeinen Medizin 6, hrsg v V von Weizsäcker, 1-67. Stuttgart: Enke

Schopenhauer A (1819/1944)
Die Welt als Wille und Vorstellung. In: (1972) Sämtliche Werke, Wiesbaden: Brockhaus

*Sherrington S (1905)
Über das Zusammenwirken der Rückenmarksreflexe und das Prinzip der gemeinsamen Strecke. Erg Physiol 4, 707-850

Sherrington CS (1906)
The Integrative Action of the Nervous System. New Haven: Yale University Press; (^{2}1947) Entirely reset with a new foreword by the author and a bibliography of his writings. Cambridge: University Press

*Sherrington CS (1907)
On the proprio-ceptive system, especially in its reflex aspect. Brain 29, 467-82

*von Skramlik E (1923)
Varianten zur Aristotelischen Täuschung. Pflügers Arch ges Physiol 201, 250-304

Stein H (1924)
Die Labilität der Drucksinnschwelle bei Sensibilitätsstörungen. Dtsch Z Nervenheilk 80, 57-70

Stein H (1926)
Über die Wahrnehmung geführter Bewegungen und das Zustandekommen einer Scheinbewegungswahrnehmung in einem Fall von Pseudoarthrose. Z Biol 84, 33-4

Stein J (1928)
Pathologie der Wahrnehmung. I. Über die Veränderung der Sinnesleistungen und die Entstehung von Trugwahrnehmungen. In: Handbuch der Geisteskrankheiten, hrsg v O Bumke, O Foerster, Bd 1, 1, 352-426. Berlin Heidelberg: Springer

Stein J, Bürger-Prinz H (1932)
Funktionswandel im Bereich des optischen Systems. Eine sinnesphysiologische Analyse optisch-gnostischer Störungen. Dtsch Z Nervenheilk 124, 189-214

*Stein H, von Weizsäcker V (1926)
Über klinische Sensibilitätsprüfungen. Dtsch Arch Klin Med 151, 230-53

*Stein H, von Weizsäcker V (1927)
Der Abbau der sensiblen Funktionen. Eine sinnesphysiologische Analyse der Hypästhesie. Dtsch Z Nervenheilk 99, 1-30 (Bd 3)

Stein H, von Weizsäcker V (1928)
Zur Pathologie der Sensibilität. Erg Physiol 27, 657-708

*Strümpell A (1918)
Die Stereognose durch den Tastsinn und ihre Störungen. Nebst Bemerkungen über die allgemeine Einteilung der Sensibilität. Dtsch Z Nervenheilk 60, 154-68

von Sydow (1944) Med Inaugural-Dissertation Breslau

Tschlenoff LG (1931)
Sensibilitätsstudien an Nervenkranken. I. Über taktile Scheinbewegungswahrnehmungen. Dtsch Z Nervenheilk 121, 180-212

Tschlenoff LG (1931)
Sensibilitätsstudien an Nervenkranken. II. Über die Schwellenlabilität der Hautsinne. Dtsch Z Nervenheilk 122, 89-113

Tschlenoff LG (1931)
Sensibilitätsstudien an Nervenkranken. III. Über taktile Iterationen. Dtsch Z Nervenheilk 122, 279-95

*von Uexküll J (1909, [2]1921)
Umwelt und Innenwelt der Tiere. Berlin: Springer

*von Uexküll J (1920)
Theoretische Biologie. Berlin: Paetel. ([2]1928) Berlin: Springer; (1973) Reprint mit e Vorw v R Bilz. Frankfurt a M: Suhrkamp

*von Uexküll J (1929)
Das Gesetz der gedehnten Muskeln. In: Handbuch der normalen und pathologischen Physiologie, hrsg v A Bethe, G von Bergmann, G Embden, A Ellinger, Bd IX: Allgemeine Physiologie der Nerven und des Zentralnervensystems, 741-54. Berlin: Springer

*von Uexküll J, Kriszat G (1934)
Streifzüge durch die Umwelten von Tieren und Menschen – Bedeutungslehre. Verständliche Wissenschaft Bd 21. Berlin: Springer; (1956) Hamburg: Rowohlt; (1970) Frankfurt/M: S Fischer

Ullrich N (1943)
Adaptationsstörungen bei Sehhirnverletzten. Dtsch Z Nervenheilk 155, 1-31

Vogel P (1931a)
Über die Bedingungen des optokinetischen Schwindels. Pflügers Arch ges Physiol 228, 510-30

Vogel P (1931b)
Über optokinetische Reaktionsbewegungen und Scheinbewegungen. Pflügers Arch ges Physiol 228, 631-43

Vogel P (1932)
Beiträge zur Physiologie des vestibulären Systems beim Menschen. Pflügers Arch ges Physiol 230, 516-32

*Waldeyer W (1891)
Über einige neuere Forschungen im Gebiete der Anatomie des Centralnervensystems. Leipzig: Thieme

Walter P (1927)
Über den Einfluß des Spannungsablaufes im Muskel auf die Gewichtswahrnehmung. Z Psychol 104, 97-108

Weber EH (1851)
Die Lehre vom Tastsinne und Gemeingefühle auf Versuche gegründet. In: Handwörterbuch der Physiologie mit Rücksicht auf physiologische Pathologie, III, 2, hrsg v R Wagner, 481-588. Braunschweig: Vieweg. In: (1905) Ostwalds Klassiker der exakten Wissenschaften, hrsg v E Hering, Nr 149. Leipzig: Engelmann

*von Weizsäcker V (1922)
Einleitung zu G Th Fechner: Tages- und Nachtansicht. Eingel u hrsg von V von Weizsäcker. Frommann's Philosophische Taschenbücher, hrsg und geleitet von H Ehrenberg, 2. Gruppe: Geisterreich. Bd 1, 4. Stuttgart: Frommann, 5-17 (Bd 1)

von Weizsäcker V (1923)
Das Antilogische. Psychol Forsch 3, 295-318 (Festschr für Johannes von Kries zum 70. Geburtstag) (Bd 2)

von Weizsäcker V (1924)
Untersuchung des Drucksinnes mit Flächenreizen bei Nervenkranken (Phänomen der Verstärkung). Dtsch Z Nervenheilk 80, 159-67 (Bd 3)

von Weizsäcker V (1925)
Die Pathologie der Oberflächen- und Tiefensensibilität. Verh Dtsch Ges Inn Med 37, 33-47

von Weizsäcker V (1926a)
Einleitung zur Physiologie der Sinne. In: Handbuch der normalen und pathologischen Physiologie, hrsg v A Bethe, G von Bergmann, G Embden, A Ellinger. Bd XI: Receptionsorgane I, 1-67. Berlin: Springer (Bd 3)

von Weizsäcker V (1926b)
Zur Analyse pathologischer Bewegungen. Dtsch Z Nervenheilk 95, 108-18 (Bd 3)

von Weizsäcker V (1927a)
Über medizinische Anthropologie. Philos Anz 2, 236-54 (Bd 5)

von Weizsäcker V (1927b)
Reflexgesetze. In: Handbuch der normalen und pathologischen Physiologie, hrsg v A Bethe, G v Bergmann, Bd X: Spezielle Physiologie des Zentralnervensystems der Wirbeltiere, 35-102. Berlin: Springer

von Weizsäcker V (1931a)
Ataxie und Funktionswandel (mit Bemerkungen zur Frage der Eigenreflexe). Dtsch Z Nervenheilk 120, 117-30 (Bd 3)

von Weizsäcker V (1931b)
Leitung, Form und Menge in der Lehre von den nervösen Funktionen. Nervenarzt 4, 433-6, 526-30 (Bd 3)

von Weizsäcker V (1933a)
Körpergeschehen und Neurose. Analytische Studien über somatische Symptombildungen. Intern Z Psychoanal 19, 16-116; (1947) Forschungen zur Psychoanalyse und Psychotherapie. Stuttgart: Klett (Bd 6)

von Weizsäcker V (1933b)
Was lehrt die neuere Pathologie der Sinnesorgane für die Physiologie der Sinnesleistungen? Z Sinnesphysiol 64, 79-91 (Bd 3)

von Weizsäcker V (1933, ²1935)
Ärztliche Fragen. Vorlesungen über allgemeine Therapie. Leipzig: Thieme (Bd 5)

von Weizsäcker V (1933c)
Körpergeschehen und Neurose. Analytische Studie über somatische Symptombildungen. Internat Z Psychoanal 19, 16-116 (Bd 6)

von Weizsäcker V (1933d)
Der Gestaltkreis, dargestellt als psychophysiologische Analyse des optischen Drehversuchs. Pflügers Arch ges Physiol 231, 630-61 (in diesem Band)

von Weizsäcker V (1934)
Wege psychophysischer Forschung. Sitzungsber Heidelberger Akad Wiss, Math-naturwiss Kl, 4. Abh. Heidelberg: Weiß'sche Universitätsbuchhandlung (Bd 6)

von Weizsäcker V (1935)
Studien zur Pathogenese. Schriftenreihe zur Deutschen medizinischen Wochenschrift 2. Leipzig: Thieme. (^{2}1946) Wiesbaden: Thieme (Bd 6)

von Weizsäcker V (1937)
Untersuchung der Sensibilität. In: Handbuch der Neurologie, hrsg O Bumke, O Foerster, Bd III, 701-746. Berlin: Springer (Bd 3)

von Weizsäcker V (1939)
Über Ohr und Nervensystem. Z Neurol 165, 132-148

von Weizsäcker V (1940)
Funktionswandel der Sinne. Ber physik-med Ges Würzburg, N F 62, 204-219 (Bd 3)

von Weizsäcker V (1941)
Arzt und Kranker. Leipzig: Koehler & Amelang; (^{2}1947, ^{3}1949) Stuttgart: Koehler

von Weizsäcker V (1941, 1955)
Klinische Vorstellungen. Stuttgart: Hippokrates (Bd 3)

von Weizsäcker V (1942a)
Otfried Foerster 1873-1941. Dtsch Z Nervenheilk 153, 1-23 (Bd 3)

von Weizsäcker V (1942b)
Gestalt und Zeit. Die Gestalt, H 7. Halle: Niemeyer; (^{2}1960) Kleine Vandenhoeck-Reihe, Bd 92, Göttingen: Vandenhoeck & Ruprecht (in diesem Band)

von Weizsäcker V (1943a)
Über Psychophysik. Nervenarzt 16, 465-76 (in diesem Band)

von Weizsäcker V (1943b)
Wahrheit und Wahrnehmung. Über das Nervensystem. 2 Vorträge. Leipzig: Koehler & Amelang (in diesem Band)

von Weizsäcker V (1946)
Anonyma. Bern: Francke (Bd 7)

von Weizsäcker V (1947)
Der Begriff der Allgemeinen Medizin. In: Beiträge aus der Allgemeinen Medizin 1, hrsg v V von Weizsäcker. Stuttgart: Enke, 1-44 (Bd 7)

von Weizsäcker V (1947, ^{2}1951)
Fälle und Probleme. Anthropologische Vorlesungen in der Medizinischen Klinik. Beiträge aus der Allgemeinen Medizin 3. Stuttgart: Enke (Bd 9)

von Weizsäcker V (1948a)
Grundfragen medizinischer Anthropologie. Studiengemeinschaft der Evangelischen Akademie: Forschungen und Studien, Bd 6. Tübingen: Furche (Bd 7)

von Weizsäcker V (1948b)
Über die Hirnverletzten. Confinia neurol 9, 84-107 (Bd 3)

*von Weizsäcker V (1949)
Der Widerstand bei der Behandlung von Organkranken mit Bemerkungen über Werke von Jean-Paul Sartre. Psyche 2, 481-89 (Bd 6)

*von Weizsäcker V (1951)
Der kranke Mensch. Eine Einführung in die Medizinische Anthropologie. Stuttgart: Koehler (Bd 9)

*Wernicke C (1889)
Zur Kenntnis der cerebralen Hemiplegie. Berl Klin Wschr 26, 969-70

*Wernicke C (1895)
Zwei Fälle von Rindenläsion. Ein Beitrag zur Localisation der Vorstellungen. In: Arb Psychiatr Klin Breslau. Heft 2, 33-52. Leipzig: Thieme

Wertheimer M (1912)
Experimentelle Studien über das Sehen von Bewegung. Z Psychol 61, 161-265

*Wertheimer M (1925)
Drei Abhandlungen über Gestalttheorie. Erlangen: Verlag der Philosophischen Akademie

Wiesner J (1946)
Zur Stereoskopie bewegter Objekte. Med Diss Göttingen

Windelband W (1892)
Lehrbuch der Geschichte der Philosophie. ([17]1980) Hrsg v H Heimsoeth. Tübingen: Mohr

Winterstein H (1937)
Grundbegriffe der allgemeinen Nervenphysiologie. In: Handbuch der Neurologie, hrsg O Bumke, O Foerster. Bd II, 69-87. Berlin: Springer

*Young T (1802)
A Syllabus of a Course of Lectures on Natural and Experimental Philosophy. London: Royal Institution

Anmerkungen

78 *Robert von Weizsäcker*
»Robert Carl Ernst von Weizsäcker kam am 8. September 1921 in Heidelberg als erstes Kind von Viktor von Weizsäcker und seiner Frau Olympia, geb. Curtius, auf die Welt. 1931 kam er auf das humanistische Kurfürst-Friedrich-Gymnasium in Heidelberg, wo er im März 1939 das Abitur bestand.
Im Herbst des gleichen Jahres begann er ein Studium der Chemie. In diese Zeit fällt die Vorlesung, von der sein Vater in ›Begegnungen und Entscheidungen‹ schreibt: ›So wie ich meine Tätigkeit als Heidelberger Dozent mit einer Vorlesung über Naturphilosophie begonnen habe, so habe ich auch in meinem letzten Sommersemester daselbst im Jahre 1940, mit einer einstündigen Vorlesung zur

Einführung in die Naturphilosophie geendet. Unter meinen Hörern war mein Sohn Robert‹ (Bd 1, S 196ff).

Im Herbst '40 wurde Robert einberufen. Den Rußlandfeldzug hat er von Anfang an mitgemacht. Er hat offensichtlich darüber Tagebuch geführt, in dem er sehr sachlich den Vormarsch der deutschen Truppen beschreibt, wie er ihn in seiner eigenen Einheit erlebte. Am 1. Juli 42 erlitt er eine Verwundung am Arm. Ein Angebot, sich vom Wehrdienst befreien zu lassen, um in Deutschland das Studium der (wahrscheinlich kriegswichtigen) Chemie fortzusetzen, lehnte er ab.

Im November 42 kam Robert wieder an die Front, nach Welikije Luki (300 km westlich von Moskau). Diese Stadt wurde in den folgenden Wintermonaten von den russischen Streitkräften eingekesselt und fiel nach schweren Kämpfen am 16. 1. 43. Von Robert v W fehlt seitdem jede Spur. Offiziell wurde er den Eltern als vermißt gemeldet.

Am besten wird Robert von W vielleicht in einem Brief charakterisiert, den sein Vater im April 1946 an Eugen Rosenstock geschrieben hat. Darin heißt es: ›Robert war eigentlich meine Fortsetzung, mein alter ego; weigerte sich, Offizier zu werden, war mehrmals verwundet und ist in Rußland geblieben, litt schweigend, klar und unfähig, nicht zu wissen, zu lügen oder zu überstürzen. Er war für einen langen Weg von innen geschaffen; es ist die sinnwidrigste Unterbrechung, für die es einen diesseitigen Maßstab nicht gibt.«

(Verfaßt von Cora Penselin, geb von Weizsäcker, der letztgeborenen Schwester von Robert von Weizsäcker)

84 *In den gemeinsamen Heidelberger Jahren*

Alfred Prinz von Auersperg (1899-1968) arbeitete vom Herbst 1933 bis zum November 1935 in Klinik und Laboratorium der Nervenabteilung der Ludolf-Krehl-Klinik bei Viktor von Weizsäcker.

inter arma silent musae

Im Krieg schweigen die Musen (hier: die Wissenschaften). Das ursprüngliche Zitat lautet: Silent leges inter arma (im Lärm der Waffen schweigen die Gesetze), Ciceros Rede für Milo (4, 10).

86 *mit neuer Kraft der ärztlichen Tätigkeit und der Medizin zuwenden*

V v W war nach Verlust seines neurologischen Lehrstuhls und seiner Wirkungsstätte in Breslau 1946 auf ein eigens für ihn eingerichtetes Ordinariat für Allgemeine klinische Medizin an der Medizinischen Universitätsklinik (Ludolf-Krehl-Klinik) in Heidelberg berufen worden.

92 *Die von v Monakow zu Gelb und Goldstein führende Linie*

Ein Argument gegen eine Lokalisationslehre, wonach die nach einer Schädigung verbleibende Restfunktion dem erhalten gebliebenen Substanzrest entspreche, ist das von v Monakow (1914) als Diaschisis bezeichnete Phänomen. Danach kann sich eine plötzlich eintretende umschriebene Hirnschädigung infolge eines elektrischen Schocks in einem Funktionsverlust entfernterer Hirngebiete auswirken. Gelb und Goldstein (1920) und Goldstein (1927) hatten ihre Kritik an der assoziationspsychologischen Deutung hirnpathologischer Einschränkungen gestaltpsychologisch begründet.

93 *Breslauer Institut*

V von Weizsäcker war 1941 zugleich mit seiner Berufung auf das Ordinariat für Neurologie an der Universität in Breslau zum Direktor des Neurologischen Forschungsinstituts, das nach seinem Gründer Otfried Foerster-Institut genannt wurde, bestellt worden. Dieses Institut war 1934 mit Hilfe der Rockefeller Foundation und der Stadt Breslau entstanden; s V von Weizsäcker (1942) (Bd 3, S 654).

v Sydow

Nach der Fußnote auf S 67 in Derwort A (1948), verblieben die Originalunterlagen »bei der Räumung Breslaus« dort.

Fechner'sche Flimmerfarben

»G Th Fechner berichtete im Jahre 1838, daß man beim Rotieren schwarz-weißgefelderter und mit farblosem Licht beleuchteter Scheiben unterhalb der Verschmelzungsfrequenz Farben zu sehen bekomme. Er erklärte sich dieses Phänomen mit einem verschieden schnellen An- bzw Abklingen der Farben, aus denen sich das weiße Licht zusammensetze« (Christian P, Haas R, von Weizsäcker V 1948, S 655; in diesem Band S 467; s auch die eingehende Untersuchung der Flimmerfarben in dieser Arbeit.

94 *Helmholtz'sche Komponententheorie der Farben*

Dreikomponententheorie: Dem Sehen aller Farben liegen nur drei einfache Bestandteile oder Vorgänge des Sehorgans zugrunde: jeder beliebige Farbeneindruck kann durch Mischung von farbigen Lichtern in bestimmtem Verhältnis erzeugt werden (trichromatisches Sehen). Young (1802) und von Helmholtz (1852) nehmen in der Netzhaut drei verschiedene, den »Grundfarben« (Rot, Grün, Violett) entsprechende Endapparate an, deren Reizung den Farbeindruck vermittelt.

100 *Jean-Paul Sartre*

s von Weizsäcker V (1949).

meine medizinische Anthropologie im Umriß

s von Weizsäcker V (1951).

zur Zeit ... Tätigkeit

Mit der Berufung auf den für ihn eingerichteten Lehrstuhl für Allgemeine klinische Medizin an der Universität Heidelberg im November 1945 waren Weizsäcker zwei Stationen der Ludolf-Krehl-Klinik (Medizinische Universitätsklinik) übertragen worden, an der er bis zu seiner Emeritierung 1952 wirkte.

101 *Irritabilitätslehre Hallers*

Auf zahlreiche Experimente gestützt, führt Albrecht von Haller in seiner Schrift »Über die empfindlichen und reizbaren Teile des Körpers« 1752 die »epochemachende« (Rotschuh KE ⟨1953⟩) Erkenntnis aus, daß es nur ganz bestimmte

Teile sind, auf deren Schädigung das Tier mit Schmerzäußerung reagiert und dadurch ihre Empfindlichkeit (Sensibilität) verrät, während das Vermögen, sich gewaltsam zusammenzuziehen, in keinem anderen Bestandteil des tierischen Körpers als den Muskelfibern vor sich geht und daß dies sowohl infolge unmittelbarer Reizung, wie durch Reizung von Nerven, vor sich geht (s Marx E ⟨1939⟩, Rothschuh K ⟨1953⟩); s auch S 71 ff in diesem Band. Rothschuh KE (1953) Geschichte der Physiologie. Berlin, Heidelberg: Springer.

104 *Seit Duchenne*
Duchenne (1885) erkannte, daß »bei jeder Bewegung der Antagonist des bewegten Muskels regulierend mit innerviert« wird. Nach v Weizsäcker V (1942) (Bd 3, S 637).

113 *Gestaltpsychologie... naturphilosophischen Lehren ihrer Begründer*
Der Gestaltbegriff ist 1890 von Chr von Ehrenfels als Fachterminus in die Psychologie eingeführt und durch zwei Kriterien charakterisiert worden.
1. Kriterium der Nichtsummativität: die Gestalt ist ein Ganzes und als solches mehr als die Summe seiner Teile = übersummativer Charakter der Gestalt.
2. Kriterium der Transponierbarkeit: die Gestalt bleibt als Ganzes auch dann erhalten, wenn sie in eine andere Modalität transponiert wird, z B die Transposition einer Melodie in eine andere Tonart.
Vgl von Ehrenfels Chr (1890).

Die Gestaltpsychologie und -theorie, die dann von W Köhler ausgeführt wurde (vgl Köhler W ⟨1922⟩) ist ein Gegenentwurf gegen die Elementenpsychologie und gegen den Behaviorismus: nicht Elemente (Empfindungen etc.) und deren Verbindung, sondern Ganzheit und Ordnung sind primäre Gegebenheiten.
Der zentrale Gedanke der »naturphilosophischen Lehren« ist damit bezeichnet: die Einheit des Lebendigen, i e der Organismen, kann nicht als Summe seiner Teile, sondern muß als Ganzheit verstanden werden; Lebewesen sind Organismen und als solche nicht mechanistisch zu erkären.
Dieser Gedanke der Einheit als Ganzheit liegt auch der Vitalismuskonzeption von Driesch (1909) zugrunde und begründet den prinzipiellen Dualismus von anorganischer Natur, die von »summativer Kausalität« beherrscht wird, und organischer Natur und deren »Ganzheitskausalität«.
Diese Ganzheitskonzeption wird von Driesch auf Aristoteles zurückgeführt. Sie liegt auch dem Holismus zugrunde, der dann in den 30er Jahren die naturphilosophische Diskussion auf die Überwindung des Dualismus von Mechanismus und Organismus konzentriert (s Meyer⟨-Abich⟩ A ⟨1934⟩ Ideen und Ideale der biologischen Erkenntnis. Leipzig: Barth).
Vgl auch von Weizsäcker V (1926) Einleitung zur Physiologie der Sinne (Bd 3, S 325 ff, insbes 417-19).

Talbot'sche Verschmelzung
s Anm zu S 37.

114 *»Sensomobilität«*
»Die Bewegungsfähigkeit eines Menschen oder Thieres, soferne sie durch cen-

tripetale Nervenerregungen beeinflußt, beherrscht oder bedingt wird, möge im folgenden mit dem Namen ⟨Sensomobilität⟩ belegt werden.«
s Exner (1894) S 124 ff.

115 *Kant's Raumlehre*
Raum ist Form des äußeren Sinnes; die ursprüngliche Vorstellung des Raumes – als Form des äußeren Sinnes – nennt Kant reine Anschauung (vgl Kritik der reinen Vernunft, Transzendentale Ästhetik, A 22 ff/B 37 ff; insbes B 40 f).

Hinsichtlich der mathematischen Raumvorstellung unterscheidet Kant noch einmal: »der Raum als Gegenstand vorgestellt (wie man es in der Geometrie wirklich bedarf) enthält mehr, als bloße Form der Anschauung...«, nämlich Einheit der Vorstellung. Diese mathematische Raumvorstellung nennt er formale Anschauung (vgl Kritik der reinen Vernunft, Transzendentale Deduktion der reinen Verstandesbegriffe, B160 Anm). Die Darstellung der mathematischen Begriffe durch Konstruktion in der reinen Anschauung ist die Erzeugung der formalen Anschauung (z B »Kreis«): deshalb sind die mathematischen Sätze apodiktisch gewiß.

116 *Lokalzeichen*
Der Begriff stammt von Lotze, der die räumliche Wahrnehmung des Netzhautbildes durch Lokalzeichen der Empfindungen erklärt. Er führt sie nicht allein auf die Lage der gereizten Punkte der Retina, sondern auf die Verknüpfung des sensiblen Reizes mit einem motorischen Impuls zurück (unbewußte Bewegung des Auges so, daß der gereizte Punkt zur Stelle des deutlichsten Sehens verlagert wird).
In: Lotze RH (1852, 1966) S 352 ff.

117 *Lehre von den spezifischen Sinnesenergien*
Besagt, daß die Sinnesorgane, gleichgültig auf welche Weise sie gereizt werden, immer nur die ihnen spezifische Empfindung hervorrufen können: die Netzhaut oder der Sehnerv, auf elektrischem, mechanischem oder dem normalen Wege durch Licht in Erregung versetzt, vermittelt immer nur eine Lichtempfindung, die Tastnerven die Tastempfindung, der Hörnerv Gehörempfindungen.
Erstmals in: Müller J (1826) S 44 ff.
Bes in: Müller J (1840) S 249 ff.

118 *sogenanntes indirektes Bewegungssehen*
Ausführlicher in: Bd 3, S 349.

Schraubenflügel der Flugzeuge
= Propeller

121 *Kohärenz*
s auch Erklärung auf S 336.

Hering (1874)... »Sehdinge« und ihre »Konstanz«
»Die angenäherte Konstanz der Farben der Sehdinge trotz großen quantitativen oder qualitativen Änderungen der allgemeinen Beleuchtung des Gesichtsfeldes ist eine der merkwürdigsten und wichtigsten Tatsachen im Gebiete der physio-

logischen Optik. Ohne diese angenäherte Konstanz würde uns ein Stück Kreide an einem trüben Tage, dieselbe Farbe zeigen, wie ein Stück Kohle an einem sonnigen Tage, und im Laufe eines Tages würde es alle möglichen zwischen schwarz und weiß liegenden Farben annehmen müssen... Wenn sich in dieser Weise die Farben der Außendinge den Änderungen der Beleuchtung entsprechend fortwährend ändern würden, so würde es gar nicht dazu kommen, daß die einzelnen Dinge bestimmte Farben für uns haben, welche wir als wesentliche Eigenschaften derselben auffassen und als ihre wirklichen Farben bezeichnen,... die Gedächtnisfarben würden also gar nicht entstehen können«. S 16 in: Hering (1925).

125 *Prinzip der Drehtür*
s auch Erklärung des Drehtürprinzips auf S 335.

126 *J v Uexkuell...: Im Organismus... Maschinenmeister.., der die Maschine steuert*
»Für den Physiologen ist ein jedes Lebewesen ein Objekt, das sich in seiner Lebenswelt befindet. Er untersucht die Organe der Lebewesen und ihr Zusammenwirken, wie ein Techniker eine ihm unbekannte Maschine erforschen würde. Der Biologe hingegen gibt sich davon Rechenschaft, daß ein jedes Lebewesen ein Subjekt ist, das in einer eigenen Welt lebt, deren Mittelpunkt es bildet. Es darf daher nicht mit einer Maschine, sondern nur mit dem die Maschine lenkenden Maschinenmeister verglichen werden« (J von Uexküll und K Kirszat ⟨1970⟩ S 7-8).

Charakter indelebilis der Schöpfung
Charakter der Unzerstörbarkeit. Nach der katholischen Theologie das Merkmal, das bei den unwiederholbaren Sakramenten (z B Taufe, Priesterweihe) empfangen wird.

129 *Blix (1882) und Goldscheider (1884)*
Blix hat für punktförmige Tastreize empfindliche Punkte in der Haut, die von ihm sogenannten Druckpunkte, gefunden. Blix und – unabhängig von ihm – Goldscheider auch auf Wärme und Kälte spezifisch empfindliche Punkte, die von Goldscheider sogenannten Kältepunkte und Wärmepunkte; s auch Blix M (1884) und (1885); s auch Goldscheider A (1885).

131 *erste gemeinsame Strecke*
Sherrington CS (1905).

131 *J M Charcot*
Ähnlich auch: »Weiterhin habe ich eine Art Hyperaesthesie oder besser Dysaesthesie zu erwähnen, in Folge deren die geringsten Erregungen, wie ein leichtes Kneifen, die Applikation eines kalten Gegenstandes, eine höchst peinliche Sensation hervorrufen, welche stets dieselbe bleibt, welcher Art auch die Erregung sei, und bei welcher nach Angaben der Kranken ein Vibrationsgefühl überwiegt. Dieses Vibrationsgefühl steigt nach Schilderung der Kranken gegen die Wurzel der berührten Gliedmaßen an und verbreitet sich gleichzeitig gegen

die Peripherie der Extremität. In den meisten Fällen dauert diese Sensation mehrere Minuten, manchmal eine Viertelstunde und noch länger an, nachdem die erregende Ursache zu wirken aufgehört hat. Dabei wird es den Kranken sehr schwer den Ort, wo die Reizung eingewirkt hat, genau zu bezeichnen.« In: JM Charcot (1878) Klinische Vorträge über Krankheiten des Nervensystems von JM Charcot. Übers v B Fetzer. 2. Abth. Stuttgart: Bonz & Co.

134 *besonders Frey folgend*

Grundlagen in: von Frey M (1896). Zusammenfassung in: von Frey M (1926).

mit J Stein dem Gebiete zuwandte

Zusammenfassend in: Stein H, von Weizsäcker V (1926, 1927, 1928).

Sherrington in der Reflexmotorik

In: Sherrington CS (1906^2, 1947).

In Naunyns Klinik

s Naunyn B (1889).

in der Weise Charcots

In seinem Nekrolog auf JM Charcot berichtet Freud: »Von seiner Arbeitsweise erzählte er uns selbst folgendes: Er pflegte sich die Dinge, die er nicht kannte, immer von neuem anzusehen, Tag für Tag den Eindruck zu verstärken, bis ihm dann plötzlich das Verständnis derselben aufging. Vor seinem geistigen Auge ordnete sich dann das Chaos, welches durch die Wiederkehr immer derselben Syndrome vorgetäuscht wurde; es ergaben sich die neuen Krankheitsbilder, gekennzeichnet durch die konstante Verknüpfung gewisser Symptomgruppen. Die vollständigen und extremen Fälle, die »Typen«, ließen sich mit Hilfe einer gewissen Art von Schematisierung hervorheben, und von den Typen aus blicke das Auge auf die lange Reihe der abgeschwächten Fälle, der *formes frustes,* die von dem oder jenem charakteristischen Merkmal des Typus her ins Unbestimmte ausliefen. Er nannte diese Art der Geistesarbeit, in der er keinen Gleichen hatte, ›Nosographie treiben‹ und war stolz auf sie. Man konnte ihn sagen hören, die größte Befriedigung, die ein Mensch erleben könne, sei, etwas Neues zu sehen, d. h., es als neu zu erkennen ... *Charcot* wurde auch niemals müde, die Rechte der rein klinischen Arbeit, die im Sehen und Ordnen besteht, gegen die Übergriffe der theoretischen Medizin zu verteidigen. Wir waren einmal eine kleine Schar von Fremden beisammen, die, in der deutschen Schulphysiologie auferzogen, ihm durch die Beanstandung seiner klinischen Neuheiten lästig fielen: ›Das kann doch nicht sein‹, wendete ihm einmal einer von uns ein, ›das widerspricht ja der Theorie von *Young-Helmholtz*‹. Er erwiderte nicht: »Um so ärger für die Theorie ...‹, aber er sagte uns doch, was uns einen großen Eindruck machte: ›La théorie c'est bon, mais, ca n'empèche pas d'éxister‹.« (Freud S [1893, ²1964] S 22 ff)

Im Hinblick auf die »Arbeitsweise« wie auf die sich an die »Beschreibung des Meisters« auf S (28) anschließende Erörterung ist erwähnenswert, daß Charcot selbst anläßlich der Errichtung des klinischen Lehrstuhls für Krankheiten des

Nervensystems an der Salpétrière »wahrlich beherzigenswerthe Worte« *Claude Bernards* zitiert: »Man darf nie... die Pathologie der Physiologie unterordnen. Das Umgekehrte muß geschehen. Man muß zuerst das medicinische Problem so hinstellen, wie es durch die Krankenbeobachtung gegeben wird, und dann suchen, die physiologische Erklärung dafür zu liefern. Verfährt man anders, so setzt man sich der Gefahr aus, den Kranken aus den Augen zu verlieren und das Krankheitsbild zu verzerren« (Charcot JM [1886] S 7).

143 *Propriozeptivität Sherringtons*
Sherrington (1906) bezeichnete ursprünglich mit »Exterozeptoren« die sensiblen Endorgane, die die äußere Oberfläche des Körpers, mit »Interozeptoren« die Endorgane, die die innere Oberfläche, d h den Magen-Darmkanal, innervieren. Der dauernde Sprachgebrauch jedoch hat den Begriff des Interozeptors insofern erweitert, als er nun alle inneren Rezeptorenfelder in sich faßt, einschließlich der Propriozeptoren und der Viszerozeptoren. Als »Propriozeptoren« definiert Sherrington (1907) jene sensiblen Endorgane, die gereizt werden durch »Aktionen des Körpers selbst«. Sie umschließen die Rezeptoren der Muskeln und des Labyrinthes. Die Endorgane des vaskulären Systems und die Viszera, die genaugenommen »propriozeptiv« in dem Sinne sind, daß sie durch den Körper selbst gereizt werden, wurden in die spezielle Gruppe der Viszerorezeptoren abgesondert (Fulton JF [1952] Physiologie des Nervensystems. Stuttgart: Emke, S 8).

144 *Konstanz der Sehdinge*
s Anm zu S 121.

147 *Versuch, den Kohnstamm... angegeben*
s Anm zu S 38.

152 *Ausdruck Umwelt besonders durch J von Uexkuell*
s Anm zu S 65.

153 *Bedenken gegen solche Überschätzung des ›Leitungsprinzips‹... formuliert*
von Kries vgl (1923) S 119.

von Monakow
vgl Anm zu S 92.

154 *von der Regio praerolandica... Muskeln und Muskelgruppen durch elektrische Reize zur Kontraktion gebracht*
Die experimentelle Hirnphysiologie begann mit den tierexperimentellen Untersuchungen von Fritsch und Hitzig (1870) »Über die elektrische Erregbarkeit des Großhirns«. Sie wiesen nach, daß umschriebene elektrische Reizung des Cortex beim Hund zu definierten motorischen Reaktionen führt, was von Ferrier (1875) weiter analysiert und an Affen bestätigt wurde; s auch Creutzfeldt OD (1983) Cortex cerebri. Leistung und funktionelle Organisation der Hirnrinde. Berlin, Heidelberg, New York: Springer, S 1 f und 236ff.

155 *Von Jackson studierten Rindenkrämpfe*
Das Gesetz der »Gruppierung« hat schon Jackson bei der Beschreibung dieser mit seinem Namen belegten, umschrieben beginnenden und sich allmählich auf benachbarte Partien ausbreitenden Anfälle beschäftigt: »Der Anfall beginnt gewöhnlich ... in dem Teil des Gesichtes, des Armes und des Beines, der den mannigfaltigsten Gebrauch hat ... Das Gesetz läßt sich auch in Einzelheiten nachweisen. Denn ... die in der Hand einsetzenden Anfälle beginnen gewöhnlich im Zeigefinger und Daumen; im Fuß einsetzende Anfälle gewöhnlich in der großen Zehe.« Dieses Gesetz müsse eine Bedeutung für die als »Koordination«, »Gruppierung«, »Lokalisation«, »Strukturplan der nervösen Organe« bezeichnete Problematik haben (Jackson JH 1870).

155 *Apraxie*
Bei dem von Liepmann (1900) erstbeschriebenen »Krankheitsbild der Apraxia« ist die Ausführung von Zweckbewegungen, Gesten oder Handlungen gestört, ohne daß eine Lähmung, Sinnesstörung oder intellektuelle Einschränkung vorliegt. Sie gehört mit den Aphasien und den Agnosien zu den sog Werkzeugstörungen der klassischen Hirnpathologie. Apraxie tritt vorwiegend nach einer Läsion in der sprachdominanten Hemisphäre des Gehirns auf (Poeck K [^{2}1989] Klinische Neuropsychologie, hrsg v K Poeck, Stuttgart: Thieme).

166 *Sherrington und seine Schule*
s Brown D (1957) »The Sherrington School of Physiology«. J Physiol 20, 543-8.

168 *mathematische Zeit ... der richtige und reine Zeitbegriff*
W bezieht sich hier auf Kant: der reine Zeitbegriff ist das »Schema« des reinen Verstandesbegriffes. Kant unterscheidet den reinen mathematischen Zeitbegriff (i e das Schema der Kategorie der Quantität) von den dynamischen reinen Zeitbegriffen; vgl hierzu »Von dem Schematismus der reinen Verstandesbegriffe« (A 137 ff/B 176 ff), insbesondere zum mathematischen Zeitbegriff (A 142/B 182) in: Kritik der reinen Vernunft.

Kant lehrt nur ...
Vgl hierzu »Transzendentale Ästhetik«, »Von der Zeit« (A 30 ff/B 46 ff, insbes A 33 ff/B 50 f in: Kritik der reinen Vernunft.

169 *Die Ansicht von v Kries*
»Die Eindrücke unserer Sinne sind uns stets in der Form eines zeitlichen Geschehens gegeben, und zwar nicht nur dann, wenn wir eigentliche Vorgänge beobachten, also bemerken, daß Empfindungen anfangen, aufhören oder sich ändern, sondern auch dann, wenn wir bemerken, daß ein Zustand ohne Änderung gleichmäßig fortdauert«. In: von Kries J (1923), S 168.

170 *... erlebte Zeit ... kein homogenes Kontinuum*
Sondern »zeitüberbrückende Gegenwart«; s Auersperg A, Sprockhoff H (1935), S 316.

175 *berühmten Arbeiten von Brown-Séquard*
s Brown-Séquard C-E (1855, 1860).

176 *von M v Frey vertretene Auffassung*
Zusammenfassend in: von Frey M (1914) und (1925).

Meinungsverschiedenheit über die Sonderstellung des Schmerzorgans gegenüber dem Drucksinne
»Durch die Jahrzehnte der sinnesphysiologischen Literatur zieht sich der historische Streit zwischen Goldscheider (1931) und von Frey (1926) über Spezifität oder Veränderlichkeit der Sinnesqualitäten. Von Frey lehrte, daß es spezifisch reine Schmerzrezeptoren gäbe, während Goldscheider glaubte, daß Schmerzerregungen auch durch intensivere Reizung anderer Rezeptoren zustande kämen.« (Jung R [1953] Allgemeine Neurophysiologie. In: Handbuch der Inneren Medizin, 4. Aufl, hrsg v G von Bergmann, W Frey, H Schwiegk. Bd v, 1: Neurologie, 1. Teil, 1-160. Berlin Göttingen Heidelberg: Springer, S 106).

181 *der Epileptiker auf Raffaels Transfiguration fehlerhaft dargestellt*
Die heute in der Pinakothek des Vatikans in Rom befindliche Transfiguration ist das letzte Werk von Raffael, das er 1520 kurz vor seinem Tode fertiggestellt hat. Es stellt in seiner oberen Hälfte die Verklärung Christi auf dem Berg Tabor und in der unteren Hälfte die Vorstellung des mondsüchtigen (epileptischen) Knaben von den drunten zurückgebliebenen Jüngern dar. Während einige Betrachter in dem dramatischen gestischen und mimischen Ausdruck des Knaben nur den »wilden Ausbruch« von Besessenheit sahen – so H von Einem (1966) – haben andere seine medizinisch inkorrekte Darstellung gerügt. Nach dem Urteil des englischen Physiologen Sir Charles Bell sei »diese Gestalt nicht natürlich. Ein Arzt würde bei ihrem Anblick ohne weiteres auf einen Simulanten schließen, denn noch nie hat ein Kind gleicherart Konvulsionen gezeigt...« Der französische Neurologe Jean-Martin Charcot (1887) konnte »an dieser Jungengestalt überhaupt kein präzises Merkmal – sei es der Epilepsie oder aber der Hysterie – ausmachen.«
Neuere Ergebnisse der Epilepsieforschung zeigen jedoch, daß die im Bild dargestellte Haltung einem epileptischen Anfallstypus entspricht, dessen Gestalt durch Erregung der sog. supplementär-motorischen Rindenregion hervorgebracht wird (Janz D 1986, Lüders HO und Lüders J 1996).
von Einem H (1966) Die »Verklärung Christi« und die »Heilung des Besessenen« von Raffael. Akad Wiss Lit, Abh Geistes- und Sozialwiss Kl 5. Wiesbaden: Steiner.
Bell C (1847) The Anatomy and Philosophy of Expression as Connected with the Fine Arts. London: Murray.
Charcot J-M, Richer P (1887) Les Démoniaques dans l'Art. Paris: Delahaye et Lecroisnier; (1988) Die Besessenen in der Kunst. Hrsg u Nachwort M Schneider mit W Tietze, übers von W Hendrich, Göttingen: Steidl.
Janz D (1986) Epilepsy viewed metaphysically: an interpretation of the biblical story of the epileptic boy and of Raphael's »Transfiguration«. Epilepsia 27.
Lüders HO, Lüders J (1996) Letter to the Editor in response to Gordon Bendersky »Remarks on Raphael's *Transfiguration*«. Source 14, 32-34.

184 *Versuch von Bell*
»Die Concurrenz von Nerven verschiedener Systeme wird für Verrichtungen notwendig, welche beim ersten Anblick als einfache Handlungen des Willens erscheinen. Ein Beispiel wird das anschaulicher machen: Betrachten wir wie beim Essen und Trinken die Combination dreier Kräfte, des Empfindungsvermögens, der willkürlichen Muskeltätigkeit und der Action respiratorischer Muskeln in Wirksamkeit tritt. Durchschneiden wir einem Esel den Lippenast des fünften Paars, so entziehen wir den Lippen das Gefühl; das Thier preßt sie auf den Boden und die Futterkörner, fühlt sie aber nicht und macht daher keinen Versuch, sie mit dem Maul zu fassen: Wird hingegen der Labialast des siebenten Nerven durchschnitten, so fühlt der Esel wohl die Körner, ist aber wegen Verlustes der willkürlichen Muskelbewegung... nicht imstande, sie mit dem Maul zusammenzuraffen. So sehen wir also beim Essen, wie beim Ergreifen eines Gegenstandes mit der Hand, das Gefühl die Bewegung leiten, und zwei Kräfte des Nervensystems zu einer einfachen Handlung notwendig.« (Bell C [^{3}1832] S 34)

185 *Zwischen Erb und Leyden aufgetauchte Diskussion*
Leyden führte die bei Tabes dorsalis vorkommenden Koordinationsstörungen auf die durch die Hirnstrangerkrankung hervorgerufene Herabsetzung der Sensibilität, speziell der Bewegungsempfindung, zurück (sog. sensorische Theorie der Ataxie). Erb war dementgegen der Ansicht, daß die spinale Ataxie durch eine Läsion zentrifugal leitender koordinierender Fasern entsteht, welche in den Hintersträngen verlaufen.

188 *bisher mitgeteilte Prüfungen*
Seit Berücksichtigung des sensiblen Funktionswandels als Untersuchungsmethode (Bay 1944, 1958) sind keine Beobachtungen einer sog. taktilen oder Tastagnosie ohne sensiblen Funktionswandel mehr mitgeteilt worden. Der Begriff ist in der Neurophysiologie »heute praktisch in Vergessenheit geraten« (Orgaß B [1989] Klinisch-neuropsychologische Syndrome. In: Klinische Neuropsychologie, hrsg v. K Poeck. Stuttgart, New York: Thieme, S 209).
Bay E (1944) Zum Problem der taktilen Agnosie. Dtsch Z Nervenheilk 156, 64-97.
Bay E (1950) Agnosie und Funktionswandel. Eine hirnpathologische Studie. Berlin Göttingen Heidelberg: Springer.

190 *Talbot-Verschmelzung*
s Anmerkung zu S 37.

192 *Sensorium commune*
Organ, das die von verschiedenen Sinnesorganen eingehenden Empfindungen zu einer gemeinsamen Wahrnehmung vereinigt – nach der Ansicht von Aristoteles das Herz, nach der Ansicht einiger griechischer Philosophen, die von der scholastischen Doktrin aufgenommen und bis zum Beginn der neuzeitlichen Physiologie tradiert wird, das Gehirn.

193 *Meskalinrausch... Beispiele*
s Mayer-Gross W, Stein H (1926) Veränderungen der Sinnestätigkeit im Meskalinrausch. Z ges Neurol Psychiat 101, 354-86 (Festband für Kräpelin); Beringer K (1927) Der Meskalinrausch. Berlin: Springer; (1969) Reprint Berlin Heidelberg: Springer.

198 *»Umstimmung der Ortswerte«*
»Ich erwähne hier zunächst die Erscheinungen der *Umstimmung des Sehorgans*[1]. Während die Grundzüge dieser Erscheinungen seit langem bekannt sind, übrigens auch nach allen Theorien in befriedigender Weise verständlich gemacht werden können, hat sich die detaillierte Erforschung namentlich an gewisse theoretisch interessierende Fragen angeschlossen. Von diesen ist die erste die nach der *›Persistenz der optischen Gleichungen‹*, die Frage, ob zwei (objektiv ungleiche) Lichtgemische, die bei einem beliebigen Zustande des Sehorgans gleich erscheinen, dies auch bei jedem anderen Zustande tun, oder ob ihr Aussehen durch Zustandsänderungen des Sehorgans ungleich werden kann ...«
»[1] Ich benutze diesen Ausdruck statt der von Helmholtz benutzten Namen Ermüdung und Erholung, weil er der allgemeinere ist und der theoretischen Auffassung in keiner Weise vorgreift.« S 365 f in von Kries J (1910) 3. Die Umstimmungen des Sehorgans. In: II. Die Theorien des Licht- und Farbensinnes. (von Helmholtz H 1856-1867, [3]1910)

Abbildungstheorie der Wahrnehmung
eine auf die Antike zurückgehende Theorie der Erkenntnis, bei der der Erkenntnisvorgang als ein Abbilden der Wirklichkeit verstanden wird.

200 *aristotelischer Versuch*
»Der Tastsinn z B bei der Verschlingung der Finger (ἐπαλλάξις τῶν δακτυλῶν) für zwei Gegenstände, was dem Gesichtssinn als einer erscheint.« In: Metaphysik. Viertes Buch, 6. Kap. 1011a 33-34.

203 *»urteilsähnliche Vorgänge«*
§ 26 »von den Wahrnehmungen im Allgemeinen« S 4-34; »Zusätze von Kries« 1, 5: »Die physiologischen Substrate des Urteilens und Erlernens«, S 486-96; 1, 8: »Historisch-kritische Bemerkungen«, S 520-34 in: von Helmholtz H ([3]1910), vgl S 137 ff in: von Kries J (1923).

207 *zentraler Faktor*
In: Hofmann FB (1925), dem Sinn nach mehrfach (zuletzt auf S 613), jedoch nicht dem Begriff nach erwähnt.

formative Zone
In: GE Müller (1923), S 33 ff.

Querfunktion
s Wertheimer M (1912), S 247 ff.

sensorische Bewegung
Begriff von J Stein (1928), den er im Kapitel über »Die ›sensorische‹ Bewegung und ihre Bedeutung als besondere Funktion im Wahrnehmungsakt« (S 385-422)

näher ausführt und wie folgt umschreibt: »Wahrnehmung ist der Akt, der Empfindungen und Bewegungen in einem einheitlichen Erlebnis zusammenschließt. Ebensowenig wie Wahrnehmung ohne Empfindungsmaterial denkbar ist, ebensowenig kann eine Wahrnehmung ohne die beziehungsschaffende, Empfindungen verknüpfende Bewegung allein aus Empfindungen sich bilden« (S 391). Dort auch Einbeziehung der Ansichten von V Benussi (1917), der virtuellen Bewegung von M Palagyi (^{2}1929), der »triebmotorischen Bedingtheit« von M Scheler (^{2}1960) und der »Querfunktion« von Wertheimer (1912).

Zonentheorie
»... so gelangt man zu der Annahme, daß die peripheren Vorgänge, insbesondere die nächsten Erfolge der Belichtung in einer dreikomponentigen Weise, die zentralen dagegen in einer Vierfarbentheorie entsprechenden Form gegliedert sein dürften. Ich möchte diese von mir ähnlich schon vor 22 Jahren ⟨1882⟩ entwickelte Anschauung, für die eine kurze Bezeichnung wünschenswert erscheint, eine Zonentheorie nennen.« In: von Kries J (1905), S 269; s auch S 178 in diesem Band.

208 *Gestaltprozeß (Köhler)*
in Köhler (1933) dem Sinn nach mehrfach, aber nicht dem Begriff nach erwähnt.

apperzeptive Funktion
Poppelreuter W (1917), S 64 ff.

Komplexpsychologie
Krüger F (1926) verwandte den Begriff Komplexqualität zur Beschreibung von Ganzheiten, die keine unmittelbare Struktur haben. Der Begriff wird vor allem im Zusammenhang mit Gefühlen verwandt.

Gestaltpsychologie
s Anm zu S 113.

Koinzidentialparallelismus
Auersperg A (1937, 1954), zus mit Sprockhoff H (1935) und mit Buhrmester jr HC (1936), Auersperg A, Derwort A, Schrenk M (1960); s auch S 291 ff in diesem Band.

Spezifische Sinnesenergie
s Erläuterung in diesem Band S 117 und Anm zu S 117.

211 *Querdisparate Netzhauthälften*
Horizontale Abweichung beider Netzhauthälften bei Konvergenz der Augenachsen; diese ermöglicht die Tiefenwahrnehmung.

einige Versuche
s »Funktionswandel der Sinne« (Bd 3, S 586 ff).

212 *»Sinneswahrnehmungen sind Gesichtswahrheiten«*
Umkehrung des Satzes von Purkinje: »Sinnestäuschungen sind Gesichtswahrnehmungen« (s Anm 1a zu S 200). Purkinje J (1819).

214 *Beispiel der Waldzecke*
In: von Uexküll J, Kriszat G (1934).

217 *Konstanz des Sehdings*
s Anm S 121.

Marx
Nicht nachzuweisen.

219 *Selbstverständlich ein Mißverständnis*
Gustav Gründgens in einem 1937 unter seiner Regie gedrehten Film, einer Komödie, in der eine anscheinend zerrüttete Ehe unter diesem Motto vor dem Scheidungsrichter zu einem zweiten Happy-End kommt.

224 *sinnlicher Zweifel*
s auch Zustandsbeschreibung einer Kranken bei masturbatorischen Manipulationen an der Mamma in Bd 6, S 172.

Lokalzeichen
s Anmerkung auf S 116 in diesem Band; s auch S 232 in diesem Band.

229 *»unbewußte Schlüsse«*
In: Helmholtz H (1879), S 27.

230 *quaestio juris, nicht quaestio facti*
Vgl »Von der Deduktion der reinen Verstandsbegriffe« A 84 ff, B 116 ff. In: Kant I, Kritik der reinen Vernunft, WW Bd II.

231 *»Parallelfundierung«*
»Parallelfundierung der räumlichen Ordnungen« In: v Kries J (1923), S 203, 220.

233 *»primäre« und »sekundäre« Qualitäten*
s Anm zu S 512.

234 *Die Welt und ihre Dinge*
W. zitiert in der Anmerkung Heideggers Interpretation der Räumlichkeit des Daseins in »Sein und Zeit«: Räumlichkeit gehört zur Seinsverfassung des menschlichen Daseins; diese nennt Heidegger das »In-der-Welt-sein«.
Der mit dem In-der-Welt-sein des Daseins erschlossene Raum ist aber nicht in der Weise »in« der Welt, daß er, wie W. formuliert, »an den Dingen angetroffen« wird. Ws Formulierung sagt überdies, daß die Zeit, wie der Raum, »in« der Welt sei. Heidegger zeigt dagegen, daß die Zeitlichkeit des Daseins das In-der-Welt-sein fundiert und damit auch die Räumlichkeit des Daseins.
Vgl hierzu »Sein und Zeit«, S 69: Die Zeitlichkeit des In-der-Welt-seins und das Problem der Transzendenz der Welt, S 350 ff in: Heidegger M ([14]1977).

236 *»egozentrische Lokalisation«*
»Wir haben also als eine Tatsache von grundlegender Bedeutung hervorzuheben, daß bei all unserem räumlichen Wahrnehmen die Vorstellung unseres eigenen Körpers beteiligt ist. Wir können, um dies durch eine kurze Benennung festzulegen, sagen, daß die Lokalisation, wie wir sie beim normalen Erwachsenen kennen, stets eine egozentrische ist.« In: von Kries J (1923), S 208.

241 *vivos mortui docent*
Die Toten lehren die Lebenden.

242 *Sensualismus*
Erkenntnistheoretische Lehre, nach der alle Erkenntnis auf Sinneswahrnehmung beruht (nihil est in intellectu, quod on prius fuerit in sensu).

metaphysische Idee der Monade
Leibniz GW (1714). Vgl v Weizsäcker V (1946) Anonyma (Bd 7).

244 *Koordinationslehre*
Heute als Lehre von der Regulation oder Kontrolle der Bewegungen bezeichnet, deren Funktionen zwar oft mit Metaphern gekennzeichnet werden, sich aber »schwer in einfache Begriffe zwängen lassen« (Creutzfeld O ⟨1983⟩ Cortex cerebri. Leistung und funktionelle Organisation in der Hirnrinde. Berlin, Heidelberg, New York: Springer, S 273 f).

246 *ex natura rerum*
Nach der Natur der Dinge.

249 *Gesetz der bildhaften Ähnlichkeit*
vermutlich Anspielung auf die in der Gestalttheorie vertretene Annahme einer Gleichheit der Gestalt (Isomorphismus) zwischen dem anschaulichen Erlebten und dem zentralphysiologischen Korrelat. Dabei wird angenommen, daß die physiologischen Vorgänge in ihren dynamischen Strukturen – nicht in ihren geometrischen Formen – mit den Erlebnisinhalten übereinstimmen.

257 *Prinz Auersperg*
s Auersperg A, Buhrmester jr HC (1936).

258 *Derwort*
s Derwort (1938), S 667.

261 *»zeitüberbrückende Gegenwart«*
Auersperg A, Sprockhoff H (1935), S 316.

262 *»Koinzidentialparallelismus«*
s Anm z S 208; s auch 291 ff in diesem Band.

263 *Zeitmessung, wie auch v Kries betonte*
vgl von Kries J (1923) S 168 ff.

275 *Theodizee*
Rechtfertigung Gottes angesichts des von ihm zugelassenen Übels in der Welt.

negative Theologie
Theologischer Ansatz, der, ausgehend von der Unerkennbarkeit Gottes, durch Verneinungen deutlich zu machen versucht, wie unzulänglich menschliche Begrifflichkeit Gottes Wesen ausdrückt.
»Die negative Theologie, die ich als die mir angemessenste erkennen kann, schließt nicht aus, daß alle Versuche, Gott als eine höchste Steigerung der in der Welt oder im Menschen vorfindbaren Werte zu denken, vergebliche, aber darum nicht verkehrte Versuche zur Gotteserkenntnis sind.« Aus: v Weiz-

säcker V (²1951) Begegnungen und Entscheidungen (Bd 1, S 326); s auch Bd 1, S 317.

277 *Simplex signum veri*
Einfachheit ist das Zeichen der Wahrheit.

279 *aus Fechners Biographie*
»Ihm blieb die erste Tat der Schöpfungswoche die Scheidung in Licht und Finsternis, ihm blieb neben der ›Nachtansicht‹ der mechanischen Wissenschaften die ›Tagesansicht‹ der Seele die stärkere Wahrheit von dem, was wirklich ist. Zwar hat er ungleich Goethe an den Fundamenten des Galilei und Newton nicht rütteln wollen, zwar hat ein ganz anders geartetes Naturgefühl ihm gestattet, die kartesische Zerreißung von Materie und Seele in zwei Welten sogar noch zu vertiefen. Ja, er hat diesen Goethe verhaßten Riß recht eigentlich unerträglich gemacht, indem er ihn durch ein *Mittel* zu überbrücken suchte. Damit hat er die antike Einheit, eben indem er sie nicht als ein Urphänomen, sondern als eine vermittelte hinstellt, erst völlig zerstört. Und er tat dies auf eine geniale Weise, welche den möglichen Abgrund der mechanisch-funktionalen Welttheorien erst recht sichtbar machte: mit dem Mittel der Mathematik. Denn er glaubte in seinem psychophysischen Grundgesetz das mathematische Gesetz gefunden zu haben, welches das Innen und Außen, die Empfindung mit der Molekülbewegung zusammenband und damit nun auch die Seele der mathematischen Naturwissenschaft verpflichtete. So hat Fechner, und dies ist wiederum Tragik, einen der äußersten Schritte dieses Prozesses der Materialisierung eingeleitet – gerade er. Denn so glaubte er die Seele und ihre Wahrheit, das Licht und Leben der Natur zu retten, ja erst dem denkenden Forscher befestigen zu können.« Aus: von Weizsäcker V (1922) (Bd 1, S 497f).

282 *James Lange'sches Gesetz*
Physiologische Gefühlstheorie: Entgegen der landläufigen Meinung, wonach Ausdrucksbewegungen durch Gefühle hervorgerufen werden, behauptet die Theorie von CG Lange (1834-1900) und W James (1840-1910), daß die Gefühle Folge und Begleiterscheinung vegetativer Vorgänge, Rückempfindung körperlicher Vorgänge sind. Danach wäre es richtiger, etwa zu sagen, wir weinen nicht, weil wir traurig sind, sondern wir sind traurig, weil wir weinen. Wir rennen nicht weg, weil wir Angst haben, sondern wir fürchten uns, weil wir wegrennen.

Pawlowsche Versuche
Pawlow hat in Versuchen an Hunden nachgewiesen, daß nach wiederholter gleichzeitiger Darbietung eines Geruchs- oder Geschmacksreizes mit einem beliebigen anderen (optischen, akustischen oder sonstigen) Reiz die Speichel- und Magensaft-Sekretion auch allein durch den zusätzlichen Reiz in Gang kommt. Der »bedingte« Reiz kann daher nach wiederholter gemeinsamer Darbietung den unbedingten Reiz ersetzen. Die daraus abgeleitete Lehre von den bedingten Reflexen dient der Verhaltenspsychologie als theoretische Grundlage.

283 *Die daraus entstandenen Experimentaluntersuchungen*
s von Weizsäcker V (1933) Der Gestaltkreis, dargestellt als psychophysiologische Analyse des optischen Drehversuches (in diesem Band).

285 *Seit Jakob von Uexküll Umwelt genannt*
s Anm zu S 65.

293 *»Koinzidentialparallelismus«*
s Anm zu S 208; s auch S 291 ff in diesem Band.

294 *»Urteilsähnliche Vorgänge«*
Anm zu S 203.

296 *in ipsa natura rerum*
In der Natur der Dinge selbst.

298 *»gerade-biegen, damit eine Kuppel entsteht«*
Vgl v Weizsäcker V (1933) Körpergeschehen und Neurose (Bd 6, S 162).

303 *Die Weisheit des Heraklit*
Der Text nimmt hier sehr allgemein Bezug auf das Denken, den Logos des Heraklit: das Denken in Gegen-Sätzen, z B:

fr 49a In dieselben Fluten steigen wir und steigen wir nicht; wir sind es und wir sind es nicht.

fr 60 Der Weg hinauf und hinab ist ein und derselbe.

fr 88 Es ist immer ein und dasselbe (was in uns wohnt): Lebendes und Totes und das Wachende und das Schlafende und Jung und Alt. Wenn es umschlägt, ist dieses jenes und jenes, wenn es umschlägt, dieses.

Dieses Gegenwendige der Gegensätze prägt alles Lebende, diese Polarität ist der Logos des Lebens.
Vgl: (1903) Die Fragmente der Vorsokratiker. Griechisch und deutsch von H Diels; Erster Band. Berlin: Weidmannsche Buchhandlung.

Enantiotropie
Gegensätzlichkeit.

305 *besonders Auersperg*
Auersperg A, Buhrmeister jr HC (1936).

306 *non liquet*
die Sache ist nicht klar, abgekürzt N. L. auf den Stimmtäfelchen der römischen Richter als Erklärung, daß ihnen die Sache noch nicht klar, noch nicht spruchreif sei.

310 *Die Schule Krügers*
auch Leipziger Schule, eine Gruppe von Psychologen, u a F Krüger, F Sander, O Klemm, H Volkholt, A Welleck. Sie werden auch als »Ganzheitspsychologen« bezeichnet, im Unterschied zu den Gestaltpsychologen der Berliner Schule, die u a durch M Wertheimer, W Köhler, K Koffka vertreten wird.

311 *ignava ratio*
s Anm zu S 66.

314 *Die ältere Auffassung des Gestaltkreises*
s von Weizsäcker V (1933), S 643 ff; in diesem Band S 39 ff.

propheta ex eventu
in Anlehnung an gelegentlich in antiker Geschichtsschreibung vorkommende Niederschrift von Prophezeiungen *nach* eingetretenen Ereignissen (post eventum) entstandene Formulierung.

320 *Weisheit des Parmenides*
Mit dieser Aussage bringt Weizsäcker die Zweiseitigkeit des Lehrgedichtes von Parmenides zum Ausdruck.
Vgl Parmenides (1903) Fragmente der Vorsokratiker.

327 *M von Frey*
s von Frey M, Kiesow F (1899).

Die Neuronenlehre Waldeyers
Sie besagt, daß die Nervenzelle mit allen ihren Fortsätzen (Dendriten und Axon) bis in die letzten Verzweigungen eine *anatomische, genetische, funktionelle und trophische Einheit* darstellt und daß die einzelnen Neurone nicht direkt ineinander übergehen, sondern nur an der oberflächlichen Zellmembran *Kontaktverbindungen durch Synapsen* haben.

...seit der Diskussion der eleatischen Schule... und in Kants Antinomienstreit...
W nimmt hier Bezug auf die Paradoxien von Sein und Werden/Bewegung, die Zenon, der Schüler des Parmenides aufgestellt hat und die Aristoteles in seiner »Physikvorlesung« im VI. Buch diskutiert: die berühmte Paradoxie des Wettlaufs »Achilles und die Schildkröte« und die Paradoxie des fliegenden Pfeils. Die in diesen Paradoxien aufscheinende Dialektik sieht W. wieder aufgenommen in Kants »Antinomien der reinen Vernunft«. Vgl hierzu insbes die Antithetik der reinen Vernunft (A 420 ff/B 448 ff) in der Transzendentalen Dialektik der Kritik der reinen Vernunft: hier führt Kant aus, daß diese Antitheorie zur »Natur der Vernunft« gehört.
Vgl zu diesem Kontext auch die Anmerkungen zu W.s Ausführungen in: Über das Nervensystem (Anm zu S 409 und S 416 in diesem Band).

Kants Antinomienlehre
Vgl Kant I (1787) ⟨die Antinomie der reinen Vernunft⟩ (A 405 ff/B 432 ff, insbesondere A 426 ff/B 454 ff). Vgl von Weizsäcker V (1926) Einleitung zur Physiologie der Sinne (Bd 3, S 427 f).

329 *Purkinje: »Sinnestäuschungen sind Gesichtswahrheiten«*
Wörtlich nicht nachzuweisen, doch finden sich bei Purkinje sinngemäß ähnliche Formulierungen, wie zB daß der Schwindel »eine durch subjective Zustände bedingte Scheinbewegung der Sinneserscheinungen (sei), die durch eine Täuschung aufs Objective übertragen wird«. In: Purkiñyě JE (1820) Beyträge zur näheren Kenntniss des Schwindels aus heautognostischen Daten. Medicinische Jahrbücher 6, 79-125. Zit nach: (1937) Opera Omnia, Bd 2, S 15. Prag: Purkiñova Společnost.

Fast wörtlich bei Johannes Müller: »Die subjektiven Gesichtserscheinungen sind zwar aus ihrer bisherigen Unterordnung als pathologische Symptome befreit worden; sie erfreuen sich einer freien, ihnen als Gesichtswahrheiten ohne fremdartige Beimischung gewidmeten Bearbeitung«. In: Müller J (1826) S 6.

Herings »Sehdinge«
s Anm S 121.

332 *Nach Windelband ist Demokrit*
s Windelband W ([17]1980) S 95 f.

333 *dritte Relationskategorie Kants*
Gemeint ist die Kategorie der Wechselwirkung. In: Kant I, Kritik der reinen Vernunft. Transzendentale Logik (a 80 ff/B 106 ff), WW Bd 2.

virtuelle Bewegung Palagyis und sensorische Bewegung Steins
s Anmerkung zu S 207.

334 *auf v Uexküll zurückgehende Umweltlehre*
s Anmerkung zu S 65.

337 *Daß die Substanz, das Wesen der Dinge, eigentlich Subjekt sei, ist von Hegel am besten zu lernen…*
Hier wird jener Wandel des Substanzbegriffes angedeutet, der die von Descartes formulierte ontologische Unterscheidung zweier Substanzen gleichsam relativiert. Hegel GWF (1807) Phänomenologie des Geistes.
Zur Würdigung Spinozas vgl GWF Hegel (1833/36) Vorlesungen über die Geschichte der Philosophie III, Zweiter Abschnitt, Erstes Kap (A2)
Hegel GWF (1807) Phänomenologie des Geistes ([4]1961-8) Sämtliche Werke in 26 Bdn. Jubiläumsausgabe, hrsg von H Glockner. Bd II, Stuttgart: Frommann.
Hegel GWF (1833/36) Vorlesungen über die Geschichte der Philosophie. ([4]1961-8) ebd. Bd XVII-IXX.

Gestalt und Zeit

Nach einem am 17. 1. 1942 zu Halle a. S. gehaltenen Vortrage

a) In: Die Gestalt. Abhandlungen zu einer allgemeinen Morphologie. Heft 7, 42 S. Halle (Saale): Niemeyer
b) (²1960) Kleine Vandenhoeck-Reihe, Bd 92, 58 S. Göttingen: Vandenhoeck & Ruprecht

Literatur

*Aristoteles
Metaphysik. (1960) Übers v F Bassenge. Berlin: Aufbau Verlag

*Auersperg A, Buhrmester jr HC (1936) Experimenteller Beitrag zur Frage des Bewegtseins. Z Sinnesphysiol 66, 274-309

*Auersperg A, Sprockhoff H (1935) Experimentelle Beiträge zur Konstanz der Sehdinge und ihrer Fundierung. Pflügers Arch ges Physiologie 236, 301-20

*Bergson H (1889)
Essai sur les données immédiates de la conscience. Thèse, Faculté des Lettres de Paris. Paris: Alcan. 1949 Zeit und Freiheit. Meisenheim/Glan

*Bergson H (1896)
Matière et mémoire. Essai sur la relation du corps à l'esprit. Paris: Alcan (1908) Materie und Gedächtnis. Essay zur Beziehung zwischen Körper und Geist. Mit einer Einführung v W Windelband. Jena: Diederichs

*Descartes R (1641)
Meditationen de prima philosophia. (1915) Meditationen über die Grundlage der Philosophie. Übers von A Buchenau, Philosophische Bibliothek 27, Leipzig: Meiner

*Eckermann JP (1836)
Gespräche mit Goethe in den letzten Jahren seines Lebens. 2 Bde, Leipzig: Brockhaus. (1848) 3. Bd, Magdeburg: Verlag der Heinrichshofenschen Buchhandlung. (1955) F Bergemann (Hrsg), Wiesbaden: Insel

*Fechner GT (1860)
Elemente der Psychophysik. Verhältnis der physischen und psychischen Erscheinungen mit Hilfe der Erfahrung der Mathematik. 2 Bde. (1889) Neuausgabe von W Wundt. Leipzig: Breitkopf & Härtel. (1964) Reprint Amsterdam: Bonset

*von Goethe JW (1808, 1832)
Faust I und II. In: (1949 ff) WW III

*von Goethe JW (1817)
Zur Morphologie. Die Absicht eingeleitet. In: (1955 ff) WW XIII

*von Goethe JW (1810)
Zur Farbenlehre. Didaktischer Teil. In: (1955 ff) WW XIII

*Goethes Werke. (1948 ff), Hamburger Ausgabe in 14 Bdn, hrsg E Trunz. Hamburg: Wegener. (1975-81) 5.-11. Aufl München: Beck

*von Goethe JW (1810)
Farbenlehre. Polemischer Teil. In: (1958) Die Schriften zur Naturwissenschaft. Hrsg im Auftrage der Deutschen Akademie der Naturforscher Leopoldina. Erste Abteilung, Bd 5, bearb v R Matthaei. Weimar: Böhlaus Nachfolger

*von Haller A (1753)
De partibus corporis humani sensilibus et irritabilibus. Commentarii societatis regiae scientiarum Gottingensis, Tom 2 ad annum MDCCL II, Gottingae: Vandenhoeck; (1922) Von den empfindlichen und reizbaren Teilen des menschlichen Körpers. Dtsch hrsg u eingel v K Sudhoff, Klassiker der Medizin. Bd 27, Leipzig: Barth

*Heidegger M (1927)
Sein und Zeit. Halle: Niemeyer; (^{16}1986) Tübingen, Niemeyer

*von Helmholtz H (1853)
Über Goethe's naturwissenschaftliche Arbeiten. In: (^{5}1903) Bd 1, 23-45

*von Helmholtz H (1855)
Über das Sehen des Menschen. In: (^{5}1903) Bd 1, 85-117

*von Helmholtz H (1875)
Nachschrift. In: (^{5}1903) Bd 1, 46-7

*von Helmholtz H (1877)
Das Denken in der Medicin. In: (^{5}1903) Bd 2, 165-90

*von Helmholtz H (1878)
Die Tatsachen in der Wahrnehmung. In: (^{5}1903) Bd 2, 213-47

*von Helmholtz H (1892)
Goethe's Vorahnungen kommender naturwissenschaftlicher Ideen. In: (^{5}1903) Bd II, 335-361

*von Helmholtz H (1865)
(^{5}1903) Populärwissenschaftliche Vorträge, 2 Bde. Vorträge und Reden, 2 Bde. Braunschweig: Vieweg

*Kant I (1781, ^{2}1787)
Kritik der reinen Vernunft. Leipzig: Hartknoch. (^{4}1975) Immanuel Kant. Werke in sechs Bänden, hrsg v W Weischedel, Bd II. Darmstadt: Wissenschaftliche Buchgesellschaft

*Kant I (1790)
Kritik der Urteilskraft. WW v. (1957 ff) Werke. (^{4}1975)

von Kries J (1923)
Allgemeine Sinnesphysiologie. Leipzig: Vogel

*Müller J (1838)
Handbuch der Physiologie des Menschen für Vorlesungen. Bd II. (1840) Coblenz: Hölscher

*Newton I (1704)
Opticks. (1898) Optik oder Abhandlung über Spiegelungen, Brechungen, Beugungen und Farben des Lichts. Übers u hrsg von W Abendroth; in: Ostwalds Klassiker der exakten Naturwissenschaften, Bd 96 u 97. (1983) Nachdruck Braunschweig/Wiesbaden: Vieweg u Sohn

*von Weizsäcker CF (1939)
Der zweite Hauptsatz und der Unterschied von Vergangenheit und Zukunft. In: Annalen der Physik 36, 275 ff. Nachdruck in: (1971) Die Einheit der Natur, S 172 ff; München: Hanser

von Weizsäcker V (1940, [4]1950, 1996) Der Gestaltkreis. Theorie der Einheit von Wahrnehmen und Bewegen. Leipzig: Thieme; ([4]1950, 1996 Dritter Nachdruck der 4. Aufl) Stuttgart: Thieme (in diesem Band)

Anmerkungen

339 *Goethe 1817*
s. »Zur Morphologie: Die Absicht eingeleitet«
in: WW, Bd XIII, S 55.

»Verweile doch!«
Anspielung auf Fausts Wette mit Mephisto, vgl JW von Goethe: Faust I, v 1700, in WW, Bd III.

»schwankende Gestalten«
Anspielung auf die Eingangsverse zum Faust: »Ihr naht euch wieder, schwankende Gestalten...«
s »Zueignung« in: »Faust. Eine Tragödie«. JW von Goethe, WW, Bd III.

340 *»Das Gebildete wird...«*
s JW von Goethe: Zur Morphologie. Die Absicht eingeleitet. WW, Bd XIII, S 56.

341 *die Gestalt zum Idol zu machen*
Anspielung auf die »Gestalt« der Helena, Faust II, Dritter Akt, v 8879 ff
»Ich als Idol, ihm dem Idol verband ich mich.
Es war ein Traum, so sagen ja die Worte selbst.
Ich schwinde hin und werde selbst mir ein Idol.«
von Goethe JW, WW, Bd III.

342 *Der Entropiesatz*
Der »zweite Hauptsatz der Wärmelehre«: Die Auszeichnung der »Richtung« besagt, daß das »Wachstum der Unordnung« (d h das Wachstum der Menge der Möglichkeiten) eine Aussage über die Zukunft ist. Die Interpretation des Begriffs der Entropie setzt also explizit die Unterscheidung der Zeitmodi ›Vergangenheit‹ (das Faktische) und ›Zukunft‹ (das Mögliche) voraus. Vgl hierzu v Weizsäcker CF (1939) Der zweite Hauptsatz und der Unterschied zwischen Vergangenheit und Zukunft.

Mendelschen Gesetze
Gesetze der Vererbung in der ›klassischen‹ Genetik (im Unterschied zur modernen Molekulargenetik), gefunden durch Kreuzungsversuche an Varietäten der Gartenerbse; erstmals veröffentlicht in den »Verhandlungen des Naturforschenden Vereins« 1866.

342 *Wärmetod*
Populärer Ausdruck für das Entropiewachstum (s o).

mit einem und demselben Zeitbegriff
Gemeint ist der Begriff der physikalischen Zeit: die Zeit als reeller Parameter, also jene räumliche Vorstellung der Zeit, die es erlaubt, die Zeit als gerichtete Punktmannigfaltigkeit auf einer Achse darzustellen (Homogenität der Zeit: keiner dieser ›Zeitpunkte‹ ist vor dem anderen ausgezeichnet).
Demgegenüber ist die Zeitvorstellung, die der zweite Hauptsatz der Wärmelehre (Entropiesatz) benützt, die Vorstellung, in der die Unterscheidung von Vergangenheit und Zukunft wesentlich ist; eben diese Unterscheidung interpretiert die sog ›Zeitrichtung‹.

343 *Bergson, Scheler, Heidegger*
Vgl Bergson H.: (1896) Matière et mémoire; dtsch: Materie und Gedächtnis. (1889) Essai sur les données immédiates de la conscience. Dtsch: Zeit und Freiheit, vgl Scheler. Vgl Heidegger M (1927) Sein und Zeit.

Irritabilitätslehre Albrecht v Hallers
s Anm zu S 101.

345 *Zeitschema des Naturablaufs... Idee allgemeiner gesetzmäßiger Bestimmtheit*
Diese Unterscheidung reflektiert v Ws Kantstudien: Kant hat den Begriff gesetzmäßiger Bestimmtheit in dem Begriff einer »Natur überhaupt« (natura formaliter spectaca) gefaßt und diesen Begriff systematisch unterschieden von dem Begriff der Natur, der die gesetzmäßige Bestimmtheit der Dinge in Raum und Zeit (natura materialiter spectata) betrifft. (Vgl hierzu: Kritik der reinen Vernunft. Transzendentale Deduktion der Kategorien, § 26, B 163 ff und die systematische Anwendung in: Metaphysische Anfangsgründe der Naturwissenschaft. Vorrede)

347 *Pasteur... Anstrengungen, um Urzeugung zu widerlegen*
Louis Pasteur (1822-1895) führte von 1860-1864 zahlreiche Experimente durch, um die von einigen Zeitgenossen und vielen Vorläufern vertretene Behauptung einer Spontanzeugung (Urzeugung) von Lebewesen, z. B. der Entstehung von Keimen ohne den Zutritt von Luft durch den Nachweis zu widerlegen, daß es in keimfreier Luft zu keiner Gärung kommt.
Vallery-Radot (1948) Louis Pasteur. Sein Leben und Werk. Übers v M Hedinger und H Schneider. Freudenstadt: Schwarzwald-Verlag. (1900) La Vie de Pasteur. Paris: Flammarion.

Beweise des Zenon
Vgl die Anmerkungen zu S (12) (Wahrheit und Wahrnehmung) und zu S (39) und zu S (49) (Über das Nervensystem).

350 *der von Aristoteles geschaffene Ausdruck*
Aristoteles definiert den Begriff telos als eine von vier Grundbedeutungen von »aitia = Ursache«: Ursache in der Bedeutung von telos antwortet auf die Frage »weswegen«, »wozu«, d h causa finalis; vgl Metaphysik Δ.2 1013a 32 ff.
Zur »Übersetzung« von Teleologie mit Zweckmäßigkeit vgl Kants Philosophie der organischen Natur in der Kritik der Urteilskraft: Kritik der teleologischen Urteilskraft §§ 61 ff, insbes § 65 und § 77.

353 *Laplace'sche Geist*
Den Ausdruck Laplace'scher Geist hat Du Bois-Reymond eingeführt für das Modell eines unendlichen Geistes (vgl Du Bois-Reymond E ⟨1891⟩ Über die Grenzen des Naturerkennens – Die sieben Welträtsel. 2 Vorträge). Dieses Modell fingiert ein Wissen, das zu einem bestimmten Zeitpunkt Lage und Bewegungen aller Atome kennt und daraufhin alle vorherigen und zukünftigen Zustände des Systems berechnen kann. Diese deterministische Interpretation der Kausalität besagt, daß für diesen Geist »nichts ungewiß wäre, und Zukunft und Vergangenheit wäre seinem Blick gegenwärtig«. (Vgl de Laplace P S [^{2}1814]; Essai philosophique sur les probabilités. Paris: Courcier; (1932) Philosophischer Versuch über die Wahrscheinlichkeit. Hrsg v R Mises; Ostwald's Klassiker der exakten Wissenschaften, Bd 233. Leipzig: Akademische Verlagsgesellschaft).

359 *»als ob« sie durch eine Idee verursacht seien*
Kant hat in der Kritik der Urteilskraft die Zweckmäßigkeit organisierter Wesen als eine Art der Kausalität bestimmt, die die Selbstorganisation der Natur in ihren Produkten erklärt, »als ob die Zweckmäßigkeit in ihr absichtlich sei« (§ 68). Die Vorstellung dieser Kausalität ist eine Idee bzw Maxime, die besagt: »gewisse Naturprodukte *müssen … von uns* ihrer Möglichkeit nach absichtlich und als Zwecke erzeugt *betrachtet werden*« (§ 77).

361 *die gestaltlose Möglichkeit … bei Kant*
Raum und Zeit als Formen der Anschauung geben »bloß Mannigfaltiges«, i S des Nebeneinander bzw des Nacheinander des Vielen; in diesen Formen ist das Viele »gestaltlose« Möglichkeit für die Bestimmung durch die synthetischen Funktionen der Einheit des Denkens (vgl hierzu die Anmerkung Kants B 161 in der Kritik der reinen Vernunft).

363 *Helmholtz … Arbeiten*
1853: Über Goethe's naturwissenschaftliche Arbeiten. In: Bd 1.
1875: Nachschrift. In: Bd 1.
1892: Goethe's Vorahnungen kommender naturwissenschaftlicher Ideen. Rede, gehalten in der Generalversammlung der Goethe-Gesellschaft zu Weimar. In: Bd 2, 335-361 (^{5}1903) Vorträge und Reden.

warum Goethe ... so maßlos befehden mußte
s vor allem die Abschnitte 18/44/45/118/141/157 des ›Polemischen Teils‹ der Farbenlehre in: von Goethe JW (1958) Die Schriften zur Naturwissenschaft. Bd v. Vgl dazu auch im ›Historischen Teil‹ der Farbenlehre Newtons Persönlichkeit in WW, Bd xiv, S 170 ff und hier Goethes – verharmlosende – Selbstdarstellung seiner Newton-Kritik. Vgl auch die Ausführungen von V v Weizsäcker darüber in (1949) »Zur Farbenlehre«, Bd. 1.

»Gefühl ist alles«
Nenn's Glück! Herz! Liebe! Gott!
Ich habe keinen Namen
Dafür! Gefühl ist alles,
Name ist Schall und Rauch,
Umnebelnd Himmelsglut.
JW von Goethe (1808) in Faust I: Marthens Garten, V 5456.

364 *das Auge als sonnenhaft erscheinen*
Wär nicht das Auge sonnenhaft,
Wie könnten wir das Licht erblicken?
Lebt nicht in uns des Gottes eigne Kraft,
Wie könnt uns Göttliches entzücken?
JW von Goethe (1810) in der Einleitung zum Entwurf einer Farbenlehre.

365 *Gesetz der spez. Sinnesenergien*
s Anm zu S (92) GK.

Helmholtz pries Müllers Gesetz
Vgl auch: (1855) Über das Sehen des Menschen, wo Helmholtz von »... dem bedeutsamsten Fortschritte, den die Physiologie der Sinnesorgane in neuerer Zeit gemacht hat« spricht. In: (^{4}1896) Vorträge und Reden, Bd 1 S 98.

quaestio facti ... quaestio iuris
s Anm zu S 230.

Joh. v. Kries ... in einer Kritik
In: (1923) Allgemeine Sinnesphysiologie. S 56.

Wahrnehmung im Gegensatz zu Empfindung
Vgl hierzu von Helmholtz H (1878) Die Tatsachen in der Wahrnehmung. In: (^{4}1896) Vorträge und Reden. Bd 1, 213-247.

Berliner Stiftungsrede von 1878
Das Denken in der Medicin. Rede, gehalten zur Feier des Stiftungstages der militärärztlichen Bildungs-Anstalten am 2. 8. 1877. In: (^{4}1896) Vorträge und Reden. Bd 2, S 165-190.

366 *Fechners ... mathematische Formel für die psychophysische Entsprechung*
s Anm 25a auf S 325 zu Webersches Gesetz, auch Anm zu Fechners Biographie auf S 573 (in diesem Band).

368 – *Parallelfundierung* –
s Anm zu S 231.

Helmholtz ... zog es ins Lächerliche
»Helmholtz wollte einen Optiker, der ihm eine solche Kamera (wie die optische Kamera des menschlichen Auges) verkaufen wollte, heimschicken.« S Anm 21 auf S 325.

sog. Gestaltpsychologie
Vgl hierzu die Anm zu S (11) GK (in diesem Band).

372 *Nomophilie der Wahrnehmung*
»Bevorzugung der physikalischen Gesetzmäßigkeit«. Vgl S 92 in diesem Band.

Nomotropie der Wahrnehmung
Wirksamkeit der mathematischen bzw physikalischen Gesetzmäßigkeiten im wahrnehmenden Subjekt (s folgende Anm).

374 *Anamnesis*
V von Weizsäcker gebraucht diesen Begriff (»Wiedererinnerung«) hier in platonischer Bedeutung. So wie die Seele sich an die Ideen »erinnert«, wenn sie das, was wirklich ist, erkennt (vgl Platon »Menon« [80d ff] und »Phaidon« [72e ff]), so wirken die physikalischen Gesetze im wahrnehmenden Subjekt.

Form des inneren Sinnes
Vgl Kant I: Kritik der reinen Vernunft. Transzendentale Ästhetik. Von der Zeit (A 30 ff/B 46 ff, insbes A 33/B 49 f).

375 *res extensa ... res cogitans*
Vgl hierzu z B die »Sechste Meditation« in Descartes R (1641) Meditationes de prima philosophia.

376 *im Didaktischen Teile der Farbenlehre*
Das Zitat steht nicht in der Einleitung, sondern im Vorwort zu Goethes Farbenlehre, S 317, in WW, Bd XIII.

377 *Nr. 33:* s S 336, in WW, Bd XIII.

Nr. 34: s S 336, in WW, Bd XIII.

»Newtons Persönlichkeit«
s S 170 ff, in WW, Bd XIV.

378 *Gespräche mit Eckermann*
Vgl Eckermanns Eintragung vom 15. Mai 1831.

379 *Schwierigkeiten der Schematismus-Lehre*
Das Kapitel »Von dem Schematismus der reinen Verstandesbegriffe« (A 137 ff/B 176 ff) gehört zu den schwierigsten in der Kritik der reinen Vernunft. Es hat die Aufgabe, zu zeigen, wie die reinen Begriffe des Verstandes (Kategorien) ihre objektive Geltung erhalten durch ihre »Anwendung« auf die Form des inneren Sinnes, auf die Zeit. Dieses »Verfahren« verbindet Verstand und Sinnlichkeit, d h die Formen des Denkens und die Form der Anschauung, und diese Verbindung (Synthesis) ergibt die Zeitstruktur (Schema) der Erfahrungserkenntnis.

Wahrheit und Wahrnehmung
Vortrag in der Deutschen Philosophischen Gesellschaft in Leipzig am 4. 7. 1942

a) In: Wahrheit und Wahrnehmung. Über das Nervensystem. Zwei Vorträge, S 3-32. Leipzig; Koehler & Amelang (1943)
b) In: Diesseits und Jenseits der Medizin. Arzt und Kranker/Neue Folge, S 7-30. Stuttgart: Koehler (1950)

Literatur

*Aristoteles (1967)
Physikvorlesung. Werke in deutscher Übersetzung. Begr v E Grumach, hrsg v H Flashar, Bd 11. Übers u komm von H Wagner. Darmstadt: Wissenschaftliche Buchgesellschaft

*von Helmholtz H (1868)
Über die Thatsachen, die der Geometrie zum Grunde liegen. In: Wissenschaftliche Abhandlungen. Bd II. Leipzig: Barth

*Hilbert D (1899, ^{11}1972)
Grundlagen der Geometrie. I. Teil Leipzig: Teubner; (^{7}1930) umgearb und verm Aufl, Wissenschaft und Hypothese 7, Leipzig: Teubner; (^{10}1968) mit Suppl v P Bernays. Stuttgart: Teubner

*Kant I (1781, ^{2}1787)
Kritik der reinen Vernunft. (^{4}1975) Immanuel Kant. Werke in 6 Bänden, hrsg v W Weischedel, Bd. II. Darmstadt: Wissenschaftliche Buchgesellschaft

Kepler J (1609)
Astronomia nova. (1929) Neue Astronomie. Übers u eingel von M Caspar. München: Oldenbourg

*Newton I (1687, ^{2}1713, ^{3}1726)
Philosophiae naturalis principia mathematica. (1872) Mathematische Prinzipien der Naturlehre. Hrsg v J Ph Wolfers. (1963) Nachdr Darmstadt: Wissenschaftliche Buchgesellschaft

*Parmenides (1903, ^{8}1956)
Fragmente der Vorsokratiker. Griech u deutsch v H Diels. Erster Bd. Berlin: Weidmannsche Buchhandlung

*Weber EH (1851)
Die Lehre vom Tastsinne und Gemeingefühle auf Versuche gegründet. In: Handwörterbuch der Physiologie mit Rücksicht auf physiologische Pathologie, III, 2, hrsg v R Wagner, 481-588. Braunschweig: Vieweg. In: (1905) Ostwalds Klassiker der exakten Naturwissenschaften, hrsg v E Hering, Nr 149. Leipzig: Engelmann

389 *Zenon... paradoxe Behauptung*
Zenon hat in den von Aristoteles überlieferten und diskutierten Paradoxien des Wettlaufs zwischen Achilles und der Schildkröte und des fliegenden Pfeils die Nichtwirklichkeit von Bewegung und Vielheit an der Unmöglichkeit eines wirklichen Kontinuums demonstriert; vgl hierzu Aristoteles' »Physikvorlesung«, VI. Buch, (239b 14 ff) und (239b 29 ff).
Aristoteles löst die Paradoxien auf, indem er zeigt, daß die unbegrenzte Teilbarkeit des Kontinuums die *mögliche* Teilung einer kontinuierlichen Bewegung (d h das Durchlaufen einer Strecke) bedeutet. Die wirkliche Teilung, mit der Zenon argumentiert hatte, zerstört das Kontinuum.

Kant... die Verstandeskategorien... die Antinomien
Kant zeigt in der »Transzendentalen Analytik« der Kritik der reinen Vernunft, daß die reinen Verstandesbegriffe objektive Bedeutung haben, insofern ihnen etwas in Raum und Zeit, also in der Anschauung, korrespondiert. Die »empirische Eingeschränktheit« unserer Erkenntnis bedeutet: nur in bezug auf Erfahrung, letztlich also im Hinblick auf empirische Anschauung, kann von objektiver Erkenntnis geredet werden. Es gibt keine »absolute Wirklichkeit«; Wirklichkeit bedeutet stets: Dasein in Raum und Zeit. Der in den »Antinomien der reinen Vernunft« dargestellte Widerspruch der Vernunft mit sich selbst entsteht gerade dann, wenn von den Bedingungen der Anschauung, d h von Raum und Zeit, abgesehen wird.
Weizsäcker nimmt hier Bezug auf Kants zweite Antinomie der reinen Vernunft (A 434 ff/B 462 ff). Kant diskutiert diese Antinomie seinerseits unter expliziter Bezugnahme auf Zenon (A 502/B 530). Kants Auflösung dieser Antinomie (A 505/B 539) zeigt eine deutliche Differenz zu Weizsäckers »antilogischer« Interpretation der Zenonschen Paradoxien.

392 *Newton... Mach*
Vgl hierzu das 2. Kapitel: Die Entwicklung der Prinzipien der Dynamik. In: Mach E ([9]1933) Die Mechanik. Historisch-kritisch dargestellt. Leipzig: Brockhaus; (1973) Nachdruck Darmstadt: Wissenschaftliche Buchgesellschaft.

393 *Paradoxie von Achilles und der Schildkröte*
Vgl die Anm zu S 389.

eine Art Montgolfière
Vgl hierzu S 423 in: »Über das Sehen figurierter Bewegungen von Lichtpunkten« (in diesem Band).

394 *der sogenannte Planetenversuch*
Zuerst beschrieben in: Christian P (1940) Wirklichkeit und Erscheinung in der Wahrnehmung von Bewegung dargestellt an experimentellen Beispielen. Z Sinnesphysiol 68, 151-84. Vgl auch S 590, Bd 3.

Kepler ... Newton
Vgl hierzu die Anm zu S (45).

395 *Weber ... Fechner*
Vgl hierzu die Anm zu S 437.

398 *Helmholtz ... Hilbert*
Vgl hierzu die Anm zu S 428.

400 *das Wort des Paulus*
1. Kor 13,12.

401 *Abhängigkeit von einem Grunde*
Vgl hierzu insbes: Anonyma. Das Grundverhältnis (in Bd 7, S 47 ff), auch S 318 und 336 in diesem Band.

402 *Rückkehr zu Parmenides*
Vgl fr 6, in: ([8]1956) Die Fragmente der Vorsokratiker, S 153.

Über das Nervensystem

a) Zwei Vorträge:
1. Wahrheit und Wahrnehmung (S 3-32). 2. Über das Nervensystem (S 33-54), Leipzig: Koehler & Amelang (1943)
b) In: Diesseits und jenseits der Medizin. Arzt und Kranker/Neue Folge 1. S 7-30, 2. S 31-48. Stuttgart: Koehler (1950)
Vorträge: Deutsche Philosophische Gesellschaft in Leipzig, 4. 7. 1942; Mülheim a d Ruhr und Breslau im Dezember 1942

Literatur

*Darwin C (1859, [9]1899)
Über die Entstehung der Arten durch natürliche Zuchtwahl oder die Erhaltung der begünstigten Rassen im Kampf um's Dasein. Nach der letzten englischen Ausgabe übers u wiederholt durchgesehen v JV Carus. Hrsg v GH Müller. (1920) Reprogr Nachdr Stuttgart: Schweizerbart, (1992) Reprogr Nachdr Darmstadt: Wissenschaftliche Buchgesellschaft

*Descartes R (1644)
Principia philosophiae. Amsterdam: Elzavir. ([3]1908) Die Prinzipien der Philosophie. Mit einem Anhang. René Descartes' philosophische Werke. Übers u erl v A Buchenau, 3. Abt, Philosophische Bibliothek Bd 28, Leipzig: Dürr

*Descartes R (1649)
Traité des passions et de l'ame. (1967) Œuvres de Descartes. Publ par Ch Adam. P Tannery, Nouv pre's, Tom 11, Paris: Vrin; ([3]1911) Über die Leidenschaften der Seele. René Descartes' Philosophische Werke. Übers u erl v A Buchenau, 4. Abt, Philosophische Bibliothek Bd 29, Leipzig: Meiner

*Descartes R (1662-1664)
(1662) De Homine. (1664) Traité de l'homme. (1648) Le monde et le traité de l'homme. In: (1963) René Descartes œuvres philosophiques. Tom 1, Ed F Alquié, Paris: Garnier; (1969) Über den Menschen, sowie Beschreibung des menschlichen Körpers. Nach der ersten französischen Ausgabe von 1664, übers u m e hist Einl u Anm vers v KE Rothschuh. Heidelberg: Schneider

*Driesch H (1891-93)
Entwicklungsmechanische Studien I-X.
I-VI in: Z wiss Zool 53 u 55; VII-X in: Mitt d Station Neapel 11

*Du Bois-Reymond EH (1872)
Über die Grenzen des Naturerkennens. Ein Vortrag, in der zweiten öffentlichen Sitzung der 45. Versammlung deutscher Naturforscher und Ärzte in Leipzig am 14. August 1872 gehalten. Leipzig: Veit; in: ([2]1912) Reden von Emil Du Bois-Reymond, mit einer Gedächtnisrede von J Rosenthal, hrsg v E Du Bois-Reymond, Leipzig: Veith

*Fechner GT (1848)
Über das Lustprinzip des Handelns. Fichtes Z Philos u philos Kritik 19, 1-30, 163-94

*Galilei G (1638)
Discorsi e dimonstrazioni mathematiche intorno a due nuove scienze, attenenti alla meccanica et i movimenti locali. (1890-1904) Unterredungen und mathematische Demonstrationen über zwei neue Wissenszweige, die Mechanik und die Fallgesetze betreffend. Übers u hrsg v A von Oetingen. In: (1890, [3]1921) Ostwalds Klassiker der exakten Wissenschaften Nr 11. Leipzig: Engelmann. (1964) Reprint Darmstadt: Wissenschaftliche Buchgesellschaft

*Hess WR (1928)
Hirnreizversuche über den Mechanismus des Schlafes. Arch Physiol 86, 287-90

*Hess WR (1929)
Lokalisatorische Ergebnisse der Hirnreizversuche mit Schlafeffekten. Arch Psychiat 88, 813-6

*Hess WR (1933)
Der Schlaf. Klin Wschr 12, 129-34

*Kant I (1781, [2]1787)
Kritik der reinen Vernunft. ([4]1975) Immanuel Kant. Werke in sechs Bänden, hrsg v W Weischedel, Bd II. Darmstadt: Wissenschaftliche Buchgesellschaft

*Leibniz GW (1702)
Betrachtungen über die Lehre von einem einigen, allumfassenden Geiste.
In: Leibniz GW ([2]1924) Philosophische Werke, hrsg v A Buchenau u E Cassirer, Bd II: Hauptschriften zur Grundlegung der Philosophie 2. Bd, übers v A Buchenau, durchges u m Einl u Erl hrsg v E Cassirer, Philosophische Bibliothek Bd 108, Leipzig: Meiner

*Mayer JR (1842)
Bemerkungen über die Kräfte der unbelebten Natur. Ann Chem Pharm 42, 231-40; in: (³1889) Die Mechanik der Wärme. In: Gesammelte Schriften von Robert Mayer. Hrsg v JJ Weyrauch. Stuttgart: Cotta

*Mayer J R (1845)
Die organische Bewegung in ihrem Zusammenhang mit dem Stoffwechsel. Ein Beitrag zur Naturkunde. Heilbronn: Drechsler

*Mayer J R (1876)
Über Auslösung. Bes Teil Staatsanz Württemb 7, 104-7, in: (³1893) Die Mechanik der Wärme. In: Gesammelte Schriften von Robert Mayer, hrsg v JJ Weyrauch. Stuttgart: Cotta

*Mittasch A (1940)
Julius Robert Mayers Kausalbegriff, seine geschichtliche Stellung, Auswirkung und Bedeutung. Berlin: Springer

*Nikolaus von Kues (1440, ³1979)
De docta ignorantia. Die belehrte Unwissenheit. Lat-dtsch, hrsg v P Wilpert, HG Senger. Nikolaus von Kues. Schriften in deutscher Übersetzung, hrsg v E Hoffmann, P Wilpert, K Bormann. H 15a (Buch 1) Philosophische Bibliothek Bd 264a; (²1977) H 15b (Buch 2) Philosophische Bibliothek Bd 264c; H 15c (Buch 3) Philosophische Bibliothek Bd 264c, Hamburg: Meiner

*Parmenides (¹⁶1972)
Peri physeos. Über die Natur. Fragmente der Vorsokratiker, hrsg H Diels u W Kranz Bd 1; (1985) Reprogr Nachdr Dublin, Zürich: Weidmann

*Pascal B (1670)
Pensées de M Pascal sur la religion et sur quelques autres sujets, qui ont esté trouvées après sa mort parmy ses papiers. (⁶1965) Über die Religion und über einige andere Gegenstände. (Pensées). Übertr nach der franz Ausgabe »Œuvres complètes. Publiées suivant l'ordre chronologique« par Léon Brunschvicg et Pierre Boutroux. 14 Bde Paris (1904-14), übertr u hrsg v E Wasmuth. Heidelberg: Schneider

*Spemann H (1936)
Experimentelle Beiträge zu einer Theorie der Entwicklung. Berlin: Springer

*Waldeyer W (1891)
Über einige neuere Forschungen im Gebiete der Anatomie des Centralnervensystems. Leipzig: Thieme

*von Weizsäcker V (1943)
Arbeitstherapie bei Hirnverletzten. Hippokrates-Bücherei Bd 6: Schriftenreihe über ärztliche Sonderfürsorge für Schwerverwundete, H 1/2, 32-59, Stuttgart: Hippokrates (Bd 8)

*von Weizsäcker V (1948)
Über die Hirnverletzten. Confinia neurologica 9, 84-107. Goldstein Anniversary Number (Festgabe zum 70. Geburtstag von Kurt Goldstein) (Bd 3)

405 *Differentialrechnung von Leibniz und Newton*
Leibniz GW (1684) Nova methodus pro maximis et minimis itemque tangentibus...
(1702) Specimen novum analyseos pro scientia infiniti...
(1694) Nova calculi differentialis applicatio...
In: Leibniz GW (1962) Mathematische Schriften. Hrsg v CI Gerhardt, Bd v: Die Mathematischen Abhandlungen. Reprogr Nachdr d Ausgabe 1858, Hildesheim: Olms (aus handschriftlichen Noten ergibt sich, daß Leibniz schon seit etwa 1673 im Besitz seiner Differentialsymbolik war).
Newton I (1704) Tractatus de quadratura curvarum.
(1711) De analysi per aequationes numero terminorum infinitas.
(1736) Methodus fluxionum et serierium infinitarum.
Neuausgabe dieser 3 Arbeiten in: (1774) Opuscula. Lausanne, Genf: Bousquet. (Diese drei Abh sind Resultat der bereits seit 1665 von Newton erzielten Ergebnisse); (1964) Isaac Newton, Opera Quae Extant Omnia. Faksimile-Neudruck der Ausgabe von Samuel Horsley, London 1779-1785 in fünf Bdn, Stuttgart: Frommann. (1872) Grundsätze oder Gesetze der Bewegung. In: Mathematische Principien der Naturlehre, m Bem u Erl hrsg v JP Wolfers, Berlin: Oppenheim. (1963) Reprogr Nachdr Darmstadt: Wissenschaftliche Buchgesellschaft.

Gesetz von der Erhaltung der Energie
JR Mayer (1845) berechnete 1842 erstmals das mechanische Wärmeäquivalent. Von Helmholtz (1847) formulierte den Satz von der Erhaltung der Kraft (Energie) unabhängig von Mayer, würdigte aber dessen Priorität (1883).
von Helmholtz H (1847) Über die Erhaltung der Kraft. Eine physikalische Abhandlung, vorgetragen in der Physikalischen Gesellschaft zu Berlin am 23. Juli 1847. Berlin: Reimer; (1889) Klassiker der exakten Wissenschaften Bd 1, Leipzig: Engelmann; (1883) Robert Mayers Priorität. In: (^{5}1903) Vorträge und Reden Bd 1, Braunschweig: Vieweg. (1966) Reprint. Brüssel: Culture et Civilisation.

406 *sind wir durch die Hirnverletzten... belehrt worden*
Vgl von Weizsäcker (1943) Arbeitstherapie bei Hirnverletzten (Bd 8).

Descartes... Vorstellung einer Maschine
Kap XVIII »Wie eine Maschine gestaltet sein müßte, die unserem Körper ähnlich ist«, in: Descartes R (^{3}1908) 1662-1664.

407 *vor genau 100 Jahren*
Entdeckung der Erhaltung der Energie durch JR Mayer; s Anm zu S 405.

Prinzip der Erhaltung der Kraft
Nach H von Helmholtz; s Anm zu S 405.

causa aequat effectum
»Der Satz: die Ursache ist gleich der Wirkung, ist dann unzweifelhaft richtig,

kenn die Ausdrücke ›Ursache und Wirkung‹ in dem Sinne und der Bedeutung gebraucht werden, wie sie in dem erwähnten Artikel gebraucht sind. In ganz anderem Sinne pflegt man aber auch bei der Auslösung von Ursache und Wirkung zu sprechen, wo dann die Ursache der Wirkung nicht nur nicht gleich oder proportional ist, sondern wo überhaupt zwischen Ursache und Wirkung gar keine quantitative Beziehung besteht, vielmehr in der Regel die Ursache der Wirkung gegenüber eine verschwindend kleine Größe zu nennen ist. Man könnte freilich bei der Auslösung statt Ursache und Wirkung auch ›Anstoß‹ oder ›Veranlassung‹ und ›Erfolg‹ sagen; ich habe mich jedoch von jeher dem herrschenden Sprachgebrauche gern accomodiert, wobei ich aber bemerken muß, daß die Auslösungserscheinungen deshalb keine Ausnahme von dem Satze ›causa aequat effectum‹ begründen, weil bei diesen letzteren die Ausdrücke ›Ursache‹ und ›Wirkung‹ in total anderem Sinne gebraucht sind.« S 441 in Mayer R (^{3}1893)
»Kräfte sind Ursachen; mithin findet auf dieselben volle Anwendung der Grundsatz: causa aequat effectum.« S 23 in Mayer R (1842).

408 *»Freude schöner Götterfunken«*
Aus dem Gedicht» An die Freude« von F von Schiller (1786). In: (^{8}1984) Friedrich Schiller. Sämtliche Werke. Hrsg v G Fricke u HG Göpfert i Verb m H Stubenrauch, Bd 1: Gedichte, Dramen 1. München: Hanser

Hemmung mit Verdrängung
Vgl Abschnitt A. 7: Die Gehemmtheit, c: Die Verdrängung, S 56-60 in: Schultz-Hencke H (1940, ^{2}1947) Der gehemmte Mensch. Entwurf eines Lehrbuches der Neo-Psychoanalyse. Stuttgart: Thieme.

Mayer als Arzt zum Physiker und als Physiker wieder zum Arzt geworden
»R Mayer's Auslösungs- oder Anstoßkausalität: ›Auslösung‹ als eine Form kausalen Wirkens«, S 55 in: Mittasch A (1940).

409 *Zellulartheorie*
Die Zellulartheorie wurde begründet von Theodor Schwann (1839) und Matthias Jakob Schleiden (1838, 1842). Schwann Th (1839) Mikroskopische Untersuchungen über die Übereinstimmung in der Struktur nach dem Wachstum der Thiere und Pflanzen. Berlin: Sander. Schleiden MJ (1838) Beiträge zur Phytogenesis. Arch Anat Physiol wiss Med 137-76. Schleiden MJ (1842) Grundzüge der wissenschaftlichen Botanik, nebst einer methodologischen Einleitung als Anleitung zum Studium der Pflanzen. 1. Teil: Methodologische Einleitung. Vegetabilische Stofflehre. Die Lehre von der Pflanzenzelle. (1843) 2. Teil: Morphologie, Organologie. Leipzig: Engelmann.
Mit Virchows »Cellularpathologie« (1858) beginnt der »Siegeszug« der Theorie, die alles Krankhafte in den Körperzellen begründet sieht. Wie Virchow in der Vorrede sagt, war es sein Ziel, gegen die »einseitigen humoralen und neuristischen (solidaren) Neigungen, welche sich aus den Mythen des Alterthums bis in unsere Zeit fortgepflanzt haben, die Einheit des Lebens in allem Organischen wieder dem Bewusstsein näher zu bringen, und zugleich den ebenso einseitigen

Deutungen einer grob-mechanischen und chemischen Richtung die feinere Mechanik und Chemie der Zelle entgegen zu halten.« In: Virchow R (1858) Die Cellularpathologie in ihrer Begründung auf physiologische und pathologische Gewebelehre. Zwanzig Vorlesungen gehalten 1858 im pathologischen Institut zu Berlin, S 5. Berlin: Hirschwald; (1966) Reprogr Nachdr d Ausg Berlin 1858, Hildesheim: Olms.
In der ersten Vorlesung verweist Virchow auf Schwanns »große Entdeckung ..., ohne dass man die eigentliche Breite der neuen Thatsachen würdigte.« (S 3 in Virchow R ⟨1858⟩).

Waldeyers Neuronenlehre
s Anm zu S 327

solche Gegensätze ... von Kant als denknotwendig erklärt
Transzendentale Dialektik. 2. Buch: Die Antinomie der reinen Vernunft (A 405 ff; B 432 ff), insbes »Antithetik der reinen Vernunft« (A 420 ff, B 448 ff) in: Kant I (1781, ^{2}1787).

Röhrenleitung
»Und wenn schließlich eine vernunftbegabte Seele in dieser Maschine sein wird, wird sie ihren Hauptsitz im Gehirn haben und dort wie der Quellmeister sein, der den Verteiler, an dem alle Röhren dieser Maschine zusammenkommen, bedienen muß, wenn er in irgendeiner Weise ihre Bewegungen beschleunigen, verhindern oder ändern will.« Kap XVIII Über den Menschen (Descartes R ⟨^{3}1908⟩ 1662-1664).
In Artikel 31 »Traité des passions et de l'âme« (1649) beschreibt Descartes die im mittleren Gehirnventrikel schwebende Zirbeldrüse, welche die sie umgebenden Animalgeister zu steuern vermag. Durch Endigungen der Nervenschläuche transportiert die Drüse Animalgeister in die Muskeln, um sie aufzublähen.

410 *der sogenannten Unbestimmtheitsrelation*
Mit dem Terminus Unbestimmtheitsrelation bezeichnet W Heisenberg (1927) die prinzipielle Unmöglichkeit der gleichzeitigen Messung eines bestimmten Ortes und eines scharfen Impulses. Heisenberg W (1927) Über den anschaulichen Inhalt der quantentheoretischen Kinematik und Mechanik. Z Physik 43, 172-98.

411 *Descartes und Galilei ... aristotelische Selbstbewegung*
Für Aristoteles sind die physischen Dinge durch Selbstbewegung ausgezeichnet; d h, sie haben die ἀρχή (das Prinzip) ihrer Bewegung in sich selbst. Der Bewegungsbegriff der Mechanik der neuzeitlichen Naturwissenschaft, wie er von Galilei konzipiert worden ist, definiert Bewegung als Veränderung des Zustandes eines Körpers durch bewegende Kräfte, also durch eine äußere Ursache; vgl Galilei (1638) Discorsi.
Descartes (1644) hat diese Konzeption (insbesondere auch durch die Entwicklung der Prinzipien der analytischen Geometrie) theoretisch fundiert; die Korpuskulartheorie intendiert die exakte Erklärung der Naturphänomene durch Prinzipien der Gestalt und Bewegung von Korpuskeln.

Organ als Reflexmaschine
Kap XVIII »Wie eine Maschine gestaltet sein müßte, die unserem Körper ähnlich ist«. In: Descartes R ([3]1908) 1662-1664.

412 *Ignoramus – ignorabimus*
s Anm zu S 67.

413 *ein geeignetes (Beispiel) ist der Schlaf*
Vgl von Weizsäcker V (1942) Der Schlaf. Hippokrates 13, 80-5 (Bd 6).

414 *petites perceptions*
kleinste Eindrücke, welche große Vorgänge entscheidend bestimmen. S 57 in: Leibniz GW (1702); S 182, 215, 234, 281, 440 in: Leibniz GW (1714) Monadologie. ([2]1924) WW II.

415 *wogegen dann Goethe ... protestierte*
»Den Sinnen hast du dann zu trauen,
kein Falsches lassen sie dich schauen,
wenn dein Verstand dich wach erhält.«
»Vermächtnis«, S 369 f in: von Goethe JW, WW I. Vgl auch von Weizsäcker CF: Nachwort. In: ([9]1982) von Goethe JW, WW XIII.

416 *Schleier der Maja*
»Es ist die Maja, der Schleier des Truges, welcher die Augen der Sterblichen umhüllt und sie eine Welt sehen läßt, von der man weder sagen kann, daß sie sei, noch auch, daß sie nicht sei: denn sie gleicht dem Traume, gleicht dem Sonnenglanz auf dem Sande, welchen der Wanderer von ferne für ein Wasser hält, oder auch dem hingeworfenen Strick, den er für eine Schlange ansieht.«
So zitiert Schopenhauer die »uralte Weisheit der Inder«, die »sich in unzähligen Stellen der Veden und Puranas wiederholt.«
§ 3 in: Schopenhauer A (1818, [3]1859) Die Welt als Wille und Vorstellung. In: ([2]1968) Arthur Schopenhauer. Sämtliche Werke. Textkrit bearb u hrsg v W Frhr von Löhneysen. Bd I u II. Darmstadt: Wissenschaftliche Buchgesellschaft.

Zenon ... Paradoxien
Diese »Gedanken-Turnierspiele« sind von Aristoteles überliefert: »Achilles und die Schildkröte« (239b 14 ff) und »Die Paradoxie des fliegenden Pfeils« (239b 29 ff). In: ([5]1989) Aristoteles: Werke in deutscher Übersetzung. Begr v E Grumasch, hrsg v H Falshar, Bd 11 Physikvorlesungen. Übers v H Wagner. Darmstadt: Wissenschaftliche Buchgesellschaft.

Goethes Kampf gegen Newton
s Anm zu S 363.

419 *Sitz der Seele sei die Zirbel*
s Anm zu S 409.

Über das Sehen figurierter Bewegungen von Lichtpunkten

Mit P Christian. Zeitschrift für Sinnesphysiologie 70, 30-51 (1943)

Literatur

Auersperg A, Buhrmester HC jr (1936)
Experimenteller Beitrag zur Frage des Bewegtsehens. Z Sinnesphysiol 66, 274-309

Brown JF (1928)
Über gesehene Geschwindigkeiten. Psychol Forsch 10, 84-101

Christian P (1940)
Wirklichkeit und Erscheinung in der Wahrnehmung von Bewegung, dargestellt an experimentellen Beispielen. Z Sinnesphysiol 68, 151-84

Derworth A (1938)
Untersuchungen über den Zeitverlauf figurierter Bewegungen beim Menschen. Pflügers Arch ges Physiol 240, 661-75

*Exner S (1887)
Einige Beobachtungen über Bewegungsnachbilder. Zbl Physiol 1, 135-40

von Helmholtz H (1868)
Über die Thatsachen, die der Geometrie zum Grunde liegen. In: Wissenschaftliche Abhandlungen. Bd II, Leipzig: Barth

Hilbert D (1899, ^{7}1930, ^{11}1972)
Grundlagen der Geometrie. Festschrift zur Feier der Enthüllung des Gauss-Weber-Denkmals in Göttingen 1. Teil. Leipzig: Teubner; (^{7}1930) umgearbeitete u verm Aufl, Wissenschaft und Hypothese 7, Leipzig: Teubner; (^{10}1968) m Suppl v P Bernays. Stuttgart: Teubner

*Korte A (1915)
Kinematoskopische Untersuchungen. Z Psychol 72, 193-296

von Weizsäcker V (1940a, ^{3}1947, ^{4}1950, 1996)
Der Gestaltkreis. Theorie der Einheit von Wahrnehmen und Bewegen. Leipzig: Thieme; (^{4}1950, 1996) 3. Nachdruck der 4. Aufl, Stuttgart: Thieme (in diesem Band)

von Weizsäcker V (1940b)
Funktionswandel der Sinne. Ber phys-med Ges Würzburg, NF 62, 204-19 (Bd 3)

*von Weizsäcker V (1941)
Über die Determination räumlicher Ordnungen in der Wahrnehmung. Fremdref d Vortrags Heidelberger Akad Wiss, Math-nat Kl am 1. 12. 1937, Zusammenfassung. Sitzungsber Heidelberger Akad Wiss, Jahreshefte 1936/40, 10-2

*Wertheimer M (1912)
Experimentelle Studien über das Sehen von Bewegung. Z Psychol 61, 161-265

Anmerkungen

421 als erster Autor wird Paul Christian genannt

426 *Talbot'sche Verschmelzung*
s Anm auf S 37.

427 *es wird darüber an anderer Stelle*
Vgl von Weizsäcker V (1943) Über Psychophysik. (In diesem Band).

428 *Axiomatik der Geometrie von D. Hilbert*
Im Vorwort der 10. Auflage (Hilbert ⟨1968⟩) wird erwähnt, daß die letzte von Hilbert selbst herausgegebene 7. Auflage Anhänge I-X enthielt, von denen I-V geometrischen Charakters in der 10. Aufl wieder aufgenommen wurden. Der Anhang IV »Über die Grundlagen der Geometrie« (Math Ann 56 ⟨1902⟩ 178-230) führt mathematische Axiome über die Bewegung aus. Darin setzt sich Hilbert mit Riemann, Helmholtz und Lie auseinander.
Weizsäckers Bemerkung, daß der Bewegungsbegriff bei Hilbert nicht vorkomme, hat folgende Bedeutung: Weizsäcker spricht vom dynamischen Bewegungsbegriff (»Bewegungsgeschwindigkeit«), der in der Tat, wie Weizsäcker schreibt, vom mathematisch-geometrischem Bewegungsbegriff zu unterscheiden ist.

429 *geometrisch-phoronomische Definition*
Phoronomie = mathematische Bewegungslehre.

437 *zweites Kepler'sche Gesetz*
Die von der Sonne zu einem Planeten gezogene Verbindungslinie überstreicht in gleichen Zeiten gleiche Flächen (Spezialfall des Flächensatzes der Mechanik). Kepler J (1609) Astronomia nova; (1929) Neue Astronomie. Übers u eingel v M Caspar. München: Oldenbourg; Kepler J (1619) Harmonices mundi libri V; (1939) Weltharmonik in 5 Büchern. Übers u eingel v M Caspar. München: Oldenbourg.

das allgemeinste Gesetz der Mechanik
Die Integration der Newtonschen Bewegungsgleichung (Gravitationskraft und Drehimpuls) bestätigen die beiden ersten Newtonschen Gesetze.
Das erste Grundgesetz der Mechanik (Trägheitsgesetz) lautet: Die Ursache der Beschleunigung eines Körpers ist eine auf ihn einwirkende Kraft, d h jeder Körper verharrt im Zustand der Ruhe oder der gleichförmigen, geradlinigen Bewegung, solange keine Kräfte auf ihn einwirken.
Das zweite Grundgesetz (dynamisches Grundgesetz) lautet: Die Bewegungsänderung (Beschleunigung) eines Körpers ist der einwirkenden Kraft proportional und ihr gleichgerichtet.
Newton J (1687, ²1713, ³1726) Philosophiae naturalis principia mathematica.

(1963) Mathematische Prinzipien der Naturlehre. Mit Bem u Einl hrsg v JPh Wolfers. Reprint d Ausg Berlin 1872, Darmstadt: Wissenschaftliche Buchgesellschaft.

Über Psychophysik

Der Nervenarzt 16 (1943), 465-76

Literatur

*Bárány R (1907)
Physiologie und Pathologie des Bogengangsapparates beim Menschen. Leipzig Wien: Deuticke

Christian P (1940) Wirklichkeit und Erscheinung in der Wahrnehmung von Bewegung, dargestellt an experimentellen Beispielen. Z Sinnesphysiol 68, 151-84

Christian P, Spamer W (1940)
Experimentelle Beiträge zur Psychophysik der Drehreflexe. Z Sinnesphysiol 69, 97-116

Christian P, von Weizsäcker V (1943)
Über das Sehen figurierter Bewegungen von Lichtpunkten. Z Sinnesphysiol 70, 30-51 (in diesem Band)

Derwort A (1938)
Untersuchungen über den Zeitverlauf figurierter Bewegungen beim Menschen. Pflügers Arch ges Physiol 240, 661-75

Derwort A (1943)
Über die Formen unserer Bewegungen gegen verschiedenartige Widerstände und ihre Bedeutung für die Wahrnehmung von Kräften. Z Sinnesphysiol 70, 135-83

*Fechner G T (1860, ²1889, ³1907)
Elemente der Psychophysik. Verhältnis der physischen und psychischen Erscheinungen mit Hilfe der Erfahrung der Mathematik. 2 Bde. (1889) Neuausgabe von W Wundt. Leipzig: Breitkopf & Härtel. (1964) Reprint Amsterdam: Bonset

*von Frey M, Pauli R (1913)
Die Stärke und Deutlichkeit einer Druckempfindung unter der Wirkung eines begleitenden Reizes. Z Biol 59, 497-515

Hebel K (1943)
Die Relativität in der Wahrnehmung von Ruhe und Bewegung. Z Sinnesphysiol 70, 75-123

Hebel K (1944)
Experimentelle Untersuchungen zum Verständnis des zentralen Schwindels nach Schädeltrauma. Dtsch Z Nervenheilk 156, 14-63

*von Helmholtz H (1856-1867)
Handbuch der Physiologischen Optik. In: Allgemeine Encyklopädie der Physik, Bd IX; (^{3}1909-11) hrsg v G Karsten in Gemeinschaft m A Gullstrand, J von Kries, W Nagel, 3 Bde. (^{3}1910) Bd III: Die Lehre von den Gesichtswahrnehmungen, hrsg v J von Kries. Hamburg, Leipzig: Voss

von Helmholtz H (1891)
Versuch einer erweiterten Anwendung des Fechner'schen Gesetzes im Farbensystem. Z Psychol Physiol Sinnesorg 2, 1-30; (1895) Wissenschaftliche Abhandlungen Bd III, Leipzig: Barth

*Hering E (1925)
Grundzüge der Lehre vom Lichtsinn. In: Handbuch der gesamten Augenheilkunde. Begr v A Graefe u T Saemisch, fortgef v C Hess, 2. neubearb Aufl, hrsg v C Adam, T Axenfeld u A Elschnig, Bd III: Physiologische Optik. Berlin: Springer

Koffka K (1931)
Die Wahrnehmung von Bewegung. In: Handbuch der normalen und pathologischen Physiologie, Bd XII, hrsg v A Bethe, G v Bergmann, G Embden, A Ellinger. 2. Hälfte: Receptionsorgane II, Photoreceptoren 2. Teil, 1173-93. Berlin: Springer

von Kries J (1905)
Die Gesichtsempfindungen. In: Handbuch der Physiologie des Menschen, hrsg v W Nagel. Bd III: Physiologie der Sinne, 109-279. Braunschweig: Vieweg

von Kries J (1916)
Logik. Grundzüge einer kritischen und formalen Urteilslehre. Tübingen: Mohr

von Kries J (1923)
Allgemeine Sinnesphysiologie. Leipzig: Vogel

*Renquist-Reenpää Y (1936)
Allgemeine Sinnesphysiologie. Stellung und Bedeutung des sinnesphysiologischen Versuchs im Bereich der Observation des exakten Experimentes und der Begriffsbildung. Wien: Springer

*von Studnitz G (1937)
Die retinale Säurebildung. Pflügers Arch ges Physiol 238, 802-13

*Weber EH (1851)
Die Lehre vom Tastsinne und Gemeingefühle auf Versuche gegründet. In: Handwörterbuch der Physiologie mit Rücksicht auf physiologische Pathologie, III, 2, hrsg v R Wagner. Braunschweig: Vieweg, 481-588. In: (1905) Ostwalds Klassiker der exakten Naturwissenschaften, hrsg v E Hering, Nr 149. Leipzig: Engelmann

*von Weizsäcker V (1925)
Über die raumsinnlichen Leistungen im Gebiete des Drucksinnes der Haut. Dtsch Z Nervenheilk 86, 263-73. (Bd 3)

von Weizsäcker V (1940, [4]1950, 1996)
Gestaltkreis. Theorie der Einheit von Wahrnehmen und Bewegen. Leipzig: Thieme; ([4]1950, 1996) dritter Nachdruck der 4. Aufl. Stuttgart: Thieme (in diesem Band)

von Weizsäcker V (1942)
Gestalt und Zeit. Die Gestalt, H 7; Halle: Niemeyer; ([2]1960) Kleine Vandenhoeck-Reihe, Bd 92, Göttingen: Vandenhoeck & Ruprecht (in diesem Band)

von Weizsäcker V (1943)
Arbeitstherapie bei Hirnverletzten. Hippokrates Bücherei Bd 6: Schriftenreihe über ärztliche Sonderfürsorge für Schwerverwundete, H 1/2, Stuttgart: Hippokrates (Bd 8)

Anmerkungen

445 *nach ihrem Untertitel*
Die 1928 gegründete Zeitschrift »Der Nervenarzt« trug im Titel den Zusatz »Monatsschrift für alle Gebiete nervenärztlicher Wissenschaft und Praxis mit besonderer Berücksichtigung psychosomatischer Beziehungen«. Die Herausgeber waren bei der Gründung K Beringer, K Hansen, W Mayer-Groß, E Straus. Den Beirat bildeten G von Bergmann, L Binswanger, K Bonhoeffer, K Goldstein, O Marburg, V von Weizsäcker.
1967 verzichteten Herausgeber (W von Baeyer, E Bay, C Kulenkampff) und Beirat (HJ Bauer, G Baumgartner, G Bodechtel, G Bosch, W Bräutigam, VE von Gebsattel, R Jung, R Kautzky, FK Kessel, KP Kisker, JE Meyer, C Müller, E Strauss, T von Uexküll, J Zutt) auf den Zusatz »mit besonderer Berücksichtigung psychosomatischer Beziehungen«. Vgl von Bayer W (1979) 50 Jahre »Der Nervenarzt«. Nervenarzt 50, 1-2.

»eine exakte Lehre ... Seele«
Vorwort, S 5 in: Fechner GT (1860).

Weber-Fechnersches Gesetz
s Anm 25a auf S 325 f (in diesem Band).

448 *von Joh v Kries gegen Fechner erhobenen ... Einwendungen*
S 31 ff und Kap 13 in: von Kries J (1916).

451 *Differenz zwischen Newton ... und E Mach*
Vgl hierzu das 2. Kapitel: Die Entwicklung der Prinzipien der Dynamik. In: Mach E ([9]1933) Die Mechanik. Historisch-kritisch dargestellt. Leipzig: Brockhaus (1973) Nachdruck Darmstadt: Wissenschaftliche Buchgesellschaft.

455 *Kortesches Gesetz*
Wenn ein und derselbe Reiz ein Sinnesorgan an verschiedenen Punkten erregt,

dann entstehen zwischen der Wahrnehmung der Gleichzeitigkeit und jener des Aufeinanderfolgens Phänomene der Integration in Form einer Scheinbewegung. Die zeitlichen Grenzen hängen nach den Gesetzen von Korte (1915) von der Intensität der Reizungen und von ihrem Abstand ab.
Korte A (1915) Kinematoskopische Untersuchungen. Z Psychol 72, 193-296.

456 *Konstanz der Sehdinge*
s Anm zu S 121 (in diesem Band)

458 *akzessorische Bedingungen*
S 64 und 254 ff in: von Kries J (1923); s Anm zu S 60 (in diesem Band)

»Umstimmung der Ortswerte«
»Ich erwähne hier zunächst die Erscheinungen der *Umstimmung des Sehorgans.*[1] Während die Grundzüge dieser Erscheinungen seit langem bekannt sind, übrigens auch nach allen Theorien in befriedigender Weise verständlich gemacht werden können, hat sich die detaillierte Erforschung namentlich an gewisse theoretisch interessierende Fragen angeschlossen. Von diesen ist die erste die nach der *»Persistenz der optischen Gleichungen«*, die Frage, ob zwei (objektiv ungleiche) Lichtgemische, die bei einem beliebigen Zustande des Sehorgans gleich erscheinen, dies auch bei jedem anderen Zustande tun, oder ob ihr Aussehen durch Zustandsänderungen des Sehorgans ungleich werden kann ...«
»[1] Ich benutze diesen Ausdruck statt der von Helmholtz benutzten Namen Ermüdung und Erholung, weil er der allgemeinere ist und der theoretischen Auffassung in keiner Weise vorgreift.« J von Kries: 3. Die Umstimmung des Sehorgans. S 365 f in: von Helmholtz H (1856-1867, [3]1910) II. Die Theorie des Licht- und Farbensinnes.

464 *worüber wir berichten werden*
Christian P (1948) Vom Wertbewußtsein im Tun. Beiträge aus der Allgemeinen Medizin H 4, Stuttgart: Enke
Christian P (1948) Zur theoretischen Neurologie und medizinischen Anthropologie. In: Naturforschung und Medizin in Deutschland 1939-1946. Bd LXXX: Neurologie. Hrsg v G Schaltenbrand, Teil I: Grundlagen. Wiesbaden: Dietrich.
von Weizsäcker V (1948) Zum Begriff der Arbeit. Eine Habeas-Corpus-Akte der Medizin? In: Synopsis. Alfred Weber, 30. 7. 1868-30. 7. 1948. Hrsg E Salin. Heidelberg: Schneider. (Bd 8)

Über ein Farbenphänomen. (Polyphäne Farben)

Pflügers Archiv für die gesamte Physiologie des Menschen und der Tiere 249, 655-701 (1948)
Teil A von W Christian und R Haas
Teil B von V von Weizsäcker

Baumann C (1912)
Beiträge zur Physiologie des Sehens. IV. Mitteilung. Subjektive Farberscheinungen. Pflügers Arch ges Physiol 146, 543-52

Baumann C (1917)
Beiträge zur Physiologie des Sehens. V. Mitteilung. Subjektive Farberscheinungen. Pflügers Arch ges Physiol 166, 212-6

Baumann C (1918)
Beiträge zur Physiologie des Sehens. VII. Mitteilung. Subjektive Farberscheinungen. Flimmererscheinungen und Ursachen derselben. Subjektives und objektives Empfinden. Pflügers Arch ges Physiol 171, 496-9

Benham CE (1894)
The Artificial Spectrum Top (Letters to the Editor). Nature (London, New York) 51, 200

Benham CE (1895)
Note (zu »Artifical Spectrum Top« von CE Benham). Nature (London, New York) 51, 113-4

von Bezold W (1873)
Über das Gesetz der Farbenmischung und die physiologischen Grundfarben. Ann Phys Chem 150, 71-93, 221-47

Bidwell S (1894)
On the recurrent images following visual impressions. Proc Roy Soc London 56, 132-45

Bidwell S (1896)
On subjective colour phenomena attending sudden changes of illumination. Proc Roy Soc London 60, 368-77

Bidwell S (1897)
On the negative after-images following brief retinal excitation. Proc Roy Soc London 61, 268-71

Bidwell S (1901)
On negative after-images, and their relation to certain other visual penomena. Proc Roy Soc London 68, 262-85

von Brücke ME (1878)
Über einige Empfindungen im Gebiete der Sehnerven. Sitzungsberichte der Kaiserlichen Akademie der Wissenschaften Wien, Math-nat Kl III 77, 39-71

*Charpentier MA (1891)
Expériences démontrant la production de vibrations dans l'appareil visuel sous l'influence des excitations lumineuses. Compt Rend Soc Biol Paris (Ser 9) 3, 355-6

*Charpentier MA (1892)
Réaction oscillatoire de la rétine sous l'influence des excitations lumineuses. Arch Physiol norm path (Paris) (Ser 5) 4, 541-53

*Ebbecke U (1920)
Über das Sehen im Flimmerlicht. Pflügers Arch ges Physiol 185, 196-223

*Elsberg CA, Spotnitz H (1938)
A theory of retino-cerebral function with formulas for threshold vision and light and dark adaptation at the fovea. Am J Physiol 121, 454-64

*Fechner GT (1837)
Über die subjektiven Complementärfarben. Ann Phys Chem 44, 221-45, 513-35

*Fechner GT (1838)
Über eine Scheibe zur Erzeugung subjektiver Complementärfarben. Ann Phys Chem 45, 227-32

*Fechner GT (1840)
Über die subjectiven Nachbilder und Nebenbilder. Ann Phys Chem 50, 193-221, 427-70

*Franz W (1942)
Zur Theorie des Farbensehens. Pflügers Arch ges Physiol 185, 112-28

Fry GA (1933)
Color phenomena from adjacent retinal areas for different temporal patterns of intermittent white light. Am J Psychol 45, 714-21

Fry GA (1935)
Color sensations produced by intermittent white light and the three-component theory of color-vision. Am J Psychol 47, 464-9

Fry GA (1936)
Color sensations produced by intermittent spectral stimuli. Am J Psychol 48, 326-30

*Gelb A (1929)
Die »Farbenkonstanz« der Sehdinge. In: Handbuch der normalen und pathologischen Physiologie, hrsg v A Bethe, G von Bergmann, G Embden, A Ellinger, Bd XII, Receptionsorgane II: Photoreceptoren 1. Teil. Berlin: Springer

*von Goethe JW (1810)
Zur Farbenlehre. (1955, [7]1975) Didaktischer Teil. In: Goethes Werke. Hamburger Ausgabe in 14 Bdn, hrsg E Trunz, Bd XIII Hamburg: Wegner; (1960) Materialien zur Geschichte der Farbenlehre. WW XIV

*Granit R (1943)
Visual Purple. Nature 151, 631-2

*Hartridge H (1946)
Recent advances in the physiology of vision. Brit med J 1/1946, 637-9; Ref: Cibis (1946/7) Klin Wschr 24, 315-6

von Helmholtz H (1856-1867)
Handbuch der physiologischen Optik. In: Allgemeine Encyklopädie der Physik, Bd IX, hrsg v G Karsten; ([3]1909-1911) hrsg v G Karsten in Gemeinschaft mit A Gullstrand, J von Kries u W Nagel, 3 Bde; ([3]1910) Bd III: Die Lehre von den Gesichtswahrnehmungen. Hrsg v J von Kries. Hamburg Leipzig: Voss

*von Helmholtz H (1852)
Über die Theorie der zusammengesetzten Farben. Med Habil-Schr Berlin; Ann Phys Chem 87, 45-66; Müllers Arch Anat Physiol 461-82; (1883) Wissenschaftliche Abhandlungen, Bd II, Leipzig: Barth

*Hering HE (1875)
Zur Lehre vom Lichtsinne VI. Grundzüge einer Theorie des Farbensinnes. Sitzungsber Akad Wiss Wien, Math-nat Kl 3, Abt 70, 169-204

*Hering HE (1925)
Grundzüge der Lehre vom Lichtsinn. In: Handbuch der gesamten Augenheilkunde. Begr v A Graefe, T Saemisch, fortgef v C Hess, 2. neubearb Aufl, hrsg v C Adam, T Axenfeld, A Elschnig, Bd III: Physiologische Optik. Berlin: Springer

*Kant I (1781, [2]1787)
Kritik der reinen Vernunft. ([4]1975) Immanuel Kant. Werke in sechs Bänden, hrsg. v W Weischedel, Bd II. Darmstadt: Wissenschaftliche Buchgesellschaft

*Kornmann F (1932)
Die Erzeugung eines kontinuierlichen Spektrums auf Grund der Benhamschen Farben. Z Sinnesphysiol 62, 158-66

*Kravkov SW (1927)
Über die Richtung der Farbentransformation. Psychol Forsch 10, 20-31

*von Kries J (1882)
Die Gesichtsempfindungen und ihre Analyse. Arch Anat Physiol, Physiol Abt: Arch Physiol. Suppl-Bd

*von Kries J (1905)
Die Gesichtsempfindungen. In: Handbuch der Physiologie des Menschen, hrsg v W Nagel; Bd III; Physiologie der Sinne. Bearb von J von Kries, W Nagel, KL Schaefer, F Schenck, T Thunberg, O Weiss, O Zoth, 109-279. Braunschweig: Vieweg

*Liveing G D (1895)
On Beham's Artificial spectrum
(Vortrag: Philosophical Society, Cambridge 26. 11. 1895, Fremdbericht) Nature (London New York) 51, 167

*Locke J (1690)
An Essay concerning Human Understanding. ([4]1981) Versuch über den menschlichen Verstand. 2 Bde, Philosophische Bibliothek Bd 75 u 76, Hamburg: Meiner

*Maxwell JC (1875)
Experiments on colour, as perceived by the eye, with remarks on colour-blindness. Trans Roy Soc Edinb 21, 275-98

*Müller J (1826)
Zur vergleichenden Physiologie des Gesichtssinnes des Menschen und der Thiere nebst einem Versuch über die Bewegung der Augen und über den menschlichen Blick. Leipzig: Knobloch

*Müller J (1840)
Handbuch der Physiologie des Menschen für Vorlesungen. Bd II, 2. Abt.: Der speciellen Physiologie fünftes Buch: Von den Sinnen. (1834-1840) Handbuch der Physiologie des Menschen für Vorlesungen. Coblenz: Hölscher

*Newton I (1671/72)
A letter of Mr Isaac Newton, Professor of the mathematics in the University of Cambridge, containing his new theory about light and colour. Phil Trans Roy Soc London 6, 3075-87; (1959) Letter 40; Newton to Oldenburg, 6 February 1671/2. In: The Correspondence of Isaac Newton. Ed HW Turnbull, Vol I: 1661-1675, S 92-102. Cambridge: University Press

*Newton I (1691)
(1961) Letter 365: Newton to Locke, 30 June 1691. In: The Correspondence of Isaac Newton. Ed HW Turnbull, Vol III: 1688-1694. Cambridge: University Press

Oesterreich TK (1928)
Zur Lehre vom Grün. Z Sinnesphysiol 59, 356-80

Ostwald W (1939)
Die kleine Farbmeßtafel nach Wilhelm Ostwald. Ausgabe A: Ordnung in Reingleichen; Ausgabe B: Ordnung in Schwarzgleichen; Ausgabe C: Ordnung in Weißgleichen. Bearb v G Steller, G Ostwald. Berlin Göttingen: Muster-Schmidt

Piéron H (1922)
Des lois du déséquilibre chromatique initial et de la prépondérance de la diffusion chromatique dans l'excitation lumineuse de la rétine (Mécanisme de production des couleurs subjectives de Fechner-Benham). Compt Rend Soc Biol Paris 86, 922-5; Ref: Brückner (1923) Ber ges Physiol exp Pharm 16, 513-4

Piéron H (1928)
Les lois du temps du chroma des sensations lumineuses. Ann Psychol 29, 174-86

Piéron H (1929)
Influence de la composition de la lumière sur la nature des couleurs subjectives de Fechner-Benham. Donnés complémentaires. Ann Psychol 29, 229-33; Ref: Best (1930) Ber ges Physiol exp Pharm 56, 147-8

Richter M (1940)
Grundriß der Farbenlehre der Gegenwart. Dresden, Leipzig: Steinkopff

Schrödinger E (1926)
Die Gesichtsempfindungen. In: Müller Pouillets Lehrbuch der Physik. 11. Aufl, hrsg v A Eucken, O Lummer, E Wetzmann, Bd II: Lehre von der strahlenden Energie (Optik). 1. Hälfte, Braunschweig: Vieweg

Segal J (1940)
Une nouvelle manifestation de couleurs subjectives. Compt Rend Soc Biol Paris 133, 259-61; Ref: Brückner (1941) Ber ges Physiol exp Pharm 122, 238

von Studnitz G (1940)
Physiologie des Sehens. Retinale Primärprozesse. Leipzig: Akademische Verlagsgesellschaft

*Trendelenburg W (1943)
Der Gesichtssinn. Grundzüge der physiologischen Optik. Berlin: Springer

Tschermak A (1929)
Licht- und Farbensinn. In: Handbuch der normalen und pathologischen Physiologie. Hrsg v A Bethe, G von Bergmann, G Embden, A Ellinger, Bd XII: Receptionsorgane II: Photoreceptoren 1. Teil, Berlin: Springer

*Wagner R (1941)
Über die Wahrnehmung schattenloser Objekte. Z Biol 100, 421-9

*Wald G (1937)
Photo-labile pigments of chicken retina. Nature 140, 545-6

von Weizsäcker V (1940)
Der Gestaltkreis. Theorie der Einheit von Wahrnehmen und Bewegen. Leipzig: Thieme; ([3]1947, 1996 vierter Nachdruck der 3. Aufl) Stuttgart: Thieme (in diesem Band)

Young T (1802)
On the theory of light and colours. Phil Trans Roy Soc London 12-48

Anmerkungen

467 *beobachtete Benham*
Vgl auch (Letters to the Editor): W de W Abney: The Artificial Spectrum Top. Nature (London, New York) 51, 292; JM Finnegan, B Moore: The Artificial Spectrum Top. Nature (London, New York) 51, 292-3; FW Edrige-Green, CE Benham: The Artificial Spectrum Top. Nature (London, New York) 51, 321.

»Zeit der Maxima ...«
»Es geht daraus hervor, daß wenn ein Punkt der Retina in schneller Abwechselung von weißem Licht getroffen und wieder verdunkelt wird, so daß die Netzhaut sich im Zustande abwechselnd steigender und sinkender Erregung findet, *die Zeit der Maxima der Erregung nicht für alle Farben auf denselben Augenblick fällt,* sonder die Erregung für Roth und Violett früher eintritt als für Grün.« S 531 in § 23 Die Veränderung der Reizbarkeit. In: Farberscheinungen der Nachbilder. S 516-34 in: von Helmholtz (1896).

469 *Komponententheorie*
Der Ausdruck »Komponententheorie« stammt von J von Kries. Er meint damit die von Young und von Helmholtz vertretene Dreikomponententheorie (Farbentheorie). S Anm zu S 94. Vgl Young T (1802) und von Helmholtz H (1852). Auch die später von Hering (1875) entwickelte Theorie (vgl Anm z S 488) der Gegenfarben entspringt nach von Kries demselben Grundgedanken.
Vgl S 82 in: von Kries J (1923) Allgemeine Sinnesphysiologie. Leipzig: Vogel.

480 *Hering'sche Buntpapiere*
s 1. Teil von Kap 12 in Hering (1925).

Bezold-Brücke'sche Phänomen
Man benötigt ein rotes, grünes und ein blaugrünes Farbfilter. Am besten geeignet sind Interferenzfilter mit maximaler Transmission oberhalb von 600 nm, bei 520 nm und bei 500 nm, aber auch mit einfachen Glas- oder Gelatinefiltern kann man den Effekt im Rot- und Grünbereich in vielen Fällen gut beobachten. Durch eines der Filter schaue man in eine sehr helle Lichtquelle, z B auf eine Glühbirne. Die hellste Stelle erscheint bei Betrachtung durch das Rotfilter gelblich verfärbt, durch das Grünfilter gelblich und durch das Blaugrünfilter bläulich. Der Effekt im Blaubereich ist schwerer zu beobachten.
»Bei Herabsetzung der Intensität spektraler Lichter ändern sich die Beziehungen zwischen Reizart und Empfindung. Bei Abnahme der Helligkeit breiten sich die Gebiete der Rot-, Grün- und Violettempfindung über die Nachgebiete der Netzhaut aus, so daß z. B. das bei hellerem Licht gelb erscheinende Gebiet teils dem Rot-, teils dem Grüngebiet zufällt« (soweit die Angabe von W Trendelenburg (1943) in S 62 f). Zur Erklärung der Richtungsempfindlichkeit der Zapfen diente die Erklärung Brückes, daß infolge des Brechungsindexes der Rezeptorsubstanz unter normalen Umständen im Zapfen eine innere Reflexion der Lichtstrahlen stattfindet, wodurch ein seitlicher Lichtverlust im Rezeptor vermieden wird. Von Bezold W (1873), von Brücke E (1878).

487 *Bezold-Abney'sche Phänomen*
E Schrödinger (1926) nimmt auf Abney Bezug, spricht jedoch nicht wie von Weizsäcker von einem Bezold-Abneyschen Phänomen. Schrödinger stellt in § 50 »Persistenz der Farbengleichungen. Koeffizientensatz« (S 517 ff) fest: »Zu beachten ist, daß die foveale Persistenz nur von exakten Farbengleichungen gilt. Sogenannte Helligkeitsgleichungen ... werden durch farbige Umstimmung erheblich beeinflußt. Erscheint z. B. ein Gelb und ein Grün vor der Ermüdung ungefähr gleich hell, so muß dem rotermüdeten Auge das Grün, dem grünermüdeten das Gelb heller erscheinen. Ja, selbst andauernde Fixation könnte die Helligkeitsgleichheit ändern. Schon aus diesem Grunde empfiehlt es sich nicht, bei der Eichung des Spektrums Helligkeitsgleichungen mit zu verwenden, wie dies z. B. Abney getan hat.«
Schrödinger verweist auf die folgenden Arbeiten von Abney W de W (1910) Colour Blindness and the Trichromatic Theory of Colour-vision. Proc Roy Soc 83, 462-73;

(1910) Part II. – Incomplete Red or Green Blindness. Proc Roy Soc 84, 449-64;
(1911) Part III. – Incomplete Colur-Blindess. Proc Roy Soc 86, 42-56;
(1912) Part IV. – Incomplete Colour-Blindness. Proc Roy Soc 87, 326-30.

488 *da die Hering'sche Theorie*
Hering (1875) war der Auffassung, daß das, was uns als Gesichtsempfindung zum Bewußtsein kommt, der psychische Ausdruck für den Stoffwechsel in der Sehsubstanz ist, d h in derjenigen Nervenmasse, die beim Sehen in Erregung versetzt wird. Die Substanz falle der »Dissimilierung« (Umsatz) anheim, bei Ruhe der »Assimilierung« (Ersatz). Vgl Anm z S 469.
Herings Theorie der Gegenfarben, die in den 70er Jahren des vorigen Jahrhunderts entwickelt wurde, besagt, daß die farbigen Bestimmungen sich aus reinen Farbempfindungen Rot, Grün, Gelb und Blau zusammensetzen, von denen in ähnlicher Weise je zwei ein zusammengehöriges Paar bilden; auch hier entspricht je eine der Farben (Rot und Gelb) dem Überwiegen des dissimilatorischen, je eine (Grün und Blau) dem Übergewicht des assimilatorischen Vorganges. Der Grundgedanke der Youngschen Theorie wird auch hier angenommen, jedoch werden nicht drei, sondern sechs physiologische Vorgänge beim Aufbau des Sehorgans angenommen. Jeder der Bestandteile gibt die Grundlage für zwei entgegengesetzte Empfindungen ab.
(nach J von Kries [1925], S 16f in: Selbstdarstellung. In: Die Medizin der Gegenwart in Selbstdarstellungen, hrsg v LR Grote, Bd 4. Leipzig: Meiner.

»akzessorische« Bedingungen
s Anm zu S 60 (in diesem Band).

491 *Additionsgesetze der Farbmischungsversuche*
in der Physiologie werden drei experimentelle Möglichkeiten der Farbenmischung angewandt:
1. Man entwirft zwei Sonnenspektren und lenkt die zu mischenden Farben beider so, daß sie sich auf dem Projektionsschirm mischen.
2. Auf dem Farbkreisel werden Scheiben mit verschiedenfarbigen Kreisausschnitten gedreht. Bei zunehmend schneller werdenden Drehung vermischen sich die Farben.
3. Man blickt schräg durch eine senkrechte Glastafel auf einen dahinterliegenden Farbgrund. Eine andere Farbe liegt vor der Glastafel. Durch Spiegelung mischen sich für den Betrachter die Farben.

496 *im Sinne der von Kries'schen Zonentheorie*
s Nachweis in Anm 41 auf S 328 (in diesem Band).

urteilsähnliche Vorgänge (Helmholtz)
§ 26 »von den Wahrnehmungen im allgemeinen« S 4-34; »Zusätze von Kries« 1,5: »Die physiologischen Substrate des Urteilens und Erlernens« S 486-96; 1, 8: Historisch-kritische Bemerkungen« S 520-34, in: von Helmholtz ([3]1910), vgl S 137ff in: von Kries J (1923) Allgemeine Sinnesphysiologie. Leipzig: Vogel.

503 *daß Newton so heftig von Goethe bekämpft wurde*
s Anm zu S 363.

507 *Gesetz der spezifischen Sinnesenergie*
s Anm zu S 117.

512 *Unterscheidung der primären und der sekundären Qualitäten*
Spuren dieser Unterscheidung bereits in der Antike. Die definitorische Unterscheidung findet sich bei Aristoteles in der Kategorienschrift (Peri ton kategorien. Von den Kategorien. Übers v E Rolfes (1920); (1974) Reprogr Nachdr: Philosophische Bibliothek 8/9, Hamburg: Meiner) und in der Metaphysik ([1978/80] Ta meta ta physika. Metaphysika. M Einl u Komm hrsg v H Seidl, 2 Bde, Philosophische Bibliothek 307/8, Hamburg: Meiner).

clare et distincte
»Alles ist wahr, was ich klar und deutlich erfasse.« 3. Meditation v R Descartes. Descartes' Ausführungen in der 4. Meditation zeigen aber, daß er von Ideenkenntnis spricht und grade nicht – wie Weizsäcker an dieser Stelle – die Anschauung als Kriterium der Wahrheit statuiert.
Descartes R (1955) Meditationes. Meditationen über die Grundlagen der Philosophie. Übers v A Buchenau. Philosophische Bibliothek Bd 27, Hamburg: Meiner.

517 *»Qualität der Empfindung«*
Vgl hierzu: Das System der Grundsätze des reinen Verstandes: 2. Antizipation der Wahrnehmung (A 166 ff; B 207 ff). In: Kant I (1781, ^{2}1787) Kritik der reinen Vernunft.

521 *was ... Kronecker von den ganzen Zahlen gesagt hat*
»Die ganzen Zahlen schuf der liebe Gott, alles Uebrige ist Menschenwerk.« Zitat aus einem Vortrag Kroneckers bei der Berliner Naturforscher-Versamlung 1886. S 19 in Weber H (1893) Leopold Kronecker. Jb d Dt Mathematiker-Vereinigung 2.

Biographische Stationen

1886

Viktor von Weizsäcker, Enkel und Urenkel schwäbischer Theologen, wurde am 21. April als Sohn des späteren württembergischen Ministerpräsidenten Karl Weizsäcker (1916 in den erblichen Freiherrenstand erhoben) und seiner Frau Paula, geb. von Meibom in Stuttgart geboren.

1904

Militärzeit und Beginn des Medizinstudiums in Tübingen.

1906

Fortsetzung des Studiums in Freiburg, Arbeit am Physiologischen Institut bei Johannes von Kries über die Fortpflanzung der Erregung in den Nerven. Beginn der Freundschaft mit Franz Rosenzweig.

1908

Wintersemester in Berlin, Famulatur im Krankenhaus Am Urban, verstärkte Auseinandersetzung mit sozialen Fragen.
Fortsetzung des Studiums in Heidelberg.
Begegnung mit der südwestdeutschen Philosophie, Teilnahme an den Seminaren von Wilhelm Windelband. Freundschaft mit Hans Ehrenberg.

1909

Medizinisches Staatsexamen.

1910

Dissertation: *Beitrag zur Frage der Blutgeschwindigkeit bei Anämie.*
Assistent an der Medizinischen Klinik in Heidelberg bei Ludolf von Krehl. Zunächst ein Jahr (1910) am Physiologischen Institut in Freiburg bei J. von Kries. Experimentelle Arbeiten zur Herzphysiologie.

1914

Beschäftigung mit physikalischer Chemie bei R. Zsigmondy in Göttingen und physiologische Arbeiten in Cambridge bei A. V. Hill und J. N. Langley.
Mit Beginn des Ersten Weltkrieges Truppenarzt in Frankreich und Polen.

1915

Arzt in einem Seuchenlazarett an der Maas.

1916

Kritischer und spekulativer Naturbegriff.

1917

Versetzung in ein Lazarett in Montmédy unter der Leitung von L. von Krehl.
Habilitation für Innere Medizin: *Über die Energetik der Muskeln und insbesondere des Herzmuskels sowie ihre Beziehung zur Pathologie des Herzens.*
Erste neurologische Untersuchungen zur Entwicklung einer pathologischen Physiologie der Sinne.

1918

Französische und amerikanische Kriegsgefangenschaft in Virton (Belgien).

1919

Wieder Assistent an der Medizinischen Klinik in Heidelberg.
Vorlesung: *Am Anfang schuf Gott Himmel und Erde.*
Über einige Täuschungen in der Raumwahrnehmung bei Erkrankung des Vestibularapparates.

1920

Hospitation bei M. Nonne und A. Jakob an der Nervenklinik der Universität Hamburg.
Leiter der Nervenabteilung der Medizinischen Klinik in Heidelberg.
Heirat mit Olympia Curtius, geb. am 26. 12. 1887 als Tochter von Friedrich Curtius, Jurist, Präsident der evangelischen Kirche Augsburgischer Konfession im Elsaß, und Louise, geb. Gräfin von Erlach in Thann im Elsaß.

1921

Geburt des Sohnes Robert.

1922

Außerordentlicher Professor für Neurologie.
Erste Begegnung mit Max Scheler.
Das Antilogische.

1923

Über den Funktionswandel, besonders des Drucksinnes bei organisch Nervenkranken und über Beziehungen zur Ataxie.
Geburt der Tochter Ulrike.

1924

Über eine systematische Raumsinnstörung.

1925

Randbemerkungen über Aufgabe und Begriff der Nervenheilkunde.
Geburt des Sohnes Eckhart.

1926

Besuch bei Sigmund Freud in Wien.
Über neurotischen Aufbau bei inneren Krankheiten.
Der neurotische Aufbau bei den Magen- und Darmerkrankungen.
Psychotherapie und Klinik.
Gründung der Zeitschrift »Die Kreatur« mit Martin Buber und Josef Wittig.
Darin: *Stücke einer medizinischen Anthropologie.*
Seelenbehandlung und Seelenführung.

1928

Auseinandersetzung mit sozialmedizinischen und sozialpolitischen Fragen.
Einrichtung von arbeitstherapeutischen Abteilungen in Heidelberg und Schlierbach.
Weitere Untersuchungen zur Physiologie und Pathologie der Sensibilität und Motilität.

1929

Über Rechtsneurosen.
Geburt der Tochter Cora.

1930

Persönlicher ordentlicher Professor für Neurologie.
Auseinandersetzung mit der dialektischen Theologie.
Medizin und Seelsorge.
Soziale Krankheit und soziale Gesundung.

1931

Ärztliche Gedanken zur Versicherungsreform.

1932

Der Gestaltkreis, dargestellt als psychophysiologische Analyse des optischen Drehversuchs.
Körpergeschehen und Neurose.
Was lehrt die neuere Pathologie der Sinnesorgane für die Physiologie der Sinnesleistungen?

1934

Ärztliche Fragen.

1935

Studien zur Pathogenese.

1936

Verleihung der Wilhelm-Erb-Denkmünze.

1939

Das Nervensystem und seine Korrelationen.

1940

Der Gestaltkreis. Theorie der Einheit von Wahrnehmen und Bewegen.

1941

Berufung auf das Ordinariat für Neurologie und Bestellung zum Direktor des neurologischen Forschungsinstituts in Breslau in der Nachfolge von Otfried Foerster.
Als Sanitätsoffizier Leitung und Beratung von Lazaretten während des Krieges, Einrichtung eines arbeitstherapeutischen Lazaretts für Hirnverletzte in Breslau.
Klinische Vorstellungen.
Arzt und Kranker I.

1942

Gestalt und Zeit.

1943

Wahrheit und Wahrnehmung. Über das Nervensystem.
Sohn Robert vermißt.

1944

Niederschrift von *Natur und Geist* und *Anonyma.*

1945

Verläßt Breslau auf militärischen Befehl, kommt in amerikanische Gefangenschaft in Heiligenstadt, Göttingen, Heidelberg. Niederschrift von *Begegnungen und Entscheidungen.* Verlust seiner Stellung, seines Besitzes sowie zahlreicher wissenschaftlicher Arbeiten. Rückkehr nach Heidelberg.
Sohn Eckhart gefallen.
Im Wintersemester 1945/46 Vertretung des Lehrstuhls für Physiologie an der Universität Heidelberg mit Hauptvorlesung, physiologischem Praktikum und einer Sondervorlesung über »Sigmund Freuds Psychoanalyse«.

1946

Berufung auf ein unter Mitwirkung des Freundes Richard Siebeck (Nachfolger L. von Krehls) eingerichtetes Ordinariat für Allgemeine klinische Medizin an der Medizinischen Universitätsklinik in Heidelberg.

1947

Euthanasie und Menschenversuche.
Fälle und Probleme.
Zum Begriff der Allgemeinen Medizin.
Die Medizin im Streite der Fakultäten.

1948

Zum Begriff der Arbeit.
Tod der Tochter Ulrike.

1949

Der Widerstand bei der Behandlung von Organkranken.
Psychosomatische Medizin.

1950

Funktionswandel und Gestaltkreis.
Diesseits und jenseits der Medizin. Arzt und Kranker, Neue Folge.

1951

Medizin und Logik.
Der kranke Mensch.

1952

Emeritierung nach Parkinsonscher Erkrankung.
Ehrenmitglied der Deutschen Gesellschaft für Neurologie.

1955

Meines Lebens hauptsächliches Bemühen.

1956

Pathosophie.

1957

Am 8. Januar in Heidelberg gestorben.

Personenverzeichnis

Sachverzeichnis

Viktor von Weizsäcker
Gesammelte Schriften in 10 Bänden
Inhaltsübersicht

Band 1
Natur und Geist
Begegnungen und Entscheidungen

Band 2
Empirie und Philosophie
Herzarbeit/Naturbegriff

Herzphysiologie

Neuere Forschungen und Anschauungen über Reflexe und ihre physiologische Bedeutung 1922
Über das Verhalten von Reflex- und Willkürbewegungen bei der Einwirkung äußerer, die Bewegungen störender Kräfte (mit O. Clauss) 1922
Über den Funktionswandel, besonders des Drucksinnes, bei organisch Nervenkranken und über Beziehungen zur Ataxie 1923
Untersuchungen des Drucksinnes mit Flächenreizen bei Nervenkranken. (Phänomen der Verstärkung) 1924
Über eine systematische Raumsinnstörung. (Der Fall H. B.) 1924
Über die raumsinnlichen Leistungen im Gebiete des Drucksinnes der Haut. (mit F. Kronenberger) 1925
Randbemerkungen über Aufgabe und Begriff der Nervenheilkunde 1925
Einleitung zur Physiologie der Sinne 1926
Die Analyse pathologischer Bewegungen 1926
Der Abbau der sensiblen Funktionen. Eine sinnesphysiologische Analyse der Hypästhesie. (mit H. Stein) 1927
Kasuistische Beiträge zur Lehre vom Funktionswandel bei stato-opto-sensiblen Syndromen 1931
Ataxie und Funktionswandel. (mit Bemerkungen zur Frage der Eigenreflexe) 1931
Leitung, Form und Menge in der Lehre von den nervösen Funktionen 1931
Was lehrt die neuere Pathologie der Sinnesorgane für die Physiologie der Sinnesleistungen? 1933
Zur Klinik der Schmerzen 1936
Die Tätigkeit des Zentralnervensystems 1939
Funktionswandel der Sinne 1940
Über die Hirnverletzten 1948
Funktionswandel und Gestaltkreis 1950

Nachruf

Otfried Foerster 1873-1941 1942

Rezensionen

Besprechungen von: E. Kretschmer: Über Hysterie 1923
Besprechung von: J. von Kries: Allgemeine Sinnesphysiologie 1924
Besprechung von: P. Schröder: Bauplan und Verrichtungen der Großhirnrinde des Menschen 1925
Besprechung von: D. Katz: Der Aufbau der Tastwelt 1926
Besprechung von: J. H. Jackson: Eine Studie über Krämpfe 1926

Band 4
Der Gestaltkreis
Theorie der Einheit von Wahrnehmen und Bewegen

Biologischer Akt, Symptom und Krankheit 1931

Der Gestaltkreis, dargestellt als psychophysiologische Analyse des optischen Drehversuchs 1933

Zum Begriffswandel der Biologie. (mit Prinz A. von Auersperg) 1935

Geleitwort zur nachstehenden Abhandlung von Ernst Marx (E. Marx: Die Entwicklung der Reflexlehre seit Albrecht von Haller bis zur 2. Hälfte des 19. Jahrhunderts.) 1939

Der Gestaltkreis. Theorie der Einheit von Wahrnehmen und Bewegen [4]1950

Gestalt und Zeit 1942

Über das Sehen figurierter Bewegungen von Lichtpunkten. (mit P. Christian) 1943

Wahrheit und Wahrnehmung 1943

Über das Nervensystem 1943

Über Psychophysik 1943

Über ein Farbenphänomen. (Polyphäne Farben). (mit P. Christian, R. Haas) 1948

Band 5
Der Arzt und der Kranke
Stücke einer medizinischen Anthropologie

Stücke einer medizinischen Anthropologie

Der Arzt und der Kranke 1926

Die Schmerzen 1926

Krankengeschichte 1928

Seelenbehandlung und Seelenführung. Nach ihren biologischen und metaphysischen Grundlagen betrachtet 1926

Bilden und Helfen. (Hippokrates und Paracelsus) 1926

Psychotherapie und Klinik 1926

Über medizinische Anthropologie 1927
Medizin, Klinik und Psychoanalyse 1928
Kranker und Arzt. Eine Wirklichkeit der Gemeinschaft 1929
Medizin und Seelsorge 1930
Ärztliche Fragen. Vorlesungen über allgemeine Theorie ^{2}1935

Band 6
Körpergeschehen und Neurose
Psychosomatische Medizin

Über neurotischen Aufbau bei inneren Krankheiten 1926
Der neurotische Aufbau bei den Magen- und Darmerkrankungen 1927
Epileptische Erkrankungen, Organneurosen des Nervensystems und allgemeine Neurosenlehre 1929
Kreislauf und Herzneurose 1932
Körpergeschehen und Neurose. Analytische Studie über somatische Symptombildung ^{2}1947
Wege psychophysischer Forschung 1934
Studien zur Pathogenese 1935
Entstehung und psychophysische Behandlung sogenannter Organneurosen 1937
Über Träume bei sogenannter endogener Magersucht 1937
Über seelische Einflüsse auf den Ablauf der Kreislaufkrankheiten 1938
Individualität und Subjektivität 1939
Der Schlaf 1942
Von den seelischen Ursachen der Krankheit 1947
Geleitwort. Zu: E. Gadow: Irrenpflege. F. Schilling: Selbstbeobachtungen im Hungerzustand 1948
Der Widerstand bei der Behandlung von Organkranken. Mit Bemerkungen über Werke von Jean-Paul Sartre 1949
Psychosomatische Medizin 1949
Umgang mit der Hysterie 1950
Zwei Arten des Widerstandes 1950
Was fangen wir mit unseren Träumen an? 1950
Das Mißliche am Schmerz 1951
Über Traumdeutung 1951
Über psychosomatische Medizin 1952

Zur Studienreform 1949
Studienreform der Medizin. Eine Reform des Studiums hat nur Sinn, wenn sie aus einer Reform der Lehre erfließt 1950

Band 9
Fälle und Probleme
Klinische Vorstellungen

Band 10
Pathosophie

Band 7
Allgemeine Medizin
Grundfragen medizinischer Anthropologie

Die Grundlagen der Medizin	1944
Der Begriff des Lebens. Über das Erforschliche und das Unerforschliche	1946
Anonyma	1946
»Euthanasie« und Menschenversuche	1947
Der Begriff der Allgemeinen Medizin	1947
Die Medizin im Streite der Fakultäten	1947
Über das Wesen des Arzttums	1947
Zur Frage der »christlichen« Medizin	1948
Der Begriff sittlicher Wissenschaft	1948
Grundfragen medizinischer Anthropologie	1948
An Leib, Seele und Ehre krank	1949
Wert und Unwert der Psychoanalyse	1949
Der Mensch und seine Krankheiten	1949
Das Antilogische	1950
Die Bestimmtheit und Unbestimmtheit in der Medizin	1950
Medizin und Logik	1951
Das Problem des Menschen in der Medizin. »Versuch einer neuen Medizin«	1953
Meines Lebens hauptsächliches Bemühen	1955

Band 8
Soziale Krankheit und soziale Gesundung
Soziale Medizin

Über Rechtsneurosen	1929
Soziale Krankheit und soziale Gesundung	1930
Über den Begriff der Arbeitsfähigkeit	1931
Ärztliche Gedanken zur Versicherungsreform	1931
Versicherung oder Sicherung?	1932
Geleitwort zu: E. Hollmann: Die ärztliche Begutachtung in der Sozialversicherung. Beitrag zu ihrer Reform	1934
Ärztliche Aufgaben	1934